HANDBUCH DER NEUROCHIRURGIE

HERAUSGEGEBEN VON

H. OLIVECRONA
STOCKHOLM

W. TÖNNIS
KÖLN

VIERTER BAND / ZWEITER TEIL

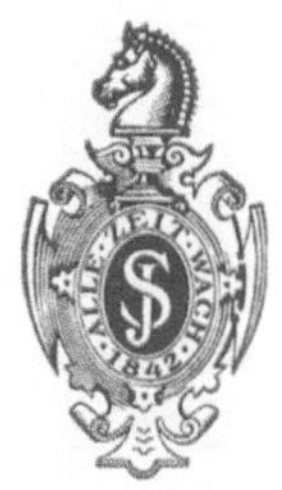

Springer-Verlag Berlin Heidelberg GmbH

1966

KLINIK UND BEHANDLUNG DER RAUMBEENGENDEN INTRAKRANIELLEN PROZESSE

II

BEARBEITET VON

H. LANGE-COSACK · G. NORLÉN
W. TÖNNIS · W. WALTER

MIT 265 ABBILDUNGEN

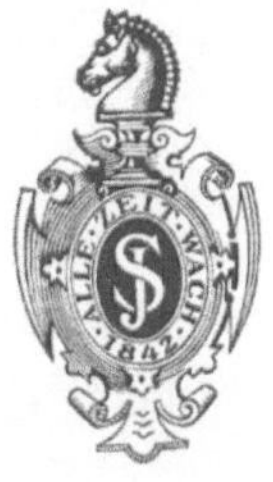

Springer-Verlag Berlin Heidelberg GmbH
1966

© by Springer-Verlag Berlin Heidelberg 1966
Ursprünglich erschienen bei Springer-Verlag OHG. Berlin. Heidelberg 1966
Softcover reprint of the hardcover 1st edition 1966

Library of Congress Catalog Card Number 64-22740

ISBN 978-3-642-87178-8   ISBN 978-3-642-87177-1 (eBook)
DOI 10.1007/978-3-642-87177-1

Inhaltsverzeichnis.

Anatomie und Klinik der Gefäßmißbildungen des Gehirns und seiner Häute*.

Von Dr. med. HERTA LANGE-COSACK-Berlin-Schmargendorf. Mit 86 Abbildungen.

* Siehe auch Nachtrag S. 364.

Die chirurgische Behandlung intrakranieller Gefäßmißbildungen.

A. Angiome.

Von Dozent Dr. Gösta Norlén-Göteborg. Mit 72 Abbildungen.

B. Die Behandlung der sackförmigen intrakraniellen Aneurysmen.

Von Professor Dr. W. Tönnis-Köln und Privatdozent Dr. W. Walter-Köln. Mit 102 Abbildungen.

Nachtrag zum Beitrag
Anatomie und Klinik der Gefäßbildungen des Gehirns und seiner Häute.
Von H. Lange-Cosack. Mit 5 Abbildungen.

Anatomie und Klinik der Gefäßmißbildungen des Gehirns und seiner Häute*.

Von

H. Lange-Cosack.

Mit 86 Abbildungen.

A. Einleitung.

Die Gefäßmißbildungen des Zentralnervensystems waren in ihrem anatomischen Aufbau schon weitgehend erforscht, ehe ihre klinische Bedeutung erkannt wurde. Sie waren früher meist Zufallsbefunde bei der Sektion. Nur vereinzelt wurden besonders eindrucksvolle autoptisch verifizierte klinische Verläufe mitgeteilt.

Die ältere Literatur ist infolge der sehr unterschiedlichen Benennungen und infolge des Mangels an einem einheitlichen Einteilungsprinzip schlecht zu übersehen und zu verwerten. Erst seit sich die Klinik ebenso intensiv um das Gebiet der intrakraniellen Gefäßmißbildungen bemüht wie die pathologische Anatomie, und seit es gelungen ist, klinische und pathophysiologische Syndrome den anatomischen Befunden zuzuordnen, wurden Benennung und Abgrenzung der einzelnen Krankheitsbilder vereinheitlicht.

Durch die Arbeiten von Cushing und Bailey (1928) und von Dandy (1928), die erstmals über ein größeres, selbstbeobachtetes Krankengut berichteten, wurde die Grundlage für die Kenntnis der klinischen Symptomatologie geschaffen. Danach war es das Verdienst von Bergstrand, Olivecrona und Tönnis (1936), durch ihre Monographie über die cerebralen Gefäßmißbildungen und Gefäßgeschwülste nicht nur den Stand des Wissens auf klinischem und pathologisch-anatomischem Gebiet vermittelt und durch eigene Erfahrungen bereichert zu haben, sondern auch eine einheitliche Grundlage für alle weiteren Forschungen auf diesem Gebiete geschaffen zu haben. Nicht berücksichtigt sind in dieser Monographie die sackförmigen arteriellen Aneurysmen, die ebenfalls in der Mehrzahl den Gefäßmißbildungen zuzurechnen sind. Auch sie sind heute der klinischen Diagnostik und der neurochirurgischen Therapie zugänglich. Um ihre Erforschung haben sich vorwiegend Symonds, Bramwell, Jefferson, Dandy, Dott, Krayenbühl, Tönnis, Olivecrona und Norlén verdient gemacht. Neben einer Fülle von Einzelarbeiten sind in den letzten Jahren umfassende Monographien über die arteriellen Aneurysmen von Dandy (1945) und von Hamby (1952) veröffentlicht worden.

Die wachsende klinische Bedeutung der cerebralen Gefäßmißbildungen ist eng mit der rasch fortschreitenden Entwicklung der Neurochirurgie verbunden. Die Einführung der Angiographie durch Moniz und Löhr ermöglichte die exakte klinische Diagnostik, die im Laufe der Zeit immer mehr verfeinert worden ist. Auch der Ausbau anderer Untersuchungsmethoden und die eingehende Beschäftigung mit der neurologisch-psychiatrischen Symptomatik und den klinischen Verlaufsformen haben zu größerer Sicherheit in der Diagnostik und in der therapeutischen Indikationsstellung geführt. Eine Reihe wichtiger Untersuchungen auf pathologisch-anatomischem, embryologischem und neurophysiologischem Gebiet aus den letzten beiden Jahrzehnten haben unsere Kenntnis von der Ätiologie, der Pathogenese und den pathophysiologischen Auswirkungen der cerebralen Gefäßmißbildungen auf das Hirngewebe und auf den Gesamtkreislauf erweitert.

---

* Vgl. auch den Nachtrag auf S. 364 über die nach Abschluß des Manuskriptes (1959) erschienene Literatur.

Die erste übersichtliche pathologisch-anatomische Einteilung der Angiome und Aneurysmen, die auch den meisten heute gebräuchlichen Einteilungsprinzipien noch zugrunde liegt, stammt von Virchow. Cushing und Bailey unterschieden die Angioblastome, die Gefäßgeschwülste, von den Gefäßmißbildungen im engeren Sinne. Wenn auch, wie Bergstrand mit Recht betont, eine sichere Grenze zwischen Geschwulstbildung und Mißbildung nicht zu ziehen ist, so ist diese Unterscheidung doch praktisch brauchbar, wenn man das autonome Wachstum als Merkmal der Geschwulstbildung auffaßt. Allerdings ist auch dieses nicht ohne Einschränkung gültig, da die Frage, ob nicht auch bei den Angiomen im engeren Sinne ein autonomes Wachstum stattfinden kann, noch nicht völlig geklärt ist. Jeder Versuch einer Klassifikation der Hämangiome des Zentralnervensystems wird dadurch erschwert, daß es Übergänge zwischen den einzelnen Gruppen, Kombinationen der verschiedenen Formen und nicht selten atypische, schwer einzuordnende Bilder gibt.

Nach Virchow haben auch Dandy, Roussy und Oberling, Bergstrand und in letzter Zeit D. Russell, Wyburn-Mason, Turner und Kernohan und Manuelidis Schemata für die Einteilung der cerebralen Gefäßmißbildungen des Gehirns und seiner Häute aufgestellt. Während die Einteilung von Manuelidis (1950) eher morphologische als klinische Gesichtspunkte berücksichtigt, ist das von D. Russell (1941) aufgestellte Schema auch für den Kliniker brauchbar. Darin werden angeborene Fehlbildungen (Albrechts Hamartome) mit den 3 Gruppen der Cirsoid- oder Serpentin-Angiome, der capillären Teleangiektasien und der kavernösen Angiome von den Gefäßgeschwülsten (Hämangioblastomen) mit autonomem Wachstum unterschieden. Die Ansicht Bergstrands, daß Mißbildung und Geschwulst keinen Gegensatz darstellten, hat sich fast bei allen Autoren durchgesetzt.

Van Bogaert (1950), der sich ebenfalls mit der Klassifikation der cerebralen Angiomatosen beschäftigt hat, äußert die Ansicht, daß man Zweifel haben müßte, ob die Angiektasien und die Gefäßtumoren wirklich verschiedene Affektionen seien und ob nicht nur eine Angiomkrankheit („Maladie angiomateuse") existiere, von der die Teleangiektasien, die Phlebektasien, die Rankenangiome und die cavernösen Angiome nur Untergruppen seien. Die Grundstörung besteht nach van Bogaert in einer Störung der Entwicklung der kleinen Gefäße oder einer Mißbildung im weitesten Sinne. Daraus können sich durch weiteres Wachstum Hamartoblastome oder dysontogenetische Blastome entwickeln.

Unter den verschiedenen Einteilungsversuchen scheint uns unter besonderer Berücksichtigung der klinischen Gesichtspunkte die Klassifizierung von Zülch, die sich an die alte, von Virchow vorgenommene und von Bergstrand abgeänderte Einteilung anlehnt, am brauchbarsten zu sein.

A. Gefäßmißbildungen (Hämangiome).

    I. Angioma cavernosum.
   II. Angioma racemosum.
      1. Teleangiektasien (Angioma capillare ectaticum).
      2. Angioma capillare et venosum calcificans (Sturge-Webersche Krankheit, Encephalo-trigeminal angiomatosis).
      3. Angioma racemosum venosum.
      4. Angioma racemosum arterio-venosum (Aneurysma anastomoseon von Virchow).

Rein arterielle Rankenangiome (Angioma racemosum arteriale), die von Virchow postuliert wurden, sind bisher noch nicht sicher beobachtet worden, so daß diese Gruppe nicht abgegrenzt zu werden braucht. Bei allen bisher beschriebenen Fällen rein arterieller Rankenangiome handelt es sich wahrscheinlich um arteriovenöse Angiome.

Hamby (1957) vertritt neuerdings die Ansicht, daß nicht nur die arteriellen, sondern auch die venösen Angiome in Wirklichkeit arteriovenöse Gefäßmißbildungen seien. Jedoch bedarf diese Annahme noch der Bestätigung durch weitere klinische und anatomische Befunde.

B. Gefäßgeschwülste (Angioblastome).

C. Gefäßwandveränderungen (Aneurysmen und Varicen).

Da die Angioblastome pathologisch-anatomisch unter den mesodermalen Geschwülsten und klinisch unter den Kleinhirntumoren abgehandelt werden, wenn auch ihr

Mißbildungscharakter feststeht, so beschränkt sich dieses Kapitel auf die Darstellung der Gefäßmißbildungen und der Gefäßwandveränderungen. Die Mißbildungen der intrakraniellen Blutgefäße wurden früher für selten gehalten. Seit Einführung der Angiographie hat die zunehmende klinische Erfahrung aber gelehrt, daß sie eine verhältnismäßig große und praktisch wichtige Gruppe bilden. Unter dem Krankengut einer neurochirurgischen Klinik fanden CUSHING (1923) nur 0,9%, CUSHING und BAILEY (1928) rund 2%, OLIVECRONA (1936) 3,9%, TÖNNIS, SCHIEFER und WALTER (1957) 7% (unter 3536 intrakraniellen Prozessen 134 Angiome und 109 Aneurysmen) und KRAYENBÜHL (1957) 7,6% cerebrale Gefäßmißbildungen. OLIVECRONA vermutet sicher mit Recht, daß auch die zuletzt gefundenen Prozentzahlen nur ein Minimum darstellen, und daß in Wirklichkeit die cerebralen Gefäßmißbildungen noch häufiger sind. Im Krankengut der einzelnen Kliniken läßt sich die zunehmende Häufigkeit der intrakraniellen Gefäßmißbildungen, die durch die Verfeinerung der Diagnostik vorgetäuscht wird, ebenfalls nachweisen.

Die intrakraniellen Gefäßmißbildungen, die früher als schwer diagnostizierbar und als therapeutisch ungünstig angesehen wurden, sind durch den Ausbau der Diagnostik und der Operationsmethoden zu einem besonders dankbaren und erfolgreichen Gebiet der Neurochirurgie geworden. Die Operation bei herabgesetztem Blutdruck hat die Totalexstirpation selbst großer, früher als inoperabel geltender Hämangiome und auch die Operation der sackförmigen Aneurysmen möglich gemacht. Voraussetzung für den chirurgischen Behandlungserfolg ist die frühe Erkennung in einem Stadium, in dem das Gehirn noch keine irreparablen Veränderungen durch eine Blutung oder eine ischämische Schädigung in der näheren oder weiteren Umgebung der Gefäßmißbildung davongetragen hat. Deshalb ist die genaue Kenntnis der klinischen Symptomatologie, aber auch der Pathogenese, der pathologischen Anatomie und der Pathophysiologie der cerebralen Gefäßmißbildungen für den Neurochirurgen von größter Wichtigkeit.

B. Entwicklung der Hirngefäße.

Da die cerebralen Gefäßmißbildungen auf Störungen der Entwicklung während der Embryonalzeit beruhen, ist es zum besseren Verständnis der pathologischen Verhältnisse und der Pathogenese notwendig, einen Überblick über den normalen Entwicklungsverlauf zu geben.

Wesentliche Grundlagen der embryonalen Entwicklung der Hirngefäße sind durch die Untersuchungen von TANDLER (1902), MALL (1905), ELZE (1907), INGALLS (1907), EVANS (1912), STREETER (1915, 1918, 1948), HOCHSTETTER (1916), CONGDON (1922), D. H. PADGET (1944, 1948) und ROSENBAUER (1955) geklärt worden.

CONGDON beschrieb die Entwicklung des Aortenbogensystems. Die Untersuchungen von STREETER bezogen sich vorwiegend auf die Entstehung der venösen Sinus. D. H. PADGET gab eine umfassende Darstellung von den embryonalen Entwicklungsstufen der Arterien der Kopfregion, bei der sie sich auf das große Material des Carnegie-Institutes stützte. Die letztere Untersuchung ist für das Verständnis der Anomalien des Circulus Willisi und anderer Entwicklungsstörungen im Versorgungsgebiet der A. carotis und der A. vertebralis von besonderer Bedeutung.

I. Phasen der Gefäßentwicklung.

Über die früheste Zeit der Entwicklung der Blutgefäße beim Menschen ist noch wenig bekannt. Die Vorstellungen über die Entstehung der ersten Gefäße fußen zum Teil auf Beobachtungen an Tieren, insbesondere an injizierten Präparaten von Hühnchen und Schweineembryonen (THOMA 1894, MALL 1906, EVANS 1911, SABIN 1917 u. a.).

Die *erste Gefäßanlage* beim menschlichen Embryo, die als Angioblast (HIS) bezeichnet wird, findet man in der Dottersackwand. Der Angioblast bildet zunächst ein Netzwerk aus soliden Zellsträngen, die bald hohl werden und sich im Innern verflüssigen. Aus den Angioblastzellen entwickeln sich außer dem Blutplasma und den in zerstreuten Haufen liegenden Blutzellen auch zusammenhängende Endothelzellen, die die Blutzellen umschließen.

Innerhalb des embryonalen Körpers werden die ersten Gefäßanlagen kurz vor dem Auftreten des ersten Ursegmentes (dessen Abgrenzung in der 3. Woche beginnt) in Form von verstreuten mesenchymähnlichen Zellelementen zwischen Mesoderm und Entoderm sichtbar. Diese ordnen sich in 2 Reihen, in eine mediale „Aortalinie" und eine laterale „Herzlinie", die kranial durch ein netzförmiges „Endothelherz" verbunden sind. Der Blutkreislauf setzt bei Embryonen mit etwa 17 Ursegmenten mit dem Schlagbeginn des Herzens ein. In der Kopfgegend findet man bereits bei Keimlingen mit 11—15 Ursegmenten einzelne netzartig angeordnete Gefäßräume (Clara).

Die Frage, ob die Arterien und Venen als einzelne Stämme in ihr Versorgungsgebiet einwachsen (Hochstetter 1891) oder ob sie sich erst später aus Capillarplexus sekundär herausdifferenzieren (Aeby 1868, Krause 1876), war früher viel umstritten. Nach neueren Untersuchungen scheinen sowohl im Arteriensystem als auch im venösen System Gefäße vorzukommen, die isoliert an Ort und Stelle entstehen und erst sekundär Anschluß an die großen Gefäße finden (Rosenbauer 1955). Auch das endotheliale Maschenwerk der Kopfregion (primärer Kopfplexus) scheint nicht nur durch Proliferation von Gefäßen der Aortenbögen, sondern teilweise auch durch örtlich sich differenzierende Angioblasten zustande zu kommen. Wie Evans, Sabin, Streeter u. a. gezeigt haben, ist die Grundform der embryonalen Gefäßversorgung der Capillarplexus, aus dem sich erst später die Arterien, Venen und Capillaren differenzieren. Wodurch die Aussonderung der Arterien und Venen bewirkt wird, ist noch nicht bekannt; wahrscheinlich spielen mechanische Faktoren des Kreislaufs dabei eine Rolle.

Die Entwicklung der Hirngefäße ist ebenso wie die Gefäßentwicklung im übrigen Körper dadurch gekennzeichnet, daß sie sich den wechselnden Bedürfnissen der benachbarten Strukturen anpaßt, so daß in jedem Entwicklungsstadium eine ausreichende

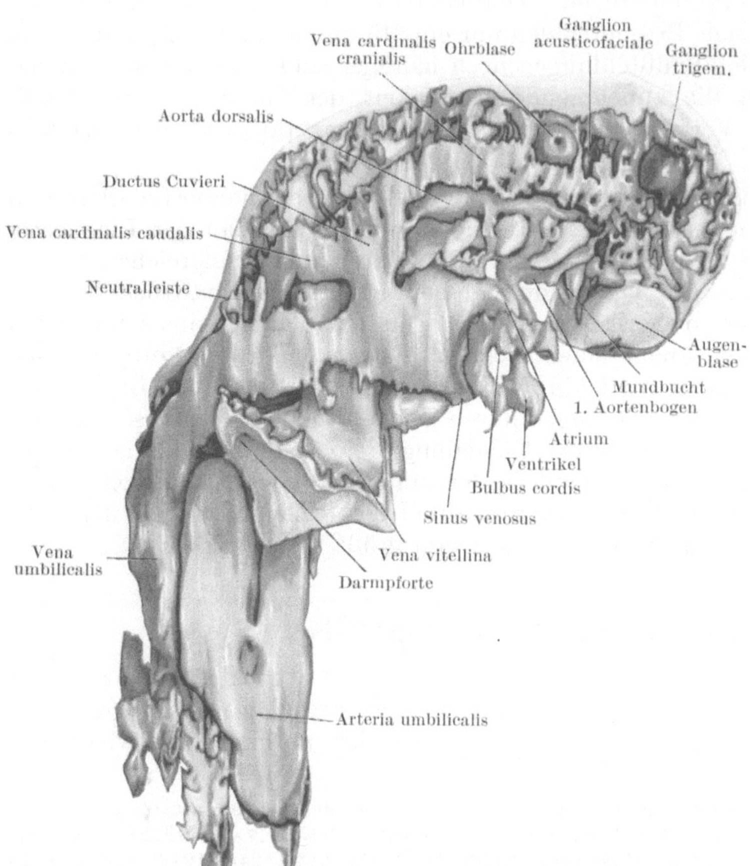

Abb. 1. Modell des typischen Gefäßsystems eines menschlichen Embryos von 5 mm (nach Rosenbauer 1955). Zwischen der aus der Aorta dorsalis an der Umbiegungsstelle des ersten Arterienbogens entspringenden A. carotis int. und der V. cardinalis cranialis liegt ein ausgedehnter Gefäßplexus („Hirnplexus"), der die Hirnanlage bedeckt. Eine histologische Differenzierung in Arterien und Venen ist noch nicht erfolgt. Aus dem dichten Gefäßgeflecht entwickeln sich die bleibenden Gefäße.

Blutversorgung des wachsenden Gehirns gewährleistet ist. Die meisten Gefäße werden nicht von Anfang an als solche angelegt, sondern entwickeln sich aus Capillarnetzen. Durch sekundäre Vergrößerung einzelner Maschen und durch Rückbildung von anderen entwickeln sich schließlich die bleibenden Gefäßkanäle („anastomotische Progression" bzw. „spontane Migration" nach Streeter). Die Gefäße, die nur vorübergehenden Bedürfnissen dienen, werden allmählich kleiner oder verschwinden ganz, während andere Gefäße sich neu entwickeln. Neben der spontanen Migration kommt nach Streeter auch eine „passive Migration", d. h. eine Änderung des Gefäßverlaufes durch Druck oder Zug der umgebenden Strukturen auf die Gefäßwand, vor.

STREETER (1918) unterschied in der Entwicklung der Hirngefäße 5 verschiedene Stadien. Das *1. Stadium,* in dem sich primordiale plexusartig angeordnete Blutgefäße mit einfachem Endothel bilden, nannte STREETER die präzirkulatorische Periode. Im *2. Stadium* entwickeln sich (beim Embryo von 4—5 mm Länge) aus dem primären Kopfplexus Capillaren mit zuführenden arteriellen Gefäßen aus dem Aortensystem und mit einfachen venösen Abflußkanälen, die zum Ductus Cuvieri hinführen (Abb. 1). STREETER bezeichnete diese Entwicklungsstufe als den primären Typ der kranialen Zirkulation, der dem einfach gebauten Neuralrohr entspricht und sich den hydrodynamischen Erfordernissen des beginnenden Blutkreislaufs anpaßt. Im *3. Stadium* (beim Embryo von 15—20 mm Länge) tritt im Anschluß an die Differenzierung der mesenchymalen Hülle des Gehirns in Dura und Arachnoidea und an die Entwicklung des membranösen Schädels eine Scheidung des Gefäßplexus in 3 Schichten ein. Aus der äußeren Schicht entstehen die Diploegefäße und die Gefäße, die die Weichteile versorgen. Aus der mittleren Schicht bilden sich die Gefäße der Dura und aus der inneren Schicht die Gefäße der Arachnoidea und des Gehirns. Eine Gefäßverbindung zwischen Dura und Arachnoidea bleibt nur an den Stellen bestehen, an denen auch später die cerebralen Venen in die Sinus eintreten. Die Sonderung in verschiedene Gefäßschichten beginnt ebenso wie die Entwicklung der Dura und des membranösen Schädels an der Basis und schreitet langsam scheitelwärts fort. Das *4. Stadium* der Gefäßentwicklung bringt die Anpassung an die Formveränderungen des Gehirns, durch die sowohl der Verlauf als auch das Kaliber vieler Gefäße beeinflußt wird. Im *5. Stadium* kommt es zur histologischen Differenzierung der Gefäßwandungen in die endgültigen Arterien und Venen.

II. Entwicklung des arteriellen Systems.

Vom kranialen Ende des Herzschlauchs, dem Truncus arteriosus, entwickelt sich das *Aortenbogensystem* (Abb. 2a).

Ventral vom Schlunddarm erstrecken sich zwei in der Längsrichtung verlaufende Gefäße bis zum ersten Kiemenbogen, biegen in diesem nach dorsal um und verlaufen dann neben der Chorda dorsalis caudalwärts. Der vom Truncus bis zum ersten Kiemenbogen reichende Abschnitt wird als Aorta ascendens primitiva oder als Aorta ventralis, der im ersten Kiemenbogen verlaufende Teil als primärer Aortenbogen oder als erste Kiemenbogenarterie und der caudalwärts verlaufende Abschnitt als Aorta descendens primitiva oder als Aorta dorsalis bezeichnet. Caudal vom Schlundbogenbereich verschmelzen die dorsalen Aorten zur sekundären unpaaren Aorta, die als Aorta thoracica und in ihrer Fortsetzung als Aorta abdominalis caudalwärts zieht und sich im Bauchstiel wiederum in die A. umbilicalis fortsetzt. In den Kiemenbögen treten nacheinander Gefäße auf, die beiderseits als segmentale Äste von den ventralen Aorten ausgehen, den Schlunddarm bogenförmig umziehen und in die dorsalen Aorten einmünden. Sie werden als Kiemen- oder Schlundbogenarterien oder auch als primitive Aortenbögen bezeichnet. Auch diese haben nach EVANS und STREETER zunächst ein plexusförmiges Aussehen. Insgesamt bilden sich 6 Schlundbogenarterien. Jedem Schlundbogen ist neben der Arterie auch ein Nerv zugeordnet. Der Nerv des 1. Bogens ist der Trigeminus, der Nerv des 2. Bogens der Facialis, der Nerv des 3. Bogens der Glossopharyngicus und der des 4. Bogens der Vagus. Die Schlundbogenarterien entwickeln sich nicht alle gleichzeitig und bilden sich teilweise wieder zurück. Am Ende der 4. Embryonalwoche sind nur noch die 3., 4. und teilweise auch die 6. Kiemenbogenarterie vorhanden. Der 4. Arterienbogen entwickelt sich auf der linken Seite stärker als auf der rechten und wird links zum Arcus aortae, rechts zum Anfangsstück der A. subclavia. Aus dem 6. Arterienbogen entwickelt sich die A. pulmonalis (Abb. 2b).

Für die *cerebrale Gefäßversorgung* ist der 3. Aortenbogen von besonderer Wichtigkeit. Er liefert das Anfangsstück der A. carotis int. und wird deshalb auch als Carotisbogen bezeichnet. Die A. carotis int. setzt sich vom Carotisbogen in den kranialen Teil der dorsalen Aorten fort. Aus den ventralen Aorten entwickelt sich der zwischen 3. und 4. Schlundbogenarterie gelegene Abschnitt der A. carotis commun., die links unmittelbar aus dem Arcus aortae, rechts in einem gemeinsamen Stamm mit der A. subclavia, dem Truncus brachiocephalicus, entspringt. Vom Abgang des Carotisbogens an wird der kraniale Abschnitt der ventralen Aorten zur A. carotis ext. Da der zwischen 3. und 4. Schlundbogenarterie gelegene Teil der dorsalen Aorten wieder zugrunde geht, verliert die A. carotis int. den unmittelbaren Zusammenhang mit der Aorta dorsalis und entspringt schließlich gemeinsam mit der A. carotis ext. aus der A. carotis commun. Von der ersten Schlundbogenarterie bleibt beim menschlichen Embryo schließlich nur noch ein winziger, von der Carotis int. ausgehender Gefäßrest, die A. mandibularis, bestehen. Das Residuum des 2. Aortenbogens ist die A. hyoidea, die zum Stammgefäß der entwicklungsgeschichtlich wichtigen A. stapedia wird. Durch den Abgang dieser und anderer Gefäßäste bekommt die primitive Carotis int. an ihrer Ursprungsstelle ein plexusartiges Aussehen.

Die eingehendste Untersuchung der Entwicklung der Kopfarterien stammt von Padget, deren Ergebnisse wir hier wiedergeben. Die wesentlichsten Fortschritte in der Entwicklung der Arterien des Kopfes erfolgen bereits bei Keimlingen von 3—4 mm bis zu 40 mm Scheitelsteißlänge und zwar vom Erscheinen der primitiven Carotis int.

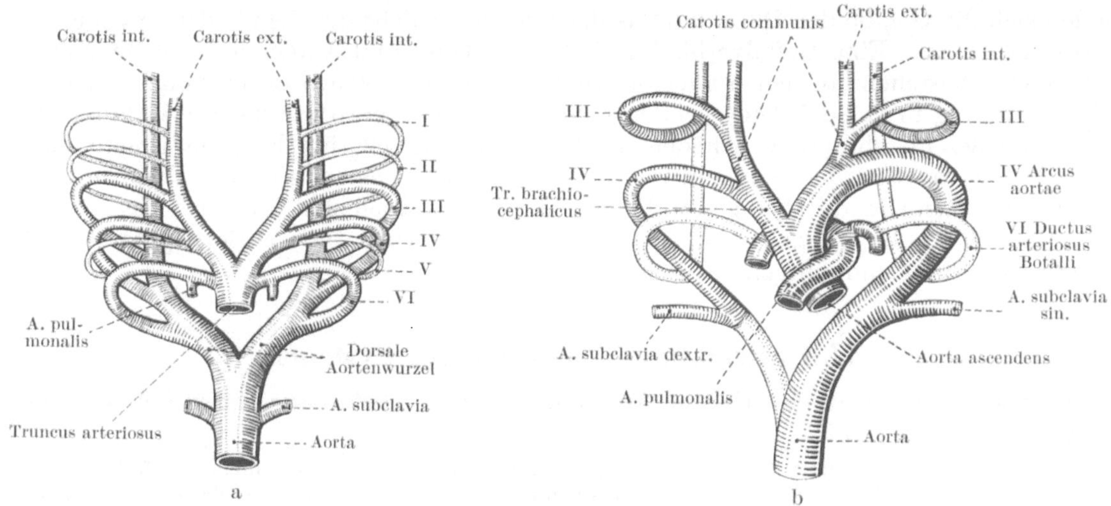

Abb. 2a u. b. Schema der Anlage des Kopfteils des Arteriensystems der Säugetiere (nach F. Hochstetter 1916). Vom Truncus arteriosus gehen 6 Paare von Kiemenbogenarterien aus, die sich beiderseits zur Aorta dorsalis vereinigen. Die Arterienbogen, die die Kopfdarmhöhle umziehen, bleiben nicht alle erhalten. Die bleibenden Gefäße sind in der Abbildung schraffiert, die zugrunde gehenden sind etwas heller und punktiert dargestellt. a Anlage der Schlund- oder Kiemenbogenarterien in ventraler Ansicht. b Zustand nach Rückbildung der 1., 2. und 5. Kiemenbogenarterien. Die Teile der 6. Kiemenbogenarterie und der 4. Arterie rechts sowie der zwischen Einmündung des 3. und 4. Arterienbogens gelegene Abschnitt der dorsalen Aorten, die sich noch zurückbilden, sind durch Punktierung markiert. (Nach Benninghoff 1952.)

im Alter von $3^1/_2$ Wochen bis zur Entstehung der bleibenden Ursprungsstämme aller intrakraniellen Arterien im Alter von etwa 7 Wochen. Die einzelnen Stadien in der Entwicklung der Kopfgefäße sind denen des Aortenbogensystems korreliert. Von Padget werden 8 verschiedene Entwicklungsstadien der Kopfarterien unterschieden (das 1. Stadium deckt sich mit der 2. Entwicklungsphase von Streeter). In den ersten 3 Stadien (4—12 mm Scheitel-Steißlänge), die der Branchialperiode von Congdon entsprechen, wird die A. carotis int. sichtbar. Gleichzeitig bilden sich die der Hinterhirnwand anliegenden bilateralen longitudinalen Neuralarterien (Aa. vertebrales cerebrales), durch deren Verschmelzung später die A. basilaris entsteht (Abb. 3). Während der Branchialperiode beginnt auch die Entwicklung der Vertebralarterien (Aa. vertebrales cervicales). Das 4. Stadium bildet den Übergang von der branchialen zur postbranchialen Periode und bringt wesentliche Fortschritte in der Entwicklung der A. stapedia, der Arterien, die das Auge versorgen und der kranialen Portion der A. carotis. In den letzten 3 postbranchialen Stadien (16—40 mm Scheitel-Steißlänge) treten die Ursprungsstämme aller bleibenden Hirnarterien und der A. carotis ext. mit ihren Verzweigungen in Erscheinung (Abb. 4). Außerdem wird am Schluß der Circulus Willisi durch die Bildung der A. commun. ant.

vervollständigt (Abb. 4 b). Während der späteren Embryonalzeit ändert sich unter dem
Einfluß des Hirnwachstums und der allmählich immer mehr zunehmenden Bedeutung
der Großhirnhemisphären nur noch die endgültige Größe und Verlaufsrichtung der

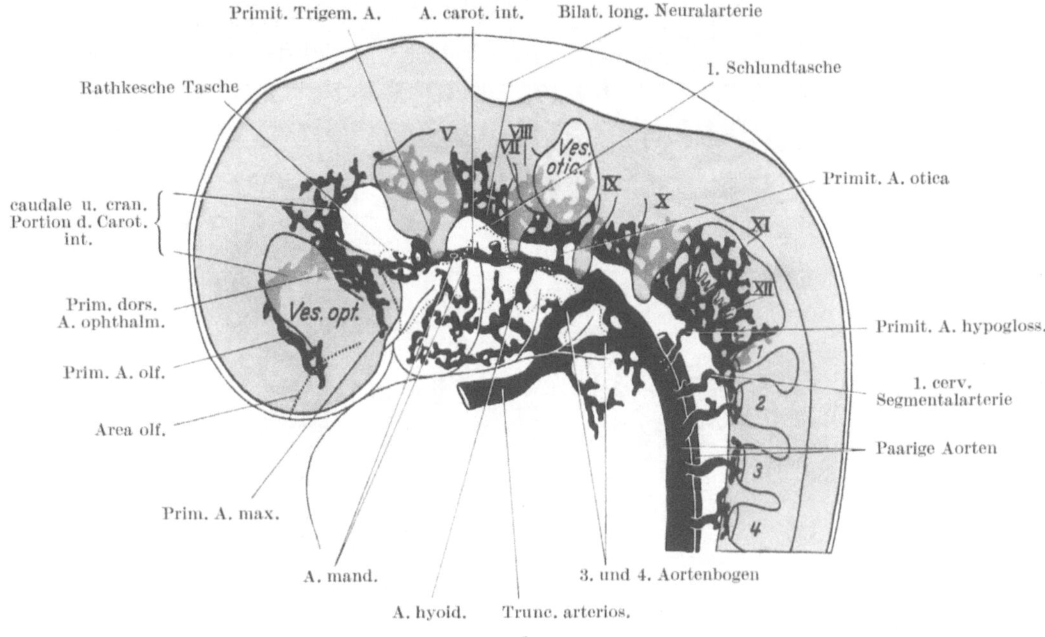

Abb. 3a u. b. Graphische Rekonstruktion der kranialen Arterien bei einem Embryo von 4 mm im 1. Stadium (nach PADGET 1948). Nach Rückbildung der ersten beiden Aortenbogen, die jetzt durch die A. mandibularis und A. hyoidea repräsentiert werden, erkennt man als Endabschnitt der paarigen dorsalen Aorten die vom 3. Arterienbogen ausgehende A. carotis int. (a). Die kraniale Portion der Carotis und die primitive A. maxillaris versorgen Vorderhirn und Augenblase, während die caudale Portion zum Mittelhirn zieht. Die bilateralen Längsarterien, die an der Hinterhirnwand verlaufen, werden ebenfalls durch die primitive Trigeminusarterie sowie durch die A. otica und die A. hypoglossica von der Carotis versorgt (b). Der caudale Teil der Längsarterien bekommt Zuflüsse von der ersten cervicalen Segmentarterie.

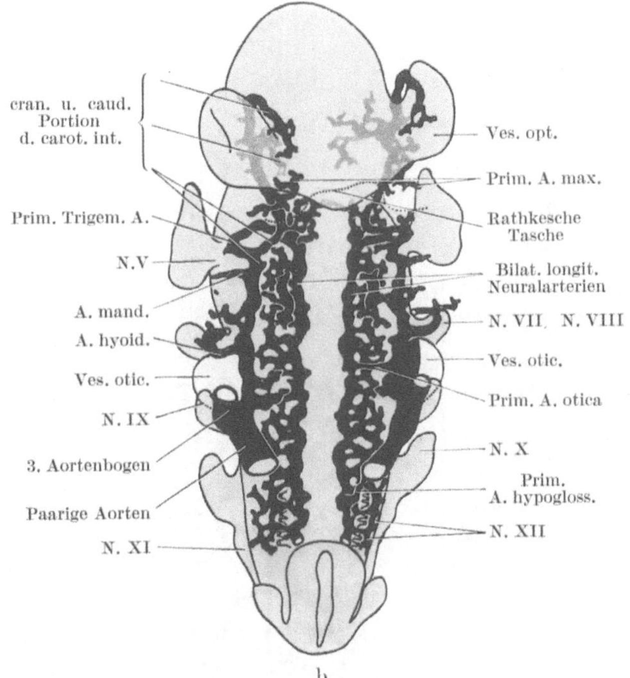

Gefäße (Abb. 5). Durch die Caudalverschiebung des Herzens verlängert sich die zunächst kurze A. carotis commun.; auch die A. vertebralis wird gestreckt und zeigt einen regelmäßigeren Verlauf.

Die *A. carotis int.* verläuft in der Richtung zur Augenblase und teilt sich an deren höchster Stelle in eine caudale Portion und in eine kraniale Portion, die als primitive

A. olfactoria endet. Die wichtigsten Gefäße, die sich aus der *kranialen Carotis-Portion* entwickeln, sind die A. ophthalmica, deren Vorläufer die weiter distal gelegenen primi-

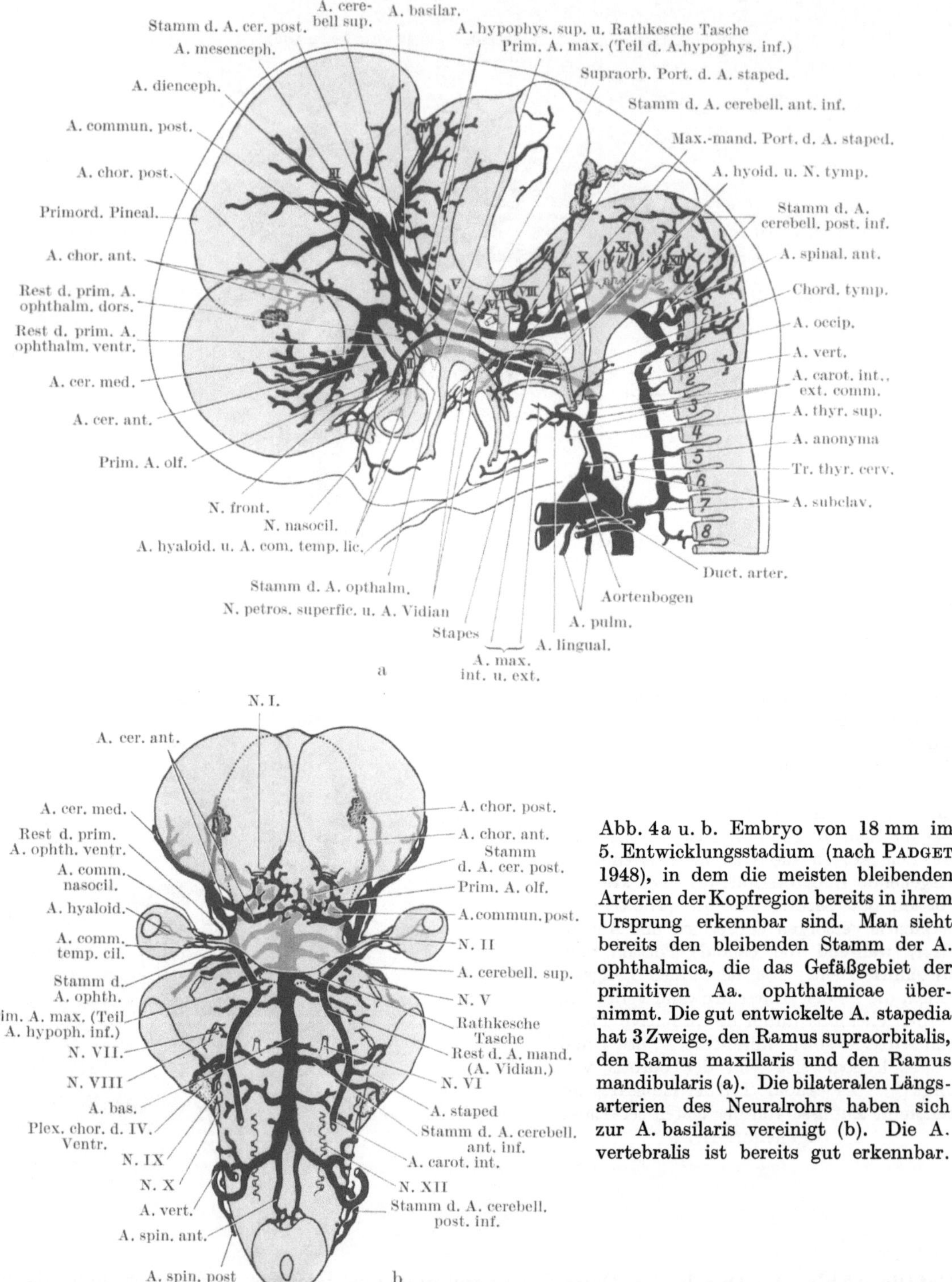

Abb. 4a u. b. Embryo von 18 mm im 5. Entwicklungsstadium (nach PADGET 1948), in dem die meisten bleibenden Arterien der Kopfregion bereits in ihrem Ursprung erkennbar sind. Man sieht bereits den bleibenden Stamm der A. ophthalmica, die das Gefäßgebiet der primitiven Aa. ophthalmicae übernimmt. Die gut entwickelte A. stapedia hat 3 Zweige, den Ramus supraorbitalis, den Ramus maxillaris und den Ramus mandibularis (a). Die bilateralen Längsarterien des Neuralrohrs haben sich zur A. basilaris vereinigt (b). Die A. vertebralis ist bereits gut erkennbar.

tiven ventralen und dorsalen Aa. ophthalmicae sind, die A. chorioidea ant. und die A. cerebri media. Nach deren Abgang kann der distale Teil als Stamm der A. cerebri ant. bezeichnet werden. In der frühen postbranchialen Periode sendet die primitive A. olfactoria einen Ast aus, der medialwärts zur Olfactoriuswurzel verläuft und die Fortsetzung der A. cerebri ant. darstellt. Dieser Kollateralast wird allmählich größer als die Ausgangsarterie und tritt mit der A. cerebri ant. der Gegenseite durch netzartige Anastomosen in Verbindung. Aus diesen Anastomosen entwickelt sich schließlich die A. commun. ant.

Durch diesen Entstehungsmodus erklären sich die häufigen Abweichungen von der Norm bei der A. commun. ant., die BUSSE (1921) bei systematischer Untersuchung in 400 Fällen feststellen konnte. Es fanden sich Verdoppelungen, Gabelungen, Inselbildungen, Geflechtbildungen, durch unvollkommene Verschmelzung von Arterienrohren solide Stränge innerhalb des Lumens, Auftreibungen der Wände und in etwa 10% aller Fälle aneurysmatische Ausbuchtungen. Auch v. MITTERWALLNER (1955) beschrieb dieselben Variationen der A. commun. ant.

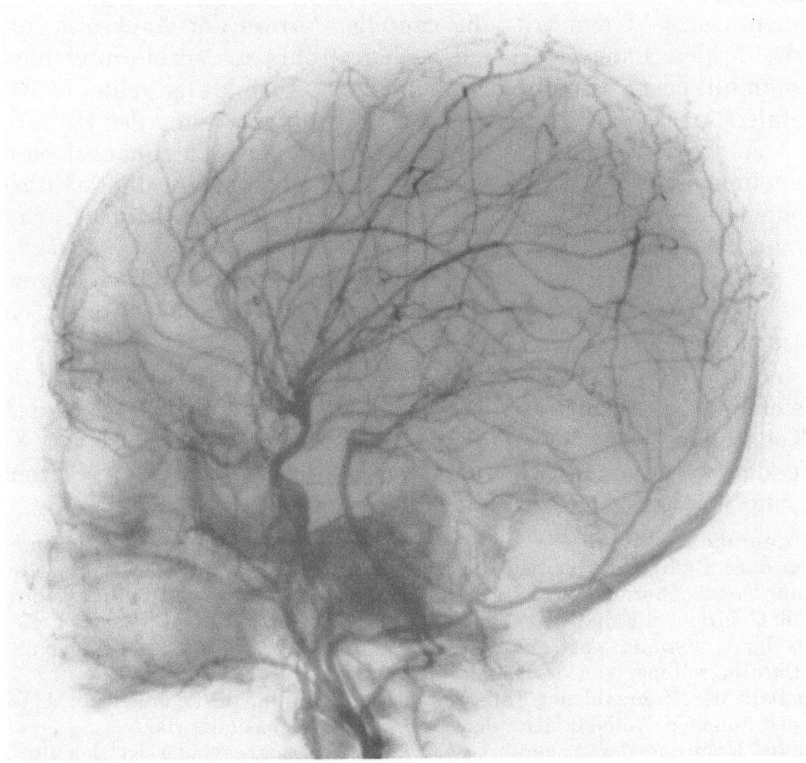

Abb. 5. Arteriogramm eines menschlichen Embryos im 8. Fetalmonat. Charakteristisch sind für dieses Entwicklungsstadium die noch offene Form des Carotis-Siphons sowie der steile Verlauf der A. cerebri media. Die Konfiguration der Hirnarterien entspricht sonst im wesentlichen schon der des Erwachsenen. Nur sind die Unterschiede in der Größe der verschiedenen Arterien weniger deutlich als bei dem Erwachsenen. (Nach SCHIEFER 1957.)

Mit der vollendeten Entwicklung der A. commun. ant., die die A. corp. callos. med. abgibt, schließt sich der Circulus Willisi. Die A. corp. callos. med. ist nach DE VRIESE ein regelmäßiger Bestandteil beim Entwicklungsgang des Menschen und bleibt gelegentlich auch noch beim erwachsenen Menschen bestehen (KLEISS 3,6%, ADACHI-HASEBE 19,5%, v. MITTERWALLNER 7%).

Die primitive A. olfactoria persistiert schließlich nur noch als kleiner Ast, dessen medialer Teil den N. olfactorius begleitet, und dessen lateraler Teil auch beim Erwachsenen als inkonstanter striärer Ast der A. cerebri ant. erhalten bleibt. Konstanter ist die ebenfalls von der A. cerebri ant. abgegebene A. recurrens von HEUBNER, die zur Substantia perforata ant. zieht.

Die A. chorioidea ist die Arterie, die am frühesten in ihrer bleibenden Form auftritt. Zwischen ihr und der ebenfalls früh entwickelten A. choriodea post., die anfangs von der A. commun. post., später von der A. cerebri post. abgeht, bestehen in der Gegend des Plexus chorioideus anastomotische Verbindungen. Diese Anastomosen bleiben mehr oder weniger ausgeprägt bis in das Erwachsenenalter bestehen.

Die *caudale Portion der A. carotis int.*, die beim Embryo von 3—4 mm in einem Gefäßplexus des Mittelhirns endet, wird im Verlaufe der branchialen Periode zur *A. commun. post.*, durch die die Hinterhirnregion mit Blut versorgt wird. Vor Ausbildung der A. commun. post. wird die Hinterhirngegend von der Carotis durch temporäre Gefäße (präsegmentale Arterien), die in die bilateralen longitudinalen Neuralarterien einmünden, ernährt. Das wichtigste dieser temporären präsegmentalen Gefäße ist die in Höhe des Trigeminusganglions abgehende primitive *Trigeminusarterie.* Außerdem wird der kraniale Zufluß von der Carotis int. zu den Längsarterien noch durch 2 andere transitorische präsegmentale Arterien verstärkt, durch die *A. otica,* die in Höhe des N. acusticus und des Ohrbläschens abgeht, und die *A. hypoglossica,* die den 12. Nerven begleitet. Bei etwas älteren Embryonen von 5—6 mm tritt die caudale Portion der A. carotis int. mit dem kranialen Teil der beiden Längsarterien des Neuralrohrs in Verbindung und wird zur definitiven A. commun. post. Mit ihrer zunehmenden Ausbildung geht die Rückbildung der 3 präsegmentalen Arterien, die nunmehr für die Blutversorgung des Hinterhirns nicht mehr erforderlich sind, parallel. Die A. commun. post. verläuft zunächst caudo-kranial und biegt bei zunehmendem Wachstum der Großhirnhemisphären, die das übrige Gehirn überlagern, schließlich in einem Winkel von 180° nach hinten um (Abb. 4). *Bis zur vollen Entwicklung der Vertebralarterien ist die A. commun. post. der wichtigste Zufluß, durch den die A. carotis int. sämtliche Arterien der Hinterhirnregion versorgt.* Ihrer wichtigen Funktion während der Embryonalzeit entsprechend hat sie noch beim Neugeborenen ein weiteres Lumen als beim Erwachsenen.

Der Stamm der *A. cerebri post.* entspricht nach Padget dem distalen Teil der A. commun. post. Ihre endgültige Ausdehnung erlangt die A. cerebri post. aber erst durch Vermittlung von Kollateralen der mesencephalen und diencephalen Äste der A. commun. post. Im Laufe der weiteren Entwicklung werden diese Gefäße zu Seitenästen der A. cerebri post., die ihre Ausgangsarterie schließlich überragt.

Nach Adachi kann die A. cerebri post. beim Erwachsenen auf 3 verschiedene Arten entspringen:
1. Beim Fehlen oder Rudimentärbleiben der A. commun. post. kann sie in vereinzelten Fällen als mächtige Ausbildung der A. chorioidea in Erscheinung treten (Adachi fand bei 83 Gehirnen 4 Fälle, Blackburn bei 200 Gehirnen 2 Fälle).
2. Sie kann aus der A. commun. post., und zwar näher der A. carotis int., entspringen und wird dann meistens von der Carotis, seltener von der Basilaris versorgt.
3. Sie entspringt in der Mehrzahl der Fälle aus der A. commun. post., näher der A. basilaris oder stellt nach der sonst üblichen Nomenklatur den Endast der A. basilaris dar.
Die Varianten im Ursprung der A. cerebri post. beim Erwachsenen lassen sich durch den entwicklungsgeschichtlichen Verlauf ohne weiteres erklären (s. auch S. 16ff.).

Die paarigen Längsarterien des Neuralrohrs, die auf Abb. 3b dargestellt sind, verschmelzen am Ende der branchialen Periode zur *A. basilaris.*

Als Folge des Verschmelzungsvorganges können bei Embryonen verschiedener Entwicklungsstadien innerhalb des Gefäßes noch Inseln von solidem Gewebe bestehen bleiben. Auch bei erwachsenen Menschen sind als Residuum der ursprünglich paarigen Gefäßanlage der A. basilaris hin und wieder Inselbildungen (Adachi, Blackburn, Cavatorti, Davy und Stopford), die Bildung einer inneren medianen Scheidewand (Adachi) und die partielle oder totale Verdoppelung der A. basilaris (Adachi, Cavatorti, Ribes-Chaussier) angetroffen worden.

Etwa gleichzeitig mit der Entstehung der A. basilaris tritt ein großes parallel verlaufendes Gefäß, das kranial von Seitenästen der Trigeminusarterie und der A. basilaris, caudal von der ersten cervicalen Segmentalarterie Zuflüsse erhält, in Erscheinung (Abb. 4). Auch dieses ist ein temporäres Gefäß, das später zu einer vorübergehenden akzessorischen Anastomose zwischen der A. basilaris und den Vertebralarterien werden kann.

Die ersten Stadien in der Bildung der *Aa. vertebrales* sieht man beim Embryo von 7—12 mm Scheitel-Steißlänge.

Von den dorsalen Aorten gehen im Ursegmentgebiet dorsalwärts verlaufende segmentale Arterien aus, die in der Cervicalregion durch Längsverbindungen miteinander kommunizieren. Während sich die Segmentalarterien mit Ausnahme der 7. Arterie im Cervicalbereich allmählich zurückbilden, entwickeln sich aus den Längsanastomosen zusammenhängende Gefäßkanäle, die späteren Vertebralarterien (Aa. vertebrales cervicales). Die 7. Segmentalarterie wird zum Ursprungsstamm der A. vertebralis aus der A. subclavia. Die 1. Segmentalarterie, die ebenfalls zum Teil erhalten bleibt, bildet später die Verbindung zur A. basilaris (Abb. 4). Ihr entspricht beim Erwachsenen der Teil der A. vertebralis, der auf dem Atlasbogen verläuft.

Die Entwicklung der Vertebralarterien vollendet sich in der frühen postbranchialen Phase. *Damit endet der beim Menschen nur vorübergehende primitive Zustand der Versorgung aller Hirnarterien durch das Carotis-System, der bei manchen niederen Wirbeltieren dauernd erhalten bleibt. Nach* DE VRIESE *ist das Vertebralis-System in der Phylogenese ein Erwerb der höheren Formen.*

Von den Kleinhirnarterien treten die Aa. cerebelli sup. ziemlich früh in ihrer endgültigen Form in Erscheinung, um die Region des 4. Hirnnerven und das Metencephalon zu versorgen. Dagegen sind die Aa. cerebelli inf. ant. und die Aa. cerebelli inf. post. sowie die A. auditiva interna (A. labyrinthi) in dem dichten Gefäßplexus, der sich in der Region der Vereinigung der Aa. vertebrales zur A. basilaris findet, erst verhältnismäßig spät zu identifizieren. Dadurch erklärt sich der variable Ursprung der A. cerebelli inf. ant. und inf. post. im Gegensatz zu der verhältnismäßig konstanten Lage der A. cerebelli sup.

Das *System der A. carotis ext.* bildet sich in der frühen postbranchialen Periode aus. Seine Entwicklung hängt eng mit der der *A. stapedia*, die vom 2. Aortenbogen abstammt, zusammen. Vorläufer der A. carotis ext. ist ein schon früh sichtbar werdendes Gefäß, das vom ventralen Teil des Aortensackes cranio-lateral bis zur mandibulären Wurzel des 5. Nerven zieht und von CONGDON und PADGET als A. pharyng. ventralis, von FUCHS (1905) aber bereits von Anfang an als A. carotis ext. bezeichnet wird. Dieses Gefäß versorgt im Frühstadium das Gebiet der ersten beiden Kiemenbögen. Der proximale Teil entspricht dem Stamm der A. carotis ext., der distale stammt wahrscheinlich aus ventralen Resten der beiden ersten Kiemenbogenarterien (Abb. 3). Während die erste Kiemenbogenarterie (A. mandibularis) ohne Abgabe eines größeren Gefäßastes schwindet, entsendet die A. hyoidea, das Restgefäß der zweiten Kiemenbogenarterie, einen Kollateralast, der durch die Stapesanlage hindurchzieht und deshalb als A. stapedia bezeichnet wird.

Die *A. stapedia* ist nach TANDLER (1902) „ein primäres, allen Säugetieren zukommendes Gefäß, das in seinen persistenten Abschnitten variant die Grundlage zur späteren Versorgung des Kieferapparates bildet". Nachdem TANDLER die Entwicklung der A. stapedia bei der Ratte und FUCHS (1905) dieselbe beim Kaninchen untersucht hatten, konnte PADGET den Bildungsmechanismus der menschlichen Steigbügelarterie klären. Diese entwickelt sich zu einem verhältnismäßig dicken Gefäßstamm und teilt sich in 3 Äste, den Ramus supraorbitalis, den Ramus maxillaris und den Ramus mandibularis, deren Verlauf den Trigeminusästen entspricht (Abb. 4). Beim Embryo von 20 mm Länge anastomosiert die A. ophthalmica mit dem Ramus supraorbitalis der A. stapedia und übernimmt den distalen Teil, der zur A. lacrimalis wird. Die A. carotis ext. bildet durch ihren Ramus anastomoticus ebenfalls eine sekundäre Verbindung zur A. stapedia aus. Durch diese Anastomose erhält schließlich das ursprünglich von der A. stapedia versorgte Gebiet (mit Ausnahme der von der A. ophthalmica übernommenen A. lacrimalis) seinen Zufluß aus der A. carotis ext. Der Ramus anastomoticus wird zur A. maxillaris int., der proximale Teil des Ramus supraorbitalis zur A. meningea med., der Ramus maxillaris zur A. infraorbitalis und der Ramus mandibularis zur A. alveolaris inf. *Zwischen der A. meningea med. und der ebenfalls aus dem Ramus supraorbitalis hervorgegangenen A. lacrimalis können auch beim Erwachsenen Anastomosen bestehenbleiben, die das Gebiet der A. carotis int. mit dem der A. carotis ext. verbinden.* Durch die geschilderte Entwicklung dehnt sich das Gebiet der A. carotis ext., das zunächst auf den 1. und 2. Kiemenbogen beschränkt war, beim Menschen auf Kosten der A. carotis int. aus.

Der Stamm der A. stapedia bildet sich nach Übernahme ihrer Verzweigungen durch die A. carotis ext. zurück und wird schließlich am Stapes unmittelbar distal von der A. hyoidea, die als kleiner Ramus caroticotympanicus der A. carotis int. bestehenbleibt, ganz unterbrochen. Der Rest des Stapedia-Stammes wird zum Ramus tympanicus sup. der A. meningea media. Auch die erste Kiemenbogenarterie (A. mandibularis) kann manchmal beim Erwachsenen als kleiner inkonstanter Ast der A. carotis int. (Vidiansche Arterie), die kranial vom Ramus caroticotympanicus entspringt und den N. petrosus superfic. begleitet, persistieren und mitunter auch mit der A. palatina descend. aus der A. maxillaris int. anastomosieren. Häufiger scheint sie als A. canal. pterygoid. vom distalen Teil der A. maxillaris int. auszugehen und durch einen kleinen Ast mit der A. carotis. int. in Verbindung zu treten (RAUBER-KOPSCH, PADGET). PADGET macht darauf aufmerksam, daß *auch die persistierenden Gefäße der ersten und zweiten Kiemenbogenarterie beim Erwachsenen unter Umständen für eine Kollateralverbindung zwischen den Gebieten der Carotis int. und der Carotis ext. von Bedeutung sein können.*

Das Auge erhält im Frühstadium seinen Blutzufluß von der primitiven A. maxillaris, von kurzen Ästen der A. carotis int. und von den ventralen und dorsalen primitiven Aa. ophthalmicae (Abb. 3). Alle Gefäße gehören zu einem Gefäßplexus, von dem das Auge versorgt wird. Im Verlaufe der weiteren Entwicklung verliert die A. maxillaris primitiva den Zusammenhang mit dem Auge und dient schließlich nur noch der Versorgung der Hypophyse. Wenn der Augenstiel sich verlängert und das Auge von der Hirnwand fortrückt, bildet sich durch eine caudale Migration entlang der Carotis beim Embryo von 18 mm der Stamm der bleibenden A. ophthalmica (Abb. 4). Aus dieser entwickeln sich (mit Ausnahme der A. lacrimalis, die von der A. stapedia übernommen wird), sämtliche Arterien, die das Auge und die Orbita versorgen.

III. Entwicklung des venösen Systems.

Die Entwicklung der venösen Abflußkanäle des Kopfes setzt nach Streeter beim Embryo von 4 mm Scheitel-Steißlänge mit der Bildung der bilateralen V. capitis prima[1] ein. Diese sammelt das Blut aus 3 großen venösen Geflechten, dem vorderen, mittleren und hinteren Duraplexus, sowie aus einer großen Vene der Augenregion, der späteren V. ophthalmica. Aus dieser primitiven Gruppe von Abflußkanälen leiten sich alle bleibenden Venen des Kopfes her. Mit der Differenzierung des Schädels, der Dura und der weichen Hirnhäute erfolgt auch eine Trennung der Venen, die der Hirnwand unmittelbar anliegen, von denen, die zur Dura und zum Schädel gehören. Schließlich bilden sich 3 venöse Schichten, die tiefe Schicht der cerebralen Venen, die mittlere Schicht der Durasinus und die oberflächliche Schicht, die zur Schädeldecke gehört. Die Durakanäle machen in Anpassung an die Entwicklungsvorgänge des Gehirns weitgehende Umwandlungen durch (Abb. 6). Infolge der Vergrößerung der knorpeligen Labyrinthkapsel wird die ventro-lateral davon liegende primäre Kopfvene in ihrem Verlauf behindert. Schließlich bildet sich dorsal von der Labyrinthkapsel ein Ersatzkanal, der spätere Sinus transversus, der das Blut aus den venösen Geflechten aufnimmt und zur V. jugularis int. weiterleitet (Abb. 6, Fig. d und e). Von der V. capitis prima bleibt schließlich nur noch ein kleiner Rest in der Gegend des Trigeminus-Ganglions übrig, während der übrige Teil obliteriert. Der erhaltene Teil der primären Kopfvene wird zum Sinus cavernosus (Abb. 6, Fig. d). Dieser nimmt die Venen der Orbital- und Maxillarregion sowie eine Vene aus dem Diencephalon auf und entleert sein Blut durch den Sinus petrosus sup., den ursprünglichen Stamm des mittleren Duraplexus, in den Sinus transversus. Der vordere Duraplexus tritt durch anastomotische Schlingen mit dem mittleren Duraplexus in Verbindung; dadurch fließt das Blut aus beiden Plexus gemeinsam in den Sinus transversus ab. Der neugebildete Hauptabflußkanal verläuft überall dorsal von der primären Kopfvene. Beim Embryo von 21 mm sind mit Ausnahme des Sinus petrosus inf., der erst später erscheint, alle bleibenden Durakanäle der Temporalgegend mit ihren Verbindungen angelegt. In Anpassung an das Wachstum der Großhirnhemisphären kommt es im späteren Fetalleben aber noch zu großen Umwandlungen in Form und Anordnung der übrigen Durakanäle, die teils auf passiver, teils auf spontaner Migration beruhen. Die schematische Darstellung in Abb. 6 läßt erkennen, daß die Duraplexus im Laufe der Entwicklung durch den sich nach hinten ausdehnenden Occi-

---

[1] Die Nomenklatur ist leider nicht einheitlich. Die Bezeichnung V. capitis prima („primitive head-vein") stammt von Evans und wurde von Sabin und Streeter übernommen. Dasselbe Gefäß wird auch V. cardinalis cranialis genannt (Clara, Rosenbauer u. a.). Grosser (1907) unterschied zuerst 2 Teile der primären Kopfvene: die V. capitis medialis, die kranial vom Ursegmentgebiet liegt und sich dem Hinterhirn anschmiegt, und einen kürzeren innerhalb des Ursegmentgebietes liegenden Teil, die eigentliche V. cardinalis ant., die in den Ductus Cuvieri einmündet. Aus der V. capitis med. entwickelt sich dadurch, daß die Ganglien der Hirnnerven durch laterale Anastomosen umgangen werden, die V. capitis lat. Die V. capitis med. wird später zum Sinus cavernosus, die V. capitis lat. wird durch den Sinus transversus ersetzt.

pitalpol immer weiter nach hinten gedrängt werden. Der durch Vereinigung des vorderen und mittleren Durageflechtes entstandene Plexus wird in späteren Stadien seiner Lage-änderung entsprechend von STREETER als Plexus tentorii bezeichnet. Von dem allmählich weiter nach hinten rückenden Plexus tentorii gehen Gefäßschlingen aus, die sich in der Mittellinie nach vorn zwischen beide Großhirnhemisphären schieben. Dieser Teil des Plexus tentorii wird als Plexus sagittalis bezeichnet (Abb. 6, Fig. d und e). Aus den Gefäßschlingen des Plexus sagittalis entstehen der Sinus sagittalis sup., der Sinus rectus und der Sinus sagittalis inf. Die Stelle, an der der Sinus transversus, der Sinus sagittalis

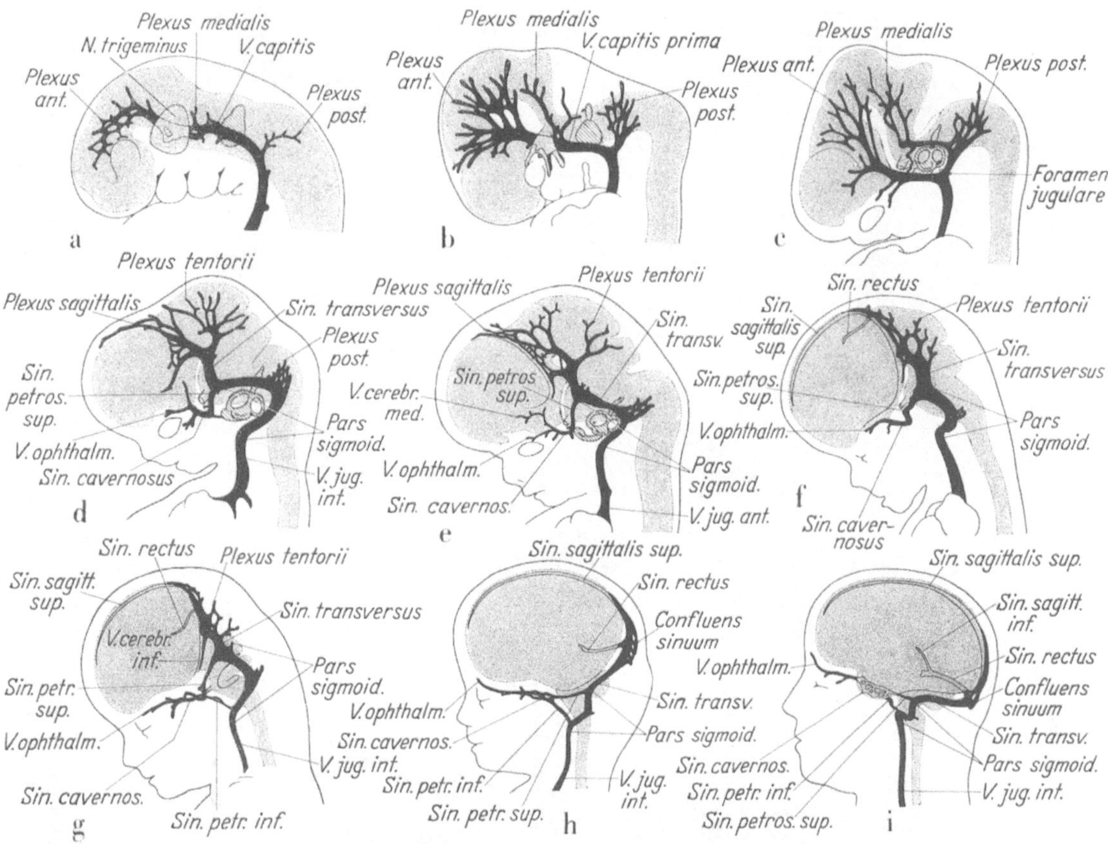

Abb. 6a—i. Entwicklung der venösen Abflußkanäle von der Bildung der V. capitis prima bis zur vollendeten Ausbildung der Durasinus. (Nach STREETER 1917.)

sup. und der Sinus rectus zusammentreffen, wird beim Erwachsenen Confluens sinuum genannt und repräsentiert den letzten Rest des embryonalen Plexus tentorii. Als letzter Sinus entwickelt sich aus dem hinteren Duraplexus der Sinus occipitalis, der die Verbindung des Confluens sinuum zu den Duravenen um das Foramen occipitale magnum darstellt.

Beim Erwachsenen sind Abweichungen in der Ausbildung der Durasinus nicht ganz selten. Der Sinus occipitalis als unwesentlicher Rest des hinteren Duraplexus ist nicht konstant. Auch der Sinus sphenoparietalis kann fehlen, während der Sinus sagittalis sup. selten vermißt wird (MURPHY). Die Entwicklung des Sinus petrosus sup. kann ebenfalls ausbleiben; mitunter fehlt bei vorhandenem Sinus petrosus sup. die Verbindung zum Sinus cavernosus. Von WOODHALL (1936) wurden das einseitige Fehlen des Sinus transversus oder die ungleichmäßige Ausbildung des rechten und linken Sinus transversus beschrieben. POLTER (1954) beobachtete bei einem Neugeborenen neben einer Angiomatose der subarachnoidalen Gefäße in der hinteren Schädelgrube einen großen Blutraum, der etwa den Sinus sigmoidei et transversi entsprach und aus dem direkt die stark erweiterten Vv. jugulares entsprangen. In diesem Falle ist eine bereits früh einsetzende Störung der embryonalen Entwicklung der Durasinus anzunehmen.

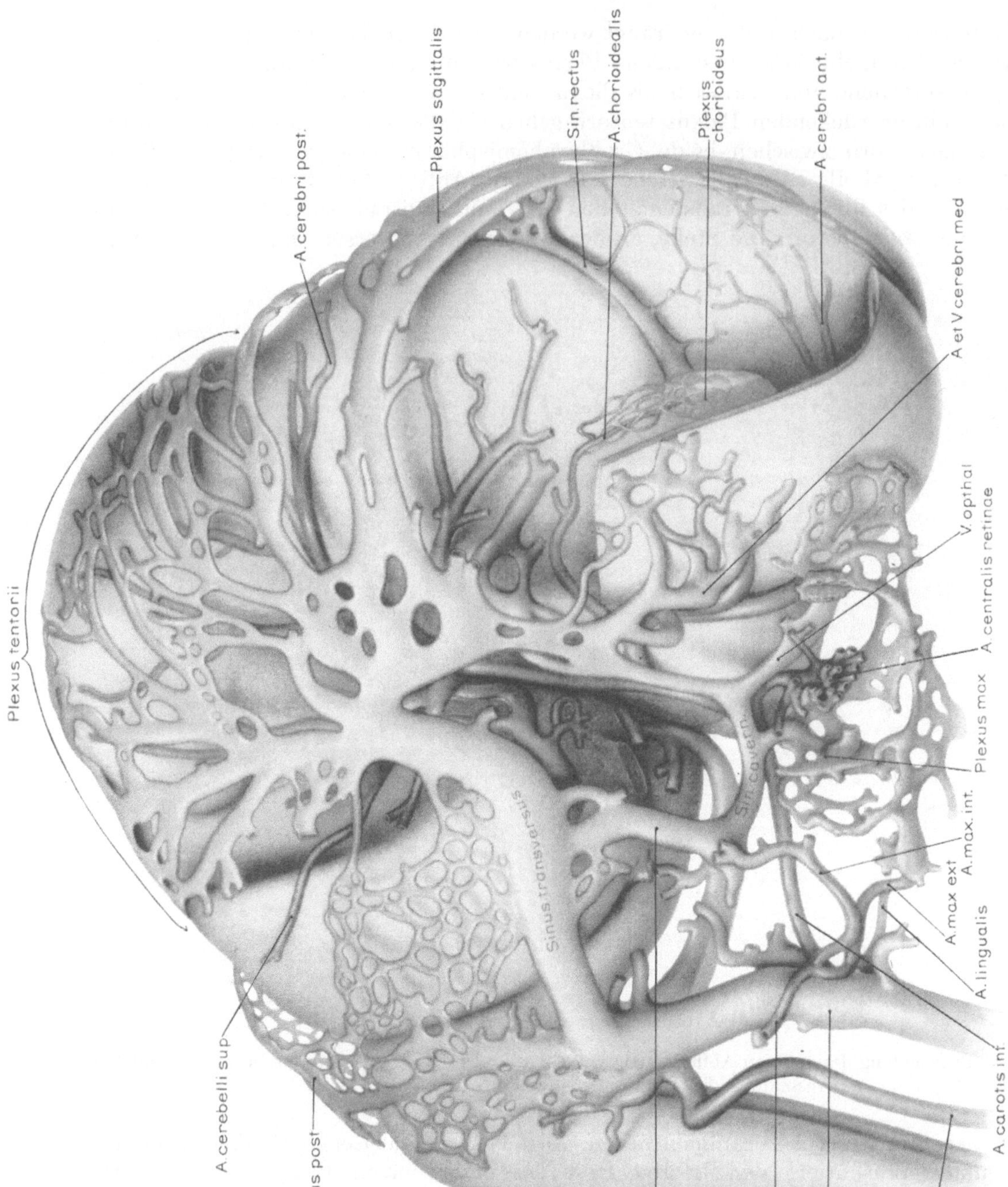

Abb. 7. Seitenansicht einer Wachsplattenkonstruktion der größeren Hirngefäße bei einem Embryo von 21 mm. Durch Entfernung der rechten Großhirnhemisphäre wird der Plexus chorioideus sichtbar. Der Plexuscharakter der zwischen den größeren Arterien und den abführenden venösen Kanälen liegenden Gefäße ist gut zu erkennen. (Nach Streeter 1917.)

IV. Störungen der intrakraniellen Gefäßentwicklung als Ursache der Gefäßmißbildungen.

Die systematischen embryologischen Untersuchungen der komplizierten Entwicklung der Gefäße, die das Kopfgebiet versorgen, haben auch in die Pathogenese der Gefäßmißbildungen mehr Klarheit gebracht. Nach den Erfahrungen bei Gewebskulturen kann schon die geringste Veränderung im Milieu zu den verschiedensten Gefäßanomalien führen (VAN BOGAERT, 1950). Wenn im Verlaufe der embryonalen Gefäßentwicklung Störungen auftreten, so hängen Art und Schwere der Fehlbildung einerseits vom Ausmaß der störenden Faktoren, andererseits von dem zum Zeitpunkt ihrer Einwirkung erreichten Entwicklungsstadium ab. Bei manchen Krankheiten, wie z. B. bei der v. Hippel-Lindauschen Krankheit, spielt die Erblichkeit eine Rolle. Bei den meisten Gefäßbildungen wissen wir aber über die Ursachen der Entwicklungsstörung und über das Zusammenwirken endogener und exogener Einflüsse noch wenig Bescheid. Dagegen läßt sich etwas mehr über den teratogenetischen Terminationspunkt verschiedener Gefäßmißbildungen sagen. Manchmal gibt die Kenntnis des normalen Entwicklungsablaufes auch die Erklärung für die bevorzugte Lokalisation bestimmter Gefäßanomalien.

TÖNNIS hat bereits 1936 auf die Ähnlichkeit zwischen den Gefäßkonvoluten der arteriovenösen Angiome und den von STREETER beschriebenen embryonalen Gefäßplexus hingewiesen (Abb. 7). Er führte die arteriovenösen Angiome auf die Persistenz dieser embryonalen Gefäßgeflechte zurück. Wegen der mangelhaften Differenzierung der Gefäße im Angiom verlegte er den Entstehungstermin vor die 5. Entwicklungsphase von STREETER, in der die endgültige Differenzierung in Arterien und Venen erfolgt. Diese Ansicht ist durch weitere Untersuchungen bestätigt worden und wird heute überall als richtig anerkannt. Inzwischen ist auch für andere Gefäßanomalien der Nachweis geführt worden, daß ihnen eine embryonale Entwicklungsstörung zugrunde liegt. Dies gilt besonders für die sackförmigen Aneurysmen des Circulus Willisi, die früher zum größten Teil auf Lues, Arteriosklerose usw. zurückgeführt wurden.

VAN BOGAERT hat den Versuch gemacht, auf dem Boden der neuen embryologischen Kenntnisse den Entstehungstermin der verschiedenen Gefäßmißbildungen festzulegen. Während die erste Phase vom pathologischen Standpunkt nicht von Bedeutung zu sein scheint, verlegt er in die zweite Streetersche Entwicklungsphase sowohl die Entstehung der arteriovenösen Fisteln als auch die Entstehung anderer Gefäßmißbildungen vom Cavernom bis zum Hämangioblastom, die auf eine Störung in der Differenzierung des embryonalen Gefäßplexus zurückzuführen sind. Mit Entwicklungshemmungen während der dritten Phase bringt VAN BOGAERT die Angiome der Dura oder der Pia, die mit einem Gesichtsnaevus einhergehen, in Zusammenhang. Dadurch, daß die in frühen Stadien vorn liegenden Gefäße im Laufe der Entwicklung immer weiter nach hinten rücken, erklärt sich das gleichzeitige Vorkommen von Gefäßmißbildungen in Bezirken, die bei der Geburt bereits weit voneinander entfernt liegen. Dazu gehört z. B. die Kombination von Gesichtsnaevus und meningealem Angiom der Occipitalgegend. Eine Störung während der 4. Entwicklungsphase ist vor allen Dingen für Anomalien des Verlaufs und der Zahl der arteriellen und venösen Gefäßstämme verantwortlich zu machen.

C. Anomalien des Circulus Willisi und anderer intrakranieller Arterien.

Wenn im Verlaufe der embryonalen Entwicklung der Hirnarterien, deren entscheidenste Stadien in die ersten beiden Monate fallen, Störungen auftreten, kann es zu den verschiedensten Varietäten kommen. Am häufigsten sind Anomalien des Circulus Willisi. Ferner kann es zu Abweichungen bei der Entwicklung des 1.—3. Aortenbogens und der dorsalen Aorten oder zu einer Persistenz der präsegmentalen Arterien kommen.

Abweichungen im Bau des Circulus Willisi haben in der Regel keine klinische Bedeutung, weil sie unter gewöhnlichen Bedingungen die Hirndurchblutung nicht merklich beeinträchtigen. Unter pathologischen Bedingungen, etwa bei gleichzeitigem Vorkommen einer anderen Gefäßmißbildung oder eines Tumors, die die Unterbindung eines Gefäßes oder operatives Eingreifen erfordern, können sie eine erhebliche praktische Bedeutung gewinnen. So berichtete HOWE (1903) über einen Kranken, der nach Unterbindung der A. carotis commun. eine Hemiplegie bekam. Bei der Autopsie stellte sich heraus, daß die A. commun. ant. fehlte und daß die beiden Aa. commun. post. fadendünn waren.

Padget hat den Versuch gemacht, die Merkmale des typischen oder „normalen" Circulus Willisi festzustellen. Danach hat die A. commun. ant. $^1/_2$—$^2/_3$ der Weite der A. cer. ant., und diese ist wiederum halb so groß wie die A. carotis int. Die A. cer. post. ist im Normalfall doppelt so groß wie die A. commun. post.; die A. basilaris hat wiederum die doppelte Größe der A. cer. post. Diese Größenverhältnisse sind typisch für den Circulus Willisi des Erwachsenen, während sich beim Embryo die Weite der verschiedenen Gefäße weniger unterscheidet (Abb. 8).

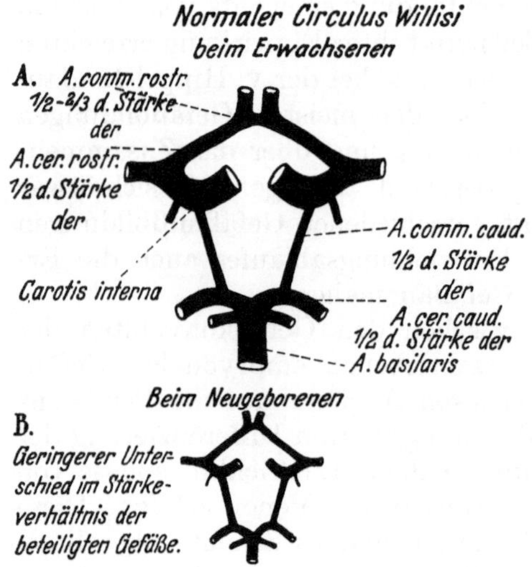

Abb. 8. Vergleich des Circulus Willisi beim Erwachsenen (*A*) und beim Neugeborenen (*B*) nach Padget. (Aus Lindenberg 1957.)

Anomalien kommen im hinteren Abschnitt des Circulus Willisi häufiger vor als im vorderen (Abb. 9). Nach den großen Untersuchungsserien in der Literatur sind normal ausgebildete *Aa. commun. post.* in weniger als 50% vorhanden (de Vriese, Fettermann u. Moran 1941, Adachi-Hasebe, Fawcett u. Blachford 1906). Das Fehlen der A. commun. post. ist die häufigste Ursache eines nicht geschlossenen Circulus Willisi.

Fawcett u. Blachford fanden einen unvollständigen Circulus Willisi bei 700 Untersuchungen in 3,8%, davon 1,8% durch Fehlen der rechten, 1,4% durch Fehlen der linken A. commun. post. Ähnliche Ergebnisse wurden von Windler, Stopford und von Fettermann u. Moran mitgeteilt.

Auf die *Varietäten im Ursprung der A. cerebri post.* ist bereits auf S. 10 hingewiesen worden. Sunderland (1948) stellte die folgende Tabelle über die Häufigkeit ihres Abganges aus der A. carotis int. nach den verschiedenen Literaturangaben zusammen.

Tabelle 1. *Ursprung der A. cerebri post. aus der A. carotis int.* (Nach Sunderland.)

	Beide Seiten %	Rechts %	Links %		Beide Seiten %	Rechts %	Links %
Windler (1888)	2	5	4	Blackburn (1907) . . .	10	7	1
De Vriese (1904)	—	20	8	Stopford (1915)	2	5	3
Fawcett u. Blachford (1906)	—	1	1	Sunderland (1948) . .	6	13	13

v. Mitterwallner (1955) fand bei der Untersuchung von 360 Gefäßringen den Ursprung der A. cerebri post. aus der A. carotis int. bei 19,1% (davon 1,9% über die A. chorioid. ant. und 17,2% über die A. commun. post.). Nur aus der Vertebralis entsprangen 72%, zu gleichen Teilen aus der A. vertebralis und der A. carotis int. 8%. v. Mitterwallner sah die Übergangsformen zwischen den phylogenetisch älteren und jüngeren Stadien (vollständiger oder teilweiser Ursprung aus dem Carotissystem) vorwiegend rechts, während die andere Seite häufiger die für den Erwachsenen normale Form zeigte.

Die anatomischen Beobachtungen entsprechen den klinischen Erfahrungen bei der Angiographie. Von Schiefer (1956) stammt eine Zusammenstellung über die Häufigkeit der Darstellung der A. cerebri post. bei der Carotis-Angiographie:

Tabelle 2. *Häufigkeit der Posteriordarstellung bei Carotisangiographie.* (Nach Schiefer.)

Elvidge (1938)	14%		Green u. Arana (1948). . . .	34%
Fernandez u. a. (1939). . . .	32%		Curry u. Culbreth (1951) . .	33%
Moniz (1940)	20%		Scarcella (1952)	29%
List u. a. (1945)	15%		Tartarini (1955)	26,8%
Engeset (1948)	23,5%		Eigenes Krankengut (1956) . .	37,3%
Wickborn (1948)	20—25%			

Als seltene Varietät kommt der Ursprung einer A. cerebri post. aus der A. cerebri post. der Gegenseite vor (HOCHSTETTER). Von SCHIEFER (1957) wurde ein Angiogramm veröffentlicht, in dem die beiden Aa. cerebri post. aus der rechten A. carotis interna, die beiden Aa. cerebri ant. aus der linken A. carotis int. entspringen (Abb. 10).

Die häufigste Anomalie der A. commun. ant. besteht in Verdoppelung bis zur Plexusbildung (BUSSE, CRITCHLEY); sie fehlt aber selten (Abb. 11). Eine normal gebildete A. commun. ant. wurde etwa bei 68% der Fälle gefunden (ADACHI, BLACKBURN, BUSSE, DE VRIESE, FAWCETT u. BLACHFORD, STOPFORD, WINDLER). Wie PADGET gezeigt hat, kommen

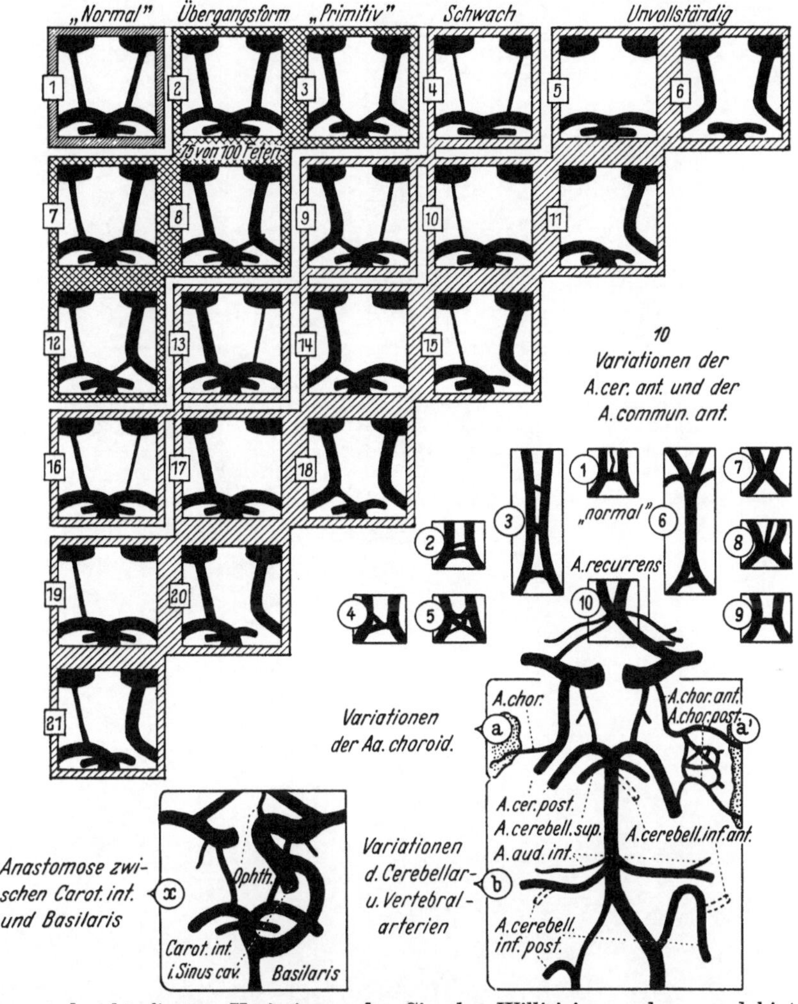

Abb. 9. Diagramm der häufigsten Variationen des Circulus Willisi im vorderen und hinteren Abschnitt. Fig. 1—21 (links) zeigen die Variationen der A. commun. post. Rechts sind 10 Variationen der A. cerebri ant. und der A. commun. ant., der A. chorioidea, der Cerebellararterien sowie der Vertebralarterien dargestellt. *x* Carotis-Basilaris-Anastomose. (Nach PADGET in DANDY 1945.)

Abweichungen im Bau des Circulus Willisi bei Kranken mit sackförmigen Aneurysmen etwa doppelt so häufig vor wie bei anderen Kranken.

Auch das Bestehenbleiben *präsegmentaler Arterien* kann zu Abweichungen im Bau des Circulus Willisi führen. Am häufigsten findet man beim Erwachsenen die *Carotis-Basilaris-Anastomose,* die der *persistierenden Trigeminusarterie* entspricht. Sie verbindet den im Sinus cavernosus liegenden Teil der A. carotis int. mit dem mittleren Abschnitt der A. basilaris (Abb. 9 und 12). Sie verläuft unmittelbar am Rande des Türkensattels oder durchbohrt ihn (Abb. 11). Die A. commun. post. war bei einigen Fällen von normaler Größe; in anderen Fällen war sie sehr eng oder fehlte (wie im Falle von HASENJÄGER

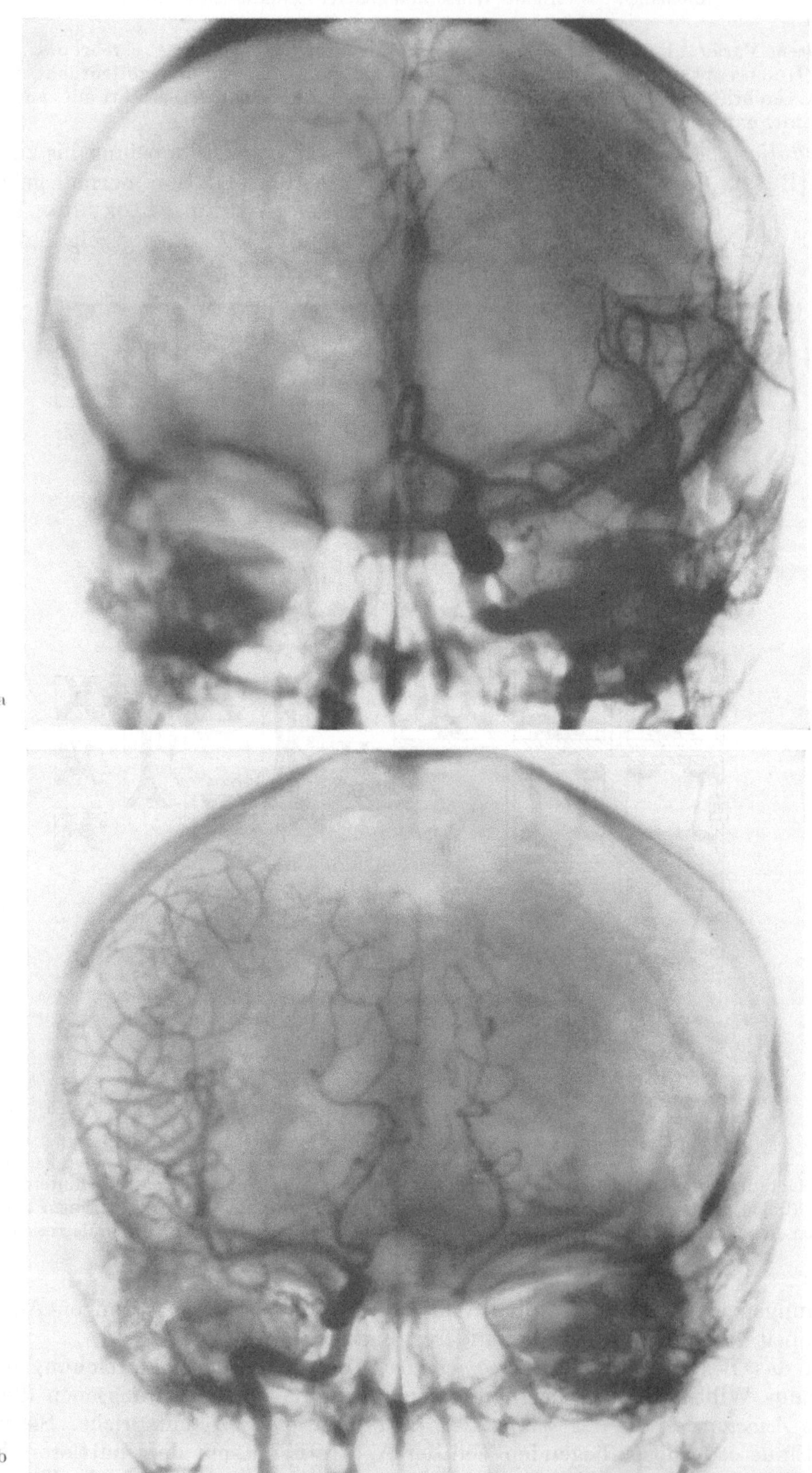

Abb. 10a u. b. Anomalie des Circulus Willisi. Bei der Angiographie lassen sich die beiden Aa. cerebri ant. von der linken, die beiden Aa. cerebri post. von der rechten Halsschlagader aus füllen (Defekt des Circulus Willisi?). (Nach SCHIEFER 1957.)

(1937) vollständig. SUNDERLAND, ALTMANN und OERTEL fanden die A. vertebralis auf einer oder beiden Seiten erheblich in der Größe reduziert. In diesen Fällen erfolgte die Blutzufuhr zur A. basilaris wie im frühen Embryonalstadium durch Vermittlung der persistierenden Trigeminusarterie überwiegend aus der A. carotis int.

Daß die Anastomose zwischen Carotis und Basilaris gelegentlich bestehen bleiben kann, wurde 1844 erstmals von QUAIN beschrieben. Danach haben verschiedene andere Autoren ähnliche Fälle mitgeteilt (TÜNGEL 1860, DURET 2 Fälle 1874, TARENIECKI 1880, FLESCH 1882, HOCHSTETTER 2 Fälle 1885, DECKER 1886, ELLIOT-SMITH 1909, OERTEL 1922, ÖKRÖS 3 Fälle 1934, HASENJÄGER, SUNDERLAND 3 Fälle 1941 und 1948, SUTTON 1950, SUGAR 1951, HARRISON und LUTTRELL 3 Fälle 1953).

Die Häufigkeit der Carotis-Basilaris-Anastomose läßt sich nicht bestimmen, da sie bei den gewöhnlichen Sektionen sicher nicht immer beachtet wird. SUNDERLAND sah bei 210 Autopsien 3 Fälle. In letzter Zeit ist mehrfach die klinische Diagnose durch das Angiogramm gelungen (SUTTON, HARRISON u. LUTTRELL 3 Fälle, KLOSS, LINDGREN), (dieses Handbuch, Bd. II, Abb. 113 und 114, TÖNNIS, SCHIEFER, WALTER 1957 4 Fälle).

Die klinischen Häufigkeitsziffern sind sehr unterschiedlich. Von SUTTON wurde 1 Fall bei 1000 Angiographien, von KLOSS 1 Fall bei 400 Angiographien, von HARRISON u. LUTTRELL wurden 3 Fälle bei 582 Angiographien nachgewiesen. Im Material von TÖNNIS fanden sich 4 Carotis-Basilaris-Anastomosen bei 1657 angiographierten Patienten (Abb. 13, nach SCHIEFER 1957).

SUNDERLAND u. SUTTON haben sich mit der Frage beschäftigt, ob die Carotis-Basilaris-Anastomose klinische Symptome verursachen kann. Da sie in so naher räumlicher Beziehung zum Ganglion Gasseri steht, daß sie in manchen Fällen eine Impression hinter-

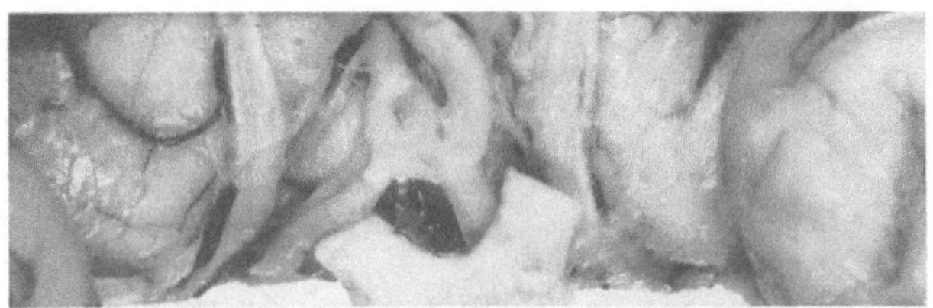

Abb. 11. Anomalie der Arteria communicans anterior in Form einer breiten Kommunikation, bei der die foetale Netzstruktur noch erkennbar ist. Außerdem besteht eine basale Verlagerung, so daß die normalerweise oberhalb der Chiasma-Ebene liegende Arterie offensichtlich im Chiasmawinkel liegt. In der Abbildung ist das Chiasma losgelöst und etwas zurückgezogen worden, um die Stämme der Aa. cerebri ant. sichtbar zu machen. (Die Abbildung wurde mir freundlicherweise von Dr. RICHARD LINDENBERG, Baltimore USA, überlassen.)

läßt (SUNDERLAND), muß an die Möglichkeit einer Irritation der Trigeminuswurzel gedacht werden. Jedoch liegen klinische Beobachtungen darüber noch nicht vor. Ebensowenig ist etwas über Symptome von seiten der Augenmuskelnerven, die im Sinus cavernosus der Anastomose unmittelbar benachbart sind, bekannt. In einem der Fälle von SUNDERLAND fand sich gleichzeitig ein Glioblastom der rechten Fronto-Parietalgegend. In mehreren Fällen wurden neben der persistierenden Trigeminus-Arterie arterielle Aneurysmen an den Hirngefäßen festgestellt (SMITH, SLANY 1938, PARKER 1926). MITSHELL[1] beschrieb 1889 einen Fall, in dem das anastomosierende Gefäß selbst ein Aneurysma trug. KLOSS beobachtete bei einer 20jährigen Patientin mit einer Carotis-Basilaris-Anastomose eine Subarachnoidalblutung. Auch bei 2 der Fälle aus der TÖNNIS-schen Klinik wurden Subarachnoidalblutungen beobachtet, während die beiden anderen Fälle Zufallsbefunde darstellten[2,3].

Die Persistenz der beiden anderen präsegmentalen Arterien ist noch weit seltener beobachtet worden. Eine persistierende *A. otica* wurde von ALTMANN bei einem 7monatigen Fetus mit beiderseitiger schwerer Mißbildung des mittleren und äußeren Ohres gefunden. Wenn die *A. hypoglossica* persistiert, entspringt sie aus der Carotis int. kurz vor ihrem Eintritt in den Canalis caroticus und gelangt mit dem 12. Hirnnerven durch den Canalis hypoglossi in die Schädelhöhle. Im Falle von BATUJEFF (1889), der diese Anomalie erstmalig beschrieben hat, setzte sich das Gefäß direkt in die

---

[1] Zit. nach PADGET.

[2] Persönliche Mitteilung.

[3] Auf die kürzlich erschienene Arbeit von G.-F. SALTZMAN „Patent primitive trigeminal artery studied by cerebral angiography" in Acta Radiologica **51**, 329 (1959) wird verwiesen. Darin werden 8 angiographisch dargestellte Fälle einer persistierenden Trigeminus-Arterie (davon 4 mit Subarachnoidalblutung) beschrieben.

A. basilaris fort, nachdem sich innerhalb des Canali shypoglossi die A. cerebell. inf. post. abgezweigt hatte. Die gleichseitige Vertebralarterie war sehr eng und endete am 1. Wirbel. In dem von Hirakô (1919) beschriebenen Falle fehlte die gleichseitige A. vertebralis ganz. Bei der Beobachtung von

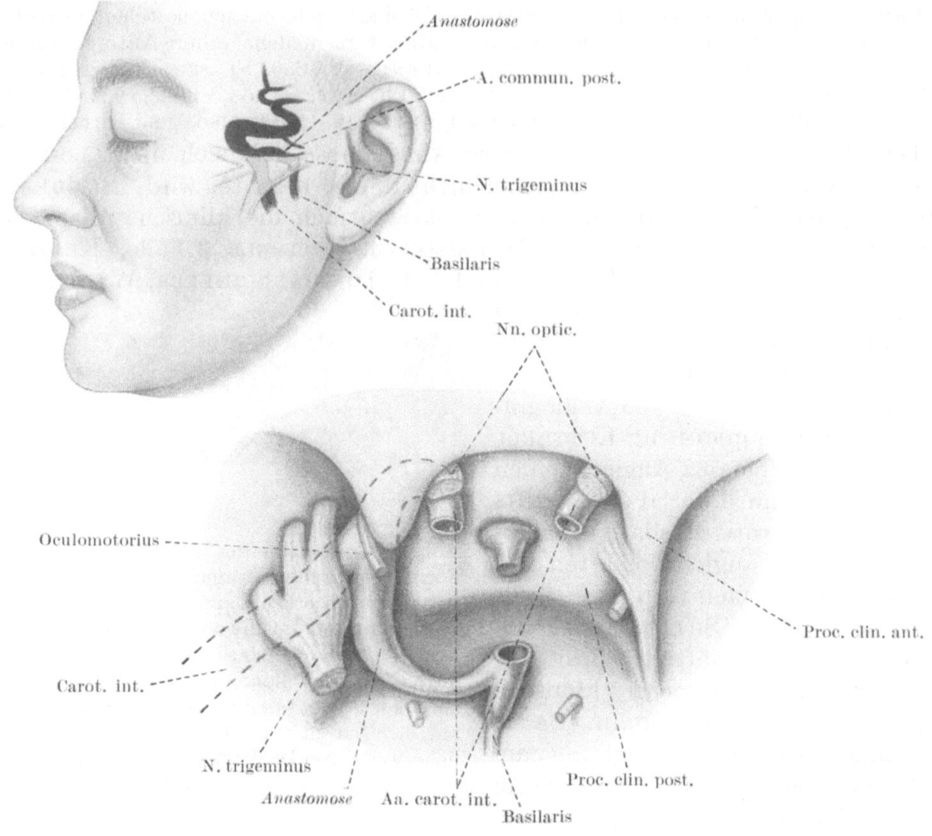

Abb. 12. Persistierende Carotis-Basilaris-Anastomose. Zeichnung eines anatomischen Präparates nach der Arbeit von Harrison und Luttrell 1953.

Oertel persistierten auf derselben Seite sowohl die Trigeminusarterie als auch die in diesem Falle in die A. vertebralis einmündende Hypoglossusarterie. Das Überwiegen des Carotisgebietes zeigte sich nicht nur in den beiden Anastomosen und einer sehr schwach entwickelten A. vertebralis der

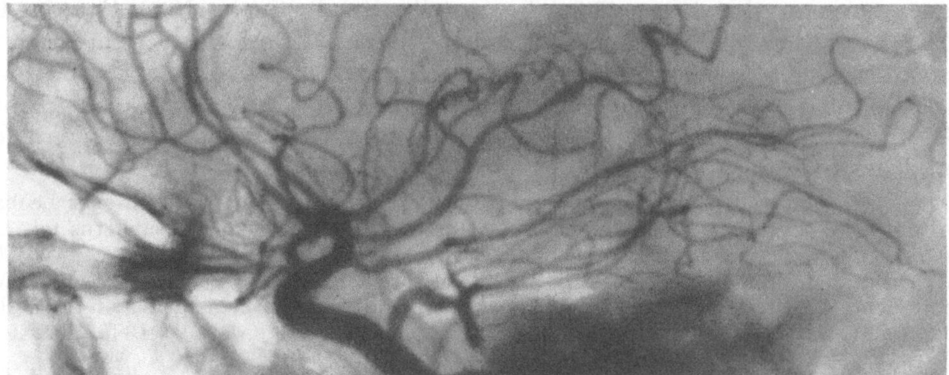

Abb. 13. Angiogramm einer Carotis-Basilaris-Anastomose (aus der Neurochirurg. Universitätsklinik Köln). Zwischen der retrograd gefüllten A. basilaris und der Carotis sieht man das persistierende Gefäß, das etwa dieselbe Dicke wie die Basilaris hat. Die A. cerebri post. geht beiderseits direkt aus dem supraklinoidalen Teil der A. carotis int. ab. Auf der Seite der Anastomose wird die A. cerebell. sup. über die Anastomose von der Carotis aus gefüllt.

Gegenseite, sondern auch darin, daß die beiden Aa. cerebri post. als kräftige Gefäße aus der A. carotis entsprangen.

Sichere Beobachtungen über die *Persistenz des 1. Aortenbogens* liegen beim Menschen nicht vor. Dagegen gibt es Fälle, in denen die vom *2. Aortenbogen entspringende A. stapedia sich nicht zurück-bildet* (HYRTL 1836, ZUCKERKANDL 1873, ALEXANDER 1899, LEWIN 1906, BROCK 1922, ADACHI 1928, ALTMANN 1947). Das persistierende Gefäß wird von der Carotis int. (nur im Fall von HYRTL von der A. maxill. int.) abgegeben und zieht durch das Cavum tympani und durch den Stapes zur Schädelbasis. Im Falle von ALEXANDER ersetzten die Äste der A. stapedia die fehlende A. meningea med., im Fall von ADACHI anastomosierten die Zweige der A. stapedia mit denen der A. ophthalmica, aus der die A. meningea med. entsprang; in beiden Fällen fehlte das Foramen spinosum. Der Ursprung der A. meningea med. aus der A. ophthalmica oder umgekehrt der Ursprung der A. ophthalmica oder nur der A. lacrimalis aus der A. meningea med. kann auch als einfache Anomalie ohne Persistenz des Stammes der A. stapedia vorkommen (ADACHI, HARVEY u. HOWARD 1945 u.a.). Die *Anomalien des 3. Aortenbogens* haben wegen ihrer Seltenheit keine besondere klinische Bedeutung. Dazu gehört das Fehlen oder die Hypoplasie der Carotis int. Meist fehlt nur die A. carotis int. einer Seite. FISHER beschrieb den einzigartigen Fall eines doppelseitigen Fehlens der A. carotis int., deren Gebiet von der stark erweiterten A. basilaris aus versorgt wurde. Der Kranke starb im Alter von 39 Jahren an einer Hirnblutung und hatte während seines Lebens niemals cerebrale Symptome geboten. Ferner sind getrennter Ursprung der A. carotis int. und der A. carotis ext. vom Aortenbogen oder von der A. anonyma, eine ungewöhnlich tiefe Teilung der A. carotis commun. und die Abgabe von Gefäßästen aus der A. carotis int., die normalerweise aus der A. carotis ext. entspringen, beobachtet worden. Ein stark geschlängelter Verlauf der Carotis int., gewöhnlich in Höhe des 2. Halswirbels, wurde von ADACHI für eine senile Erscheinung gehalten, während FISHER und CAIRNEY (1924) dieselbe für eine Anomalie hielten, da sie diese auch bei Feten feststellen konnten.

D. Gefäßmißbildungen (Hämangiome).

I. Angioma cavernosum.

Das kavernöse Hämangiom kommt am häufigsten in der Haut und in der Leber vor. Im Gehirn gehört es dagegen zu den seltenen Gefäßmißbildungen und hat deshalb auch nur eine geringe klinische Bedeutung.

Lokalisation. Das Cavernom kommt einzeln oder multipel in jedem beliebigen Hirnteil und auch im Rückenmark vor. KRAYENBÜHL u. YASARGIL (1957) fanden in der gesamten Weltliteratur 82 Fälle, von denen 52 in den Großhirnhemisphären, 8 in den Stammganglien, 15 in der Brücke, 3 in den Kleinhirnhemisphären, 3 im Rückenmark und 1 in der Cauda equina lokalisiert waren. Multiple Cavernome sind von MALAMUD (1925), KUFS (1928), ZELDENRUST (1938) und MANUELIDIS (1950) beschrieben worden. Neben kavernösen Angiomen im Gehirn sind mitunter auch multiple Cavernome in der Haut oder in den inneren Organen gefunden worden (KUFS, FEODOROFF und BOGARAD). Gelegentlich sind kavernöse Hämangiome auch in der Dura (MARIANTSCHIK 1928), in den Schädelknochen und in der Weichteilbedeckung des Schädels lokalisiert; häufiger findet man sie in der Wirbelsäule (HERZOG 1944, DANDY, KELEMEN und HOLMES 1948, FAULWETTER 1953 u. a.).

Pathologische Anatomie. Makroskopisch sind die cavernösen Angiome gut abgegrenzte Gebilde von blauroter Farbe, die aus bereits makroskopisch erkennbaren Bluthohlräumen zusammengesetzt sind. Eine Kapselbildung fehlt. Der *histologische Befund* des Angioma cavernosum ist dadurch gekennzeichnet, daß es im Gegensatz zu dem aus selbständigen Gefäßstämmen aufgebauten Angioma racemosum aus großen Bluthohlräumen besteht. Diese sind durch bindegewebige Septen voneinander getrennt. Da zwischen den einzelnen Bluträumen kein nervöses Parenchym liegt, grenzt jedes Septum an mehrere Hohlräume an.

ASTWAZATUROFF konnte an Serienschnitten zeigen, daß das bindegewebige Gerüst in das Bindegewebe der Pia übergeht. Dies wurde von HUBER u. SORGO (1942) bestätigt, während MANUELIDIS nur etwa bei der Hälfte seiner Fälle eine Berührung mit den Leptomeningen fand. Er lehnt deshalb die Ansicht, daß diese Angiomart primär von der Pia ausgeht, ab, zumal sie sich auch dadurch vom Rankenangiom unterscheidet, daß die subarachnoidalen Gefäße in der Nachbarschaft nicht erweitert sind.

In der Umgebung des kavernösen Angioms findet man häufig Blutpigment, Makrophagen und Kalkablagerungen. MANUELIDIS hebt besonders die plasmatische Durchtränkung der Blutraumwandungen und den Austritt von Blutflüssigkeit in das umgebende Gewebe hervor. Die Ganglienzellen in der Umgebung sind meist nur wenig verändert; sie sind nur etwas kleiner und atrophisch, wobei nach Manuelidis neben Ernährungsstörungen im weitesten Sinne auch die Druckwirkung seitens des Cavernoms eine Rolle spielen kann.

Ein charakteristisches *klinisches Bild* gibt es bei dem wechselnden Sitz des kavernösen Hämangioms im Gehirn nicht. In manchen Fällen wird es erst zufällig bei der Sektion entdeckt, ohne daß während des Lebens neurologische Symptome bestanden haben. In anderen Fällen können epileptische Anfälle oder migräneartige Kopfschmerzen das klinische Bild beherrschen. I. Lattermann (1952) beschrieb ein Morgagni-Syndrom bei einem kavernösen Angiom des Hypothalamus. Béla Hechst (1932) beobachtete bei einem im hinteren Bereich des Thalamus und der Vierhügelplatte lokalisierten kavernösen Angiom ein Mittelhirnsyndrom mit Pupillenstarre, Augenmuskellähmungen, Schlafsucht und schwerer Antriebsstörung. Bei dem von Malamud beschriebenen Kranken mit multiplen kavernösen Angiomen bestand ein ausgesprochen remittierender Verlauf mit wechselnden neurologischen Symptomen und einem ausgeprägten organischen Psychosyndrom. Auch rasch progrediente Verläufe mit Hirndruckzeichen und schweren Ausfällen sind beobachtet worden (Krayenbühl u. Yasargil).

Die *klinische Diagnose* ist schwer zu stellen. Da ausgedehnte Verkalkungen vorkommen (Huber und Sorgo, Manuelidis), könnte in derartigen Fällen das Röntgenbild einen Hinweis geben. Auch wenn akute cerebrale Symptome, die durch Blutungen hervorgerufen werden, auftreten, muß unter anderem an die Möglichkeit eines kavernösen Hämangioms gedacht werden. Es gibt aber Fälle, in denen die Mißbildung vollkommen symptomlos bleibt, bis plötzlich eine Blutung oder ein Status epilepticus dem Leben ein Ende setzen. Krayenbühl u. Yasargil haben neuerdings das erste Angiogramm eines temporal-subcortical gelegenen und histologisch bestätigten kavernösen Angioms veröffentlicht. Man sieht in der arteriellen Phase eine starke Verlagerung der cerebralen Arterien und ihrer Äste und in der capillären Phase ein sehr feines pathologisches Gefäßnetz, welches nur in einer Ecke des raumfordernden Prozesses sich auszudehnen scheint.

Bei remittierenden Krankheitsverläufen kann die *differentialdiagnostische Abgrenzung* von der multiplen Sklerose gelegentlich einmal Schwierigkeiten machen. Bei rasch progredientem Verlauf kann der Verdacht auf eine Metastase oder ein bösartiges Gliom auftauchen. Manuelidis beschrieb den Krankheitsverlauf bei einem kavernösen Angiom der Brückenhaube mit Blutungen und Erweichungen in den Stammganglien und in der Regio hypothalamica, der klinisch wie eine Pseudosklerose ablief.

Von Kufs wurde das *familiäre Vorkommen* von multiplen kavernösen Hämangiomen beschrieben. Manuelidis vermutet, daß nicht nur bei der Sturge-Weberschen Krankheit, sondern auch bei den anderen Angiomatosen eine erbliche Anlage von Bedeutung sein könnte. Bemerkenswert ist in diesem Zusammenhang, daß gelegentlich das gemeinsame Vorkommen der Sturge-Weberschen Krankheit mit kavernösen Hämangiomen der Brücke (Peters 1939, Yakovlev u. Guthrie 1931) und des Kleinhirns (Giampalmo 1940) beobachtet worden ist. Auch die Kombination von kavernösem Hämangiom und kongenitalem arteriovenösen Rankenangiom wurde beschrieben (Feodoroff u. Bogarad). Ausreichende Untersuchungen zur Frage der Erblichkeit des kavernösen Hämangioms liegen bisher noch nicht vor.

II. Angioma racemosum.

Diese Gruppe von Gefäßmißbildungen ist durch ihren Aufbau aus selbständigen Gefäßen, zwischen denen sich im Gegensatz zum kavernösen Angiom Nervensubstanz befindet, gekennzeichnet. In der Umgebung der pathologisch veränderten Gefäße besteht oft eine Gliaproliferation. Diese ist aber nicht so hochgradig, daß sie Geschwulstcharakter annimmt. Der Bau der Gefäßwandungen und die Größe der Gefäße können sehr verschiedenartig sein. Die Angiome, die aus kleinen, undifferenzierten, capillarähnlichen Gefäßen bestehen, werden als Teleangiektasien (Angioma capillare ectaticum) bezeichnet. Die aus etwas stärker differenzierten dickwandigen Gefäßen aufgebauten Angiome werden zu den venösen oder zu den arteriovenösen Mißbildungen gerechnet. Nach BERGSTRAND kamen auch spätere Untersucher zu dem Ergebnis, daß eine strenge Unterscheidung der venösen und arteriovenösen Angiome auf histologischer Basis nicht möglich sei, weil die Gefäße meist so stark mißgebildet seien, daß eine Differenzierung in Arterien und Venen nicht vorgenommen werden könne. Für die Unterteilung müssen deshalb physiologische Kriterien herangezogen werden. Die venösen Angiome sind in den venösen Schenkel des Kreislaufs eingeschaltet. Charakteristisch für die arteriovenösen Angiome ist das Fehlen des Capillarbettes, an dessen Stelle das Angiom liegt. Rein arterielle Rankenangiome sind, wie bereits gesagt, bisher nicht sicher beobachtet worden.

1. Teleangiektasien (Angioma capillare ectaticum).

Teleangiektasien bestehen aus erweiterten Gefäßen, die von einer Endothelschicht ausgekleidet und von wenigen Bündeln kollagenen Bindegewebes umgeben sind. Selten findet man Gefäße von ausgesprochen venöser oder arterieller Struktur (CUSHING u. BAILEY).

Lokalisation. Die Teleangiektasien sind am häufigsten in der Brücke und nach TURNER u. KERNOHAN auch in der Ventrikelwand lokalisiert. Sie kommen aber auch in den Großhirnhemisphären, in den Stammganglien, im Septum pellucidum, im 3. Ventrikel, im Aquädukt, im Kleinhirn und im Rückenmark vor. Umschriebene Teleangiektasien werden auch in den weichen Häuten beobachtet. E. L. POTTER (1948) beschrieb diffuse Teleangiektasien der weichen Häute, die sich über das ganze Großhirn ausdehnten, bei 3 Neugeborenen; in einem Falle waren sie mit Anomalien der in das Herz einmündenden Gefäße gekoppelt. Multiple Teleangiektasien des Gehirns wurden von OHLMACHER, CREITE, FINKELNBURG, SJÖVALL, LINDGREN, ZELDENRUST und MICHAEL-LEVIN beobachtet.

Die Häufigkeit der Teleangiektasien des Gehirns läßt sich nur schwer bestimmen, da diese ebenso wie die kavernösen Hämangiome oft nur Zufallsbefunde bei der Autopsie darstellen. LINDGREN (1942/43) fand in einem unausgelesenen Obduktionsmaterial Teleangiektasien in 3% sämtlicher Fälle.

Pathologische Anatomie. Makroskopisch erscheint das Haemangioma capillare ectaticum als ein Konglomerat von kleinen Gefäßen, das meist nur die Größe von wenigen Millimetern erreicht. *Histologisch* zeigen die einzelnen Gefäße, die isoliert im nervösen Parenchym liegen, Wandungen, die aus einer Endothelschicht und einer Schicht von Bindegewebsfibrillen bestehen. Die Gefäßlumina können von ganz verschiedener Größe sein. Die häufigste Veränderung der Gefäßwandungen ist nach MANUELIDIS die plasmatische Verquellung, die sich in einer Auflockerung der Struktur des Gewebes und in einer Verquellung der kollagenen Fasern manifestiert. Ebenso wie beim Cavernom kommt es zum Austritt von Blut und Plasma aus den ektatischen Gefäßen in das Gewebe. Als Folge davon findet man in der Umgebung eine Auflockerung des Gewebes, mitunter auch kleine Erweichungsherde und eine progressive Veränderung der Glia. Die Ganglienzellen zwischen den Gefäßen sind durch Druckwirkung und Ernährungsstörung zugrunde gegangen, während sie in der Umgebung verhältnismäßig wenig verändert sind. Die Gefäße können mitunter thrombosiert sein. Die histologische Abgrenzung vom kavernösen Hämangiom ist, wie in letzter Zeit MANUELIDIS erneut betont hat, nicht immer möglich. Nach OHLMACHER, BERGSTRAND, SJÖVALL, LUNDGREN u. a. kommen auch Übergänge zwischen Teleangiektasien und kavernösen Angiomen vor. Die subarachnoidalen Gefäße sind ebenso wie bei den Cavernomen in der Regel von den angiomatösen Veränderungen nicht mit betroffen.

Der klinische Verlauf ist nicht einheitlich. In manchen Fällen werden die Teleangiektasien zufällig bei der Obduktion gefunden, in anderen Fällen tritt ohne vorherige Symptome eine tödliche Blutung aus der Gefäßmißbildung ein. Auch remittierende Krankheitsverläufe mit wiederholten Blutungen (ANTONI, MICHAEL u. LEVIN) und chronisch progrediente Verläufe (BERGSTRAND) sind beschrieben worden. In dem von MICHAEL u. LEVIN geschilderten Falle, in dem epileptische Anfälle und eine Halbseitenlähmung bestanden, zeigte das Röntgenbild kalkdichte Verschattungen.

Die Frage *der Erblichkeit* ist auch bei den Teleangiektasien noch ungeklärt. Der Krankheitsfall von MICHAEL und LEVIN ist deshalb besonders interessant, weil auch die Mutter und 3 Geschwister des Kranken an epileptischen oder migräneartigen Anfällen mit Herderscheinungen litten und bei einem dieser Angehörigen ebenfalls röntgenologisch intracerebrale Verkalkungen nachweisbar waren. Die Beziehungen zu der hereditären familiären OslerschenAngiomatose sind noch nicht geklärt. Im Falle von Goldstein[1] bestand eine Hemiplegie durch „teleangiektatische" Hirnblutung bei Oslerscher Krankheit.

2. Sturge-Webersche Krankheit[2].
(Angioma capillare et venosum calcificans. Encephalo-trigeminale Angiomatose.)
a) Krankheitsbegriff.

Ein besonders eigenartiges Bild bietet die von Bergstrand (1936) nach Sturge und Weber benannte multiple Angiomatose, die sich an den kleinen Gefäßen der Haut, des Auges, der Leptomeninx und des Gehirns manifestiert und sekundär zu regressiven Veränderungen am Gehirn (Atrophie und Verkalkung) führt. Das vollständig ausgebildete Symptomenbild wird gekennzeichnet durch die Trias Naevus flammeus des Gesichtes, Angiom der Aderhaut, das häufig zum Glaukom führt, und cerebrale Symptome, unter denen epileptische Anfälle an erster Stelle stehen. Dazu gehört der Nachweis der typischen doppelt konturierten girlandenförmigen kalkdichten Verschattungen im Röntgenbild. Weit häufiger als die voll entwickelte Symptomentrias sind die Fälle, in denen das eine oder andere Symptom fehlt oder nur angedeutet ist.

Der früheste Bericht stammt aus dem Jahre 1860 von Schirmer, der einen Patienten mit Gesichtsnaevus und gleichseitigem Glaukom beobachtete. 1879 beschrieb der englische Augenarzt Sturge das voll entwickelte Krankheitsbild bei einem Kinde mit Naevus flammeus der rechten Gesichtsseite, kongenitalem Glaukom rechts und linksseitigen epileptischen Anfällen, die er ganz richtig auf eine ähnliche angiomatöse Veränderung der rechten Hirnhälfte zurückführte. Weitere einschlägige Fälle wurden von Kalischer (1879), Lannois-Bernoud (1898), Näcke (1905), Cushing (1906), Hebold (1913) u. a. veröffentlicht (Zusammenstellung der älteren Literatur s. bei Bergstrand). Nachdem das Vorkommen von intracerebralen Verkalkungen im anatomischen Befund bereits von Astwazaturow (1911), Volland (1912), Oppenheim (1913) und Hebold (1913) hervorgehoben worden war, gelang es 1921 Wirsing und 1922 Parkes Weber, die charakteristischen Verkalkungen im Röntgenbild darzustellen. Allerdings wurden sie von Weber fälschlicherweise für ein verkalktes Hämangiom der Meningen gehalten. Erst Geyelin u. Penfield und später Krabbe stellten fest, daß es sich um Verkalkungen in der Hirnrinde handelt. 1923 publizierte Dimitri — wohl ohne Kenntnis des Weberschen Berichtes — ebenfalls einen Fall von St.W.K. mit röntgenologisch nachgewiesenen Verkalkungen. Durch diese Arbeiten wurde das Interesse des Klinikers auf die St.W.K., die vorher fast ausschließlich dem Pathologen bekannt war, hingelenkt. In den darauffolgenden Jahren wurde eine Fülle weiterer klinischer Beobachtungen mitgeteilt (Brushfield u. Wyatt 1927, Marque 1929, Cl. Vincent u. Heuyer 1929, Laignel-Lavastine et al. 1929, Krabbe 1929, 1932, 1934, Yakowlew u. Guthrie 1931 u. a.). Der 1929 veröffentlichte interessante Fall einer familiären Endarteriitis calcificans von Geyelin u. Penfield, in dem erstmalig der Versuch einer Exstirpation des veränderten Hirnbezirks gemacht wurde, ist als Sonderform anzusehen und gehört nicht in den Rahmen der St.W.K. hinein.

In der 1936 erschienenen Monographie von Bergstrand, Olivecrona u. Tönnis findet sich neben der eingehenden pathologisch-anatomischen Beschreibung erstmalig eine Darstellung der St.W.K. vom neurochirurgischen Standpunkt. Olivecrona berichtete darin über mehrere erfolgreiche Exstirpationen bei geeigneter Lokalisation der Veränderungen. Durch diese Monographie ist das Krankheitsbild mit den Möglichkeiten und Grenzen der neurochirurgischen Behandlung allgemein bekannt geworden. Unter den zahlreichen späteren Publikationen über die St.W.K. sind besonders die pathologisch-anatomischen Untersuchungen von Peters u. Mitarb. und von Green (1945), die Arbeiten von van Bogaert u. Mitarb., die sich mit der Pathologie (van Bogaert), der klinischen Symptomatologie (Myle, Danis 1950) und dem Zusammenhang zwischen der St.W.K. und anderen Dysplasien (Louis-Bar 1950) beschäftigen, die Erblichkeitsuntersuchungen von Koch und Kammer sowie die pathogenetischen Studien von Kautzky (1949) hervorzuheben.

---

[1] Zit. nach Curtius u. Pass.
[2] Abgekürzt St.W.K.

Die ältere Literatur ist schwer zu überblicken, weil die Veröffentlichungen in der ophthalmologischen, pädiatrischen und neurologischen Literatur verstreut unter den verschiedensten Krankheitsbezeichnungen erschienen sind. Auch heute gibt es für dieses Krankheitsbild noch verschiedenartige Benennungen: ,,Sturge-Weber-Krabbesche Krankheit" (PHILIPPOPOULOS, BLUM-MUTRUX, LOUIS-BAR), ,,Weber-Dimitrische Krankheit" (COHEN-REY), ,,Sturge-Weber-Dimitri's disease" (LICHTENSTEIN-ROSENBERG), ,,Webers Krankheit" (RAWLING) usw. Neuerdings werden häufig die Bezeichnungen ,,angiomatose encéphalo-trigéminale" (VAN BOGAERT, MYLE u. a.) bzw. ,,encephalo-trigeminal angiomatosis" oder ,,neuro-angiomatose encéphalo-faciale" (LARMANDE) gebraucht. Zu den Bezeichnungen von PENFIELD, der den Namen ,,Haemangioma calcificans" vorschlug, und von KOCH, der von ,,Angiomatosis calcificans cerebri" sprach, ist zu bemerken, daß die Verkalkungen, wie HAEMERLINCK mit Recht betont, in manchen Fällen auch fehlen können.

Nosologisch gehört die St.W.K. in die Gruppe der Phakomatosen, zu der BROUWER, VAN DER HOEVE u. MAHONEY (1937) außerdem die Neurofibromatose, die tuberöse Sklerose und die von Hippel-Lindausche Krankheit zählten. Von LARMANDE, WOHLWILL u. a. werden zu dieser Gruppe noch andere Krankheitssyndrome, z. B. das Klippel-Trénaunay-Webersche Syndrom, die neurocutane Melanose (TOURAINE), das Albright-Syndrom u. a. m. gerechnet. Gemeinsam ist allen Phakomatosen, die auch als neurocutane Syndrome, Hamartosen (WOHLWILL) oder ,,dysplasies neuro-ectodermiques congénitales" (VAN BOGAERT) bezeichnet werden, daß die Mißbildung sich sowohl an der Haut (bei einigen Fällen auch am Auge) als auch am Gehirn manifestiert. Im Rahmen der angiomatösen Mißbildungen stellt die St.W.K. nach BERGSTRAND und OLIVECRONA eine Zwischenstufe zwischen den Teleangiektasien und dem Angioma racemosum venosum dar.

b) Pathologische Anatomie.

Die angiomatösen Veränderungen der weichen Hirnhäute findet man am häufigsten in der Occipitalgegend. Oft dehnt sich die meningeale Angiomatose auf den Temporallappen und auf den Parietallappen aus. Seltener ist der Frontallappen betroffen. In besonders schweren Fällen findet man die Veränderungen über einer ganzen Hemisphäre (KALISCHER, YAKOWLEW und GUTHRIE, GIAMPALMO), mitunter sogar über beiden Hemisphären (BROUWER, GOETERS). Die linke Hemisphäre scheint etwas häufiger betroffen zu sein als die rechte. Auch über dem Kleinhirn wurden angiomatöse Veränderungen der weichen Häute gefunden. Schon mit dem bloßen Auge erkennt man eine Erweiterung, Vermehrung und starke Schlängelung der kleinen subarachnoidalen Gefäße, unter denen die kleinen Venen am stärksten betroffen sind. Die Hirnhäute sind oft getrübt, verdickt und infolge alter Blutungen braunrot verfärbt. Zu der Hirnhautangiomatose können gleichartige angiomatöse Veränderungen der Plexus chorioidei hinzutreten (YAKOWLEW u. GUTHRIE, GIAMPALMO, VAN BOGAERT u. PAARMANN). Auch vom Plexus ausgehende Tumoren sind bei der St.W.K. beschrieben worden (BROUWER, VAN DER HOEVE u. MAHONEY, TRAMER 1943, KAMMER 1955 u. a.). Soweit anatomische Befunde vorliegen, handelt es sich dabei meist um angiomatöse Knoten. Bei einem von TÖNNIS operierten Kinde wurde ein vom Plexus ausgehendes Fibrom gefunden.

Unter den angiomatös veränderten Hirnhäuten findet man eine *Atrophie des Gehirns,* die in ihrer Ausdehnung in der Regel der Angiomatose der Meningen entspricht. Der Seitenventrikel der veränderten Hirnhälfte zeigt in Übereinstimmung mit dem Ausmaß der Atrophie eine umschriebene oder allgemeine Ausweitung. Mehrfach ist auch eine Atrophie der kontralateralen Kleinhirnhemisphäre beschrieben worden (VAN BOGAERT, HALLERVORDEN). Da meist auch angiomatöse Veränderungen über dem Kleinhirn gefunden wurden, ist PETERS der Ansicht, daß es sich nicht in allen diesen Fällen um eine transneurale Degeneration handelte. Dagegen ist die Atrophie der Pyramidenbahnen und anderer morphologisch abhängiger Systeme immer sekundär bedingt. Die atrophischen Hirnteile sind hart und lassen oft schon makroskopisch Verkalkungen in der Rinde erkennen.

Gelegentlich kommen *Veränderungen am Schädel* vor, insbesondere eine Dickenzunahme, die als Vakatwucherung gedeutet wird. Auch einseitige Erweiterungen der gleichseitigen Nebenhöhlen kommen vor. Bei Atrophie einer ganzen Hemisphäre kann die zugehörige Schädelhälfte im Wachstum zurückbleiben, so daß der Schädel asymmetrisch wird. Auch eine Hemiatrophia faciei ist vereinzelt beobachtet worden (LOUIS-BAR, KAMMER u. a.).

Im *histologischen Bild* sieht man im Subarachnoidalraum zahlreiche dicht stehende, erweiterte, meist undifferenzierte capillarähnliche Gefäße mit einzelliger Endothelschicht. Diese Gefäße sind von einer schmalen Lage kollagener Fasern und oft auch von einer dünnen Muscularis umgeben; bei anderen Gefäßen ist eine breite kernarme Faserschicht zu sehen. Regressive Veränderungen, wie Verkalkung und Verfettung, sind an den angiomatösen leptomeningealen Gefäßen nur selten zu beobachten. Gelegentlich kommen bei der St.W.K. auch im Gehirn angiomatöse Mißbildungen vor. In dem Falle von PETERS und TEBELIS (1937) war subcortical ein verkalkter, angiomatös veränderter Bezirk festzustellen. In einem anderen Falle von PETERS lag ein kleines capillares Angiom in der Brücke.

Der unter den angiomatös veränderten weichen Häuten gelegene atrophische Hirnbezirk läßt meist Anzeichen einer Parenchymschädigung erkennen; Verminderung der Ganglienzellen, die zum Teil verkalkt, zum Teil geschrumpft sind und durch eine Wucherung der Glia ersetzt werden, diffuse Lichtung der Markscheiden als Folge des Ganglienzellunterganges und als auffallendste Erscheinung eine Ablagerung von oft sehr zahlreichen Kalkkonkrementen. Die Verkalkungen sind am dichtesten in der 2. und 3. Rindenschicht, in der auch der Ganglienzellausfall am stärksten ist (Bergstrand, Krabbe, Peters u. Tebelis, van Bogaert). Oft konfluieren die Kalkkonkremente zu größeren Kalkherden, die eine achatförmige Schichtung aufweisen können. Man findet auch Verkalkungen in den tieferen Rindenschichten und sogar im Marklager, im allgemeinen aber nicht so ausgeprägt wie in den oberen Rindenschichten (Abb. 14). Die Kalkniederschläge liegen vorwiegend an den kleinen Gefäßen. Im Marklager trifft man aber häufig auch verkalkte größere Venen und Arterien an (Peters). Die Verkalkung der Gefäße kann so hochgradig sein, daß das Lumen stark verengt oder auch ganz verlegt wird. In seltenen Fällen kommt eine Verknöcherung der Gefäße vor (Olivecrona,

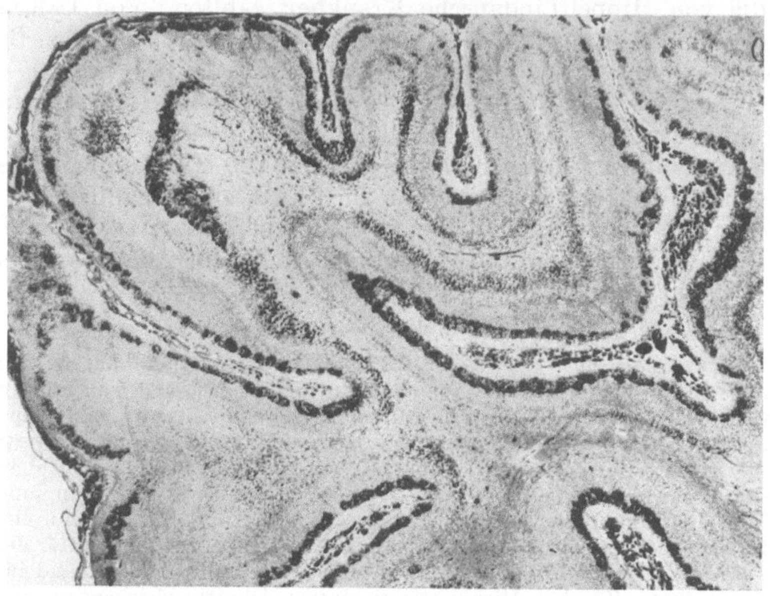

Abb. 14. Verkalkungen der Rinde im Bereiche des Occipitallappens bei Sturge-Weberscher Krankheit. Die Kalkablagerungen liegen vorwiegend in den oberen Rindenschichten. (Nach Peters 1939.)

Giampalmo, Opitz). Nach Bergstrand, Geyelin u. Penfield und van Bogaert ist die Verkalkung zunächst an die Gefäße gebunden. Infolge der Obliteration der Gefäße kommt es zu einer Ernährungsstörung des Hirngewebes mit sekundären Kalkniederschlägen im untergehenden Gewebe. Peters legt der primären Verkalkung der intracorticalen Gefäße eine besondere Bedeutung bei. Van Bogaert nimmt an, daß die trophischen Störungen, die durch die Angiomatose der Hirnhäute hervorgerufen werden, einerseits zu einer gliösen Sklerose und andererseits zu einer physikochemischen Veränderung der Gefäßwände führen. Es kommt dabei zu der Bildung eines Produktes, das als Kalkfänger dient; bis es zur richtigen Verkalkung kommt, bedarf es aber einer längeren Zeit. Der Grad der Verkalkung kann sehr unterschiedlich sein. Er hängt offenbar weitgehend von der Dauer des Krankheitsprozesses ab. Danis und van Bogaert beobachteten ein Kind, das schon im Alter von 3 Monaten cerebrale Symptome, aber erst im Alter von 5 Jahren röntgenologisch nachweisbare Verkalkungen zeigte. Blum und Mutrux konnten bei fortlaufenden Röntgenkontrollen in einem Falle eine langsame Zunahme in der Ausdehnung der Kalkablagerungen feststellen. In seltenen Fällen können Verkalkungen ganz fehlen (Olivecrona, Goeters, Hallervorden, Haemerlinck, Myle, van Bogaert, F. Koch u. a.). Die Atrophie des Hirngewebes mit Sklerose und Verkalkungen, die durch die angiomatöse Mißbildung der weichen Häute verursacht wird, schreitet langsam fort. Dadurch wird die Progredienz der klinischen Symptome ausreichend erklärt.

Neben den sekundären Hirnveränderungen kommen bei der St.W.K. in seltenen Fällen auch primäre cerebrale Entwicklungsstörungen vor, wie etwa Heterotopien (Bergstrand, Olivecrona) und Fehlen der Furchenbildung und der normalen Architektonik in einem Falle von Hallervorden.

Außer den mit dem Grundleiden zusammenhängenden Veränderungen im Gehirn findet man auch solche, die als Folge der mit den epileptischen Anfällen einhergehenden Kreislaufstörungen anzusehen sind. Dazu gehört vor allen Dingen die Ammonshornsklerose.

Obgleich die histologischen Einzelheiten bei der St.W.K. verschieden sein können, werden nur in den seltensten Fällen Zweifel an der anatomischen Diagnose bestehen. Die von VOLLAND beschriebene idiopathische intracerebrale Gefäßverkalkung, der formal-genetisch eine sehr ähnliche Kalkkonkrementbildung zugrunde liegt, unterscheidet sich von der St.W.K. grundsätzlich durch die Lokalisation in den extrapyramidalmotorischen Zentren und durch das Fehlen der leptomengingealen Angiomatose. Der häufig zitierte Fall einer familiären „cerebral calcification epilepsy" von GEYELIN u. PENFIELD (1929), der von BERGSTRAND der St.W.K. zugerechnet wurde, gehört ebenfalls nicht dazu. Denn in diesem Falle, in dem erstmals der Versuch einer Exstirpation der veränderten Hirnbezirke gemacht wurde, waren die Hirnhäute nicht angiomatös verändert. Es bestanden intracerebral ausgedehnte pericapilläre Verkalkungen („Endarteriitis calcificans cerebri") sowohl in der Rinde als im Mark. Angiomatöse Hautveränderungen fehlten. Bereits BROUWER, VAN DER HOEVE u. MAHONEY haben die Zugehörigkeit zur St.W.K. bestritten. Man muß VAN BOGAERT darin zustimmen, wenn er diesen Fall zu den idiopathischen perivasculären Verkalkungen und nicht zu der encephalotrigeminalen Neuroangiomatose rechnet. Bei dem von SCHEINKER als Angiogliom bezeichneten und der St.W.K. zugerechneten Fall halten wir es mit ZÜLCH für wahrscheinlich, daß es sich um ein Oligodendrogliom handelt. Schichtverkalkungen der Rindencapillaren — auch fernab vom Tumor — sind nach den Untersuchungen von ZÜLCH für das Oligodendrogliom typisch. Große Ähnlichkeit mit der St.W.K. im anatomischen und klinischen Bild zeigt der von E. SCHERER untersuchte Fall von flächenhafter Lipomatose der weichen Häute, die gleichzeitig auch eine verstärkte Vascularisation erkennen ließen.

Anatomische Untersuchungen der Augen sind bei der St.W.K. verhältnismäßig selten durchgeführt worden. Immerhin haben in den letzten Jahren die Arbeiten von DANIS (1950, 1952), DANIS u. VAN BOGAERT (1951) und FRANÇOIS (1951) zu weitgehender Klärung der pathologisch-anatomischen Veränderungen geführt. Der charakteristische Befund bei der St.W.K. ist das Angiom der Aderhaut, das zum primären Glaukom mit Hydrophthalmie, zum sekundären Glaukom oder zur Netzhautablösung führen kann. Die angiomatösen Veränderungen erreichen verschiedene Grade von der einfachen Erweiterung der Capillaren bis zum umschriebenen oder diffusen capillären Angiom, das stellenweise einen kavernösen Charakter annehmen kann (z. B. Fall von DANIS u. VAN BOGAERT). In manchen Fällen finden sich Teleangiektasien (BLUM-MUTRUX, LEVY, SHELDEN, CLAUSEN u. a.) oder Angiome (O'BRIEN u. PORTER) an der Iris. Von DANIS und FRANÇOIS wird besonders hervorgehoben, daß das isolierte Aderhautangiom gegenüber dem gleichzeitig mit einem Gesichtsnaevus auftretenden Angiom keine anatomischen Unterschiede erkennen läßt.

Die Annahme einer kongenitalen Mißbildung des Kammerwinkels mit Verlegung des Schlemmschen Kanals, die früher vielfach zur Erklärung der Glaukombildung herangezogen wurde, hat sich durch die anatomischen Untersuchungen nicht bestätigen lassen. Wie FRANÇOIS betont, gibt es in der Literatur nur 2 Fälle mit kongenitalen Anomalien des Kammerwinkels (SAFAR 1923 und DUNPHY 1935). In den anderen Fällen wurden am Kammerwinkel entweder normale Verhältnisse oder sekundäre Verwachsungen durch den glaukomatösen Krankheitsprozeß gefunden. Die Entstehung der intraoculären Drucksteigerung wird auf die venöse Stauung infolge der Angiomatose und die Blutüberfüllung des Auges, die wiederum die Permeabilität der Capillaren und die physikochemische Zusammensetzung des Kammerwassers beeinflussen, zurückgeführt.

Die anatomischen Befunde unterscheiden sich je nach dem Stadium, in dem die Enucleation erfolgt ist. Im Anfang ist nur das Angiom der Aderhaut ohne Veränderung der Netzhaut zu sehen. In fortgeschritteneren Stadien kommt es zur Abhebung der Netzhaut und zur cystischen Degeneration der Netzhaut, zur Atrophie der Stäbchen und Zapfen, zur Opticus-Atrophie usw. An der inneren Lage des Angioms werden Verkalkungen und sogar Verknöcherungen beobachtet (WAGENMANN, STEFFENS, TAYLOR, QUACKENBOSS u. VERHOEFF, NORDENSON, FEHR, STOUWER, v. HIPPEL, KUHLO, ISCHREYT, REESE, KAMMER). In sehr fortgeschrittenen Stadien kann sich eine Atrophie des Bulbus mit Verknöcherung der Aderhaut herausbilden.

Bei der St.W.K. sind gelegentlich auch in der Retina Gefäßerweiterungen gefunden worden. Nach einer Beobachtung v. HIPPELs können Angiomatosis retinae und Angiomatose der Aderhaut nebeneinander vorkommen. In seltenen Fällen sind Pigmentnaevi am Augenhintergrund festgestellt worden, zum Teil in Kombination mit Pigmentnaevi im Trigeminusgebiet. SAFAR (1906) beschrieb eine Melanose der Aderhaut bei doppelseitigem Naevus des Gesichtes, des Halses und des Thorax. Vereinzelt sind auch Gliome der Retina beobachtet worden (AUST, ESSER, VAN DER HOVE). In einem von G. KAMMER (1955) beschriebenen Falle unseres Krankengutes war eine melanosarkomatöse Entartung des Angioms zu beobachten (Abb. 15a und b).

c) Klinische Symptomatologie.

Wie bereits hervorgehoben wurde, kommt die volle Symptomentrias der St.W.K. weit seltener vor als die bisymptomatischen und monosymptomatischen Formen. Unter den bisymptomatischen Formen sind Kombination von Naevus vasculosus mit Angiom der Aderhaut (oculo-faciale Form) und von Naevus vasculosus mit cerebralen Symptomen

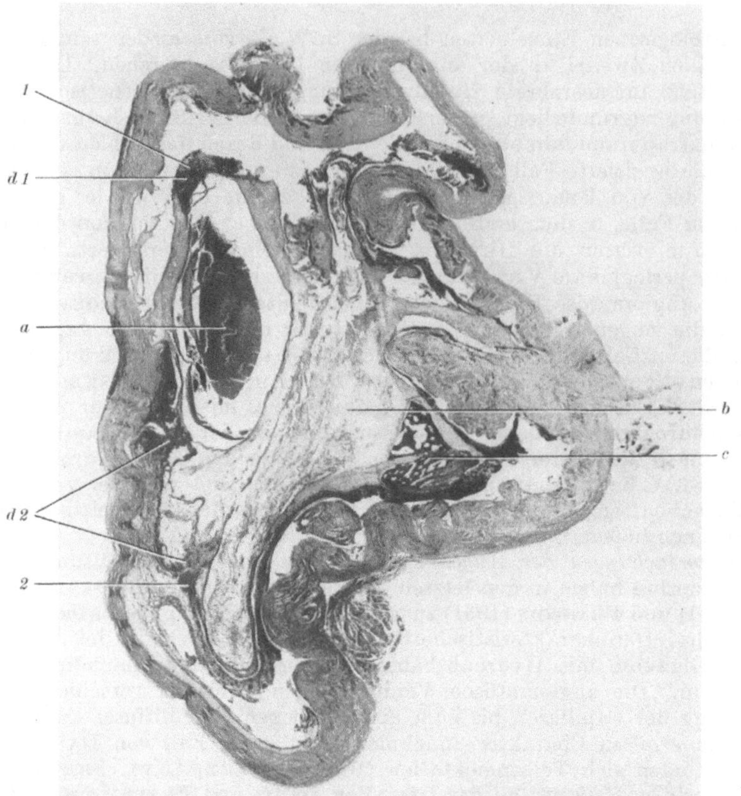

Abb. 15a. Schnitt durch ein enukleiertes, stark geschrumpftes Auge einer Kranken mit cerebraler Angiomatose und ausgedehnter Hautangiomatose (Abb. 17). Es besteht eine Angiomatose der Uvea, die am stärksten in der Gegend des Ciliarkörpers ausgeprägt ist. Die normalen Verhältnisse lassen sich kaum rekonstruieren. In dem angiomatös veränderten Bezirk ist es zu einer melanosarkomatösen Entartung gekommen (*d1* und *d2*). An der Innenseite der Chorioidea sieht man an einer Stelle Knochen und Knochenmarkbildung (*c*). *a* Linse; *b* ehemaliger Glaskörper; *c* Knochenbildung; *d1* und *d2* melanosarkomatöse Veränderungen; *1* und *2* bezeichnen den am stärksten angiomatös veränderten Bezirk. (Nach KAMMER 1955.)

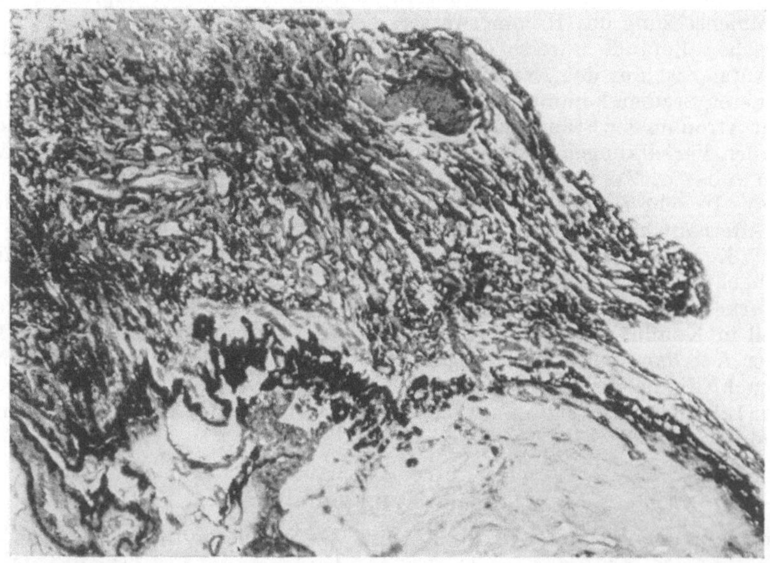

Abb. 15b. Ausschnitt aus dem angiomatös veränderten Auge an der Grenze des Ciliarkörpers. Man sieht rechts die normale Aderhaut, die links in das angiomatös veränderte Gebiet übergeht. In dem angiomatösen Gebiet sieht man melano-sarkomatös veränderte Zellverbände. (Pathol. Inst. des Städt. Krankenhauses Berlin-Neukölln.)

(cerebro-faciale Form) beobachtet worden. Dagegen ist die Kombination von Aderhaut-angiom und leptomeningealer Angiomatose (oculo-cerebrale Form) bisher noch niemals beschrieben worden. Von KOCH, KAMMER, HUBER u. ZWEYMÜLLER, PARNITZKE u. a. sind monosymptomatische cerebrale Fälle mit den charakteristischen Verkalkungen mit-geteilt worden. DANIS, der eine eingehende Literaturübersicht der monosymptomatischen oculären Fälle gegeben und eine eigene Beobachtung hinzugefügt hat, betont, daß zwi-schen der isolierten und der mit einem Gesichtsnaevus einhergehenden Aderhautangio-matose anatomisch und klinisch kein Unterschied bestehe und daß man deshalb auch für das Auge eine monosymptomatische Form der St.W.K. annehmen müsse. LOUIS-

BAR und BLUM-MUTRUX sind dagegen der Ansicht, daß man die Diagnose einer St.W.K. nur stellen dürfe, wenn mindestens 2 Symptome nachweisbar seien. KOCH, PETERS u. a. haben die Richtigkeit dieser Meinung mit Recht bestritten. KOCH ver-tritt den Standpunkt, daß es bei nachgewiesener Angiomatose der Leptomeninx oder der Uvea nicht nur berechtigt, sondern sogar notwendig sei, eine St.W.K. zu diagnostizieren, wenn man nicht zur Auflösung des Krankheitssyndroms kommen wolle. Die klinischen und anatomischen Beobachtungen eindeutiger monosymptomatischer Fälle bestätigen die Ansicht von KOCH. Dagegen ist es noch um-stritten, ob jeder Naevus vasculosus im Trigeminus-gebiet der St.W.K. zuzurechnen ist. In manchen Fällen ist die Deutung als monosymptomatische Variante aber sicher berechtigt, vor allen Dingen, wenn in derselben Familie ein sicherer Fall von St.W.K. vorgekommen ist.

Vereinzelt ist die Kombination von Gefäßnaevi in der Haut mit einer Angiomatose des Rückenmarks beobach-tet worden (COBB, LOUIS-BAR). Im Falle von COBB lag der Hautnaevus im gleichen Rückenmarkssegment wie das bioptisch verifizierte Angiom. In dem von LOUIS-BAR mitgeteilten Falle bestand eine spastische Parese beider Beine. Bei einem von uns beobachteten 5jährigen Knaben, der eine ausgedehnte Hautangiomatose der gan-zen linken Körperseite, außerdem auch der rechten Ge-sichtshälfte und des rechten Beines hatte, bestanden

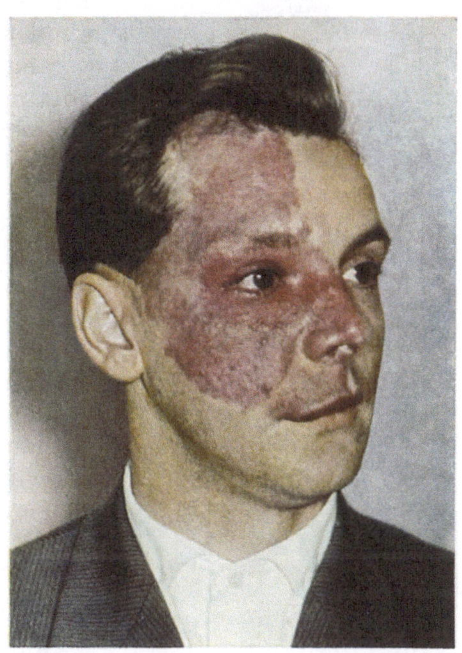

Abb. 16. Typischer Gefäßnaevus bei Sturge-Weberscher Krankheit, der sich im Versor-gungsgebiet des 1. und 2. Trigeminusastes der rechten Gesichtsseite ausbreitet. Rechts be-steht auch eine Erweiterung der konjunktiva-len Gefäße. (Neurochir. Univ.-Klinik Köln.)

Paresen beider Beine mit Kontrakturen und Atrophiën, sowie eine partielle Lähmung des linken Armes. Auch in diesem Falle ist eine spinale Angiomatose anzunehmen (Abb. 18). LOUIS-BAR hat weitere Fälle aus der Literatur zusammengestellt. Sie ist ebenso wie PETERS der Ansicht, daß die sehr verschiedenartigen Beobachtungen nicht erlauben, von einem Typus inferior („forme basse") der St.W.K. zu sprechen.

Hauterscheinungen. Charakteristisch für die St.W.K. ist der Naevus vasculosus des Gesichtes auf der Seite der angiomatösen intrakraniellen Veränderungen und des Glau-koms, der sich oft im Versorgungsgebiet eines oder mehrerer Trigeminusäste ausbreitet (Abb. 16). Der Naevus kann auch auf den äußeren Gehörgang, das Trommelfell und die Schleimhäute übergreifen. Meist sind die Gefäßnaevi flächenhaft. Vereinzelt sind bei der St.W.K. auch wulstartig sich vorwölbende Angiome des Gesichtes beobachtet worden (MYLE). Manchmal besteht eine Hypertrophie der Haut oder der ganzen vom Naevus bedeckten Gesichtshälfte (z. B. bei dem von HEBOLD und KOCH beschriebenen Kranken). Im Falle von LAIGNEL-LAVASTINE, DELHERM u. FOUQUET hatte der Naevus direkte lokaldiagnostische Bedeutung, da sich seine Ausbreitung mit der Gefäßveränderung im Frontalhirn deckte. Dies trifft aber keineswegs immer zu. Der Naevus kann sich auch auf die andere Gesichtsseite und auf den übrigen Körper erstrecken. Bei doppelseitigem

Naevus ist dieser auf der Seite der intrakraniellen Angiomatose meist stärker ausgeprägt (Bock 1950 u. a.). Mitunter kann das Gesicht auch frei bleiben, während sich die Hautveränderungen am Rumpf oder an den Extremitäten zeigen. Bei Kranken mit sehr ausgedehnter Naevusbildung im Bereiche des Kopfes, des Rumpfes und der Extremitäten wurde mehrfach eine Hypertrophie der ganzen vom Naevus bedeckten Körperhälfte (Naevus osteo-hypertrophicus) beobachtet (Paillas et al. 1951, eigene Beobachtung, Abb. 17). Sehr ausgedehnte Naevi am ganzen Körper findet man in den seltenen Fällen von spinaler Angiomatose, deren Zugehörigkeit zur St.W.K. noch fraglich ist (Abb. 18). Neben den Gefäßnaevi können bei der St.W.K. auch Pigmentnaevi, Café-au-lait-Flecke, ähnliche Fibrome wie bei der Neurofibromatose und Hautveränderungen, die an die tuberöse Sklerose erinnern, vorkommen (Greig, Yakovlev u. Guthrie, Giampalmo).

Augenveränderungen. Am Auge besteht als typische Veränderung bei der St.W.K. ein Angiom der Aderhaut. Auch Teleangiektasien der Iris kommen vor (Blum-Mutrux, Levy, Shelden, Clausen, O'Brien u. Porter). Die Gefäßveränderungen bleiben nicht immer auf die Uvea beschränkt. Auch die Gefäße der Conjunktiva können stark erweitert sein (François, eigene Beobachtung Abb. 19b). François hebt hervor, daß die konjunktivale Angiomatose insofern diagnostischen Wert hat, als sie die Annahme analoger Gefäßveränderungen der Uvea erlaubt. Das Angiom der Aderhaut ist meist einseitig. Nach François ist es nur etwa bei 12% aller Fälle doppelseitig. Es tritt stets auf der Seite des Gesichtsnaevus auf. Eine Ausnahme macht nur der von Santonastaso beschriebene Kranke, bei dem ein bilaterales kongenitales Glaukom mit einem unlateralen Gesichtsnaevus kombiniert war [1].

Es gibt 3 charakteristische klinische Manifestationen der Angiomatose der Aderhaut:

1. Das kongenitale Glaukom mit Vergrößerung des Bulbus (Hydrophthalmus), das als Syndrom von Schirmer bezeichnet wird.

2. Das sekundäre Glaukom ohne Vergrößerung des Bulbus, das sich in jedem Lebensalter entwickeln kann (Syndrom von Lawford).

3. Die partielle oder totale Netzhautablösung ohne oder mit Hypertension.

Nach anfänglicher Vergrößerung des Augapfels kann sich im Laufe der Zeit eine Phthisis bulbi entwickeln (Garrow u. Loewenstein u. a., eigene Beobachtung, Abb. 15a). Auch Kataraktbildung kommt vor. Die Diagnose der Aderhautangiomatose kann mitunter schwierig

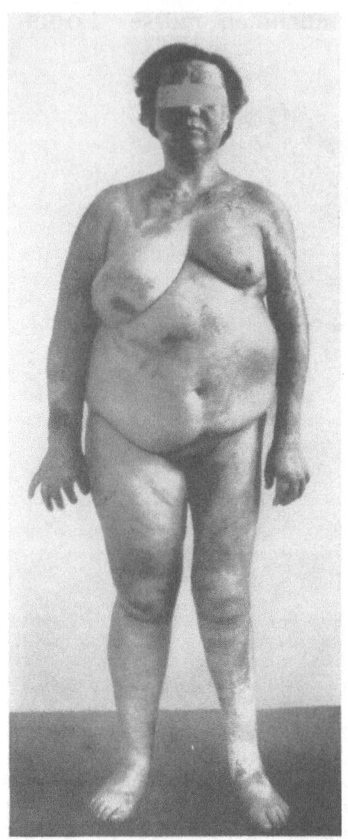

Abb. 17. Ausgedehnte Hautangiomatose bei 43jähriger Patientin, die nur Teile des Rumpfes frei läßt. Es besteht eine Hypertrophie der rechten Körperseite. Die Kranke hat auch eine cerebrale Angiomatose mit geringen Verkalkungen im Bereich der rechten Hemisphäre und latenter Hemiparese links. Außerdem Ventrikeltumor und Aderhautangiomatose links.

sein. Danis u. van Bogaert beobachteten einen Kranken mit einem Angiom der Aderhaut, das keine Symptome verursachte und trotz häufiger Untersuchungen klinisch nicht zu diagnostizieren war. In einigen Fällen traten plötzliche Blutungen bei operativen Eingriffen am Auge auf (Safar, Ballantyne, Campos u. a.). Als seltene Augenveränderungen bei der St.W.K. sind Gliome der Retina (Brouwer, van der Hoeve u. Mahoney, Esser), ein Kolobom der Aderhaut, eine Atrophie der Netz- und Aderhaut (Schenk) und des N. opticus (Morsier-Franceschetti, Tramer), Heterochromie

---

[1] Zit. nach François.

der Iris und Pigmentnaevi am Augenhintergrund zu nennen. Eine Stauungspapille gehört nicht zum Bilde der St.W.K.

Die neurologischen Symptome hängen von Sitz, Grad und Ausdehnung der Angiomatose der weichen Häute und der Veränderungen des Hirnparenchyms ab. Das konstanteste Symptom ist der *epileptische Anfall*. Die Anfälle beginnen meist im frühen Kindesalter, gelegentlich auch später, und sind im allgemeinen der Grund dafür, daß die Kranken zum Arzt gebracht werden. Es kommen sowohl generalisierte als auch herdbetonte

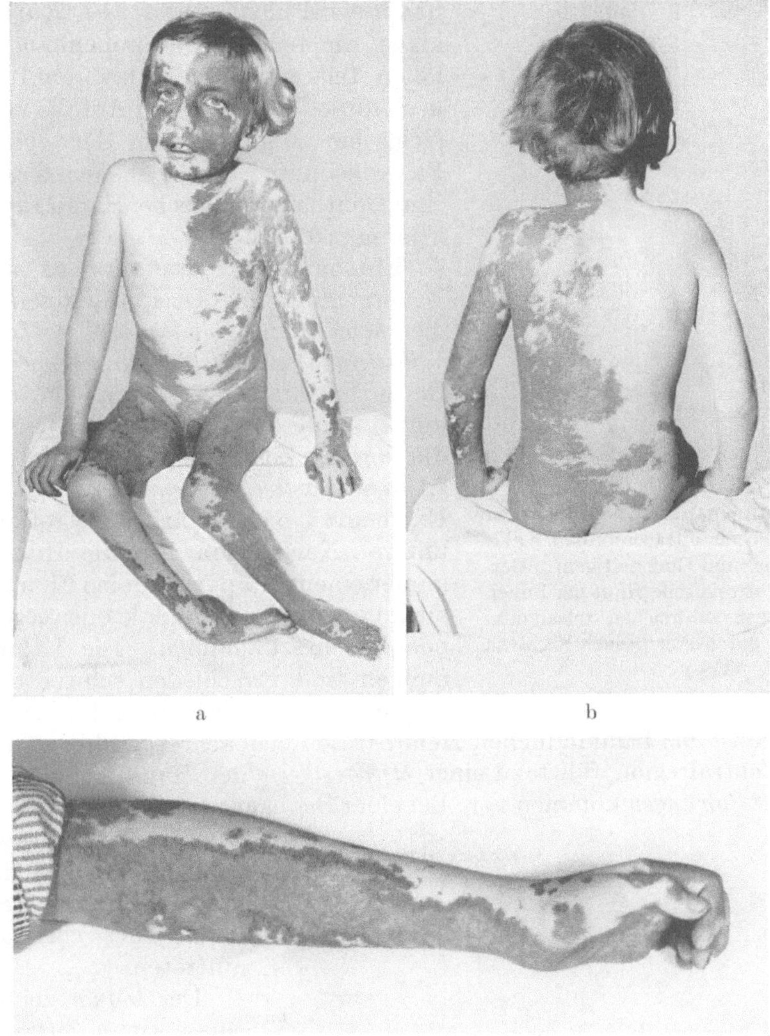

Abb. 18a—c. Über den ganzen Körper ausgedehnter Naevus vasculosus, der nur die rechte Rumpfhälfte und den rechten Arm frei läßt, bei einem 5jährigen Knaben mit Verdacht auf spinale Angiomatose.

Anfälle vor. LUND (1949) gab einen Überblick über 138 Fälle von St.W.K. aus der Literatur, denen er 6 eigene Beobachtungen hinzufügte. 81 der 144 Kranken (55%) hatten epileptische Anfälle. 50 hatten fokale Anfälle (teils ausschließlich, teils im Wechsel mit generalisierten Anfällen), 17 Kranke hatten ausschließlich generalisierte Anfälle. Die Anfallshäufigkeit ist verschieden. LUND bezeichnet das jahrelange anfallsfreie Intervall als charakteristisch für die St.W.K. Andererseits können Häufigkeit und Schwere der Anfälle im Laufe der Zeit noch zunehmen. Die Anfälle können durch alle Faktoren ausgelöst werden, die auch sonst die Krampfbereitschaft steigern. Oft scheint die Empfindlichkeit gegenüber exogenen Reizen besonders groß zu sein. So wurden in einem Falle unserer Beobachtung durch freudige Gemütsbewegungen regelmäßig kleine Anfälle ausgelöst; auch heiße Außentemperatur, insbesondere direkte Sonnen- und Höhensonnenbestrahlung des Kopfes, führte häufig zu Anfällen. Epileptische Anfälle können mit *Migräneattacken* abwechseln (Baruk). Die St.W.K. kann auch einmal ganz unter dem Bilde einer typischen Migräne verlaufen (Olivecrona). Überhaupt wird nicht selten über *Kopfschmerzen* geklagt, die teils in Zusammenhang mit den Anfällen, teils unabhängig davon auftreten. Kafer u. Spiguel beobachteten Anfälle von ophthalmoplegischer Migräne. Bei der von Morsier u. Franceschetti beschriebenen Kranken bestand eine ophthalmoplegische Hemikranie mit einem Flimmerskotom.

Ein häufiges Symptom, das sich durch die Bevorzugung des Occipitallappens erklärt, ist die *homonyme Hemianopsie.* Vorübergehende *halbseitige Gesichtsfeldverdunklungen* und optische Reizerscheinungen in Form von *amorphen Photopsien* sind ebenfalls beschrieben worden. Ist die vordere Zentralregion beteiligt, so kommt es zu einer *spastischen Hemiparese,* von der die obere Extremität meist stärker betroffen ist als die untere. Nach Myle hat die Hemiparese nicht immer einen rein pyramidalen Charakter; es kann auch eine extrapyramidale oder cerebelläre Komponente hinzukommen. Die Lähmungserscheinungen sind verschieden schwer und gehen oft mit einer Unterentwicklung der betroffenen Seite,

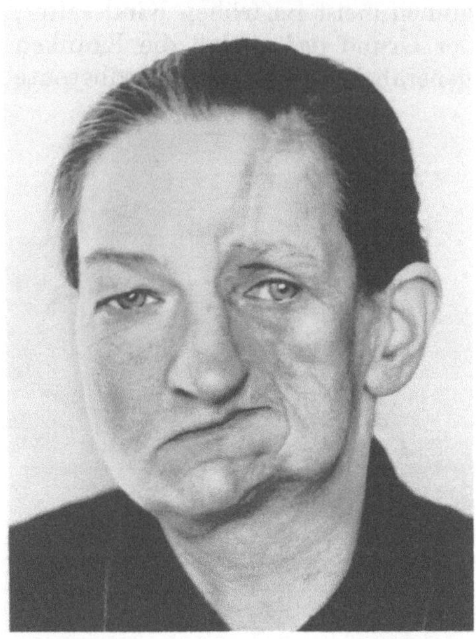

Abb. 19a. Hemiatrophia faciei bei 52jähriger Patientin mit typischem intracerebralem Kalkschatten, Epilepsie und linksseitigem Aderhautangiom. Die atrophische Haut der linken Gesichtsseite ist von zahlreichen teleangiektatischen Gefäßen durchsetzt. (Nach Kammer 1955.)

die man auch sonst bei frühkindlichen Hemiparesen beobachtet, einher. Die Beteiligung der hinteren Zentralregion führt zu einer *Hypaesthesie* der *kontralateralen Körperhälfte.* Auch *aphasische Störungen* kommen vor. Bei einer Beobachtung von Subirana u. Carulla bestand ein *Parietalsyndrom.* Je nach Sitz der Angiomatose und der cerebralen Veränderungen kann jedes corticale Syndrom auftreten.

Der *Liquor* zeigt gewöhnlich eine normale Zusammensetzung. In seltenen Fällen können auch bei der St.W.K. Subarachnoidalblutungen auftreten (Myle, eigene Beobachtung). Im allgemeinen aber werden Subarachnoidalblutungen durch sackförmige Aneurysmen oder arteriovenöse Angiome verursacht.

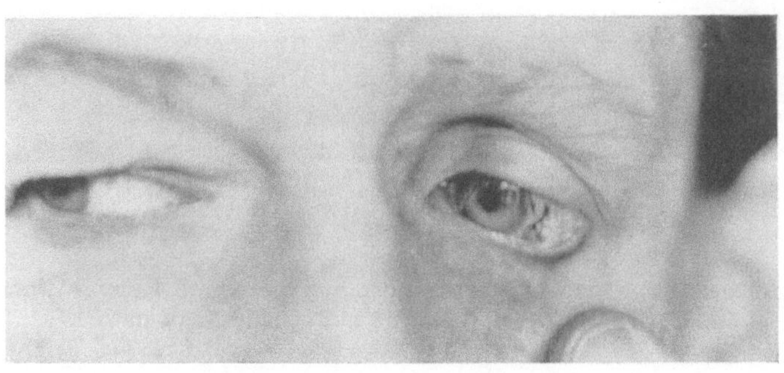

Abb. 19b.   Vergrößerung des fast erbsengroßen, bläulich durch die Sklera schimmernden Angioms der Aderhaut. Die darüberziehenden Konjunktivalgefäße sind erweitert.

Psychische Veränderungen kommen bei der Mehrzahl der Kranken vor. Während bei kleinen, umschriebenen Herden psychische Auffälligkeiten fehlen können, besteht bei ausgedehnten cerebralen Veränderungen in der Regel eine Herabminderung der

Intelligenz von leichter Debilität bis zur Idiotie. Ebenso wie die neurologischen Symptome können auch die psychischen Veränderungen progredient sein. Mitunter wird von den Eltern berichtet, daß sich das Kind anfangs geistig normal entwickelt habe, und

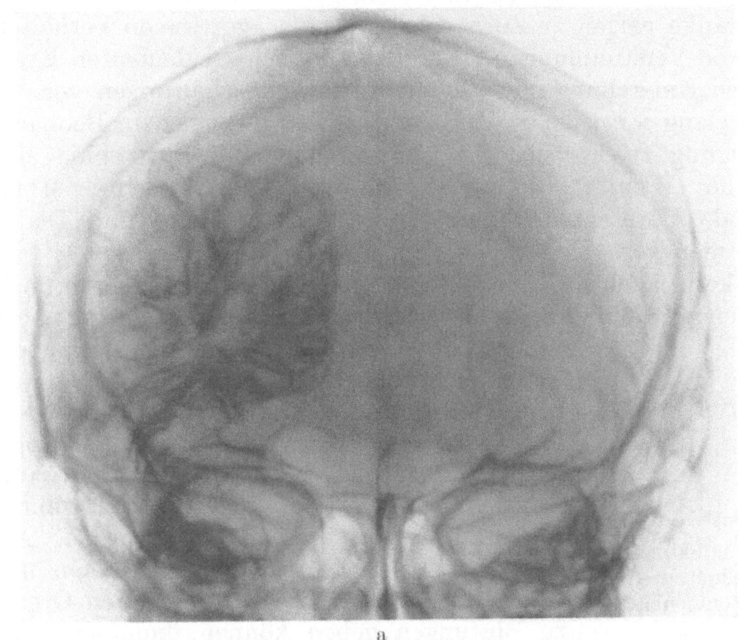

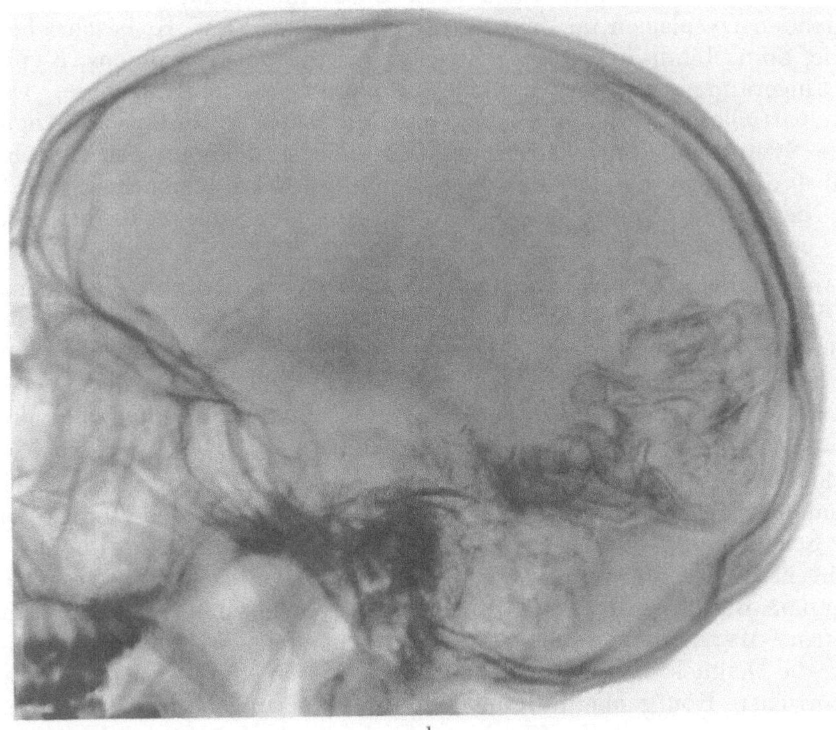

Abb. 20a u. b. Sturge-Webersche Krankheit mit den typischen doppeltkonturierten, geschlängelt verlaufenden kalkdichten Verschattungen im rechten Occipitallappen, die auf die Basis des Temporallappens übergehen. Auf der a. p.-Aufnahme sieht man, daß das gesamte Windungsrelief des Hinterhauptlappens mit einer Kalkschicht inkrustiert ist. (Neurochirurg. Universitätsklinik Köln.)

daß erst im 2. oder 3. Lebensjahr ein Rückgang der geistigen Fähigkeiten, manchmal mit Verlust der bereits erlernten Sprachfunktion, eingesetzt habe. Mitunter kommt es nach häufigen und schweren Krampfanfällen zu geistiger Abstumpfung und zu einer Wesensveränderung. In diesen Fällen spricht man richtiger von Demenz und nicht von Schwachsinn. Manche Kranke neigen zu Zornausbrüchen, zu aggressiven Verhaltensweisen oder auch zu depressiven Verstimmungen. Bei den nicht schwer dementen Kranken kommen wegen der äußeren Entstellung nicht selten Ressentimenthaltungen vor.

Gelegentlich gelangen bei der St.W.K. **endokrine Störungen** zur Beobachtung. Häufig besteht eine Neigung zu Fettsucht, mitunter auch eine Dystrophia adiposogenitalis. Auch Akromegalie (Weber, Brushfield u. Wyatt, Larmande, Myle), Myxödem (Krabbe), genitale Unterentwicklung (Hebold, Myle u. a.) und Diabetes insipidus (Larmande) kommen vor.

Die St.W.K. kann auch in Kombination mit anderen Krankheiten, insbesondere mit anderen angeborenen Mißbildungen auftreten. So ist das gemeinsame Vorkommen mit

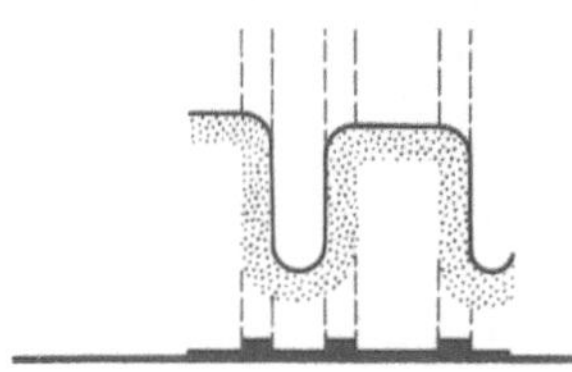

Abb. 21. Schematische Skizze zur Erklärung der doppelkonturierten Kalkschatten im Röntgenbild. (Nach Lindgren 1939.)

anderen neurocutanen Syndromen, der tuberösen Sklerose (Craig, Koch), der Neurofibromatose, der „melanoblastose neurocutanée" (Cornil et al.), der Hippel-Lindauschen Krankheit (van Bogaert) und dem Klippel-Trénaunay-Weberschen Syndrom (Bonse, Nonnenmacher, Paillas, Bonnal, Gastaut u. Naquet, Ströbel, Stühmeier, Teller u. Lindner) beobachtet worden. Auch kavernöse Angiome der Brücke (Yakovlev u. Guthrie 1931; Peters 1939) und Angiome der inneren Organe, die Anlaß zu Blutungen geben können, kommen bei der St.W.K. vor. Nach einer Zusammenstellung von Louis-Bar sind noch die folgenden Dysplasien im Zusammenhang mit der St.W.K. beschrieben worden: Syringomyelie, Spina bifida und andere Zeichen des Status dysraphicus, Kyphoskoliose, Klumpfuß, Fingeranomalien, Brachymelie, Melanose, Chrondromatose, Osteohypertrophie oder partieller Riesenwuchs und das Mafuccische Syndrom (Angiochondromatose). Die Symptome der anderen neurocutanen Syndrome sind sowohl bei den Kranken selbst als auch bei anderen Familienmitgliedern beobachtet worden. Eine Agenesie der Nieren und ableitenden Harnwege wurde von Köhler bei einer Frühgeburt mit St.W.K. beschrieben.

Viele Kranke haben eine *Asymmetrie des Schädels*. Bei Atrophie einer ganzen Hemisphäre kann die zugehörige Schädelhälfte im Wachstum zurückbleiben. Auch eine Dickenzunahme über der Angiomatose, die als Vakatwucherung gedeutet wird, kommt vor. Gelegentlich ist bei Kranken mit St.W.K. eine *Hemiatrophia faciei* beschrieben worden (Louis-Bar, Myle, Kammer, s. Abb. 19a). Mitunter findet man auch eine Makroglossie und eine Makrocheilie.

Röntgenologische Veränderungen. Die Asymmetrie des Schädels wird auch auf den Röntgenaufnahmen sichtbar (Abb. 22). Es kann auf der Seite des Herdes zur Dickenzunahme der Schädelkalotte und zur einseitigen Erweiterung der Nebenhöhlen kommen. Mitunter sieht man eine Vertiefung der Gefäßkanäle an der Innenseite der Schädelkalotte (Hebold, Brock u. Dyke, Moniz u. Lima) sowie eine verstärkte Entwicklung der Diploevenen. Myle legt den Schädelveränderungen bei Fehlen intrakranieller Verkalkungen für die Diagnose besondere Bedeutung bei. Den charakteristischen, wenn auch nicht obligatorischen Röntgenbefund bilden die Verkalkungen der Hirnrinde, die sich als doppelt konturierte, girlandenförmig verlaufende kalkdichte Schatten darstellen (Abb. 20).

Weber deutete die von ihm entdeckten Kalkschatten fälschlich als Verkalkungen größerer, erweiterter Gefäße in einem Angioma racemosum der weichen Häute. Diese Ansicht behauptete sich, bis Geyelin u. Penfield und Krabbe durch Gegenüberstellung röntgenologischer und anatomischer Befunde nachwiesen, daß die geschlängelten Kalkschatten nicht erweiterten Gefäßen, sondern den

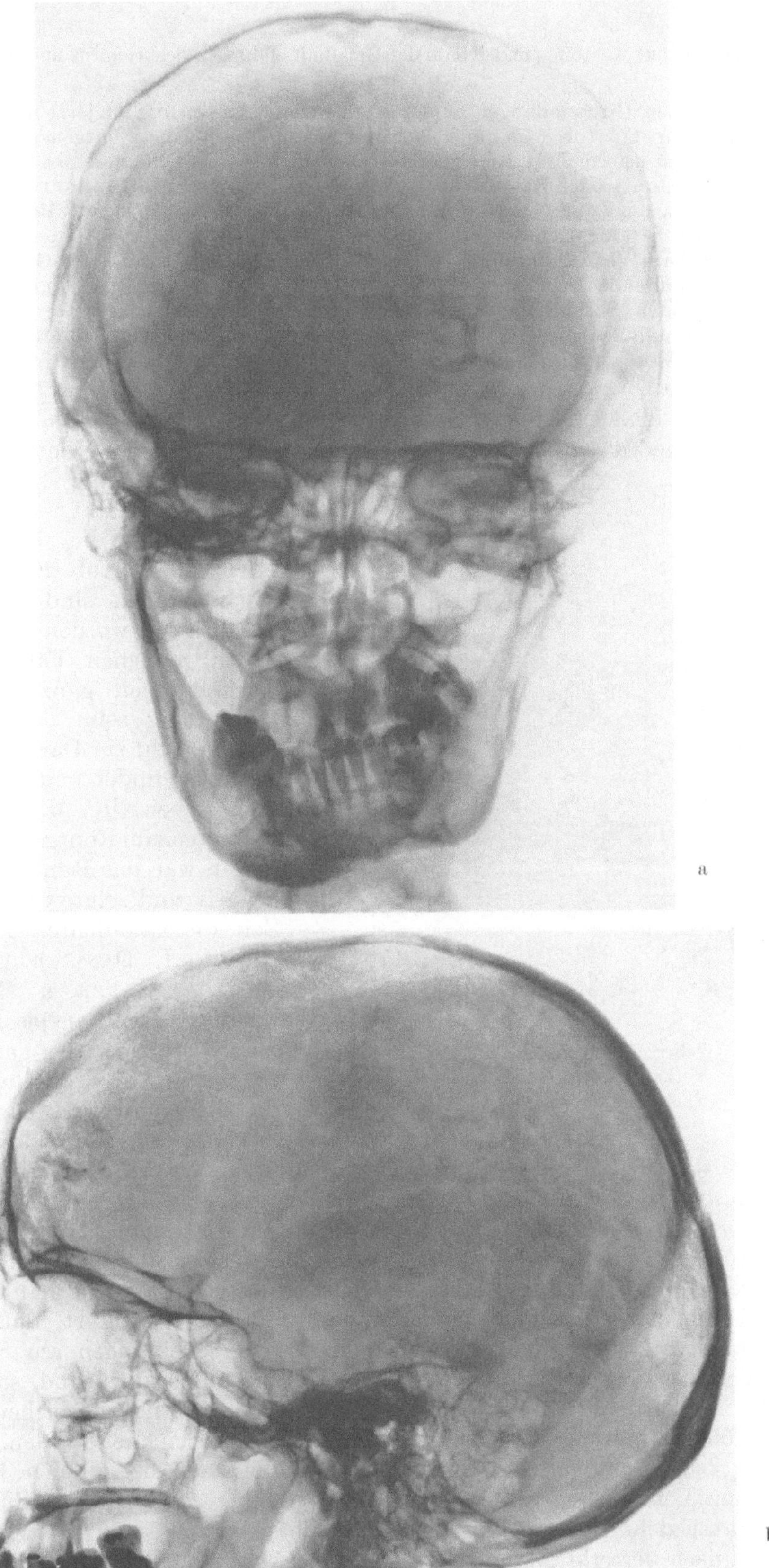

Abb. 22a u. b. Kleiner, aber typisch konfigurierter Kalkschatten im linken Frontallappen bei Sturge-Weberscher Krankheit. Es handelt sich um die Kranke mit der Hemiatrophie des Gesichtes. Auf der Frontalaufnahme (a) sieht man deutlich, daß der linke Gesichtsschädel kleiner ist als der rechte; am Unterkiefer entsteht dadurch in der Mittellinie eine Stufe (s. auch Abb. 19).

mit Kalk inkrustierten Hirnwindungen entsprechen. Diese Auffassung ist jetzt allgemein als richtig anerkannt. Die Doppelkonturen kommen dadurch zustande, daß die Röntgenstrahlen, die die verkalkte Zone in genau senkrechter Richtung treffen, einen weniger dichten Schatten geben als diejenigen, die sie in Schräg- oder Längsrichtung passieren (Bergstrand, Lindgren). Wie eine Skizze von Lindgren zeigt, liegt das verkalkte Rindenband dort, wo es sich in die Hirnfurchen einsenkt, am längsten in der Strahlenrichtung und gibt dort den dichtesten Schatten (Abb. 21). Jede im Röntgenbilde sichtbare Verkalkungslinie entspricht also der einen Wand einer Gehirnfurche und die damit parallel verlaufende Linie der gegenüberliegenden Wand derselben Furche. Der Abstand zwischen den einzelnen Verkalkungspaaren ist somit ein Maß für die Breite der Hirnwindungen. Bei den Röntgenaufnahmen in vivo sieht man oft nur diese dichten, doppeltkonturierten Schatten. Bei stärkerer Verkalkung kann man allerdings auch eine dünne Kalkschicht auf dem Gipfel der Windungen erkennen.

Man sieht die Kalkschatten am häufigsten in der Occipitalregion. Sie können von dort auf die Temporalregion übergreifen. Am seltensten sind frontale Kalkschatten (Abb. 22). Sind sehr ausgedehnte Bezirke verkalkt, so erscheinen im Röntgenbild die Konturen ganzer Hirnlappen (Abb. 20). Doppelseitige Verkalkungen sind von Parnitzke beschrieben worden (Abb. 23).

In manchen Fällen können die Verkalkungen ganz fehlen oder so geringfügig sein, daß sie röntgenologisch nicht zur Darstellung kommen. Mitunter findet man schon im frühesten Lebensalter die typischen Verkalkungen im Röntgenbild. In anderen Fällen war das Röntgenbild zunächst negativ und zeigte erst nach längerer Zeit die kalkdichten Verschattungen (Lomholt, Danis u. van Bogaert, Philips, Kafer u. Spiguel). Es kommen auch atypische homogene, maulbeerartige oder ganz unregelmäßig begrenzte Kalkschatten vor. In der Regel aber ist das Röntgenbild so charakteristisch, daß man danach

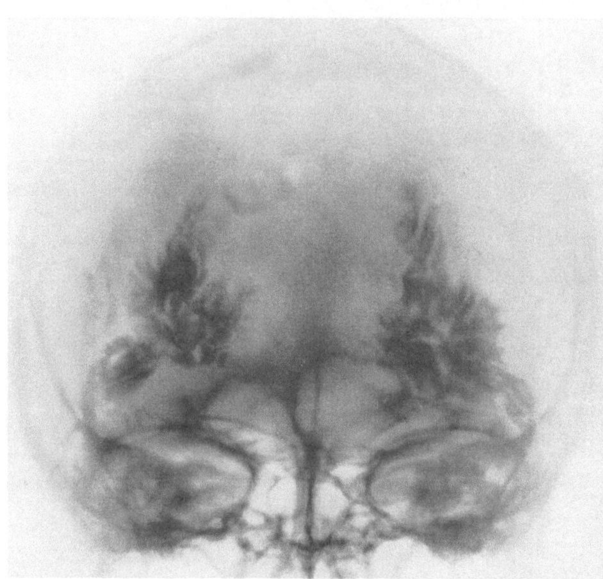

Abb. 23. Sturge-Webersche Krankheit mit doppelseitigem Sitz der Verkalkung im Occipitallappen. (Nach Parnitzke 1952.)

die Diagnose stellen kann. Absolut pathognomonisch für die St.W.K. ist allerdings auch die typische Verkalkungsform nicht. Denn doppeltkonturierte, geschlängelte kalkdichte Verschattungen kommen auch bei Oligodendrogliomen (Tönnis, Zülch) und bei Astrocytomen (Lindgren) vor. Allerdings sind die Verkalkungen bei den Tumoren nicht so regelmäßig angeordnet und auch nicht so ausgedehnt, wie man sie häufig bei der St.W.K. findet. Die Unterscheidung wird dadurch erleichtert, daß das Tumorwachstum meist zu lokalen oder allgemeinen Druckerscheinungen am Schädel führt. Wenn die Verkalkungen typisch aussehen, regelmäßig angeordnet sind, sich über einen größeren Bezirk ausdehnen, und wenn am Schädel alle Hirndruckzeichen fehlen, kann das Röntgenbild als pathognomonisch für die St.W.K. bezeichnet werden.

Auf dem *Luftfüllungsbild* sieht man der Atrophie der betroffenen Hirnteile entsprechend eine Ventrikelausweitung und eine vermehrte Füllung der Subarachnoidalräume. Bei ausgedehnter Atrophie einer Hemisphäre kann es zur Verziehung des Ventrikelsystems nach der erkrankten Seite kommen (Abb. 24). Bei einer Kranken, die von uns beobachtet wurde, stellte sich im Pneumencephalogramm ein intraventrikulärer Tumor dar (Abb. 25).

Die Ergebnisse der *angiographischen Diagnostik* sind nicht einheitlich. Moniz u. Lima, die 1935 erstmals eine Angiographie bei einem 18jährigen Patienten mit St.W.K.

durchführten, erzielten weder im Arteriogramm noch im Phlebogramm eine Füllung des verkalkten Bezirkes. Sie fanden nur eine deutliche Verlangsamung der Zirkulation auf der Herdseite. Auch OLIVECRONA sah bei einem 35jährigen Patienten mit klassischer Symptomatologie normale Angiogramme sowohl bei Füllung der A. carotis interna als auch bei Füllung der A. carotis externa. Dagegen stellte sich in einem Falle von FURTADO im Bereiche der Verkalkungen angiographisch ein Netz angiomatös erweiterter kleiner

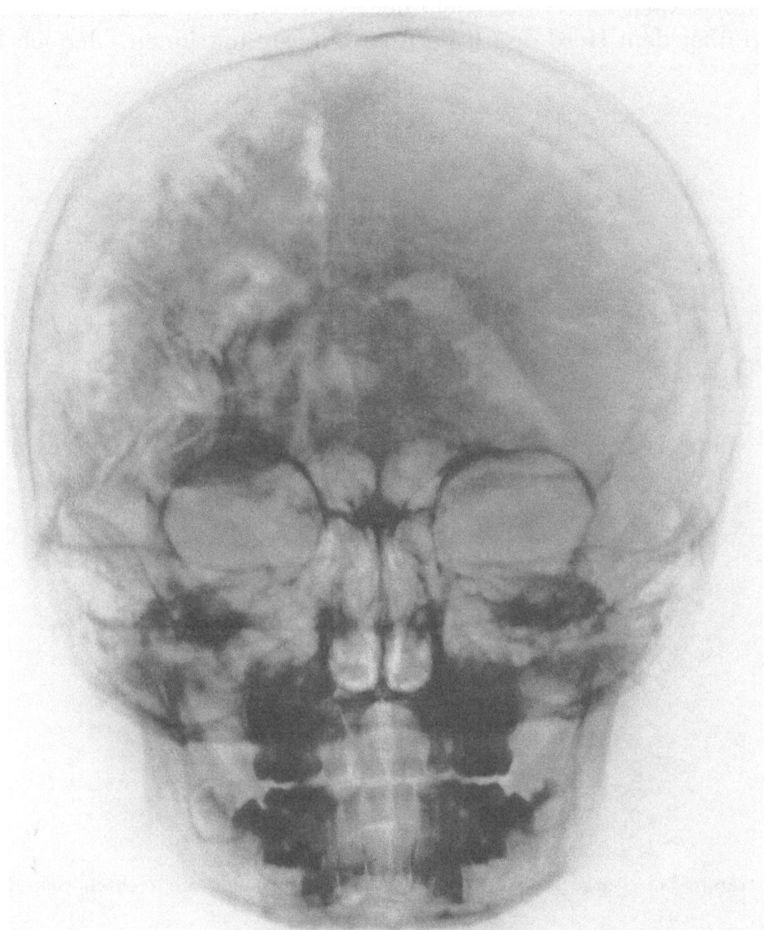

Abb. 24. Pneumencephalogramm eines 5jährigen Knaben mit Schwachsinn, epileptischen Anfällen und links-seitiger Hemiparese. Man sieht auf der Seite der ausgedehnten doppeltkonturierten Verkalkungen einen einseitigen Hydrocephalus internus und externus. Das ganze Ventrikelsystem ist nach der erkrankten rechten Seite hin verzogen.

Gefäße dar; in diesem Falle handelte es sich um ein 5jähriges Kind. Auch LAMY, AUS-SANAIRE, JAMMET u. GAYNO (1949) fanden in 2 Fällen auf der Seite des Gesichtsnaevus angiomatös veränderte Gefäßbezirke[1]. In einem von FURTADO und RODRIGUES 1947 beschriebenen Falle war im Arteriogramm ein Verschluß der aus der A. carotis int. ent-springenden A. cerebri post. vor Erreichen der im Occipitallappen gelegenen Verkal-kungen nachweisbar. ALMEIDA LIMA und FURTADO zogen daraus den Schluß, daß die Angiomatose, wenn die Verkalkung eintritt, den Zusammenhang mit der Zirkulation verliert. Auch MONIZ, der nach einer Erklärung für die abweichenden angiographischen Befunde suchte, äußerte die Vermutung, daß das Angiom vielleicht nur in den Anfangs-stadien darstellbar sei, während die Gefäße später durch den Verkalkungsprozeß undurch-

---

[1] Zit. nach MYLE.

gängig würden. Erwähnenswert ist noch ein interessantes Arteriogramm von Sunder-Plassmann, auf dem eine kleine intrakranielle Arterie das Os frontale durchbohrt, um sich in der Gegend des über dem Auge liegenden Naevus aufzuzweigen. In diesem Falle handelt es sich demnach um ein echtes, von der Carotis interna gespeistes Hämangiom der Haut.

Elektrencephalographische Veränderungen. Das Elektrencephalogramm ist meist schwer gestört. Nur vereinzelt sind die Befunde normal oder zeigen nur geringe Abweichungen (Myle). Nach den Untersuchungen von Green, Lamy et al. und Goetze (1953) findet man über dem Herd deutliche Spannungsreduktionen. Jedoch beschränken

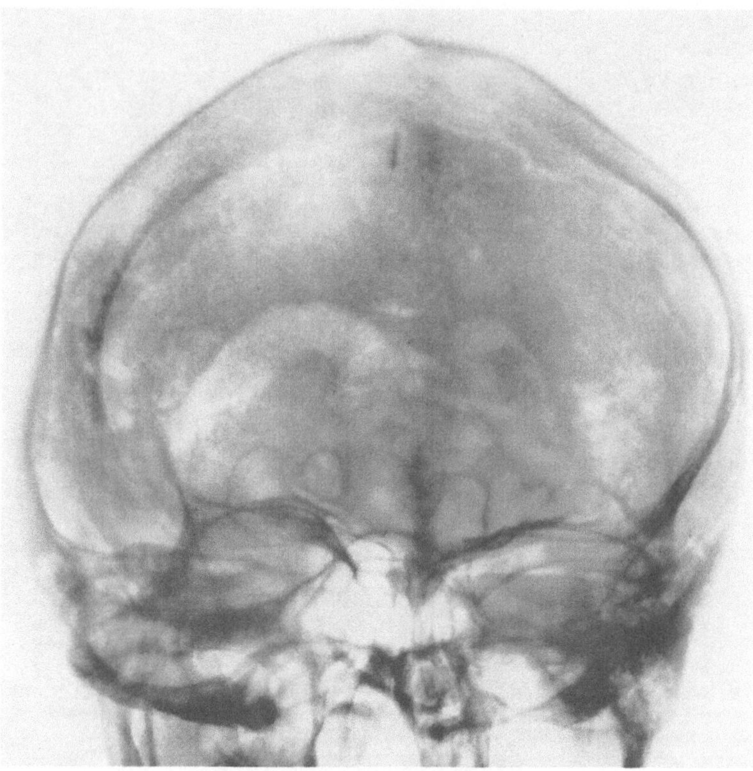

Abb. 25. Encephalogramm bei Sturge-Weberscher Krankheit. Man sieht im rechten Seitenventrikel einen länglichrunden Tumor.

sich die elektrencephalographischen Veränderungen meist nicht auf den röntgenologisch durch kalkdichte Verschattungen gekennzeichneten Krankheitsherd. Vielmehr besteht in vielen Fällen eine diffuse Dysrhythmie mit Auftreten von Thetawellen über beiden Hemisphären (Broager u. Hertz 1949; Monnier u. Mutrux, Subirana u. Oller-Daurella, Myle). Für den Operateur ist die Feststellung wichtig, daß zwischen dem röntgenologisch dargestellten verkalkten Bezirk und den Hirnstromveränderungen keineswegs immer eine Übereinstimmung besteht.

So konnten Broager u. Hertz bei einem Kranken elektrencephalographisch einen Krampfherd in der Präzentralregion feststellen, während die Kalkschatten in der Occipitalgegend lokalisiert waren. Bei der Operation wurden am elektrencephalographisch gefundenen Krampfherd angiomatöse Veränderungen der Hirnhäute und eine Atrophie des Hirngewebes festgestellt. Der postoperative Verlauf und die postoperativen Hirnstromkontrollen bestätigten, daß der Krampfherd, der in diesem Falle nicht mit dem verkalkten Herd zusammenfiel, entfernt war.

Die bisher vorliegenden Ergebnisse zeigen den Wert einer genauen Hirnstromuntersuchung vor jedem operativen Eingriff, da der Röntgenbefund für die Lokalisation nicht ausreicht. Die cerebralen Veränderungen beschränken sich nicht auf den im Röntgenbild verkalkten Bezirk; auch als Krampfherd kommt nicht ausschließlich dieser Bezirk in Betracht. Das Hirnstrombild kann sowohl über die Schwere der cerebralen Allgemein-veränderung als auch über die Lokalisation des Krampffocus Auskunft geben.

d) Krankheitsverlauf.

Obgleich die Sturge-Webersche Krankheit auf einer angeborenen Mißbildung beruht, ist der Krankheitsverlauf oft ausgesprochen progredient. Der Naevus ist bereits bei der Geburt vorhanden. Auch die Angiomatose der Chorioidea muß bei der Geburt bereits bestehen, verursacht aber oft erst später Symptome. Die cerebralen Symptome treten nicht immer gleich nach der Geburt in Erscheinung. Die Krampfanfälle können bereits in den ersten Lebensmonaten, mitunter auch in den ersten Lebensjahren, aber auch in jedem anderen Lebensalter einsetzen. Wenn die St.W.K. zu einer Hemiparese führt, so wird diese schon meist im frühen Kindesalter manifest. Die Progredienz der cerebralen Symptome beruht wahrscheinlich auf der Zunahme der sekundären Hirnveränderungen. Hin und wieder kommt es zu subarachnoidalen Blutungen, die auch zum Tode führen können (BRUSHFIELD u. WYATT, eigene Beobachtung). Gelegentlich kommen die Kranken im Status epilepticus ad exitum. In anderen Fällen haben sie bis auf seltene Anfälle keine Beschwerden und können ein höheres Lebensalter erreichen.

e) Diagnose und Differentialdiagnose.

Das voll entwickelte Krankheitsbild mit Naevus vasculosus, Glaukom, cerebralen Symptomen und intrakraniellen Verkalkungen ist so charakteristisch, daß die Diagnose leicht gestellt werden kann. Dagegen können bei den atypischen und den monosymptomatischen Fällen gelegentlich einmal diagnostische Schwierigkeiten auftauchen. Man sollte niemals versäumen, bei einem Naevus im Trigeminus-Gebiet oder einem kongenitalen Glaukom eine neurologische Untersuchung vorzunehmen und eine Röntgenaufnahme des Schädels anzufertigen. Ebenso sollte bei Verdacht auf eine Angiomatosis cerebri calcificans eine genaue Untersuchung von Haut und Augen sowie eine Röntgenuntersuchung des Schädels erfolgen, damit auch uncharakteristische und unscheinbare Veränderungen, die einen diagnostischen Hinweis geben können, erfaßt werden. Schließlich ist auch bei Krampfanfällen, die von früher Jugend an bestehen, an die Möglichkeit einer St.W.K. zu denken.

Von anderen cerebralen Gefäßmißbildungen unterscheidet sich die St.W.K. meist schon durch den klinischen Verlauf und die Verkalkungen im Röntgenbild. Auch Gliome, die ähnliche Verkalkungen aufweisen können, haben meist ein ganz abweichendes klinisches Bild, wenngleich Oligodendrogliome, die vorwiegend für die Differentialdiagnose in Frage kommen, besonders häufig zu epileptischen Anfällen führen. Im Notfall müssen zur Klärung eine Luft- oder Gefäßfüllung vorgenommen und eine Hirnstromuntersuchung durchgeführt werden. Wenn die Hauterscheinungen in einzelnen Fällen der Neurofibromatose und der tuberösen Sklerose ähneln, so sind die anderen klinischen Symptome meist charakteristisch genug, um eine Abgrenzung zu ermöglichen. Andererseits ist zu beachten, daß Gesichts- und Körpernaevi auch bei anderen Krankheitsprozessen vorkommen können, z. B. bei cerebralen Cavernomen, bei arteriovenösen und venösen Rankenangiomen, bei der von Hippel-Lindauschen Krankheit, der Neurofibromatose und der tuberösen Sklerose. VAN BOGAERT weist besonders auf die Beobachtungen von Melano-Angiomatose der Meningen und Melanose der Chorioidea bei gleichzeitigem Gesichtsnaevus hin. Das Vorkommen von Gefäßnaevi am Körper, insbesondere aber im Gesicht ist bei den anderen Krankheitsbildern keinesfalls häufig, während es bei der St.W.K. zu den Kardinalsymptomen gehört.

f) Pathogenese und Ätiologie.

Die neuro-oculo-cutane Angiomatose oder St.W.K. beruht ebenso wie alle anderen Gefäßmißbildungen auf einer embryonalen Entwicklungsstörung. Nach VAN BOGAERT liegt der teratogenetische Terminationspunkt für die St.W.K. im 3. Entwicklungsstadium nach Streeter, in dem sich mit der Trennung des Schädels, der Dura und des Gehirns normalerweise auch eine Trennung der oberflächlichen, mittleren und tiefen Gefäßlagen vollzieht.

Die Frage, ob nur eine *primäre Mißbildung im mittleren Keimblatt* oder eine *koordinierte mesodermale und ektodermale Entwicklungsstörung* vorliegt, ist viel diskutiert worden. Die unter anderem von Krabbe, Yakovlev und Guthrie, Schenk und Brouwer, v. d. Hoeve u. Mahoney vertretene Ansicht geht davon aus, daß nicht immer eine volle Übereinstimmung der leptomeningealen und cerebralen Veränderungen besteht, daß mitunter auch andere auf das Ektoderm hinweisende Mißbildungen vorkommen, und daß die Hirnatrophie oft so hochgradig ist, daß Zweifel an der lediglich sekundären Natur auftauchen. Brouwer, v. d. Hoeve und Mahoney nahmen neben dem Destruktionsprozeß in der Rinde noch „einen zusätzlichen hypoplastischen Faktor" an. Auch Kroll u. Staemmler und Peters u. Tebelis hielten die Veränderungen im Gehirn für eine koordinierte, von der leptomeningealen Angiomatose unabhängige Mißbildung. Mikrogyrien, Heterotopien und andere Fehlbildungen im Gehirn wurden von Olivecrona, Hallervorden, Scholz, Green und Peters beobachtet. Jedoch wird sowohl von van Bogaert als auch von Peters hervorgehoben, daß echte Mißbildungen des Gehirns bei der St.W.K. ziemlich selten vorkommen. Peters schloß sich deshalb später der Meinung der Autoren an, die die Veränderung im Hirngewebe als sekundär bedingt ansahen und sowohl auf den Druck der angiomatösen Mißbildungen in den weichen Häuten als auch auf Ernährungsstörungen infolge der Fehldurchblutung zurückführten. Von Peters und von van Bogaert werden auch die intracerebral gelegenen Gefäßmißbildungen als Teilursache des fortschreitenden Hirnprozesses angesehen. Die primären Veränderungen sind also in der Regel auf das mittlere Keimblatt beschränkt.

Verschiedene Autoren haben sich mit dem *Einfluß des Nervensystems auf die Entstehung der Hautnaevi und der übrigen Symptome der St.W.K. beschäftigt.*

Yakovlev und Guthrie nahmen eine Störung der Vasomotorenfunktion an. Cushing stellte 1906 bei einem Kranken mit St.W.K. eine mangelhafte Ausbildung des Ganglion Gasseri fest und führte die Haut- und Hirnhauterscheinungen auf die Trigeminusmißbildung zurück. Kroll und Staemmler machten die Beobachtung, daß der Hautnaevus in einem Falle nach dem Tode auch histologisch nicht mehr feststellbar war und nahmen deshalb eine funktionelle Störung an. Ein ähnliches Phänomen beobachteten Laignel-Lavastine und Tinel (1920) bei einem Kranken mit brachialem Hautnaevus, der bei Hochheben des Armes verschwand und beim Senken später erschien als die normale Blutfülle im anderen Arm. Sie nahmen eine Aplasie bestimmter Zellen der sympathischen Ganglien an. Auch der von Fegeler beschriebene Fall, bei dem sich nach einem Trauma aus einer einfachen Hautrötung allmählich ein Naevus flammeus entwickelte, spricht für die Entstehung des Naevus aus einem veränderten Funktionszustand der Gefäße. Während Fegeler eine primäre Sympathicus-Störung für die Ursache hielt, erklärte Kautzky die Entstehung der abnormen Weitstellung und Hyperplasie der Gefäße bei der St.W.K. durch ein Überwiegen des Parasympathicus über den Orthosympathicus. Kautzky stellte 34 Fälle von St.W.K. aus der Literatur zusammen und fand, daß bei Lokalisation des Naevus im Gebiete des 1. Trigeminusastes am häufigsten der Occipitallappen, bei Lokalisation im Gebiet des 1. und 2. Astes bei einer Gruppe ebenfalls der Occipitallappen, bei einer anderen Gruppe der Occipital- und Parietallappen und mitunter auch der hintere Teil des Frontallappens befallen waren. Lag der Naevus im Bereich des 2. und 3. Trigeminuslappens, so nahmen die Hirnhautveränderungen die Konvexität mit Ausnahme des Occipitallappens ein. Bei Fällen, in denen der Naevus sich im Versorgungsgebiet aller 3 Trigeminusäste und zum Teil auch in spinalen Segmenten ausdehnte, war meist die ganze Hemisphäre betroffen. Gestützt auf entwicklungsgeschichtliche Untersuchungen kam Kautzky zu der Ansicht, daß die Innervation der Dura eine metamere sei. Ihre sensible Versorgung erfolgt durch die 3 Trigeminus-Äste, die parasympathische durch den N. parophthalmicus, den N. intermedius und den N. tympanicus. Unter der Voraussetzung, daß die Leptomeningen dieselbe Innervation haben wie die Dura, kam Kautzky zu der Schlußfolgerung, daß sich die Hirnhautangiomatose ebenso wie der Hautnaevus an bestimmte nervale Versorgungsgebiete halte. Danach sind die Haut- und Hirnangiomatose der St.W.K. die koordinierten Folgeerscheinungen der Störung desselben parasympathischen Nerven. Die interessante Hypothese von Kautzky müßte noch durch weitere Beobachtungen bestätigt werden. Dasselbe gilt für die Ansicht von Laignel-Lavastine u. Tinel, die sich, wie Louis-Bar hervorhebt, anatomisch noch nicht hat bestätigen lassen.

Die meisten Autoren stimmen darin überein, daß es sich bei der St.W.K. um ein *erbliches Leiden* handelt. Nur FALK (1950) macht Traumen oder Virusschäden während der Schwangerschaft für die Entstehung der St.W.K. verantwortlich. LOUIS-BAR hält die Erblichkeit der St.W.K. noch nicht für hinreichend bewiesen. Jedoch ist die Ansammlung von angiomatösen Mißbildungen in den Familien der Kranken so häufig, daß sie nicht übersehen werden kann (GALEZOWSKI 1898; OPPENHEIM 1913; GOUGEROT-BLUM-LEVY 1936; BETHOUX, ISNEL u. MARCOULIDES 1936; KOCH 1940, 1950; LOUIS-BAR 1947; MOGENS-LUND 1949 u. a.). Allerdings ist der Erbgang noch nicht in allen Einzelheiten geklärt. Systematische Erblichkeitsuntersuchungen sind bisher nur von KOCH und in letzter Zeit auch von KAMMER (1955) durchgeführt worden; KOCH hat überdies die gesamte erbpathologische Literatur kritisch gesichtet und zusammengestellt. Eine Hirnhaut-Gehirnangiomatose ist bisher in 2 aufeinanderfolgenden Generationen nicht beobachtet worden (der Fall von GEYELIN

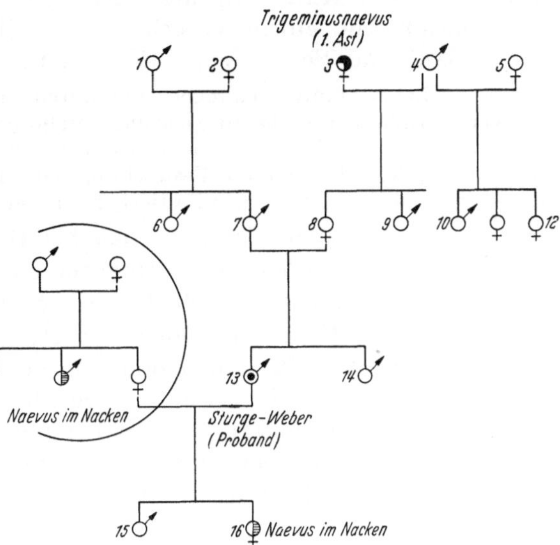

Abb. 26. *Stammbaum* bei Sturge-Weberscher Krankheit. In der Familie (Großmutter mütterlicherseits) Trigeminusnaevus. (Nach KOCH 1953.)

u. PENFIELD wird in Übereinstimmung mit VAN BOGAERT und LOUIS-BAR nicht der St.W.K. zugerechnet). Am häufigsten findet man in den Sippen streng auf das Trigeminusgebiet beschränkte Naevi vasculosi oder Hautnaevi, die regellos an den verschiedensten

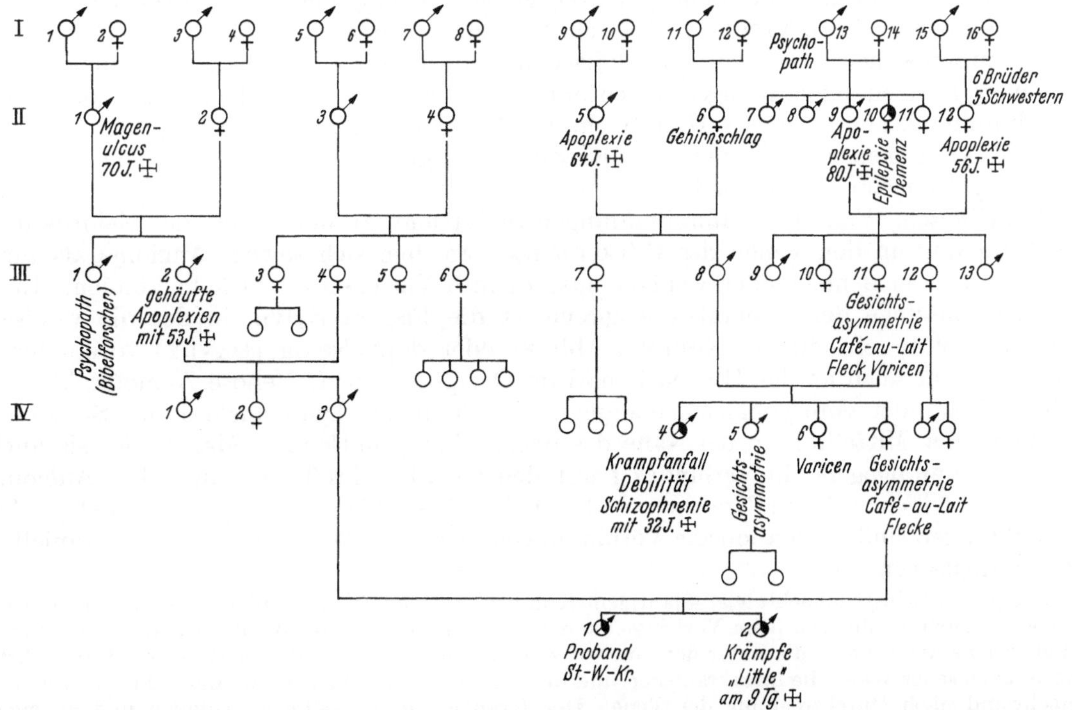

Abb. 27. *Stammbaum* eines Kindes mit monosymptomatischer cerebraler Form von Sturge-Weberscher Krankheit (s. auch Abb. 24). Bei dem Probanden bestanden ausgedehnte intrakranielle Verkalkungen, Hemiparese, Epilepsie und Schwachsinn. Ein Bruder starb kurz nach der Geburt unter Krampferscheinungen. In der mütterlichen Familie noch 2 Kranke mit Epilepsie. (Nach KAMMER 1955.)

Körperstellen vorkommen (Abb. 26). In einigen Fällen wurden in der Aszendenz auch cerebrale Symptome beobachtet (Abb. 27): Epilepsie (Koch, Kammer), „Kinderkrämpfe" (Delay-Pichot, Kammer), migräneartige oder andersartige Kopfschmerzen, teils in Kombination mit einem Gesichtsnaevus (Koch, Mogens-Lund u. a.), Hemiparesen (Louis-Bar) und Schwachsinn (Kammer).

Die Erblichkeitsuntersuchungen sind durch die Variabilität der phänotypischen Manifestation erschwert. Außerdem stößt die Deutung cerebraler Erkrankungen in der Aszendenz auf Schwierigkeiten, weil die St.W.K. früher nicht bekannt war und eine röntgenologische Sicherung der Diagnose oft nicht möglich ist. Auch die Feststellung der Angiomatose der Chorioidea, die sich mitunter erst spät oder gar nicht klinisch manifestiert, kann bei den Familienangehörigen schwierig sein.

Koch kam zu dem Ergebnis, daß bei Berücksichtigung aller phänischen Manifestationen in einigen Fällen ein dominanter oder unregelmäßig dominanter Erbgang angenommen werden müsse. Auch die von Kammer bei 3 Kranken mit cerebraler Angiomatose (die in 2 Fällen die volle Symptomentrias boten) durchgeführten Sippenuntersuchungen sprechen für einen dominanten Erbgang. In einigen anderen Fällen hielt Koch einen recessiven Erbgang für möglich. Die St.W.K. ist eine Mißbildung mit großer intrafamiliärer Variabilität. Von Koch und Kammer wird hervorgehoben, daß für die Ausprägung der Symptome wahrscheinlich der Zeitpunkt maßgebend ist, in dem während der Embryonalzeit die Störung auftritt.

3. Angioma racemosum venosum.

Rein venöse Gefäßmißbildungen im Bereiche des Kopfes sind selten. Häufiger sind sie an den spinalen Venen. Nach Virchows Definition besteht das venöse Rankenangiom aus einer Ansammlung erweiterter Venen, die weder pulsieren noch arterielles Blut führen. Das hindurchströmende Blut hat bereits das Capillarbett passiert. Es gibt verschiedene Formen der venösen Fehlbildungen: die vereinzelt oder multipel vorkommenden sackförmigen Varicen, die diffuse Erweiterung einzelner oder mehrerer Venen, die atypisch verlaufenden Venen mit oder ohne gleichzeitige Erweiterung und die eigentlichen venösen Angiome im Sinne von Virchow. Zwischen diesen Formen gibt es fließende Übergänge und Kombinationen. Da sich vom klinischen Standpunkt eine genaue Abgrenzung der einzelnen Formen noch weniger durchführen läßt als vom pathologisch-anatomischen Standpunkt (s. Zülch, dieses Handbuch, Bd. I/1), werden in diesem Kapitel, das vorwiegend klinischen Gesichtspunkten Rechnung trägt, die venösen Angiome und die Varicen gemeinsam abgehandelt.

Lokalisation. Venöse Gefäßmißbildungen findet man an den Venen des Gehirns und der Dura und an den Venen des Rückenmarks, an dem sich sowohl Angiome als auch weit häufiger eine mehr oder weniger ausgedehnte Varicosis entwickeln können. Eine Prädilektionsstelle der cerebralen Angiome ist die Fissura Sylvii, in der die venösen Gefäßkonvolute einseitig (s. Norlén, Abb. 2) oder doppelseitig (Dandy) vorkommen. Man findet sie auch an der Hirnbasis und im Occipitallappen. Venöse Angiome können sich als Reste der embryonalen Venenplexus auch in der Dura ausbreiten. Sie sitzen häufig in der Mittellinie in der Nähe des oberen Längsblutleiters. Man findet sie auch in der Occipitalgegend in Verbindung mit den Gefäßen des Tentoriums. Die Angiome der Dura können auf den Knochen und auf die Galea übergreifen (Tönnis 1936). Als Fehlbildungen sind auch abnorme Verbindungen zwischen den intra- und extrakraniellen Venen anzusehen.

Bei einem selbstbeobachteten 48jährigen Kranken bestand in der linken Frontalgegend eine weiche Geschwulst, die sich beim Vorbeugen stark vorwölbte (Abb. 28). Bei der Operation fand sich lediglich eine dicke Vene, die unter der von außen tastbaren Vorwölbung den Knochen durchbohrte und in atypischer Weise die intrakraniellen und die extrakraniellen Venen verband. Die Vorwölbung verschwand nach Durchtrennung der Vene. Der Kranke, der an seltenen Anfällen und an einer geringen Hirnleistungsschwäche litt, wurde nach der Operation anfallsfrei.

Varicöse Erweiterungen scheinen an den Hirnvenen häufiger vorzukommen als an den Hirnsinus (Trupp u. Sachs 1948). Sackförmige Varicen der V. Galeni sind mehrfach beobachtet worden. Unter den Sinus scheinen der obere und untere Längsblutleiter am häufigsten betroffen zu sein (DANDY 1928, MARX 1925). MÜHSAM (1924) beschrieb die Erweiterung aller Durasinus der Hinterhauptsgegend und der zuführenden Venen mit Arrosion des Knochens bei einer 25jährigen Frau, die außerdem ein Angiom der Augenlider hatte. Auch eine sackförmige Erweiterung des Sinus rectus ist mehrfach beschrieben worden.

Pathologische Anatomie. Die venösen Angiome imponieren makroskopisch als ein Konvolut aus erweiterten Venen. Sie können ganz auf die Meningen beschränkt bleiben (DANDY). Häufiger findet man unter einem umschriebenen Bezirk erweiterter Venen im Subarachnoidalraum auch angiomatöse Veränderungen im Gehirn. Ob die von CUSHING und BAILEY beschriebenen, keilförmig bis zum Ventrikel sich hinziehenden Angiome tatsächlich venöser Natur sind oder ob sie nicht eher den arteriovenösen Rankenangiomen zuzurechnen sind, wird von ZÜLCH mit Recht zur Debatte gestellt.

Die Varicen können klein sein oder auch wie in dem von HOELZER (1940) beschriebenen Fall eines Varix des Sinus rectus die Größe eines Hühnereies erreichen. In diesem Falle bestand außerdem noch eine ausgedehnte Mißbildung anderer Gefäße: die V. Galeni und die beiden Vv. cerebri int. fehlten. Die A. basilaris, die A. chorioidea und die A. cerebri ant. der rechten Seite mündeten in den erweiterten Sinus ein, auch andere Gefäße zeigten einen abweichenden Verlauf. In diesem Falle wäre es richtiger, nicht nur von einem Varix, sondern von einer kongenitalen arteriovenösen Fistel mit varicöser Ausweitung des Sinus rectus zu sprechen.

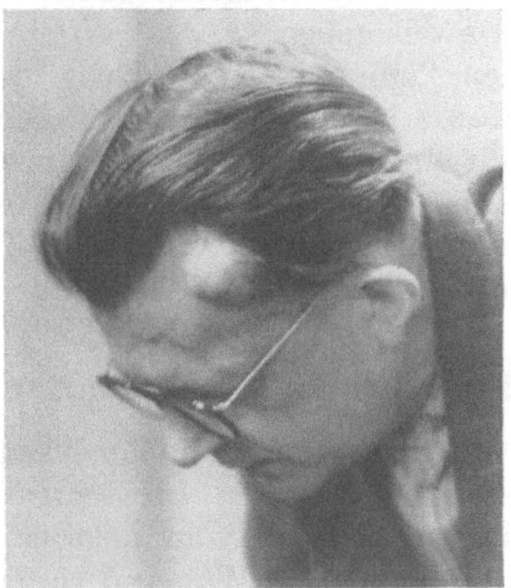

Abb. 28. Venöse Gefäßmißbildung. Durch eine pathologische venöse Verbindung der intrakraniellen Venen mit den Venen der Schädelweichteile kommt es beim Vorbeugen zur Füllung eines über der abnormen Vene gelegenen Gefäßsackes.

Im histologischen Aufbau sind nach den Untersuchungen von BERGSTRAND venöse und arteriovenöse Rankenangiome nicht voneinander zu unterscheiden, während MANUELIDIS nur die Angiome, die auch histologisch rein venöse Gefäße enthalten, zu den venösen Rankenangiomen rechnet. Bei beiden Gruppen haben die Gefäße auf dem Querschnitt die mannigfachsten Formen, die teils an Arterien, teils an Venen erinnern. Viele Gefäßlichtungen sind rundlich, andere wieder gefältelt. Die Wandung der verschiedenen Gefäße ist von verschiedener Dicke. Das Endothel kann ein- oder mehrschichtig sein. Die Media besteht aus teilweise hyalin entarteten Bindegewebsfasern, zwischen denen in wechselnder Menge Muskelfasern eingelagert sind. In manchen Gefäßen, die mit ihrer reichlichen Entwicklung der Muscularis dem Bau einer Arterie entsprechen, kann die Elastica gut ausgebildet sein. In anderen Gefäßen ist sie sehr spärlich oder fehlt ganz. Auch die Adventitia ist sehr verschieden entwickelt. Die mittleren Wandschichten können verkalken. BERGSTRAND fand in einem venösen Angiom mehrere Gefäße, deren Lumen von lockerem Bindegewebe ausgefüllt war.

Klinische Erscheinungen. Die neurologischen Herdsymptome sind je nach dem Sitz der venösen Mißbildung verschieden. Häufig sind Kopfschmerzen, herdförmige oder generalisierte Anfälle, Hemiparesen und psychische Allgemeinveränderungen im Sinne einer Hirnleistungsschwäche. Subarachnoidalblutungen und Blutungen in das Hirngewebe können sowohl bei den Angiomen als auch bei den Varicen der Hirnvenen vorkommen. Auch Schwindel, Ohrensausen und Ohnmachtszustände sind beschrieben worden. Die oft beobachtete Progredienz der Symptome beruht wohl vorwiegend auf einer mehr oder weniger umschriebenen Hirnatrophie, die sich im Laufe der Zeit infolge der mangelhaften Durchblutung entwickelt. Große Angiome können auch eine direkte Druckwirkung auf das Gehirn ausüben. Bei Varicen der V. Galeni beobachtete MONIZ (1953) Symptome von seiten des 5., 6. und 7. Hirnnerven, die als Folge einer Blutung auftraten. Bei dem von HOELZER beschriebenen 10 Monate alten Kinde mit dem großen Varix des Sinus rectus bestanden Krampfanfälle und ein zunehmender Hydrocephalus int.

Das Röntgenbild des Schädels zeigt erweiterte Gefäßkanäle oder auch eine lokale Entkalkung, in manchen Fällen auch eine Vorwölbung des Knochens an der Stelle des Angioms (RÖTTGEN). In einem Falle von TÖNNIS bestand über einem venösen Angiom der Dura ein großer Knochendefekt. Verkalkte venöse Angiome oder Varicen können im Röntgenbild zur Darstellung kommen (TÖNNIS 1948, OSCHERWITZ). Bei ausgedehnten

Angiomen läßt sich *im Encephalogramm* eine mehr oder weniger umschriebene Hirnatrophie oder auch eine mäßige Verdrängung des Ventrikelsystems nach der Gegenseite
nachweisen (TÖNNIS 1936). *Die angiographischen Erfahrungen* sind noch gering. MONIZ
(1953) konnte bei 2 Kranken im Phlebogramm sackförmige Varicen der V. Galeni darstellen. Ferner fand er im Phlebogramm eines 3jährigen Kindes eine starke Erweiterung
der V. Labbé mit atypischem Verlauf vom Sinus cavernosus zum Confluens sinuum.
Bei KRAYENBÜHL finden wir 2 Phlebogramme oberflächlich gelegener venöser Gefäßmißbildungen, die durch direkte Injektion erzielt worden sind. In einem Falle handelt
es sich um einen Varixknoten der rechten Orbita bei einer 38jährigen Patientin. Im
anderen Falle bestand bei einem 9jährigen Knaben eine venöse Gefäßmißbildung der
Galea über der linken Stirnseite, die sich vorwiegend in den Sinus sagittalis sup., mit
einem feinen Abfluß auch in die V. temporalis superficialis entleerte.

Die Diagnose ist schwer zu stellen, wenn das Angiom nicht äußerlich sichtbar ist, oder
wenn nicht röntgenologische Veränderungen am Schädel oder das Phlebogramm einen
Hinweis geben. *Für die differentialdiagnostische Abgrenzung* gegenüber langsam wachsenden Tumoren ist es wichtig, daß Hirndruckerscheinungen in der Regel fehlen. Das von
MONIZ beschriebene Symptomenbild bei Varicen der V. Galeni kann zu Verwechslungen
mit einem Aneurysma im hinteren Teil des Circulus Willisi Anlaß geben. Beim Auftreten
einer Subarachnoidalblutung muß man auch an die Möglichkeit einer venösen Gefäßmißbildung denken. Die Differentialdiagnose gegenüber anderen cerebralen Gefäßmißbildungen kann durch das Serienangiogramm geklärt werden.

4. Angioma racemosum arterio-venosum[1] (kongenitales arteriovenöses Aneurysma).

Arteriovenöse Angiome kommen im Gefäßbereich des Schädels, des Halses und der
Extremitäten vor. Im Gehirn gehören sie zu den häufigsten Gefäßmißbildungen. Ihnen
kommt deshalb vom neurochirurgischen Standpunkt eine besonders große praktische
Bedeutung zu. Während sie früher fast nur bei der Obduktion gefunden wurden, ist es
seit Einführung der Angiographie im Laufe der Zeit immer häufiger gelungen, sie klinisch
zu diagnostizieren. Die Serienangiographie ist der anatomischen Untersuchung in mancher Hinsicht sogar noch überlegen, weil sie nicht nur über die Artdiagnose und den Sitz,
sondern auch über Zahl und Herkunft der arteriellen Zuflüsse, über die venösen Abflüsse,
über den Aufbau des Angioms und über die Gefäßversorgung des übrigen Gehirns Auskunft zu geben vermag. Nachdem neuerdings die Operation bei herabgesetztem Blutdruck in vielen Fällen die Totalexstirpation ermöglicht hat (OLIVECRONA, NORLÉN 1949,
TÖNNIS), hat das Interesse an einer Verbesserung der klinischen Diagnostik weiterhin
zugenommen.

Die charakteristische Veränderung beim arteriovenösen Rankenangiom besteht darin,
daß zwischen einer oder mehreren erweiterten Arterien und den ebenfalls oft bis auf
Bleistiftdicke erweiterten abführenden Venen ein Knäuel geschlängelter pulsierender
Gefäße liegt, während das Capillarbett fehlt. Nicht nur die zuführenden Arterien, sondern
auch die ableitenden Venen pulsieren und führen arterielles Blut. In selteneren Fällen
findet man statt eines Gefäßkonvolutes eine oder mehrere grobkalibrige direkte Gefäß-

---

[1] Diese Gefäßmißbildung ist in der Literatur verschieden benannt worden. VIRCHOW führte die
Bezeichnung Angioma racemosum (Rankenangiom) ein. Er unterschied zwischen dem Angioma
venosum und dem Angioma arteriale, das er auch Aneurysma anastomoseon nannte. CUSHING und
BAILEY, die auf Grund ihrer Operationserfahrungen den arteriovenösen Charakter erkannt hatten,
gebrauchten neben VIRCHOWS Bezeichnung Angioma arteriale die treffendere Bezeichnung arteriovenöses Angiom. Von DANDY wurde die Mißbildung arteriovenöses Aneurysma genannt. OLIVECRONA
(1936, 1957) spricht zum Unterschied von den erworbenen Aneurysmen vom *kongenitalen arteriovenösen Aneurysma*. Uns erscheint die Bezeichnung *arteriovenöses Rankenangiom*, die auch von
TÖNNIS, ZÜLCH und VAN BOGAERT gebraucht wird, am treffendsten zu sein, da sie einerseits den
Mißbildungscharakter betont, andererseits nicht zur Verwechslung mit den sackförmigen arteriellen
oder den erworbenen arteriovenösen Aneurysmen führen kann.

verbindungen zwischen Arterie und Vene, die man als kongenitale arteriovenöse Fisteln bezeichnen kann (REINHOFF 1924; DANDY 1928; RUSSEL und NEVIN 1940; ALPERS u. FORSTER 1945; JAEGER u. FORBES 1946; OSCHERWITZ u. DAVIDOFF 1947; BOLDREY u. MILLER 1949). Sie werden von OLIVECRONA als arteriovenöse Anomalien den arteriovenösen Angiomen gegenübergestellt.

Im Falle von REINHOFF (zit. nach BERGSTRAND) lagen die arteriovenösen Fisteln zwischen der hochgradig dilatierten A. carotis externa und der ebenfalls stark erweiterten und abnorm verlaufenden V. jugularis externa am Halse. In den meisten Fällen handelte es sich um Verbindungen zwischen Arterien des Circulus Willisi und der V. Galeni, dem Sinus rectus (HOELZER 1940) oder anderen cerebralen Venen, die an der Einmündungsstelle oft hochgradig erweitert waren.

Eine direkte Kommunikation zwischen Arterie und Vene besteht auch bei den spontanen arteriovenösen Aneurysmen im Sinus cavernosus, die an Häufigkeit weit hinter den traumatisch entstandenen arteriovenösen Cavernosus-Aneurysmen zurückstehen (MEADOWS, eigene Beobachtung, Abb. 77 u. a.). Sie werden später bei den arteriovenösen Aneurysmen abgehandelt.

a) Pathogenese und Ätiologie.

Es kann heute als gesicherte Tatsache gelten, daß der Entstehung arteriovenöser Rankenangiome eine Störung der embryonalen Gefäßentwicklung, auf die TÖNNIS (1936) erstmals hingewiesen hat, zugrunde liegt.

TÖNNIS bezog sich auf die embryologischen Untersuchungen von STREETER und hob hervor, daß die zahlreichen verzweigten Gefäßverbindungen im arteriovenösen Angiom und die fehlende Differenzierung der Gefäßwandungen nur durch das Bestehenbleiben der primitiven embryonalen Gefäßplexus zu erklären seien. Als teratogenetischer Terminationspunkt wird von VAN BOGAERT das 2. Stadium nach STREETER festgesetzt. Da für die arteriovenösen Angiome eine umschriebene Agenesie des Capillarbettes charakteristisch ist, hält auch OLIVECRONA (1957) es für wahrscheinlich, daß die Entwicklungsstörung, die dieser Fehlbildung zugrunde liegt, im 2. Stadium, in dem sich normalerweise das Capillarbett bildet, einsetzt. Im 3. Stadium, in dem die Trennung der intra- und extrakraniellen Zirkulation beginnt, entscheidet sich, in welcher Schicht (Schädel, Dura oder Gehirn) das arteriovenöse Angiom lokalisiert ist. Im 4. Stadium bilden sich die endgültigen Zuflüsse zum Angiom. Daraus, daß eine Verzögerung in der Differenzierung des Gehirns und seiner Hüllen am ehesten über den lateralen Teilen des Großhirns zu erwarten ist, erklärt sich nach OLIVECRONA das verhältnismäßig häufige Vorkommen von Kommunikationen zwischen der A. carotis externa und A. cerebri media.

Der Mißbildungscharakter des arteriovenösen Angioms wird dadurch unterstrichen, daß mitunter bei demselben Kranken auch andere Mißbildungen vorkommen. So konnten YATES und PAINE (1929) neben einem Angiom die Persistenz fetaler Venen nachweisen. KRAYENBÜHL und YASARGIL beobachteten bei Kranken mit subtentoriellen Angiomen ebenfalls Residuen embryonaler Gefäßverhältnisse wie Peristenz der Trigeminusarterie, Foramenbildung der A. basilaris als Merkmal der nicht zustande gekommenen Vereinigung, embryonale Anastomosen zwischen den tiefen und den oberflächlichen Venen u.a.m. ARIETI und GRAY (1944) fanden neben einem arteriovenösen cerebralen Angiom Aneurysmen des Circulus Willisi und der Bauchaorta sowie zahlreiche andere cerebrale Gefäßanomalien. Auch SUGAR (1951) und RICHARDS (1956) beschrieben das gleichzeitige Vorkommen eines arteriovenösen Angioms und eines sackförmigen Aneurysmas. In unserem Krankengut sahen wir bei einem Kranken mit einem im Mittelhirn lokalisierten arteriovenösen Angiom ein Dermoid des Kreuzbeins als Ausdruck einer dysraphischen Störung. Das Zusammentreffen einer Syringomyelie und eines cerebralen Angioms wurde von SILBERMANN und STENGEL (1929) beschrieben.

Die Frage, ob *erbliche Faktoren* für die Entstehung arteriovenöser Gefäßmißbildungen verantwortlich zu machen sind, ist noch nicht geklärt.

Wir beobachteten in der Tönnisschen Klinik einen Kranken mit einem großen arteriovenösen Rankenangiom des Gehirns, dessen Bruder ebenfalls ein großes cerebrales Rankenangiom gehabt hatte; beide waren an einer Blutung aus dem Angiom verstorben. Ähnliche Beobachtungen ließen sich in der Literatur nicht auffinden. GRIEPENTROG (1949) hat die Erblage dieser Familie untersucht und hat den folgenden Stammbaum aufgestellt.

Stammbaum einer Familie mit arteriovenösen cerebralen Rankenangiomen bei 2 Brüdern.

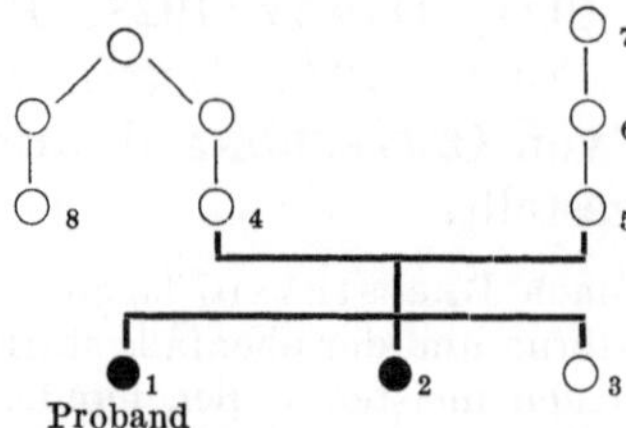

1. Proband: Großes arteriovenöses Angiom der Parietalgegend, leichte Skoliose, habituelle Patellarluxation. *2. Bruder:* Großes arteriovenöses Angiom im Mediabereich. *3. Schwester:* Schwere Skoliose, Kleinwuchs von 148 cm, habituelle Luxation. *4. Vater:* Haltloser Psychopath, Spieler. *5. Mutter:* Lungentuberkulose, Körpergröße 152 cm. *6. Großvater:* Kehlkopftuberkulose. *7. Urgroßmutter:* Lungen- und Darmtuberkulose. *8. Sohn einer Großtante väterlicherseits:* In Irrenanstalt †.

Da in der Familie mehrere Fälle von Tuberkulose, von Kyphoskoliosen und habituellen Luxationen vorgekommen waren, wurde von Griepentrog die Möglichkeit einer hereditären konstitutionellen Minderwertigkeit des Mesenchyms in Erwägung gezogen. In der Aszendenz der von uns beobachteten Angiomkranken waren Schlaganfälle in verhältnismäßig frühem Alter sowie cerebrale Erkrankungen unklarer Ätiologie auffallend häufig. Ob in diesen Fällen ebenfalls Gefäßmißbildungen oder andere Gefäßleiden bestanden haben, läßt sich natürlich nicht entscheiden.

Eine systematische Erblichkeitsuntersuchung liegt bisher nicht vor, wäre aber wünschenswert, da einige Beobachtungen die Wirksamkeit erblicher Faktoren entweder im Sinne einer allgemeinen Mesenchymschwäche oder einer gleichartigen Belastung möglich erscheinen lassen.

b) Häufigkeit und Geschlecht.

Die Häufigkeit der arteriovenösen Angiome läßt sich nur nach den klinischen Statistiken schätzen, während sich über das Vorkommen in der Durchschnittsbevölkerung noch nichts aussagen läßt. Es ist anzunehmen, daß die prozentuale Zunahme in allen neurochirurgischen Statistiken wenigstens zum Teil auf der besseren Erkennung des Krankheitsbildes, die jetzt schon früher zur Einweisung führt, beruht. Cushing und Bailey fanden 1928 nur rund 0,59 % und Dandy (1928) 1 % arteriovenöse Angiome unter sämtlichen verifizierten Hirntumoren. Nach der neuesten Statistik von Olivecrona und Ladenheim aus dem Jahre 1957 beträgt der Anteil der arteriovenösen Angiome in der Gesamtzahl der von 1923—1955 verifizierten Hirntumoren der Neurochirurgischen Klinik des Serafimer-Lazarettes in Stockholm rund 2 % (125 arteriovenöse Angiome unter rund 5000 Tumoren). In dem Krankengut der Tönnisschen Klinik wurden 1933—1956 3,8 % (134 arteriovenöse Angiome unter 3536 Fällen) und in dem Krankengut von Krayenbühl (1957) 4,4 % (88 Fälle unter 2000 Hirntumoren) an arteriovenösen Angiomen gefunden. Nach den übereinstimmenden Angaben von Cushing u. Bailey, Dandy, Bergstrand, Olivecrona u. Tönnis, Jefferson, Tönnis u. Lange-Cosack sowie Olivecrona u. Ladenheim kommen arteriovenöse cerebrale Angiome bei Männern etwa doppelt so häufig vor wie bei Frauen. Nur Mackenzie, der sich auf ein Krankengut von 50 Fällen bezieht, fand den gleichen Anteil von männlichen und weiblichen Patienten.

c) Pathologische Anatomie[1].

Die arteriovenösen Angiome können oberflächlich oder auch in der Tiefe liegen. Sie können sich auch von der Oberfläche bis zur Ventrikelwand ausdehnen und bilden dann häufig einen Keil, dessen Spitze in der Tiefe liegt. *Makroskopisch* erkennt man ein Gefäßkonvolut, zu dem eine oder mehrere stark erweiterte Arterien hinziehen (Abb. 29). Der venöse Abfluß erfolgt durch mehrere ebenfalls stark erweiterte Venen in einen der großen Sinus, seltener zur V. Galeni. Erfolgt der Zufluß aus der A. carotis ext., so kann das Angiom in der Kopfschwarte, in den Weichteilen des Gesichts oder intrakraniell im

---

[1] Auf das Kapitel von Zülch in Band III dieses Handbuches, das die Anatomie der Gefäßmißbildungen gleichfalls behandelt, wird verwiesen.

Versorgungsgebiet der A. meningea media in der Dura lokalisiert sein. Das Hirngewebe in der Umgebung der cerebralen Angiome kann atrophisch sein (Abb. 30). Die Atrophie ist

bei diffusen Angiomen besonders schwer und ausgedehnt (Abb. 31). Nach größeren Blutungen in das Hirngewebe bleiben Cysten bestehen, deren Wandungen oft noch Blutpigment enthalten und rostbraun verfärbt sind. Die Cysten stehen häufig mit dem Ventrikelsystem in Verbindung. Als Folge von Blutungen in den Subarachnoidalraum sind die weichen Häute über dem Angiom oftmals verdickt und rostbraun verfärbt.

Auf dem Schnitt sieht man ein Gewirr von Gefäßen von verschiedener Größe, verschiedener Form und verschiedenartigem Bau der Wandungen, zwischen denen Inseln von Hirngewebe liegen. Im histologischen Aufbau unterscheidet sich das arteriovenöse Angiom grundsätzlich nicht von dem bereits be-

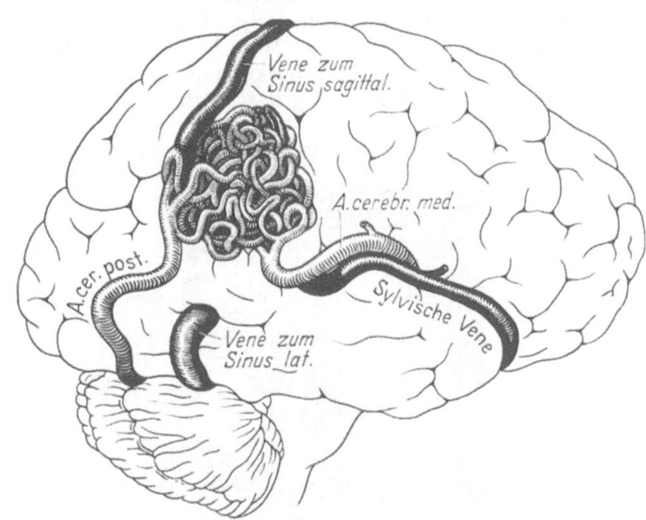

Abb. 29. Schematische Darstellung eines arteriovenösen Angioms. Fall von DUNN. (Nach BERGSTRAND 1936.)

schriebenen histologischen Bild der venösen Rankenangiome (BERGSTRAND). SORGO und MANUELIDIS, die sich eingehend mit den histologischen Befunden beschäftigt haben, hoben die Mannigfaltigkeit der morphologischen Veränderungen der mißgebildeten Gefäße im Angiom besonders hervor. SORGO unterschied 3 verschiedene Gruppen von mißbildeten Gefäßen des arteriovenösen Angioms: 1. dünnwandige, nur von einer einzelligen Endothelschicht begrenzte Gefäße, die nach seiner Meinung die Ursache der häufigen Blutungen und des in manchen Fällen vermuteten Wachstums sind, 2. Gefäße mit deutlicher Schichtung der Wandung in Intima, Media und Adventitia, 3. Gefäße mit einer dicken kernreichen, aber bis auf den einschichtigen Endothelzellenbelag völlig ungeschichteten Wandung, die eine gewisse Ähnlichkeit mit embryonalen Gefäßen haben. Ebenso wie in den venösen Angiomen kann die Wand eines einzelnen Gefäßes an verschiedenen Stellen verschiedenartig gebaut sein. Die Intima kann gleichmäßig verdickt sein oder an einzelnen Stellen knötchenförmig in das Lumen vorspringen. Auch Aussackungen der Gefäße kommen vor. Bei einer späteren Untersuchung kam SORGO (1949) zu der Ansicht, daß die häufig paravasal liegenden Leukocyten einen formativen Reiz zur Bildung von Blutgefäßen abgeben könnten, wenn als mechanisches Moment noch der Blutbedarf und die Blutströmung hinzukämen. MANUELIDIS stellte alle Übergänge zwischen den mehr oder weniger differenzierten arterien- oder venenähnlichen mißbildeten Gefäßen des Angioms fest. Bei einer venösen Verbin-

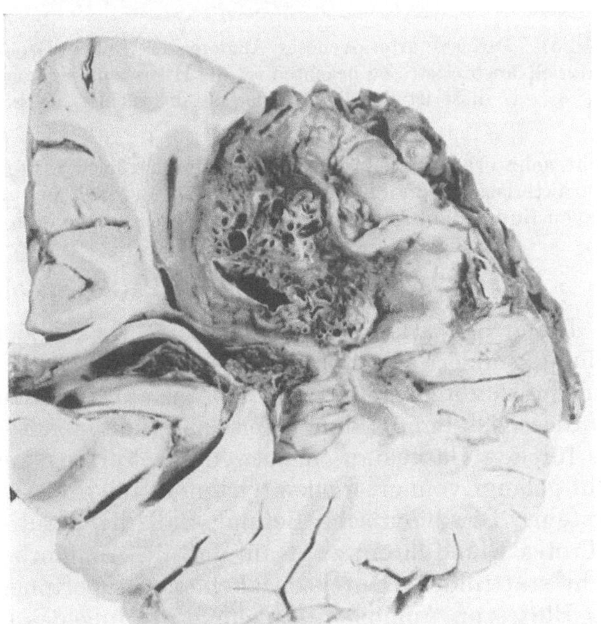

Abb. 30. Umschriebenes arteriovenöses Angiom der Centroparietalregion, das sich von der Hirnoberfläche bis zur Ventrikelwand erstreckt. Die zum Angiom führenden Gefäße im Subarachnoidalraum sind stark erweitert. (Pathol. Inst. des Städt. Krankenhauses Berlin-Neukölln.)

dung des Angioms zum Sinus sagittalis superior fand er einen Wandaufbau, der mit seiner dicken Elastica interna stark an den einer Arterie erinnerte; er führte die morphologischen Veränderungen auf die hämodynamische Beanspruchung durch den arteriellen Blutdruck zurück. Gefäßwandungen im Angiom sind häufig homogenisiert, manchmal auch verkalkt. Mitunter kommt auch Thromben-bildung vor. Das Gefäßlumen kann durch Füllgewebe vollständig verschlossen sein. Wie Manue-lidis hervorhebt, ist die Entscheidung darüber, was primär mißbildet und was im Angiom sekundär verändert ist, oft recht schwierig. Das Hirngewebe in der Umgebung der Gefäßmißbildung ist mehr oder weniger geschädigt. Man findet eine „plasmatische Infiltration" (Manuelidis), Blu-tungen, Gliaproliferation und fleckförmige Lichtungen der Markscheiden. Diese Schädigung der Ganglienzellen in der Umgebung des Angioms ist, wie besonders von Manuelidis betont wird, oft

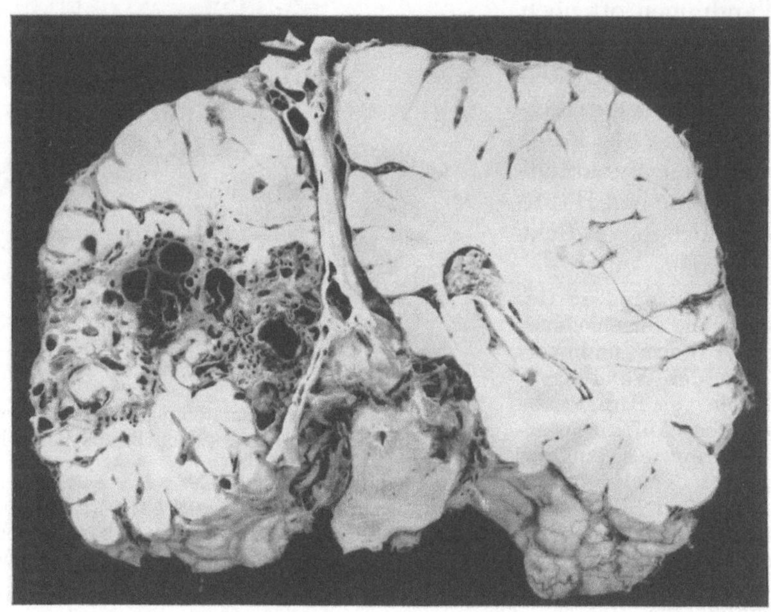

Abb. 31. Diffuses arteriovenöses Angiom der linken Großhirnhemisphäre, das sich außerdem auch sub-tentoriell ausbreitet. Zu beachten ist die Hirnatrophie, von der die ganze linke Hemisphäre betroffen ist; diese ist deutlich kleiner als die rechte. (Neurochirurg. Universitätsklinik Köln.)

nicht sehr erheblich, da dieselben gegen Druckwirkung und Ödem meist weniger empfindlich sind. Charakteristisch sind hypoxydotische Veränderungen und Atrophien der Ganglienzellen. Nach Blutungen findet man reparative Vorgänge im umgebenden Hirnparenchym.

d) Pathophysiologie.

Die arteriovenösen Rankenangiome wirken sich nicht nur auf ihre unmittelbare Umgebung, sondern ihrer physiologischen Eigenart entsprechend auch auf den Hirnkreislauf und auf den allgemeinen Körperkreislauf aus. Durch das Fehlen des Capillarbettes, das für diese Gefäßmißbildung typisch ist, kommen auch der periphere Widerstand und damit die für den Gasaustausch notwendige Verlangsamung des Blutstromes in Fortfall. Das Blut gelangt vom arteriellen System durch die arteriovenösen Fisteln direkt in das venöse System. Der bioptische Befund, daß die abführenden Venen ebenso wie die Arterien hellrotes Blut führen, zeigt an, daß im Angiombereich ein Austausch von O_2 gegen CO_2 nicht stattfindet. Durch das Fehlen des peripheren Widerstandes wird die Zirkulation des Blutes im Angiom beschleunigt. Infolgedessen vermehrt sich die in der Zeiteinheit den Carotis-Jugularis-Kreislauf durchströmende Blutmenge, ohne daß es zu einer eigentlichen Mehrdurchblutung des Hirnkreislaufes kommt. Tönnis hat bereits 1936 auf die Veränderungen der Hirndurchblutung hingewiesen. Seither ist die Kreislaufpathologie der arteriovenösen Angiome durch weitere Untersuchungen geklärt worden. Drei Methoden haben wir die Erweiterung unserer Kenntnisse vor allen Dingen zu verdanken: der gasanalytischen Methode von Kety und Schmidt (1948), der Serienangiographie (Tönnis 1954) und der Messung der Kreislaufzeiten mit radioaktiven Isotopen (Greitz 1956; Olivecrona u. Ladenheim 1957; Norlén 1957).

Die *gasanalytische Messung der Hirndurchblutung* nach Kety u. Schmidt beruht auf dem modifizierten Fickschen Prinzip. Nach diesem ist die Durchblutungsgröße eines Organs direkt proportional der Menge des von ihm aufgenommenen Sauerstoffs und umgekehrt proportional der arteriovenösen Sauerstoffdifferenz. Da experimentell nur die arteriovenöse Sauerstoffdifferenz erfaßbar ist, führten Kety u. Schmidt ein indifferentes Fremdgas, nämlich Stickoxydul, in den Organismus ein und berechneten die Durchblutungsgröße nach der Aufnahme des Fremdgases im Gehirn und der arteriovenösen Stickoxyduldifferenz. Das Gasgemisch wird durch eine Maske eingeatmet, die Blutentnahmen erfolgen aus der A. femoralis bzw. der A. brachialis und aus dem Bulbus jugularis. Durch diese Methode, die von Bernsmeier u. Siemons (1952), von Gänshirt u. Schiefer (1954) u. a. zum Teil etwas abgeändert worden ist, läßt sich die Gesamtdurchblutung des Gehirns, d. h. die Blutmenge in Kubikzentimeter, die in 1 min durch 100 g Hirn hindurchströmt, bestimmen. Sie erlaubt aber nicht, die Durchblutung einzelner Hirnregionen gesondert zu erfassen. Der normale Durchschnittswert beträgt nach Kety und Schmidt 54 cm³/100 g/min.

1948 berichteten Shenkin, Spitz, Grant u. Kety über die Resultate der Fremdgasanalyse bei 2 Kranken mit großen arteriovenösen cerebralen Gefäßmißbildungen. Sie fanden den Blutzufluß zum Gehirn etwa auf das Dreifache des Normalwertes erhöht, während der Sauerstoffverbrauch in der Zeiteinheit dem normalen Durchschnittswert entsprach. Diese Befunde wurden von Bernsmeier u. Siemons u. a. bestätigt. Auch Gänshirt und Schiefer fanden die mit der Kety-Methode bestimmte Hirndurchblutungsgröße bei arteriovenösen Angiomen des Carotis interna - und externa - Kreislaufs bis zum Vierfachen des Normalwertes gesteigert.

Nachdem schon von Espagno (zit. nach Gänshirt u. Schiefer) die Frage aufgeworfen worden war, ob die gasanalytische Methode bei den arteriovenösen Angiomen und bei den Glioblastomen mit arteriovenösen Fisteln anwendbar sei, wurde diese von Gänshirt u. Schiefer (1954) und von Tönnis (1954, 1957) eingehend diskutiert. Da ein arteriovenöser Shunt vorliegt, entspricht die Vermehrung der in der Zeiteinheit das Carotis-Jugularis-System passierenden Blutmenge nicht einer echten Steigerung der Hirndurchblutung, sondern täuscht eine solche nur vor. In der V. jugularis werden das Blut aus den normalen Hirngefäßen mit vermindertem Stickoxydul-Gehalt und das aus dem Angiom stammende Blut, dessen Stickoxydul-Gehalt unverändert geblieben ist, gemeinsam abgeleitet. Die Messung der arteriovenösen Stickoxydul-Differenz wird durch das unverändert den Shunt passierende Blut verfälscht, und zwar um so mehr, je größer das Angiom, d. h. der Shunt ist. Die Ergebnisse der Kety-Methode können also infolge dieses Meßfehlers nur mit Einschränkung verwertet werden (Tönnis u. Schiefer).

Tabelle 3. *Zirkulationszeit und Hirndurchblutung bei 17 arteriovenösen Angiomen.* (Nach Tönnis 1957.)

Nr.	Sitz des Angioms	Kreislaufzeit (sec) Serienangiographie		Hirndurchblutung (cm³/100 g/min) Fremdgasanalyse
		Hirn	Angiom	
1	parietal li.	4,8	4,9	239,0
2	temp.-par. re.	5,8	4,0	180,5
3	temporal li.	—	4,0	180,0
4	fronto-medial re.	4,7	4,0	163,0
5	zentral re.	5,8	4,7	145,0
6	parietal re.	5,1	4,3	136,0
7	fronto-par. li.	6,7	4,0	105,0
8	parietal li.	5,8	4,0	96,0
9	präzentral re.	5,8	4,0	90,3
10	occipital li.	5,8	4,0	90,0
11	occipital re.	6,8	4,1	88,1
12	temp. re.	6,8	3,8	85,0
13	Seitenventr. re.	6,8	4,1	84,0
14	occipital li.	5,8	4,0	72,8
15	occipital li.	5,6	3,0	62,5
16	fronto-med. li.	8,6	4,9	42,9
17	occipital re.	12,0	7,0	37,0

Eine weitere Klärung der cerebralen Zirkulationsverhältnisse beim arteriovenösen Angiom brachten *serienangiographische Messungen der Kreislaufzeit*, die insbesondere von Gänshirt u. Schiefer und von Greitz ausgearbeitet worden sind. Auch die serienangiographischen Untersuchungsergebnisse zeigen, daß die Durchblutungssteigerung nur für das Angiom und nicht für das übrige Gehirn zutrifft. Im Serienangiogramm läßt sich sowohl die Kreislaufzeit des Angioms als auch die des übrigen Gehirns quantitativ bestimmen. Während die Kreislaufzeit des Angioms durch das Fehlen des peripheren Widerstandes wesentlich verkürzt ist, fand Greitz die Kreislaufzeit des übrigen Gehirns entweder in normalen Grenzen oder an der oberen Grenze der Norm. Auch Gänshirt und Schiefer stellten fest, daß die serienangiographisch gemessene Kreislaufzeit des

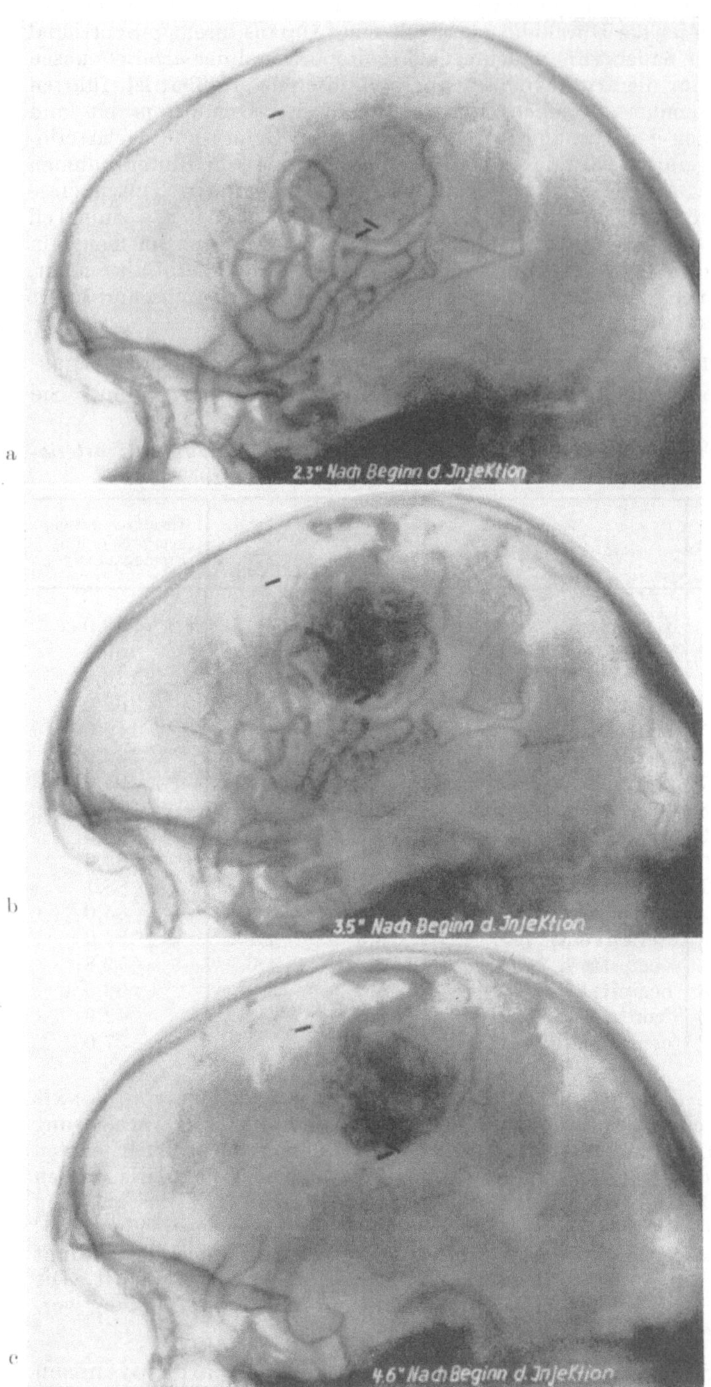

Abb. 32 a—c. Serienangiogramm eines arteriovenösen Angioms der A. cerebri media. Der Durchfluß des Kontrastmittels ist beschleunigt. Das Angiom ist in allen Phasen gut dargestellt, während die übrigen Hirngefäße erst in den späteren Phasen nur schwach sichtbar zur Darstellung kommen. (Nach TÖNNIS u. LANGE-COSACK 1953.)

Angioms kürzer ist als die des Gehirns. Eigenartigerweise fanden sie die Kreislaufzeit bei kleinen Angiomen kürzer als bei großen. Diese Beobachtung wurde von ihnen durch die Turbulenz der Blutströmung und die Änderung der elastischen Eigenschaften der Gefäßwandungen in den verzweigten großen Angiomen zu erklären versucht. In diesem Sinne spricht auch die Feststellung von Kontrastmittelresten in großen Angiomen durch CURTIS u. WICKBON. Nach TÖNNIS (1957) liegt bei einem Angiom mittlerer Größe (Durchblutungswerte zwischen 105,0 und 62,5 cm³/100 g/min) die Differenz zwischen der Kreislaufzeit des Gehirns und derjenigen des Angioms meist bei 1,8—3,0 sec (s. Tabelle 3).

Zu einer erheblichen Verlängerung der Kreislaufzeit kann es kommen, wenn durch ein großes intracerebrales Hämatom eine Hirndrucksteigerung entsteht; gleichzeitig sinkt dann die Hirndurchblutung unter die Norm (s. Fall 16 und 17 der Tabelle 3).

Von GREITZ wurde die Frage aufgeworfen, ob die angiographischen Bilder tatsächlich die normale Zirkulation widerspiegeln oder ob sich durch den Einfluß der Carotispunktion und des injizierten Kontrastmittels maßgebliche Veränderungen ergeben können. Er konnte Abweichungen von Blutdruck und Pulsfrequenz und bei einer kleinen Zahl von Patienten auch deutliche Veränderungen im Elektrokardiogramm sowie eine Verlängerung der Hirndurchblutung feststellen. Jedoch kam er bei vergleichenden Untersuchungen der Hirnzirkulation mit Isotopen im wesentlichen zu übereinstimmenden Ergebnissen. Er zog daraus den Schluß, daß die Angiographie in der Regel keinen erheblichen Einfluß auf die Hirnzirkulation ausübt. Die Serienangiographie ist deshalb auch nach der Ansicht von GREITZ und von NORLÉN (1957) zur Untersuchung des Hirnkreislaufs geeignet.

Die mangelhafte Blutversorgung der Hirngebiete, die dem Angiom benachbart sind, läßt sich im Arteriogramm anschaulich zur Darstellung bringen. Denn in der Regel wird nur das Gefäßgebiet des Angioms mit seinen hypertrophischen zu- und abführenden Gefäßen gut dargestellt, während die übrigen Hirnarterien eine sehr ungenügende Füllung erkennen lassen (Abb. 32a—e). Wie NORLÉN, TÖNNIS u. OLIVECRONA zeigen konnten, normalisiert sich das Angiogramm nach der Totalexstirpation des Angioms.

Als Folge des vermehrten Blutzuflusses zum Gehirn kommt es zu *Auswirkungen auf den Gesamtkreislauf.*

SHENKIN, SPITZ, GRANT u. KETY fanden die Auswurfmenge des Herzens und ebenso das Herzvolumen vergrößert. Eine sekundäre Auswirkung des cerebralen Angioms auf den Gesamtkreislauf wurde bereits 1937 von RÖTTGEN an dem Krankengut der Tönnisschen Klinik festgestellt. Auch er fand eine Vergrößerung des Herzens und außerdem Seitendifferenzen von Blutdruck und Puls. Der Blutdruck — insbesondere der diastolische Wert — ist als Folge des fehlenden peripheren Widerstandes im arteriovenösen Shunt nach der Feststellung von KETY u. Mitarb. deutlich erniedrigt, eine Tatsache, die TÖNNIS bestätigen konnte. Daß der erhöhte cerebrale Blutdurchfluß eine Rückwirkung auf die Herzarbeit hat, wurde auch von BERNSMEIER u. SIEMONS (1952) festgestellt. Bei Kreislaufbestimmungen nach der Methode von WEZLER und BÖGER (1939) zeigte sich ein Anstieg der Schlag- und Minutenvolumina sowie der Herzarbeit und ein Abfall der peripheren Gefäßwiderstände. BODECHTEL (1952) beschrieb eine allgemeine Kreislaufstörung mit Arbeitsdyspnoe und Cyanose; auch er fand eine Herzverbreiterung.

Nach Totalexstirpation eines Angioms bilden sich sowohl die Veränderungen des Hirnkreislaufes als auch die des Gesamtkreislaufes wieder zurück (BERNSMEIER und SIEMONS, GÄNSHIRT und SCHIEFER).Diese Tatsache ist sowohl für die Beurteilung der Kreislaufpathologie der Angiome als auch für die Einstellung derBehandlung von ausschlaggebender Bedeutung.

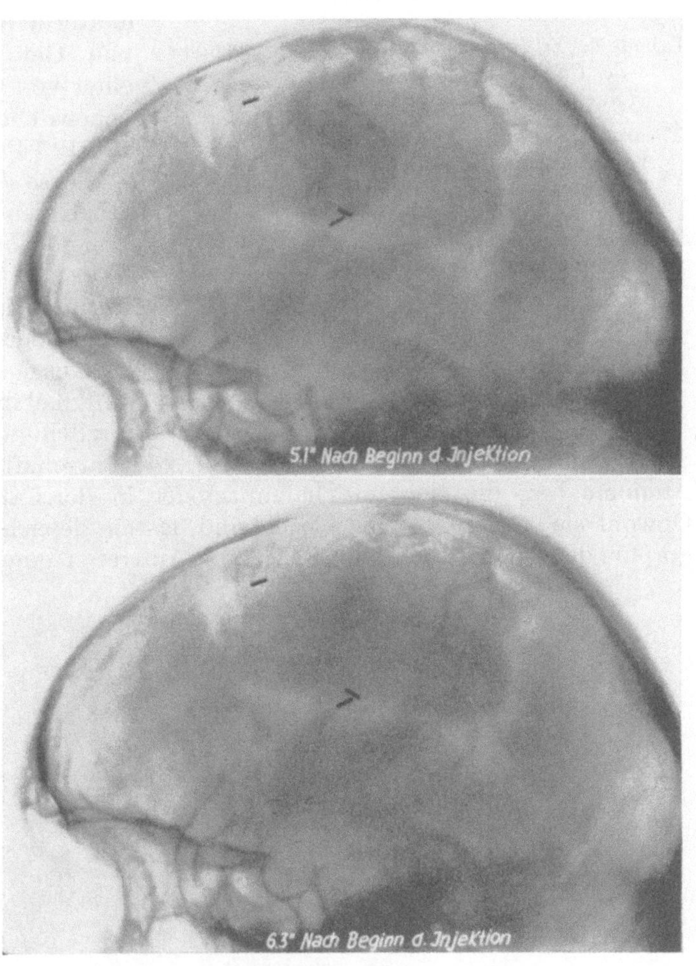

Abb. 32d u. e.

e) Größe und Zuflüsse.

Bei der Bezeichnung der *Größe eines arteriovenösen Rankenangioms* läßt sich eine gewisse Willkür nicht vermeiden, je nachdem, ob man nur den Kern des Angioms oder auch die in der Umgebung stark erweiterten abnormen Gefäße mit einbezieht. Das eigentliche Angiom kann die Größe einer Kirsche und die Größe einer Männerfaust haben.

Von TÖNNIS u. LANGE-COSACK wurden Angiome bis zur Größe einer Walnuß als „klein", bis zu Kleinapfelgröße als „mittelgroß" und bis zu Faustgröße als „groß" bezeichnet. GÄNSHIRT u. SCHIEFER (1954) versuchten, die Größe der Angiome planimetrisch auszumessen. Von anderen Autoren werden die Größenangaben nicht näher definiert.

Eine besondere, prognostisch von vornherein ungünstige Gruppe stellen die diffusen Angiome dar. Sie unterscheiden sich von den verschieden großen umschriebenen Angiomen nicht nur durch ihre Ausdehnung, sondern auch durch ihren Aufbau. Sie beziehen ihre arteriellen Zuflüsse aus mehreren Gefäßabschnitten und bilden kein abgegrenztes Gefäßkonvolut, sondern ein ausgedehntes, den größten Teil einer Hemisphäre, mitunter auch beider Hemisphären durchziehendes Gefäßnetz (s. Abb. 31).

Die meisten arteriovenösen Angiome erhalten ihren *Zufluß* aus dem Gefäßgebiet der A. carotis int. Mehr als die Hälfte aller Angiome wird allein oder auch unter Beteiligung anderer Gefäße von der A. cerebri media gespeist. Die A. carotis ext. ist weit seltener als die A. carotis int. Ursprungsgefäß eines arteriovenösen Angioms. Am seltensten sind Angiome der Vertebralarterien. Die Gefäßgebiete der A. carotis int. und der A. carotis ext. sind gelegentlich gemeinsam am Aufbau eines Angioms beteiligt. Wie häufig arteriovenöse Angiome in den einzelnen Gefäßgebieten vorkommen, geht aus einer von Olivecrona u. Ladenheim (1957) nebenstehend aufgestellten Tabelle, die sich auf 125 Fälle bezieht, hervor.

Diese Verteilung entspricht im wesentlichen den anderen größeren Zusammenstellungen von Cushing u. Bailey, Weber, Mackenzie und Tönnis u. Lange-Cosack. Mitunter kommt auch die A. chorioid. ant. allein oder gemeinsam mit anderen Gefäßen als Ausgangsgefäß für Angiome im Seitenventrikel in Betracht. Niemeyer (1957) wies kürzlich auf das Vorkommen kleiner, von der A. chorioid. post. gespeister, in der Nachbarschaft der V. strio-thalamica gelegener Angiome hin, die sich im Thalamus oder in der Capsula interna ausdehnen können. Obwohl sie supratentoriell gelegen sind, lassen sie sich nur durch die Vertebralis-Angiographie darstellen. Sie bleiben bis zum Auftreten einer tödlichen Blutung symptomlos.

Tabelle 4. *Zuflüsse der arteriovenösen Angiome der Carotis und der Vertebralarterien.*
(Nach Olivecrona und Ladenheim.)

A. carotis int.		107
A. cerebri med.	64	
A. cerebri ant.	24	
A. cerebri med. u. ant.	10	
A. cerebri med. u. post.	6	
A. cerebri post. u. vertebral. . . .	3	
A. cerebri post.	1	
A. vertebralis		6
A. carotis ext. (oberflächlich)		7
A. carotis ext. (tiefliegend)		5
Gesamtzahl		125

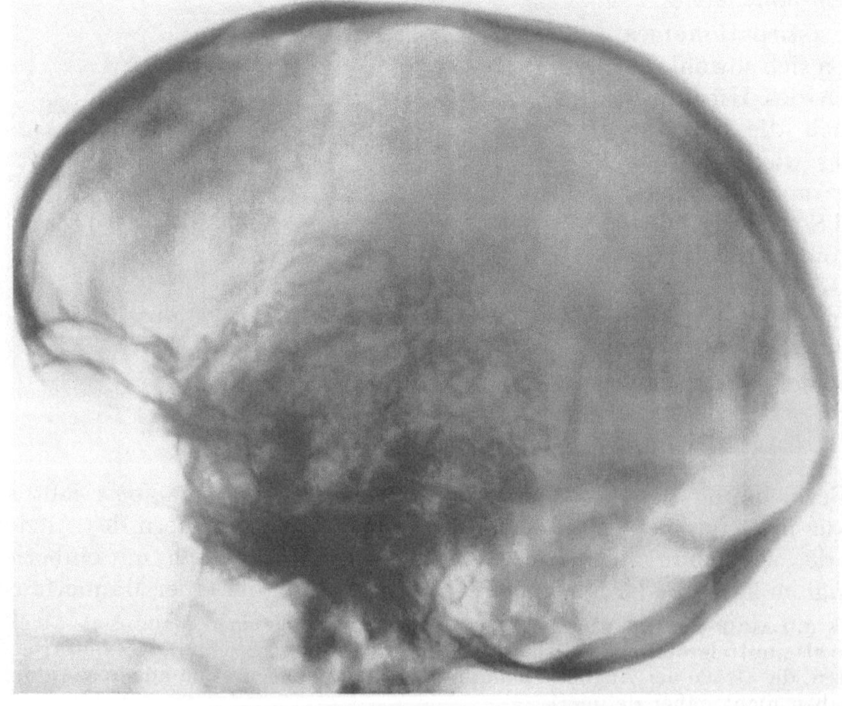

Abb. 33. Extrakraniell gelegenes arteriovenöses Angiom der A. carotis ext. in der linken Temporalgegend.
(Neurochirurg. Universitätsklinik Köln.)

In seltenen Fällen sind arteriovenöse Angiome der Netzhautgefäße beobachtet worden (WYBURN-MASON 1943, GLEES, 2 eigene Beobachtungen).

Die arteriovenösen Angiome scheinen in beiden Hirnhälften etwa gleich häufig vorzukommen (OLIVECRONA u. LADENHEIM, MACKENZIE u. a.).

f) Klinische Symptomatologie der arteriovenösen Angiome der A. carotis ext.

Die arteriovenösen Angiome der A. carotis ext. können sich extrakraniell und in der Dura ausbreiten. Bei Angiomen der oberflächlichen Gefäße findet man je nach dem Sitz ein pulsierendes Angiom der Kopfhaut (Abb. 33), des Gesichtes (Abb. 34 und 35) oder auch der Mundschleimhaut (Abb. 37).

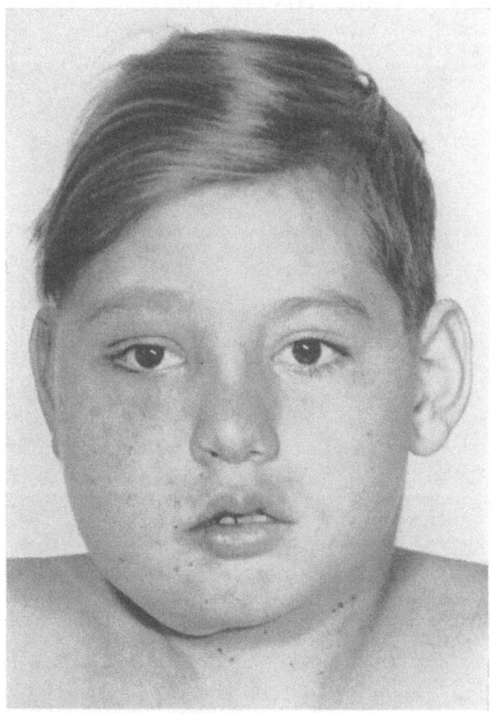

Abb. 34. Arteriovenöses Angiom der A. carotis externa im Bereiche der rechten Gesichtshälfte bei 11jährigem Knaben. Außerdem bestand noch ein ausgedehntes Angiom der A. carotis interna (Abb. 49) und ein arteriovenöses Angiom der rechten Retina (Abb. 48).
(Neurochirurg. Universitätsklinik Köln.)

Die Angiome der Carotis ext. können auf das extrakranielle Gebiet beschränkt bleiben. Nicht selten aber kommen extrakranielle und intrakranielle Angiome, an deren Aufbau sowohl Gefäße der Carotis ext. als auch Gefäße der Carotis int. beteiligt sind, gleichzeitig vor.

Bei dem in Abb. 34 dargestellten 11jährigen Knaben mit pulsierendem Angiom der rechten Gesichtshälfte bestand außerdem noch ein großes arteriovenöses Angiom der Carotis int. (Abb. 49) und ein Angiom der Retina (Abb. 48).

Ein diagnostisch wichtiges Symptom der arteriovenösen Angiome im Gefäßgebiet der A. carotis ext. ist das *pulssynchrone Gefäßgeräusch*, das über dem Angiom und den benachbarten Schädelpartien zu hören ist. Bei extrakraniellen Angiomen ist stets eine Pulsation festzustellen. Aus oberflächlich gelegenen arteriovenösen Gefäßmißbildungen kann es spontan oder nach geringen Traumen zu *Blutungen* kommen. Die Blutungen aus dem oft erheblich veränderten Gebiet sind mitunter schwer zu beherrschen und können für den Kranken lebensgefährlich werden (OLIVECRONA u. LADENHEIM, eigene Beobachtung, Abb. 35). Angiome der Dura können, auch wenn sie ihren Zufluß nur von der A. carotis ext. erhalten, cerebrale Symptome verursachen, wahrscheinlich auf dem Umwege über eine Minderdurchblutung des cerebralen Gefäßgebietes.

Selten sind arteriovenöse Gefäßmißbildungen am Halse. Abb. 38a zeigt ein großes arteriovenöses Rankenangiom der Carotis ext. am Halse, das sich bei einer 50jährigen Frau im Laufe von etwa 5 Jahren von einer bleistiftdicken Schwellung zu einer ausgedehnten pulsierenden Vorwölbung entwickelte. Eine arteriovenöse Fehlbildung am Halse wurde auch von REINHOFF (1924) beschrieben. In diesem Falle bestanden mehrere grobkalibrige Fisteln zwischen der A. carotis ext. und der V. jugularis ext., während sich in dem von uns beobachteten Falle angiographisch ein ausgedehntes, von der Carotis-Teilungsstelle bis zur Schädelbasis reichendes Gefäßkonvolut darstellte (Abb. 38b).

g) Klinische Symptomatologie der arteriovenösen Angiome der Arteria carotis interna und der Vertebralarterien.

Die häufigste *Lokalisation* der intrakraniellen Angiome ist die Centroparietalgegend. Dann folgen die Temporal- und Frontalregion, während die Occipitalregion seltener betroffen ist. Auch Angiome der Stammganglien sind nicht häufig. Zu den seltenen Lokalisationen gehören ferner das Mittelhirn, der caudale Hirnstamm und das Kleinhirn.

Unter den *Symptomen* stehen bei den supratentoriellen Angiomen *Krampfanfälle*, subarachnoidale oder intracerebrale *Blutungen* und *Kopfschmerzen* an erster Stelle. Auch psychische *Veränderungen* von organischem Charakter, die oft zu wenig beachtet werden, gehören zu den häufigsten Allgemeinsymptomen (Olivecrona u. Riives, Lange-Cosack 1954). Neben allgemeinen Störungen verursachen die Angiome ihrer Lokalisation entsprechende *Herdsymptome*. Unter diesen sind Hemiparesen am häufigsten.

Die seltenen *subtentoriell gelegenen arteriovenösen Angiome* [Olivecrona u. Laden-heim 9 Fälle, Tönnis (1957) 8 Fälle, Krayenbühl u. Yasargil 10 Fälle, von denen

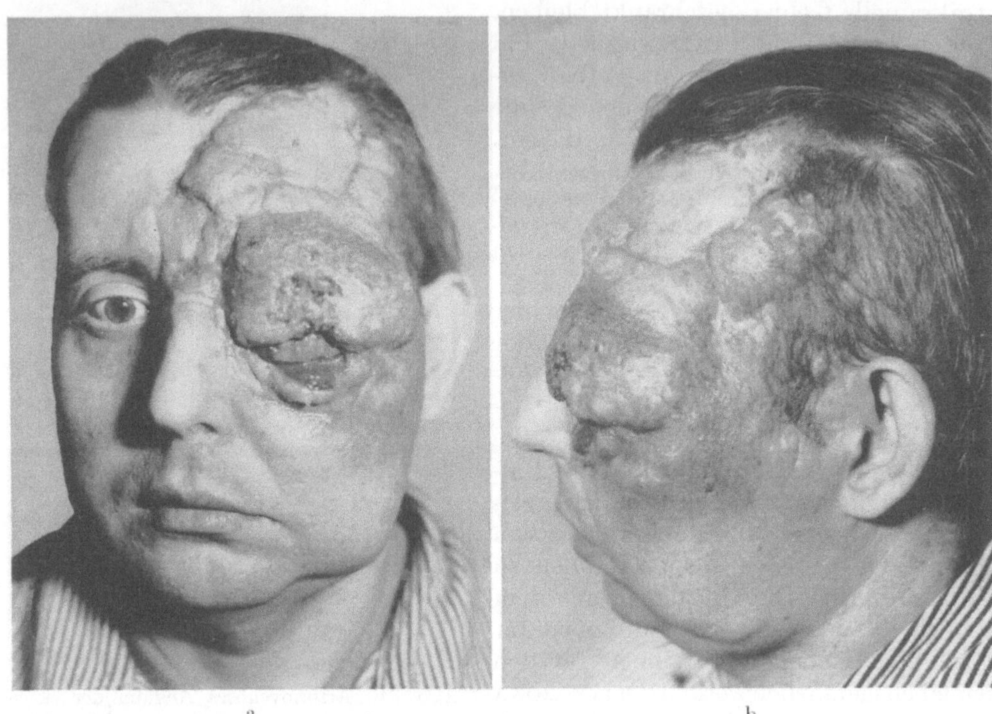

Abb. 35a u. b. 34jähriger Mann mit einem sehr ausgedehnten arteriovenösen Angiom der linken Gesichts-hälfte, das nach Unterbindung der Carotis externa der gleichen Seite von der Carotis externa der Gegenseite gespeist wird. Das pulsierende Angiom liegt vorwiegend im Bereiche der Stirn, des Oberlides und des Unter-lides, dehnt sich aber bis in die Wange hinein aus. Exophthalmus des linken Auges bei Schrumpfung des Bulbus; das linke Auge ist sehuntüchtig. Die Narben rühren von mehrfachen Operationen her, die wegen äußerer Blutungen aus dem Angiom ausgeführt wurden.

7 durch Vertebralis-Angiographie diagnostiziert wurden] unterscheiden sich in ihrer Symptomatologie wesentlich von den supratentoriellen. Sie bieten das Bild eines raum-fordernden Prozesses der hinteren Schädelgrube mit langsam zunehmenden oder auch akuten intrakraniellen Druckerscheinungen, die bei supratentoriellen Angiomen nur ver-einzelt vorkommen. Die subtentoriellen Angiome können in den Kleinhirnhemisphären, im Kleinhirnwurm oder auch im Brückenwinkel liegen und verursachen ihrer Lokali-sation entsprechende neurologische Herdsymptome, insbesondere cerebelläre Zeichen, Reiz- oder Ausfallserscheinungen an den caudalen Hirnnerven, vor allem am Trigeminus und Facialis, gelegentlich auch Pyramidenzeichen. Die Kranken klagen über Kopf-schmerzen, Schwindel, Gangunsicherheit, Trigeminusschmerzen u. a. m. Subarachnoidal-blutungen kommen vor, scheinen aber seltener zu sein als bei den supratentoriellen Angiomen (im Material von Tönnis bei einem von 8 Fällen). Das Fehlen einer Blutungs-

anamnese spricht deshalb nicht gegen die Diagnose eines arteriovenösen Angioms der hinteren Schädelgrube.

Krankheitsbeginn. Obgleich das arteriovenöse Angiom bereits bei der Geburt vorhanden ist, verursacht es meist erst später klinische Symptome. Nach den übereinstimmenden Feststellungen von SORGO, JEFFERSON, WEBER, TÖNNIS u. LANGE-COSACK, MACKENZIE, OLIVECRONA u. LADENHEIM u. a. stellen sich bei der Mehrzahl die ersten deutlichen Krankheitssymptome im 2. oder 3. Lebensjahrzehnt ein. Früherer oder späterer Krankheitsbeginn kommt vor, ist aber weit seltener.

TÖNNIS, SCHIEFER u. WALTER sahen in ihrem Krankengut 10 Kinder bis zum Alter von 10 Jahren, von denen 7 eine Subarachnoidalblutung erlitten hatten. MACKENZIE fand bei einem Kranken eine seit der Geburt bestehende Hemiparese. Auch in einem Falle von OLIVECRONA u. LADENHEIM bestand seit der frühen Kindheit eine progrediente Hemiparese mit Wachstumsrückstand der betroffenen Extremitäten. Weitere Beobachtungen von dem Krankheitsbeginn im frühesten Kindesalter stammen von RAY, JAEGER, FORBES und DANDY, BOLDREY u. MILLER sowie ALPERS u. FORSTER, OSCHERWITZ u. DAVIDOFF.

TÖNNIS u. LANGE-COSACK konnten an ihrem Krankengut feststellen, daß den ersten. meist akuten Symptomen zu Beginn des progredienten Verlaufes vielfach unbestimmte, wenig beachtete Beschwerden vorausgegangen waren. Diese Prodromalerscheinungen, die sich oft bis in die Kindheit zurückverfolgen ließen, bestanden am häufigsten in habituellen Kopfschmerzen, Schwindelerscheinungen, körperlicher und psychischer Ermüdbarkeit und unbestimmten Kreislaufstörungen. Bei anderen Kranken ließ sich feststellen, daß sie viele Jahre vor Beginn des fortschreitenden Krankheitsverlaufes einmalige akute cerebrale Symptome gehabt hatten, die man rückblickend auf die Gefäßmißbildung beziehen mußte. Auch MACKENZIE beobachtete einige Patienten, die seit frühester Kindheit an periodischen Kopfschmerzen litten. *Nach diesen Beobachtungen hat es den Anschein, als ob das Latenzstadium zwischen der Geburt und dem Beginn des progredienten Krankheitsverlaufes bei einer nicht unerheblichen Anzahl von Kranken entweder durch langdauernde Prodromalerscheinungen oder durch vorübergehende akute Brückensymptome unterbrochen wird.*

Das häufigste *Initialsymptom,* das den progredienten Krankheitsverlauf einleitet, ist bei den supratentoriellen Angiomen der *Krampfanfall.* An zweiter Stelle folgt die

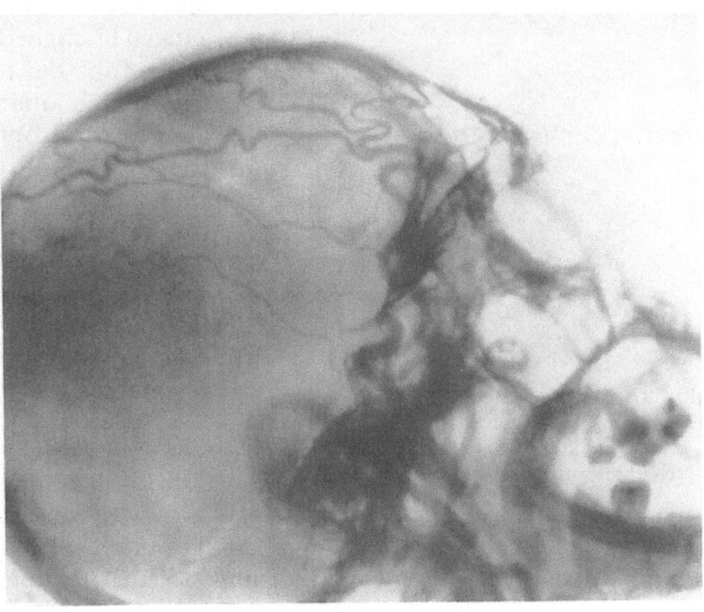

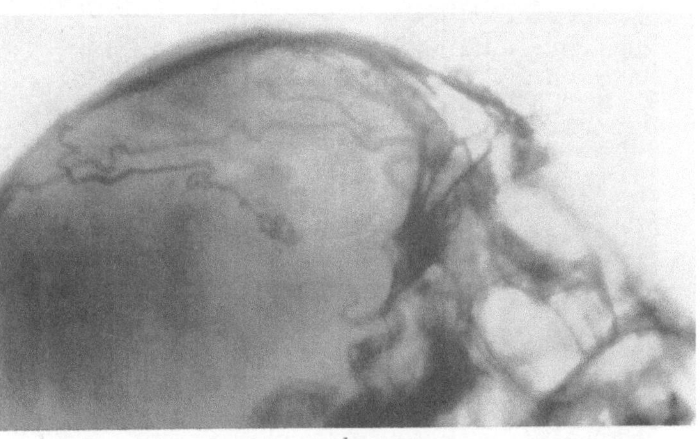

Abb. 36 a u. b. Serienangiogramm des in Abb. 35 dargestellten Patienten. Das Angiom der linken Gesichtsseite wird durch atypische Gefäße von der rechten Carotis externa aus gefüllt.

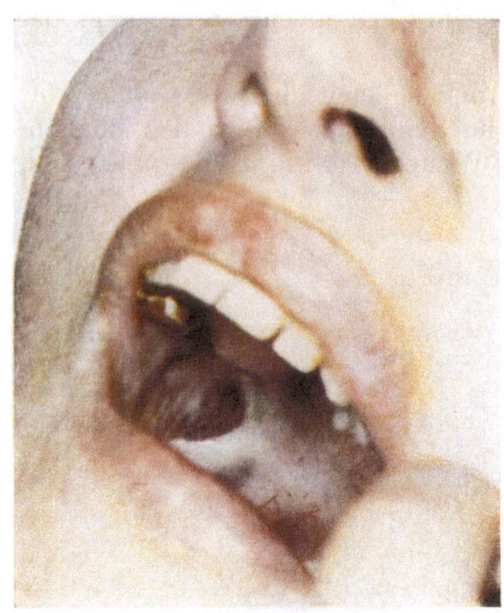

Abb. 37. Arteriovenöses Angiom der Mundschleimhaut, das von Ästen der A. carotis externa gespeist wird.
(Neurochirurg. Universitätsklinik Köln.)

subarachnoidale Blutung. Nach den Beobachtungen von Olivecrona u. Ladenheim überwiegen die Blutungen als Initialsymptom in der 3. Dekade gegenüber den sonst häufigeren Krampfanfällen. Auch Tönnis (1957) betonte, daß in den letzten Jahren die Subarachnoidalblutungen besonders bei den jüngeren Jahrgängen häufiger den Krankheitsverlauf einleiteten (Abb. 45). Bei einer kleinen Zahl von Kranken stellen sich anfangs uncharakteristische Erscheinungen wie Kopfschmerzen, Schwindel usw. ein. Die Symptome sind zunächst oft flüchtig. Es können längere symptomfreie Intervalle folgen. Im weiteren Krankheitsverlauf entwickeln sich in der Regel schließlich bleibende neurologische und psychische Ausfallserscheinungen.

Die Gründe für die verhältnismäßig späte klinische Manifestierung der bereits in der Embryonalperiode entstandenen Fehlbildung hat Tönnis schon 1936 zu klären versucht. Er vertrat die Ansicht, daß bei Umstellung des anpassungsfähigeren kindlichen Kreislaufes auf den des Erwachsenen ein ausreichender Kollateralkreislauf nicht mehr gewährleistet sei, daß es infolge der Mangeldurchblutung der benachbarten Hirnbezirke zu einer Ernährungsstörung komme und daß diese die wesentliche

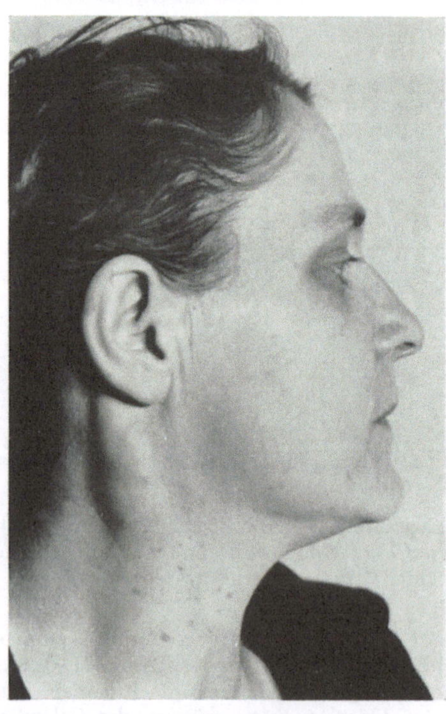

Abb. 38a.

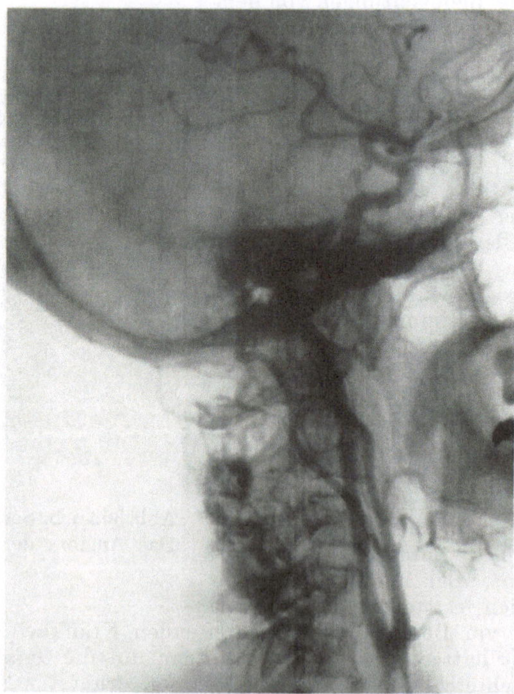

Abb. 38b.

Abb. 38a. Großes arteriovenöses Angiom der Externa am Halse. Die pulsierende Geschwulst hat sich im Laufe einiger Jahre stark vergrößert.

Abb. 38b. Im Angiogramm sieht man hinter dem Carotisstamm ein ausgedehntes Gefäßkonvolut, das von der Teilungsstelle bis zur Schädelbasis hinaufreicht. (Neurolog.-psychiatr. Abteilung im Städt. Krankenhaus Berlin-Neukölln.)

Ursache der cerebralen Herdsymptome sei. Die modernen Untersuchungen des Hirnkreislaufes mit der gasanalytischen Methode nach KETY und SCHMIDT, mit der Serienangiographie

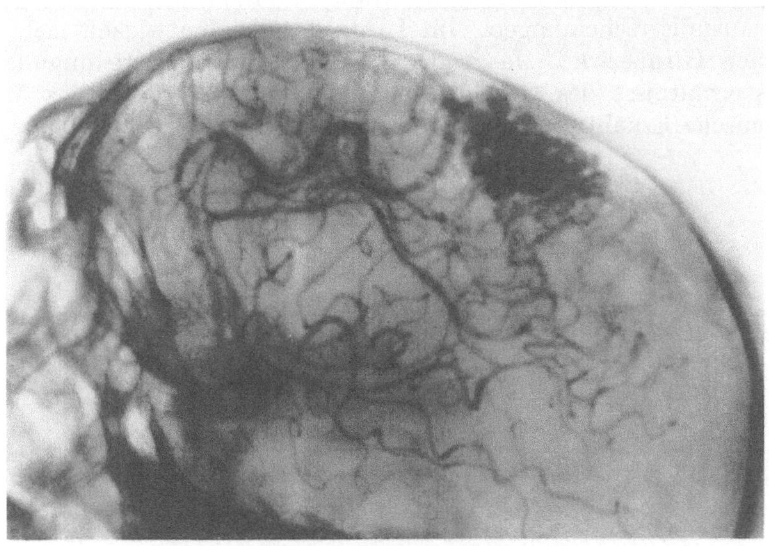

a

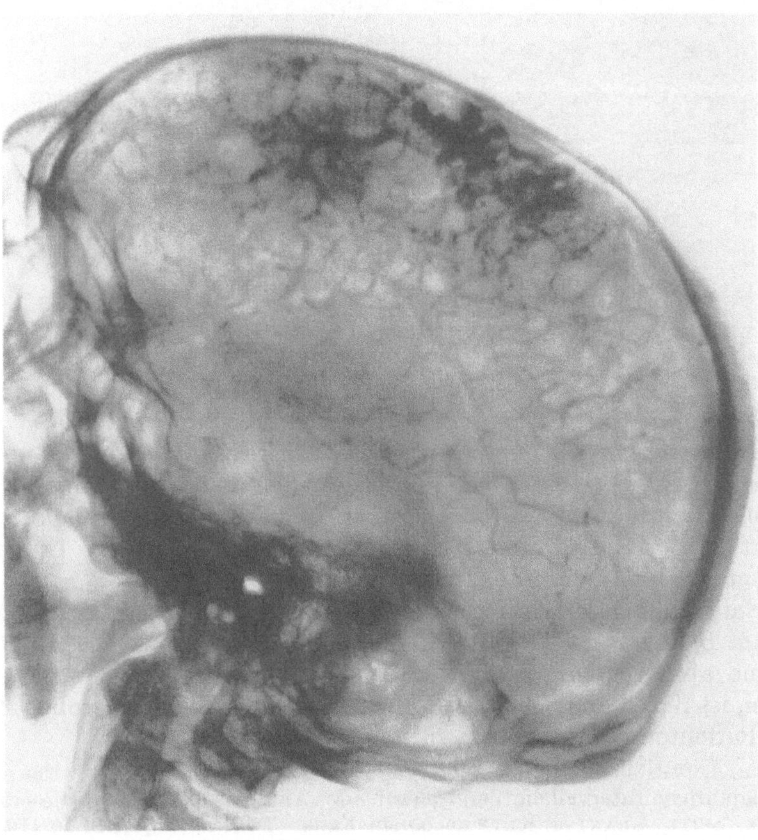

b

Abb. 39a—c. Rechts neben der Mittellinie gelegenes Angiom der Parietalgegend. Nach Unterbindung der rechten Carotis interna wurde das Angiom von der linken Seite gefüllt. Die A. cerebri ant., die den Zufluß bildet, ist stark geschlängelt und erweitert.

und mit radioaktiven Isotopen haben die Ansicht von Tönnis bestätigt, daß die neurologischen Symptome vorwiegend auf dem Umwege über die Dysregulation des Hirnkreislaufs zustande kommen. Durch den chronischen Sauerstoffmangel in der Umgebung des Angioms kommt es zunächst zu Reizerscheinungen (Krampfanfällen) und zu anfangs oft nur passageren lokalen Ausfallserscheinungen. Im Laufe der Zeit entwickelt sich eine Atrophie der benachbarten Hirnbezirke. Je größer das Angiom ist, desto ungünstiger sind die Durchblutungsverhältnisse des Gesamthirns, und desto ausgedehntere Bezirke können durch die chronische Ernährungsstörung atrophisch werden. *Die Hirnatrophie wird zum*

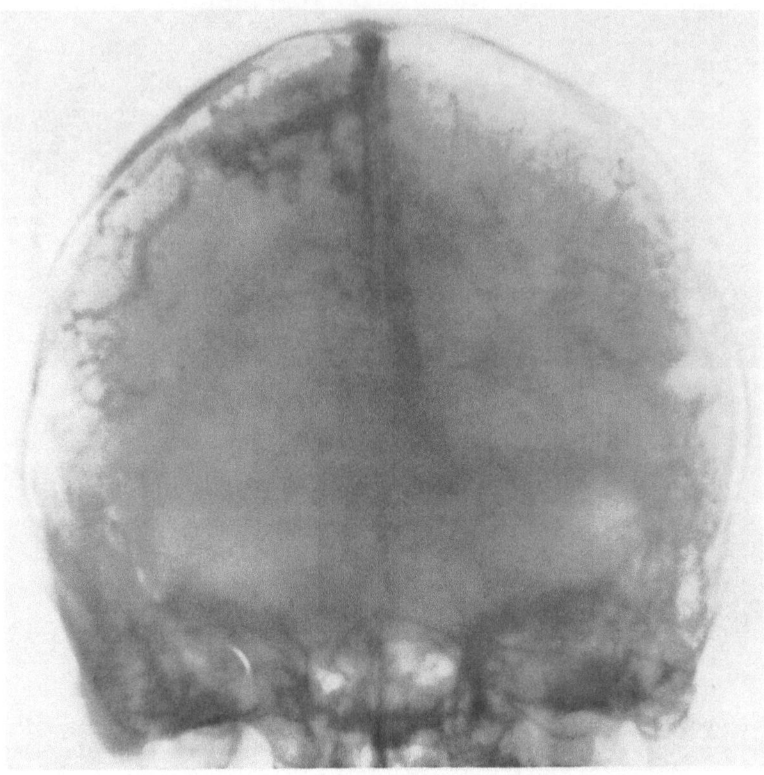

Abb. 39 c.

anatomischen Substrat der bei längerer Dauer der Krankheit auftretenden bleibenden neurologischen und psychischen Ausfallserscheinungen. Auch *Blutungen* aus dem Angiom, die das Hirngewebe in mehr oder weniger großer Ausdehnung zerstören, können zu cerebralen Herderscheinungen führen. Jedoch haben sie pathogenetisch nicht die Bedeutung wie die Zirkulationsstörungen, die sich zunächst nur auf die nähere Umgebung, später auch auf entferntere Hirnbezirke auswirken können.

Ob für die Entwicklung der Krankheitserscheinungen auch ein postnatales Wachstum des Angioms von Bedeutung sein kann, läßt sich nicht sicher sagen. Daß die Angiome und ihre zu- und abführenden Gefäße im Laufe der Zeit eine erhebliche *Vergrößerung* erfahren können, ist durch angiographische Untersuchungen, die in großen Zeitabständen bei demselben Patienten durchgeführt wurden, eindeutig geklärt.

Olivecrona u. Riives konnten bei angiographischer Kontrolle von 2 Patienten nach einem zehn- bzw. zwanzigjährigen Intervall die Vergrößerung des Angioms feststellen. Dieselbe Beobachtung machten Shenkin, Spitz, Grant u. Kety in einem Falle. Tönnis u. Schiefer (1955) berichteten über einen Kranken, bei dem im Abstand von 16 Jahren eine Angiographie vorgenommen worden war. Trotz Unterbindung der örtlichen Zuflüsse hatte das Angiom während dieses Zeitraums erheblich an Größe zugenommen und nach jahrelanger Beschwerdefreiheit erneut Störungen (Schwindelanfälle, Nachlassen der körperlichen und geistigen Leistungsfähigkeit) verursacht (Abb. 46a und b). Allerdings gibt es auch abweichende Beobachtungen. Bei einem von Prof. Stender und mir gemeinsam beobachteten 51jährigen Kranken ließ sich angiographisch im Vergleich mit einer 9 Jahre vorher durchgeführten Gefäßdarstellung keine Vergrößerung des Angioms feststellen. Man muß an die

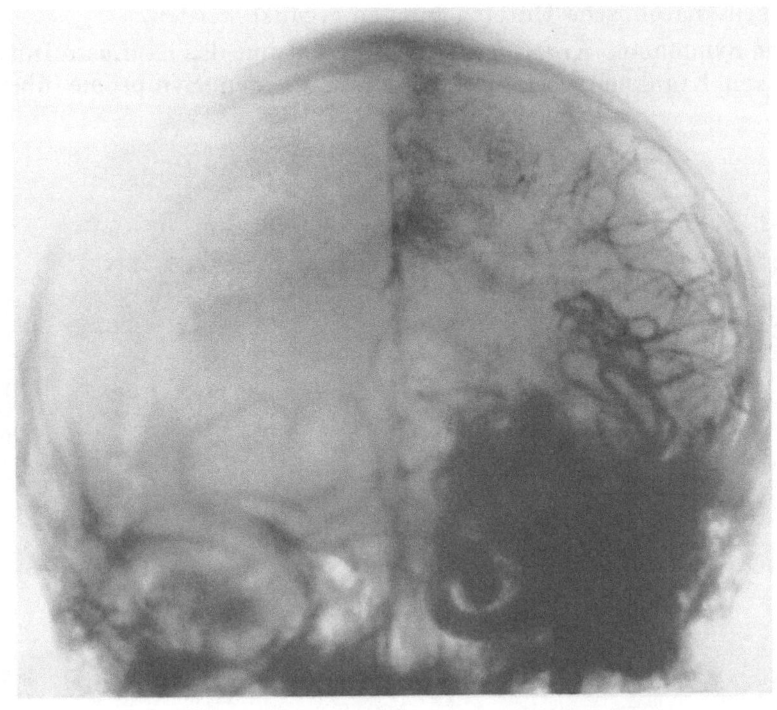

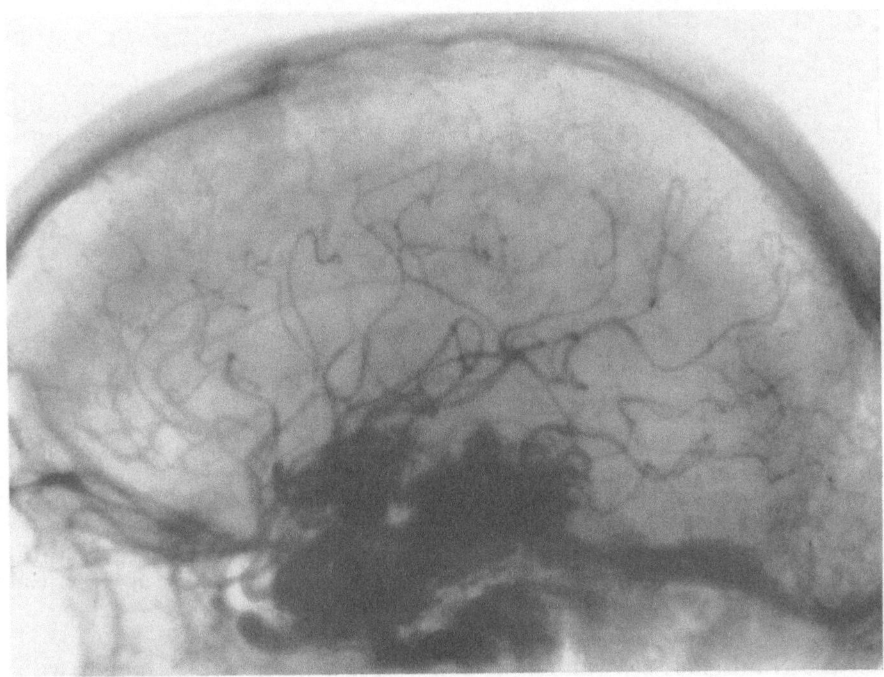

Abb. 40a u. b. Großes, temporal gelegenes Angiom der A. cerebri media. (Neurochirurg. Universitätsklinik Köln.)

Möglichkeit denken, daß in diesem Falle die Carotis-Unterbindung, die nach der ersten Angiographie vorgenommen wurde, die Weiterentwicklung beeinflußt haben könnte.

Die Frage, ob die Größenzunahme nur durch die angiographisch nachgewiesene Erweiterung der pathologischen Gefäße des Angioms oder auch durch autonomes Wachstum zustande kommt, wird sich erst entscheiden lassen, wenn die klinischen Beobachtungen durch pathologisch-anatomische Untersuchungen ergänzt werden.

Neurologische Symptome. *Krampfanfälle* sind nicht nur das häufigste Initialsymptom, sondern im ganzen Krankheitsverlauf eines der häufigsten Symptome überhaupt. Die

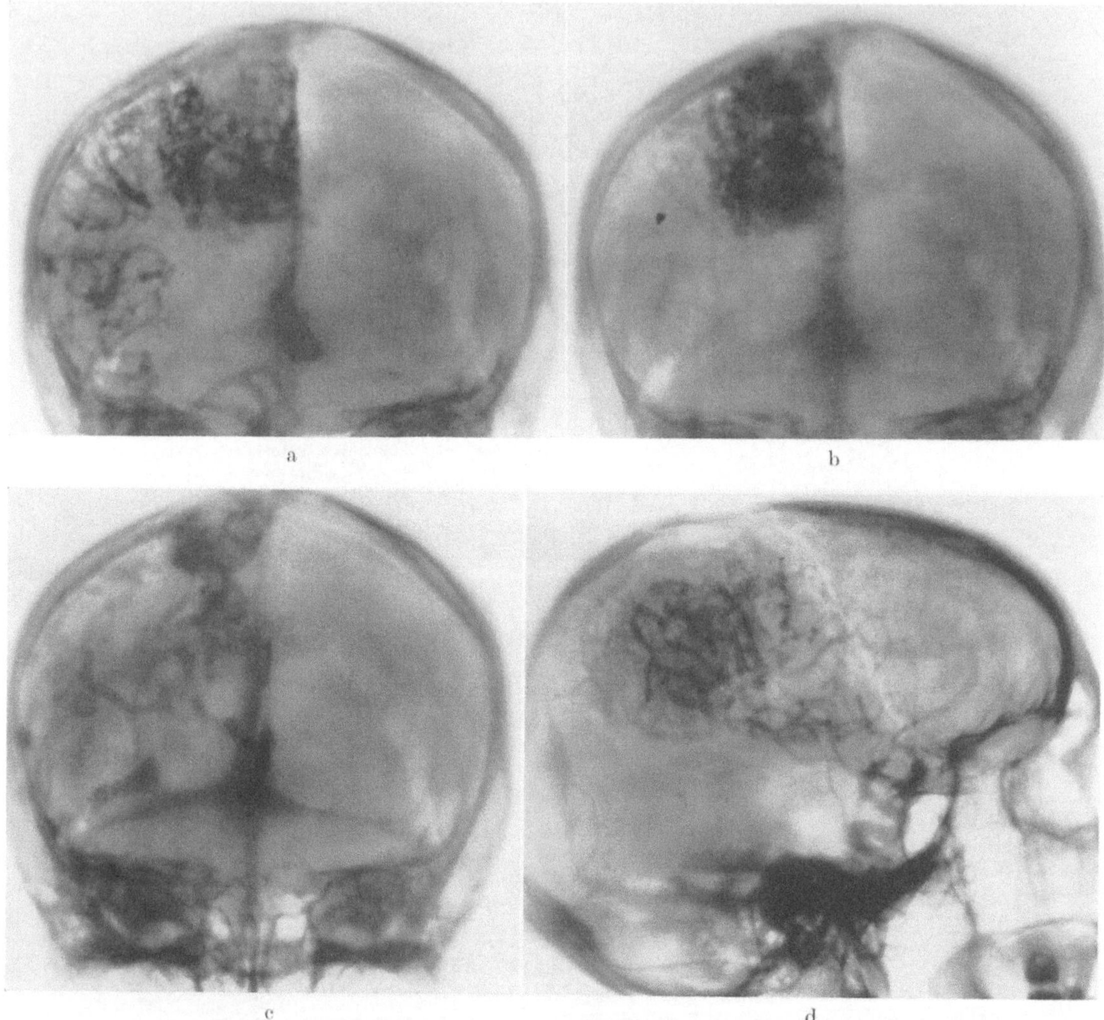

Abb. 41a—k. Serienangiogramm eines großen in der rechten Parieto-Occipital-Region gelegenen arteriovenösen Angioms, das seine Zuflüsse von der A. cerebri ant., der A. cerebri media und auch vom Vertebralisgebiet erhält. Die Bilder a—f zeigen die gleichseitige Carotisfüllung, die Bilder g und h die Darstellung des Angioms von der gegenseitigen Carotis über die breitkalibrige A. commun. ant. Die Bilder i und k lassen die Anfärbung des Angioms im Vertebralisangiogramm erkennen; man sieht, daß die A. basilaris auffallend eng ist und daß sich die davon ausgehenden Gefäße in atypischer Weise netzartig verzweigen und mit dem Angiom kommunizieren.

Angaben über die Häufigkeit schwanken in den verschiedenen Statistiken etwa zwischen 30 und 60%. Bei manchen Kranken kommen nur Anfälle, bei anderen nur Blutungen und bei einer weiteren Gruppe Anfälle und Blutungen im Wechsel vor (Tabelle 5). Im Anfangsstadium überwiegen motorische und sensible Jackson-Anfälle. Seltener sind andere anfallsartige Störungen wie thalamische Schmerzattacken, psychomotorische Anfälle und vorübergehende aphasische Störungen. Wie Tönnis gezeigt hat, treten Anfälle

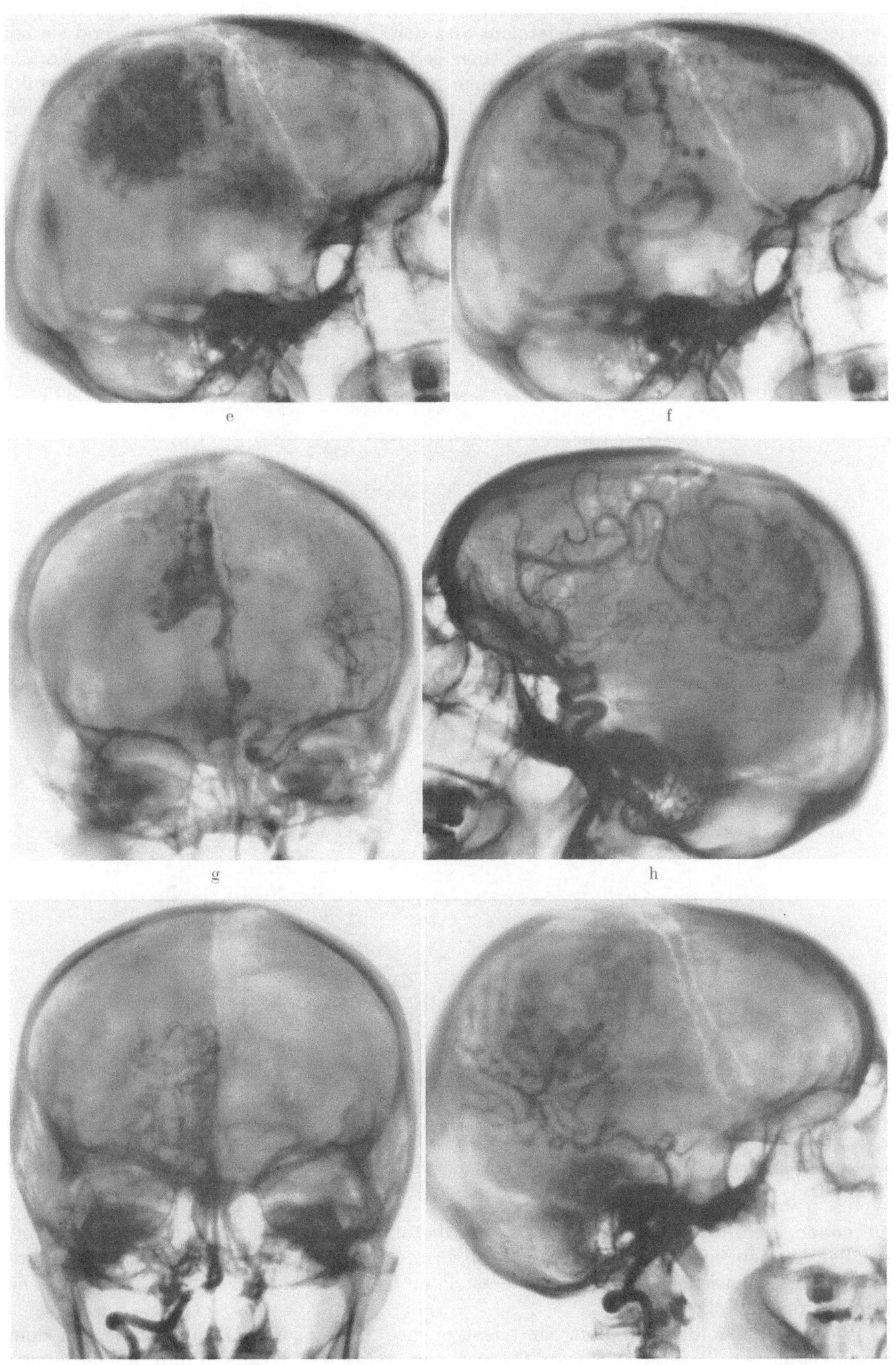

e   f

g   h

i   **Abb. 41 e—k.**   k

vorwiegend bei zentralem und parietalem Sitz der Gefäßmißbildung auf, während sie bei frontalem und occipitalem Sitz wesentlich seltener sind (Tabelle 6). Jackson-Anfälle finden sich fast ausschließlich bei zentralem Sitz. Während generalisierte, mit Bewußtseinsverlust einhergehende Anfälle im Anfangsstadium nicht so oft vorkommen, stellen sie sich im weiteren Krankheitsverlauf häufiger ein. Auch bei den zur Bewußtlosigkeit

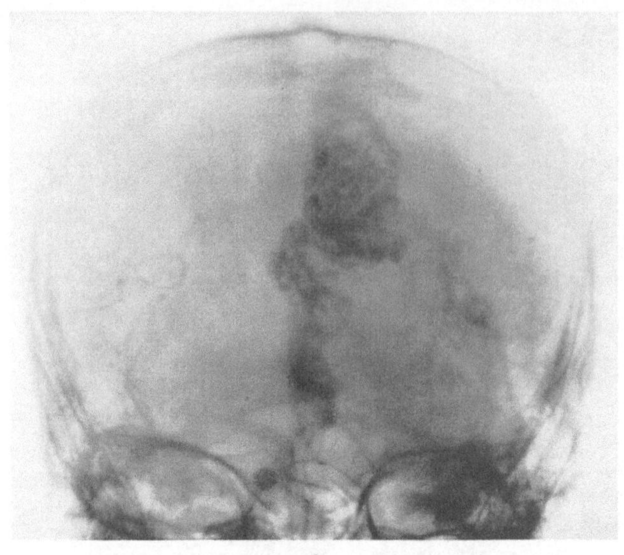

a

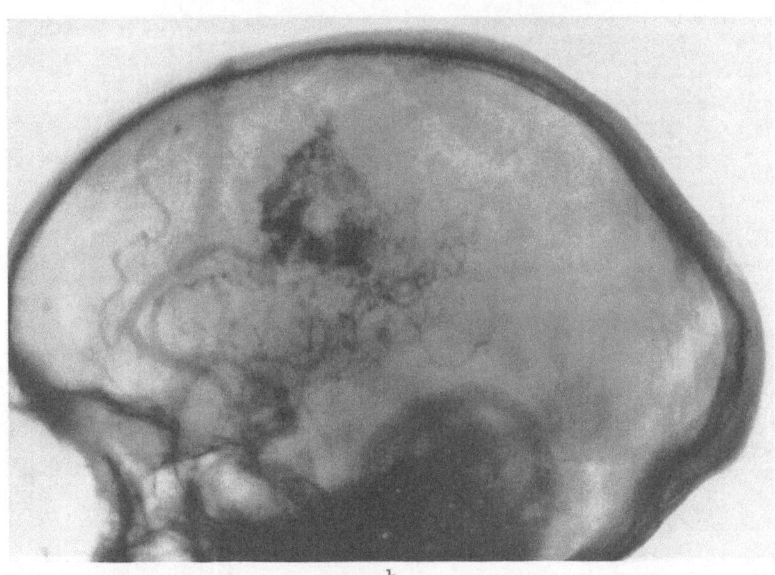

b

Abb. 42a—e. Serienangiogramm eines links frontoparietal gelegenen arteriovenösen Angioms, das von der Gegenseite gefüllt wird. Der Zufluß erfolgt aus der A. cerebri ant. und einigen kleinen Ästen der A. cerebri media. Das Angiom entleert sich durch mehrere stark verdickte venöse Abflüsse in den Sinus sagitt. sup. (Neurochirurg. Universitätsklinik Köln.)

führenden Anfällen ist oft noch eine Herdbetonung erkennbar. Nach den Krampfanfällen können sich vorübergehende Herdstörungen, wie Hemiparesen, halbseitige Hypaesthesien, Aphasien, Apraxien usw. einstellen. Gelegentlich werden auch epileptische Dämmerzustände beobachtet.

Blutungen aus dem Angiom sind fast ebenso häufig wie Krampfanfälle. In dem Krankengut von Tönnis u. Lange-Cosack gab es keinen Kranken mit einem supra-

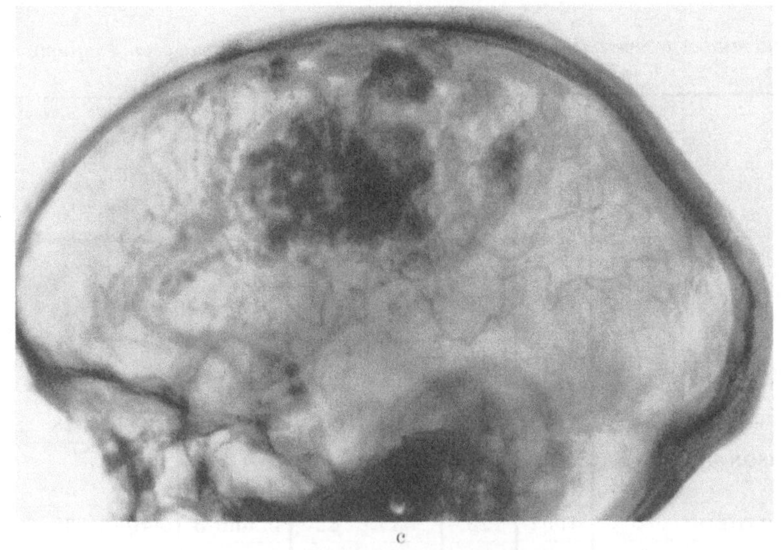

c

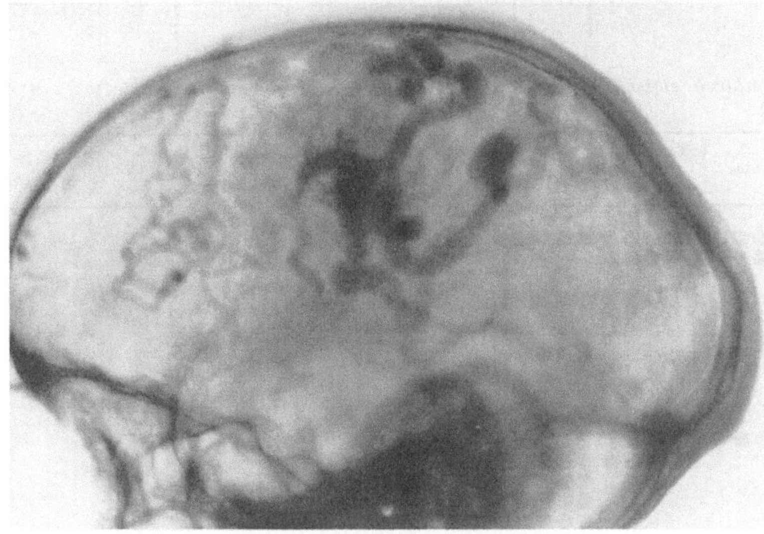

d

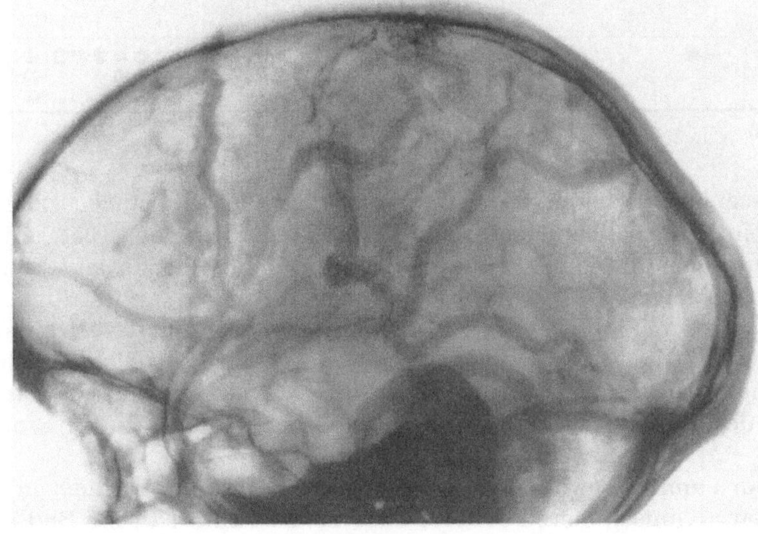

c

Abb. 42c—e.

Tabelle 5. *Geschlechts- und Altersverteilung sowie Verlaufsform der arteriovenösen Angiome nach Angaben in der Literatur.* (Nach Tönnis 1957.)

Autor	Jahr	Zahl der Fälle	Geschlecht		Altersgipfel (Dekade)	Verlaufsform			
			♂	♀		Anfälle %	Blutungen %	Anfälle und Blutungen %	Sonstige Störungen %
Bergstrand, Olivecrona u. Tönnis	1936	22	15	7	2. und 3.	68	14	—	18
Jefferson.	1948	27	17	10	3.	37	37	—	26
Weber	1948	15	10	5	2. und 3.	27	27	40	6
Tönnis u. Lange-Cosack	1953	72	48	24	2. und 3.	44	28	—	28
Mackenzie, Patterson u. McKissoh	1953	50	25	25	2.	32	30	—	38
Olivecrona u. Ladenheim . . .	1957	125	83	42	2. und 3.	40	39	—	20
Tönnis	1957	134	88 (66 %)	46 (34 %)	2. und 3.	36	33	17	14

Tabelle 6. *Zusammenhang zwischen Sitz und Symptomenbildung bei 134 arteriovenösen Angiomen.* (Nach Tönnis 1957).

	Frontal	Temporal und Fiss. Sylvii	Centro-parietal	Occipital	Seiten-ventrikel	Hirnstamm und sonstige Lok.	Kleinhirn	Externa-Kreislauf	
Subarachnoi-dalblutung	●●●●●●●●●● 63 %	●●●●●●●●●●● 42 %	●●●●● 10 %	●●●●●●● 64 %	●● 66 %	●●●● 44 %	● 12,5 %		40
Gemischt, Anfälle und Blutung	●●	●●●	●●●●●●●●●●●●●●	●	●				21
Anfälle	●●●●	●●●●●●●●●●	●●●●●●●●●●●●●●●●●●●●●●●●●●●●●	●●					45
Paralytische Erscheinungen		●	●●			●●●			6
Sonstige Erscheinungen		●		●		●●	●●●●●●●	●●●●●●●●●●●	22
	16	26	50	11	3	9	8	11	134

tentoriellen arteriovenösen Angiom, bei dem nicht entweder Blutungen oder Krampfanfälle oder beides im Wechsel beobachtet wurden. Während in dem 1953 untersuchten Krankengut die Blutungen hinter den Krampfanfällen zahlenmäßig zurücktraten, nehmen nach neueren Beobachtungen von Tönnis (1957) die Blutungen an Häufigkeit zu und betreffen auch Patienten im 1. Lebensjahrzehnt. Dasselbe gilt für das Krankengut von Olivecrona (früher 20 %, jetzt 39 % Blutungen). Dabei läßt sich nicht entscheiden, ob eine echte Zunahme vorliegt, oder ob diese nur durch die häufigeren Krankenhauseinweisungen infolge der besseren Diagnostik der Subarachnoidalblutungen vorgetäuscht wird.

Aus dem Angiom kann es sowohl in den Subarachnoidalraum als auch in das Hirngewebe hinein bluten. Klinisch bieten die Kranken das charakteristische Bild der akuten Subarachnoidalblutung mit Benommenheit oder völligem Bewußtseinsverlust, heftigen

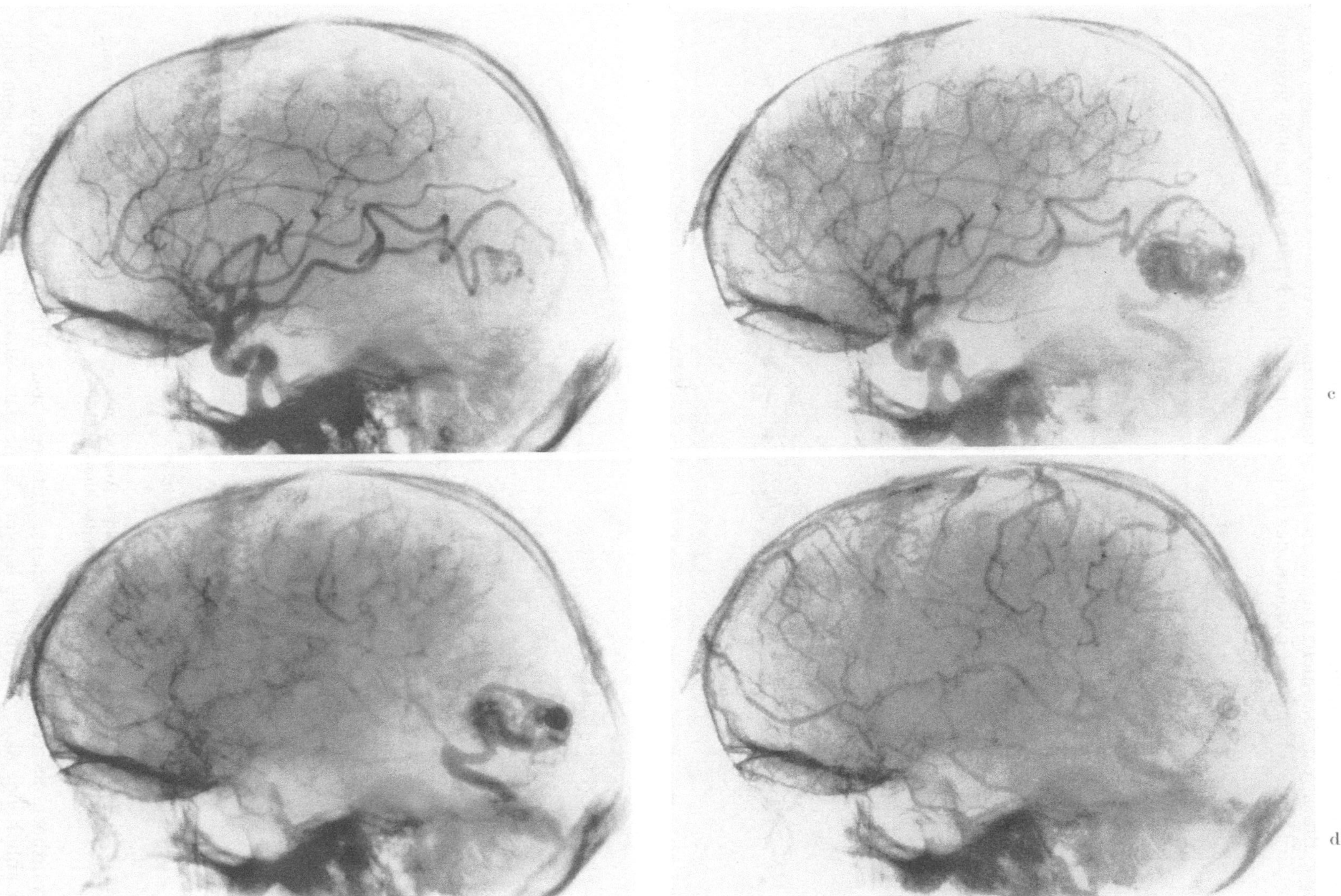

Abb. 43a—d. Arteriovenöses Angiom der rechten Occipitalgegend, das durch erweiterte und geschlängelte Zuflüsse aus der A. cerebri media gespeist wird. Größere abführende Vene zum Sinus sigmoideus. Bei der Operation (Totalexstirpation) war das Angiom teilweise mit der Dura verwachsen infolge vorangegangener Blutungen. (Aus GÄNSHIRT u. SCHIEFER 1954.)

Kopfschmerzen und Nackensteifigkeit. Es kommen aber auch weniger charakteristische abortive Bilder vor, die nicht immer richtig diagnostiziert werden. Die Diagnose wird durch die Untersuchung des Liquors, der je nach dem Zeitpunkt der Entnahme weinrot

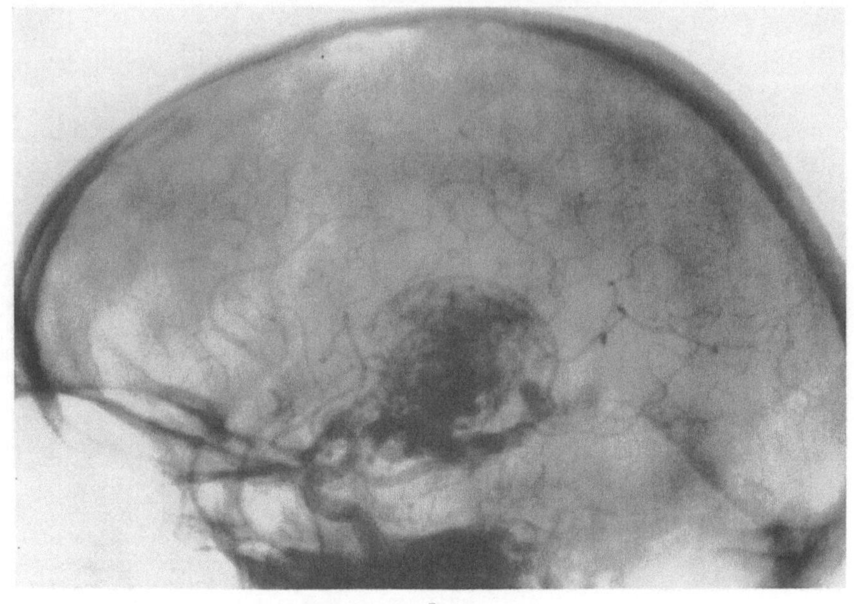

a

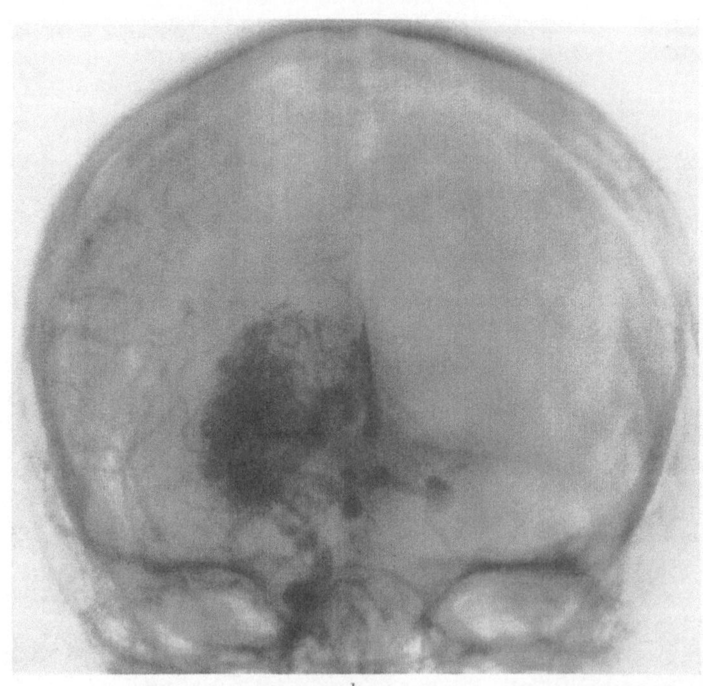

b

Abb. 44a u. b. Von der A. chorioidalis ausgehendes Angiom der rechten Stammganglien. (Neurochirurg. Universitätsklinik Köln.)

oder xanthochrom gefärbt ist, gesichert. Intracerebrale Blutungen rufen schwere und länger anhaltende akute Symptome hervor als die rein subarachnoidalen Blutungen und können vorübergehende oder bleibende Hemiplegien oder andere Herdsymptome hinterlassen. Im Arteriogramm kommt bei großen cerebralen Hämatomen eine Seitenverdrängung nach der Gegenseite zur Darstellung (Abb. 47 nach GÄNSHIRT u. SCHIEFER). Wie bereits erwähnt, manifestiert sich eine ausgedehnte Blutung auch bei der Fremdgasanalyse nach KETY u. SCHMIDT und führt zu einer Verminderung der Hirndurchblutung.

TÖNNIS, SCHIEFER u. WALTER, die sich kürzlich mit der Differentialdiagnose der Subarachnoidalblutungen beschäftigt haben, fanden, daß Blutungen aus Angiomen in weit größeren Zeitintervallen auftreten als Blutungen aus sackförmigen Aneurysmen. Der längste zeitliche Abstand zwischen 2 Blutungen aus einem Angiom betrug in einem Falle 28 Jahre. Außerdem unterscheiden sich die Blutungen aus arteriovenösen Angiomen von denen aus arteriellen Aneurysmen auch dadurch, daß sie durchschnittlich in einem

früheren Lebensalter in Erscheinung treten (s. auch Differentialdiagnose der Subarachnoidalblutungen S. 110).

Über *Kopfschmerzen* klagen die Kranken sehr häufig. Mitunter bestehen schon seit der Kindheit Kopfschmerzen, die teilweise Migränecharakter tragen, also anfallsweise und sehr heftig, oft halbseitig auftreten und nach einigen Stunden wieder abklingen (HYLAND u. DOUGLAS, MACKENZIE, eigene Beobachtungen). Im allgemeinen aber sind Kopfschmerzen kein Initialsymptom, sondern treten erst im weiteren Krankheitsverlauf, manchmal im Anschluß an die erste Blutung oder den ersten Krampfanfall in Erscheinung. Sie werden von den Kranken, sofern sie nicht durch Subarachnoidalblutungen verursacht sind, als nicht sehr heftige, dumpfe, reißende oder stechende Schmerzen

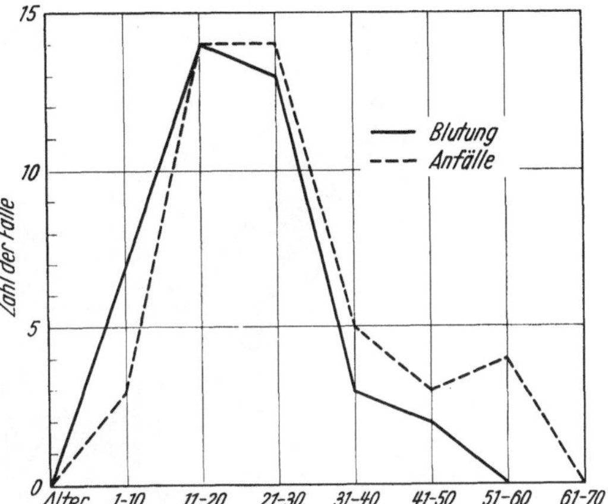

Abb. 45. Lebensalter bei Einsetzen der klinischen Symptome (getrennt nach Blutungs- und Anfallsanamnese). (Nach TÖNNIS 1957.)

geschildert. Je größer die Ausdehnung des Angioms ist, um so seltener werden Kopfschmerzen vermißt. In dem von TÖNNIS und LANGE-COSACK untersuchten Krankengut wurden die Kopfschmerzen von den Patienten öfter auf der Seite des Angioms lokalisiert, während OLIVECRONA und LADENHEIM eine Seitenbetonung der Kopfschmerzen in ihrem Material nicht feststellen konnten. Es liegt besonders bei den einseitigen Kopfschmerzen nahe, dieselben mit der mehr oder weniger umschriebenen cerebralen Kreislaufdysregulation in Zusammenhang zu bringen. Bei Angiomen der hinteren Schädelgrube, die zu chronischer intrakranieller Drucksteigerung führen, können die Kopfschmerzen natürlich damit zusammenhängen.

Ein *pulssynchrones Geräusch* über dem Schädel, das früher als besonders häufiges Symptom des arteriovenösen Angioms galt, ist nach den Erfahrungen von OLIVECRONA und RIIVES und unseren eigenen Beobachtungen verhältnismäßig selten. Es scheint nur bei besonders großen Angiomen, die ihren Zufluß aus mehreren Gefäßgebieten beziehen, und vor allen Dingen bei Angiomen der A. carotis ext. vorzukommen.

Stauungserscheinungen am Augenhintergrund und andere *Anzeichen einer intrakraniellen Drucksteigerung* werden bei frischen subarachnoidalen und intracerebralen Blutungen beobachtet. Die Stauungspapille ist in der Regel nur geringgradig. Häufig besteht nur eine Verwaschenheit der Papillengrenzen, die nach Abklingen der *akuten Hirndrucksteigerung* wieder zurückgeht. Eine *chronische intrakranielle Druckerhöhung* ist selten. Sie kommt nur bei den arteriovenösen Angiomen der hinteren Schädelgrube und gelegentlich auch bei diffusen Angiomen, die noch nicht zur Hirnatrophie geführt haben, vor. Infolgedessen findet man nur selten eine längere Zeit bestehende Stauungspapille mit hochgradiger Prominenz.

Im Krankengut der Tönnisschen Klinik wurden bei mehreren Kranken mit sehr ausgedehnten diffusen Angiomen wechselnde chronische Hirndruckerscheinungen (Stauungspapille, Erbrechen,

Benommenheit) festgestellt. Bei einem Knaben mit diffusem Angiom der linken Hemisphäre entwickelte sich unter der chronischen Hirndrucksteigerung eine Stauungspapille, die durch sekundäre Opticusatrophie zur Erblindung führte.

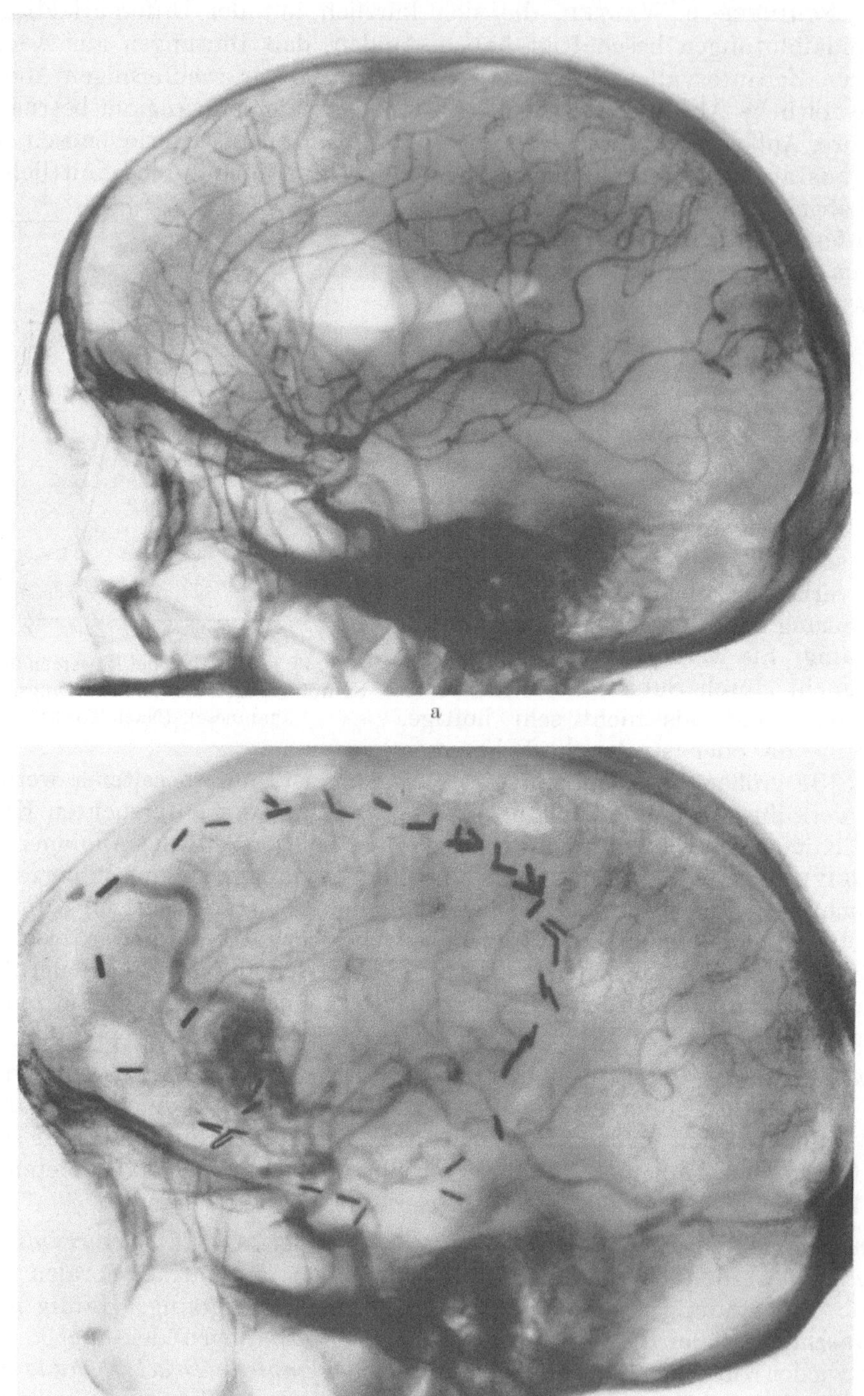

Abb. 46a u. b.   a. Kleines arteriovenöses Angiom links frontal, das zwischen der A. cerebri ant. und dem luftgefüllten Erweichungsherd sichtbar ist.   Noch keine wesentliche Erweiterung der Zu- und Abflüsse. b. Serienangiogramm, das 16 Jahre nach der ersten Angiographie angefertigt worden ist. Man erkennt die Folgen der osteoplastischen Freilegung mit zahlreichen Klipsen auf den Duraschnitträndern. Das arteriovenöse Angiom zeigt eine deutliche Größenzunahme im Vergleich mit dem früheren Befund. Die Zu- und Abflüsse sind stark erweitert. (Aus Tönnis u. Schiefer 1955.)

Unter den *neurologischen Herdsymptomen* stehen dem häufigen Sitz der arteriovenösen Angiome in der Centroparietalregion entsprechend *Hemiparesen* an erster Stelle. Sie stellen sich zunächst oft nur vorübergehend nach Anfällen ein, werden später aber oft

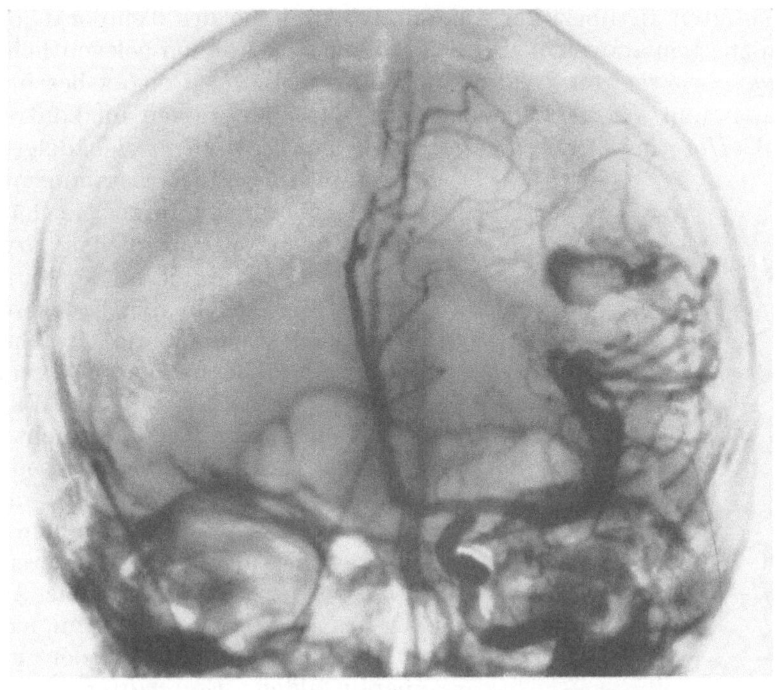

a

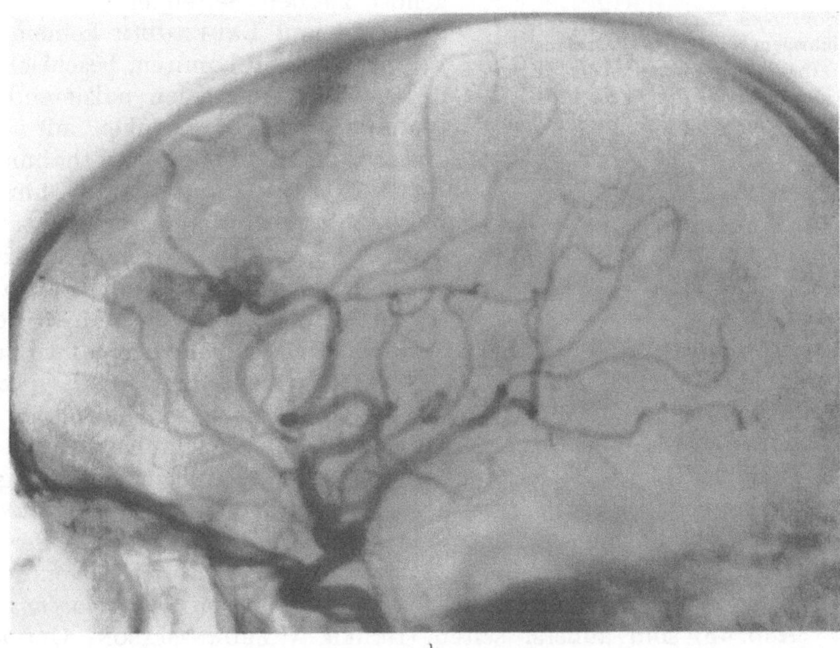

b

Abb. 47a u. b. Seitenverdrängung der Anteriores bei subarachnoidaler und intracerebraler Blutung aus einem kleinen Angiom der Frontalgegend. (Aus der Neurochirurg. Universitätsklinik Köln.)

stationär. Auch die Hemiplegien nach intracerebralen Blutungen zeigen fast immer eine gute Restitutionstendenz, wenn sie sich oft auch nicht vollständig zurückbilden. *Hemihypaesthesien* kommen allein oder gleichzeitig mit einer Hemiparese ebenfalls vor, sind aber seltener. Bei linksseitigem Sitz sind *Aphasien*, seltener andere hirnpathologische Herdsymptome beobachtet worden. Nach den Erfahrungen an unserem Krankengut gewannen wir den Eindruck, daß es bei der Ausprägung und bei der Rückbildungstendenz der Aphasien weniger auf die Lokalisation als auf die Ausdehnung des Angioms bzw. des dadurch geschädigten Hirnbezirkes ankommt. Angiome des Temporal- oder Occipitallappens führen zu Hemianopsien. Bei occipitalem Sitz können gelegentlich auch *optische Reizerscheinungen*, wie sie von Sorgo und Tönnis u. Lange-Cosack beschrieben wurden, auftreten (Schief- und Verzerrtsehen, optische Halluzinationen im kontralateralen Gesichtsfeld usw.). *Die seltenen arteriovenösen Angiome der hinteren* Schädelgrube gehen mit Kleinhirn- und Hirnstammsymptomen einher; außerdem führen sie häufig zu einer chronischen intrakraniellen Drucksteigerung. Arteriovenöse Angiome der hinteren Schädelgrube, die sich in den Brückenwinkel hinein erstrecken, können die Ursache einer Trigeminusneuralgie werden (Olivecrona, Eisenbrey u. Hegarty 1956; Weersma 1958).

Augensymptome sind nicht sehr häufig, werden aber immer wieder beobachtet. Einseitiger oder doppelseitiger *Exophthalmus*, der auf der Seite des Angioms stärker ausgeprägt ist als auf der anderen, kommt hin und wieder vor. Wenn das Angiom in der Orbita lokalisiert ist, kann sich ein ausgeprägter Exophthalmus der gleichen Seite herausbilden. Ein *pulsierender Exophthalmus* gehört zu den Seltenheiten. Während Olivecrona und Ladenheim keinen derartigen Fall beobachten konnten, beschrieben Tönnis u. Lange-Cosack einen pulsierenden Exophthalmus bei einem Kranken mit arteriovenösem Angiom der A. ophthalmica. Auch Röttgen (1949) wies darauf hin, daß der pulsierende Exopthalmus nicht pathognomonisch für das arteriovenöse Carotis-Cavernosus-Aneurysma sei, sondern auch bei retrobulbären Angiomen vorkommen könne.

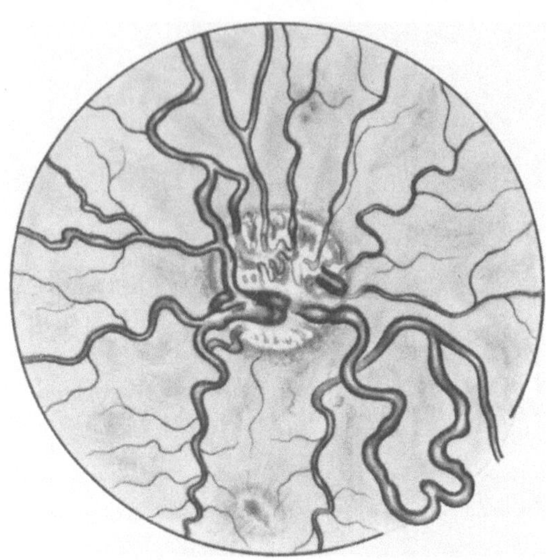

Abb. 48. Arteriovenöses Angiom des Augenhintergrundes bei 11jährigem Knaben, bei dem außerdem ein von der Externa gespeistes Angiom der gleichen Gesichtshälfte und ein von der A. cerebri media und A. chorioidales ausgehendes intrakranielles Angiom bestanden (s. auch Publikation von Glees 1954). Das Gefäßkonvolut besteht aus erweiterten und geschlängelten Arterien und Venen, die pulsieren und hellrotes Blut führen. (Zeichnung nach Dr. Pumptow, Augenabteilung des Städt. Krankenhauses Neukölln.)

Augenmuskellähmungen sind bei den arteriovenösen Angiomen nicht so häufig wie bei den sackförmigen Aneurysmen. Zielinski (1957) stellte an dem Krankengut der Tönnisschen Klinik fest, daß Motilitätsstörungen an den Augen vorwiegend bei Angiomen der A. cerebri media vorkommen (13,8%) und daß auch Kleinhirnangiome in jedem 4. Fall zu Augenmuskelparesen (Oculomotorius- und Abducensschädigung) führen. Abducensparesen können gelegentlich auch bilateral auftreten. Daß *Stauungspapillen* meist nur bei frischen Blutungen angetroffen werden, um sich bald wieder zurückzubilden, während längere Zeit bestehende *Stauungspapillen* beim arteriovenösen Angiom nur vereinzelt vorkommen, ist bereits hervorgehoben worden. *Arteriovenöse Angiome der Netzhaut* (Abb. 48) sind äußerst selten (Leber, Wyburn-Mason, Olivecrona u. Riives, Tönnis-Lange-Cosack, Glees). Man sieht am Augenhintergrund ein großes Gefäßkonvolut, das in allen Teilen hellrotes Blut führt. Wie Glees (1954) gezeigt hat, ist der systolische Netzhautarteriendruck in dem betroffenen Auge erniedrigt. Eine Netzhautangiomatose kommt häufig in Verbindung mit intrakraniellen Angiomen vor. So wurde von Wyburn-Mason die Kombination mit einem Angiom des Mittelhirns, von Tönnis u. Lange-Cosack das Zusammentreffen mit einem Angiom des Kleinhirns beschrieben.

In dem von GLEES publizierten Fall, der auch von uns beobachtet wurde, handelte es sich um einen 11jährigen Knaben, der neben der Angiomatosis retinae (Abb. 48) ein gleichseitiges, von der Externa ausgehendes Angiom des Gesichts (Abb. 34) und außerdem auf derselben Seite ein von der A. cerebri media und der A. chorioidea gespeistes, zu einer Hemiparese führendes Angiom der Parietotemporalgegend hatte (Abb. 49).

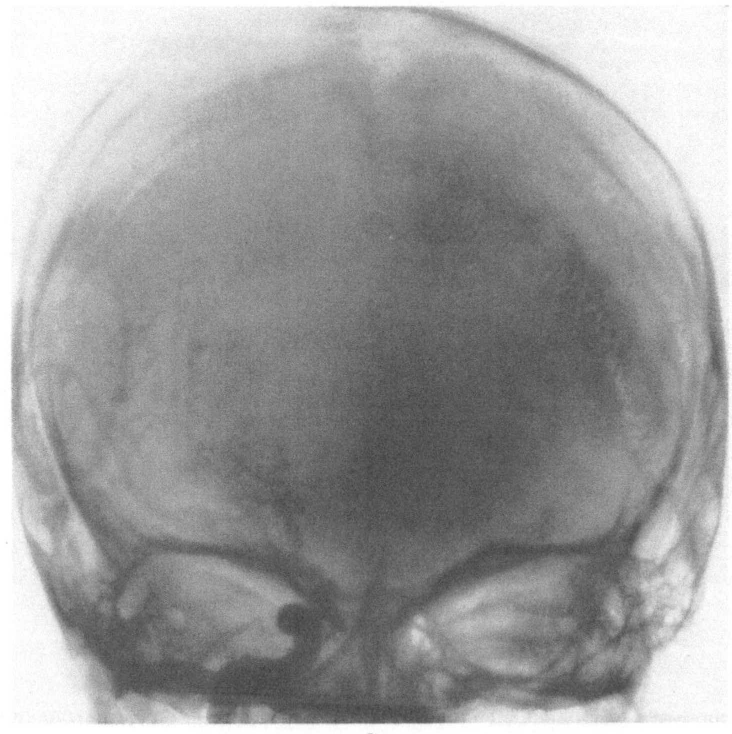

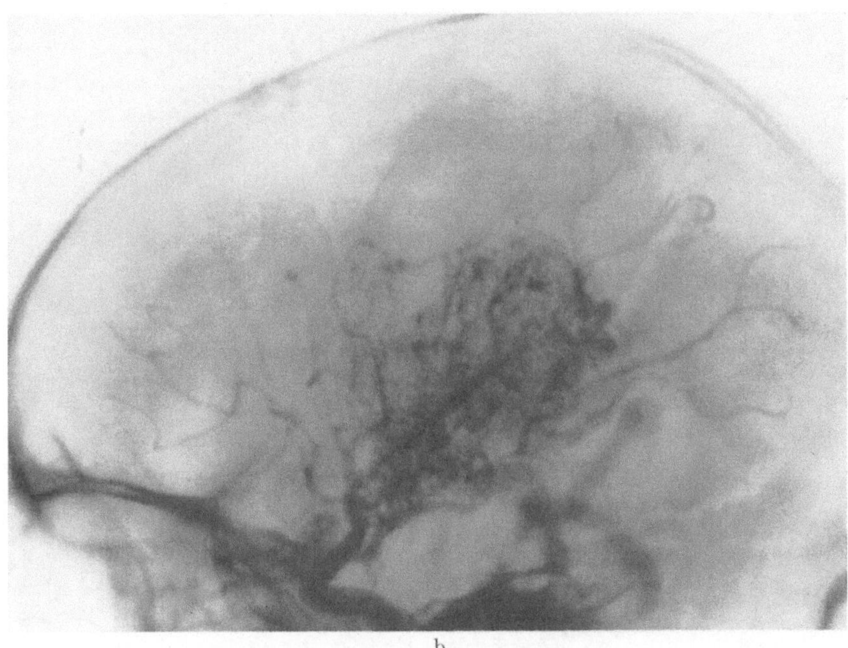

Abb. 49a u. b. Arteriovenöses Angiom der A. cerebri media und der A. chorioidalis ant. rechts bei einem 11jährigen Knaben, der gleichzeitig ein Angiom der Retina und der A. carotis externa in der rechten Gesichtsseite hatte (Abb. 48 und 34). (Neurochirurg. Universitätsklinik Köln.)

Röntgenologische Veränderungen. Die Leeraufnahmen zeigen vielfach eine *vermehrte Vascularisation des Schädels,* die bei diffusen Angiomen, insbesondere bei arteriellem Zufluß aus der A. carotis ext. am ausgeprägtesten zu sein pflegt (Abb. 50). Bei

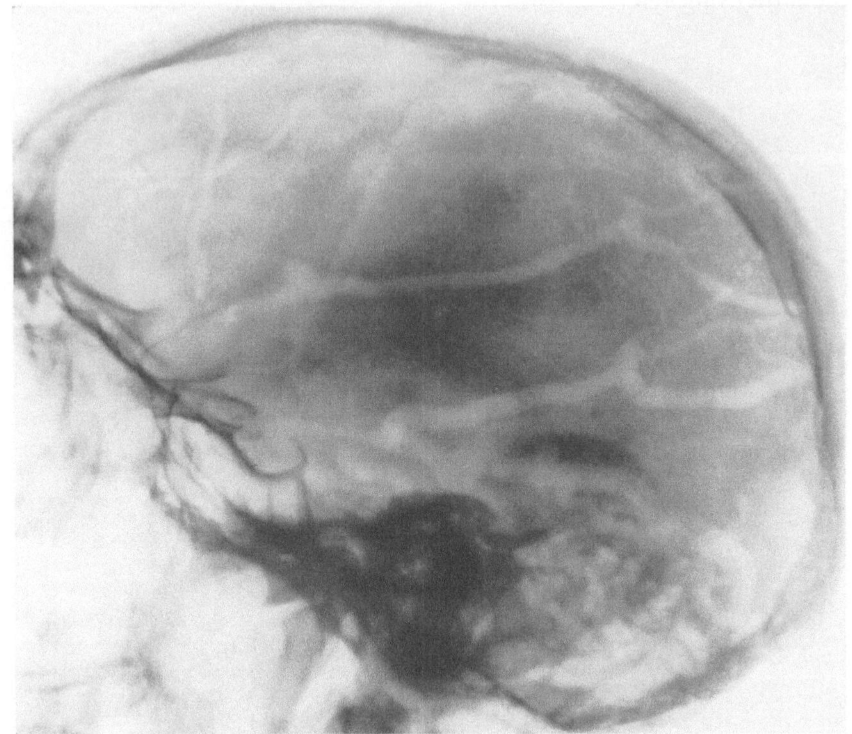

Abb. 50. Stark verbreiterte Gefäßkanäle bei intrakraniellem arteriovenösem Rankenangiom. (Aus der Neurochirurg. Universitätsklinik Köln.)

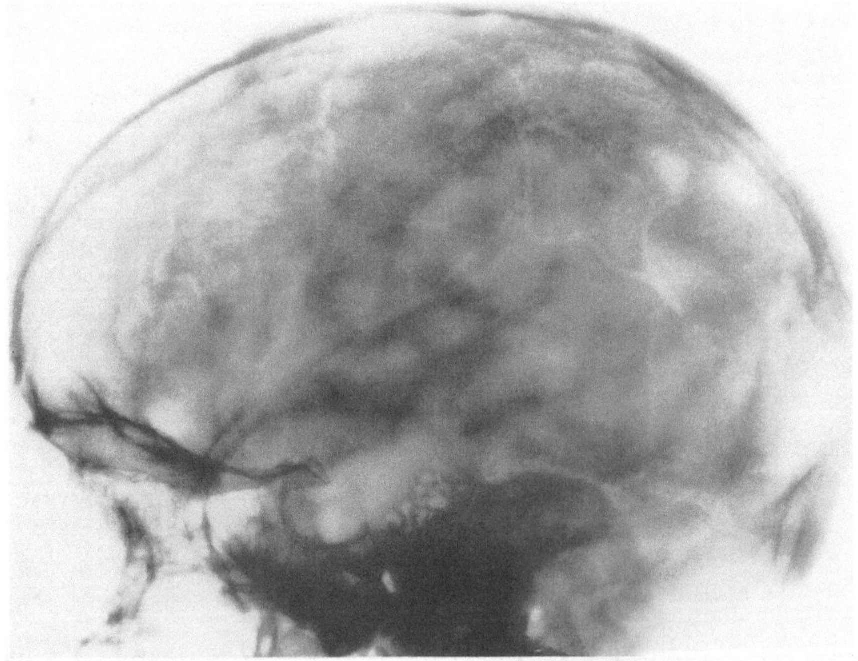

Abb. 51. Wolkenschädel und sekundäre Ausweitung der Sella bei arteriovenösem Angiom des Kleinhirns. (Aus der Neurochirurg. Universitätsklinik Köln.)

Beteiligung der A. meningea media kann man neben einer Verbreiterung der Gefäß-furchen auch eine Ausweitung des Foramen spinosum finden (OLIVECRONA u. LADEN-HEIM). Wenn der Abfluß zum Sinus sag. sup. erfolgt, wird mitunter auch eine Verbreiterung des Sulcus long. sup. sowie eine lokale Verdik-kung des Knochens sichtbar (TÖN-NIS u. LANGE-COSACK). Bei einem längere Zeit bestehenden Angiom haben OLIVECRONA u. LADENHEIM neben der Verbreiterung der Gefäß-furchen eine ausgedehnte Verdik-kung der Schädelkalotte in der Fron-tal- und Parietalregion beschrieben.

Gelegentlich kommen *Druck-zeichen am Schädel* vor. Bei arterio-venösen Angiomen des Kleinhirns kann sich infolge des chronischen Hirndrucks neben einer starken Vermehrung der Impressiones digi-tatae auch eine sekundäre Er-weiterung der Sella herausbilden (Abb. 51). Auch diffuse Angiome verursachen bisweilen Impressiones digitatae, die auf der Seite des Angioms mitunter stärker ausge-prägt sind und damit eine seiten-

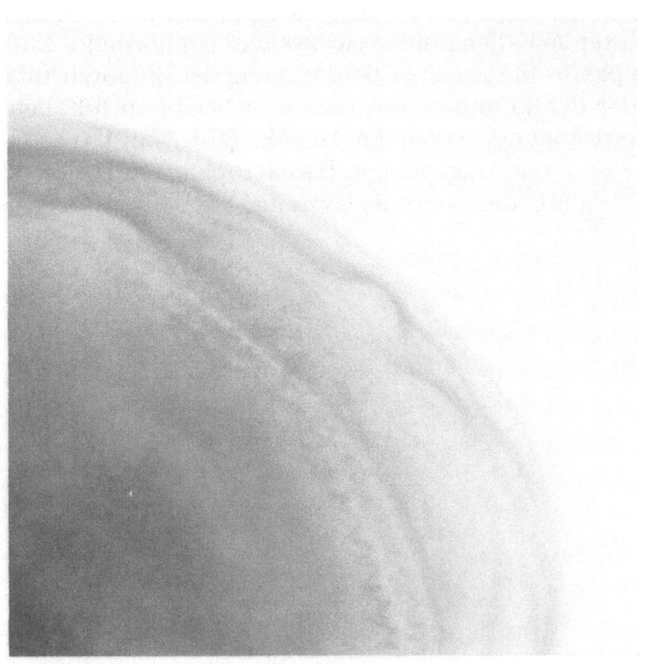

Abb. 52. Lokale Ausbuchtung im linken Scheitelbein, die einer Gefäßschlinge des Angioms entspricht. (Nach TÖNNIS u. LANGE-COSACK 1953.)

diagnostische Bedeutung gewinnen. Ein ungewöhnlicher Befund ist die *lokale Aus-buchtung* des über dem Angiom gelegenen Knochens (Abb. 52).

Neben den Veränderun-gen, die durch den vermehr-ten Blutdurchfluß, gelegent-lich auch durch intrakranielle Drucksteigerung, hervorgeru-fen werden, lassen die Über-sichtsaufnahmen des Schädels auch *intrakranielle Verkalkun-gen* erkennen. Typisch für das arteriovenöse Angiom ist ein kreisrunder Kalkschatten (Abb. 53). Es kommen aber auch andere weniger typische Formen der Verkalkung zur Darstellung.

Das *Pneumencephalogramm* zeigt als Folge der umschrie-benen oder allgemeinen Hirn-atrophie häufig eine mäßige gleichseitige oder doppelsei-

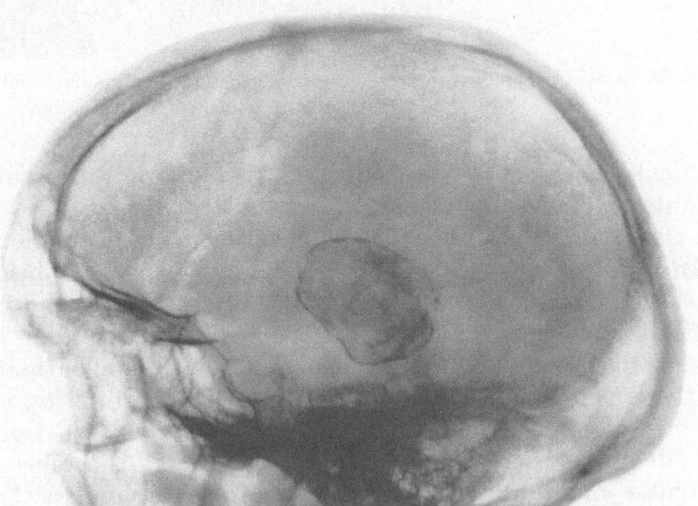

Abb. 53. Große Verkalkung bei ausgedehntem arteriovenösem Angiom links temp. parietal. (Nach TÖNNIS u. LANGE-COSACK 1953.)

tige Ventrikelausweitung (Abb. 54). Mitunter lassen sich encephalographisch intracerebrale Blutungshöhlen, die mit dem Ventrikelsystem kommunizieren, nachweisen (Abb. 55). Größere Angiome können eine lokale Einbuchtung der Ventrikelwand bewirken. Häufig findet man eine leichte Verdrängung des Ventrikelsystems nach der Gegenseite, die bei

Vermehrung der subarachnoidalen Luftfüllung auf der Angiomseite stets den Verdacht auf ein arteriovenöses Angiom erweckt. Neuerdings haben sich Valentino und McRae genauer mit den pneumencephalographischen Befunden bei den cerebralen Angiomen befaßt. Unter 35 Fällen fanden sie zweimal ein normales Luftfüllungsbild, in 6 Fällen einen Hydrocephalus internus bei Behinderung der Liquorzirkulation durch Verschluß des Aquaeductes oder des Foramen Monroi und in weiteren 6 Fällen (3 mit, 3 ohne Blutung) eine Raumverdrängung. Auch im Krankengut von Valentino und McRae waren Angiome mit lokaler und allgemeiner Hirnatrophie (12 Fälle) oder homolateraler Atrophie und Verdrängung des Ventrikelsystems nach der Gegenseite (7 Fälle) am häufigsten. Einige

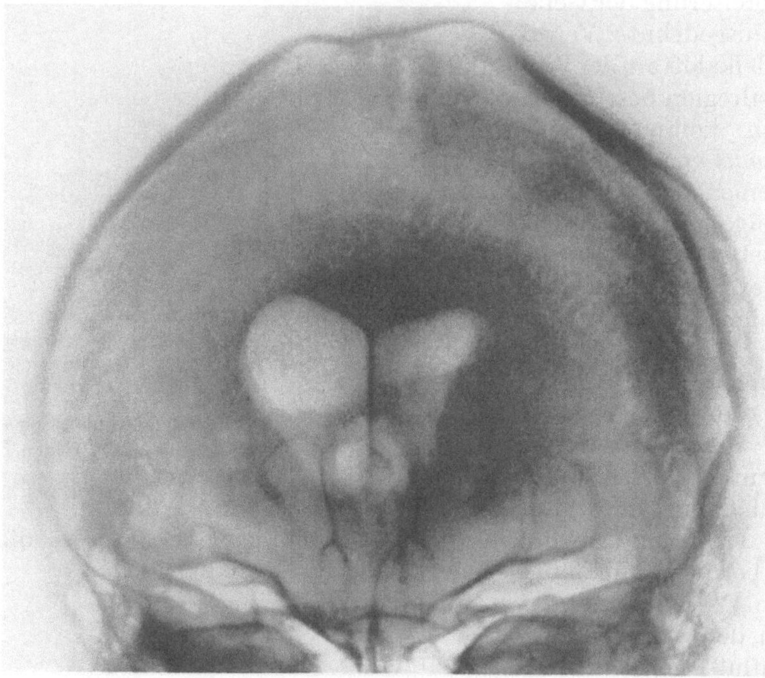

Abb. 54. Das Encephalogramm zeigt eine einseitige Ventrikelausweitung als Folge der Hirnatrophie bei einem arteriovenösen Angiom.

corticale Angiome ließen sich durch Veränderung der subarachnoidalen Luftfüllung in unmittelbarer Nachbarschaft direkt darstellen.

Den sicheren Beweis für das Vorliegen eines arteriovenösen Angioms erbringt *die Angiographie* (s. eingehende Darstellung der angiographischen Diagnostik bei Norlén). Das Angiogramm gibt nicht nur über Sitz und Ausdehnung des Angioms, sondern auch über die Zahl und den Verlauf der Zu- und Abflüsse Auskunft. Wichtig ist die doppelseitige Carotis-Angiographie, die bei der heute allenthalben angewandten percutanen Methode kein technisches Problem ist. Damit gelingt es, auch die von der gegenseitigen Carotis stammenden Zuflüsse zu erfassen. Wenn die Gefäßmißbildung in der hinteren Schädelgrube oder im Versorgungsbereich der A. cerebri post. lokalisiert ist, kann die Diagnose nur durch eine Vertebralis-Angiographie gesichert werden. Wie bereits ausgeführt wurde, erlaubt die Serienangiographie neben der Lokal- und Artdiagnose auch die Errechnung der Zirkulationszeit für das Angiom und für das übrige Gehirn. Bei gemeinsamer Anwendung der gasanalytischen Bestimmung der Hirndurchblutung und der Serienangiographie ergibt sich ein gutes Bild von dem Ausmaß der cerebralen Kreislaufdysregulation (Gänshirt u. Schiefer).

Elektrencephalographische Veränderungen. *Im Elektrencephalogramm* findet man bei cerebralen Angiomen am häufigsten umschriebene Dysrhythmien, lokalisierte flache träge

Potentiale, gesteigerte Alphawellenproduktion oder steile Schwankungen, mitunter sogar lokalisierte Krampfstrompotentiale. Auch generalisierte träge Potentiale, die wohl als Ausdruck diffuser cerebraler Durchblutungsstörungen zu werten sind, kommen vor. Das Hirnstrombild kann aber auch bei einmaliger Untersuchung normal sein und erst bei Kontrolluntersuchungen einen pathologischen Befund erkennen lassen (GÖTZE 1953). Im Krankengut von TÖNNIS (1957) boten 78 % der arteriovenösen Angiome hirnelektrische Veränderungen (14 % Allgemeinveränderungen, 64 % Herdveränderungen). TÖNNIS hob hervor, daß die bioelektrischen Abweichungen meist in Beziehung zu Krampfanfällen oder zu den Folgen von Blutungen stehen. Auch GILLINGHAM (1953) führte das Auftreten von Deltawellen in der Nachbarschaft eines Angioms auf eine Schädigung durch

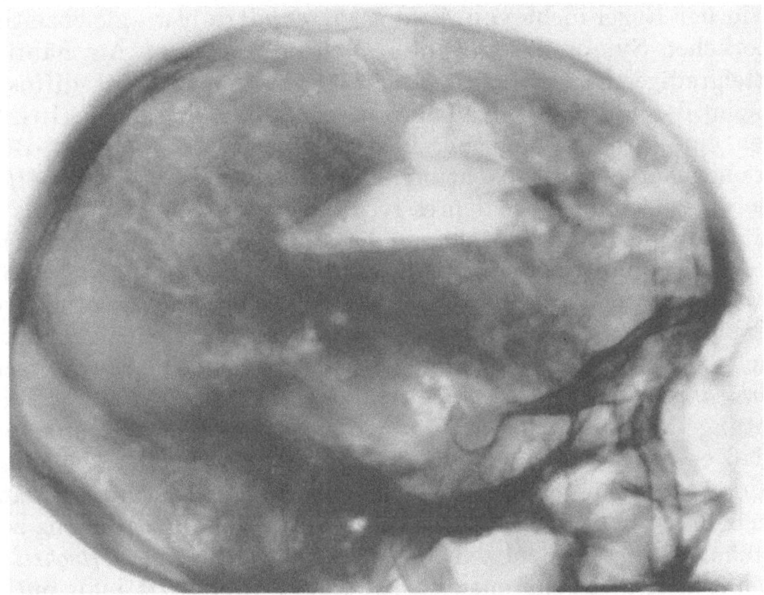

Abb. 55. Große, mit dem Ventrikel kommunizierende intracerebrale Höhle, die durch Blutung aus einem parietal gelegenen Angiom (s. Abb. 39) entstanden ist.

eine intracerebrale Blutung oder eine Ischämie zurück. Nach TÖNNIS sind die Herdveränderungen um so schwerer, je kürzer die Blutung zurückliegt. Während bis zur 8. Woche der Deltaherd und die bilateralen Delta-Paroxysmen das Bild beherrschen, sind die Herdveränderungen nach dieser Zeit durch eine Theta-Wellenaktivität bzw. eine Alpha-Wellenverminderung charakterisiert. Der Nachweis eines Herdbefundes im Hirnstrombild kann bei einem Kranken mit generalisierten Anfällen auf die richtige Diagnose hinweisen, die dann angiographisch gesichert werden müßte. Bei oberflächlich gelegenen rindennahen Angiomen ist von CHAVANY u. LERIQUE, von ELVIDGE u. FEINDEL und von GÖTZE die lokalisierte Ableitung spannungsaktiver pulssynchroner Potentiale (,,Pouls cérébral"), die offenbar durch die Pulsation des Angioms verursacht werden, beschrieben worden. Nach GÖTZE lassen sich die arteriovenösen Angiome differentialdiagnostisch im EEG durch ihre größere Resistenz unter O_2-Mangel von raumbeengenden Prozessen abgrenzen. Wenn die Hirnstrombefunde auch nicht immer eindeutig sind, so wird man diese Untersuchungsmethode wegen der häufig doch sehr wichtigen Hinweise in der Diagnostik der cerebralen Angiome nicht mehr entbehren können.

Psychische Veränderungen. Psychische Störungen wurden früher für ungewöhnlich gehalten (DANDY). Auch WEBER (1948) sah bei 15 Kranken mit arteriovenösen Angiomen nur einmal eine ,,psychoorganische Demenz". Dagegen fanden OLIVECRONA u. RIIVES (1948) etwa bei der Hälfte ihrer Patienten psychische Veränderungen. Diese Feststellung konnten OLIVECRONA u. LADENHEIM (1957) an ihrem großen, nunmehr auf 135 Patienten angewachsenen Krankengut bestätigen. Sie fanden bei etwa 25 % leichte Veränderungen und bei weiteren 25 % schwerere Veränderungen, die mitunter sogar eine psychiatrische Unterbringung notwendig machten. Bei einer eingehenden psychiatrischen Untersuchung von 76 Kranken der Tönnisschen Klinik konnten wir sogar bei 72 % bleibende psychische Veränderungen nachweisen (1954).

Nach Blutungen, Anfällen oder operativen Eingriffen können sich *vorübergehende psychische Störungen* einstellen. Diese akuten Störungen entsprechen den *exogenen Reaktionstypen* Bonhoeffers. Man findet leichte Einengung des Bewußtseins bis zu schwerer Benommenheit, delirante Bilder, Dämmerzustände und Verwirrtheitszustände mit starker motorischer Unruhe.

Von größerer Bedeutung sind die *chronischen psychopathologischen Syndrome.* Sie entwickeln sich in der Regel nicht von Anfang an, sondern etwa gleichzeitig mit Beginn der ersten körperlichen Symptome, mitunter auch noch später. Am häufigsten ist eine geringe bis mittelgradige *Hirnleistungsschwäche.* Bei Kranken mit diffusen Angiomen oder mit Angiomen der hinteren Schädelgrube, die zu chronischem Hirndruck führen, kommt vereinzelt eine *chronische Bewußtseinstrübung,* wie sie Walther-Büel bei Hirntumoren beschrieben hat, zur Beobachtung. Auch *Veränderungen der Affektivität* ohne Intelligenzminderung im Sinne eines depressiven oder manischen Syndroms kommen vor. Bei Kranken mit häufigen Krampfanfällen und Dämmerzuständen kann sich eine *epileptische Wesensveränderung* entwickeln (Riechert u. Zillig 1940; eigene Beobachtungen). Ob für die Entstehung der epileptischen Wesensveränderung und der affektiven Störungen auch erbliche Faktoren von Bedeutung sind, ist noch nicht sicher geklärt. In seltenen Fällen entwickelt sich schon vor Beginn der körperlichen Krankheitserscheinungen eine *psychopathieähnliche organische Persönlichkeitsveränderung* (Emanuel 1899, eigene Beobachtungen). Dabei handelt es sich vorwiegend um Kranke mit frontalen Angiomen, so daß es nahe liegt, in diesen Fällen ein „hirnlokales Psychosyndrom" im Sinne von Bleuler anzunehmen. Während die leichte Hirnleistungsschwäche bei vielen Kranken stationär bleibt oder nur eine langsame und geringe Progredienz zeigt, kommen vereinzelt Krankheitsfälle zur Beobachtung, in denen sich eine *fortschreitende Demenz mit organischer Wesensveränderung* entwickelt. Dieses Bild trifft man nur bei Kranken mit sehr großen, meist diffusen Angiomen an. *In Übereinstimmung mit* Olivecrona u. Riives *sehen wir als anatomisches Substrat des fortschreitenden psychischen Verfalls die ausgedehnte Hirnatrophie an, die man in diesen Fällen findet.*

Art und Schwere der chronischen psychischen Störungen hängen (wenn man von den wenigen Fällen früh einsetzender Wesensveränderung bei frontalen Angiomen absieht) *weniger von der Lokalisation als von der Ausdehnung und dem Aufbau der Angiome ab.* In unserem Beobachtungsgut zeigten nur die Hälfte der Kranken mit kleinen und mittelgroßen Angiomen psychische Veränderungen, während sämtliche Patienten mit diffusen Angiomen und der größte Teil der Kranken mit umschriebenen großen Angiomen chronische psychische Veränderungen aufwiesen. Die fortschreitende Demenz entwickelt sich fast ausschließlich auf dem Boden des diffusen Angiomwachstums. *Die psychiatrischen Beobachtungen unterstreichen die Wichtigkeit der Früherkennung und der Frühbehandlung, da die psychische Leistungsfähigkeit der Kranken nur dann erhalten bleiben kann, wenn die Operation zu einem Zeitpunkt erfolgt, in dem sich noch keine ausgedehnte Hirnatrophie entwickelt hat.*

Krankheitsverlauf. Die Verläufe bei den *umschriebenen Angiomen* verschiedener Größe zeigen nach dem Symptomenbeginn im durchschnittlichen Alter von 10—30 Jahren keine wesentlichen Unterschiede. Es gibt *epileptiforme* und *apoplektiforme* Krankheitsverläufe und solche, bei denen Krampfanfälle und Blutungen abwechseln. Je kleiner das Angiom ist, desto symptomärmer ist im allgemeinen der Verlauf. Während die kleinen Angiome sich in der Regel entweder durch Blutungen oder durch Krampfanfälle manifestieren, ist bei den großen Gefäßmißbildungen ein weit höherer Prozentsatz gemischter Verlaufsformen vorhanden. Auch die bleibenden neurologischen Symptome sind ebenso wie die flüchtigen Anfangssymptome um so reichhaltiger, je größer das Angiom ist. Die Hirnleistungsschwäche wird bei größeren Angiomen und längerer Krankheitsdauer nur selten vermißt, während sie bei den kleinen, rechtzeitig operierten Angiomen oft gar nicht oder nur in sehr geringer Ausprägung in Erscheinung tritt. Blutungen sind bei den umschriebenen Angiomen oftmals, aber keineswegs immer die unmittelbare Todesursache. In manchen Fällen kann auch ein Status epilepticus den Tod herbeiführen.

Der Verlauf bei den *diffusen Angiomen* ist durch die meist unaufhaltsame Progredienz der körperlichen und psychischen Krankheitserscheinungen sowie durch die hohe Mortalität (nach TÖNNIS u. LANGE-COSACK 70 % gegenüber etwa 25 % bei den umschriebenen Angiomen) gekennzeichnet. Man kann deshalb geradezu von einer *malignen Form* des arteriovenösen Rankenangioms sprechen. Daß bei dieser Gruppe am häufigsten bis in die Kindheit zurückreichende Prodromalsymptome vorkommen, hängt offenbar mit der frühzeitigen Dekompensation der allgemeinen und cerebralen Kreislaufregulation dieser Kranken zusammen.

Wenn man von der prognostisch ungünstigen Gruppe der diffusen Angiome absieht, so haben die katamnestischen Untersuchungen von TÖNNIS u. LANGE-COSACK ergeben, daß die Prognose für die Kranken mit arteriovenösen Angiomen keineswegs so ungünstig ist, wie man früher angenommen hat. Während die konservative Behandlung und die früher übliche Unterbindung der Carotis oder örtlicher Zuflüsse zum Angiom nur sehr unbefriedigende Resultate erbracht hat, haben sich die Ergebnisse der Totalexstirpation als außerordentlich günstig erwiesen. Von den Kranken, die von TÖNNIS operiert wurden, waren 61 % voll arbeitsfähig in ihrem alten Beruf, 22 % beschränkt arbeitsfähig und 11 % arbeitsunfähig. OLIVECRONA u. LADENHEIM stellten fest, daß bei 85 % der Patienten durch die Totalexstirpation eine Besserung erzielt wurde. Allerdings können auch nach der Totalexstirpation noch Krampfanfälle und neurologische Ausfälle bestehenbleiben.

Bei weiblichen Patienten mit cerebralen Angiomen scheinen während der *Schwangerschaft* verhältnismäßig selten Komplikationen aufzutreten. Viele Patientinnen mit arteriovenösen Angiomen machen normale Schwangerschaften und Geburten durch. In einzelnen Fällen sind Subarachnoidalblutungen oder gehäuft auftretende Anfälle während der Gravidität beobachtet worden (OLIVECRONA u. RIIVES 1948; DE CARLE 1949; LOUIS-BAR 1950; CONLEY u. RAND 1951; JANZEN 1956; s. auch S. 117).

DE CARLE berichtete über 3 Fälle von Subarachnoidalblutungen während der Schwangerschaft: 2 Kranke mit einer tödlichen Blutung hatten arterielle Aneurysmen, während bei der 3. überlebenden Kranken ein Angiom vorlag. Von LOUIS-BAR (1950) wurde der Krankheitsverlauf einer 27jährigen Frau geschildert, die nach längere Zeit bestehender Anfallshäufung im 8. Schwangerschaftsmonat im Status epilepticus ad exitum kam. In unserem Krankengut sahen wir in keinem Falle Komplikationen während der Gravidität.

h) Diagnose und Differentialdiagnose.

In vielen Fällen läßt sich schon nach der Vorgeschichte und dem neurologischen Befund eine Vermutungsdiagnose stellen. Allerdings muß die Anamnese sehr sorgfältig erhoben werden, da die Kranken die oft über große Zeiträume verstreuten Krankheitszeichen gar nicht als solche werten. Der Verdacht auf ein arteriovenöses Angiom muß insbesondere dann auftauchen, wenn jahrelang Jackson-Anfälle oder rezidivierende meningeale Reizzustände bestanden haben. Bei Feststellung von weinrotem oder xanthochromem Liquor bei einem Kranken mit epileptischen Anfällen liegt die Diagnose einer arteriovenösen Mißbildung besonders nahe. Als positives diagnostisches Zeichen ist der typische kreisrunde Kalkschatten anzusehen. Auch die Veränderungen am knöchernen Schädel können einen wichtigen Hinweis geben. Verbreiterung der Gefäßkanäle kommt zwar auch bei Meningeomen vor, erreicht dort aber meist nicht so erhebliche Grade wie bei den arteriovenösen Angiomen. Ein wichtiges, wenn auch seltenes diagnostisches Merkmal ist das pulssynchrone Geräusch über dem Angiom. Allerdings ist es nicht pathognomonisch für das arteriovenöse Angiom, da es mitunter auch über gefäßreichen Gliomen zu hören ist. Der encephalographische Befund ist besonders dann auf ein Angiom verdächtig, wenn sich eine Blutungshöhle darstellt. Die ausschlaggebende diagnostische Methode ist die Serienangiographie. Tönnis betont deshalb mit Recht, daß es notwendig sei, bei allen Kranken mit ätiologisch nicht geklärten Jackson-Anfällen nicht nur eine Luftfüllung, sondern auch eine Gefäßfüllung vorzunehmen.

Differentialdiagnostisch kann die Abgrenzung von *langsam wachsenden Tumoren*, die mit Krampfanfällen einhergehen und erst spät Hirndruckerscheinungen verursachen, Schwierigkeiten machen. Zur Klärung können neben dem Angiogramm das Elektroencephalogramm, das Pneumencephalogramm und die gasanalytische Methode von Kety u. Schmidt herangezogen werden. Verwechslungen mit der *genuinen Epilepsie* können ebenfalls vorkommen. Das Auftreten von Herdanfällen neben generalisierten Anfällen und flüchtige postparoxysmale Paresen oder andere Herderscheinungen sprechen für ein Angiom als Ursache der Anfälle. Angiome der hinteren Schädelgrube können von *Tumoren der hinteren Schädelgrube* differentialdiagnostisch nur durch das Vertebralisangiogramm unterschieden werden. Bei Subarachnoidalblutungen kann die Abgrenzung von anderen cerebralen Gefäßprozessen, insbesondere von *sackförmigen arteriellen Aneurysmen*, mitunter Schwierigkeiten bereiten. Auf die Differentialdiagnose der Subarachnoidalblutungen mit der sich in letzter Zeit Tönnis, Steinbrecher (1956), Kazmeier u. Voigt (1956), Janzen sowie Tönnis, Schiefer u. Walter (1957) eingehend beschäftigt haben, soll später noch eingegangen werden. An dieser Stelle ist zu bemerken, daß Subarachnoidalblutungen bei Angiomen durchschnittlich im früheren Lebensalter auftreten als bei Aneurysmen. Während unter den Begleitsymptomen bei den Aneurysmen Augenmuskelparesen im Vordergrund stehen, treten bei Kranken mit Angiomen häufiger Halbseitenlähmungen, Aphasien, gelegentlich auch Hemianopsien in Erscheinung. Die Subarachnoidalblutungen bei Aneurysmen sind im allgemeinen bedrohlicher und führen häufiger zum Tode. Die Zwischenräume zwischen den einzelnen Blutungen sind nach den Untersuchungen von Tönnis, Schiefer u. Walter bei den Kranken mit arteriovenösen Angiomen größer als bei denen mit Aneurysmen, bei denen die Blutungen oft kurz nacheinander auftreten. Wenn bei einem Kranken mit einer Subarachnoidalblutung anamnestisch bekannt ist, daß er an Krampfanfällen gelitten hat, so spricht dies mit großer Wahrscheinlichkeit für ein Angiom als Ursache der Blutung.

E. Das sackförmige Aneurysma der Hirnarterien.

Die Aneurysmen der Hirnarterien sind die häufigste Ursache rezidivierender Subarachnoidalblutungen, deren Prognose nach den Statistiken von Ask-Upmark und Ingvar, Richardson und Hyland, Tönnis, Schiefer und Walter u. a. bei konservativer Behandlung sehr ungünstig ist. Seit die Angiographie die exakte Lokaldiagnose der Aneurysmen ermöglicht hat und seit die Neurochirurgie über erfolgreiche Behandlungsmethoden verfügt, hat das Krankheitsbild mehr und mehr das Interesse des Klinikers gefunden.

Die ersten Beobachtungen stammen von anatomischer Seite. Morgagni (1761) und Biumi (1765) gaben die ersten anatomischen Beschreibungen. Weitere Berichte stammen von Blackall (1814), Hodgson (1815), Serres (1826), Nebel (1834), Stumpf (1836), Brinton u. a. Gull (1859) und Lebert (1866) vermuteten, daß in manchen Fällen auch klinisch die Diagnose zu stellen sein müßte. Auch Beadles (1907), Wichern (1911) und Fearnsides (1916) waren neben der anatomischen Beschreibung um die Herausarbeitung der klinischen Symptome bemüht.

Es ist das Verdienst von Symonds (1923, 1924), die *erste brauchbare Grundlage einer klinischen Diagnostik* der Hirnaneurysmen geschaffen zu haben. Danach erschienen viele Arbeiten, die sich mit der klinischen Symptomatologie beschäftigen [Parker (1926), Albright (1929), Bramwell (1933), Dott 1933, Tönnis 1936, Jefferson 1937, Dandy 1938)]. McDonald u. Korb konnten 1938 bereits einen Überblick über 1023 intrakranielle Aneurysmen, die sie aus der Literatur gesammelt hatten, geben. Unter den zahlreichen späteren Veröffentlichungen sind als besonders wichtig die

Monographien von KRAYENBÜHL (1941, 1957, 1958), DANDY (1945) und HAMBY (1952) und die Arbeiten von OLIVECRONA, NORLÉN, TÖNNIS, WALKER, RICHARDSON u. HYLAND, FALCONER u. a. hervorzuheben.

Die Fülle der Publikationen spiegelt das große Interesse an den pathogenetischen, diagnostischen und therapeutischen Problemen der Krankheitsbilder wider. Alle therapeutischen Methoden haben das Ziel, das Aneurysma aus dem Blutstrom auszuschalten und damit der größten Gefahr, der rezidivierenden Subarachnoidalblutung, vorzubeugen. Voraussetzung für eine erfolgreiche Behandlung ist die Frühdiagnose, der deshalb die größte Aufmerksamkeit geschenkt werden muß.

a) Häufigkeit.

Da die klinischen Methoden erst in letzter Zeit zu größerer diagnostischer Sicherheit geführt haben, liegen repräsentative klinische Statistiken bisher noch kaum vor. TÖNNIS, SCHIEFER und WALTER fanden in ihrem Krankengut 3,2 % Aneurysmen. Die Häufigkeit läßt sich bisher nach den anatomischen Statistiken besser beurteilen als nach klinischen Angaben.

Wie eine Übersichtstabelle von WILSON (1944) erkennen läßt, haben aber auch die anatomischen Statistiken eine erhebliche Schwankungsbreite. SOSMAN u. VOGT aus der Cushingschen Klinik berichteten über 4 Aneurysmen bei 284 Hirnsektionen. SCHMIDT (1931) schätzte die Häufigkeit der Hirnaneurysmen auf $1/_2$—$1^1/_2$ % aller Autopsien. Die autoptisch verifizierten Fälle von KRAYENBÜHL machten bei einer Gesamtzahl von 7452 Sektionen nur 0,26 % aus. RICHARDSON und HYLAND fanden 40 intrakranielle Aneurysmen bei 4618 Autopsien (0,87 %), in 27 Fällen war eine tödliche Blutung erfolgt, 9 Aneurysmen waren ein zufälliger Nebenbefund und 4 nicht rupturierte hatten zu lokalen Drucksymptomen geführt. MITCHELL und ANDRIST (1943) fanden bei 3080 Routineautopsien 42 intrakranielle Aneurysmen bei 36 Patienten (1,1 %). COURVILLE (1945) schätzte in seinem Material die Häufigkeit auf etwa 0,58 %. Von MCCAUGHEY wurden 0,9 % Aneurysmen in einer fortlaufenden Serie von 11200 Autopsien festgestellt.

Die Unterschiede in den Statistiken kommen zum Teil sicher dadurch zustande, daß kleine oder versteckt gelegene Aneurysmen bei der üblichen Sektionsstatistik nicht selten übersehen werden. Darauf hat vor allen Dingen BUSSE eindringlich hingewiesen. Er selbst fand bei systematischer Untersuchung der A. commun. ant. bei 10 % aller Leichen ein Aneurysma. In den übrigen Statistiken schwankt die Häufigkeit zwischen 0,25 und 1,5 %.

Das Verhältnis der geborstenen zu den nichtgeborstenen Aneurysmen ist ebenso schwer zu bestimmen wie die Häufigkeit schlechthin. BERGER nahm ein Verhältnis von 1:1 an. Von ECTORS (1950) wird der Anteil der blutenden Hirnaneurysmen erheblich höher eingeschätzt.

b) Geschlechts- und Altersverteilung.

GULL und GOWERS (1888) waren der Ansicht, daß sackförmige Aneurysmen der Hirnarterien bei Männern häufiger vorkämen als bei Frauen. Spätere Untersuchungen haben teilweise ein geringes zahlenmäßiges Überwiegen der Frauen ergeben (WILSON, DINNDENG, FALCONER, SCHMIDT, RICHARDSON, HYLAND, DANDY u. a.). Jedoch scheint sich nach den neueren Untersuchungen (TÖNNIS, OLIVECRONA, ECTORS u. a.) das Krankheitsbild etwa gleichmäßig auf beide Geschlechter zu verteilen.

Aneurysmen der Hirnarterien kommen in allen Altersklassen zur Beobachtung. Am häufigsten manifestieren sie sich aber bei Kranken des 4.—6. Lebensjahrzehntes. Der Altersgipfel liegt nach ECTORS zwischen 35 und 50 Jahren, nach TÖNNIS, SCHIEFER und WALTER zwischen dem 40. und 50. Lebensjahr.

Vereinzelte Fälle sind auch im 1. und 2. Lebensjahrzehnt beschrieben worden. So berichtete TURNBULL über ein 19 Monate altes Kind mit einem rupturierten Aneurysma an der Teilungsstelle der A. cerebri ant. und A. commun. ant. DIAL u. MAURER (1937) beschrieben ein 2jähriges Kind mit rupturiertem Aneurysma der Vertebralis. PIT sah ein solches bei einem 6jährigen Knaben. K. HERMANN u. MACGREGOR beobachteten einen $4^1/_2$jährigen Knaben, der ein geborstenes Aneurysma an einer Gefäßteilungsstelle und daneben ein kleines nichtrupturiertes Aneurysma hatte. INGRAHAM und COBB sahen ein 8jähriges Kind mit geplatztem parasellärem Aneurysma.

Dandy fand in seinem Krankengut 7 Fälle, die im 2. Lebensjahrzehnt erkrankten. Auch von Hermann, Obrador und Dott, von Krayenbühl, Tönnis, McCaughey wurden Aneurysmen bei Patienten im 2. Jahrzehnt beobachtet.

c) Lokalisation.

Während Lebert und andere Autoren aus früherer Zeit die A. basilaris als häufigsten Sitz intrakranieller Aneurysmen ansahen, haben die neueren anatomischen und klinischen Statistiken übereinstimmend gezeigt, daß der vordere Teil des Circulus Willisi weitaus am häufigsten betroffen ist. Dies geht bereits aus der Übersicht von McDonald und Korb, die sämtliche bis 1938 veröffentlichten autoptisch oder bioptisch verifizierten Fälle gesammelt haben, hervor. Auch Rupturen sind nach McDonald und Korb im vorderen Teil des Circulus Willisi etwa dreimal häufiger als im hinteren Teil. 1956 hat Richards unter Einbeziehung der in den letzten Jahren veröffentlichten Statistiken eine neue Zusammenstellung vorgenommen und ist dabei im wesentlichen zu gleichen Ergebnissen gekommen (Abb. 56). Danach liegen 76 % der Aneurysmen vorn und nur 24 % im hinteren Bereich des Circulus Willisi. Während in diesem Punkte die Ergebnisse übereinstimmen, bestehen Abweichungen in den Angaben über die Häufigkeit, mit der die einzelnen Gefäße betroffen sind. In den älteren Statistiken steht meist die A. cerebri media an erster Stelle, wie es auch aus dem Schema von McDonald und Korb ersichtlich ist. Nach den neueren klinischen Angaben dagegen werden die meisten Aneurysmen im supraklinoidalen Abschnitt der Carotis gefunden. Von Norlén, Lindgren und Krayenbühl wird außerdem das häufige Vorkommen von Aneurysmen an der A. cerebri ant. und an der A. commun. ant. hervorgehoben.

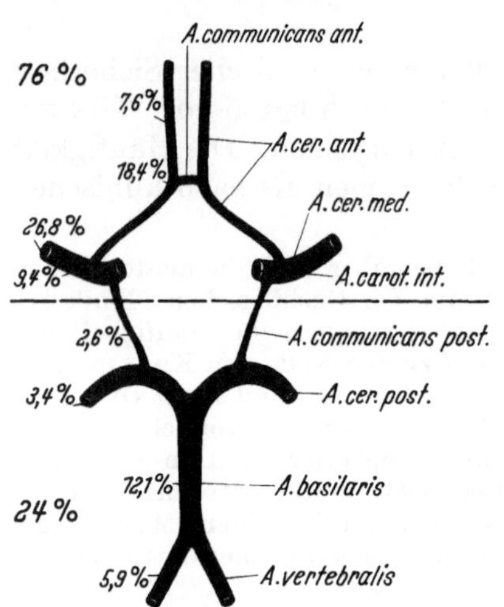

Abb. 56. Diagramm des Circulus Willisi zur Darstellung der Häufigkeit der verschieden lokalisierten Aneurysmen. (Nach Richards 1956.) Die Skizze ist nach den Publikationen von McDonald und Korb (1939), Richardson u. Hyland (1941), Dandy (1945), Helpern u. Rabson (1950) und Williams, Bahn u. Sayre (1955) gezeichnet und bezieht sich auf 1442 Aneurysmen. Es ist zu beachten, daß 76% der Aneurysmen im vorderen und nur 24% im hinteren Teil des Circulus Willisi vorkommen.

Padget führte die abweichenden Resultate sicher zum Teil mit Recht auf die ungenauen und falschen lokalisatorischen Angaben zurück. Nach Lindgren erklären sich die Unterschiede der klinischen Statistiken durch die nicht immer ausreichende angiographische Technik. In seinem Material entfielen mehr als 50 % auf die A. commun. ant. oder die Teilungsstellen der A. commun. ant., der A. pericallosa und der A. cerebri ant., während sich die anderen gleichmäßig auf die A. carotis int., die A. cerebri media und die A. commun. post. verteilten. Richards bezeichnete die Carotisteilungsstelle und die Teilungsstelle der A. cerebri ant. und A. commun. ant. als häufigsten Ausgangspunkt für die Aneurysmen. McCaughey versuchte das häufige Überwiegen von Aneurysmen der A. cerebri media gegenüber den supraklinoidalen Carotis-Aneurysmen in den anatomischen Statistiken dadurch zu erklären, daß die Media-Aneurysmen angiographisch schwieriger zu diagnostizieren seien, und daß die Sterblichkeit bei den Aneurysmen an der Teilungsstelle der Carotis und der A. commun. post. etwas tiefer zu liegen scheine als bei anderen Lokalisationen.

d) Pathologische Anatomie.

Man unterscheidet zwischen den umschriebenen *sack- oder beerenförmigen Aneurysmen* (berry-aneurysms) und den *spindelförmigen Aneurysmen* (fusiform aneurysms), die eine Erweiterung des Gefäßes auf einer größeren Strecke erkennen lassen. Die sackförmigen Aneurysmen, die vorwiegend an den Teilungsstellen der Hirnarterien liegen (Abb. 57)[1], sind weitaus häufiger als die spindelförmigen Aneurysmen, die nur an der A. basilaris, den Vertebralarterien und der A. carotis interna vorkommen (Abb. 58). Ungewöhnlich ist das Auftreten von *multiplen fusiformen Aneurysmen in den peripheren*

---

[1] Die aus dem Pathologischen Institut des Städtischen Krankenhauses Berlin-Neukölln stammenden Abbildungen verdanke ich der Freundlichkeit von Herrn Prosektor Plenge.

Abschnitten der Hirnarterien. Ein solches Arteriogramm wurde erstmals von SCHIEFER u. STRUCK (1957) veröffentlicht (s. Abb. 84).

Die *Größe der Aneurysmen* kann sehr verschieden sein. Es gibt winzige, mit dem bloßen Auge kaum wahrnehmbare Aneurysmen und solche, die die Größe eines Hühnereies oder einer Faust erreichen (BEADLES, BRAMWELL, REINHARDT, RIECHERT u. a.). FORBUS, RICHARDSON u. HYLAND und BUSSE haben Aneurysmen beschrieben, die nur mikroskopisch sichtbar sind. Am häufigsten haben die Aneurysmen etwa die Größe einer Erbse.

Die sackförmigen Aneurysmen können *isoliert* oder *multipel* auftreten. Nach RICHARDS sind in 15% der Fälle 2 oder mehr Aneurysmen vorhanden. Auch die übrigen Angaben liegen zwischen 10 und 20% (DANDY, BIGELOW, WILSON, McCAUGHEY). STEHBENS fand bei persönlicher Untersuchung sogar 25,5%. Für den Neurochirurgen ist es wichtig, an die Möglichkeit multipler Aneurysmen zu denken (Abb. 59 und 60). Bei einem 1951 von BASSET beschriebenen Kranken mit einer subduralen Blutung stellte sich arteriographisch ein Aneurysma der A. cerebri media dar. Dieses wurde bei der Operation gefunden, zeigte aber keine Anzeichen einer Ruptur. Erst die weitere Suche deckte ein kleines Aneurysma an der lateralen Wand der A. carotis interna auf, das die Ursache der Blutung war. Auch im Krankengut von TÖNNIS wurde in 2 Fällen ein arterielles Aneurysma neben einem subduralen Hämatom beobachtet.

Makroskopisch erscheinen die intradural gelegenen sackförmigen Aneurysmen als breitbasig aufsitzende oder durch einen dünnen Stiel mit dem Ausgangsgefäß verbundene bläulichrote kugelförmige Gebilde; sie können auch verschiedene unregelmäßige Ausbuchtungen aufweisen (Abb. 61). Die extradural gelegenen infraklinoidalen Aneurysmen der Carotis sind an einer kugeligen Vorwölbung (s. ZÜLCH, Bd. III, S. 569) der Dura an der Hirnbasis zu erkennen. Größere intradurale Aneurysmen der Carotis und des vorderen Teiles des Circulus Willisi können den Sehnerven, die Augenmuskelnerven und die benachbarten Hirnwindungen komprimieren und gelegentlich auch den Boden des 3. Ventrikels hochdrängen. Aneurysmen der A. basilaris und der A. vertebralis (Abb. 62) führen zur Eindellung und bei besonderer Größe zur Verdrängung des Hirnstammes, mitunter auch

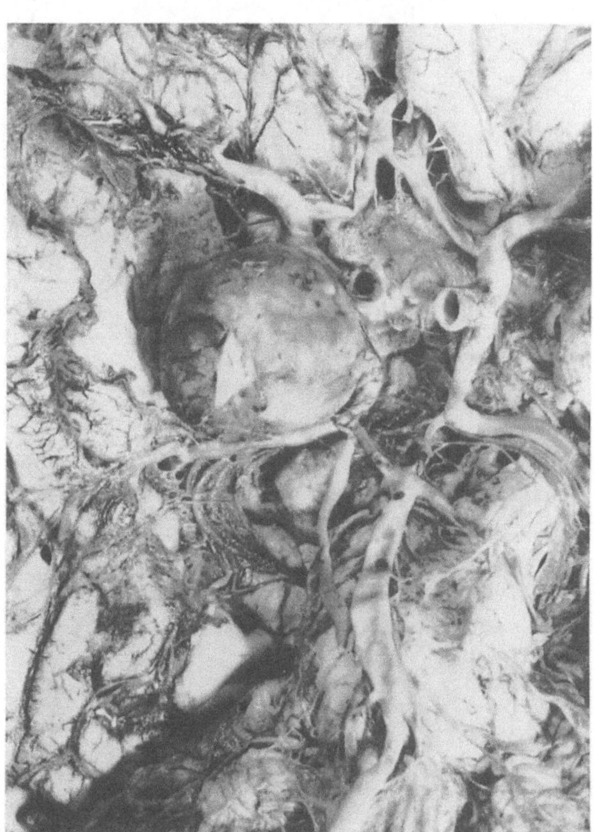

Abb. 57. Großes sackförmiges Aneurysma der A. carotis int. an der Abgangsstelle der A. commun. post. An der Stelle des Aneurysmas bestand eine Impression der Schädelbasis. (Pathol. Inst. des Städt. Krankenhauses Berlin-Neukölln.)

zu Erweichungen. Auch große Aneurysmen an der Endstelle der A. basilaris können den 3. Ventrikel von unten her komprimieren und zu einem Hydrocephalus int. führen (FELD u. PLUVINAGE 1954).

Nicht rupturierte kleine Aneurysmen sind zart und dünnwandig. Aneurysmen, aus denen eine oder mehrere Blutungen erfolgt sind, haben eine ganz oder stellenweise verdickte, mitunter auch verkalkte Wandung, die mit der Umgebung verwachsen sein kann. Die zartwandigen kleinen Aneurysmen und die dünnen Wandstellen der großen sind besonders rupturgefährdet. *Blutungen* erfolgen am häufigsten in den Subarachnoidalraum. Das Blut breitet sich meist in den großen Zisternen aus, kann dann auf die Konvexität übergehen und rückläufig durch die Öffnungen des 4. Ventrikels in die Hirnkammern eindringen. Auch der spinale Subarachnoidalraum kann mit Blut gefüllt sein. Bei Einriß der Arachnoidea breitet sich das Blut auch im Subduralraum aus. Als Rest alter Blutungen kann eine basale Arachnitis mit Verlötung der Zisternen bestehen bleiben und zu einem Hydrocephalus aresorptivus führen (KRAYENBÜHL u. LÜTHY). Blutungen aus dem Aneurysma können auch in das Hirngewebe eindringen. HAMBY fand unter 44 tödlichen Blutungen 23 Hämatome. McCAUGHEY stellte in 34 von 102 anatomisch untersuchten Fällen eine starke Blutung sowohl in den Subarachnoidalraum als auch in das Hirngewebe (in 3 Fällen auch in den Subduralraum) und in weiteren 23 Fällen eine fast oder ausschließlich intracerebrale Blutung fest. Auch RICHARDSON u.

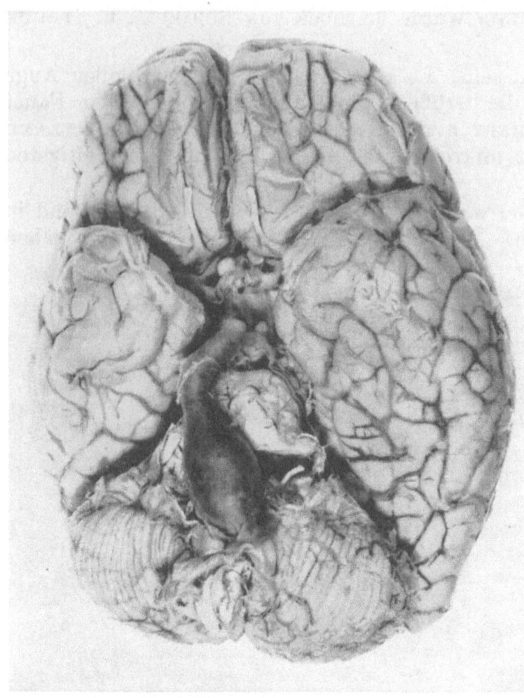

Abb. 58. Großes ampulläres Aneurysma der A. basilaris.
(Pathol. Inst. des Städt. Krankenhauses
Berlin-Neukölln.)

Hyland waren bei der Untersuchung von 27 Gehirnen mit tödlichen Aneurysmenblutungen beeindruckt durch die Häufigkeit der intracerebralen Blutungen, die oft viel umfangreicher waren als die subarachnoidalen Blutungen. Wenn eine primäre subarachnoidale Blutung fehlt, gelangt das Blut nur, falls es zum Ventrikeleinbruch kommt, durch den 4. Ventrikel in den Subarachnoidalraum. Blutungen aus Aneurysmen der A. cerebri ant. und der A. commun. ant. können in den Frontallappen einbrechen (Abb. 63), während bei Blutungen aus der Carotis interna und der A. cerebri media meist der Temporallappen betroffen ist (Abb. 64). Blutungen aus der Basilararterie können in den Hirnstamm eindringen (Abb. 65). Mitunter findet man in der Umgebung der Aneurysmen Verwachsungen mit den Hirnhäuten, durch die bei neuen Blutungen der Bluterguß abgekapselt bleiben kann. Umschriebene Erweichungen und Atrophie des Hirngewebes (Tönnis) kommen ebenfalls vor. McCaughey (1956) fand ischämische Veränderungen sowohl in der unmittelbaren Nachbarschaft rupturierter Aneurysmen als auch im Versorgungsgebiet des Gefäßes, von dem das Aneurysma ausgeht. Nach seiner Ansicht spielen Gefäßspasmen ätiologisch eine wichtigere Rolle als Druck- und Thrombenbildung.

Histologisch bieten die sackförmigen Aneurysmen ein typisches Bild. Der charakteristische

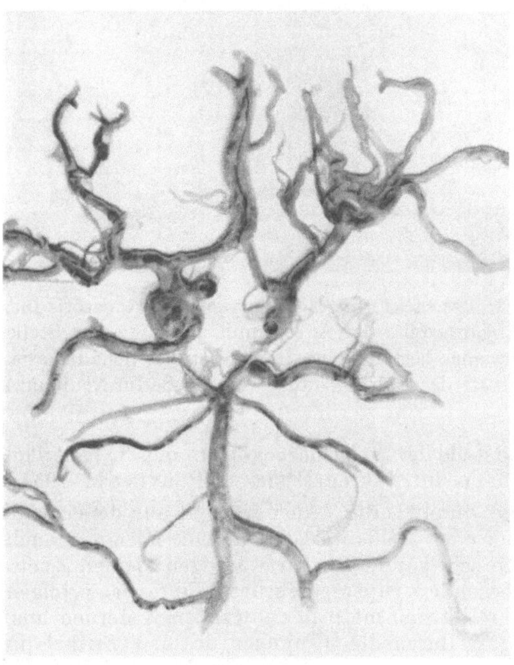

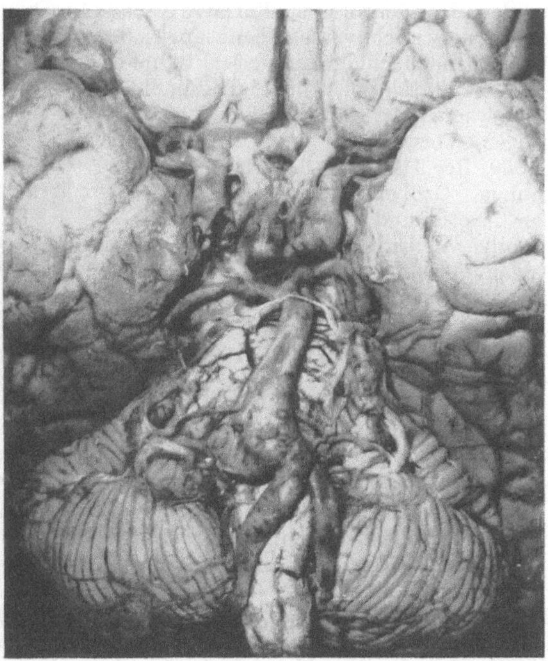

Abb. 59.   Abb. 60.

Abb. 59. Zwei sackförmige Aneurysmen, das eine an der Teilungsstelle der A. carotis interna und der A. commun. post., das andere an den Verzweigungen der gegenseitigen A. cerebri media. (Pathol. Inst. des Städt. Krankenhauses Berlin-Neukölln.)

Abb. 60. Multiple Aneurysmen der basalen Gefäße (A. basilaris, A. carotis int.). (Pathol. Inst. des Städt. Krankenhauses Berlin-Neukölln.)

Befund besteht darin, daß die Media fehlt. Auch die Elastica ist am Aneurysmahals entweder scharf unterbrochen oder schon vorher in ihrem Gefüge aufgelockert; im Aneurysmasack ist sie rarefiziert oder fehlt ganz. Der Sack besteht beim nicht-rupturierten Aneurysma nur aus der Adventitia und einem einschichtigen inneren Zellbelag. Bei älteren Aneurysmen ist die Wandung teilweise oder in ganzer Ausdehnung bindegewebig ver-dickt, mitunter auch hyalinisiert. Auch die Intima kann stark verdickt sein. An dünnen Wandstellen und an Rupturstellen kommen nach KRAULAND dichte Infiltrate von gelapptkernigen weißen Blut-körperchen, Rundzellen und in den Gewebsspalten fibrinoide Massen, die sich mit Eosin leuchtend rot färben, vor. Auch bei tödlichen Aneurysma-blutungen ist die Rupturstelle meist schon durch ein festes Gerinnsel aus Fibrin und Leukocyten verschlossen. Man findet mitunter in der Aneu-rysmawand Blutungen und in der Umgebung von rupturierten Aneurysmen Blutpigment und Makrophagen.

Im Innern älterer Aneurysmen bilden sich häufig Thromben. Auch die zu- und abführenden Gefäße können thrombosiert sein. Die Thromben zeigen oft einen zwiebelschalenförmigen Aufbau; zwischen den einzelnen Schichten ist manchmal Kalk eingelagert. Wie KRAULAND besonders her-vorhebt, läßt der histologische Befund erkennen, daß der Aneurysmasack durch Dehnung und durch Organisation von wandständigen Thromben

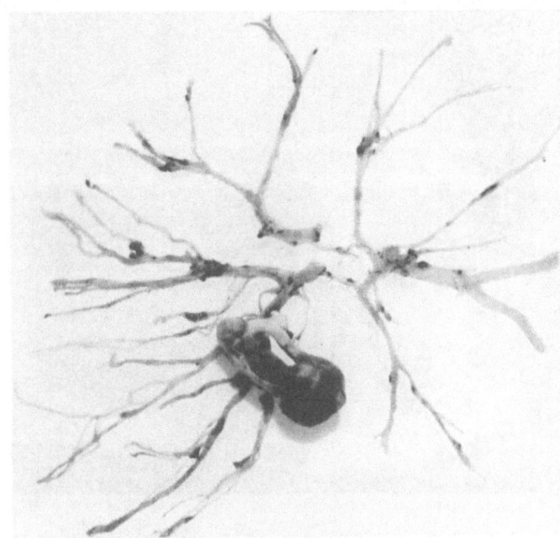

Abb. 61. Mehrfach gekammertes Aneurysma der A. cerebri med. kurz nach der Teilungsstelle. Die Rupturstelle ist durch ein weißes Stäbchen gekenn-zeichnet. (Pathol. Inst. des Städt. Krankenhauses Berlin-Neukölln.)

einen dauernden Umbau erfährt, der im günstigsten Falle mit einer vollständigen Obliteration endet, die einer Spontanheilung gleichkommt. Dadurch, daß die Thromben das Lumen verkleinern oder sogar verschließen, kann das Aneurysma im Arteriogramm kleiner erscheinen oder sich dem Nachweis ganz entziehen (s. Abb. 72).

Die selteneren spindel-förmigen Aneurysmen neigen weniger zur Ruptur. Histo-logisch findet man bei diesen häufiger Anzeichen arterio-sklerotischer (DANDY, RI-CHARDSON und HYLAND, ECTORS) und gelegentlich auch syphilitischer (MARTI-NOFF, A. JAKOB, BASSOE, LUCIE FREUND, KRAULAND) Wandveränderungen. DANDY beschrieb 3 mykotische spin-delförmige Aneurysmen. Von KERNOHAN u. WOLTMAN und von KRAULAND wurde eine Medianekrose als seltene Ur-sache spindelförmiger Gefäß-auftreibungen gefunden.

e) Ätiologie.

Während in der älteren Literatur die Lues und die Arteriosklerose als

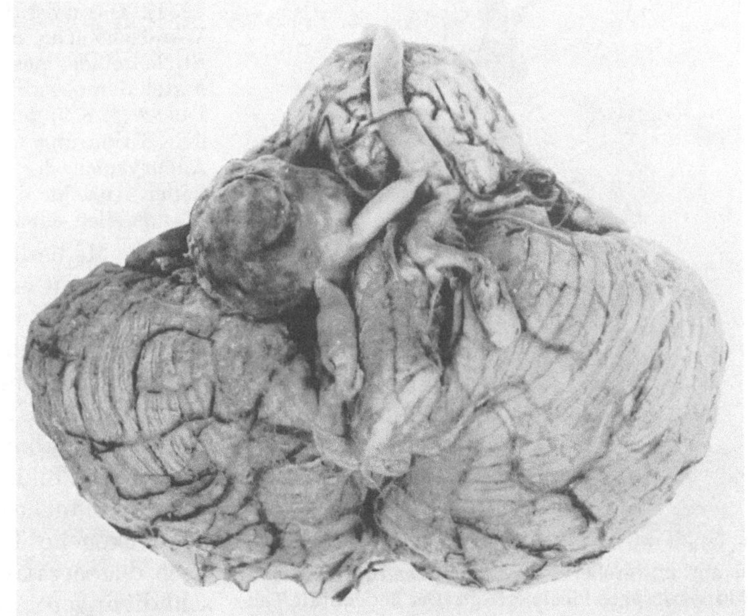

Abb. 62. Großes, von der linken A. vertebralis ausgehendes Aneurysma im Brückenwinkel, das einen Zufallsbefund bei der Sektion einer 79jährigen Patientin darstellte.

wichtigste Ursachen der Hirnaneurysmen angesehen wurden, haben neuere Unter-suchungen eindeutig gezeigt, daß die überwiegende Zahl sich auf dem Boden einer an-geborenen Wandschwäche entwickelt und damit den Gefäßmißbildungen zuzuordnen ist.

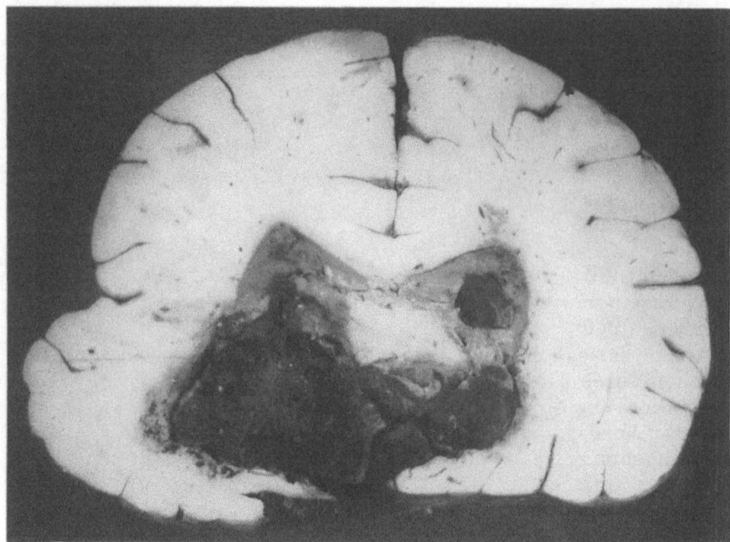

a

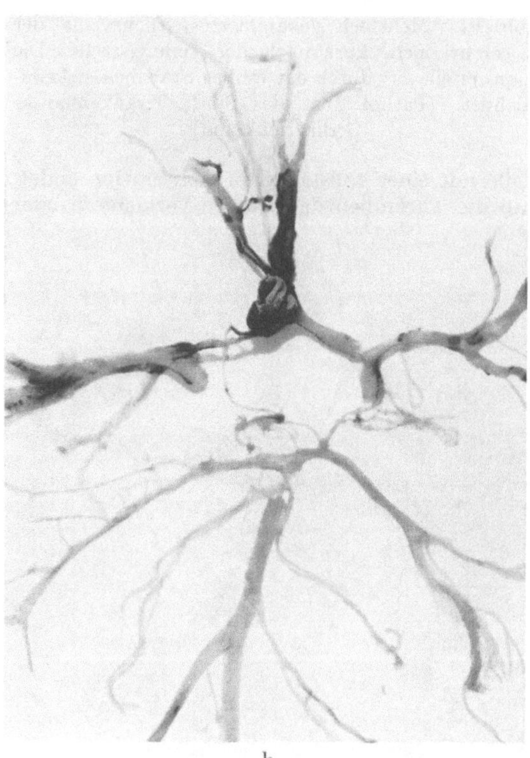

b

Abb. 63a u. b. Sackförmiges Aneurysma der A. commun. ant. mit großer Rupturstelle. Die Blutung ist in den Frontallappen hinein erfolgt. Der horizontale Teil der linken A. cerebri ant. ist im Gegensatz zur anderen Seite fadendünn (Entwicklungshemmung). (Pathol. Inst. des Städt. Krankenhauses Berlin-Neukölln.)

Nachdem bereits Eppinger auf das kongenitale Aneurysma hingewiesen hatte, stellte Forbus in seinen grundlegenden Untersuchungen fest, daß an den Teilungsstellen der Gefäße, an denen die Aneurysmen besonders häufig lokalisiert sind, Mediadefekte vorkommen, die mit der Gefäßentwicklung zusammenhängen. Diese Befunde wurden von Bremer, Schmidt, Glynn, Richardson u. Hyland, Forster u. Alpers, Krauland u. a. bestätigt. Der Einwand von Tuthill, daß es sich um ein Kunstprodukt handle, hat sich als haltlos erwiesen. Die sackförmigen Aneurysmen, die nicht an den Teilungsstellen sitzen, entsprechen nach Padget in ihrer Lokalisation oftmals den ursprünglichen Abgangsstellen embryonaler, später obliterierter Arterien (Abb. 66). Dandy vermutete deshalb, daß an diesen Stellen eine Wandschwäche zurückbleiben könne, die sie zur Bildung von Aneurysmen prädestiniere. Vielleicht spielt auch bei der Entstehung der traumatischen Carotisruptur im Sinus cavernosus häufig eine Wandschwäche an der ursprünglichen Abgangsstelle der Trigeminusarterie eine Rolle (Dandy, Sugar 1951). Dandy u. Follis konnten die kongenitale Wandschwäche mit Verlust der Elastica an der Stelle einer posttraumatischen arteriovenösen Fistel demonstrieren. Die Untersuchungen von Busse (s. S. 9) geben eine entwicklungsgeschichtliche Erklärung für die verhältnismäßig häufigen Aneurysmen der A. commun. ant., die sich nach seiner Ansicht durch Dehnung hypoplastischer Wandstellen entwickeln.

Da Mediadefekte auch bei normalen Erwachsenen vorkommen (Forbus, Carmichael 1945), war Forbus der Meinung, daß zu der angeborenen Wandschwäche noch eine Degeneration der Elastica infolge der ständigen Überdehnung durch den Blutdruck hinzukommen müsse, damit sich ein Aneurysma bilde. Hiller erklärte die Entstehung mancher Aneurysmen durch zusätzliche exogene Faktoren wie arteriosklerotisch-degenerative oder infektiöse Wandschädigungen. Richardson, Hyland und Krauland zogen auch die ungünstige Einwirkung toxischer Schäden auf die Widerstandsfähigkeit der Elastica in Erwägung.

Aneurysmen kommen aber auch bei Personen vor, die keine Veränderungen am Gefäßsystem zeigen, vereinzelt sogar bei kleinen Kindern.

Für die kongenitale Präformierung der sackförmigen Aneurysmen sprechen noch andere Gründe, insbesondere die häufigen begleitenden Anomalien des Circulus Willisi,

die PADGET in Kombination mit Aneurysmen doppelt so häufig fand wie sonst (s. auch
SLANY, MAJERSKI u. a.). Ein Beispiel dafür zeigt Abb. 67. Mitunter gehen auch die
Aneurysmen selbst von pathologischen Gefäßen aus (SWARTZ 1940, BASSETT 1949).
Auch das gemeinsame Vorkommen mit arteriovenösen Fehlbildungen des Gehirns (MONIZ
1940 u. a.) und anderen Bildungsfehlern, wie kongenitale Cysten in Niere und Leber
(SNAPPER u. FORMINJE 1939; SUTER 1949; BROWN 1951), Lungencysten (BERGUIGNON
u. ARNÉ 1951), Koarktation der Aorta (PARKER 1926; WEBER 1927; WALTMANN u.
SHELDEN 1927; FORSTER 1949; KO-
LETSKY 1942) usw. unterstreicht den
Mißbildungscharakter.

Rein arteriosklerotische Aneurysmen kommen zwar vor, sind im Vergleich mit den kongenitalen Aneurysmen
aber sehr selten (ROBERTSON 1949;
ECTORS, SCHEID, RICHARDS). Noch seltener sind luische Aneurysmen. Beide
Formen scheinen nur bei den spindelförmigen Aneurysmen der Basilaris eine
Rolle zu spielen. Aneurysmen auf em-
bolisch-mykotischer Grundlage sind
etwas häufiger. Gelegentlich kann auch
ein Trauma bei Zerrung und Zerreißung
von Gefäßen die Ursache eines Aneurysmas werden.

f) Allgemeine klinische Symptomatologie.

Das klinische Bild der intrakraniellen Aneurysmen wird einerseits durch
neurologische Nachbarschaftssymptome,
andererseits durch *plötzlich auftretende
Blutungen in den Subarachnoidalraum
oder das Hirngewebe* bei Ruptur der
Aneurysmenwand gekennzeichnet. Es
gibt zweifellos auch Aneurysmen, die
ganz symptomlos bleiben oder erstmalig durch eine tödliche Blutung

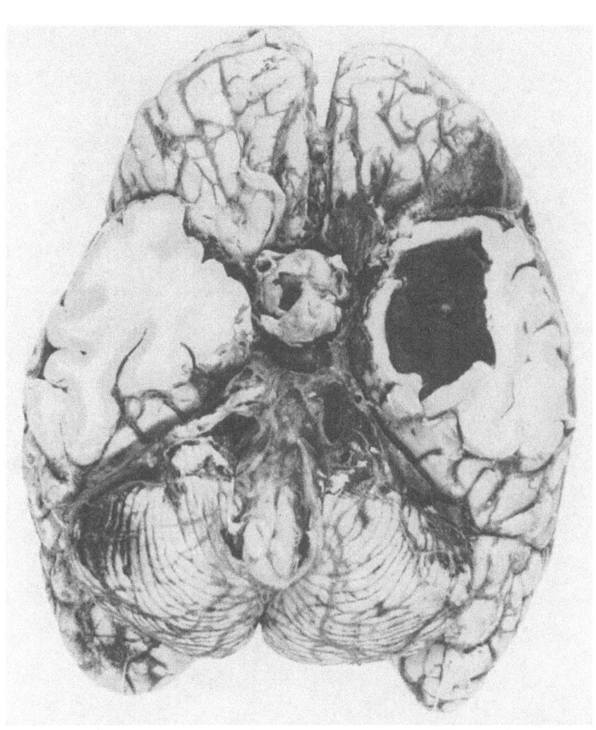

Abb. 64. Supraklinoidales Aneurysma der A. carotis int.
Ruptur mit Blutung in den Subarachnoidalraum und in
den linken Temporallappen.
(Pathol. Inst. des Städt. Krankenhauses Berlin-Neukölln.)

manifest werden. Bei stärkerer Beobachtung der Frühsymptome wird diese Gruppe
der erst post mortem erkannten Aneurysmen im Laufe der Zeit wohl immer mehr
abnehmen. Die neurologischen Herdsymptome entstehen durch Druck des sich allmählich oder plötzlich vergrößernden Aneurysmensackes auf die umgebenden Strukturen, durch umschriebene Blutungen oder durch ischämische Veränderungen im benachbarten Hirngewebe. JEFFERSON unterschied einen ,,apoplektischen Typ'', der nur
durch Subarachnoidalblutungen[1] in Erscheinung tritt, und einen ,,paralytischen Typ''
mit neurologischen Herdsymptomen. Beide Verlaufsformen können in reiner Form vorkommen. Eine rein paralytische Verlaufsform zeigen alle extradural gelegenen Aneurysmen, nämlich die Aneurysmen der A. carotis int. im Sinus cavernosus, die intrasellären Aneurysmen und die seltenen Aneurysmen der A. ophthalmica. Bei den intraduralen Aneurysmen dagegen ist die rein paralytische Verlaufsform seltener, weil es nur
bei einem kleinen Teil nicht zur Ruptur kommt [vgl. z. B. WALKER (1956), 25 gegenüber
46 Fällen mit SABl, TÖNNIS, SCHIEFER u. WALTER (1957) 14 gegenüber 82 Fällen mit
SABl usw.]. Häufiger sind bei den intraduralen Aneurysmen rein apoplektiforme

---

[1] Abkürzung SABl.

Verläufe, besonders bei den im vorderen Teil des Circulus Willisi gelegenen Aneurysmen. Bei der Mehrzahl aber treten sowohl Blutungen als auch neurologische Herdsymptome in Erscheinung. In manchen Fällen stellt sich nach anfänglich wenig beachteten Lokalsymptomen plötzlich eine SABl ein, während in anderen Fällen die SABl das erste manifeste Krankheitssymptom sein kann. Der intermittierende Verlauf und das Zusammentreffen spontaner SABl mit neurologischen Reiz- oder Ausfallserscheinungen, unter denen Augenmuskelparesen die erste Stelle einnehmen, sind besonders charakteristisch und weisen auf die Artdiagnose hin. Trotzdem kann die Lokaldiagnose schwierig oder ohne Angiogramm sogar unmöglich sein. Denn Aneurysmen, die von derselben Stelle ausgehen, können je nach Größe und Ausdehnungsrichtung verschiedene Symptome hervorrufen, während Aneurysmen verschiedener Lokalisation die gleiche Symptomatik zeigen können (Jefferson, Krayenbühl, Decker, Walker, Norlén, Tönnis-Schiefer-Walter). Immerhin läßt sich in manchen Fällen auch klinisch schon eine recht genaue topische Diagnose stellen.

Kopfschmerz. Ein besonders wichtiges *Frühsymptom* ist der *Kopfschmerz* (Fearnsides, Hansen u. v. Staa 1939; Richardson u. Hyland, Wolff 1948; Frankel 1950; Ask-Upmark u. Ingvar 1950; Ketelaer 1950; Walker u. a.). Kopfschmerzen können sowohl bei Patienten mit rupturierten als auch bei solchen mit nichtrupturierten Aneurysmen das Initialsymptom darstellen und den anderen Symptomen Wochen und Monate, mitunter sogar viele Jahre vorausgehen. Manche Kranke klagen über diffuse Kopfschmerzen, andere über Schmerzen in der Umgebung eines Auges oder im Nacken. Nicht selten werden

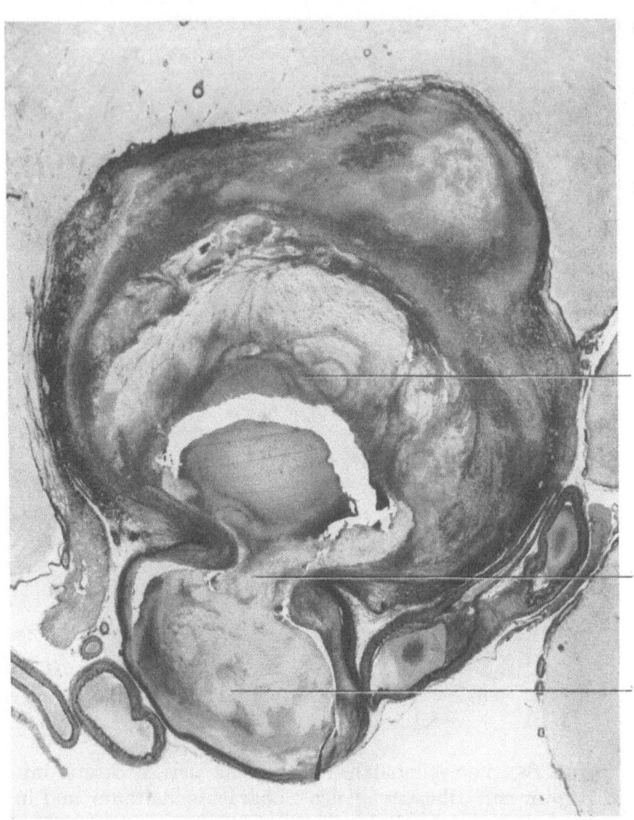

Abb. 65. Rupturiertes Aneurysma der A. basilaris. Man sieht eine von der Rupturstelle gegen das Mittelhirn vordringende große Blutungsmasse, die in bindegewebiger Organisation begriffen ist. Elastica-van-Gieson-Färbung. Vergr. 1:6,7. *A* Aneurysma; *B* Blutungshöhle im Mittelhirn; *R* Rupturstelle. (Neuropathol. Inst. der Universitäts-Nervenklinik Göttingen, Prof. Orthner.)

anamnestisch gleichseitige rezidivierende Halbseitenkopfschmerzen und Kopfschmerzattacken mit allen Kennzeichen der echten Migräne angegeben (Fearnsides, Adie, Jefferson, Richardson u. Hyland, Dandy, Wolff, Frankel, Tönnis, Schiefer u. Walter). Wie Frankel an mehreren eindrucksvollen Beispielen gezeigt hat, kann sich der Charakter der mitunter schon viele Jahre bestehenden migräneartigen Kopfschmerzen in den Monaten vor der Ruptur des Aneurysmas ändern. Die Kopfschmerzattacken wurden in den beschriebenen Fällen häufiger, langdauernder und intensiver und wurden in einem Falle, in dem sie vorher halbseitig waren, nunmehr in die Umgebung des Auges lokalisiert. Die Beobachtungen von Frankel erscheinen deshalb wichtig, weil man bei Beachtung eines solchen Wechsels im Charakter habitueller Halbseitenkopfschmerzen mit rechtzeitigen diagnostischen und therapeutischen Maßnahmen unter Umständen einer Ruptur zuvorkommen kann.

Auch die *„ophthalmoplegische Migräne"* gehört zu den Frühsymptomen der intrakraniellen Aneurysmen (BRAMWELL 1933, SJÖQUIST 1936, ZIELINSKI 1957). Allerdings ist sie nicht pathognomonisch dafür, da eine von Augenmuskelstörungen begleitete Migräne vereinzelt auch bei basalen Tumoren (SACHS: Keilbeinmeningeom, KARPLUS 1895: Neurofibrom, RICHTER 1884: Fibrochondrom, CAMBEL: metastatisches Lymphosarkom) und bei chronisch-entzündlichen leptomeningealen Veränderungen (WEISS 1885,

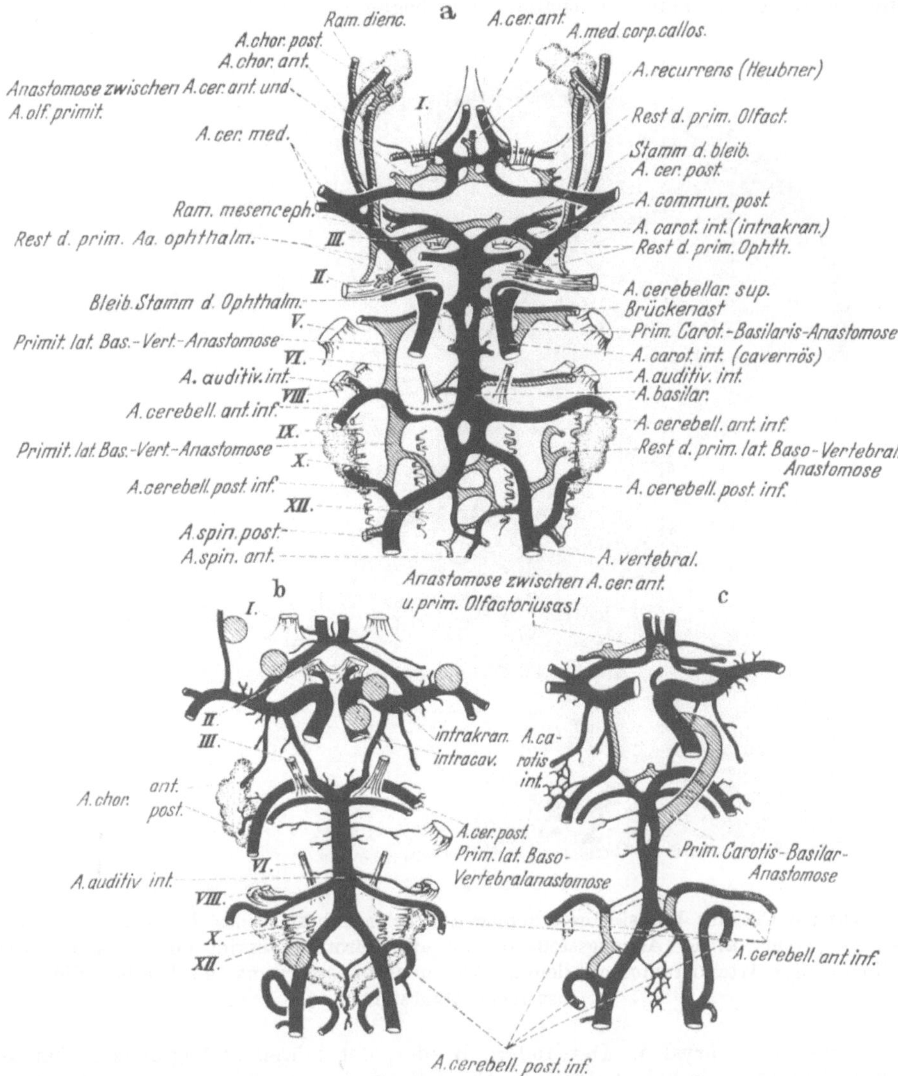

Abb. 66a—c. a Diagramm der embryonalen Arterien der Hirnbasis beim menschlichen Embryo von 12 bis 24 mm. Die bleibenden Gefäße sind schwarz, die transitorischen Gefäße schraffiert eingezeichnet. b Lokalisation der nicht an Gefäßteilungsstellen vorkommenden Aneurysmen, die an den Abgangsstellen transitorischer embryonaler Gefäße gefunden wurden. c) Beim Erwachsenen gefundene Anomalien, die auf Persistenz embryonaler Gefäße, die sich sonst zurückzubilden pflegen, beruhen. (Nach PADGET in DANDY 1945.)

SHINOYA 1911, HANDMANN, zit. bei BÜRKI 1941) beschrieben worden ist. Ob neben der symptomatischen Form auch eine essentielle Form der ophthalmoplegischen Migräne (vgl. BÜRKI) existiert, ist im Hinblick auf den immer häufigeren Nachweis organischer Krankheitsprozesse mindestens fraglich. Da bei der Mehrzahl der bioptisch oder autoptisch gesicherten Fälle ein Carotis-Aneurysma zugrunde lag, sollte der Vorschlag von SJÖQUIST, jeden Fall von ophthalmoplegischer Migräne durch eine Arteriographie diagnostisch zu klären, befolgt werden.

In der älteren Literatur wurden vasoneurotische Störungen bzw. Migräne teilweise als ätiologische Faktoren angesehen. Von anderen Autoren wurde dagegen nur ein zufälliges Zusammentreffen von echter Migräne mit einem intrakraniellen Aneurysma angenommen. Heute geht die Ansicht der meisten Autoren dahin, daß die bei manchen Trägern intrakranieller Aneurysmen jahrelang bestehenden migräneartigen Kopfschmerzen Prodromalerscheinungen im Sinne einer symptomatischen Migräne darstellen (Dandy, Hansen u. v. Staa, Frankel u. a.). Diese Ansicht wird durch eine interessante Sippenuntersuchung von Janzen (1956) gestützt: Er beobachtete zwei Brüder aus einer Familie mit zahlreichen Migränekranken. Der eine litt viele Jahre hindurch an einer linksseitigen Migräne, die zeitweilig von einer Ophthalmoplegie begleitet war. Er starb an einer Blutung aus

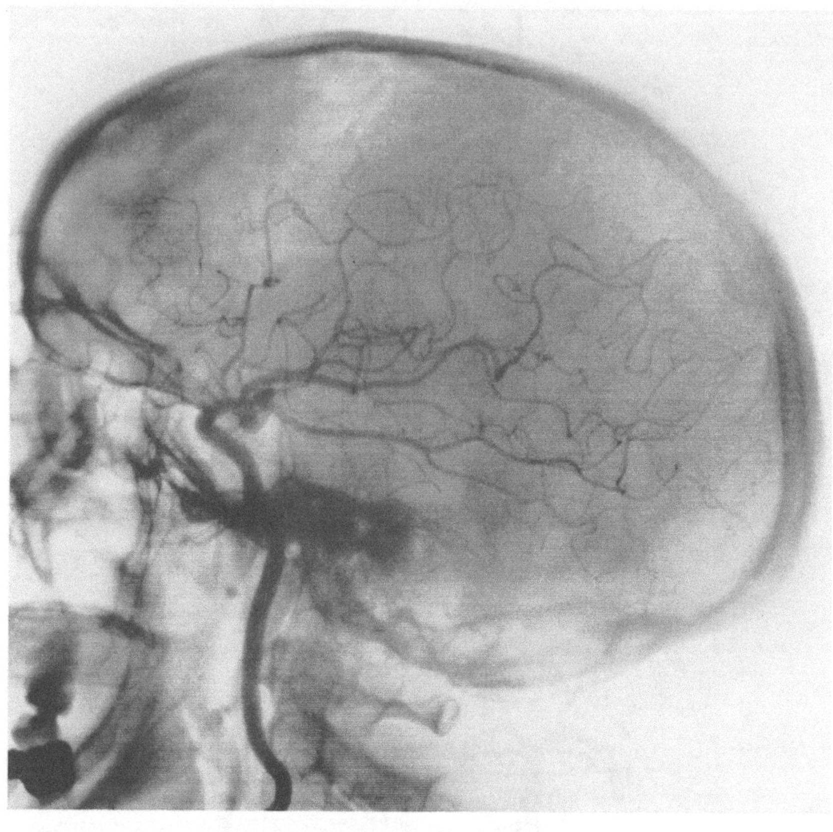

a

Abb. 67a—c. Offener Circulus Willisi durch Fehlen des waagerechten Teiles der A. cerebri ant. bei einem sackförmigen Aneurysma an der Abgangsstelle der aus der Carotis entspringenden linken A. cerebri post. a Seitliches linksseitiges Arteriogramm, auf dem das gekammerte Aneurysma zu sehen ist. Die A. cerebri ant. ist nicht dargestellt.

einem intrakraniellen Aneurysma. Der andere Bruder, der jahrelang Migräneattacken ohne ophthalmoplegische Symptome gehabt hatte, ging ebenfalls an einer plötzlich auftretenden Aneurysmenblutung zugrunde. Auch die Mutter der beiden Kranken litt zeitlebens an einer Migräne und machte anamnestisch eine Subarachnoidalblutung durch. Bei diesen Kranken müssen die einseitigen Migräneattacken als früheste klinische Manifestationen der intrakraniellen Aneurysmen gedeutet werden. Im Gegensatz zu Janzen möchten wir im Hinblick auf die starke Blutungsgefährdung den Standpunkt vertreten, daß man bei Migränekranken, bei denen wegen begleitender ophthalmoplegischer Symptome oder wegen einer ausgesprochenen familiären Belastung der Verdacht auf ein intrakranielles Aneurysma besteht, möglichst frühzeitig eine angiographische Klärung vorschlagen und nicht erst eine Änderung im Charakter der Kopfschmerzen abwarten sollte.

Kopfschmerzen werden nicht nur unter den Prodromalerscheinungen, sondern auch *im Rahmen der akuten neurologischen Symptomatik* selten vermißt. Typisch ist der plötzlich beginnende einseitige Kopfschmerz, der in die Stirn- oder Augengegend lokalisiert wird und in unmittelbarem zeitlichem Zusammenhang mit einer partiellen oder totalen Lähmung des Oculomotorius, manchmal unter Beteiligung anderer Hirnnerven, einsetzt.

Bei den seltenen Aneurysmen der hinteren Schädelgrube kann sich das Syndrom der intrakraniellen Drucksteigerung mit Stauungspapille, Erbrechen und Kopfschmerzen entwickeln. Die Schmerzen werden häufig in den Hinterkopf und in den Nacken lokalisiert und verstärken sich bei Drehung des Kopfes. Wenn die Ruptur eines basalen Aneurysmas zu einer Subarachnoidalblutung führt, ist der plötzliche unerträgliche Kopfschmerz, der oft dem Eintritt der Bewußtlosigkeit vorausgeht und auch nach dem Erwachen noch anhält, das konstanteste Symptom.

Augensymptome. Der Krankheitsverlauf wird häufig durch Augensymptome eingeleitet (BRAMWELL, JEFFERSON, HAMBY, KYRIELEIS u. a.). ZIELINSKI, dem wir eine eingehende Studie über die Augensymptome bei intrakraniellen Aneurysmen und Angiomen verdanken, fand bei 48,2 % der Aneurysmenträger seines Krankengutes in der Vorgeschichte ein Augensymptom. Bei den Patienten mit apoplektiformem Verlauf stellte sich das Augensymptom — in der Regel eine Motilitätsstörung — fast immer gleichzeitig mit der Blutung ein. Bei zwei Drittel der Kranken mit paralytischem Verlauf stand das Augensymptom am Anfang der Vorgeschichte; bei diesen handelte es sich meist um eine Sehverschlechterung durch Opticusatrophie (Abb. 68).

Augenmuskelstörungen zeigen sich nach DANDY etwa bei einem Drittel der Kranken. Auch ZIELINSKI fand Augenmuskelparesen bei jedem 3. Kranken mit einem intrakraniellen Aneurysma, dagegen nur bei jedem 10. Kranken mit einem arteriovenösen Angiom. Sie sind ein häufiges Begleitsymptom der zur Subarachnoidalblutung führenden Ruptur. Außerdem kann der sich langsam oder plötzlich infolge einer partiellen Dehiscenz vergrößernde Aneurysmensack eine Kompression der Augenmuskel-

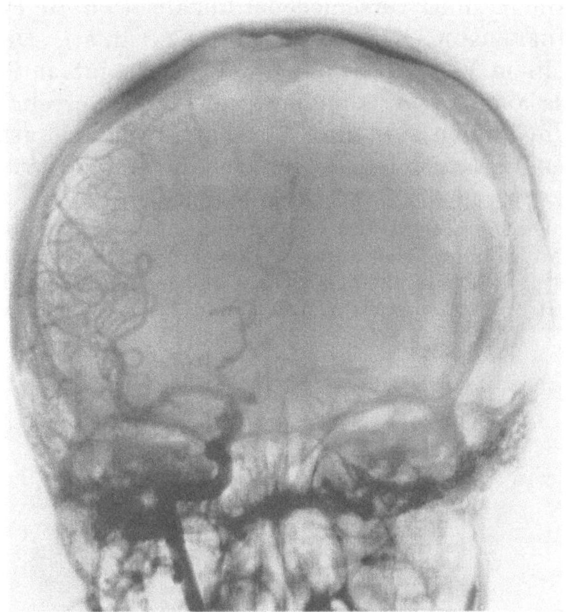

Abb. 67b. Auch auf dem a. p.-Bild des linksseitigen Arteriogramms fehlt die Füllung der linken A. cerebri ant. von der Teilungsstelle an. (Die Abbildung b ist seitenverkehrt.)

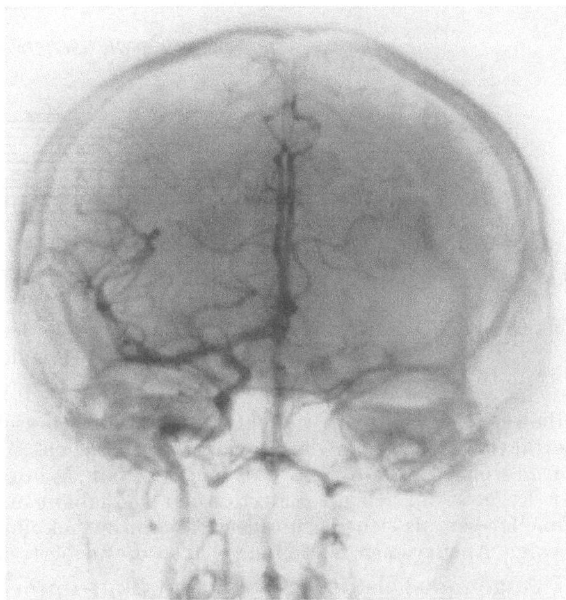

Abb. 67c. Rechtsseitiges Arteriogramm, das eine Doppelfüllung der A. pericallosa über die A. commun. ant. erkennen läßt. Der waagerechte Teil der A. cerebri ant. ist auch auf diesem Bild nicht dargestellt und fehlt, wie sich bei der Operation herausstellte, völlig [1].

nerven hervorrufen. Seltener liegen den Paresen nucleäre Schädigungen zugrunde [z. B. bei Aneurysmen der A. basilaris (BING 1953)]. Am häufigsten ist bei den basalen

---

[1] Die Abb. 67c wurde mir von Herrn Prof. STENDER (Neurolog.-Neurochirurg. Klinik der Freien Universität Berlin), der auch die Operation durchführte (Klippung des Aneurysmenhalses), freundlichst zur Verfügung gestellt.

Aneurysmen verschiedener Lokalisation *die Parese des N. oculomotorius* (Adie, Sjöquist, Jefferson, Ketelaer, Zielinski u. a.). Dies erklärt sich dadurch, daß der Nerv in seinem Verlauf sowohl zur A. carotis int. in ihrem infra- und supraklinoidalen Abschnitt als auch zur A. commun. post., zur A. cerebri post., zur A. cerebellaris sup. und unter Umständen auch zur A. basilaris, wenn sie atheromatös ist und einen stark geschlängelten Verlauf zeigt, enge Lagebeziehungen hat (vgl. Sunderland).

Die komplette Oculomotoriuslähmung äußert sich in Ptosis, Erweiterung der Pupille bei aufgehobener Licht- und Konvergenzreaktion (Lähmung des Sphincter pupillae und des Ciliarmuskels) und Lähmung aller äußeren Augenmuskeln mit Ausnahme des Rectus externus und des Obliquus sup., so daß der Bulbus etwas nach außen und unten abgelenkt ist (Abb. 69). Kommt es durch gleichzeitige Lähmung des Abducens und des Trochlearis zur totalen Ophthalmoplegie, so bleibt der Bulbus

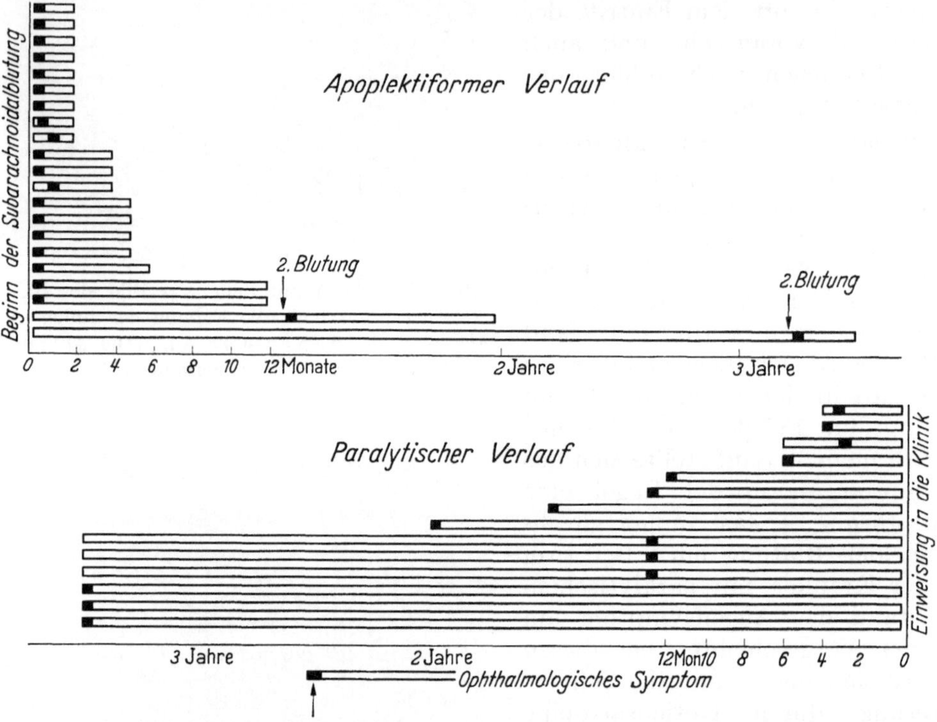

Abb. 68. Zeitliches Auftreten der Augensymptome in der Vorgeschichte arterieller sackförmiger Aneurysmen unter Berücksichtigung der Verlaufsform. (Nach Zielinski 1957.)

unbeweglich nach vorn gerichtet. Außerdem besteht ein geringer Exophthalmus durch fehlende Retraktion des Augapfels durch die paretischen Muskeln. Die Restitution der Ophthalmoplegien wurde von Bielschowski, Bender, Ford u. Woodhall und von Walsh u. King untersucht. In der Regel stellt sich die Funktion der Lidhebung und der horizontalen Bewegungen des Augapfels schneller her, als sich die übrigen Paresen zurückbilden. Eine isolierte Abducensparese (Abb. 70) bei basalen Aneurysmen ist selten, ebenso die isolierte Trochlearisparese.

Augenmuskelstörungen können akut unter heftigen Schmerzen in der Umgebung des Auges auftreten. Sie können sich auch nach vorausgehenden gleichseitigen Kopfschmerzen im Laufe einiger Tage langsam zu voller Ausprägung entwickeln. Charakteristisch für die basalen Aneurysmen sind rezidivierende Augenmuskellähmungen („recurrent ocular paralysis" nach Bramwell), die sich teilweise oder völlig wieder zurückbilden können. Zwischen den einzelnen Attacken, denen wahrscheinlich jeweils eine unvollständige Berstung zugrunde liegt, können längere Intervalle liegen. Einen ähnlichen Entstehungsmodus nimmt Kyrieleis auch für die ophthalmoplegische Migräne an, während Bramwell sie von den rezidivierenden Augenmuskellähmungen abtrennt.

Zwischen der *Art der Augenmuskelstörung* und der *Lokalisation* des *Aneurysmas* hat man gewisse Häufigkeitsbeziehungen feststellen können. Die isolierte einseitige Oculomotoriusparese wurde von JEFFERSON in 52 von 55 Fällen bei supraklinoidalen Carotisaneurysmen, in 3 Fällen bei Basilarisaneurysmen gefunden. Eine einseitige, seltener doppelseitige Oculomotoriusparese kann auch, besonders wenn sie rezidivierend auftritt, das einzige neurologische Symptom eines Aneurysmas der A. commun. post. oder der A. cer. post. sein. Für das Aneurysma im infraklinoidalen Carotisabschnitt ist die Oculomotoriusparese mit häufiger Beteiligung des Abducens, seltener des Trochlearis und mit Schmerzen im gleichseitigen Trigeminusgebiet charakteristisch. Bei einer doppelseitigen Abducensparese muß man an die Möglichkeit eines Basilarisaneurysmas denken.

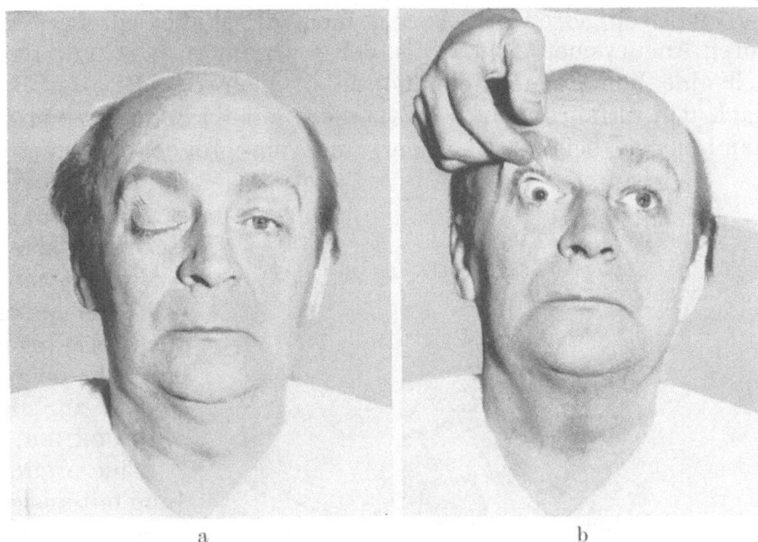

Abb. 69a u. b. a Totale Oculomotoriuslähmung rechts, in Rückbildung begriffene Lähmung mit nur noch geringer Ptosis links bei gleichzeitigem Chiasma-Syndrom bei einem Carotis-Aneurysma. b Bei passiver Hebung des rechten Oberlides sieht man, daß die rechte Pupille durch Lähmung des Sphincters weiter ist als die linke; die Lichtreaktion ist aufgehoben.

Neben den Augenmuskelstörungen kann sich bei sackförmigen Aneurysmen im intrakavernösen Carotisabschnitt durch Einflußstauung in den Sinus und Rückstauung in den Orbitalvenen ein *nichtpulsierender Exophthalmus* entwickeln (nach DANDY bei etwa 25%; vgl. auch JEFFERSON, HAMBY, MCKINNEY et al., KETELAER, WALKER). Der Exophthalmus ist meist homolateral und bei doppelseitiger *Ausbildung* auf der Seite des Aneurysmas stärker ausgeprägt. Auch bei Aneurysmen der A. commun. ant. kann ein doppelseitiger Exophthalmus vorkommen (DE ROOY, zit. nach ZIELINSKI). Ein *pulsierender Exophthalmus* wird am häufigsten bei dem spontan oder traumatisch entstandenen Carotis-Cavernosus-Aneurysma, außerdem auch bei dem seltenen Aneurysma der A. ophthalmica gefunden.

Die *Sehbahn* kann je nach Sitz und Ausdehnung der basalen Aneurysmen an verschiedenen Stellen geschädigt werden (Abb. 71). Dementsprechend kann sich bei Druckschädigung des Sehnerven eine einseitige Opticusatrophie mit Gesichtsfeldeinengung und fortschreitender Visusverschlechterung entwickeln. Bei Druckwirkung auf das Chiasma durch intraselläre oder auch außerhalb der Sella gelegene Aneurysmen der Carotis und der vorderen Arterien des Circulus Willisi entsteht eine heteronyme, meist

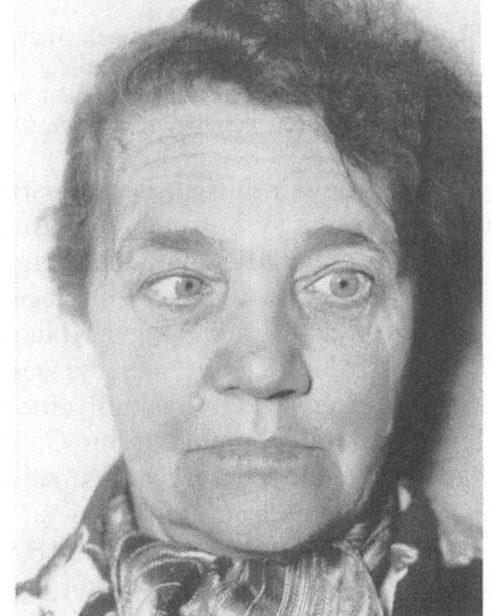

Abb. 70. Isolierte Abducensparese links bei einem infraklinoidalen Carotis-Aneurysma.

bitemporale Hemianopsie. Charakteristische Merkmale des durch Aneurysmen verursachten Chiasmasyndroms sind die oft asymmetrischen Gesichtsfeldausfälle und der rasche, häufig einseitig betonte Visusverfall (KLINGLER 1951; SCHIEFER u. MARGUTH 1956).

Jefferson hielt die untere bitemporale Quadrantenhemianopise für typisch für die Aneurysmen der A. cerebri ant. Krayenbühl und Kyrieleis beobachteten bei Carotis-Aneurysmen eine bitemporale obere Quadrantenhemianopsie. Eine binasale Hemianopsie kommt bei doppelseitigen Carotis-Aneurysmen vor, ist aber seltener. Bei Läsion des Tractus opticus durch Aneurysmen der Carotis, der A. commun. post. und der A. cerebri post. entwickelt sich eine homonyme Hemianopsie (Jefferson, Bing u. Brückner, Zielinski u. a.). Nach den Erfahrungen von Zielinski am Krankengut von Tönnis war die homonyme Hemianopsie bei Carotis-Aneurysmen ein prognostisch ungünstiges Zeichen, weil diese immer besonders groß waren und sich in dorsaler Richtung entwickelten. Homonyme Gesichtsfeldausfälle durch Schädigung der Gratioletschen Sehstrahlung kommen sowohl bei intracerebralen Blutungen als auch bei Mangeldurchblutung infolge Kompression oder Thrombosierung größerer Gefäße zur Beobachtung (Dandy, Bing u. Brückner, Zielinski u. a.).

Eine *Stauungspapille*, oft in Verbindung mit ausgedehnten *Netzhautblutungen*, findet man häufig im Anschluß an Blutungen in den Subarachnoidalraum oder in das Hirngewebe (nach Zielinski in jedem 2. Falle, am häufigsten bei Aneurysmen der A. cerebri ant. u. med.). Sekundäre Atrophie nach Stauungspapille wird bei den basalen Aneurysmen viel seltener gefunden als die primäre Opticusatrophie.

Weitere Hirnnervensymptome. Eine *Anosmie* ist entgegen der ursprünglichen Annahme von Bartholow ungewöhnlich, kommt gelegentlich aber bei Aneurysmen im vorderen Teil des Circulus Willisi vor (Jefferson, Walker). Critchley (1930)

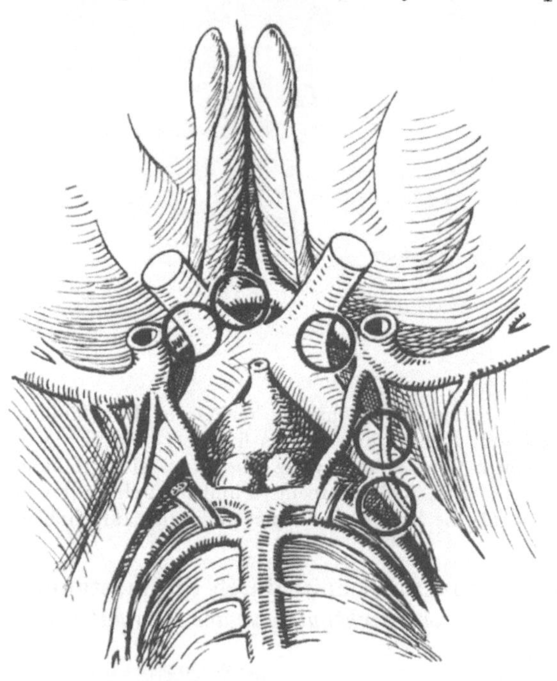

Abb. 71. Schematische Skizze nach Jefferson 1937, die erkennen läßt, an welchen Stellen die periphere Sehbahn durch basale Aneurysmen verschiedener Lokalisation geschädigt werden kann.

rechnete die einseitige Geruchsstörung neben der einseitigen Opticusatrophie zu den häufigen Lokalsymptomen bei Aneurysmen der A. cerebri ant; diese Beobachtung hat sich aber nicht allgemein bestätigt.

Der *Trigeminus* wird vorwiegend bei intrakavernösen Carotis-Aneurysmen, die das Ganglion Gasseri oder die peripheren Nerven komprimieren, in Mitleidenschaft gezogen. Die Kranken klagen über typische, mitunter sehr heftige anhaltende Schmerzen im Trigeminusgebiet. Oft besteht eine Hypaesthesie im gleichseitigen Versorgungsgebiet des Trigeminus oder auch nur im Gebiet des Ramus ophthalmicus; der Cornealreflex kann abgeschwächt oder aufgehoben sein. Gelegentlich führen auch Aneurysmen im hinteren Abschnitt des Circulus Willisi zu einer Trigeminusschädigung. Dandy beschrieb eine Trigeminus-Neuralgie bei einem S-förmigen Basilaris-Aneurysma. Bei Lokalisation eines Aneurysmas im Brückenwinkel kann es zu einem Trigeminus-Ausfall kommen.

Die anderen Hirnnerven sind seltener betroffen als der Opticus, die Augenmuskelnerven und der Trigeminus. Eine *periphere Facialislähmung* kann nach Krayenbühl bei großen extraduralen Aneurysmen durch Abheben der Dura von der Schädelbasis und die dadurch verursachte Zugwirkung am N. petrosus superficialis oder auch durch direkte Druckwirkung subtentorieller Aneurysmen auf den Facialis zustande kommen. Aneurysmen im Brückenwinkel können durch direkte Druckwirkung den Facialis, den *Cochlearis* und den *Vestibularis* schädigen. Bei subtentorialen Aneurysmen kann bei

Kompression des caudalen Hirnstammes und der dort entspringenden *caudalen Hirnnerven (IX—XII)* das Syndrom einer Bulbärparalyse nachgeahmt werden.

Weitere neurologische Symptome. *Hemiparesen, Aphasien* und *Hemihypaesthesien* gehören neben den oculären Störungen zu den häufigsten Lokalsymptomen. Sie kommen bei Aneurysmen jeder Lokalisation vor, werden aber am häufigsten bei Aneurysmen der A. cerebri media angetroffen. Hemiparesen können die Folge intracerebraler Blutungen, aber auch die Folge einer Mangeldurchblutung bei Thrombosierung größerer Gefäße oder auch von Gefäßspasmen sein. NORLÉN fand bei Untersuchungen über Lähmungserscheinungen bei Aneurysmen der A. commun. ant. eine Korrelation zwischen Hemiparese und Gefäßspasmus; denn nur in 3 von 10 Fällen bestand ein intracerebrales Hämatom, durch das die Hemiparese erklärt werden konnte. Es ist zu beachten, daß nicht nur kontralaterale, sondern gelegentlich auch homolaterale Hemiparesen und Hemihypaesthesien als Folge der Massenverschiebung und der Anpressung des Hirnschenkelfußes an das Tentorium auftreten können (KRAYENBÜHL, KAZMEIER u. VOIGT 1956). *Krampfanfälle* sind selten und werden fast nur bei Aneurysmen der A. cerebri ant. und media beobachtet. *Kleinhirn-* und *Kleinhirnbrückenwinkelsymptome* sowie *bulbopontine Symptome* kommen bei Aneurysmen des Vertebraliskreislaufes vor. *Extrapyramidale Zeichen* sind beim Aneurysma der A. cerebell. sup. beschrieben worden (KETELAER).

Hypothalamische Symptome. Aneurysmen im vorderen Teil des Circulus Willisi können hypothalamische Symptome verursachen (DIAL u. MAURER 1937; KETELAER, HAMBY, VAN BOGAERT u. LODGE; THIRY u. GEREBTZOFF 1952). Dazu gehören Störungen der Schlaf-Wachregulation, der Wärmeregulation, des Rhythmus und der Frequenz der Herztätigkeit, des Wasserhaushaltes, des Fettstoffwechsels, der Sexualfunktionen (Amenorrhoe, Dystrophia adiposogenitalis) sowie Blutungen und Ulcerationen im Verdauungstractus. Die hypothalamischen Symptome entstehen entweder durch direkte Druckwirkung des Aneurysmas, durch Behinderung der Blutzufuhr oder durch eine Blutung. Im Falle von THIRY u. GEREBTZOFF hatte die Ruptur eines Aneurysmas der A. cerebri ant. zu einer Blutung in das Septum pellucidum und danach zur intrakraniellen Drucksteigerung und zur Druckwirkung auf den Hypothalamus geführt. Dadurch entwickelte sich ein periodischer Wechsel zwischen Schlafen und Wachen, der von einem Wechsel im Rhythmus der Herztätigkeit begleitet war.

Psychische Störungen. Bereits BRAMWELL, BEADLES u. LEBERT lenkten die Aufmerksamkeit auf die psychischen Veränderungen, insbesondere auf den intellektuellen Abbau in manchen Fällen. JEFFERSON hob die Häufigkeit von Aneurysmen in dem Sektionsgut von Irrenanstalten besonders hervor. Bei Blutungen aus den Aneurysmen gehören psychische Veränderungen zu den häufigsten Symptomen. Sie entsprechen den exogenen Reaktionsformen BONHOEFFERs und umfassen eine weite Skala von leichter Bewußtseinsveränderung bis zu schwerer Benommenheit und zum Koma. Nach ausgedehnten Blutungen kann sich ein längere Zeit anhaltendes Korsakowsches Syndrom entwickeln. Intracerebrale Hämatome können ein chronisches organisches Psychosyndrom zur Folge haben. HAMBY stellte bei 86 von 130 Patienten dieser Gruppe psychische Veränderungen fest. Aneurysmen der A. cerebri ant. und der A. commun. ant. führen nicht selten zu einem Stirnhirnsyndrom (vgl. z. B. den Fall von THIRY u. GEREBTZOFF).

Subarachnoidale und intracerebrale Blutungen nach Ruptur des Aneurysmas[1]. Rupturen der intrakraniellen Aneurysmen, die zu Blutungen in den Subarachnoidalraum oder in das Hirngewebe führen, sind häufig.

In der Statistik von MCDONALD u. KORB sind unter einer Gesamtzahl von 1125 Fällen 862 Fälle mit Ruptur angegeben. Von BEADLES wurde die Häufigkeit von Rupturen in seiner Serie auf 46,5%, von JEFFERSON auf 70%, von TÖNNIS, SCHIEFER und WALTER auf 75% geschätzt. In DANDYS Material standen 64 rupturierte 44 intakten Aneurysmen gegenüber.

---

[1] Siehe auch Kapitel F. Symptomatologie und Differentialdiagnose der spontanen Subarachnoidalblutungen, S. 110ff.

Das klinische Bild der SABl durch Ruptur eines sackförmigen Aneurysmas ist seit der Beschreibung von Symonds wohlbekannt. In manchen Fällen sind Kopfschmerzen oder andere Prodromalerscheinungen vorhanden (vgl. Ask-Upmark, Walker u. a.). Im allgemeinen ist der Beginn plötzlich. Der Kranke klagt über heftige Kopfschmerzen, die zunächst auf der Seite des Aneurysmas lokalisiert sein können, dann aber schnell generalisiert werden und in den Nacken ausstrahlen. Zu den Kopfschmerzen kommen Nackensteifigkeit und Erbrechen hinzu. Manchmal entwickelt sich ein Ödem der Papille, das von ausgedehnten Blutungen an der Netzhaut begleitet sein kann. Meist tritt eine Bewußtseinstrübung auf, oft auch ein völliger Bewußtseinsverlust. Neben dem akuten

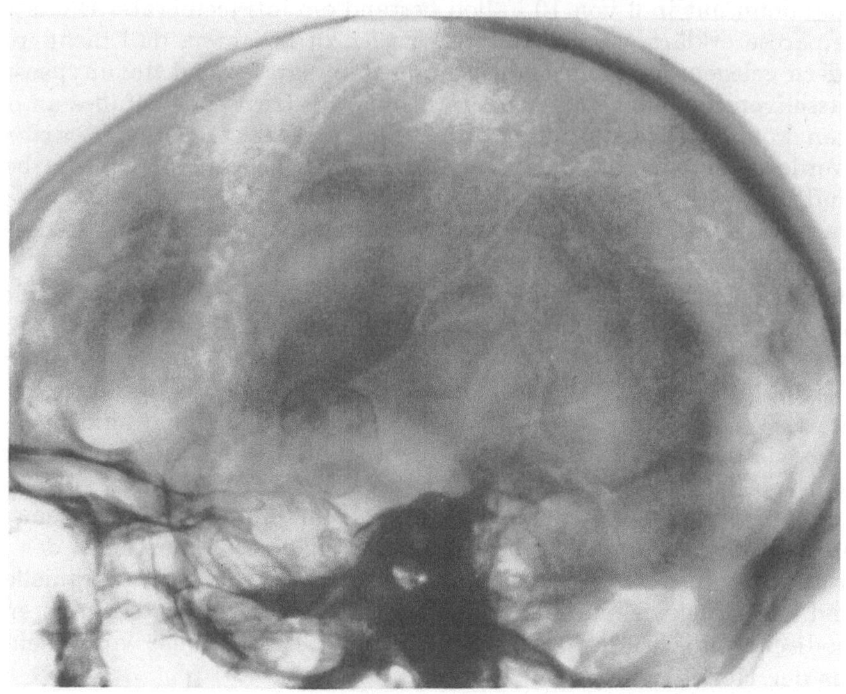

Abb. 72. Großer, runder kalkdichter Schatten bei einem lange Zeit bestehenden Aneurysma der Carotis-Teilungsstelle. Spontanheilung durch Thrombosierung des Aneurysmasackes. Der Kalkschatten entspricht wahrscheinlich einem in früher Jugend entstandenen Hämatom. (Nach Marguth u. Schiefer 1956.)

Verlauf wird bei etwa 10—20% der Kranken ein schleichender Beginn ohne Bewußtseinsstörung beobachtet. Die Ruptur eines Aneurysmas verursacht nicht nur Allgemeinbeschwerden, sondern häufig auch Herdsymptome, unter denen die gleichseitige Oculomotoriuslähmung an erster Stelle steht. Wenn die Blutung in das Hirngewebe eindringt (z. B. bei Aneurysmen der A. cerebri media), können Hemiparesen, Aphasien und andere cerebrale Herdsymptome auftreten. Psychische Veränderungen von organischem Charakter kommen ebenfalls zur Beobachtung. Die neurologischen und psychischen Veränderungen sind zum Teil rückbildungsfähig. Nach den Erfahrungen von Tönnis, Schiefer und Walter bleiben etwa bei 35,7% neurologische Dauersymptome (etwa zur Hälfte Hirnnervensymptome) bestehen.

Die intrakraniellen Aneurysmen neigen zu rezidivierenden Blutungen, die oft in kurzen Intervallen aufeinanderfolgen (Dandy, Richardson u. Hyland, Ask-Upmark u. Ingvar, Tönnis, Schiefer, Walter u. a.). Die Verläufe mit mehrjährigen blutungsfreien Intervallen sind weit seltener. Nach den größeren Statistiken liegt die Mortalität der ersten Blutung im Mittel bei 32%, die der zweiten Blutung im Mittel bei 23% und die Gesamtmortalität im Mittel bei 56% (s. auch S. 110). Bei der hohen Mortalität der rezidivierenden Subarachnoidalblutungen ist die Forderung nach frühzeitiger Diagnose und neurochirurgischer Therapie besonders dringlich.

Röntgenologische Veränderungen. *Verkalkungen* in den Wandungen arterieller Aneurysmen stellen sich als sichelförmige oder ringförmige kalkdichte Verschattungen im Röntgenbild dar (Abb. 72). Sie kommen bei kleineren und größeren Aneurysmen vor, wenn diese längere Zeit bestanden haben. Mitunter rühren die Verkalkungen auch von Blutungen in die Umgebung des Aneurysmas her und sind dann unregelmäßiger geformt.

Auch am Schädel findet man charakteristische Veränderungen, die entsprechend der Lokalisation der basalen Aneurysmen die Sella und ihre Umgebung bevorzugen. SOSMANN u. VOGT (1926), die an der Cushingschen Klinik die ersten systematischen Röntgenstudien gemacht haben, konnten bei 25 % röntgenologisch die Diagnose stellen und bei weiteren 25 % den klinischen Eindruck unterstützen. Bei intrasellären Aneurysmen sieht man eine Erweiterung der Sella (Abb. 73), die zur Verwechslung mit einem Hypophysenadenom führen kann. Bei parasellärem Sitz kommt es zu einseitiger Arrosion der Sella. Nach BUTLER ist die isolierte Destruktion der hinteren Klinoidfortsätze typisch für die Aneurysmen der A. commun. post. Bei vorn gelegenen Aneurysmen können die vorderen Klinoidfortsätze und das Tuberculum sellae zerstört sein. Bei infraklinoidalen Aneurysmen kann eine Destruktion des kleinen Keilbeinflügels, der gleichseitigen Fissura orbitalis sup. und des Foramen opticum zustande kommen (SOSMAN u. VOGT, KRAYENBÜHL, DANDY). Sehr große extradurale Aneurysmen können zu ausgedehnter Zerstörung des Bodens der mittleren Schädelgrube und auch zur Ausweitung des Canalis caroticus

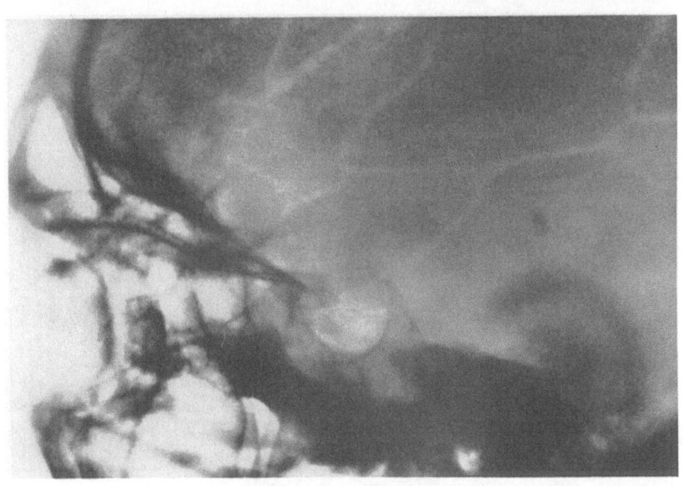

Abb. 73. Ballonförmige Ausweitung der Sella bei einem intrasellär gelegenen Aneurysma.

führen (DANDY, McKINNEY, ACREE u. SOLTZ 1936). In einem von STECHELMACHER (zit. nach KRAYENBÜHL und YASARGIL) mitgeteilten Fall eines Aneurysmas der hinteren Schädelgrube war die Occipitalschuppe stark arrodiert.

Das *Luftfüllungsbild* spielt in der Diagnostik intrakranieller Aneurysmen nur eine geringe Rolle. Bei Aneurysmen der A. commun. ant. kann es zu einem Füllungsdefekt im vorderen Teil des 3. Ventrikels kommen. Große parasellär gelegene Carotis-Aneurysmen und Aneurysmen der hinteren Schädelgrube unterscheiden sich im Luftfüllungsbild nicht von Tumoren derselben Gegend. Intracerebrale Blutungen in den Temporallappen führen zur Seitenverdrängung des Ventrikelsystems. Bei Blutungen in den Stirnlappen kann ein Füllungsdefekt der Vorderhörner zustande kommen (THIRY u. GEREBTZOFF). In 2 Fällen von KRAYENBÜHL u. LÜTHY war nach Blutung aus einem Aneurysma der A. commun. ant. ein encephalographisch ausgeprägter kommunizierender Hydrocephalus int. zur Darstellung gekommen. Der Hydrocephalus wurde in beiden Fällen als Hydrocephalus male resorptivus infolge einer diffusen Arachnitis angesehen.

Die maßgebliche diagnostische Methode ist die *Angiographie.* Sie stellt bei den arteriellen Aneurysmen besondere Anforderungen an die Untersuchungstechnik. Gerade die kleinen Aneurysmen, die therapeutisch günstig sind, lassen sich auf den gewöhnlichen seitlichen und a. p. Bildern oft nicht darstellen und müssen durch besondere Strahlenrichtungen herausprojiziert werden (vgl. LÖFSTEDT 1950). Es ist wichtig, daß neben Sitz und Größe auch der Ausgangspunkt vom Muttergefäß und die Ausdehnungsrichtung erkannt werden. Für den Operateur ist es ferner von Bedeutung, ob das Aneurysma breitbasig aufsitzt oder einen für die Ligatur geeigneten Hals hat. Um die Zirkulationsverhältnisse in beiden Hemisphären zu erkennen, etwa vorhandene Anomalien des Circulus Willisi, multiple Aneurysmen oder gleichzeitig vorhandene Angiome zu erfassen, ist eine doppelseitige Carotis-Angiographie notwendig. Auf die doppelseitige Angiographie kann, insbesondere bei Verdacht auf ein Aneurysma der A. commun. ant., nicht verzichtet werden, da bei diesem nur in verhältnismäßig wenigen Fällen eine Füllung von beiden Seiten erzielt werden kann. Ein Offenbleiben des Circulus Willisi zwischen der A. commun. ant. und der A. carotis int. ist durch das Fehlen des waagerechten Schenkels der A. cer. anterior nicht ganz selten (vgl. Falconer 1951 und Norlén u. Barnum 1953; Tönnis u. Schiefer 1956; eigener Fall, Abb. 67). Bei Symptomen des Vertebralis-Basilaris-Gebietes ist eine Vertebralis-Angiographie erforderlich. Wie Krayenbühl gezeigt hat, lassen sich auch Aneurysmen im hinteren Teil der A. commun. post. in manchen Fällen nicht von der Carotis, sondern nur von der Vertebralis aus darstellen. Ein negatives Angiogramm bei sicherem Hinweis auf ein Aneurysma kommt nicht nur durch Fehler der Untersuchungstechnik, die Lindgren besonders hervorhebt (s. dieses Handbuch, Bd. II), sondern auch durch Thrombosierung des Aneurysmas oder der zuführenden Gefäße zustande. Besonders die großen Aneurysmen neigen erfahrungsgemäß zur Thrombosierung, die durch die Strömungsverlangsamung im Aneurysmensack begünstigt wird (Abb. 74). Aber auch kleine Aneurysmen können thrombosieren und sich infolgedessen der angiographischen Darstellung entziehen (Abb. 75). Man kann in diesen Fällen völliger Thrombosierung von einer Spontanheilung sprechen (Marguth u. Schiefer 1956; Scheid 1957).

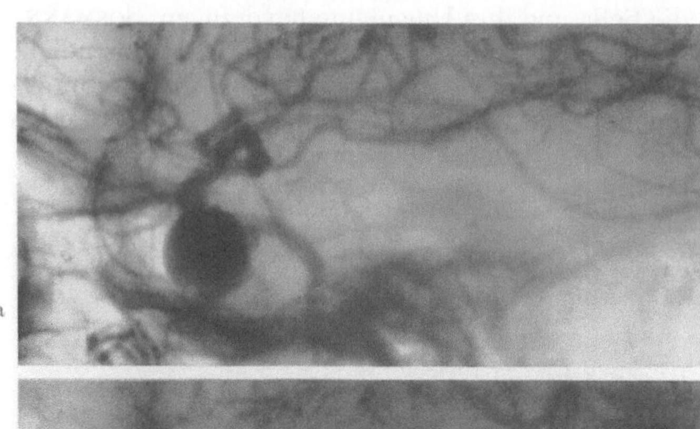

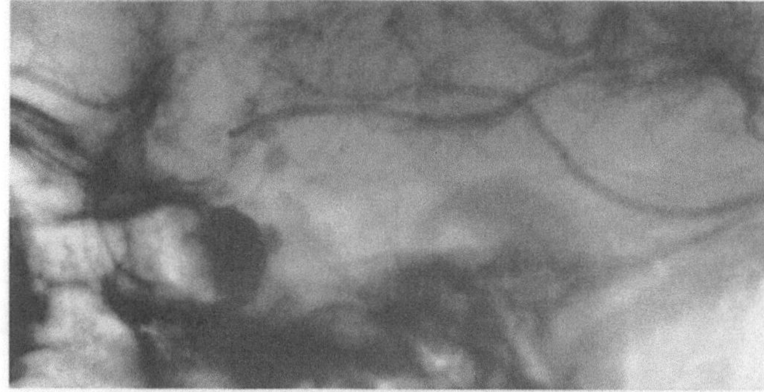

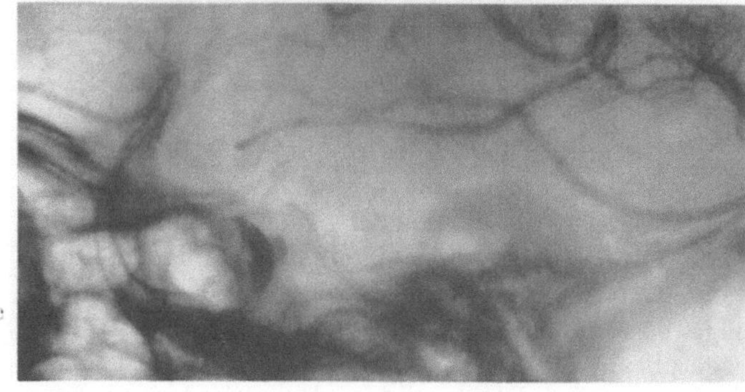

Abb. 74a—c. Serienangiogramm eines großen Aneurysmas der A. carotis int., das die Zirkulationsverhältnisse deutlich erkennen läßt. Während in der arteriellen Phase (a) der Aneurysmasack in ganzer Ausdehnung sichtbar ist, finden sich im frühen (b) und späten Phlebogramm (c) nur noch sichelförmige Kontrastmittelreste. (Nach Marguth u. Schiefer 1956.)

Obgleich bei der Angiographie in seltenen Fällen Komplikationen eintreten können (Tönnis u. Schiefer 1958), ist sie als wichtigstes diagnostisches Hilfsmittel nicht zu entbehren. Es gibt zwar Fälle, in denen auf Grund der typischen klinischen Symptomatik trotz des negativen Arteriogramms ein Aneurysma gefunden und erfolgreich operiert wurde (vgl. z. B. Alpers u. Ryan 1949). In anderen Fällen aber kann das klinische Bild täuschen. So beobachteten z. B. Dott und Walsh u. Love eine kontralaterale Oculomotoriusparese und Jefferson eine einseitige Amaurose auf der Gegenseite des

Aneurysmas. Sowohl zur Sicherung der Lokaldiagnose als auch zur Erkennung der cerebralen Zirkulationsverhältnisse, die bei jedem operativen Vorgehen berücksichtigt werden müssen, ist das Arteriogramm in jedem Falle erforderlich (s. im übrigen Kapitel von NORLÉN).

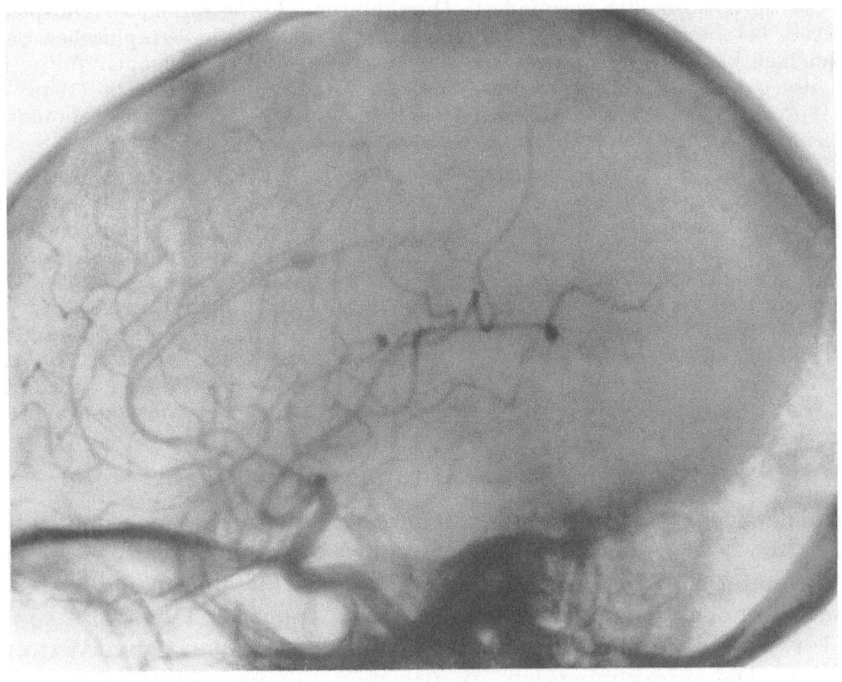

a

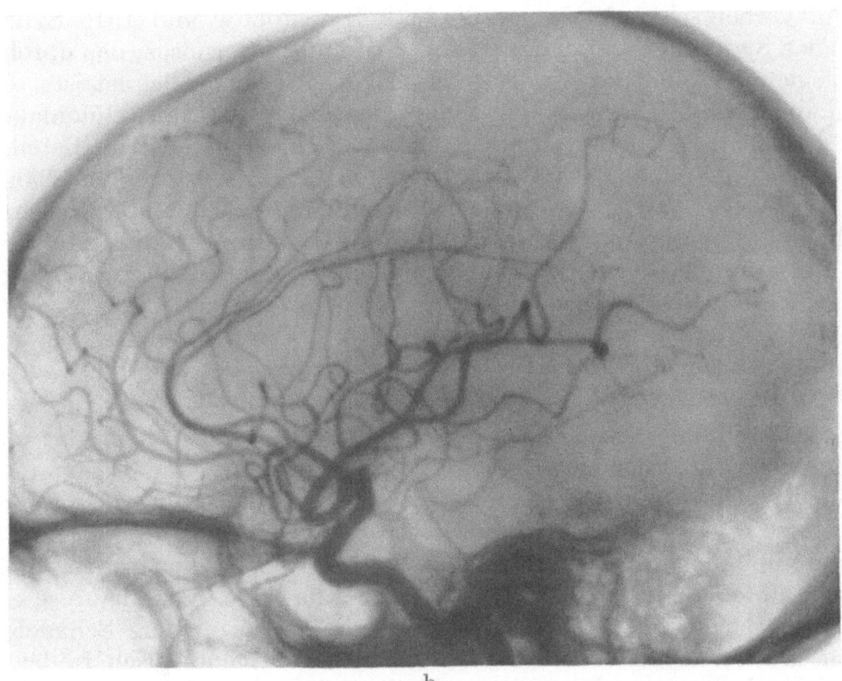

b

Abb. 75a u. b. a Kleines Aneurysma der A. pericallosa. b In dem zweiten Angiogramm, das einige Zeit später angefertigt wurde, ließ sich das Aneurysma nicht mehr darstellen, so daß man eine Spontanheilung durch Thrombosierung annehmen muß. (Neurochirurg. Universitätsklinik Köln; s. auch SCHEID 1957.)

Elektrencephalographie. Das Hirnstrombild kann für die Diagnostik der arteriellen Aneurysmen nur in beschränktem Umfange herangezogen werden.

Woodhall u. Lowenbach (1953) benutzten es zur Bestimmung der Seitendiagnose. Sie fanden auf der Seite des Aneurysmas eine Verminderung der elektrischen Aktivität. Dieser Befund, der sich mit den bioelektrischen Befunden nach Carotis-Unterbindung (Asenjo 1939; Sugar u. Gerard 1938 u. a.) deckt, spricht für eine verminderte Durchblutung der betroffenen Hemisphäre. Elvidge u. Feindel (1950) betonten, daß bei der klinischen und elektrencephalographischen Seitendiagnose Irrtümer vorkommen könnten, weil das Hämatom, das zu den Veränderungen führt, nicht immer auf der Seite des Aneurysmas liegt. Cohn, Raines, Mulder u. Neumann (1948) konnten im Gegensatz zu Woodhall et al. in den von ihnen untersuchten Fällen von Subarachnoidalblutung bei Aneurysmen keine eindeutige Seitendifferenz im EEG feststellen.

Von Elvidge u. Feindel wurde besonders die Dauer der EEG-Veränderungen nach Blutungen hervorgehoben. Sie fanden auch nach der Operation zu einem Zeitpunkt, als kaum mehr neurologische Symptome, jedoch noch deutliche psychische Ausfälle bestanden, immer noch Abweichungen im Hirnstrombild und schlossen daraus, daß das Aneurysma Veränderungen der normalen Hirnzirkulation verursachen kann. Von besonderem theoretischem Interesse ist auch die elektrophysiologische Studie von Thiry und Gerebtzoff bei dem bereits erwähnten Kranken mit periodischem Wechsel des Schlaf-Wachzustandes, des Herzrhythmus und des Arteriendrucks. In diesem Falle hatte eine Blutung in das Septum pellucidum aus einem Aneurysma der A. cerebri ant. zu einer Druckwirkung auf den Hypothalamus geführt und dadurch das geschilderte Syndrom, das sich elektrencephalographisch und elektrokardiographisch objektivieren ließ, hervorgerufen.

g) Symptomatologie und Differentialdiagnose.

Infraklinoidale Aneurysmen der A. carotis interna. Die Aneurysmen im infraklinoidalen Abschnitt der Carotis liegen innerhalb des Sinus cavernosus (Abb. 76). In den seltenen Fällen einer Ruptur entsteht eine spontane arteriovenöse Fistel. Zu einer Subarachnoidalblutung kann es nur dann kommen, wenn sich das Aneurysma teilweise supraklinoidal entwickelt (Jefferson, Sands u. Hyman, zit. nach Hamby; Dandy, Walker, White u. Adams 1955). Die infraklinoidalen Aneurysmen können verschieden groß sein und gelegentlich auch doppelseitig auftreten (Sosmann u. Vogt, Dandy).

Foix (und vorher schon 1862 Adams, 1872 Bartholow und 1916 Stopford) beschrieb 1920 das Syndrom der äußeren Wand des Sinus cavernosus, das durch einseitige Ophthalmoplegie mit Schmerzen im Trigeminusbereich gekennzeichnet ist. Jefferson, der sich um die Herausarbeitung der Symptomatologie der infraklinoidalen Carotisaneurysmen besonders verdient gemacht hat, unterschied ein *hinteres* (Beteiligung aller Trigeminusäste, gelegentlich auch des motorischen Anteils, Augenmuskellähmung, die oft nur den Abducens betrifft), ein *mittleres* (Beteiligung des 1. und 2. Trigeminusastes, totale Ophthalmoplegie) und ein *vorderes* Cavernosus-Syndrom (Beteiligung des 1. Trigeminusastes, Lähmung des Oculomotorius oder aller Augenmuskelnerven). Die weiteren Beobachtungen haben aber gelehrt, daß eine solche Abgrenzung nicht den Tatsachen entspricht (Dandy, Krayenbühl, Walker, Tönnis, Schiefer, Walter u. a.). Dandy ist der Ansicht, daß der Grad der Hirnnervenbeteiligung eher ein Index für die Größe als für den Sitz des Aneurysmas innerhalb des Sinus cavernosus ist.

Am konstantesten sind die einseitige Oculomotoriuslähmung mit oder ohne Ptosis und die Schmerzen im Trigeminusgebiet, die im Gegensatz zur Trigeminusneuralgie meist anhaltender sind. Eine Trigeminusschädigung kann gelegentlich auch einmal fehlen. Der 4. und 6. Hirnnerv sind seltener betroffen als der 3. In manchen Fällen wird eine Protrusio bulbi beobachtet. Bei Ausdehnung des Aneurysmas in den Schädelinnenraum kann sich durch Kompression des Sehnerven eine einseitige Amaurose entwickeln. Sehr große Aneurysmen füllen unter Umständen die ganze mittlere Schädelgrube aus, indem sie die Dura von der Schädelbasis ablösen. Röntgenologisch findet man eine Destruktion im medialen Drittel des kleinen Keilbeinflügels, öfters auch eine Destruktion der Sella und des gleichseitigen vorderen Klinoidfortsatzes, eine Erweiterung der gleichseitigen Fissura orbitalis sup. und eine Arrosion des äußeren Randes des Foramen opticum. Auf parasselläre Kalkschatten ist zu achten.

Das klinische Bild setzt oft mit plötzlichen einseitigen Schmerzen der Stirn- und Augengegend oder mit Doppelsehen ein. Der weitere Verlauf ist meist langsam progre-

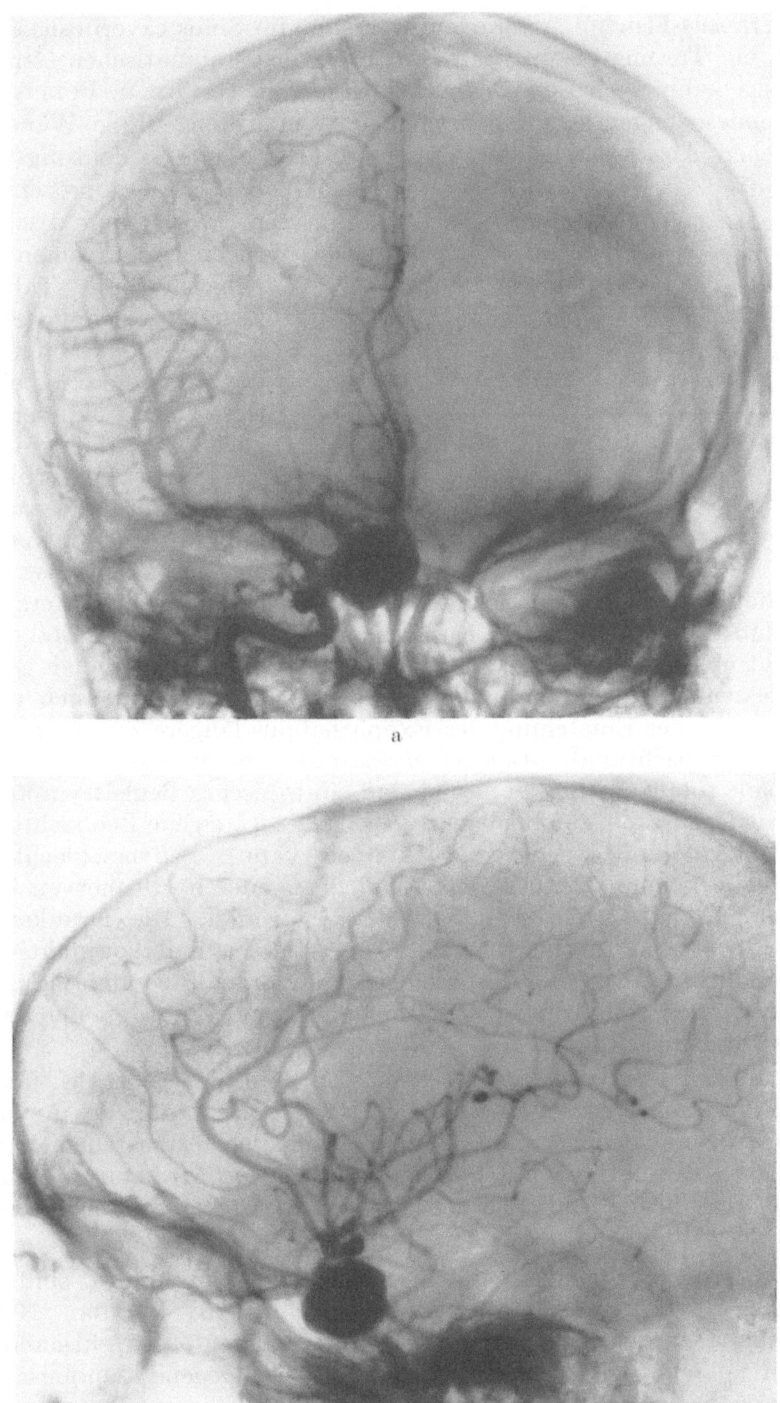

Abb. 76a u. b. Infraklinoidales Aneurysma der A. carotis int. rechts. (Neurochirurg. Universitätsklinik Köln.)

dient und kann sich über viele Jahre erstrecken. Tönnis u. Schürmann (1951) und Kyrieleis (1954) betrachten die plötzliche Entstehung des Exophthalmus und der übrigen Augensymptome als wichtiges *differentialdiagnostisches Merkmal* gegenüber der langsamen Entwicklung beim Keilbeinmeningeom. Auch die oft ganz im Vordergrund stehenden hartnäckigen Trigeminusschmerzen weisen auf ein Aneurysma hin.

Carotis-Cavernosus-Fisteln. Arteriovenöse Fisteln im Sinus cavernosus entstehen weit häufiger durch ein Trauma als spontan. Auch bei der traumatischen Carotisruptur im Sinus cavernosus kann nach den Beobachtungen von Dandy u. Follis, Sugar u. a. ein präexistierendes kongenitales Aneurysma oder eine kongenitale Wandschwäche an der ursprünglichen Abgangsstelle der Trigeminusarterie von Bedeutung sein (s. auch S. 17ff.). Das prozentuale Verhältnis von traumatischen zu spontanen Aneurysmen wird durch nebenstehende Tabelle 7 von Zielinski demonstriert.

Tabelle 7. *Häufigkeit der verschiedenen Ursachen der arteriovenösen Aneurysmen im Sinus cavernosus.* (Zusammenstellung von Zielinski.)

Zusammenstellung	Entstehung des arteriovenösen Aneurysmas	
	traumatisch %	spontan %
Sattler	76,4	23,6
Locke	77,0	23,0
Dorrance u. Loudenslager .	80,0	20,0
Zielinski	83,6	16,4

Die spontanen Carotis-Cavernosus-Fisteln sind bei Frauen häufiger als bei Männern und bevorzugen das mittlere und höhere Lebensalter (Meadows). Das Kardinalsymptom, das nur selten vermißt wird, ist der *pulsierende Exophthalmus.* Er ist meist gleichseitig, seltener doppelseitig und entwickelt sich nur vereinzelt bei homolateralem thrombotischem Verschluß auf der Gegenseite. Das Fehlen der Pulsation (nach Zielinski bei 44 % der Fälle) spricht nicht gegen ein arteriovenöses Aneurysma. Gewöhnlich geht ein *Gefäßgeräusch*, das manchmal über dem Kopf zu hören ist, manchmal auch nur subjektiv wahrgenommen wird, der Entstehung des Exophthalmus längere Zeit voraus (Meadows, Walker, eigene Beobachtung). *Augenmuskelparesen*, am häufigsten Abducensparesen, mitunter auch eine totale Ophthalmoplegie, sind ein typisches Begleitsymptom. Seltener kommt ein Sekundärglaukom zur Beobachtung (Zielinski, eigene Beobachtung), das sich nach Carotis-Unterbindung wieder zurückbilden kann. Sehverschlechterung durch Opticus-Schädigung kommt ebenfalls vor. Von den anderen Hirnnerven ist der Trigeminus in seinem 1. Ast verhältnismäßig häufig betroffen. Die Kranken klagen oft über einseitige Stirn- und Augenschmerzen. Die retinalen und konjunktivalen Gefäße können erweitert sein. Auch die Nasenschleimhaut kann hyperämisch und ödematös verändert sein und zur Quelle schwerer Blutungen werden. Ein Ödem der Papille kommt ebenfalls öfters zur Beobachtung.

Das Syndrom des arteriovenösen Aneurysmas im Sinus cavernosus ist im allgemeinen so typisch, daß die Diagnose klinisch zu stellen ist. Um die Größe des Aneurysmas und des arteriovenösen Shunts und etwaige andere Anomalien festzustellen, kann man das Angiogramm nicht entbehren (Abb. 77). *Differentialdiagnostisch* kann gelegentlich einmal die Abgrenzung von einem Aneurysma der A. ophthalmica und von einer arteriovenösen Fehlbildung in der Orbita Schwierigkeiten machen.

Aneurysma der A. ophthalmica. Aneurysmen der Ophthalmica sind sehr selten (Guthrie 1823, Dempsey 1886, Sanford et al. 1935, Pfingst 1936, Walsh, Ketelaer, Tönnis-Schiefer-Walter). Auch diese können einen pulsierenden Exophthalmus, einseitige Schmerzen in der Stirn- und Augengegend, Opticusatrophie oder Papillenödem und Doppelsehen verursachen. Der von Tönnis, Schiefer u. Walter erwähnte Kranke litt unter attackenartigen Kopfschmerzen hinter dem betroffenen Auge, das gelegentlich zugeschwollen war. Im Falle von Dempsey setzten die Symptome zu Beginn einer Schwangerschaft ein.

Intraselläre Aneurysmen. Die seltenen Aneurysmen, die innerhalb der Sella liegen, gehen meist vom infraklinoidalen Teil der A. carotis int. aus und entwickeln sich unter dem Opticus hindurch vor dem Chiasma in die Sella hinein. Sie können auch aus der A. cerebri ant. und der A. commun. ant. stammen und, da sie dann intradural gelegen sind, zum Syndrom einer SABl führen. In Ausnahmefällen entwickeln sie sich aus der A. cerebri post., der A. commun. post. oder der A. basilaris.

Charakteristisch ist eine bitemporale Hemianopsie, die oft rasch zu einseitiger Sehverschlechterung bis zur Amaurose führt. Eine ballonförmige oder schüsselförmige Erweiterung der Sella kommt vor (Abb. 73), kann aber auch fehlen. Innerhalb der Sella kommen oft sichelförmige oder unregelmäßige muschelförmige Kalkschatten zur Darstellung. Endokrine Störungen treten nicht mit derselben Regelmäßigkeit auf wie beim Hypophysentumor. Hirndruckerscheinungen fehlen. Arteriographisch lassen sich

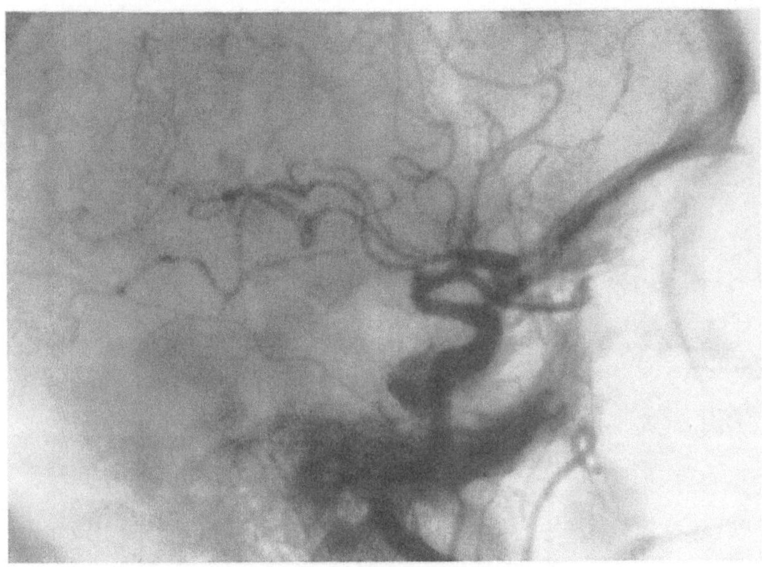

Abb. 77. Spontane Carotis-Cavernosus-Fistel bei 58jähriger Frau, bei der ein Exophthalmus, ein Glaukom, eine Abducensparese und eine Hyperaesthesie im Versorgungsgebiet des 1. und 2. Trigeminusastes der gleichen Seite bestanden. Das Angiogramm zeigt einen abnormen Abgang der A. ophthalmica, die als Entwicklungsstörung (Fehlen der caudalen Migration ?) aufzufassen ist.

die intrasellären Aneurysmen nicht immer darstellen, da gerade bei dieser Lokalisation eine partielle oder totale Thrombosierung häufig ist. Beobachtungen von Krankheitsfällen mit intrasellären Aneurysmen stammen von MARGUTH u. SCHIEFER, JEFFERSON, DOTT, SJÖQUIST und KLINGLER.

Differentialdiagnose. Am schwierigsten ist die Abgrenzung gegen einen *Hypophysentumor*, da bei beiden Krankheitsbildern eine bitemporale Hemianopsie, endokrine Störungen und eine ballonförmige Ausweitung der Sella vorkommen. Die oft plötzlich einsetzende Sehverschlechterung in Verbindung mit heftigen, seitenbetonten, anfallsweise auftretenden Kopfschmerzen spricht gegen einen Tumor. Auch das Fehlen oder die geringe Ausprägung innersekretorischer Störungen erlaubt die Abgrenzung gegenüber dem chromophoben Hypophysenadenom. In manchen Fällen aber kann die Differentialdiagnose schwierig sein, zumal das intraselläre Aneurysma sich arteriographisch oft nicht darstellen läßt. Beim *suprasellären Meningeom* sind die Sehstörungen meist längere Zeit zurückzuverfolgen. Liegen bei einem Chiasma-Syndrom Hirndrucksymptome vor, so sprechen diese am ehesten für ein *Kraniopharyngeom*. Dazu kommen beim Kraniopharyngeom noch das jüngere Erkrankungsalter und die typischen Verkalkungen. Die Abgrenzung von *Nasopharyngealtumoren*, die in die Sella einwachsen, wird meist durch die charakteristischen Röntgenveränderungen möglich sein.

Supraklinoidale Aneurysmen der A. carotis interna. Die sackförmigen Aneurysmen des intrakraniellen Abschnittes der A. carotis interna können am Carotisstamm vor Abgang der Gefäßäste, an der Abgangsstelle der A. commun. post. und an der Carotisgabel lokalisiert sein (Abb. 78). Neben den typischen sackförmigen Aneurysmen kommen ein- oder doppelseitige diffuse Erweiterungen des Carotisstammes vor. Das konstanteste Symptom dieser Form ist die Sehverschlechterung durch eine primäre Opticusatrophie. Daneben kommen Hemiparesen und Sprachstörungen vor.

Sitzt das Aneurysma an der Abgangsstelle der A. commun. post. oder an der Carotis-Teilungsstelle, so findet man häufig Oculomotoriusstörungen. JEFFERSON stellte fest, daß

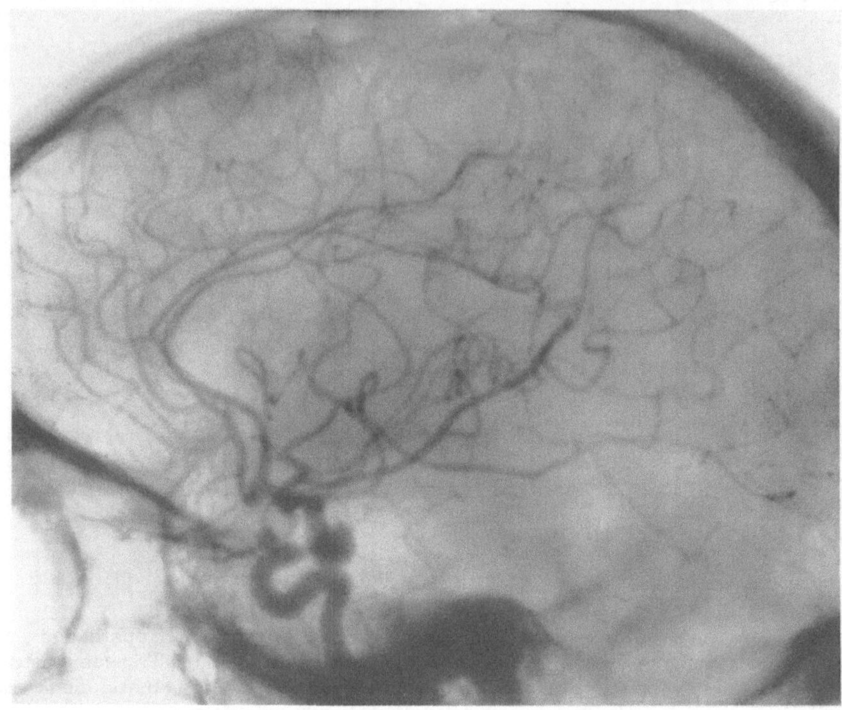

Abb. 78. Supraklinoidales Aneurysma der A. carotis int. (Aus der Neurochirurg. Universitätsklinik Köln.)

die isolierte einseitige *Oculomotoriusparese* bei den supraklinoidalen Carotis-Aneurysmen weitaus am häufigsten anzutreffen ist. Die übrigen Augenmuskelnerven sind zum Unterschied vom infraklinoidalen Aneurysma viel seltener beteiligt. *Sehstörungen* durch Druckschädigung des N. opticus oder des Chiasmas kommen beim supraklinoidalen Carotis-Aneurysma verhältnismäßig häufig vor. Auch *Hemiparesen* mit oder ohne Aphasie gehören zu den häufigeren Symptomen. Der Trigeminus kann betroffen sein, ist aber im Gegensatz zum infraklinoidalen Aneurysma meist nur wenig geschädigt. Die Kranken klagen oft über einseitige oder diffuse *Kopfschmerzen*, die den übrigen Symptomen jahrelang vorausgehen können, mitunter aber erst das akute Krankheitsbild einleiten (DANDY, KRAYENBÜHL, NORLÉN, WALKER, TÖNNIS, SCHIEFER, WALTER). Oft wird der Schmerz in das gleichseitige Auge lokalisiert. Rezidivierende SABl sind bei supraklinoidalem Sitz häufig (im Krankengut von WALKER bei 46 von 71 Fällen, von TÖNNIS, SCHIEFER u. WALTER bei 30 von 35 Fällen usw.). Wie WALKER mit Recht hervorhebt, ist ein pathognomonisches Syndrom des supraklinoidalen Aneurysmas vor oder nach der Ruptur nicht abzugrenzen. Man kann nur statistisch feststellen, welche Symptome häufiger und welche seltener sind.

Aneurysmen der A. cerebri media. Die Aneurysmen der A. cerebri media unterscheiden sich nach TÖNNIS, SCHIEFER u. WALTER in ihrer Symptomatologie je nachdem, ob sie nahe der Teilungsstelle oder in peripheren Gefäßabschnitten lokalisiert sind. Bei den ersteren (Abb. 79) kommen ebenso wie bei den an der Carotisgabel gelegenen

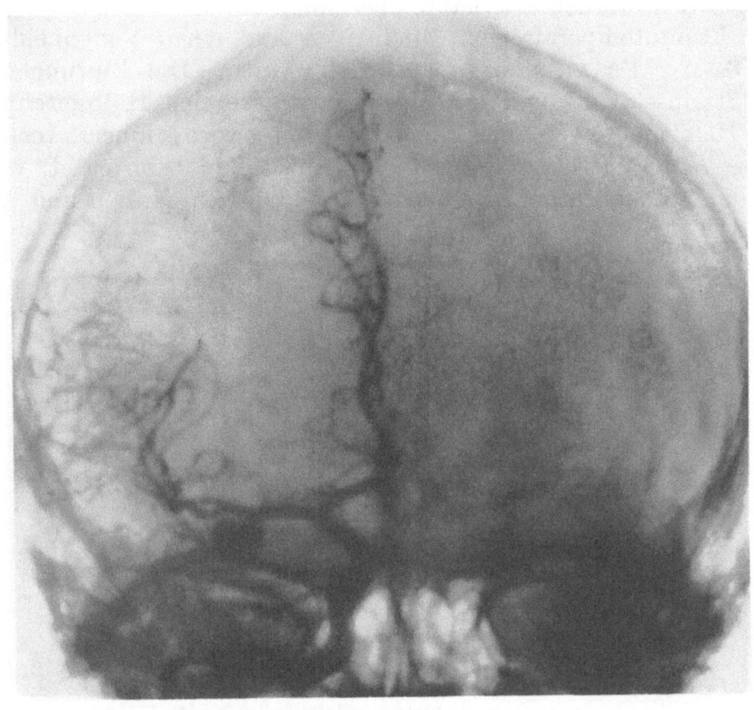

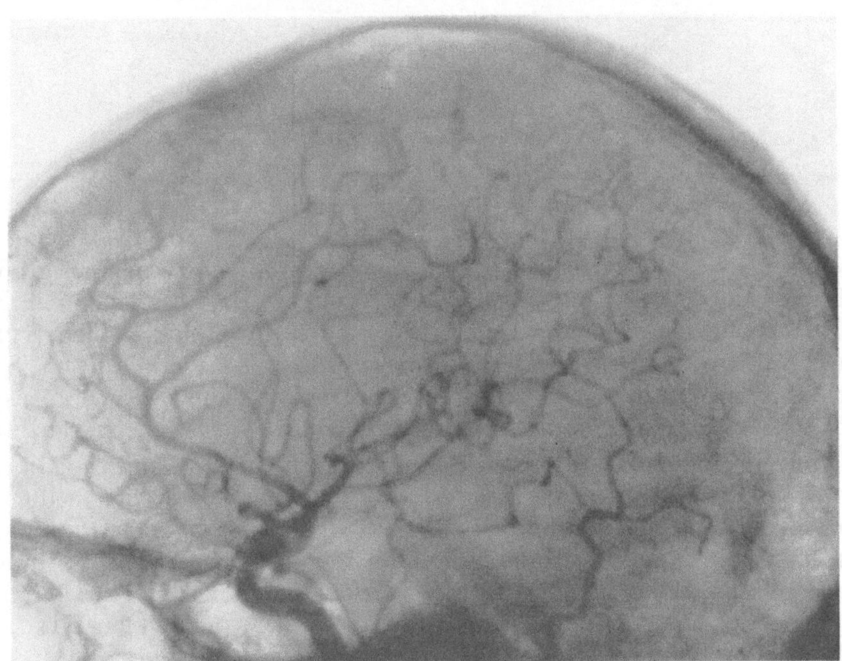

Abb. 79a u. b. Sackförmiges Aneurysma der A. cerebri media. (Aus der Neurochirurg. Universitätsklinik Köln.)

Aneurysmen häufig *Oculomotoriusparesen* vor. Bei den letzteren (Abb. 80) überwiegend, wenn sie überhaupt Herdsymptome verursachen, *Hemiparesen und Aphasien*. Auch die

Kombination einer gleichseitigen Oculomotoriusparese mit einer Halbseitenlähmung der Gegenseite wird beobachtet. Die Krankheitserscheinungen setzen in den meisten Fällen mit einer *Subarachnoidalblutung* ein. Die Blutung kann sich in der Fissura Sylvii und in den basalen Zisternen ausdehnen, kann aber auch in das Hirngewebe, meist in der Temporal- oder Frontotemporalregion, eindringen und einen Ventrikeldurchbruch zur Folge haben (DANDY, FRANKEL u. ALPERS, RICHARDS). Die Blutungen gehen meist mit einer Bewußtseinsstörung und mit einer kontralateralen Halbseitenparese, die bei der dominanten Hemisphäre von einer Aphasie begleitet wird, einher. Auch generalisierte oder herdbetonte *Krampfanfälle* werden nicht ganz selten beobachtet, während sie bei Aneurysmen anderer Lokalisation ungewöhnlich sind. Hemiparesen und Anfälle können

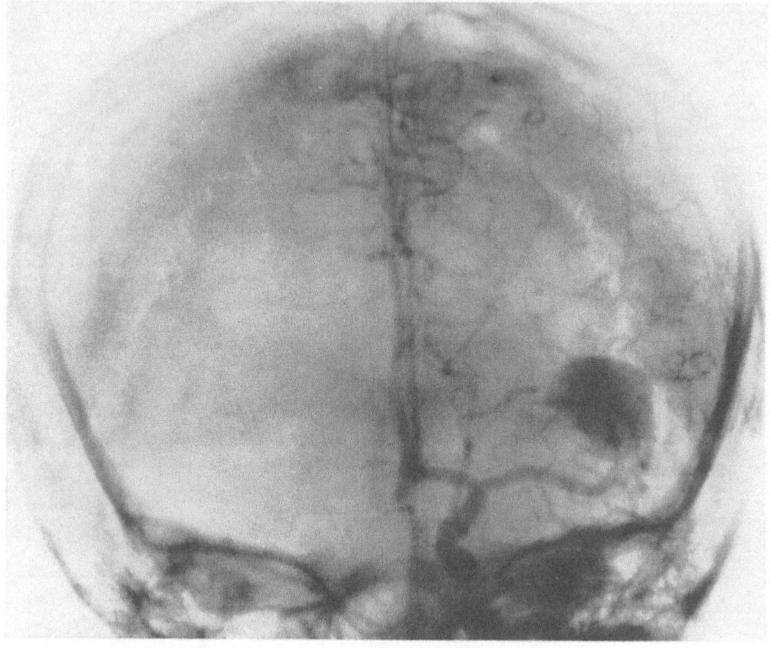

Abb. 80. Großes Aneurysma der A. cerebri media. Der weitere Verlauf des Gefäßes peripher vom Aneurysma ist durch eine Thrombose unterbrochen.

auch Folge einer vom Aneurysmensack ausgehenden Thrombosierung eines großen Gefäßastes sein (KRAYENBÜHL, RIECHERT, BROBEIL u. LOWES). Bei ausreichendem Kollateralkreislauf kann der Verschluß eines Hauptastes auch symptomlos bleiben (vgl. TÖNNIS, SCHIEFER u. WALTER). RIECHERT hat auf *psychische Veränderungen* im Sinne einer Störung der Affektlage aufmerksam gemacht und diese auf eine Zwischenhirnschädigung zurückgeführt. Auch eine allgemeine Hirnleistungsschwäche ist nicht ganz selten.

Da Prodromalerscheinungen fehlen oder wenig auffallend sind, gibt es kein charakteristisches Syndrom des nichtrupturierten Aneurysmas der A. cerebri media (KRAYENBÜHL, SJÖQUIST, RIECHERT, MONIZ, PETIT-DUTAILLIS und PITTMANN, FRANKEL u. ALPERS). In manchen Fällen bestanden schon längere Zeit vor der Ruptur umschriebene oder diffuse Kopfschmerzen, in anderen generalisierte oder herdbetonte Krampfanfälle. Vereinzelt wurden Uncinatusanfälle beobachtet (FRANKEL u. ALPERS, KING, SLADE u. CAMPOY). Meistens wird die Diagnose aber erst nach der Ruptur gestellt.

Diagnose und Differentialdiagnose. Der plötzliche Bewußtseinsverlust mit Hemiplegie, oft auch mit Krampferscheinungen bei blutigem Liquor und eventuell auch bei einer Kopfschmerz- oder Anfallsanamnese weist auf die Möglichkeit eines Aneurysmas der A. cerebri media hin. Jedoch kommt dasselbe Bild auch bei arteriovenösen Angiomen der Zentralregion vor. Die seltenen nichtrupturierten Aneurysmen, die sich durch

Krampferscheinungen manifestieren, sind schwer zu diagnostizieren (FRANKEL u. ALPERS, TÖNNIS, SCHIEFER u. WALTER). Eine Abgrenzung von anderen Formen der symptomatischen Epilepsie ist nur durch das Angiogramm möglich.

Aneurysmen der A. cerebri anterior. Bei den Aneurysmen, die von der A. cerebri anterior ausgehen, ist die apoplektische Verlaufsform wesentlich häufiger als die paralytische. Die Aneurysmen können entweder am horizontalen Schenkel der A. cerebri anterior oder im peripheren Gefäßabschnitt (Abb. 75) lokalisiert sein. Herdsymptome können bei Lokalisation im proximalen Abschnitt ganz fehlen. In anderen Fällen kommt es durch Kompression des Opticus oder des Chiasmas zu ein- oder doppelseitigen Gesichtsfeldausfällen, mitunter auch zu einseitigem Geruchsverlust (PARKER, CRITCHLEY, HAMBY, MOORE u. BOCKMAN). Ein homonymer Gesichtsfeldausfall ist selten. Eine Beteiligung des Oculomotorius ist nicht sehr häufig, kommt aber vor. Auch Monoparesen oder Hemiparesen und Herdanfälle können sich einstellen. Vereinzelt sind Verläufe beobachtet worden, die an einen Tumor denken ließen.

SWEET berichtet über 2 Aneurysmen, die das Bild eines Frontaltumors nachahmten. In beiden Fällen war es zu einer Erweichung des Corpus callosum gekommen. In einem Falle von TÖNNIS, SCHIEFER u. WALTER bildete sich eine langsam zunehmende Hemiparese heraus; außerdem bestand eine konzentrische Gesichtsfeldeinschränkung, und der Kranke litt seit 7 Jahren an migräneartigen Kopfschmerzen hinter dem homolateralen Auge. Es handelte sich in diesem Falle um ein thrombosiertes, bereits verkalktes Aneurysma. COURVILLE u. OLSON beschrieben als seltene Komplikation die ein- oder doppelseitige Thrombose der A. cerebri anterior mit Erweichungsherden im cerebralen Versorgungsgebiet.

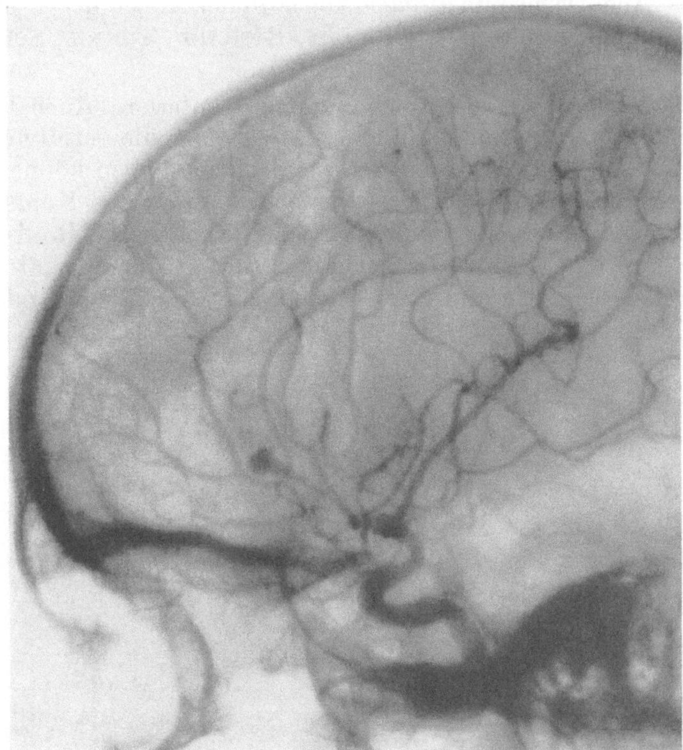

a

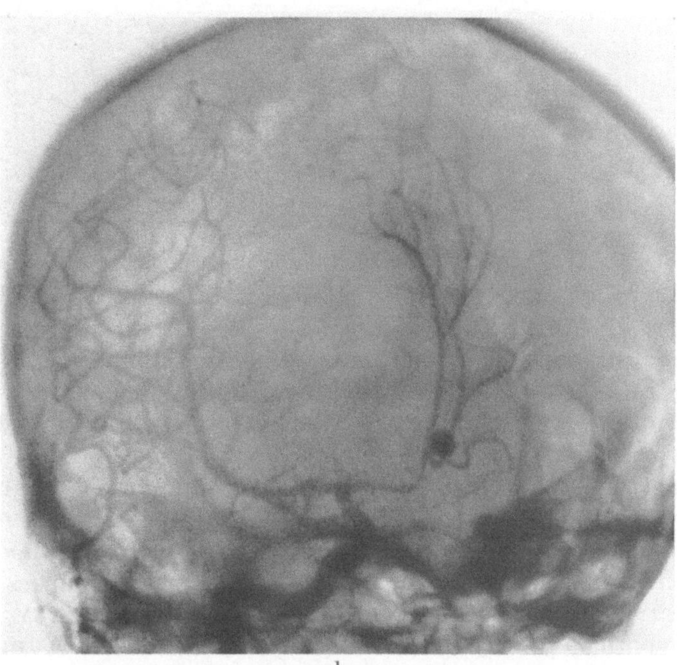

b

Abb. 81 a u. b. Aneurysma der A. commun. ant. a Seitliche Aufnahme, die erkennen läßt, daß das Aneurysma sich nach vorn erstreckt und einen deutlich abgesetzten Hals hat. b Aufnahme nach LÖFSTEDT. (Aus der Neurochirurg. Universitätsklinik Köln.)

Aneurysmen im *distalen Abschnitt* der A. cerebri anterior manifestieren sich durch Subarachnoidalblutungen (Norlén, Richard, Tönnis, Schiefer u. Walter), Hemiparesen und Sensibilitätsstörungen.

Aneurysmen der A. communicans anterior. Auch bei den Aneurysmen der A. communicans anterior (Abb. 81a u. b) stehen die rezidivierenden Subarachnoidalblutungen ganz im Vordergrund. Prodromalerscheinungen können ganz fehlen. In anderen Fällen bestehen schon längere Zeit uncharakteristische Kopfschmerzen oder Schmerzen hinter dem Auge der betreffenden Seite. Neurologische Herdsymptome werden häufig vermißt. Norlén u. Barnum beobachteten verhältnismäßig oft Lähmungserscheinungen, die entweder den Arm und das Gesicht, das Gesicht allein oder das Bein betrafen. Sie fanden

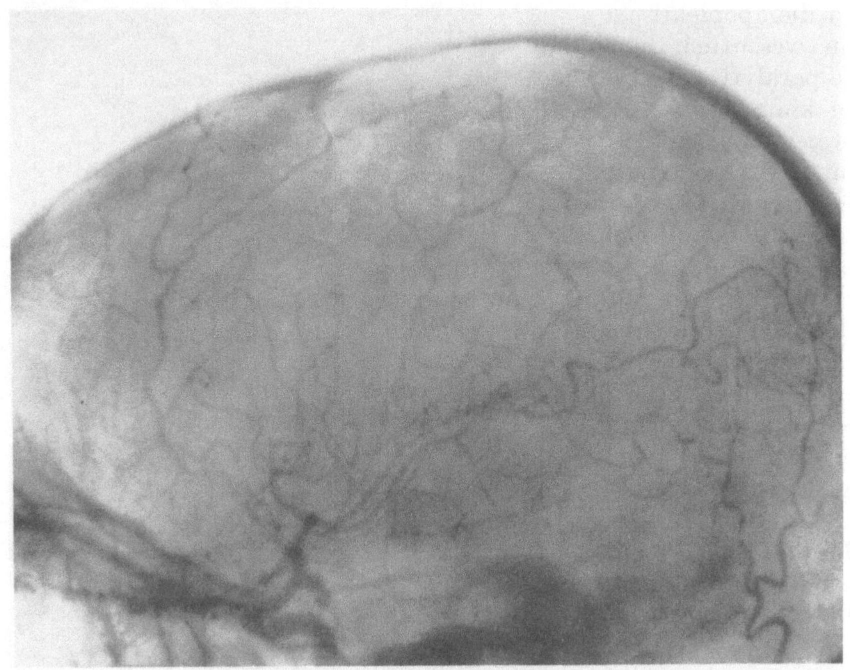

Abb. 82. Das Angiogramm zeigt 2 kleine Aneurysmen der A. commun. post., die zu einer Subarachnoidalblutung und einer Oculomotoriuslähmung geführt hatten. (Aus der Neurochirurg. Universitätsklinik Köln.)

nur in wenigen Fällen intracerebrale Hämatome, dagegen häufiger Gefäßspasmen. Richardson und Hyland sowie Tönnis, Schiefer u. Walter konnten dagegen die paralytischen Symptome durch intracerebrale Hämatome erklären. Von Jefferson wurde die Aufmerksamkeit auf das Chiasmasyndrom, das plötzlich auftreten kann und meist mit Ausfällen in den äußeren unteren Quadranten beginnt, hingewiesen. Auch Norlén u. Barnum fanden bei 25,9% ihrer Kranken mit Aneurysmen der A. communicans anterior eine plötzlich einsetzende ein- oder doppelseitige Erblindung, die als Folge einer plötzlichen Ausdehnung des Aneurysmensackes und der Kompression des Sehnerven anzusehen ist (vgl. auch Dandy, Walsh, Walker). Nicht selten wird über hypothalamische Syndrome berichtet (Dial u. Maurer, Dott, Thiry u. Gerebtzoff u. a.). Tönnis, Schiefer u. Walter machen die häufige Schädigung des Hypothalamus durch Hämorrhagien und Durchblutungsstörungen für die im allgemeinen schlechte Prognose der Aneurysmen dieser Lokalisation verantwortlich. Psychische Störungen können im Anschluß an Aneurysmenblutungen als länger dauernde Verwirrtheitszustände in Erscheinung treten. Bei Blutungen oder Erweichungsherden in den Frontallappen kann es zu einem ausgeprägten organischen Psychosyndrom kommen (Richardson u. Hyland).

Die *Diagnose* eines Aneurysmas der A. communicans anterior läßt sich ohne Angiogramm kaum stellen. Die doppelseitige Angiographie ist gerade bei dieser Lokalisation dringend erforderlich, da sich das Aneurysma nach den Erfahrungen von NORLÉN in den meisten Fällen nur von einer Seite aus füllen läßt. Außerdem ist es wichtig, Anomalien des Circulus Willisi rechtzeitig zu erkennen. Das Auftreten einer Subarachnoidalblutung ohne Lokalsymptome oder mit paretischen Erscheinungen und Gesichtsfeldausfällen bei Fehlen von Augenmuskelstörungen, kann schon klinisch auf ein Aneurysma der A. communicans anterior hinweisen. Auch ein begleitendes Stirnhirnsyndrom kann die Diagnose erleichtern. Auffallend häufig wird eine Hypertension gefunden. Außerdem hebt DANDY das gleichzeitige Vorkommen einer Koarktation der Aorta, das ihm in einem Falle die Diagnose ermöglichte, hervor. Wenn ein Chiasmasyndrom besteht, beginnt es meist im äußeren unteren Quadranten, während bei Hypophysentumoren häufiger die Ausfälle im äußeren oberen Quadranten beginnen.

Aneurysmen der A. communicans posterior. Die Aneurysmen der A. communicans posterior (Abb. 82) haben eine ziemlich einheitliche Symptomatik. In den meisten Fällen kommt es zu den klassischen Erscheinungen der spontanen Subarachnoidalblutung mit Kopfschmerzen, Nackensteifigkeit, Erbrechen und als häufigstes Lokalsymptom zu einer Oculomotoriusparese der gleichen Seite. In einem Falle von DOTT wurde eine kontralaterale Oculomotoriusparese beobachtet. Bei Aneurysmen der A. communicans posterior kommen auch isolierte Oculomotoriusparesen vor. Manchmal wird ein Ausfall im Bereiche des ersten Trigeminusastes beobachtet. Häufig werden die Schmerzen in der Stirn oder im Auge am stärksten empfunden (ALBRIGHT, KRAYENBÜHL, JAEGER u. a.). Die Aneurysmen der A. communicans posterior sind meist nahe der Abgangsstelle aus der A. carotis interna lokalisiert und sind infolgedessen in der Regel durch eine Carotisangiographie zur Darstellung zu bringen. Wie KRAYENBÜHL zeigen konnte, läßt sich durch ein negatives Carotisangiogramm ein Aneurysma der A. communicans posterior, wenn es im hinteren Abschnitt gelegen ist, nicht ausschließen. Er konnte in einem solchen Falle das Aneurysma von der A. vertebralis her füllen.

Auch die *Diagnose* eines Aneurysmas der A. communicans posterior wird sich ohne Angiogramm nicht sicher stellen lassen. In Fällen von plötzlich auftretender Oculomotoriuslähmung, die mit heftigen Kopf- und Nackenschmerzen oder auch mit Schmerzen in der Umgebung eines Auges einhergeht, wird man an die Möglichkeit eines Aneurysmas der A. communicans posterior denken müssen.

Aneurysmen der A. cerebri posterior. Diese Aneurysmen sind äußerst selten. Sie können sowohl zu einer Schädigung der Gratioletschen Sehstrahlung als auch zu einer solchen des Tractus opticus führen. Neben homonymer Hemianopsie (JEFFERSON, GRAFF, SYMONDS) sind auch motorische und sensible Halbseitenerscheinungen beschrieben worden. In einem Falle von SYMONDS kam ein Webersches Syndrom zustande. Die Symptome können durch Blutungen oder durch Störungen der Durchblutung bei Gefäßspasmen oder Thrombenbildung hervorgerufen werden.

Aneurysmen der A. vertebralis und der A. basilaris. Die Aneurysmen der Vertebralisarterien, der A. basilaris und der von ihnen ausgehenden Gefäße machen nach McDONALD u. KORB, DANDY, POPPEN und KRAYENBÜHL 15—20 % aller intrakraniellen Aneurysmen aus; etwa die Hälfte davon ist an der A. basilaris lokalisiert.

In der Statistik von McDONALD u. KORB (1938) waren von insgesamt 1125 Aneurysmen 286 im hinteren Teil des Circulus Willisi gelegen. KRAYENBÜHL und YASARGIL stellten 1957 aus den seit 1937 erschienen Publikationen und dem eigenen Krankengut noch rund 180 autoptisch und operativ erfaßte Aneurysmen dieser Lokalisation und dazu 30 durch Vertebralisangiographie diagnostizierte Fälle zusammen (s. dort auch eingehendes Literaturverzeichnis).

Nach DANDYs Einteilung der subtentoriellen Aneurysmen werden 3 Gruppen unterschieden:

1. Große sackförmige Aneurysmen, die einen Druck auf den caudalen Hirnstamm ausüben und auch zu allgemeiner intrakranieller Drucksteigerung führen können (Abb. 62).

2. Kleine sackförmige Aneurysmen, die sich oft nur durch subarachnoidale Blutungen manifestieren.

3. S-förmige geschlängelte fusiforme Aneurysmen der Basilar- und Vertebralarterien, die eine Kompression des 5. und 8. Hirnnerven und wechselnde Halbseitenzeichen hervorrufen können (Abb. 58).

Die großen sackförmigen Aneurysmen entwickeln sich mitunter im Kleinhirnbrückenwinkel und können zur Verwechslung mit einem Acusticusneurinom Anlaß geben (Abb. 62).

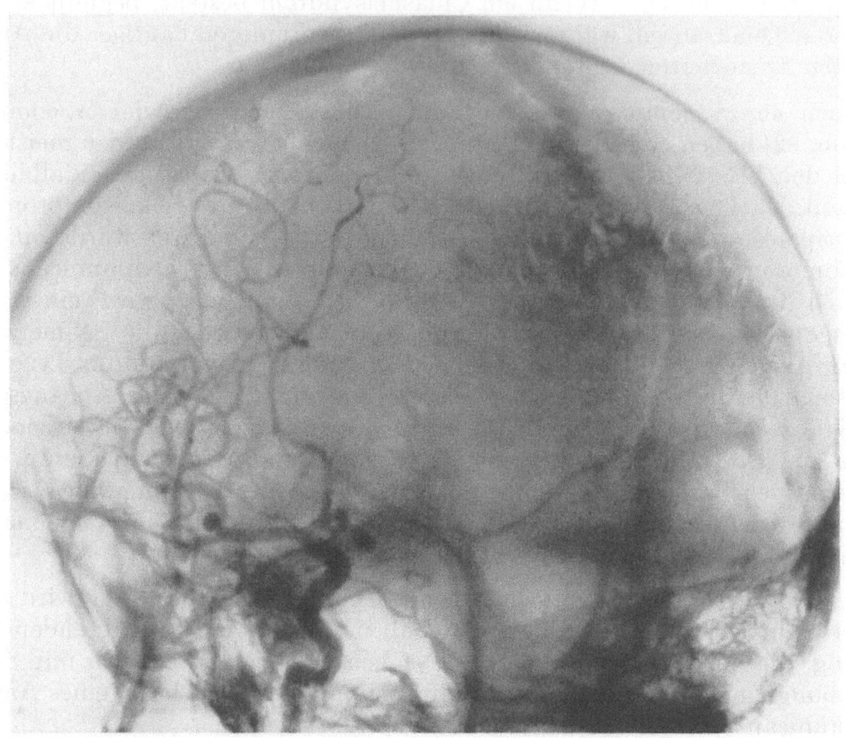

Abb. 83. Arteriogramm von 2 kleinen Aneurysmen, die an der A. cerebri media und an der A. commun. ant. lokalisiert sind (Aufnahme nach Löfstedt). (Aus der Neurochirurg. Universitätsklinik Köln.)

Derartige Fälle sind unter anderem von Tönnis (1937), Bassoe (1939), Guthkelch (1949), Basset (1951), de Busscher (1952), Tönnis, Schiefer u. Walter, Krayenbühl und Yasargil beschrieben worden. Die oft sehr erhebliche lokale Druckwirkung auf den Hirnstamm, das Kleinhirn und die benachbarten Hirnnerven führt zu bulbopontinen und cerebellaren Symptomen. Durch Verlegung des Aquäduktes und des 4. Ventrikels kann sich ein Hydrocephalus int. occlusus entwickeln (Feld und Pluvinage 1954; Lemmen u. Schneider 1943; David, Moris u. Adam 1952 u. a.). Die Kopfschmerzen werden von den Kranken oft in den Hinterkopf und in den Nacken lokalisiert. Sie verstärken sich bei Lagewechsel und werden von Schwindelgefühl begleitet. Bei einem von Busscher eingehend geschilderten Kranken mit einem großen Aneurysma der linken A. vertebralis stellten sich bei Kopfdrehung nach der Gegenseite bedrohliche synkopale Zustände mit Pulsverlangsamung, Übelkeit, Schweißausbruch und Vernichtungsgefühl ein. Da Symptome des caudalen Hirnstammes und der caudalen Hirnnerven im Vordergrund stehen können, wird manchmal das Bild der progressiven Bulbärparalyse nachgeahmt (Beadles, Parker, Alajouanine, Le Beau u. Houdart, Bushard, Yuhl u. Barris). Auch die weiter kranial gelegenen Hirnnerven bis zum Oculomotorius können betroffen sein (WALKER). In einem Falle von KRAYENBÜHL trat nach Blutung aus einem Aneurysma an der Endstelle der A. basilaris eine doppelseitige Abducensparese ein. DANDY beschrieb eine symptomatische Trigeminusneuralgie. Bei einem Kranken von POPPEN bestand ein Glossopharyngeus-Tic. Bei Aneurysmen der A. cerebellaris inferior ant. wurden Menièrsche Anfälle beobachtet (DANDY, MOLINA).

Während die kleinen sackförmigen Aneurysmen oft symptomlos bleiben und erst nach ihrer Ruptur klinische Erscheinungen hervorrufen, können die großen Aneurysmen das Bild eines Kleinhirn- oder Kleinhirnbrückenwinkeltumors bieten. Auch die großen Aneurysmen können rupturieren und zu umschriebener oder diffuser subarachnoidaler Blutung führen. Die *differentialdiagnostische Abgrenzung* der subtentoriellen Aneurysmen von einem Tumor der hinteren Schädelgrube wird nicht immer möglich sein, wenn nicht

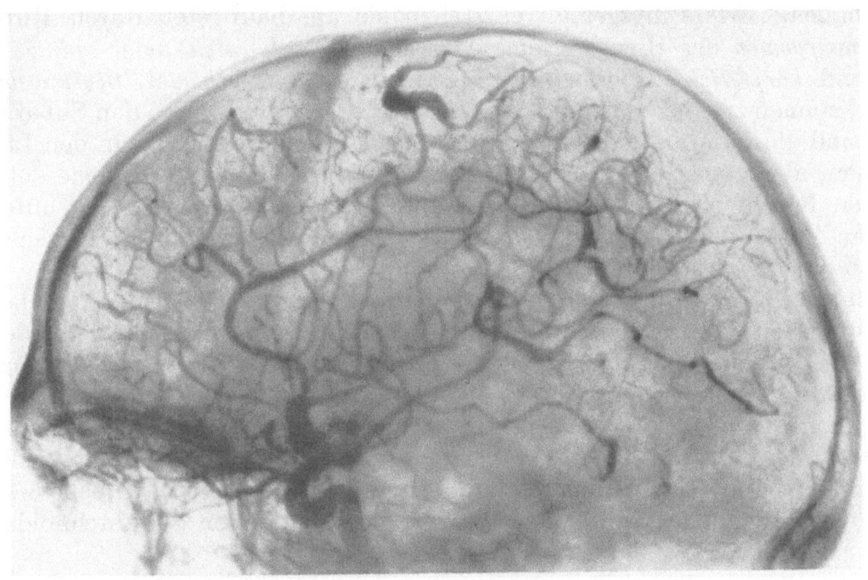

Abb. 84. Multiple arterielle Gefäßerweiterungen mit Bevorzugung der peripheren Gefäßabschnitte bei einem 38jährigen Mann, die die Ursache rezidivierender Subarachnoidalblutungen waren. (Aus SCHIEFER u. STRUCK 1957.)

durch eine Subarachnoidalblutung der richtige Weg gewiesen wird. Seit KRAYENBÜHL (1941) erstmals der angiographische Nachweis eines Aneurysmas in diesem Gebiet gelungen ist, ist die Vertebralisangiographie zum wichtigsten diagnostischen Hilfsmittel geworden.

Multiple Aneurysmen. Die Häufigkeit multipler Aneurysmen (Abb. 82, 83) wurde von DANDY bei 15%, von RIGGS u. RUPP bei 21%, von HAMBY bei 9,3%, von BIGELOW bei 16%, von WILSON bei etwas mehr als 20%, von STEHBENS bei 25,5%, von KING, SLADE u. CAMPOY bei 33,3% gefunden (s. auch ALPERS, MAGNER, TÖNNIS, SCHIEFER u. WALTER, McCAUGHEY, GROTE u. BETTAG). Sie führen besonders häufig zu Subarachnoidalblutungen, können aber auch je nach ihrem Sitz Lokalsymptome hervorrufen. BIGELOW fand multiple Aneurysmen am häufigsten an der Carotis interna und der A. cerebri media und seltener an der A. cerebri anterior. Sie sitzen meist im proximalen Gefäßabschnitt, können homolateral oder bilateral lokalisiert sein. Nach KING, SLADE u. CAMPOY ist das Zusammentreffen von Aneurysmen des Carotis- und Basilarisgebietes relativ selten. Von BASSETT wurden multiple Aneurysmen an der Kleinhirnoberfläche beschrieben. Ungewöhnlich ist eine Beobachtung von SCHIEFER u. STRUCK über multiple Gefäßerweiterungen im peripheren Abschnitt der Hirngefäße (s. Abb. 84). In diesem Falle zeigten sich zylindrische, fusiforme arterielle Aneurysmen in der Peripherie des Gefäßbaumes. Diese Veränderungen fanden sich bei einem 38jährigen Mann, der bereits mehrere Subarachnoidalblutungen durchgemacht hat. Das Phlebogramm ließ keine Veränderungen erkennen, so daß auch in diesem Falle rein arterielle Gefäßausweitungen vorlagen, die sich aber von den bekannten arteriellen Aneurysmen an den Teilungsstellen durch ihre Lokalisation unterschieden.

F. Symptomatologie und Differentialdiagnose der spontanen Subarachnoidalblutungen.

Wir verstehen unter spontaner Subarachnoidalblutung mit Scheid eine ohne äußere Gewalteinwirkung entstandene Blutung in den Subarachnoidalraum, die durch Nachweis des blutigen Liquors zu erkennen ist. Die Subarachnoidalblutungen können verschiedene Ursachen haben. Erfahrungsgemäß entstehen sie am häufigsten durch Ruptur *sackförmiger Aneurysmen* der Hirnarterien. Aber auch *intrakranielle* oder *spinale Angiome, Tumoren* und *körperliche Allgemeinerkrankungen, die mit erhöhter Blutungsbereitschaft einhergehen*, können zu einer Blutung in den Liquorraum führen. Von den Subarachnoidalblutungen sind die *intracerebralen Massenblutungen*, die erst sekundär in den Liquorraum durchbrechen, abzugrenzen. Die sog. *spontanen intracerebralen Hämatome* der jüngeren Erwachsenen führen ebenfalls häufig zu Subarachnoidalblutungen. Sie unterscheiden sich von den Massenblutungen durch ihren atypischen Sitz und sind wahrscheinlich auf Gefäßfehlbildungen zurückzuführen.

Eine Blutung in den Subarachnoidalraum ist als ernstes, lebensbedrohliches Krankheitsbild anzusehen. Wenn die Blutungsursache nicht beseitigt wird, bleibt der Kranke auch nach Überstehen des akuten Zustandes durch Blutungsrezidive, die sich nach einem kürzeren oder längeren Zeitintervall einstellen können, gefährdet. Katamnestische Untersuchungen von Richardson u. Hyland, Ask-Upmark u. Ingvar, Walton, Wolf-Godell et al., Magee und Tönnis, Schiefer u. Walter haben gezeigt, daß die Prognose der rezidivierenden Subarachnoidalblutungen sehr ernst ist. Tabelle 8 gibt einen Überblick über die hohe Mortalität der konservativ behandelten Subarachnoidalblutung.

Tabelle 8. *Mortalität der Subarachnoidalblutung bei konservativer Behandlung.* [Nach Tönnis, „Die Behandlung der Subarachnoidalblutungen" in Landarzt **32**, 219 (1956).]

Autor	1. Blutung %	2. Blutung %	Gesamtmortalität %
Hamby	51	13	64,6
Ask-Upmark	27	16,6	60
Hyland	38	13,6	53
Wolf-Godell und Wolff	11	22	50
Magee	35	21	50
Mittlere Sterblichkeit (aus 18 größeren Statistiken zusammengestellt)	32,4	23,4	55,9

Die Tabelle faßt die Ergebnisse der größeren, auf langjährigen Nachbeobachtungen beruhenden Statistiken aus der Literatur zusammen. Danach beträgt die mittlere Sterblichkeit der ersten Subarachnoidalblutung bei konservativer Behandlung 32,4%, die der zweiten Blutung 23,4% und die Gesamtmortalität 55,9%.

Scheid hält die langfristige Prognose der konservativ behandelten Fälle für günstiger, als allgemein angenommen wird. Er verfolgte 5 Jahre hindurch das Schicksal von 33 Kranken, von denen nur einer einem Blutungsrezidiv erlag, während 21 beschwerdefrei und voll leistungsfähig waren. Die kleine Anzahl der Kranken und die verhältnismäßig kurze Beobachtungsfrist können das Ergebnis der großen Statistiken nicht erschüttern. Immerhin wird man zugeben müssen, daß die Frage der langfristigen Prognose der Subarachnoidalblutungen noch nicht völlig abgeklärt ist, und daß weitere differenzierte Statistiken, die nach der Blutungsursache aufgegliedert werden, notwendig sind.

Wenn man bedenkt, daß nach den Untersuchungen von ASK-UPMARK und INGVAR nur etwa 50% der Überlebenden ihrer früheren Beschäftigung nachgehen konnten, während der Rest erheblich behindert war, so wird die ernste Prognose der konservativ behandelten Subarachnoidalblutungen noch deutlicher. Die Entwicklung neurochirurgischer Behandlungsmethoden hat darin eine grundsätzliche Wandlung herbeigeführt. Eine erfolgreiche neurochirurgische Behandlung kann aber nur dann durchgeführt werden, wenn die Subarachnoidalblutung diagnostiziert und ihre Ursache möglichst frühzeitig geklärt wird. Bei den differentialdiagnostischen Erwägungen müssen sowohl die Vorgeschichte als auch die klinische Symptomatik und der Verlauf hinreichende Berücksichtigung finden.

a) Symptomatologie.

Die Symptomatologie der Subarachnoidalblutungen ist so charakteristisch, daß die Diagnose bei typischem Verlauf keine Schwierigkeiten macht. Aus vollem Wohlbefinden heraus oder durch unbestimmte Prodromalerscheinungen eingeleitet, treten plötzlich *heftigste Kopfschmerzen* auf, die zunächst einseitig oder beidseitig in Nacken und Hinterkopf lokalisiert sein können, um sich dann meist rasch auf den ganzen Kopf auszudehnen. Der Schmerz kann so unerträglich werden, daß die Kranken zu stöhnen oder laut zu schreien beginnen. Bei der Mehrzahl kommt es zur *Bewußtseinstrübung* oder zur völligen *Bewußtlosigkeit*. Ein häufiges, durch den meningealen Reizzustand hervorgerufenes Symptom ist die *Nackensteifigkeit*. Allerdings spricht das Fehlen des Meningismus, den KAZMEIER u. VOIGT nur bei 60% ihrer Patienten feststellen konnten, nicht gegen eine Subarachnoidalblutung. In vielen Fällen entwickelt sich ein leichtes *Papillenödem*, das mit *Blutungen der Retina* einhergehen kann. Die Subarachnoidalblutung wird von *zentralen Störungen der vegetativen Regulationen* begleitet. Im akuten Stadium, insbesondere bei massiven Blutungen, stehen Atem- und Kreislaufstörungen im Vordergrund. Anfangs wird öfters eine Bradykardie beobachtet. Die Blutdruck- und Pulswerte können längere Zeit sehr labil sein. Ein häufiges Initialsymptom ist das Erbrechen. Die Blutkörperchensenkungsgeschwindigkeit kann beschleunigt, die Leukocytenzahl im Blut vermehrt sein. Die Körpertemperatur steigt in den ersten Tagen nach der Blutung häufig an. Mitunter wird eine vorübergehende Glykosurie oder Albuminurie, gelegentlich mit Hämaturie usw., beobachtet. Auch Störungen des Schlaf-Wachrhythmus kommen vor. Unter den vegetativen Begleitsymptomen ist die hartnäckige, oft wochenlang anhaltende Obstipation besonders konstant. Während KAZMEIER u. VOIGT dieses Symptom nicht besonders oft fanden, vermißte es STEINBRECHER nur bei 2 von 46 Kranken. Auch nach unseren Erfahrungen ist die hartnäckige Obstipation ein häufiges Symptom, das auch nach leichteren Blutungen zu beobachten ist. Von PETTE u. PASS und von JANZEN wird die Obstipation in zweifelhaften Fällen als wichtiges diagnostisches Zeichen gewertet. Ihre Ursache ist bisher nicht sicher geklärt. Die Subarachnoidalblutung geht meist mit *passageren psychischen Veränderungen* einher: Am häufigsten ist die Benommenheit, die von starker motorischer Unruhe begleitet sein kann. Auch längere Zeit anhaltende Korsakow-Bilder kommen zur Beobachtung.

Sobald auch nur der Verdacht auf eine Subarachnoidalblutung auftaucht, ist die Diagnose durch die *Liquorentnahme* zu klären.

Bei der Punktion entleert sich nach einer Subarachnoidalblutung ein gleichmäßig blutiger, oft unter erhöhtem Druck stehender Liquor. Je nach der Stärke der Blutung ist er rosa bis weinrot gefärbt. Nach dem Zentrifugieren erscheint der Liquor xanthochrom. Nur wenn die Blutung erst wenige Stunden zurückliegt, fehlt die Gelbfärbung des zentrifugierten Liquors, da es noch nicht zum Zerfall der Erythrocyten gekommen ist. Eine artefizielle Blutung durch Anstechen eines Gefäßes mit der Punktionsnadel ist im allgemeinen leicht daran zu erkennen, daß die Blutbeimengung nicht gleichmäßig ist und daß sie sich beim Zentrifugieren sedimentiert, so daß der darüberstehende Liquor klar ist. Bei stärkerer artefizieller Blutung kann der Liquor gerinnen. Stammt die Blutbeimengung im Liquor dagegen von einer spontanen Subarachnoidalblutung, so wird niemals eine Gerinnung beobachtet. Wenn die Unterscheidung zwischen artefizieller Blutbeimengung und Subarachnoidalblutung Schwierigkeiten macht, so kann auch die Zählung der Leukocyten im Liquor herangezogen werden (Lüthy). Ein bis zwei Tage nach einer Subarachnoidalblutung steigen die Leukocytenzahlen infolge der meningealen Reizung stärker an, als der Erythrocytenzahl entspricht, während bei frischer artefizieller Blutung das übliche Verhältnis der weißen zu den roten Blutkörperchen im Blut gewahrt bleibt.

Der anfangs blutige Liquor wird nach einigen Tagen braungelb, um dann allmählich immer heller zu werden. Nach 2—3 Wochen ist die Xanthochromie geschwunden, wenn keine Nachblutung erfolgt. Die durch Fremdkörperreiz hervorgerufene Zell- und Eiweißvermehrung im Liquor kann die Xanthochromie überdauern. Wenn die erste Liquorentnahme in diesem Stadium erfolgt, kann fälschlicherweise eine Meningitis diagnostiziert werden, sofern die Vorgeschichte nicht sorgfältig rekonstruiert wird. Nach einigen Wochen pflegt auch die Reizpleocytose zu schwinden.

Die *Herdsymptome*, die zu dem Bild der unkomplizierten Subarachnoidalblutung hinzutreten können, kommen nicht nur durch Eindringen der Blutung in das Hirngewebe, sondern auch durch Druckwirkung, durch lokale Ödembildung und durch vorübergehende Durchblutungsstörungen zustande. Dem verschiedenen Entstehungsmodus entsprechend werden neben bleibenden neurologischen Ausfallserscheinungen auch flüchtige Symptome, z. B. Reflexabweichungen, Pyramidenzeichen, Pupillendifferenzen, beobachtet. Zu den längere Zeit anhaltenden oder nicht rückbildungsfähigen Herdsymptomen gehören Augenmuskelstörungen, Hemiparesen, Aphasien, Hemianopsien und andere seltenere Ausfälle. Von Kazmeier und Voigt wurde besonders hervorgehoben, daß nicht nur kontralaterale Halbseitenzeichen, sondern auch homolaterale Paresen und Hypaesthesien vorkommen können. Diese sind als Fernsymptome aufzufassen und entstehen durch Massenverschiebung mit Anpressung des Hirnschenkelfußes gegen das Tentorium. Krampferscheinungen sind weniger häufig. Außer den vorübergehenden psychischen Veränderungen, die dem akuten exogenen Reaktionstyp nach Bonhoeffer entsprechen, werden auch — z. B. nach Blutungen in das Stirnhirn — *bleibende psychische Störungen von organischem Charakter* beobachtet.

Je nach Schwere und Ausdehnung der Blutung gibt es verschiedene *Verlaufsformen*. Bei ganz massiven Blutungen, die auch in das Hirngewebe eindringen und zum Ventrikeldurchbruch oder zu einer akuten Einklemmung führen, kann der Kranke plötzlich bewußtlos zusammenbrechen und nach kurzer Zeit im Koma sterben. Bei günstigem Verlauf hellt sich das Bewußtsein nach dem akuten Anfangsstadium allmählich wieder auf. Die vegetativen Begleiterscheinungen klingen ebenfalls ab. Auch die neurologischen Herdsymptome bilden sich mehr oder weniger vollständig zurück. Neben den mit akuten Symptomen einsetzenden Subarachnoidalblutungen gibt es auch schleichend sich entwickelnde Blutungen. Von Scheid wurden nach der zeitlichen Entwicklung der Symptome 4 verschiedene Typen unterschieden:

1. Dauer vom Beginn bis zum Höhepunkt der Erscheinungen höchstens 1 Std.
2. Dauer vom Beginn bis zum Höhepunkt der Erscheinungen höchstens 1—6 Std.
3. Dauer vom Beginn bis zum Höhepunkt der Erscheinungen 7—24 Std.
4. Schleichende, uncharakteristische Entwicklung der Symptome innerhalb von Tagen.

Von den 128 von Scheid beschriebenen Krankheitsfällen gehörten 33% zum 1. Typus, 32% zum 2. Typus, 11% zum 3. Typus und 24% zum 4. Typus mit den subakut sich entwickelnden uncharakteristischen Erscheinungen. Auch Kazmeier und Voigt sahen bei etwa 20%, Richardson u. Hyland sowie Richards bei etwa 10% der Kranken mit Subarachnoidalblutung einen schleichenden Verlauf.

Die schleichenden Krankheitsverläufe werden nicht selten verkannt. Die Kranken werden unter den verschiedensten Diagnosen, z. B. als Meningitis, Spondylosis deformans, Ischialgie, Migräne, Polyneuritis und — sofern psychische Auffälligkeiten im Vordergrund stehen — gelegentlich auch einmal als Psychopathie oder als Schizophrenie (Steinbrecher, eigene Beobachtung), eingewiesen.

Für die *Prognose der einzelnen Subarachnoidalblutung* gibt der Bewußtseinszustand den wichtigsten Hinweis. Das Eintreten einer tiefen, lang anhaltenden Bewußtlosigkeit ist als prognostisch ungünstiges Zeichen anzusehen, wenn auch mitunter eine Erholung möglich ist. Die verschiedenen Statistiken stimmen darin überein, daß Bewußtseinsstörungen bei den später Verstorbenen häufiger und schwerer sind als bei den Überlebenden (Richardson und Hyland, Jacobson, Steinbrecher). Auch das Auftreten von Krampfanfällen bei einer Blutung gilt als ein bedenkliches Zeichen. Eine Hypertension kann die Prognose durch die erhöhte Gefahr der Nachblutung verschlechtern. Zwischen dem Lebensalter und der Mortalität nach Subarachnoidalblutungen hat sich eine signifikante Beziehung nicht feststellen lassen.

b) Differentialdiagnose.

Das wichtigste Hilfsmittel zur Feststellung der Blutungsursache ist die Angiographie. Doch wäre es falsch, sich nur darauf zu verlassen, da bei einem Teil der Kranken angiographisch keine Klärung herbeizuführen ist. Wenn sich dieser Prozentsatz mit zunehmender Vervollkommnung der Technik auch immer mehr verringern wird, so ist es doch wichtig, bei den differentialdiagnostischen Erwägungen das klinische Gesamtbild zu berücksichtigen, um die richtige Entscheidung über die therapeutischen Maßnahmen zu treffen.

Die verschiedenen Krankheiten, bei denen Subarachnoidalblutungen vorkommen können, sind in Tabelle 9 aufgeführt. Praktisch bedeutsam sind als Blutungsursache die sackförmigen *Aneurysmen* und die *Angiome*. Wahrscheinlich beruht auch ein großer Teil der sog. spontanen *intracerebralen Hämatome* auf kleinsten Angiomen oder Aneurysmen, die durch die Blutung zerstört werden können.

Der anatomische Nachweis kann dadurch schwierig oder gar unmöglich sein. MARGOLIS, ODOM, WOODHALL u. BLOOR deckten in der Wand des Hämatoms bei einem 12jährigen Knaben ein kleines arteriovenöses Angiom auf. Bei einem $2^1/_2$jährigen Mädchen fanden sie als Ursache einer Brückenblutung ein kleines Cavernom. Ähnliche kleinste Gefäßmißbildungen fanden sie noch in 2 anderen Fällen. Auch von TÖNNIS, SCHIEFER u. WALTER wurde in dem Hirndetritus, der aus einer cerebralen Blutungshöhle eines 51jährigen Mannes entfernt

Tabelle 9. *Ätiologie der Subarachnoidalblutung.*
(Nach TÖNNIS.)

I. Hirngefäßmißbildung
Aneurysmen; Angiome

II. Hirngefäßveränderungen bei Hypertonie (Hyalinose) und Arteriosklerose (Atheromatose)

III. Infektionskrankheiten u. a.
    A. Akute und subakute: Meningitis; bakterielle Endokarditis; Keuchhusten, Scharlach, Pocken, Morbus Weil, Grippe
    B. Chronische: Lues; Tuberkulose

IV. Bluterkrankungen
Hämorrhagische Diathesen, Hämophilie; Purpura; perniziöse Anämie; Polycythämie; Leukämie

V. Avitaminosen
Vitamin C (Skorbut, Alkoholismus); Vitamin B

VI. Eklampsie, Urämie

VII. Hirntumoren
Gliome; Metastasen; Hypophysenadenome

VIII. Exogene Toxine
Wurmmittel; chronische Bleivergiftung; CO-Vergiftung; Sedormidvergiftung

worden war, histologisch ein arteriovenöses Angiom gefunden. In letzter Zeit gelang es GERLACH u. JENSEN (1959), in mehreren Fällen capilläre Angiome angiographisch darzustellen und danach erfolgreich zu operieren. Schon vorher war ihnen in einigen Fällen der anatomische Nachweis capillärer Angiome in der Hämatomwand gelungen (1958).

Die spontanen intracerebralen Hämatome sind vom neurochirurgischen Standpunkt wichtig, da sie bei operativer Behandlung eine gute Prognose haben (vgl. GROSS u. MINVIELLE, DAVID, HECAEN u. FROWEIN). Sie können sekundär zu einer Subarachnoidalblutung führen und sollen deshalb hier erwähnt werden.

Auch *Hirntumoren* können gelegentlich die Ursache einer Subarachnoidalblutung werden.

Blutungen kommen am häufigsten bei Gliomen, insbesondere bei Glioblastomen vor (STRAUSS u. TARACHO, MANGANIELLO, ALPEROVIC u. FAJNGOLD, ECHOLS u. REHFELD, DESAUSSURE, SCHEIBERT u. HAZOURI, ROTHE, TÖNNIS, SCHIEFER u. WALTER). Ferner werden sie bei Metastasen (SOKOLJANSKIJ u. MELEROVIC u. a.) bei Hypophysenadenomen, bei Melanomen (MADONICK u. SAVITZKY, KRISTIANSEN), seltener bei Meningiomen (WALTON, TÖNNIS, SCHIEFER, WALTER) und bei Plexuspapillomen (ERNSTING) beobachtet.

Eine *in den Liquorraum durchgebrochene Massenblutung* kann mitunter differentialdiagnostische Schwierigkeiten bereiten. Da sie in der Regel bei einer schon längere Zeit bestehenden Hypertension auftritt, können Anamnese und allgemeiner Untersuchungsbefund die Klärung der Diagnose herbeiführen.

Sehr geringe praktische Bedeutung haben die *Diapedeseblutungen als Komplikation von Allgemeinerkrankungen*, wie sie in der Tabelle aufgeführt sind. Man muß nur bei einer Subarachnoidalblutung auch an eine solche Möglichkeit denken und die Diagnose durch die Vorgeschichte und die genaue Durchuntersuchung des Kranken erhärten.

Bei differentialdiagnostischen Überlegungen muß die *Häufigkeit der verschiedenen Blutungsursachen* berücksichtigt werden. Am häufigsten stammt die Blutung aus einem rupturierten Aneurysma. Köhler (1953) fand bei einer Literatur-Zusammenstellung über die Zeit von 1894—1950 unter 964 Subarachnoidalblutungen 703 (72,9%) Aneurysmen. Dies entspricht dem Prozentsatz, der in den pathologisch-anatomischen Statistiken angegeben wird.

Hansen u. v. Staa fanden 19 Aneurysmen unter 22 tödlichen Subarachnoidalblutungen. Von Magee wurden 43 Aneurysmen unter 58 Blutungen (74,1%), von Hyland 44 unter 55 (80%), von Dekaban et al. 26 unter 33 (78,8%), von Anderson (1956) sogar 35 Aneurysmen unter 38 tödlichen Subarachnoidalblutungen (92,3%) festgestellt. Auch McCaughey sah über 80% Aneurysmen als Blutungsursache. Nur in den älteren anatomischen Statistiken ist der Prozentsatz niedriger, weil wohl früher die kleinen Aneurysmen nicht immer ausreichend beachtet wurden, solange ihre klinische Bedeutung noch nicht bekannt war.

Die Übersicht in Tabelle 10 zeigt, daß auch in den neueren klinischen Statistiken die Aneurysmen als Blutungsursache an erster Stelle stehen, wenn auch der Prozentsatz

Tabelle 10. *Häufigkeit der verschiedenen Ursachen der Subarachnoidalblutung nach klinischen Statistiken.*

Autor	Ge-samt-zahl	Aneurysmen	%	Arteriovenöse Angiome	%	Hirntumoren	%	Intracerebrale Hämatome	%	Allgemeine Er-krankungen	%	Unbekannte Ursache	%	Art der Klinik
Falconer (1952)	69	50	72,5	4	5,8	—	—	1[1]	1,4	—	—	14	20,3	Neurochir. Klinik
Kristiansen (1956)	130	58	44,6	3	2,3	1	0,8	13	10,0	2	1,5	53	40,8	Neurochir. Klinik
Stein-brecher (1956)	93	36	38,8	6	6,4	—	—	5	5,4	1	1,1	45	48,3	Neurolog.-psychiatr. Klinik
Kazmeier u. Voigt (1956)	80	37	46,3	20	25	3	3,7	5	6,3	—	—	15	18,7	Med. Klinik
Walsh (1956)	461	249	54	53	11,5	—	—	35	7,5	—	—	124	27	Neurochir. Klinik
Tönnis-Schiefer-Walter (1957)	185	82	41,1	62	33,5	27	14,7	14[1]	7,6	—	—	—	—	Neurochir. Klinik

[1] Spontanes intracerebrales Hämatom.

niedriger ist als in den anatomischen Statistiken. An zweiter Stelle folgen die arteriovenösen Angiome, während Hirntumoren als Blutungsursache weit seltener vertreten sind. Subarachnoidalblutungen bei Allgemeinerkrankungen (z. B. hämolytischer Ikterus) sind, sofern sie überhaupt in den Statistiken berücksichtigt werden, nur bei 1—2% festgestellt worden.

Die in der Tabelle zusammengefaßten klinischen Übersichten sind nicht nach ganz einheitlichen Gesichtspunkten aufgestellt, geben aber doch einen Überblick über die klinisch festgestellten Ursachen subarachnoidaler Blutungen. In der Gruppe der intracerebralen Hämatome sind teils hypertonische und arteriosklerotische Blutungen, teils spontane intracerebrale Hämatome enthalten. Blutungen mit ungeklärter Ursache sind in der Arbeit von Tönnis, Schiefer u. Walter nicht einbezogen, während der teils sehr hohe Prozentsatz in den anderen Arbeiten darauf beruht, daß auch Fälle aus den früheren Jahren, in denen noch nicht routinemäßig angiographiert wurde, eingerechnet sind.

Daß die Aneurysmen als Ursache subarachnoidaler Blutungen in den anatomischen Statistiken häufiger und die Angiome seltener gefunden werden als in den klinischen Statistiken, erklärt McCaughy sicher richtig mit der niedrigeren Sterblichkeitsrate der blutenden Angiome im Vergleich zu den rupturierten Aneurysmen. Die Diskrepanz zwischen den anatomischen und den klinischen Zahlen hängt wohl auch damit zusammen, daß sich vermutlich unter der Gruppe klinisch nicht geklärter Subarachnoidalblutungen noch eine Anzahl kleiner Aneurysmen verbirgt.

Zu den *selteneren Ursachen subarachnoidaler Blutungen*, die in den Tabellen nicht aufgeführt sind, gehören Diapedeseblutungen nach frischer cerebraler Thrombose oder Embolie (Walsh, Kristiansen u. a.), wenn sich ein starkes Ödem mit Kongestion der gleichseitigen Hemisphäre herausbildet.

Walsh beschrieb ferner eine Subarachnoidalblutung nach einem Kleinhirninfarkt bei einer 48jährigen Hypertonikerin. Bei der Operation fanden sich anstelle der linken Kleinhirnhemisphäre blutige, nekrotische Massen, die entfernt werden konnten.

Gelegentlich können auch aus *spinalen Gefäßmißbildungen* Blutungen in den Liquorraum erfolgen (vgl. Kristiansen, eigene Beobachtung). Da diese Fälle dadurch, daß Herdsymptome lange Zeit fehlen können, oft große diagnostische Schwierigkeiten bereiten, soll kurz eine eigene Beobachtung mitgeteilt werden.

Bei einem normal entwickelten 14jährigen Knaben, der in den letzten Jahren häufig über Kopfschmerzen geklagt hatte, stellten sich am 11. 3. 54 plötzlich ein stechender Hinterkopfschmerz mit Übelkeit und vorübergehender Bewußtlosigkeit, sanguinolenter Liquor und am Augenhintergrund präcapilläre Blutungen ein. Keine neurologischen Herdsymptome. Vertebralis-Angiogramm und doppelseitiges Carotis-Angiogramm beiderseits o. B. Nach einem Jahr traten kurz nacheinander wieder 2 Subarachnoidalblutungen mit schweren Allgemeinerscheinungen auf. Nach der 2. Blutung wurde eine nicht sicher abgrenzbare Hyperaesthesie am Unterbauch und an den Oberschenkeln angegeben. Ein halbes Jahr später setzte eine langsam zunehmende spastische Lähmung beider Beine ein. Bei der Operation in der Neurochirurgischen Universitätsklinik Berlin wurde in Höhe des 8. Brustwirbels eine Kompression des Rückenmarks durch einen an der Vorderseite gelegenen großen Hämangiomknoten festgestellt. Die Gefäßmißbildung, die sich kranial und caudal in schwer pathologisch veränderte, mißgebildete Gefäße fortsetzte, erwies sich als inoperabel. Der Patient, bei dem sich schließlich ein komplettes Querschnittssyndrom entwickelte, kam im Alter von 16 Jahren ad exitum.

Eine Bevorzugung des männlichen Geschlechts besteht bei den arteriovenösen Angiomen, während bei allen anderen Gruppen die *Geschlechtsverteilung* gleich ist.

Wichtig ist für die Differentialdiagnose das *Lebensalter* bei Eintritt der ersten Blutung. Subarachnoidalblutungen in der zweiten oder dritten Lebensdekade sprechen eher für ein Angiom oder ein intracerebrales Hämatom. Die ersten Blutungen aus einem Aneurysma treten im allgemeinen später auf, am häufigsten im 5. und 6. Jahrzehnt. Noch höher liegt das Durchschnittsalter für intracerebrale Blutungen bei Hypertonie oder arteriosklerotischen Gefäßwandveränderungen. Richardson u. Hyland errechneten für die Aneurysmenblutungen ein Durchschnittsalter von 46 Jahren und für die intracerebralen Blutungen bei Hypertonie und Arteriosklerose ein Durchschnittsalter von 59 Jahren. In der Abb. 85, die der Arbeit von Tönnis, Schiefer u. Walter entnommen ist, ist die Altersverteilung bei Krankheitsbeginn für die sackförmigen Aneurysmen und die arteriovenösen Angiome (bei diesen sind neben den Blutungen auch die initialen Krampfanfälle einbezogen) graphisch dargestellt. Die spontanen intracerebralen Hämatome, die ebenfalls eingetragen sind, bevorzugen die mittleren, die Tumorblutungen die höheren Altersklassen.

Anzahl der Blutungen und Blutungsintervalle. Rezidivierende Blutungen in kurzen Intervallen sind für die sackförmigen Aneurysmen typisch. Auch die arteriovenösen Angiome können zu rezidivierenden Subarachnoidalblutungen führen. Jedoch sind die Blutungen meist seltener, die Intervalle durchschnittlich länger (Abb. 86). Bei den Tumoren und den spontanen intracerebralen Hämatomen stellt die Blutung in der Regel ein einmaliges Ereignis dar.

Bewußtseinsstörung, vegetative Begleitsymptome und neurologische Herdsymptome. In der Häufigkeit und Schwere der Bewußtseinsstörungen ergeben sich zwischen den einzelnen Krankheitsbildern keine verwertbaren Unterschiede. Von differentialdiagnostischem Interesse ist lediglich die Beobachtung von Tönnis, Schiefer u. Walter über das häufige Fehlen von Bewußtseinsstörungen bei Blutungen aus Hirntumoren (53%).

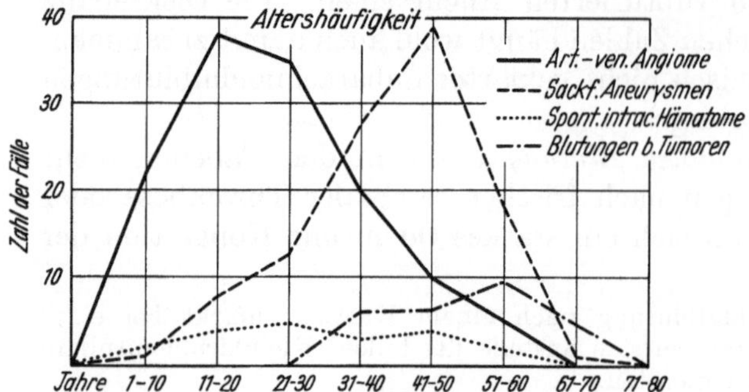

Abb. 85. Altersverteilung bei Auftreten der Erstsymptome (134 arteriovenöse Angiome, 109 sackförmige Aneurysmen, 19 spontane intracerebrale Hämatome, 27 Blutungen bei Tumoren). (Nach Tönnis, Schiefer u. Walter 1957.)

Die Kranken mit arteriovenösen Angiomen pflegen sich nach einer Blutung im allgemeinen rascher zu erholen als die Kranken mit sackförmigen Aneurysmen, bei denen die vegetativen Begleitsymptome oft erst nach mehreren Wochen abklingen.

Hirnnervensymptome, insbesondere Augenmuskelparesen, sind nach Blutungen aus arteriellen Aneurysmen so häufig, daß sie als wichtiges Leitsymptom dienen können. Nach Blutungen aus arteriovenösen Angiomen sind Hirnnervensymptome verhältnismäßig selten (nach Tönnis, Schiefer u.Walter 7%),

während Hemiparesen und andere cerebrale Herdsymptome im Vordergrund stehen (nach Tönnis, Schiefer u. Walter 93%). Allerdings kann man ähnliche Bilder auch nach Ruptur eines Aneurysmas beobachten, sofern es zu einer cerebralen Beteiligung gekommen ist.

Verlauf. Abgesehen von dem früheren Beginn der akuten Krankheitssymptome findet man in der Vorgeschichte von Patienten mit arteriovenösen Angiomen häufiger lang-

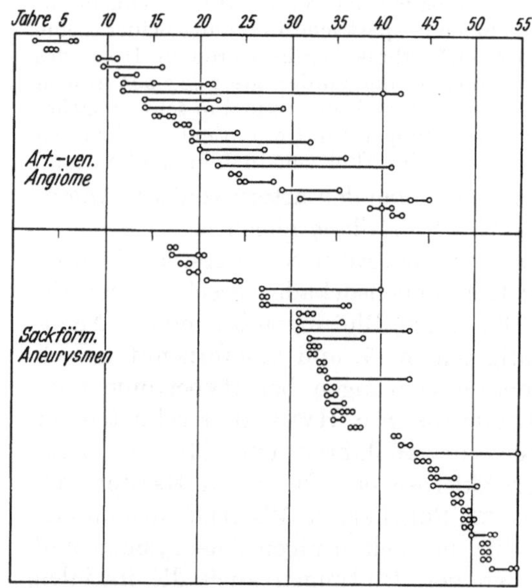

Abb. 86. Intervalle bei rezidivierenden Subarachnoidalblutungen durch arteriovenöse Angiome und sackförmige Aneurysmen. ○ Blutung, — Intervall. (Nach Tönnis, Schiefer u. Walter 1957.)

dauernde, uncharakteristische Prodromalerscheinungen wie Schwindel, Kopfschmerzen, Ermüdbarkeit und unklare Kreislaufstörungen, die bis in die Kindheit zurückzuverfolgen sind (Tönnis u. Lange-Cosack). Da der Verlauf vielfach durch den Wechsel zwischen Krampfanfällen und Subarachnoidalblutungen charakterisiert ist, sprechen Krampfanfälle in der Anamnese eines Kranken mit einer Subarachnoidalblutung für ein arteriovenöses Angiom, zumal diese bei Aneurysmen äußerst selten sind. Auch vor der Ruptur eines Aneurysmas kommen mitunter Prodromalerscheinungen, insbesondere Kopfschmerzen, vor; meist setzen diese aber erst einige Wochen oder Monate vor der Blutung ein. Die Rückbildungsfähigkeit der neurologischen Herdsymptome ist bei den arteriovenösen Angiomen häufig rascher und vollständiger als bei den Aneurysmen. Tönnis, Schiefer u. Walter fanden nur bei 15% der Kranken mit arteriovenösen Angiomen, dagegen bei 36% der Kranken mit sackförmigen Aneurysmen bleibende neurologische

Ausfälle. Nach Tumorblutungen kann bei der Progredienz des Tumorwachstums bestenfalls nur ein kurzdauernder Rückgang der Herderscheinungen nach Resorption der Blutung erwartet werden.

Bedeutung von exogenen Faktoren und von Menstruation und Gravidität für die Entstehung von Subarachnoidalblutungen. Übermäßige körperliche und psychische Anstrengungen scheinen nur bei einer verhältnismäßig kleinen Zahl von Kranken mit Aneurysmen oder Angiomen für die *Auslösung einer Subarachnoidalblutung* von Bedeutung zu sein.

Vielfach treten die Blutungen während der gewohnten täglichen Beschäftigungen, beim Sitzen, Gehen, Autofahren usw., oder auch während des Schlafes auf.

Auslösende Ursachen wurden von MAGEE und von STEINBRECHER bei etwa 10 %, von RICHARDSON und HYLAND bei 18 % und von KAZMEIER und VOIGT bei etwa 20 % der Kranken vermerkt. TÖNNIS, SCHIEFER u. WALTER fanden in ihrem Krankengut sogar bei 65 % der Aneurysmen-Blutungen auslösende äußere Ursachen im Gegensatz zu nur 25 % bei den Angiom-Blutungen. Sie nahmen deshalb an, daß diese bei den Aneurysmen einen größeren Einfluß haben als bei den Angiomen.

Unter den auslösenden Ursachen sind insbesondere Beschäftigungen, die den Blutdruck erhöhen, wie z. B. Heben schwerer Lasten, anstrengendes Radfahren, Ringkampf und andere sportliche Betätigung (O'BRIEN 1942, JOKL 1958), Springen ins kalte Wasser, Kohabitation, Defäkation und auch psychische Erregung beschrieben worden. Auch nach Hitzeeinwirkung auf den Kopf, z. B. nach Diathermiebestrahlung (KAZMEIER u. VOIGT) und nach dem Haartrocknen unter der Haube (ASK-UPMARK u. INGVAR), sind Subarachnoidalblutungen beobachtet worden. In 2 Fällen von KAZMEIER und VOIGT trat die Blutung nach einer Lumbalpunktion und in einem Falle nach einer Arteriographie (vgl. auch SMALL et al.) ein. Ob übermäßiger Alkoholgenuß ein auslösender Faktor sein kann, erscheint nach den widersprechenden Mitteilungen fraglich.

Interessant ist eine Beobachtung von O'BRIEN an eineiigen Zwillingen, die im Alter von 26 Jahren kurz nacheinander plötzlich verstarben, der eine beim Tennisspiel, der andere bei der Feldarbeit. Bei dem letzteren wurde autoptisch eine Blutung aus einem Aneurysma der Media gefunden. Es besteht der begründete Verdacht, daß auch der andere Zwilling, bei dem keine Sektion durchgeführt wurde, an einer intrakraniellen Blutung aus einer Gefäßmißbildung verstorben ist.

Eine signifikante Beziehung zwischen Subarachnoidalblutung und *Menstruation* hat sich bisher nicht nachweisen lassen.

FERDINAND HOFF hat das Krankheitsbild der „*menstruellen Subarachnoidalblutungen*" besonders herausgestellt. Auch von anderer Seite sind einzelne Fälle von subarachnoidalen Blutungen während der Menstruation oder im Praemenstruum beschrieben worden (s. STREULI, DASSEN [zit. nach KETELAER], JEFFERSON, Fall 12, FROIN, EHRENBERG und INGVAR [zit. nach ASK-UPMARK u. INGVAR], KRAYENBÜHL, Fall 8). Die größeren Statistiken haben aber keine Anhaltspunkte für eine Häufung von Subarachnoidalblutungen im zeitlichen Zusammenhang mit der Menstruation gegeben.

Die früher vielfach vertretene Ansicht, daß Subarachnoidalblutungen während der *Schwangerschaft* besonders häufig sind, läßt sich nach den sorgfältigen statistischen Untersuchungen von WALTON (1953) ebenfalls nicht aufrechterhalten. Auch die klinische Beobachtung lehrt, daß viele Patientinnen mit Angiomen oder Aneurysmen Schwangerschaften und Geburten ohne alle Komplikationen überstehen.

Einzelbeobachtungen von Subarachnoidalblutungen während der Schwangerschaft wurden von ASK-UPMARK u. INGVAR, JEFFERSON, OLIVECRONA u. RIIVES, CONLEY u. RAND (1951), DE CARLE, WALTON[1], McCAUGHEY, JANZEN u. a. mitgeteilt. WALTON, der die Literatur über Subarachnoidalblutungen während der Gravidität einer eingehenden Analyse unterzog, kam zu dem Ergebnis, daß ihre Häufigkeit während der Schwangerschaft nicht größer ist als die einer allgemeinen Bevölkerung. Diese Ansicht wird auch von ASK-UPMARK u. INGVAR vertreten. Die Vermutung, daß die Wehentätigkeit im besonderen Maße für die Provokation von Subarachnoidalblutungen verantwortlich zu machen sei, trifft ebenfalls nicht zu. Nach Statistiken von CONLEY u. RAND und von WALTON traten nur 4 von 32 Blutungen während der Wehen, 10 nach der Geburt und 18 im Verlaufe der Schwangerschaft auf.

Wenn auch eine allgemeine Zunahme der Subarachnoidalblutungen während der Schwangerschaft nicht nachzuweisen ist, so sind doch einzelne Krankheitsverläufe dadurch gekennzeichnet, daß ausschließlich in der Gravidität oder im Wochenbett Subarachnoidalblutungen auftreten oder in dieser Zeit besonders gehäuft und bedrohlich sind.

So berichtete JANZEN über eine Frau, die während der ersten Gravidität unklare Schwindelanfälle erlitt. Diese wiederholten sich während der zweiten Gravidität. Im letzten Schwangerschaftsmonat trat ganz akut eine Subarachnoidalblutung auf, von der sich die Patientin wieder erholte. Wenige Tage nach der normal verlaufenden Geburt trat eine Nachblutung und kurz darauf eine neue Blutung auf. Alle Blutungen wurden gut überstanden. Angiographisch wurde ein inoperables arteriovenöses Angiom gefunden. Da die Subarachnoidalblutung in diesem Falle ausschließlich während der Schwangerschaften und im Wochenbett aufgetreten waren, wurde die Sterilisation empfohlen.

---

[1] Weitere Literaturangaben bei WALTON, Brit. med. J. 1953, 869.

118   H. Lange-Cosack: Anatomie und Klinik der Gefäßmißbildungen des Gehirns und seiner Häute.

Eine andere für die Frage des Zusammenhanges von Schwangerschaft und Subarachnoidalblutung wichtige Beobachtung stammt aus der *Neurochirurgisch-Neurologischen Klinik der Freien Universität Berlin*[1].

Es handelte sich um eine 19jährige Patientin im 4. Schwangerschaftsmonat, die nach etwa 7 in kurzen Intervallen rezidivierenden Subarachnoidalblutungen in lebensbedrohlichem Zustand eingewiesen wurde. Die Kranke war intellektuell zurückgeblieben und hatte schon seit dem 14. Lebensjahre Ohnmachtsanfälle, bei denen sie plötzlich hinfiel. Nach dem Erwachen bestanden starke Kopfschmerzen. Trotz dieser gelegentlichen „Ohnmachten", von denen sie sich immer rasch erholte, war sie imstande, als Platzanweiserin im Kino zu arbeiten. Nach etwa zweimonatiger Gravidität klagte sie über starke Hinterkopfschmerzen, die bis in den Rücken und in beide Beine ausstrahlten. Deshalb wurde eine Ischiasbehandlung durchgeführt. Nachdem die Schwangerschaft 3 Monate bestand, trat plötzlich erneut ein heftiger Kopfschmerz mit Nackensteifigkeit, Übelkeit und Erbrechen auf. Einige Tage später wurde die Kranke bewußtlos auf der Straße aufgefunden und bot bei der Einlieferung in das Krankenhaus die typischen Anzeichen einer schweren Subarachnoidalblutung. Während der stationären Behandlung traten noch mehrere Nachblutungen auf. Als Ursache der Blutung wurde angiographisch ein linsengroßes Aneurysma der Carotis-Teilungsstelle gefunden. Bei der Operation wurde das Gefäßstück, von dem das Aneurysma ausging, mit Klips verschlossen. Kurz danach wurde eine Interruptio durchgeführt.

In diesem Falle muß man annehmen, daß schon vor der Gravidität leichte bzw. umschriebene Blutungen aus dem Aneurysma erfolgt waren. Etwa vom 2. Schwangerschaftsmonat ab stellten sich in kurzer Folge rezidivierende Subarachnoidalblutungen mit Bewußtlosigkeit und schweren, lebensbedrohlichen Symptomen ein. Wenn man auch in diesem Falle ein zufälliges Zusammentreffen nicht ausschließen kann, so liegt es doch nahe, die akute Verschlimmerung des Krankheitsbildes mit der endokrinen Umstellung durch die Schwangerschaft in Zusammenhang zu bringen.

Die Ansichten über die Notwendigkeit einer Verhütung oder Unterbrechung der Schwangerschaft nach Subarachnoidalblutungen sind nicht einheitlich. De Carle hält bei allen Frauen mit cerebralen Gefäßmißbildungen auch nach normalem Schwangerschaftsverlauf die Verhütung weiterer Schwangerschaften für angezeigt. Walton betont dagegen, daß es nach Erholung von einer Subarachnoidalblutung nicht berechtigt sei, eine Schwangerschaft zu unterbrechen oder von weiteren Schwangerschaften abzuraten. Man wird bei dem heutigen Stande unseres Wissens diese Fragen nur unter Berücksichtigung der besonderen Lage des einzelnen Krankheitsfalles entscheiden können.

Literatur.[2]

Zusammenfassende Arbeiten.

In der Monographie von Bergstrand, Olivecrona und Tönnis ist die bis 1936 erschienene Literatur vollständig zusammengestellt. Die Arbeit von Koch enthält ein Verzeichnis der erbbiologischen Literatur.

Bergstrand, H., H. Olivecrona u. W. Tönnis: Gefäßmißbildungen und Gefäßgeschwülste des Gehirns. Leipzig: Georg Thieme 1936.

Bogaert, L. v.: Pathologie des angiomatoses. Acta neurol. belg. **50**, 525 (1950).

Cushing, H.: Notes on a series of intracranial tumors and conditions simulating them. Arch. Neurol. Psychiat. (Chicago) **10**, 605 (1923).

—, and H. P. Bailey: Blood vessel tumors of the brain. Springfield: Ch. C. Thomas 1928.

Dandy, W. E.: Venous abnormalities and angiomas of the brain. Arch. Surg. (Chicago) **17**, 715 (1928).

Devic, M., P. F. Girard et R. Masson: Malformations vasculaires dans les cardiopathies congénitales et les anomalies de la charnière occipito-vertébrale. Acta neurol. belg. **51**, 457 (1951).

Evans, G., and B. Courville: Notes on the pathogenesis and morphology of newgrowths, malformations and deformities of the intracranial blood-vessels. Bull. Los Angeles neurol. Soc. **4**, 145 (1939).

Girard, P. F., et M. Devic: Les malformations vasculaires cérébrales à l'exception des anévrismes. V. Congr. Neurologique Internat., Rapports, Bd. I, S. 49, 1953.

Henschen, F.: Angiomatöse Mißbildungen und Tumoren der weichen Häute. In Handbuch der speziellen pathologischen Anatomie, Bd. 13, Teil III, S. 521. 1955.

Koch, G.: Erblichkeit der Gefäßmißbildungen und -geschwülste des Gehirns. [Spanisch mit dtsch. Zus.fass.] J. Méd. (Pôrto) **21**, 657 (1953).

Krayenbühl, H.: Die zerebrale Angiographie. Stuttgart: Georg Thieme 1952.

—, u. M. G. Yasargil: Die vaskulären Erkrankungen im Gebiet der Arteria vertebralis und Arteria basialis. Stuttgart: Georg Thieme 1957. — Das Hirnaneurysma. Documenta Geigy, Series chirurgica **4**. Basel: 1958.

---

[1] Dem Direktor der Klinik, Herrn Prof. Stender, bin ich für die freundliche Überlassung der Krankengeschichte zu besonderem Dank verpflichtet.

[2] Die nach 1959 erschienene Literatur ist im Nachtrag auf S. 371 zusammengefaßt.

LANGE-COSACK, H.: Gefäßmißbildungen des Gehirns und seiner Häute. In: Die Chirurgie, herausgeg. von KIRSCHNER u. NORDMANN. Wien: Urban & Schwarzenberg 1948.

LEVIT, L.: Psychiatrische Manifestationen cerebraler Gefäßstörungen [Spanisch]. Zbl. ges. Neurol. Psychiat. **142**, 210 (1957).

LEY, A.: Aneurismas arteriovenosos congénitos intracraneales. Barcelona: Tipografia la académica Herederos de Serra y Russell 1957.

LINDBLOM, K.: A röntgenographic study of the vascular channels of the skull, with special reference to intracranial tumors and arterio-venous aneurysms. Acta radiol. (Stockh.) Suppl. **30**, 146 (1936).

LÖHR, W., u. W. JACOBI: Arteriographische Gefäßkrankheiten des Gehirns. Langenbecks Arch. klin. Chir. **177**, 510—527 (1933) (Kongr.ber.)

MANUELIDIS, E. E.: Über Hämangiome des Gehirns. I. Mitt. Teleangiektasien, Kavernome, Sturge-Webersche Krankheit. Arch. Psychiat. Nervenkr. **184**, 601 (1950).

— Über die Hämangiome des Gehirns. II. Mitt. Hämangioma arteriovenosum. Arch. Psychiat. Nervenkr. **186**, 280 (1951).

MONIZ, E.: Die cerebrale Arteriographie und Phlebographie. In Handbuch der Neurologie, herausgeg. von BUMKE u. FORSTER, Erg.-Bd. 2. 1940.

—, et M. GUERRA: Sémiologie angiographique des anévrismes, varices et angiomes du cerveau. V. Congr. Neurologique Internat., Rapports, Bd. I, S. 79. 1953.

MURPHY, J. P.: Cerebrovascular disease. Chicago: Year Book Publ. 1954.

OLIVECRONA, H.: Über Gefäßgeschwülste und Gefäßmißbildungen des Gehirns. Orvosképzés **1936**, 778.

PIA, H. W.: Die Diagnose und Therapie der angeborenen und erworbenen Erkrankungen der Hirngefäße. Dtsch. med. Wschr. **1956**, 1404.

PLUVINAGE, R.: Malformations et tumeurs vasculaires du cerveau. Paris: Masson et Cie. 1954.

RUSSELL, D. S.: Angiektasien und Angiome des Gehirns und des Rückenmarks [Spanisch]. Acta esp. Neurol. y Psiquiat. **2**, 133 (1941).

SCHEID, W.: Die Zirkulationsstörungen des Gehirns und seiner Häute. In Handbuch der inneren Medizin, Bd. V, Teil 3, S. 1. 1953.

— Zirkulationsstörungen des Gehirns und seiner Häute und senile Erkrankungen. Klin. Gegenw. **4**, 33 (1957).

TÖNNIS, W.: Erkennung und Behandlung der intracraniellen Gefäßgeschwülste und Gefäßmißbildungen. Langenbecks Arch. klin. Chir. **180**, 424 (1934).

— Über Hirngeschwülste. Z. ges. Neurol. Psychiat. **161**, 114 (1938).

— Gefäßerkrankungen als neurochirurgisches Problem. Regensb. Jb. ärztl. Fortbild., Bd. II, 1 (1951).

VIRCHOW, R.: Die krankhaften Geschwülste. Berlin 1863. 3, Lecture 25, p. 460.

WALSH, F. B.: Clinical Neuro-ophthalmology. Baltimore: Williams & Wilkins Company 1947.

WALTHER-BÜEL, H.: Die Psychiatrie der Hirngeschwülste. Acta neurochir. (Wien) Suppl. **2** (1952).

ZÜLCH, K. J.: Die Hirngeschwülste. Monographie. Leipzig: Johann Ambrosius Barth 1951.

Einzelarbeiten.

Entwicklung der Hirngefäße.

ADACHI, B.: Das Arteriensystem der Japaner, Bd. 1. Kyoto 1928.

BENNINGHOFF, A.: Lehrbuch der Anatomie des Menschen. München-Berlin-Wien: Urban & Schwarzenberg 1952.

CLARA, M.: Entwicklungsgeschichte des Menschen. Heidelberg: Quelle & Meyer 1949.

CONGDON, E. D.: Transformation of the aortic-arch system during the development of the human embryo. Contr. Embryol. Carneg. Inst. **14**, 47 (1922).

EVANS, H. M.: Die Entwicklung des Blutgefäßsystems. In Handbuch der Entwicklungsgeschichte des Menschen, herausgeg. von F. KEIBEL u. F. P. MALL, Bd. II, S. 551. 1911.

HOCHSTETTER, F.: Über die Vaskularisation der Haut des Schädeldaches menschlicher Embryonen. Kgl. Akad. Wiss. Wien, math.-nat. Kl. **93** (1916).

— Beiträge zur Entwicklungsgeschichte des menschlichen Gehirns. Wien 1929.

— Über die Entwicklung und Differenzierung der Hüllen des menschlichen Gehirns. Morph. Jb. **83**, 359 (1939).

INGALLS, N. W.: Beschreibung eines menschlichen Embryo von 4,9 mm. Arch. mikr. Anat. **70**, 506 (1907).

KEIBEL, F., u. F. P. MALL: Handbuch der Entwicklungsgeschichte des Menschen, Bd. II. Leipzig 1911.

PADGET, D. H.: The Circle of Willis. Its embryology and anatomy. In DANDY, Intracranial arterial aneurysmus. Ithaca, N. Y.: Comstock 1944.

— The development of the cranial arteries in the human embryo. Contr. Embryol. Carneg. Instn. **32**, 207 (1948).

— The cranial venous system in man in reference to development, adult configuration, and relation to the arteries. Amer. J. Anat. **98**, 307 (1956).

— The development of the cranial venous system in man, from the viewpoint of comparative anatomy. Contr. Embryol. Carneg. Instn. **247**, 81 (1957).

Rosenbauer, K. A.: Untersuchung eines menschlichen Embryos mit 24 Somiten, unter besonderer Berücksichtigung des Blutgefäßsystems. Z. Anat. Entwickl.-Gesch. **118**, 236 (1955).

Streeter, G. L.: The development of the venous sinuses of the dura mater in the human embryo. Amer. J. Anat. **18**, 145 (1915).

— The developmental alterations in the vascular system of the brain of the human embryo. Contr. Embryol. Carneg. Instn 8, 7 (1918).

— Developmental horizons in human embryos. Description of age groups XVIII, being the third issue of a survey of the Carnegie collection. Contr. Embryol. Carneg. Instn **32**, 133 (1948).

Tandler, J.: Zur Entwicklungsgeschichte der Kopfarterien bei den Mammalia. Morph. Jb. **30**, 275 (1902).

Vriese, Berta de: Sur la signification morphologique des artères cérébrales. Archives de Biol. **21**, 357 (1905).

Anomalien der Hirngefäße.

Adachi, B.: Das Arteriensystem der Japaner, Bd. 1. Kyoto 1928.

Alexander, G.: Ein Fall von Persistenz der Arteria stapedia beim Menschen. Mschr. Ohrenheilk. **33**, 273 (1899).

Altmann, F.: Über zwei seltene Anomalien der Arteria meningea media. Z. Anat. Entwickl.-Gesch. **97**, 509 (1932).

— Über Fehlbildungen der Amboß-Steigbügelverbindung und des Stapes. Mschr. Ohrenheilk. **68**, 539 (1932).

— Anomalies of the internal carotid artery and its branches; their embryological and comparative anatomical significance. Report of a new case of persistent stapedial artery in man. Laryngoscope (St. Louis) **57**, 313 (1947). Zit. nach Harrison.

Batujeff, N.: Eine seltene Arterienanomalie. (Ursprung der A. basilaris aus der A. carotis interna.) Anat. Anz. **4**, 282 (1889).

Blackburn, I. W.: Anomalies of the encephalic arteries among the insane. J. comp. Neurol. Psychol. **17**, 493 (1907).

Boyd, J. D.: Absence of the right common carotid artery. J. Anat. (Lond.) **68**, 551 (1933).

Busse, Otto: Aneurysmen und Bildungsfehler der Art. comm. ant. Virchows Arch. path. Anat. **229**, 178 (1929).

Cairney, J.: Tortuosity of the cervical segment of the internal carotid artery. J. Anat. Physiol. (Lond.) **59**, 87 (1924).

Chrast, B., and B. Vagners: The visulation of the posterior cerebral artery by carotid angiography and its diagnostical value. Excerpta Medica 1. Internat. Kongr. für Neurochirurgie Brüssel 21.—28. Juli 1957, S. 120.

Critchley, M.: The anterior cerebral artery and its syndromes. Brain **53**, 120 (1930).

Cushing, H.: Strangulation of the nervi abducentes by lateral branches of the basilar artery in cases of brain tumor, with an explanation of some obscure palsies on the basis of arterial constriction. Brain **33**, 204 (1910).

Fawcett, E., and J. V. Blachford: The circle of Willis: an examination of 700 specimens. J. Anat. Physiol. (Lond.) **40**, 63 (1905/06).

Fetterman, G. H., and T. J. Loran: Anomalies of circle of Willis in relation to cerebral softening. Arch. Path. (Chicago) **32**, 251 (1941).

Fisher, A. G.: A. Case of complete absence of both internal carotid arteries, with a preliminary report on the developmental history of the stapedial artery. J. Anat. Physiol. (Lond.) **48**, 37 (1914).

Hamby, W. B.: Intracranial aneurysms. Springfield, Ill. 1952.

Harrison, L. R., and Ch. Luttrell: Persistent carotid-basilar anastomosis. Three arteriographically demonstrated cases with one anatomical specimen. J. Neurosurg. **10**, 205 (1953).

Harvey, and Howard: A rare type of anomalous ophthalmic artery in a negro. Anat. Rec. **92**, 87 (1945). Zit. nach Walsh.

Hasenjäger, Th.: Ein Beitrag zu den Abnormitäten des Circulus arteriosus Willisi. Zbl. Neurochir. **1**, 34 (1937).

Hasse, K. E.: Apoplexie. In Virchows Handbuch der speziellen Pathologie und medizinischen Therapie, Bd. 4, S. 383. 1855.

Hirakó: Zit. nach Adachi (japan. Arbeit 1919).

Hochstetter, Fr.: Über einige Fälle einer bisher anscheinend noch nicht beobachteten Varietät der Arteria cerebralis posterior des Menschen. Z. Anat. Entwickl.-Gesch. **107**, 633 (1937).

Howe, W. C.: Anomalies in the circle of Willis (with report of a case in which the communicating arteries were absent). Ann. Surg. **38**, 878 (1903).

Humphreys, P. S.: Anatomical relation of cerebral vessels and perivascular nerves. Arch. Neurol. Psychiat. (Chicago) **41**, 1207 (1939).

Hyrtl, J.: Beiträge zur Pathologischen Anatomie des Gehörorganes. Med. Jb. öst. Staates **11**, 421 (1836).

KLOSS, KARL: Persistierende Carotis-Basilaris-Anastomose als Ursache einer Subarachnoidalblutung. Zbl. Neurochir. **13**, 166 (1953).

LEWIN, L.: Das Vorkommen von Persistenz der A. stapedia beim Menschen und die vergleichende anatomische und entwicklungsgeschichtliche Bedeutung dieses Phänomens. Arch. Ohrenheilk. **70**, 28 (1906).

MITTERWALLNER, FR. V.: Variationsstatistische Untersuchungen an den basalen Hirngefäßen. Acta anat. (Basel) **24**, 51 (1955).

MURPHY, J. P.: Cerebrovascular disease. Chicago: Year Book Publ. 1954.

ÖKRÖS, S.: Abnormitäten des Circulus arteriosus Willisi in Beziehung zur arteriographischen Untersuchung des Gehirns. Mag. orv. Arch. **35** (1934) [Ungarisch].

OERTEL: Über die Persistenz embryonaler Verbindungen zwischen der A. carotis interna und der A. vertebralis cerebralis. Anat. Anz. **55**, 283 (1922).

PARKER, H. L.: Aneurysms of the cerebral vessels. Arch. Neurol. Psychiat. (Chicago) **16**, 728 (1926).

POLTER, J.: Mißbildung der intracraniellen Gefäße bei einem Neugeborenen. Arch. Psychiat. Nervenkr. **192**, 539 (1954).

SALTZMANN, G.-FR.: Patent primitive trigeminal artery studied by cerebral angiography. Acta Radiolog. **51**, 329 (1959).

SAPHIR, O.: Anomalies of the circle of Willis with resulting encephalomalacia and cerebral hemorrhage. Amer. J. Path. **11**, 775 (1935).

SLANY, A.: Anomalien des Circulus arteriosus Willisi in ihrer Beziehung zur Aneurysmenbildung an der Hirnbasis. Virchows Arch. path. Anat. **301**, 62 (1938).

SMITH, G. E.: Anomalous anastomosis between the internal carotid and basilar arteries. J. Anat. Physiol. (Lond.) **43**, 310 (1909).

STOPFORD, J. S. B.: Arteries of pons and medulla oblongata. J. Anat. Physiol. (Lond.) **50**, 131 (1916).

SUGAR, O.: Pathological anatomy and angiography of intracranial vascular anomalies. J. Neurosurg. **8**, 3 (1951).

SUNDERLAND, S.: Neurovascular relations and anomalies at the base of the brain. J. Neurol. Neurosurg. Psychiat. **11**, 243 (1948).

SUTTON, B.: Anomalous carotid-basilar anastomosis. J. de Radiol. **23**, 617 (1950).

WINDLE, B. C. A.: On the arteries forming the circle of Willis. J. Anat. Physiol. (Lond.) **22**, 289 (1888).

WOODHALL, B.: Variations of the cranial venous sinuses in the region of the Aorcular Herophili. Arch. Surg. (Chicago) **33**, 297 (1936).

ZUCKERKANDL, E.: Über die A. stapedia des Menschen. Mschr. Ohrenheilk. **7**, 6 (1873).

Angioma cavernosum.

ASTWAZATUROFF, M.: Über die kavernöse Blutgeschwulst des Gehirns. Frankfurt. Z. Path. **4**, 482 (1910).

— Beitrag zur Kasuistik der kavernösen Blutgeschwulst des Gehirns. Zbl. ges. Neurol. Psychiat. **30**, 363 (1911).

BAUM: Kavernöses Angiom des Gehirns; mit Erfolg operiert. Münch. med. Wschr. **58**, 411 (1911).

BODIN, K., u. E. F. HELLER: Über die kavernösen Hämangiome des Gehirns. Z. klin. Med. **147**, 398 (1950).

DANDY, W. E.: Venous abnormalities and angiomas of the brain. Arch. Surg. (Chicago) **17**, 715 (1928).

FAULWETTER, F.: Über das Hämangiom des Schädels. Zbl. Neurochir. **13**, 263 (1953).

FURTADO, D., V. MARQUES et O. DE CARVALHO: Angiome caverneux du cerveau. Acta neurol. belg. **51**, 343 (1951).

HADLICH, R.: Ein Fall von Tumor cavernosus des Rückenmarks mit besonderer Berücksichtigung der neueren Theorien über die Genese des Kavernoms. Virchows Arch. path. Anat. **172**, 429 (1930).

HECHST, BÉLA: Über einen Fall von Haemangioma cavernosum im Sehhügel und Mittelhirn. Z. ges. Neurol. Psychiat. **142**, 590 (1932).

HERZOG, G.: Hämangiome. In Handbuch der speziellen pathologischen Anatomie, Bd. IX, Teil 5, S. 55. 1944.

HUEBSCHMANN: Über einige seltene Hirntumore. (Multiple Angiome, epithelialer Tumor, Lipom.) Dtsch. Z. Nervenheilk. **72**, 204 (1921).

KELEMEN, G., and E. M. HOLMES: Cavernosus haemangioma of the frontal bone. J. Laryng. **62**, 557 (1948).

KUFS, H.: Über heredofamiliäre Angiomatose des Gehirns und der Retina, ihre Beziehungen zueinander und zur Angiomatose der Haut. Z. ges. Neurol. Psychiat. **113**, 651 (1928).

LATTERMANN, I.: Morgagnis Syndrom bei umschriebenem Angioma cavernosum in der Wand des dritten Ventrikels. Endokrinologie **29**, 297 (1952).

LINDE, M.: Über einen Fall von Haemangioma cavernosum des Zwischenhirns. Z. ges. Neurol. Psychiat. **147**, 230 (1933).

LORENZ, O.: Kavernöses Angiom des Rückenmarks. Diss. Jena 1901.

Luschka, H.: Kavernöse Blutgeschwulst des Gehirns. Virchows Arch. path. Anat. **6**, 458 (1854).

Majone, P.: Über kavernöse Angiome mit cerebralem Sitz [Italienisch]. Acta neurol. (Napoli) **2**, 762 (1947).

Malamud, W.: Über einen Fall von multiplem Hämangiom des Zentralnervensystems mit bemerkenswertem klinischen Verlauf. Z. ges. Neurol. Psychiat. **97**, 651 (1925).

Manuelidis, E. E.: Über Hämangiome des Gehirns. I. Mitt. Teleangiektasien, Kavernome, Sturge-Webersche Krankheit. Arch. Psychiat. Nervenkr. **184**, 601 (1950).

Mariantschik, L. P.: Haemangioma cavernosum durae matris. Dtsch. Arch. klin. Med. **149**, 532 (1928).

Marinelli, M.: Multiple Angiome. Sem. méd. (B. Aires) **1935 I**, 1668 [Spanisch].

Mattauschek: Über Kavernome im Gehirn. Jb. Psychiat. Neurol. **36**, 198 (1914).

Nambu, T.: Hämangiom im Pons Varoli. Neurol. Zbl. 1907, S. 1162.

Ohlmacher, A. P.: Multiple cavernosus angioma, fibroendothelioma, osteoma and hematomyelia of the central nervous system in a case of secondary epilepsy. J. nerv. ment. Dis. **26**, 395 (1899).

Rössle, R.: Kavernom unter dem Ependym des linken Linsenkerns. Korresp.-Bl. allg. ärztl. Ver. Thüringen **50**, 92 (1921).

Stief: Zur Kasuistik des Kavernoms im Gehirn. Z. ges. Neurol. Psychiat. **93**, 181 (1924).

Struppler, Th.: Über das kavernöse Angiom des Großhirns. Münch. med. Wschr. **47**, 1267 (1900).

Sweasy-Powers: Ein Fall von Angioma cavernosum des Gehirns. Z. ges. Neurol. Psychiat. **16**, 487 (1931).

Uyematsu, S.: A case of haemangioma cavernosum of cerebrum. J. nerv. ment. Dis. **52**, 388 (1920).

Williams, A. W.: Ossifying haemangioma of the cerebrum. Brit. J. Surg. **38**, 245 (1950).

Zeldenrust, J.: A case of angiomatosis cerebri. Amer. J. Cancer **34**, 234 (1938).

Teleangiektasien.

Antonie, N.: Vier Fälle seltener Gefäßgeschwülste des Zentralnervensystems. Acta chir. scand. **85**, 7 (1941).

Binet, L., J. Bertrand, H. Bour, E. Bargeton et P. Dejours: Coma mortel avec hyperglycémie, glycosurie et acétonurie par hémorrhagie du tronc cérébral due à des malformations téléangiectasiques du rhombencéphale. Bull. Soc. méd. Hôp. Paris **67**, 523 (1951).

Courville, C. B., and B. Cyril: Angioma of the pons. Review of literatur and report of case. Bull. Los Angeles neurol. Soc. **2**, 78 (1937).

Creite: Zur Pathogenese der Epilepsie (multiple Angiome des Gehirns mit Ossifikation). Münch. med. Wschr. **50**, 1767 (1903).

Curtius, F., u. K. E. Pass: Untersuchungen über das menschliche Venensystem. Z. menschl. Vererb.- u. Konstit.-Lehre **19**, 176 (1935).

Fracassi, T.: Teleangiektasien oder einfach Angiome des Zentralnervensystems. Drei neue Fälle mit pathologisch-anatomischem Befund. Rev. argent. Neurol. (Rosario) **3**, 173 (1938) [Spanisch]. Ref. Zbl. ges. Neurol. Psychiat. **92**, 107 (1939).

Leyser, E.: Ein Angiom der Brücke. Mschr. Psychiat. Neurol. **51**, 83 (1922).

Lindgren, E.: Gefäßerweiterungen (Haemangioma simplex) im Zentralnervensystem. Nord. Med. **1942**, 1111 u. dtsch. Zus.fass. 1116 [Schwedisch]. Ref. Zbl. ges. Neurol. Psychiat. **103**, 408 (1942/43).

Lissowsky, P.: Ein Fall von Rückenmarksangiom. Z. ges. Neurol. Psychiat. **148**, 691 (1933).

Manuelidis, E. E.: Über Hämangiome des Gehirns. I. Mitt. Teleangiektasien, Kavernome, Sturge-Webersche Krankheit. Arch. Psychiat. Nervenkr. **184**, 601 (1950).

Michael, J. C., and P. M. Levin: Multiple telangiectases of brain. Arch. Neurol. Psychiat. (Chicago) **36**, 514 (1936).

Potter, E. L.: Diffuse angiectasis of the cerebral meninges of the newborn infant. Report of three cases. Arch. Path. (Chicago) **46**, 87 (1948).

Sachs, E.: Intracranial teleangiectasis: Symptomatology and treatment, with report of two cases. Amer. J. med. Sci. **150**, 565 (1915).

Schley, W.: Über Hämangiome im Bereich der Brücke. Zbl. allg. Path. path. Anat. **41**, 337 (1927).

Sjövall, E., u. N. Lundgren: Zur Kenntnis des Angioma simplex cerebri (Teleangiektasien). Acta path. microbiol. scand. Suppl. **37**, 476 (1938).

Teilmann, K.: Hämangiome der Brücke. Arch. Neurol. Psychiat. (Chicago) **69**, 208 (1953).

Virchow, R.: Über die Erweiterung kleinerer Gefäße. Virchows Arch. path. Anat. **3**, 425 (1851).

Wiegmann, C. W.: Angioma in cerebellar peduncle: Fatal intracranial haemorrhage, Lancet **1914**, 1746.

Zeldenrust, J.: A case of angiomatosis cerebri. Amer. J. Cancer **34**, 234 (1938).

Sturge-Weber.

Alexander, W. St.: Cerebral calcification epilepsy. Report of a case of epilepsy caused by a calcified hamartoma of the brain. J. Neurosurg. **10**, 69 (1953).

André, Michel-J., et R. Hermans: Un cas fruste d'angiomatose encephalotrigéminée. Acta neurol. belg. **51**, 452—456 (1951).

Angrisani, D.: Sturge-Webersche Krankheit. Klinischer Fall. Osp. psichiat. **8**, 311 (1940) [Italienisch]. Ref. Zbl. ges. Neurol. Psychiat. **99**, 128.

Appelmans: L'angiomatose encéphalo-trigéminée. Arch. Ophtal. (Paris) **52**, 835 (1935).

Aynsley, Tr.: Hemiplegia associated with extensive naevus and mental defect. Brit. J. Child. Dis. **25**, 197 (1928).

Baruk, H.: Migraines d'apparence psychogénique suivies d'épilepsie Jacksonienne dans un cas d'angiome cérébral. Encéphale **26**, 42 (1931).

Bassett, R. C., M. M. Peet and J. F. Holt: Pial-medullary angiomas. Clinico-pathologic features and treatment. Arch. Neurol. Psychiat. (Chicago) **61**, 558—568 (1949).

Beltmann, J.: Über angeborene Teleangiektasien des Auges als Ursache von Glaucoma simplex. Arch. Ophthal. **59**, 502 (1904).

Béthoux, C. II. R., Isnel et J. Marcoulides: Angiome cérébro-rétinien avec hémiplégie et naevus frontal. Répérage ventriculaire. Rev. neurol. **66**, 611 (1936).

Blum, J. D., et G. Mutrux: La maladie de Sturge-Weber-Krabbe (angiomatose encéphalo-trigéminée). Considérations sur ses formes complètes et incomplètes à propos de deux cas. Ophthalmologica (Basel) **118**, 781 (1949).

Bock, R. H.: Case of bilateral Sturge-Weber syndrome. Amer. J. Ophthal. **33**, 1121 (1950).

Bonse, G.: Röntgenbefunde bei einer Phakomatose. (Sturge-Weber kombiniert mit Klippel-Trénaunay.) Fortschr. Röntgenstr. **74**, 727 (1951).

Broager, B., u. H. Hertz: An electroencephalographically localisized focus in a case of Sturge-Weber syndrome, exstirpated with good result. Acta psychiat. (Kbh.) **24**, 1 (1949).

Brocks, S., and C. G. Dyke: Venous and arterio-venous angiomas of the brain. Bull. neurol. Inst. N. Y. **2**, 264 (1932).

Brouwer, B., J. van der Hoeve and W. Mahoney: A fourth type of phakomatosis. Sturge-Weber-Syndrom. Verh. Kon. Akad. Wet., Amsterdam **36**, 1 (1937).

Brushfield, T., and W. Wyatt: Hemiplegie associated with extensive naevus and mental defect. Brit. J. Child. Dis. **24**, 98 (1927); **25**, 96 (1928).

Burmester: Hämangiom des Gesichtes und Rankenangiom des Gehirns und Frage der Sterilisierung. Neurol. u. Psychiater. Sitzg vom 25.—26. I. 1936. Ref. Zbl. ges. Neurol. Psychiat. **81**, 338 (1936).

Cave Bondi, G.: Beitrag zur Kenntnis und Kasuistik der Krankheit von Sturge-Weber-Krabbe. Cervello **21**, 94 (1942) [Italienisch]. Ref. Zbl. ges. Neurol. Psyhiat. **103**, 234.

Charamis, Jean S.: Angiome cutanéo-cérébral. Rev. Oto-neuro-ophtal. **12**, 755 (1943).

Clausen: Discussion du cas Voegele. Klin. Mbl. Augenheilk. **81**, 393 (1928).

Cobb, S.: Haemangioma of the spinal cord, associated with skin naevi of the same metamere. Ann. Surg. **1915**, 641.

Craig, J. M.: Encephalo-trigeminal angiomatosis (Sturge-Weber's disease). A case report. J. Neuropath. exp. Neurol. **8**, 305 (1949).

Crouzon, O., J. Christophe et M. Gaucher: Epilepsie et naevus vasculaire de la face. Rev. neurol. **40**, 361 (1933).

Cuperus, M.: Teleangiektasie des Gesichts mit Glaucoma simplex. Klin. Mbl. Augenheilk. **47** (1909).

Cushing, H.: Cases of spontaneous intracranial hemorrhage associated with trigeminal naevi. J. Amer. med. Ass. **47**, 178 (1906).

— Surgical end-results in general, with a case of cavernous haemangioma of the skull in particular. Surg. Gynec. Obstet. **36**, 303 (1923).

Danis, P.: Aspects ophthalmologiques des angiomatoses du système nerveux. Acta neurol. belg. **50**, 615 (1950).

—, et L. van Bogaert: Angiome choroïdien „muet" au cours d'une maladie de Sturge-Weber suivie pendant toute la vie du sujet. (Etude anatomoclinique). Acta neurol. belg. **51**, 74 (1951).

Desana, G.: Die Sturge-Webersche Krankheit. Zwei klinische Fälle. Note Psichiat. (Pesaro) **70**, 5 (1941) [Italienisch]. Zbl. ges. Neurol. Psychiat. **100**, 681.

Dimitri, V.: Tumor cerebral congenito. (Angioma cavernosi.) Rev. Asoc. méd. argent. **36** (1923).

— Sobre una forma especial de angiomas cerebrales. El dia médico **14**, 35 (1942).

Dyes, D.: Verkalkte Hirnrinde. Fortschr. Röntgenstr. **51** (1935).

Eckel, K.: Zur Stellung der Sturge-Weberschen Krankheit im Rahmen der kongenitalen Ektodermosen. Wien. Z. Nervenheilk. **3**, 184 (1950). Ref. Zbl. ges. Neurol. Psychiat. **118**, 259 (1952).

Ellis, R.: Trigeminal naevus and homolateral pial angioma. Proc. roy. Soc. Med. **25**, 954 (1932).

Elschnig, A.: Beitrag zur Glaukomlehre. 4. Naevus vasculosus mit gleichseitigem Hydrophthalmus. Z. Augenheilk. **39**, 189 (1918).

Engelhardt, H.: Zur Kenntnis der Sturge-Weberschen Krankheit. Psychiat.-neurol. Wschr. **1942**, 313.

Esser, P. H.: Über die Sturge-Webersche Krankheit. Arch. Psychiat. Nervenkr. **113**, 440 (1941).

Falk, W.: Beitrag zur Ätiologie und Klinik der Sturge-Weberschen Krankheit. Z. Kinderheilk. **5**, 175 (1950).

Fegeler, F., u. R. Kautzky: Systematisierte Hautveränderungen, Metamerie und Innervation. Arch. Derm. Syph. (Berl.) **194**, 614 (1952).

Franceschetti, A., H. König et D. Klein: L'importance du facteur hérédo-dégénératif dans l'hémiatrophie faciale progressive. Schweiz. Arch. Neurol. Psychiat. **71**, 311 (1953).

Francois, J.: Angiomatose oculo-cutanée de Lawford (angiome facial et glaucome tardif). Acta neurol. belg. **51**, 497 (1951).

Furtado, D.: Maladie de Krabbe (angiome de la face, calcification occipitale, épilepsie et oligophrénie). Rev. neurol. **65**, 640 (1936).

—, et M. Rodriques: Pathogenie de la maladie de Sturge-Weber-Krabbe. Ann. méd.-psychol. 4 (1947).

Geyelin, H. R., and W. Penfield: Cerebral calcification epilepsy. Arch. Neurol. Psychiat. (Chicago) **21**, 1020 (1929).

Giampalmo, A.: Über die Krankheit „Sturge-Weber". Pathologica **32**, 225 (1940) [Italienisch]. Ref. Zbl. ges. Neurol. Psychiat. **98**, 638.

— Neuer Beitrag zum Studium der Sturge-Weberschen Krankheit sowie der Anomalien und vaskulären Tumoren des Gehirns. Pathologica **33**, 194 (1941) [Italienisch]. Ref. Zbl. ges. Neurol. Psychiat. **103**, 287.

Ginzburg, J.: Glaukom und Feuermal mit Akromegalie. Klin. Mbl. Augenheilk. **76**, 393 (1926).

Gisbert Cruz, J. de: Die Sturge-Webersche Krankheit. Rev. clin. esp. **4**, 233 (1942) [Spanisch]. Zbl. ges. Neurol. Psychiat. **103**, 146.

Goeters, W.: Über Sturge-Webersche Krankheit im Kindesalter. Mschr. Kinderheilk. **86**, 122 (1941).

Granström, K. O.: Naevus flammeus associated with glaucoma. Acta ophthal. (Kbh.) **13**, 115 (1935).

Green, R. G.: Encephalo-trigeminal angiomatosis. J. Neuropath. exp. Neurol. **4**, 27 (1945).

Greenwald, H. M., and J. Koota: Associated facial and intracranial haemangiomas. Amer. J. Dis. Child. **51**, 868 (1936).

Greig, D.: A case of meningeal naevus associated with adenoma sebaceum. Edinb. med. J. **28**, 105 (1922).

Gutmann, R.-A., J. Loval u. C.-S. Schlumburger: Zit. nach Goeters.

Haas, H. L. de: Glaukoma und Gefäßvermehrung in der Aderhaut bei Naevus flammeus faciei. Klin. Mbl. Augenheilk. **80**, 830 (1928).

Haemerlinck, C., G. Myle, et L. van Bogaert: Angiomatose encéphalo-trigéminée (Sturge-Weber sans calcifications radiologiquement décelables). J. Neurol. Psychiat., N. s. **10**, 93 (1947).

Haines, J. W., J. Wister and G. H. (Pumphrey: Sturge-Weber syndrome. Its occurrence in two cases. Amer. J. Dis. Child. **61**, 557 (1941).

Hasenjäger, Th., u. O. Pötzl: Zur Klinik und Anatomie der Hämangiome des Großhirns. Arch. Psychiat. Nervenkr. **114**, 110 (1941).

Hebold, O.: Hämangiom der weichen Hirnhaut bei Naevus vasculosus des Gesichts. Arch. Psychiat. Nervenkr. **51**, 445 (1913).

Hecker, A. O.: Intracranial hemangioma associated with facial naevus. J. Pediat. **11**, 797 (1937).

Hippel, E. v.: Über das Angiom der Aderhaut. Arch. Ohr-, Nas.- u. Kehlk.-Heilk. **127**, 46 (1931).

Hoeve, W. van der: Eine vierte Phakomatose. Ber. über die 51. Zusammenkunft der Dtsch. Ophthalm. Ges. München. München: J. F. Bergmann 1936.

Hosoe, K.: Multiple intracranial angiomas. Amer. J. Path. **6** (1936).

Huber, K. u. E.: Monosymptomatische Form des Krankheits-Bildes von Sturge-Weber. Wien. Z. Nervenheilk. **9**, 459 (1954).

Jahnke, W.: Histologischer Befund bei Glaukom und gleichseitigem Naevus flammeus faciei. Z. Anat. Entwickl.-Gesch. **74** (1931).

Jardezky, A. S.: Sturge-Webersche Krankheit. Nevropat. i t.d. **7**, 132 (1938) [Russisch]. Zbl. ges. Neurol. Psychiat. **93**, 217 (1939).

Joiris, P., et J. Fanchamps: Glaucome, angiome facial, angiome cérébral. Bull. Soc. belge Ophtal. Nr 70, 92 (1935).

Jona, S.: „Naevus flammeus" in Verbindung mit Augenveränderungen. Riv. oto-nero-oftal. **17**, 408 (1940).

Kalischer, S.: Demonstration des Gehirns eines Kindes mit Teleangiektesie der linksseitigen Gesichtskopfhaut und Hirnoberfläche. Berl. klin. Wschr. **34**, 1059 (1897).

— Ein Fall von Teleangiektasie (Angiom) des Gesichts und der weichen Hirnhaut. Arch. Psychiat. Nervenkr. **34**, 171 (1901).

Kammer, G.: Beitrag zur Erbbiologie und Klinik der Sturge-Weberschen Erkrankung. Z. menschl. Vererb.- u. Konstit.-Lehre **33**, 203 (1955).

Kan, Osamu, u. K. Takashi: Beitrag zu den Kenntnissen der Sturge-Weberschen Krankheit. Psychiat. Neurol. jap. **44**, 872 u. dtsch. Zus.fass. **56** (1940) [Japanisch]. Ref. Zbl. ges. Neurol. Psychiat. **99**, 546.

Kautzky, R.: Zur Kenntnis intracerebraler Verkalkungen. Dtsch. Z. Nervenheilk. **159**, 490 (1948).

— Die Bedeutung der Hirnhaut-Innervation und ihre Entwicklung für die Pathogenese der Sturge-Weberschen Krankheit. Dtsch. Z. Nervenheilk. **161**, 506 (1949).

Koch, G.: Beitrag zur Erblichkeit der Sturge-Weberschen Krankheit. Z. ges. Neurol. Psychiat. 168, 614 (1940).
— Zur Erbpathologie der Sturge-Weberschen Krankheit. Z. menschl. Vererb.- u. Konstit.-Lehre 25, 695 (1942).
— Sturge-Webersche Krankheit. Ärztl. Forsch. 4, 3 (1950).
— Zur Klinik, Symptomatologie, Pathogenese und Erbpathologie des Klippel-Trénaunay-Weberschen Syndroms. Acta Genet. med. (Roma) 5, 326 (1956).
Köhler, U.: Sturge-Webersche Krankheit bei einer Frühgeburt. Zbl. allg. Path. path. Anat. 75, 81 (1940).
Krabbe, K. H.: Facial and meningeal angiomatosis associated with calcifications of brain cortex. Clinical and anatomo-pathologic contribution. Arch. Neurol. Psychiat. (Chicago) 32, 737 (1934).
—, et O. Wissing: Calcifications de la pic-mère du cerveau (d'origine angiomateuse) démontrées par la radiographie. Acta radiol. (Stockh.) 1930, 523.
Kratzenstein, E.: Zur Lehre von den Gefäßgeschwülsten des Gehirns. Diss. Berlin 1932.
Krause, K.: Naevus flammeus und Glaukom. Z. Augenheilk. 68, 244 (1929).
Kreyenberg, G., u. I. Hansing: Das Krankheitsbild der Hauthämangiome, kombiniert mit Rankenangiom des Gehirns und Hydrocephalus. Z. ges. Neurol. Psychiat. 152, 751 (1935).
Kroll, F. W., u. M. Staemmler: Sturge-Webersche Erkrankung. Arch. Psychiat. Nervenkr. 181, 168 (1948).
Lachmann, E.: Calcification of brain cortex associated with hemangioma of face and meninges. Radiology 27, 75 (1936).
Laignel-Lavastine, M., Delherm et J. Fouquet: Epilepsie Jacksonienne par angiome cérébral avec naevus frontal. Rev. neurol. 36, I, 475 (1929).
—, et J. Tinel: Un cas du naevus pseudo-radiculaire du membre supérieur. Bull. Soc. méd. Hôp. Paris 4, 1048 (1920).
Lannois et Bernoud: Enorme naevus angiomateuse de la face avec hémiplégie spasmodique. Nouv. Iconogr. Salpêt. 11, 446 (1898).
Larmande, A. M.: La neuro-angiomatose encéphalo-faciale. Paris: Masson & Cie. 1948.
Laubenthal, F., u. J. Hallervorden: Über ein Geschwisterpaar mit einer eigenartigen frühkindlichen Hirnerkrankung nebst Mikrocephalie und über seine Sippe. Arch. Psychiat. Nervenkr. 111, 712 (1940).
Lichtenstein, B. W., and C. Rosenberg: Sturge-Weber-Dimitri's disease. Report of an abortive case. Observations on the form, chemical nature and pathogenesis of the cerebral cortical concretions. J. Neuropath. exp. Neurol. 6, 369 (1947).
Lindgren, E.: Über kortikale Verkalkungen im Gehirn. Nervenarzt 12, 138 (1939).
Lomholt, M.: Ein Fall von Parkes-Weber-Dimitrischer Krankheit. Ugeskr. Laeg. 1941, 613 [Dänisch]. Zbl. ges. Neurol. Psychiat. 101, 519.
Louis-Bar, D.: Sur un syndrome progressif comprenant des téleangiectasis capillaires cutanées et conjonctivales symètriques à disposition naevoide et des troubles cérébelleux. Conf. neurol. 4, 32 (1941).
— Les rapports entre les angiomatoses du type Sturge-Weber et les autres dysplasies (formes de passage). Acta neurol. belg. 50, 680 (1950).
Lund, M.: On epilepsy in Sturge-Webers disease. Acta psychiat. (Kbh.) 24, 569 (1949).
Manolesco, D., D. Lazaresco et D. Vintilesco: Naevus flammeus facial, angiome cérébral et glaucome. Maladie de Sturge-Weber-Krabbe-Schirmer. Rev. Oto-neuro-ophtal. 16, 664 (1938).
Marchesani, O.: Naevus flammeus und hydrophthalmus congenitus. Wien. med. Wchr. 1925.
McLean, A. J.: Intracranial tumors. In Handbuch der Neurologie, Bd. 14, S. 131. 1936.
Meyer, Fr.: Mit Gesichtshauthämangiom vergesellschaftetes Gehirnrankenangiom. Mschr. Psychiat. Neurol. 92, 294 (1936).
Michel, A.: Die Bedeutung der Hämangiome für die Auslösung von Krämpfen bei Kindern. Diss. Düsseldorf 1937.
Moniz, E., et A. Lima: Pseudoangiomes calcifiés du cerveau. Angiome de la face et calcifications corticales du cerveau (maladie de Knud H. Krabbe). Rev. neurol. 63 (1935).
Monnier, M., et S. Mutrux: Valeur localisatrice des signes radiologiques et électro-encéphalographiques dans la maladie de Sturge-Weber-Krabbe. Arch. Neurol. Psychiat. 46, 417 (1949).
Myle, G.: Sémiologie de l'angiomatose encéphalotrigéminée ou encéphalo-crânio-faciale. Acta neurol. belg. 50, 715 (1950).
—, et A. Loewenthal: Lipomatose et lymphangiomatose faciale à localisation trigéminale, associées à des fragments de phacomatoses voisines (deux cas). Acta neurol. belg. 51, 473 (1951).
—, et H. A. Tytgat: Deux cas de maladie de Sturge-Weber probable sans calcifications intracrâniennes radiologiquement décelables. J. belge Neurol. Psyiat. 1 (1943).
Nonnenmacher, H.: Augenärztliche Betrachtungen zum Symptomenkomplex Morbus Sturge-Weber, Klippel-Trénaunay und Parkes-Weber. Klin. Mbl. Augenheilk. 126, 154 (1955).
Nordenson, E.: Ein Fall von kavernösem Aderhautsarkom mit Knochenschale bei einem elfjährigen Mädchen. Arch. Ohr-, Nas.- u. Kehlk.-Heilk. 31, 58 (1885).

Nordmann, H.: Die morphologischen Veränderungen an den Gefäßen der Hirnhäute und der Hirnsubstanz bei einem Fall von Sturge-Weberscher Krankheit. Diss. Kiel. 1939.

Nussey, A. M., and H. H. Miller: Sturge's disease. Brit. med. J. **1939**, No 4085, 822.

O'Brien, C. S., and W. C. Porter: Glaucoma and naevus flammeus. Arch. Ophthal. (Chicago) **9**, 715 (1933).

Opitz, M. E. u. E.: Knochengewebe im Lumen von Hirngefäßen bei einer abortiven Form von Sturge-Weber's Krankheit. Dtsch. Z. Nervenheilk. **160**, 373 (1949).

Oppenheim, H.: Über klinische Eigentümlichkeiten kongenitaler Hirngeschwülste. Zbl. ges. Neurol. Psychiat. **32**, 3 (1913).

Paarmann, H. F.: Angio- und Meningeomatosen des Plexus chorioideus und der Hirnhäute bei den neurocutanen Syndromen. Dtsch. Z. Nervenheilk. **173**, 21 (1955).

Paillas, J.-E., J. Bonnal, Mme Gastaut et R. Naquet: Angiomatose encéphalo-trigéminée associée à un syndrome de Klippel-Trénaunay. Acta neurol. belg. **51**, 487.

Parnitzke, K. H.: Symptomwert und Symptomverteilung bei der Sturge-Weberschen Krankheit. Zbl. Neurochir. **16**, 92 (1956).

Peresa, Ch.: Bilateral buphthalmus associated with naevus flammeus. Arch. Ophthal. (Chicago) **14**, 626 (1935).

Peters, G.: Zur Pathogenese der Sturge-Weberschen Krankheit. Z. ges. Neurol. Psychiat. **164**, 365 (1939).

— Sturge-Webersche Krankheit. In Handbuch der speziellen Pathologie, Bd. 13, Teil IV, S. 696. 1956.

—, u. F. Tebelis: Beitrag zur Klinik, Anatomie und Pathogenese der Sturge-Weberschen Krankheit. Z. ges. Neurol. Psychiat. **157**, 782 (1937).

Philippopoulos, G. G.: A contribution to the study of Sturge-Weber-Krabbe's disease (4. phakomatosis). Athen 1948.

Radermecker, J.: L'électroencéphalographie dans l'angiomatose encéphalo-trigéminée de Sturge-Weber-Krabbe. Acta neurol. belg. **51**, 427 (1951).

Reiss, H. J.: Hautnaevi und ihre Beziehungen zu inneren Mißbildungen und Gewächsen. Arch. Geschwulstforsch. **1**, 339 (1949).

Rogers, L.: Associated facial and intracranial haemangiomata. Brit. J. Surg. **21**, 229 (1933).

Safar, K.: Histologischer Beitrag zur Frage des ursächlichen Zusammenhanges zwischen Hydrophthalmus congenitus und Naevus flammeus. Z. Augenheilk. **51**, 301 (1923).

Salus, R.: Glaukom und Feuermal. Klin. Mb. Augenheilk. **71**, 305 (1923).

Sató, T.: Über 12 Fälle von Sturge-Weberscher Krankheit (Hämangiom + Glaukom + Epilepsie) und augendruckerhöhendem Mechanismus zu dieser Erkrankung aus deren klinischen Symptomen. Acta Soc. ophthal. jap. **45**, 142 u. dtsch. Zus-fass. 13 (1941) [Japanisch].

Scheck, V. W. D.: Sturge-Weber syndrome. Psychiat. neurol. Bl. (Amst.) **1940** l.

Scheinker, I.: Zur Klinik, Pathologie und Pathogenese der Sturge-Weberschen Erkrankung. Zugleich ein Beitrag zur Histogenese der sogen. Angiogliome. Z. ges. Neurol. Psychiat. **163**, 604 (1938).

Scherer, E.: Über die pialen Lipome des Gehirns. Z. ges. Neurol. Psychiat. **154**, 45 (1935).

Schiötz, E. H.: Angiomatosis encephali et regionis trigemini mit intrakraniellen Verkalkungen und Epilepsie. Acta psychiat. (Kbh.) **10**, 683 (1935).

Schirmer, R.: Ein Fall von Teleangiektasie. Arch. Ophthal. (Berl.) **7**, 119 (1860).

Seefelder: Klinische und anatomische Untersuchungen zur Pathologie und Therapie des Hydrophthalmus congenitus. II. Teil. Anat. Arch. Ophthal. **63**, 481 (1906).

Ströbel, H.: Die Sturge-Webersche Erkrankung und ihre Beziehungen zu anderen Syndromen. Arch. Derm. Syph. (Berl.) **183**, 468 (1942/43).

Stühmeier, R.: Die Sturge-Webersche Krankheit und ihre Beziehungen zum halbseitigen Riesenwuchs. Diss. Münster 1951.

Sturge, W. A.: A case of partial epilepsy apparently due to a lesion of one of the vasomotor centres of the brain. Clin. Soc. Trans. **12**, 162 (1879).

Subirana, A.: Die neurocutanen vasculären Symptomenbilder. (Hautnaevi und epileptische Erscheinungen.) Arch. Neurobiol. (Madr.) **13**, 1099 (1933) [Spanisch]. Ref. Zbl. ges. Neurol. Psychiat. **74**, 361 (1935).

— Enorme angiome congénital de la face et crises épileptiques généralisées suivies d'hémiparésie gauche, chez une fillette âgée de lo ans. Rev. Oto-neuro-ophtal. **14**, 773 (1936). Ref. Zbl. ges. Neurol. Psychiat. **85**, 92 (1937).

Teller, H., u. B. Lindner: Über Mischformen der phakomatösen Syndrome von Sturge-Weber und Klippel-Trénaunay. Z. Haut- u. Geschl.-Kr. **13**, 113 (1952).

Touraine, A., G. Solente et A. Picquart: Angiomatose encéphale-trigéminée. Status dysraphicus. Bull. Soc. franç. Derm. Syph. **43**, 1810 (1936).

Uiberall, H.: Mit Hauthämangiomen kombinierte Rankenangiome des Gehirns. Z. ges. Neurol. Psychiat. **124**, 863 (1930).

Vincent, C. G., et G. Heuyer: Présentation de deux d'angiomes veineux cérébrales. Rev. neurol. **1**, 509 (1929).

Vizidi, R.: EEG findings in Sturge-Weber disease. Electroenceph. clin. Neurophysiol. **5**, 618 (1953).

Vogt, A., H. Wagner u. H. Schläpper: Erbbiologie und Erbpathologie des Auges. In Handbuch der Erbbiologie und Erbpathologie des Auges. Handbuch der Erbbiologie des Menschen, herausgeg. von Just, Bd. 3, 575. 1940.

Volland, W.: Über intracerebrale Gefäßverkalkungen. Arch. Psychiat. Nervenkr. **111**, 5 (1940).

Wachsmuth, N., et A. Löwenthal: Détermination chimique d'éléments minéraux dans les calcifications intracérébrales de la maladie de Sturge-Weber. Acta neurol. belg. **50**, 305 (1950).

Weber, F. P.: Right-sided hemi-hypotrophy resulting from right-sided congenital spastic hemiplegia, with a morbid condition of the left side of the brain, revealed by radiograms. J. Neurol. Psychopath. **3**, 134 (1922).

— A note on the association of extensive hämangiomatous naevus of the skin with cerebral (meningeal) haemangioma. Proc. roy. Soc. Med. **22**, 431 (1929).

Weimann, W.: Über einen eigenartigen Verkalkungsprozeß. Mschr. Psychiat. Neurol. **50** (1921).

Yakovlev, P. I., and R. H. Guthrie: Congenital ectodermoses (neurocutaneous syndromes) in epileptic patients. Arch. Neurol. Psychiat. (Chicago) **26**, 1145 (1931).

Yamanaka, T.: Naevus flammeus mit gleichzeitigem Glaukom. Klin. Mbl. Augenheilk. **78**, 372 (1927).

Zülch, K.-J.: Das Oligodendrogliom. Z. ges. Neurol. Psychiat. **172**, 407 (1941).

Zweymüller, E.: Das Krankheitsbild von Sturge-Weber. West. Z. Kinderheilk. **7**, 35 (1952).

Venöse und arteriovenöse Angiome.

Achslogh, J., J. Brihaye, A. Dereymaeker, G. Hoffmann and S. Thiry: Electroencephalographic study of supratentorial angiomas. Electroenceph. clin. Neurophysiol. **9**, 565 (1957).

Alpers, B. J., and F. M. Forster: Arteriovenous aneurysm of great cerebral vein and arteries of circle of Willis. Arch. Neurol. Psychiat. (Chicago) **54**, 181 (1945).

Baker, G. S.: Supratentorial angiomas. Excerpta Medica 1. Internat. Kongr. für Neurochirurgie, Brüssel 21.—28. Juli 1957, S. 53.

Bergstrand, H.: Sektionsfall von arteriovenösem Aneurysma im Schädel. Acta radiol. (Stockh.) **18**, 58 (1937).

Bernsmeier, A., u. K. Siemons: Zur Messung der Hirndurchblutung bei intrakraniellen Gefäßanomalien und deren Auswirkung auf den allgemeinen Kreislauf. Z. Kreisl.-Forsch. **41**, 845 (1952).

— — Gesamtkreislauf und Hirndurchblutung bei intracraniellen Angiomen und Aneurysmen. Dtsch. Z. Nervenheilk. **169**, 421 (1953).

Bodechtel, G.: Cerebrale arteriovenöse Aneurysmen. Verh. dtsch. Ges. Kreisl.-Forsch. **18**, 305 (1952).

— Die Bestimmung der Hirndurchblutungsgröße und ihre klinische Bedeutung. Med. Klin. **35**, 1241 (1953).

Boldrey, E., and E. R. Miller: Arteriovenous fistula (aneurysm) of the great cerebral vein (of Galen) and the circle of Willis. Report on two patients treated by ligation. Arch. Neurol. Psychiat. (Chicago) **62**, 778 (1949).

Bringel, R.: Zwei Fälle von arteriovenösem Aneurysma im Gehirn. Verh. Schwed. Ärzte-Ges., Sekt. f. Psychiatr. u. Neur. 1935, S. 1791. Svenska Läk.-Tidn. **1936** [Schwedisch].

Brobeil, A., O. Härter, E. Herrmann u. K. Kramer: Vergleichende Untersuchung über das Arteriogramm der Hirngefäße und der Gehirndurchblutung beim Menschen nach Kety u. Schmidt. Klin. Wschr. **1954**, 1030.

Bunts, A. T.: Malformations vasculaires du cerveau. Rev. neurol. **81**, 442 (1949).

Burlo, G. M., and St. Danoff: Elektroencephalography in a case of cerebral vascular malforation. Electroenceph. clin. Neurophysiol. **9**, 705 (1957).

Butsch, W. L., and A. W. Adson: Cerebral angioma with arteriovenous fistula, treated surgically with electrocoagulation: report of a case. Surg. Clin. N. Amer. **15**, 1317 (1935).

Carle, D. W. de: Pregnancy and cerebrovascular complications. West. J. Surg. **1**, 182 (1949).

Carrasci-Zanini, J.: Arteriovenous malformations of the brain and their effect upon cerebral vessels. J. Neurol. Psychiat. N. s. **20**, 241 (1957).

Carton, Ch. A., and W. C. Hickey: Arteriovenous malformation of the head of the caudate nucleus. Report of a case with total removal. J. Neurosurg. **12**, 414 (1955).

Dale, Ch. L., and C. B. Courville: Angioma of left brachium pontis with associated aneurysmal varices. Bull. Los Angeles neurol. Soc. **1**, 88 (1936).

Dandy, E.: Venous abnormalities and angiomas of the brain. Arch. Surg. (Chicago) **17**, 715 (1928).

— W. E.: Arteriovenous aneurysms of the brain. Arch. Surg. (Chicago) **17**, 190 (1928).

Danis, P.: Aspects ophtalmologiques des angiomatoses du système nerveux. Acta neurol. belg. **11**, 615 (1950).

— L'angiome de la choroide. Arch. Ophtal. (Paris) **12**, 487 (1952).

—, et L. v. Bogaert: Angiome choroïdien „muet" au cours d'une maladie de Sturge-Weber suivie pendant toute la vie du sujet. Acta neurol. belg. **2**, 74 (1951).

Decker, K.: Röntgendiagnostische Betrachtungen supratentorieller arteriovenöser Gefäßmißbildungen. 1. Int. Kongr. der neurol. Wiss. in Brüssel vom 21.—28. Juli 1957. Berichte u. Diskuss. des 1. Int. Kongr. für Neurochirurgie. Acta med. belg. **57**, 237 (1957).

—, u. W. Freislederer: Arteriovenöse Angiome des Gehirns im Kindesalter. Arch. Kinderheilk. **155**, 34 (1957).

Devic, M.: Malformations vasculaires intracraniennes et maladie bleue. A propos du syndrom dit de thrombose cérébrale. Rev. neurol. **84**, 175 (1951).

Drucker: Intracranielle Angiome. Amsterdam 1937.

Dyes, O.: Angiographie. Fortschr. Röntgenstr. **63**, 63 (1941).

Dynkiewicz, H., u. K. Sciesiński: Über Angioma racemosum cerebri mit Beschreibung eines eigenen Falles. Neurol. pol. **21**, 183 u. dtsch. Zus.fass. **21**, 269 (1938) [Polnisch].

Ecker, A., and P. A. Riemenschneider: Arteriographic demonstration of spasm oft the intracranial arteries. J. Neurosurg. **8**, 600 (1951).

Emanuel, C.: Ein Fall von Angioma arteriale racemosum des Gehirns, nebst Bemerkungen zur Frage von dem Bau und der Genese der Hirnsandbildung. Dtsch. Z. Nervenheilk. **14**, 288 (1899).

Esser, A.: Über einen Fall von Gehirnvarizen. Verh. dtsch. path. Ges. **20**, 411 (1925).

Fracassi, T., F. Ruiz u. L. Parachú: Sieben Fälle von Angiomen des Zentralnervensystems. Rev. argent. Neurol. (Rosario) **1**, 58 (1935) [Spanisch].

Frankel, K.: Relation of migraine to cerebral aneurysms. Arch. Neurol. Psychiat. (Chicago) **63**, 195 (1950).

French, L. A., and W. T. Peyton: Vascular malformations in the region of the great vein of Galen. J. Neurosurg. **11**, 488 (1954).

Frets, G. P.: Ein Fall von Angioma arteriale racemosum im Hirn. Ned. T. Geneesk. **1934**, 3139 [Holländisch].

Gänshirt, H.: Hirndurchblutungsmessungen beim Tumor cerebri. Verh. dtsch. Ges. Kreisl.-Forsch. **19**, 218 (1953).

—, u. W. Schiefer: Zur Kreislaufpathologie des arteriovenösen Hirnangioms und des multiformen Glioblastoms. Dtsch. Z. Nervenheilk. **172**, 58 (1954).

Gardner, W. J.: Cerebral angiomas and aneurysms. Surg. Clin. N. Amer. **16**, 1019 (1936).

Gastaut, H., et J. Bonnal: Étude clinique, électroencephalographique et artériographique d'une épilepsie psychomotrice par angiome arterioveineux temporal droit. Electroenceph. clin. Neurophysiol. **4**, 97 (1952).

Giampalmo, A.: Beitrag zur Kenntnis der Angiomata venosa racemosa des Gehirns. Pathologica **31**, 89 (1939).

Gillingham, J.: Arteriovenous malformations of the head. Edinb. med. J. **60**, 305 (1953).

Glees, M.: Arteriovenöses Aneurysma des Augenhintergrundes und der gleichseitigen Gehirnhemisphäre. Klin. Mbl. Augenheilk. **124**, 457 (1954).

Götze, W.: Über Hirnstrombefunde bei Gefäßmißbildungen des Gehirns. Zbl. Neurochir. **13**, 41 (1953).

Griepentrog, F.: Über Erblichkeit bei Angiomen des Gehirns. Nervenarzt **22**, 304 (1951).

Groethuysen, U. C., R. G. Blickford and J. Svien: The electroencephalogram in arteriovenous anomalies of the brain. Arch. Neurol. Psychiat. (Chicago) **74**, 506 (1955).

Gros, C., et G. Martin: Anévrysme cirsoide géant du lobe frontal droit étendu à la voûte et au cuir chevelu. Acta neurol. belg. **51**, 337 (1951).

Haberland, C.: Arteriovenous anastomosis on the base of the brain. Mschr. Psychiat. Neurol. **119**, 199 (1950).

Hahn, E.: Sinus pericranii. Its origin and its relation to hemangioma and abnormal arteriovenous communication. Arch. Surg. (Chicago) **16**, 31 (1928).

Hamby, W. B.: The pathology of supratentorial angiomas. 1. Int. Kongr. der neur. Wiss. in Brüssel vom 21.—28. Juli 1957. Bericht u. Diskuss. des 1. Int. Kongr. für Neurochirurgie. Acta med. belgica **57**, 193 (1957).

Hasenjäger, Th., u. O. Pötzl: Zur Klinik und Anatomie der Hämangiome des Großhirns. Arch. Psychiat. Nervenkr. **114**, 110 (1941).

Hermann, K., S. Obrador and N. M. Dott: Intracranial aneurysms and allied clinical syndroms: cerebral arteriographie in their management. Lisboa méd. **14**, 782 (1937).

Hoelzer, H.: Über einen Fall von Varix des Sinus rectus. Zbl. Neurochir. **5**, 152 (1940).

Holman, E.: Arteriovenous aneurysm: clinical evidence correlating size of fistula and changes in the heart and proximal vessels. Ann. Surg. **80**, 801 (1924).

Hyland, H. H., and R. P. Douglas: Cerebral angioma arteriale. A case in which migrainous headache was the earliest manifestation. Arch. Neurol. Psychiat. (Chicago) **40**, 1220 (1938).

Jaeger, R.: Arteriovenous aneurysm of the brain. Report of case cured by clipping middle cerebral artery. J. Neurosurg. **8**, 335 (1951).

—, and R. P. Forbes: Bilateral congenital arteriovenous communication (aneurysm) of the cerebral vessels. Arch. Neurol. Psychiat. (Chicago) **55**, 591 (1946).

JANOTA, A., u. V. JEDLICKA: Venöses Angiom der weichen Hirnhäute am Boden des dritten Ventrikels und nodose basophile Hyperplasie der Hypophyse ohne Cushingsches Syndrom. Rev. neurol. **33**, 327 u. franz. Zus.fass. 334 (1936) [Tschechisch].

KERN, H.: Über Rankenangiome und Aneurysmen des Schädels. Diss. Berlin 1941.

KETY, S. S.: Circulation and metabolism of the human brain in health and disease. Amer. J. Med. **8**, 205 (1950).

—, and C. F. SCHMIDT: Determination of cerebral blood flow by use of nitrous oxide in low concentrations. Amer. J. Physiol. **143**, 53 (1945).

KIRK, G. D.: Intracranial arteriovenous aneurysms. Ohio St. med. J. **34**, 395 (1938).

KISTHINIOS, N.: Contribution à l'étude du mécanisme des troubles cardiaques des aneurysmes arterioveineux. Presse méd. **1935 II**, 1329.

KRAUS, H.: Gefäßmißbildungen und Gefäßgeschwülste des Gehirns und ihre operative Behandlung. Wien. Arch. Psychol. Psychiat. Neurol. **1**, 175 (1951).

KRAYENBÜHL, H.: Diskussion über supratentoriale Angiome. Excerpta Medica 1. Internat. Kongr. für Neurochirurgie, Brüssel 21.—28. Juli 1957, S. 54. Wien. Arch. Psychol. Psychiat. Neurol. **1**, 175 (1951).

KUNICKE, A.: Über ein Angiom der Hirnhaut. Neurol. pol. **19**, 228 u. franz. Zus.fass. 279 (1936).

LAINE, M., MME. DELANDTSCHEER et M. M. DELANDTSCHEER: Etude d'une série de huit angiomes intracrâniens. Rev. neurol. **88**, 93 (1953).

LANGE-COSACK, H.: Psychische Störungen beim arteriovenösen Rankenangiom des Gehirns. Dtsch. Z. Nervenheilk. **171**, 416 (1954).

LANSDOWN, F. P.: A case of varicose aneurysm of the left orbit, cured by ligature of the diseased vessels. Brit. med. J. **1875**, 736, 846.

LENSHOEK, C. H.: Ein Fall von Aneurysma arterio-venosum cerebri. Psychiat. Bl. **46**, 238 (1942) [Holländisch].

LEVINE, V.: Angiomatous malformations of the brain. Report of 2 cases of angioma racemosum. Trans. Chicago path. Soc. **14**, 107 (1933).

LEWIS, T., and N. DRURY: Observations relating to arteriovenous aneurysms. Heart **10**, 301 (1923).

LEY, A.: Aneurismas arteriovenosos congénitos intracraneales. Barcelona: Tipografia la Académica Herederos de Serra y Russell 1957.

LOVE, J. G.: Arteriovenous aneurysmal varices of brain. Proc. Mayo Clin. **8**, 625 (1933).

MACKENZIE, J.: The clinical presentation of the cerebral angioma. A review of 50 cases. Brain **76**, 184 (1953).

MANUELIDIS, E. E.: Über die Hämangiome des Gehirns. II. Mitt. Haemangioma arteriovenosum. Arch. Psychiat. Nervenkr. **186**, 280 (1951).

MARINESCO, G., et ST. DRAGANESCO: Formations téleangiectasiques méningées avec processus angiomateux intramédullaires. Rev. neurol. **63**, 809 (1935).

MARX, A. M.: Kongenitaler Varix des Sinus longitudinalis inf. usw. Med. Klin. **43** (1925).

McGUIRE, T. H., J. GREENWOOD and B. L. NEWTON: Bilateral angioma of choroid plexus. Case report. J. Neurosurg. **11**, 428 (1954).

McKISSOCK, W., and J. HANKINSON: The surgical treatment of the supratentorial angiomas. Excerpta Medica 1. Internat. Kongreß für Neurochirurgie, Brüssel 21.—28. Juli 1957, S. 49.

McRAE, D. L., and V. VALENTINO: Pneumographic findings in angiomata of the brain. Acta radiol. (Stockh.) **50**, 18 (1958).

MIDON, L., A. MATHIEU et ANDLAUER: Fistule artérioveineuse d'origine congénitale entre l'artère occipitale et la jugulaire interne. Arch. Mal. Cœur **43**, 553 (1950).

MONIZ, E.: Angiomes cérébraux. Importance de l'angiographie cérébrale dans leur diagnostic. Bull. Acad. Méd. (Paris) **3**, 113 (1935).

—, u. A. LIMA: Tiefliegende Angiome des Gehirns. Lisboa méd. **18**, 213 (1941) [Portugiesisch].

—, et MILLER GUERRA: Sémiologie angiographique des anévrismes, varices et angiomes du cerveau. Rapport 5, Congrès neurologique International, Bd. 5, S. 79. 1953.

MORSIER, G. DE: Deux cas anatomo-cliniques d'angiomatose cérébrale à localisation centrale. Acta neurol. psychiat. belg. **51**, 536 (1951).

MÜHSAM, R.: Über Varizen und Angiome des Zentralnervensystems und ihre chirurgische Bedeutung. Langenbecks Arch. klin. Chir. **130**, 522 (1924).

MÜLLER, G.: Zur Pathologie der arterio-venösen Rankenangiome des Gehirns. Dtsch. Z. Nervenheilk. **172**, 361 (1954).

NESS DEARBORN, G. V.: A case of congenital multiple arteriovenous aneurysma intra- und extracerebral, with psychological correlations. J. nerv. ment. Dis. **81**, 411 (1935).

NORLÉN, G.: Arteriovenous aneurysms of the brain. Report of ten cases of total removal of the lesion. J. Neurosurg. **2**, 476 (1949).

— The cerebral circulation in supratentorial angiomas as studied by angiography before and after removal. 1. Int. Kongr. der Neurol. Wiss. in Brüssel vom 21.—28. Juli 1957. Bericht u. Diskuss. des 1. Int. Kongr. für Neurochirurgie. Acta Medica belg. **57**, 217 (1957).

Olivecrona, H.: Die arteriovenösen Aneurysmen des Gehirns. Dtsch. med. Wschr. **75**, 1169 (1950).
—, and J. Ladenheim: Congenital arteriovenous aneurysms of the carotid and vertebral arterial systems. Berlin-Göttingen-Heidelberg: Springer 1957.
—, and J. Riives: Arteriovenous aneurysms of the brain. Arch. Neurol. Psychiat. (Chicago) **59**, 567 (1948).
Panara, C.: Beitrag zur Kenntnis der Angiomatosis des Gehirns. Riv. Neurol. **7**, 579 (1934).
Patten, C. A.: Venous angioma of the forhead with intracranial complication: Report of a case. Arch. Neurol. Psychiat. (Chicago) **33**, 1122 (1935).
Puusepp, L.: Über das arterielle Hirnangiom. G. Psichiat. Neuropat. **63**, 143 (1935).
Rausch, Fj.: Die Bedeutung von Verkalkungen für die Artdiagnose intrakranieller raumbeengender Prozesse. Fortschr. Röntgenstr.verein. m. Röntgenpraxis **81**, 768 (1954).
Ray, B. S.: Cerebral arteriovenous aneurysms. Surg. Gynec. Obstet. **73**, 615 (1941).
Reeth, P. Ch. van: Contribution à l'étude de l'angiomatose médullaire. Acta neurol. belg. **52**, 249 (1952).
Rehwald, E.: Haemangioma arteriale cerebri. 1. Jahresversammlg Ges. Dtsch. Neurologen u. Psychiater, Dresden 1935.
— Haemangioma cerebri. Berliner Ges. für Neurol. u. Psychiatrie, 11. XI. 1935.
Riechert, T., u. G. Zillig: Psychische Störungen beim arteriovenösen Aneurysma des Gehirns. Zugleich ein Beitrag zur Frage der epileptischen Wesensveränderung. Z. ges. Neurol. Psychiat. **168**, 396 (1940).
Röttgen, P.: Weitere Erfahrungen an kongenitalen arteriovenösen Aneurysmen des Schädelinnern. Zbl. Neurochir. **2**, 18 (1937).
— Venöses Angiom der Dura. Zbl. Neurochir. **3**, 87 (1938).
— Über arterio-venöse Rankenangiome des Kleinhirns. Zbl. Neurochir. **8**, 161 (1943).
— Carotis-cavernosus-Aneurysmen und retrobulbäres Angiom. Klin. Mbl. Augenheilk. **114**, 468 (1949).
Rosenheck, Ch.: Venous angiomata of the Sylvian aqueduct and forth ventricle associated with internal hydrocephalus and mental deterioration. J. nerv. ment. Dis. **86**, 52 (1937).
Rosner, S.: Studies in complicated cerebral palsy caused by venous angioma. Excerpta Med. 1. Internat. Kongr. für Neurochirurgie, Brüssel 21.-28. Juli 1957, S. 68.
Russel, D. S., and S. Nevin: Aneurysm of the great vein of Galen causing internal hydrocephalus: Report of two cases. J. Path. Bact. **51**, 375 (1940).
Sai, G.: Intrakranielle Aneurysmen und Angiome. (Arteriovenöse Aneurysmata im arteriographischen Bild.) Riv. ital. Endocr. Neurochir. **5**, 103 (1939) [Italienisch].
Sattler, E.: Die Diagnostik der Adergeschwülste im Großhirn und operative Resultate. Arch. Psychiat. Nervenkr. **110**, 169 (1939).
Schiefer, W.: Der diagnostische Wert einer funktionellen Serienangiographie bei intrakraniellen Prozessen. Acta radiol. (Stockh.) **46**, 299 (1956).
— Die Bedeutung der Serienangiographie für die Erforschung des Hirnkreislaufes. Im Druck.
Shearer, W. S., and F. J. Gillingham: Cerebral angiography in intracranial vascular anomalies. J. Fac. Radiol. (Lond.) **3**, 248 (1952).
Shenkin, H. A., E. B. Spitz, F. G. Grant and S. S. Kety: Physiologic studies of arteriovenous anomalies of the brain. J. Neurosurg. **5**, 165 (1948).
— — — — Physiologic studies of arteriovenous anomalies of the brain. Arch. Neurol. Psychiat. (Chicago) **62**, 371—373 (1949).
Silbermann, J., u. E. Stengel: Angiom und Syringomyelie. Mschr. Psychiat. Neurol. **73**, 256 (1929).
Silver, M. L.: „Referred pain" in supratentorial angioma. Excerpta Med. 1. Internat. Kongr. für Neurochirurgie, Brüssel 21.—28. Juli 1957, S. 69.
— H. Taft and J. M. Tennant: The electroencephalogram in some angiomatous malformations. Electroenceph. clin. Neurophysiol. **4**, 245 (1952).
Sorgo, W.: Weitere Mitteilungen über Klinik und Histologie des kongenitalen arteriovenösen Aneurysmas des Gehirns. Zbl. Neurochir. **3**, 64 (1938).
— Klinik, Histologie und Operation eines Angioma arteriovenosum congenitale der Arteria cerebri posterior. Zbl. Neurochir. **9**, 108 (1949).
Sugar, O.: Pathological anatomy and angiography of intracranial vascular anomalies. J. Neurosurg. **8**, 3 (1951).
Tanaka, T.: Ein seltener Fall von Gefäßmißbildungen im Gehirn (sogenanntes Aneurysma racemosum). Trans. Soc. path. jap. **24**, 458 (1934).
Tönnis, W.: Gefäßerkrankungen als neurochirurgisches Problem. Regensburg. Jb. ärztl. Fortbild. **2** (1951).
— Symptomatologie und Klinik der supratentoriellen arteriovenösen Angiome. 1. Int. Kongr. der Neur. Wiss. in Brüssel vom 21.—28. Juli 1957. Bericht u. Diskuss. d. 1. Int. Kongr. für Neurochirurgie. Acta medica belg. **57**, 205 (1957).
—, u. H. Lange-Cosack: Klinik, operative Behandlung und Prognose der arterio-venösen Angiome des Gehirns und seiner Häute. Dtsch. Z. Nervenheilk. **170**, 460 (1953).

Tönnis, W., u. W. Schiefer: Die Bedeutung der Serienangiographie für die Artdiagnose der Hirngeschwülste. Fortschr. Röntgenstr. verein. m. Röntgenpraxis 81, 616 (1954).
— — Zur Frage des Wachstums arteriovenöser Angiome. Zbl. Neurochir. 15, 145 (1955).
— — Konservative oder operative Behandlung der Subarachnoidalblutung? Medizinische 35, 1175 (1956).
—, u. W. Walter: Warum Totalexstirpation der intracraniellen arteriovenösen Angiome? Leistungen und Ergebnisse der neuzeitlichen Chirurgie. Emil K. Frey zum 70. Geburtstag. Stuttgart: Georg Thieme 1958.
Törnquist, R.: On an anomaly of the retinal vessels (so called aneurysma cirsoides) sometimes combined with symptoms from the central nervous system. Acta ophtalm. (Kobenh.) 27, 11 (1949).
Tolosa, E.: Discussion on the subject: supra-tentorial angiomas. Excerpta Med. 1. Internat. Kongr. für Neurochirurgie, Brüssel 21.—28. Juli 1957, S. 55.
Trupp, M., and E. Sachs: Vascular tumors of the brain and spinal cord and their treatment. J. Neurosurg. 5, 354 (1948).
Valentino, V., and D. L. McRae: Pneumographic findings in angiomata of the brain. Excerpta Med. 1. Internat. Kongr. für Neurochirurgie, Brüssel 21.—28. Juli 1957, S. 133.
Verbiest, W.: Das intradurale arteriovenöse Aneurysma. Ned. T. Geneesk. 1951, 1872 [Holländisch]. Mit franz., dtsch. u. engl. Zus.fass.
Weber, G.: Zur Diagnose und Behandlung der arteriovenösen Aneurysmen im Bereich der Großhirnhemisphären. med. Wschr. 1948, 629.
Weersma, M.: Trigeminal neuralgia and arteriovenous aneurysma of the posterior fossa. Folia psychiat. neerl. 61, 315 (1957).
Wessely: Einige seltene diagnostisch entscheidende röntgenologische Schädelbefunde. I. Intrakranielles Angioma racemosum arteriale et venosum. Ber. dtsch. ophthal. Ges. 50, 316 (1934).
Wohak, H.: Ein Fall von Varix der Vena magna Galeni bei einem Neugeborenen. Virchows Arch. path. Anat. 242, 58 (1923).
Wolf, A., u. S. Brock: The pathology of cerebral angiomas. A study of nine cases. Bull. neurol. Inst. N. Y. 4, 144 (1935).
Zielinski, H. W.: Augenhintergrundveränderungen bei intracraniellen Aneurysmen und arteriovenösen Angiomen. Ber. dtsch. ophthal. Ges. 59, 48 (1955).
— Augensymptome bei intracraniellen Aneurysmen und Angiomen. Bücherei des Augenarztes, 28. Heft. Stuttgart: Ferdinand Enke 1957.

Sackförmige Aneurysmen.

Abbie, A. A.: The clinical significance of the anterior choroidal artery. Brain 56, 233 (1933).
Abbott, M. E.: Coarctation of aorta of adult type. II. A statistical study and historical retrospect of 200 recorded cases, with autopsy of stenosis or obliteration of descending arch, in subjects above age of two years. Amer. Heart J. 3, 392 (1928).
Adams, J.: A case of aneurysm of the internal carotid artery in the cavernous sinus, causing paralysis of the third, fourth, fifth and sixth nerves. Lancet 1869, 768.
Adie, W. J.: Permanent hemianopia in migraine and subarachnoid hemorrhage. Lancet 1930, 237.
Adson, A. W.: Surgical treatment of vascular diseases altering the function of the eyes. Trans. Amer. Acad. Opthal. Otolaryng. 46, 95 (1942).
Albl, H.: Aneurysma der Carotis interna. Ein Beitrag zur Diagnose intracranieller Aneurysmen. Fortschr. Röntgenstr. 39, 890 (1929).
Albright, F.: The syndrome produced by aneurysm at or near the junction of the internal carotid artery and the circle of Willis. Bull. Johns Hopk. Hosp. 44, 215 (1929).
Alpers, B. J.: The diagnosis of cerebral aneurysms. Amer. Practit. 1, 146 (1946).
—, and F. M. Forster: Arteriovenous aneurysm of the great cerebral vein and arteries of the circle of Willis. Arch. Neurol. Psychiat. (Chicago) 54, 181 (1945).
—, and J. J. Ryan.
— — Verified cerebral aneurysms with negative arteriogram. J. nerv. ment. Dis. 109, 220 (1949).
—, and N. S. Schlezinger: Aneurysm of the posterior communicating artery. Arch. Ophthal. (Chicago) 42, 353 (1949).
Angrist, A.: Discussion Forster and Alpers, q. v. J. Neuropath. exp. Neurol. 4, 153 (1945).
Arieti, S., and E. W. Gray: Progressive multiform angiosis: association of a cerebral angioma, aneurysms and other vascular lesions of the brain. Arch. Neurol. Psychiat. (Chicago) 51, 182 (1944).
Asenjo, A.: Über die Wirkung des extrakraniellen Verschlusses der Hirngefäße auf die bioelektrische Tätigkeit der Hirnrinde. Zbl. Neurochir. 4, 41 (1939).
Ask-Upmark, E., and D. Ingvar: Follow-up examinations of 138 cases of subarachnoid hemorrhage, Communications, IV. Congrès. Neurol. Internat. 1, 96 (1949).
— — A follow-up examination of 138 cases of subarachnoid hemorrhage. Acta med. scand. 138, 15 (1950).

Ayer, W. D.: So-called spontaneous subarachnoid hemorrhage. Amer. J. Surg. **26**, 143 (1934).

Bagley jr., Ch.: Spontaneous cerebral hemorrhage: discussion 4 types with surgical consideration. Arch. Neurol. Psychiat. (Chicago) **27**, 1133 (1932).

— Blood in the cerebrospinal fluid, etc. B. Clinical Data. Arch. Surg. (Chicago) **17**, 39 (1944).

Baker, T. W., and W. D. Shelden: Coarctation of aorta with intermittent leakage of a congenital cerebral aneurysm. Amer. J. med. Sci. **191**, 626 (1936).

Bartholow, R.: Aneurysms of the arteries at the base of the brain: their symptomatology, diagnosis and treatment. Amer. J. med. Sci. **44**, 373 (1872).

Bassett, R. C.: Intracranial aneurysms. I. Some observations concerning their development. J. Neurosurg. **6**, 216 (1949).

— Multiple cerebral aneurysms. J. Neurosurg **8**, 132 (1951).

—, and L. J. Lemmen: Intracranial aneurysms. II. Some clinical observations concerning their development in the posterior circle of Willis. J. Neurosurg **11**, 135 (1954).

Bassoe, P.: Aneurysms of the vertebral arteries. Arch. Neurol. Psychiat. (Chicago) **42**, 127 (1939).

Beadles, C. F.: Aneurysms of the larger cerebral arteries. Brain **30**, 285 (1907).

Beekman, F.: Studies in aneurysms by William and John Hunter. Ann. med. Hist. **8**, 124 (1936).

Bellamy: Report in Mott and Stedman, Aneurysms of anterior communicating artery; rupture; meningeal hemorrhage accompanied by optic neuritis. Lancet **1889**, 124.

Berger, W.: Über Aneurysmen der Hirngefäße unter besonderer Berücksichtigung der Ätiologie. Virchows Arch. path. Anat. **245**, 138 (1923).

Bergouignan, M., et L. Arne: A propos des anévrysms des artères cérébrales associés à autres malformations. Acta neurol. belg. **51**, 529 (1951).

Bing, R.: Kompendium der topischen Gehirn- und Rückenmarksdiagnostik. Basel 1953.

—, u. R. Brückner: Gehirn und Auge. Basel 1954.

Biumi, F.: Observationes anatomicae. Observatio V. Carotis ad receptaculum vieussenii aneurysmatica, etc. In Sandifort, Thesaurus Dissertationum, Lugd. Bat. S. and J. Luchtmans (and others), **3**, 373 (1778).

Black, S. P. W., and W. J. German: The treatment of internal carotid artery aneurysms by proximal arterial ligation. A follow-up study. J. Neurosurg. **10**, 590 (1953).

Bocci, G.: Arterio-venöses Aneurysma des Sinus cavernosus, subclinoidales Aneurysma der linken Carotis interna. Ital. Arch. ital. Oftal. **7**, 101 (1954). Ref. Zbl. ges. Neurol. Psychiat. **131**, 156 1955).

Boldrey, E., and R. E. Miller: Arteriovenous fistula (Aneurysm) of the great cerebral vain (of Galen) and the circle of Willis. Arch. Neurol. Psychiat. (Chicago) **62**, 778 (1949).

Boyd, J. D., and McGavack: Aneurysms of the pulmonary artery. Amer. Heart **18**, 562 (1939).

Bozzoli, A.: Bilaterales Aneurysma der Arteria carotis interna. Riv. oto-neuro-oftal. **14**, 304 (1937).

Bradford, J. R.: Certain aneurysms of cerebral vessels. Lancet **1908**, 703.

Bramwell, B.: Two enormous intracranial aneurysms. Edinb. med. J. **42**, 911 (1886/87).

— Intracranial aneurysms. Edinburgh, Clinical Studies, p. 288, 1906.

— E.: The etiology of recurrent ocular paralysis. (Incl. periodic ocular paralysis and ophthalmoplegic migraine.) Trans. med.-chir. Soc. Edinb. **40**, 209 (1933). Edinb. med. J. **40** (1933).

— A note upon the etiology of recurrent and periodic ocular palsy and ophthalmoplegic migraine. Trans. ophthal. Soc. U.K. **54**, 205 (1943).

Bremer, F., et P. Danis: Migraine ophthalmoplégique. Acta neurol. belg. **52**, 49 (1952).

— J. L.: Congenital aneurysm of the cerebral arteries: an embryological study. Arch. Path. (Chicago) **35**, 819 (1943).

Brock, S.: Aneurysm of intracranial portion of left internal carotid artery. M. Clin. N. Amer. **13**, 672 (1929).

Brown, R. A. P.: Cerebral aneurysms. Glasg. med. J. **32**, 333 (1951).

Bürki, E.: Zur Kenntnis der ophthalmoplegischen Migräne. Confin. neurol. (Basel) **4**, 54 (1941).

Buess, H.: Chiasmadurchtrennung: Gefäßruptur aus basalem Aneurysma bei intrasellärer Hypophysengangszyste. Beitr. path. Anat. **101**, 335 (1938).

Bunts, A. T.: Malformations vasculaires du cerveau. Rev. neurol. **81**, 442 (1949).

Bush, G.: A case of aneurismal tumour in the orbit, cured by tying the common carotid artery. Trans. med.-chir. Soc. Edinb. **22**, 124 (1839).

Bushard, M., E. Yuhl and R. W. Barris: Vertebral artery aneurysm. Neurology (Minneap.) **2**, 356 (1952).

Busscher, J. de: Anévrysme de l'artère vertébrale gauche chez un homme de 45 ans. Acta neurol. belg. **52**, 1 (1952).

Busse, O.: Aneurysmen und Bildungsfehler der Arteria communicans anterior. Virchows Arch. path. Anat. **229**, 178 (1929).

Campbell, E., D. Perese and N. H. Bigelow: Excision of multisaccular supratentorial aneurysm of infratentorial origin. J. Neurosurg. **11**, 422 (1954).

Caramazza, F.: Syndrome chiasmatique de lésion anévrismatique de la carotide interne. Ann. Oculist. (Paris) **170**, 696 (1933).

CARLE, D. W. DE: Pregnancy and cerebrovascular complications. Report of seven cases. West J. Surg. 57, 181 (1949).

CARMICHAEL, R.: Gross defects in the muscular and elastic coats of the larger cerebral arteries. J. Path. Bact. 57, 345 (1945).

— The pathogenesis of non-inflamatory cerebral aneurysms. J. Path. Bact. 62, 1 (1950). Ref. Zbl. ges. Neurol. Psychiat. 114, 80 (1951).

CARMODY, J. T. B.: Aneurysm of the internal carotid artery associated with hypothalamic fits. J. Neurosurg. 3, 81 (1946).

CASTELLANO, F., u. G. RUGGIERO: Das arterio-venöse Aneurysma des Sinus cavernosus, Arteriographie-Behandlung, Berichte über 11 Fälle. Folia clin. int. (Barcelona) 1, 282, 331 (1951).

CHAVANY, J. A., and J. TAPTAS: Reflections on case of arterial angioma of brain. Presse méd. 55, 383 (1947). — Year Book Neur. 1947.

CHIASSERINI jr., A.: Clinical, radiological anatomo-pathological concerning some cases of intracranial aneurysms. Zbl. Neurochir. 14, 73 (1954).

CHRISTOPHE, L.: Radiologie des anévrismes cérébraux. Acta neurol. belg. 50, 465 (1950).

COHN, R., G. N. REINES, D. W. MULDER and M. A. NEUMANN: Cerebral vascular lesions. Electroencephalographic and neuropathologic correlations. Arch. Neurol. Psychiat. (Chicago) 60, 165 (1948).

COLLIER, J.: Cerebral hemorrhage due to causes other than arteriosclerosis. Brit. med. J. 1931, 519.

CONWAY, J. A.: Two cases of cerebral aneurysm causing ocular symptoms with notes of other cases. Brit. J. Ophthal. 10, 78 (1926).

COOPER, A.: A case of aneurism of the carotid artery. Trans. med.-chir. Soc. Edinb. 1, 1 (1809).

COURVILLE, C. B., and C. W. OLSEN: Miliary aneurysms of anterior communicating artery: clinical and pathological report 19 cases. Bull. Los Angeles neurol. Soc. 3, 1 (1938).

CRITCHLEY, M.: The anterior cerebral artery and its syndromes. Brain 53, 120 (1930).

CUSHING, H.: Contributions to study of intracranial aneurysms. Guy's Hosp. Rep. 73, 159 (1923).

—, and P. BAILEY: Tumors arising from the blood vessels of the brain, angiomatous malformation and lemangioblastomas. Springfield, Ill.: Ch. C. Thomas 1928.

DALE, D. L., and C. B. COURVILLE: Angioma of left brachium pontis with associated aneurysmal varices. Bull. Los Angeles neurol. Soc. 1, 88 (1936).

DALRYMPLE, W.: A case of aneurism by anastomosis in left orbit, cured by tying common trunk of left carotid artery. Trans. med.-chir. Soc. Edinb. 6, 111 (1819).

DANDY, W. E.: Carotid-cavernosus aneurysma (pulsating exophthalmos). Zbl. Neurochir. 2, 77 (1937).

— Intracranial aneurysm of internal carotid artery, cured by operation. Ann. Surg. 107, 654 (1938).

— Aneurysm of the anterior cerebral artery. J. Amer. med. Ass. 119, 1253 (1942).

— Intracranial aneurysms. Monographie. Ithaca N.Y.: Comstock Publ. Comp. 1945.

—, and R. H. FOLLIS: On the pathology of carotid-cavernous aneurysms. Amer. J. Opththal. 24, 365 (1941).

DAVID, M., H. HÉCAEN et R. A. FROWEIN: Revue critique sur le traitement chirurgical de l'hématome intra-cérébral spontané. Gemaine Hôp. Paris 29, 1 (1953).

DECKER, K.: Zur Klinik und Röntgendiagnostik basaler Aneurysmen. Dtsch. Z. Nervenheilk. 165, 1 (1951).

DEMPSEY, A.: A case of orbital aneurysm. Brit. med. J. 1886 1, 541.

DOTT, N. M.: Intracranial aneurysms: Cerebral arterioradiography: Surgical treatment. Edinb. med. J. 40, 219 (1933).

DOUBLER, R. H., and S. B. MARLOW: A case of hemorrhage into optic nerve sheaths, as a direct extension from a diffuse intrameningeal hemorrhage caused by rupture of an aneurysm of the anterior cerebral artery. Arch. Opthal. (Chicago) 46, 533 (1917).

DUGUID, J. B.: A ruptured aneurysm of the basilar artery at age 17. J. Path. Bact. 28, 389 (1925).

DUNCAN, J. H.: Spontaneous cerebral haemorrhage in a young woman. Canad. med. Ass. J. 35, 72 (1936).

DUNNING, H. S.: Intracranial and extracranial vascular accidents in migraine. Arch. Neurol. Psychiat. (Chicago) 48, 396 (1942).

DYES, O.: Zur Unterscheidung zwischen Geschwulst und Aneurysma im Röntgenbild mittels Arteriographie. Chirurg 2, 4 (1939). — Fortschr. Röntgenstr. 63, 63 (1941).

DYKE, C. G.: Section on roentgen diagnosis on J. M. McKinney, R. Acree and S. E. Soltz, Syndrome of unruptured aneurysm of intracranial portion of the internal carotid artery. Bull. neurol. Inst. N. Y. 5, 247 (1936).

ECHOLS, D. H., and H. D. KIRGIS: Intraventricular extension of an aneurysm of the anterior cerebral artery. Report of a case with successful removal. Surgery 27, 260 (1950).

ECTORS, L.: Anatomo- et physiopathologie des anévrismes intracraniens. Acta neurol. belg. 50, 403 (1950).

EHLERS, H.: Arteriovenous aneurysm between arteria carotis interna and sinus cavernosus. Acta psychiat. (Kbh.) 4, 151 (1929).

Elvidge, A. R., u. W. H. Feindel: Surgical treatment of aneurysms of the anterior cerebral and the anterior communicating arteries diagnosed by angiography and electroenecephalography. J. Neurosurg. 7, 13 (1950).

Eppinger, H.: Pathogenesis der Aneurysmen, einschließlich des Aneurysma equi verminosum. Langenbecks Arch. klin. Chir. 35, Suppl. 51 (1887).

Falconer, M. A.: The surgical treatment of bleeding intracranial aneurysms. J. Neurol., Neurosurg., Psychiat. 14, 153 (1951).

Fawcett, E., and J. V. Blachford: The circle of Willis: an examination of 700 specimens. J. Anat. Physiol. (Lond.) 40, 63 (1905/06).

Fay, T., and H. T. Wycis: Right frontal lobectomy with bilateral ligation of anterior cerebral arteries. Arch. Neurol. Psychiat. (Chicago) 48, 500 (1942).

Fearnsides, E. G.: Intracranial aneurysms. Brain 39, 224 (1916).

Feld, M., et J. Taptas: L'ophthalmoplégie dans les anévrysmes arteriels intracraniens. Rev. Oto-neuro-opthal. 20, 244 (1948).

Fetterman, G. H., and T. J. Moran: Anomalies of circle of Willis in relation to cerebral softening. Arch. Path. (Chicago) 32, 251 (1941).

Foerster, O.: Aneurysma der Carotis interna. Berl. klin. Wschr. 58, 1057 (1921).

Foix, C.: Syndrome de la paroi du sinus caverneux. Rev. neurol. 38, 827 (1922).

Forbus, W. D.: On the origin of miliary aneurysm of the superficial cerebral arteries. Bull. John Hopk. Hosp. 47, 239 (1930).

Forster, F., and B. J. Alpers: Aneurysms of the circle of Willis associated with congenital poly-cystic disease of the kidneys. Arch. Neurol. Psychiat. (Chicago) 50, 669 (1943).

— F. M., and B. J. Alpers: Anatomical defects and pathological changes in congenital cerebral aneurysms. J. Neuropath. exp. Neurol. 4, 146 (1945).

Frankel, K.: Relation of migraine to cerebral aneurysm. Arch. Neurol. Psychiatr. (Chicago) 63, 195 (1950).

—, and B. J. Alpers: The clinical syndrome of aneurysm of the middle cerebral artery. Arch. Neurol. (Chicago) 74, 46 (1955).

French, L. A., and P. S. Blake: Subarachnoid hemorrhages and intracranial aneurysms. Bull. Minnesota Hosp. 21, 279 (1950).

Freund, C. S.: Subdural gelegenes Aneurysma der Carotis interna als Ursache der Kompression eines Tractus opticus (homonyme Hemianopsie). Klin. Mbl. Augenheilk. 56, 468 (1916).

Furtado, D.: Anévrysme de la carotide interne. Rev. neurol. 69, 523 (1938).

Garvey, P. H.: Aneurysms of the circle of Willis. Arch. Ophthal. (Chicago) 11, 1032 (1934).

Gehuchten, P. van, J. Morelle et A. Dereymaeker: A propos du traitement des anévrysmes intracrâniens. Acta neurol. belg. 51, 357 (1951).

Gerstenbrand, F.: Demonstration eines Falles mit Aneurysma der A. cerebri media. Wien. Z. Nervenheilk. 11, 105 (1955).

Globus, J. H.: Intracerebral hemorrhage, its anatomical forms and some of their clinical features. N.Y. St. J. Med. 36, 681 (1936).

—, and J. M. Schwab: Intracranial aneurysms: their origin and clinical behavior in a series of verified cases. J. Mt Sinai Hosp. 8, 547 (1942).

Glynn, L. E.: Medial defects in the circle of Willis and their relation to aneurysm formation. J. Path. Bact. 51, 213 (1940).

Goddé-Jolly, D.: A propos des anévrismes artériels intracraniens de la carotide interne et de ses branches. Ann. Oxulist. (Paris) 188, 27 (1955).

Gowers, W. R.: Diseases of the nervous system. Manual of London 1886.

Graff, E. L.: Congenital aneurysm. Guy's Hosp. Rep. 78, 493 (1928).

Greear jr., H. N.: Rupture of aneurysm of the circle of Willis: relation between intraocular and intracranial hemorrhage. Arch. Ophthal. (Chicago) 30, 312 (1943).

Green, F. F. K.: Congenital aneurysm of cerebral arteries. Quart. J. Med. 83, 419 (1928).

— Miliary aneurysm in brain. J. Path. Bact. 33, 71 (1930).

Griffiths, C. A.: Haemorrhage from a large vessel in or about the base of the skull: Interval ligature of both carotids. Brit. J. Surg. 3, 134 (1948).

Grote, W., u. W. Bettag: Multiple Hirnaneurysmen (Fallbericht). Zbl. Neurochir. 17, 151 (1957).

Guillain, G., P. Schmite et I. Bertrand: Anévrysme du tronc basilaire avant déterminé la symptomatologie d'une tumeur de l'angle ponto-cérébelleux. Rev. Neurol. 1, 795 (1930).

Gull, W.: Cases of aneurism of the cerebral vessels. Guy's Hosp. Rep. 5, 281 (1859).

Guthkelch, A. N.: Large saccular aneurysm of the intracranial part of the vertebral artery. Brit. J. Surg. 37, 107 (1949).

Hamby, W. B.: Trigeminal neuralgia due to a subclinoid aneurysm of the internal carotid artery. Neurosurg. Ward Rounds (Rochester, N.Y.) 3, 1 (1941).

— Intracranial aneurysms of the internal carotid artery and its branches. J. int. Coll. Surg. 5, 216 (1942).

HAMBY, W. B.: Gross intracerebral hematomas; report of 16 surgically treated cases. N.Y. St. J. Med. **45**, 866 (1945).
— Spontaneous subarachnoid hemorrhage of aneurysmal origin, factors influencing prognosis. J. Amer. med. Ass. **136**, 522 (1948).
— Intracranial aneurysms — a general survey. Practitioner **162**, 313 (1949).
— Intracranial aneurysms. Monographie. Springfield, Ill.: Ch. C. Thomas 1952.
— The aneurysmal origin of nonfatal subarachnoid hemorrhage. An angiographic survey of 53 cases. J. Neurosurg **10**, 35 (1953).
HAMMES jr., E. M.: Reaction of meninges to bleeding. Arch. Neurol. Psychiat. (Chicago) **52**, 505 (1945).
HANFORD, J. M., and J. M. WHEELER: Pulsating exophthalmos. Ann. Surg. **92**, 8 (1930).
HANSEN, K., u. H. v. STAA: Über Subarachnoidalblutungen. Nervenarzt **12**, 113 (1939).
HARRIS, S. T.: A case of aneurysm of the anterior cerebral artery causing compression of the optic nervus and chiasma. Brit. J. Ophthal. **12**, 15 (1928).
HART, E.: On a case of intra-orbital aneurism. Cure ligature of the carotid, after failure of digital pressure. Lancet **1862**, 271.
HEARNE, R.: Spontaneous subarachnoid hemorrhage with coarctation of aorta: report case with recovery. Arch. Neurol. Psychiat. (Chicago) **53**, 391 (1945).
HÉCAEN, H., J. F. HIRSCH et M. DAVID: Migraines ophthalmoplégiques et paralysies périodiques des nerfs crâniens. Encéphale **45**, 1371 (1956).
HEIMBURGER, R. F., H. R. OBERHILL, H. I. McGARRY and P. C. BUCY: Intra-orbital aneurysm: a case of aneurysm of the lacrimal artery. Arch. Ophthal. (Chicago) **42**, 1 (1949).
HEPPNER, F., u. H. LECHNER: Diagnostische Probleme bei gleichzeitigem Vorkommen von Hirnaneurysma und Hirntumor. Zbl. Neurochir. **13**, 269 (1953).
HERMANN, K., and A. R. MACGREGOR: Cerebral haemorrhage from rupture of a congenital intracerebral aneurysm in a child. Brit. med. J. **1940** 1, 523.
— S. OBRADOR and N. M. DOTT: Intracranial aneurysma and allied clinical syndromes: cerebral arteriography in their management. Lisboa méd. **14**, 782 (1937).
HEYMANS, C., J. J. BOUCKAERT et P. REGNIERS: Le sinus carotidien, et la zone homologue cardioaortique. Paris: Doin 1933.
HILL, F. R.: Two cases of leaking congenital intracranial aneurysms. Ligature of internal carotid artery. Proc. roy. Soc. Med. **31**, 215 (1938).
HILLER, F.: Das Aneurysma der Hirnarterien unter Berücksichtigung der arteriovenösen Aneurysmen und venösen Anomalien. In Handbuch der Neurologie von BUMKE u. FOERSTER, Bd. 11, S. 431. 1936.
HINDZE, B., u. A. FEDOTOWA: Ein Fall von stark ausgeprägter Asymmetrie des Circulus arteriosus Willisi beim Menschen. Z. Morph. u. Anthrop. **29**, 153 (1931).
HODES, P. J., C. R. PERRYMAN and R. H. CHAMBERLAIN: Cerebral angiography. Amer. J. Roentgenol. **58**, 153 (1931).
HOFF, F.: Subarachnoidale Blutungen. In Behandlung innerer Krankheiten, S. 60. Stuttgart: Georg Thieme 1948.
HOLMAN, E. F.: Physiology of an arteriovenous fistula. Arch. Surg. (Chicago) **7**, 64 (1923).
HOLMES, T.: Aneurysm of the internal carotid artery in the cavernous sinus. Trans. path. Soc. Lond. **12**, 61 (1861).
HOLMGREN, B.: Radiographic changes produced by intracranial arteriovenous aneurysms. Acta psychiat. (Kbh.) Suppl. **46**, 145 (1947).
HORTON, B. T.: Intracranial arteriovenous fistula: Diagnosis by discovery of arterial blood in jugular veins. Proc. Mayo Clin. **7**, 454 (1932).
—, and E. J. BALDES: A photographic method of recording bruit: a means of differentiating aneurysms and arteriovenous fistula: preliminary report. Proc. Mayo Clin. **12**, 823 (1937).
—, and L. H. ZIEGLER: I. Intracranial arteriovenous fistula: diagnosis by discovery of arterial blood in jugular veins. Proc. Mayo Clin. **5**, 178 (1930).
HUBER, A.: Die Aneurysmen der Augenhöhle und des Sinus cavernosus. Bull. Soc. franç. Ophtal. **64**, 347 (1951).
HUMBLE, W. E.: Intracranial aneurism. Lancet **1875**, 489, 874.
HUNT, R. J.: The role of the carotid arteries in causation of vascular lesions of the brain. Amer. J. med. Soc. **147**, 704 (1914).
HURTEAU, E. F.: A metastatic lesions simulating an intracranial aneurysm. J. Neurosurg. **5**, 493 (1948).
— Spontaneous subarachnoid hemorrhage. Present status of diagnosis and surgical treatment. J. Amer. med. Ass. **142**, 988 (1950).
HUTCHINSON, J.: Aneurism of the internal carotid within the skull diagnosed 11 years before the patient's death. Spontaneous cure. Trans. clin. Soc. Lond. **8**, 127 (1875).
HVAL, E.: Ein Beitrag zur Ätiologie und Pathogenese der subarachnoidalen Blutungen sowie der traumatischen Aneurysmen. Med. Rev. (Bergen) **53**, 337 (1936) [Norwegisch].

Hyland, H. H.: Spontaneous subarachnoid hemorrhage. Report 12 cases. Canad. med. Ass. J. 29, 145 (1933).
— Thrombosis of basilar artery. Arch. Neurol. Psychiat. (Chicago) 30, 342 (1933).
— Prognosis in spontaneous subarachnoid hemorrhage. Arch. Neurol. Psychiat. (Chicago) 63, 61 (1950).
—, and R. P. Douglas: Cerebral angioma arteriale: a case in which migraine headache was the earliest manifestation. Arch. Neurol. Psychiat. (Chicago) 40, 1221 (1938).
Jacobi, J.: Zur Diagnose perforierter Gehirnaneurysmen. Med. Klin. 1930, 730.
Jacques, L.: Aneurysm and anomaly of the circle of Willis. Arch. Path. Lab. Med. 1, 213 (1926).
Jaeger, J. R., R. P. Forbes and W. E. Dandy: Bilateral congenital cerebral arteriovenous communication (aneurysm). Trans. Amer. neurol. Ass. 63, 173 (1937).
— R.: Aneurysms of the posterior communicating artery: report of 5 cases with operation. Arch. Neurol. Psychiat. (Chicago) 62, 368 (1949).
— Aneurysm of the internal carotid artery. Syndrome of frontal headache with oculomotor nerve paralysis. J. Amer. med. Ass. 142, 304 (1950).
Jamieson, K. G.: Rupture of an intracranial aneurysm during cerebral angiography. J. Neurosurg. 11, 625 (1954).
Jefferson, G.: Compression of the chiasma, optic nerves and optic tracts by intracranial aneurysms. Brain 40, 444 (1937).
— On the saccular aneurysms of internal carotid artery in the cavernous sinus. Brit. J. Surg. 26, 267 (1938).
— Isolated oculomotor palsy caused by intracranial aneurysm. Proc. roy. Soc. Med. 40, 419 (1947).
— Intracranial aneurysms. The Balfour Lecture, delivered at the Univ. of Toronto, Oct. 18, 1950.
Jennings, E. S.: Pulsating exophthalmos. J. Amer. med. Ass. 88, 1790 (1927).
Jirasek, A., K. Henner et H. Siki: Anévrysme de la carotide interne droite, etc. Mém. Acad. Chir. 63, 577 (1937).
Juvelier, B. W.: Subclinoid aneurysm of the internal carotid artery. A case report. Neurosurg. Ward Rounds (Rochester, N. Y.) 3, 4 (1941).
Karbacher, P.: Über den Zusammenhang gewisser retinaler und spontaner leptomeningealer Blutungen. Schweiz. med. Wschr. 1, 201 (1936).
Karplus, J. P.: Fall von progressiver Paralyse bei einer 16jährigen. Wien. klin. Wschr. 8, 883 (1895).
Kennedy, F.: A further note on the diagnostic value of retrobulbar neuritis in expanding lesions of frontal lobes. A report of this syndrom in a case of an aneurysm of the right internal carotid artery. J. Amer. med. Ass. 67, 1361 (1916).
Ketelaer, Ch.-J.: La sémiologie générale et neurologique des anévrysmes intracrâniens y compris l'anévrysme artério-veineux de la carotide. Acta neurol. belg. 50, 217, 279 (1950).
— Sur la sémiologie et l'évolution d'anévrysmes intracrâniens chez des syphilitiques. Acta neurol. belg. 51, 362 (1951).
King, G., H. Slade and F. Campoy: Bilaterale intracranielle Aneurysmen. Arch. Neurol. Psychiat. (Chicago) 71, 326 (1954).
Kirby, D. B.: Aneurysm of intracranial portion of internal carotid artery. Amer. J. Ophthal. 7, 577 (1924).
Klemme, R. M., and R. D. Woolsey: Suprasellar aneurysm: report of case with recovery. Arch. Neurol. Psychiat. (Chicago) 47, 662 (1942).
Klingler, M.: Compression des nerfs et du chiasma optique par des anévrismes. Confin. neurol. (Basel) 11, 261 (1951).
Kloss, K.: Persistierende Carotis-Basilaris-Anastomose als Ursache einer Subarachnoidalblutung. Zbl. Neurochir. 13, 166 (1953).
Knorre, D.: Intracraniale extracerebrale Aneurysmen mit intracerebraler Massenblutung. Frankfurt. Z. Path. 69, 443 (1954).
Kolodny, A.: Pulsating exophthalmos. Amer. J. Ophthal. 15, 327 (1932).
Krabbe, K. H., et K. H. Backer: Contributions au diagnostic des anévrismes de l'artère basilaire du cerveau. Acta med. scand. 56, 95 (1922).
Kramer, S. P.: On the function of the circle of Willis. J. exp. Med. 15, 348 (1912).
Krauland, W.: Zur Entstehung traumatischer Aneurysmen der Schlagadern am Hirngrund. Schweiz. Z. Path. 12, 113 (1949).
— Die Aneurysmen der Schlagadern am Hirn- und Schädelgrund und der großen Rückenmarksschlagadern. In Handbuch der speziellen pathologischen Anatomie und Histologie, Bd. 13, S. 1511. 1957.
Kraus, H.: Ein besonders großes intrakranielles Aneurysma der Arteria carotis interna. Z. Nervenheilk. 5, 23 (1952).
Krayenbühl, H.: Das Hirnaneurysma. Schweiz. Arch. Neurol. Psychiat. 47, 155 (1941).
—, u. F. Lüthy: Hydrocephalus als Folge geplatzter basaler Hirnaneurysmen. Nervenarzt 61, 7 (1948).

Krüger, W.: Aneurysmen der Arteria carotis interna im supraclinoidalen Abschnitt. Wien. med. Wschr. **103**, 462 (1953).

Kyrieleis, W.: Augensymptome bei Nervenkrankheiten. Berlin: W. de Gruyter & Co. 1954.

Laine, M., Mme. Delandtscher et P. Galibert: Etude critique du traitement chirurgical direct des anévrismes intracrâniens de la carotide et de ses branches (d'après deux séries successives de 14 anévrismes opérés). Rev. neurol. **89**, 1 (1953).

Lerer, S.: Note of a case of cerebral haemorrhage occuring early in pregnancy. J. Obstet. Gynaec. **54**, 659 (1947).

Ley, A.: Compression of the optic nerve by a fusiform aneurysm of the carotid artery. J. Neurol. Neurosurg. Psychiat. **13**, 75 (1950).

Lillie, W. I.: Ocular phenomena produced by intracranial lesions involving optic tract near the chiasm. J. Amer. med. Ass. **81**, 1765 (1923).

Lima, P. A.: Cerebral angiography. London and Oxford 1950.

Locke jr., C. E.: Internal carotid arteriovenous aneurysm, or pulsating exophthalmos. Ann. Surg. **80**, 1, 272 (1924).

Lodge, S. D., G. F. Walker and M. J. Steward: Aneurysm of left internal carotid artery simulating pituitary tumor. Brit. med. J. **1927**, 1179.

Löfstedt, S.: Intracranial aneurysms. Acta radiol. (Stockh.) **34**, 339 (1950).

Lowman, R. M., and S. D. Doff: Arteriography for the demonstration of intracranial aneurysms. Amer. J. Roentgenol. **53**, 341 (1945).

Lowrey, L. G.: Anomaly in the circle of Willis, absence of right internal carotid artery. Anat. Rec. **10**, 21 (1916).

Luft, R.: Meningeal hemorrhage originating from rupture of aneurysms in the basal arteries of brain. Hygiea (Stockh.) **100**, 177 (1938).

Magee, C. G.: Spontaneous subarachnoid hemorrhage. Review 150 cases. Lancet **1943** 1, 497.

Magladery, J. W.: On subarachnoid bleeding, an appraisal of treatment. J. Neurosurg. **12**, 437 (1955).

Magner, W.: Multiple intracranial aneurysms. Canad. med. Ass. J. **33**, 401 (1935).

Magniello, L. O. J.: Massive spontaneous hemorrhage in gliomas (a report of 7 verified cases). J. nerv. ment. Dis. **110**, 277 (1949).

Magnus, V.: Aneurysm of internal carotid artery. J. Amer. med. Ass. **88**, 1712 (1927).

Majersky-Santha, K., u. I. Kiss: Beiträge zur Klinik und pathologischen Anatomie der Aneurysmen der basalen Gehirnarterien. Z. ges. Neurol. Psychiat. **176**, 51 (1943).

Marguth, F., u. W. Schiefer: Spontanheilung eines intrakraniellen Aneurysmas angiographisch nachgewiesen. Acta neurochir. (Wien) **1**, 38 (1956).

Martas, R.: Aneurysms of the circle of Willis. Ann. Surg. **107**, 660 (1938).

Martin jr., J. D., and R. F. Mabon: Pulsating exophthalmos, review of all reported cases. J. Amer. med. Ass. **121**, 330 (1943).

Martland, H. S.: Spontaneous subarachnoid hemorrhage and congenital „berry" aneurysms of the circle of Willis. Amer. J. Surg. **43**, 10 (1939).

McCaughey, W. T. E.: Ruptured intracranial aneurysms. Ulster med. J. **25**, 111 (1956).

McConnell, A. A.: Subchiasmal aneurysm treated by implantation of muscle. Zbl. Neurochir. **2**, 269 (1937).

McCordoch, H. A.: A case of intracranial aneurysm with fatal rupture. Bull. Buffalo gen. Hosp. **1**, 87 (1923).

McDonald, Ch. A., and M. Korb: Intracranial aneurysms. Arch. Neurol. Psychiat. (Chicago) **42** 298 (1939).

McGuire, J.: Circulatory studies on a case of arteriovenous aneurysm. Amer. Heart J. **10**, 360 (1935).

McKendree, C. A., and L. J. Doshay: Visual disturbances of obscure etiology produced by focal intracranial lesions implicating the optic nerve. Bull. neurol. Inst. N. Y. **5**, 223 (1936).

McKhann, C. F., W. D. Belnap and D. S. Beck: Cervical arteriovenous anastomosis in treatment of mental retardation, convulsive disorders and cerebral spasticity. Ann. Surg. **132**, 162 (1950).

McKinney, J. Mc. D., T. Acree and S. E. Soltz: Syndrome of unruptured aneurysm of the intracranial portion of the internal carotid artery. Bull. neurol. Inst. N. Y. **5**, 247 (1936).

McNair, S. S.: Exophthalmos without pulsation, due to an arteriovenous aneurysm. Arch. Ophthal. (Chicago) **23**, 22 (1940).

Meadows, S. P.: Spontaneous carotid-cavernous aneurysms. Proc. roy. Soc. Med. **40**, 554 (1947).

— Intracranial aneurysms in modern trends in neurology. Monographie. London: Butterworth & Co. 1951.

Menninger, W. C., and J. L. Dixon: Intracranial aneurysm; case report. J. Kans. med. Soc. **34**, 342 (1933).

Merritt, H. H.: Diagnosis and treatment of vascular lesions in the brain. Med. Clin. N. Amer. **22**, 577 (1938).

Meyer, L.: Über aneurysmatische Veränderungen der Carotis interna Geisteskranker. Arch. Psychiat. Nervenkr. **6**, 84 (1875).

Mifka, P., u. H. Reisner: Ein Fall mit drei intracraniellen Aneurysmen. Wien. med. Wschr. **1953**, 151.

Milletti, M.: Gli aneurismi dei vasi cerebrali. (Die Aneurysmen der Hirngefäße.) Rass. clin.-sci. **25**, 48 (1949).

Mitchell, N., and A. Angrist: Intracranial aneurysm: a report of 36 cases. Ann. intern. Med. **19**, 909 (1943).

— S. W.: Aneurysm of an anomalous artery causing anteroposterior division of chiasm of the optic nerves and producing bitemporal hemianopsia. J. nerv. ment. Dis. **16**, 44 (1889).

Moersch, F. P., and J. W. Kernohan: Cerebral arteriovenous aneurysm with report of case. J. nerv. ment. Dis. **74**, 137 (1931).

Moniz, E.: L'angiographie cérébrale. Paris: Masson & Co. 1934.

— Die cerebrale Arteriographie und Phlebographie. Ergänzungsserie II, Handbuch der Neurologie von Bumke-Foerster. 1940.

Moore, M. T., and A. A. Bockman: Ruptured aneurysm of left anterior cerebral artery with production of ipsilateral cerebral signs. Arch. Neurol. Psychiat. (Chicago) **46**, 1057 (1941).

Moritz, A. R., and N. Zamcheck: Sudden and unexpected death of young soldiers. Diseases responsible for such deaths during world war II. Arch. Path. (Chicago) **42**, 459 (1946).

Nattrass, F. J.: Aneurysm of carotid artery in cavernous sinus: ligation of internal carotid; recovery. Edinb. med. J. **35**, 30 (1928).

Nevin, S., and D. Williams: Pathogenesis of multiple aneurysms. Lancet **1937** 1, 955.

Newcomb, A. L., and G. F. Munns: Rupture of aneurysm of the circle of Willis in the newborn. Pediatria **3**, 769 (1949).

Nordman et Moreau: Anévrisme rétroorbitaire de l'artère carotide interne. Loire méd. **36**, 377 (1922).

Norlén, G.: Arteriovenous aneurysm of the brain. J. Neurosurg. **2**, 476 (1949).

— The pathology, diagnosis and treatment of intracranial saccular aneurysms. Proc. roy. Soc. Med. **45**, 291 (1952).

— Klinik und chir. Behandlung der sackförmigen Hirnaneurysmen. Dtsch. Z. Nervenheilk. **170**, 446 (1953).

—, and A. S. Barnum: Surgical treatment of aneurysms of the anterior communicating artery. J. Neurosurg. **10**, 634 (1953).

—, and H. Olivecrona: The treatment of aneurysms of the circle of Willis. J. Neurosurg. **10**, 404 (1953).

Nunneley, T.: Aneurysm of, or within, the orbit. Treatment by ligation of the common carotid artery. Trans. med.-chir. Soc. Edinb. **42**, 165 (1859).

— On vascular protrusion of the eyeball, being a second series of three cases and two postmortem examinations of so-called aneurism by anastomosis of the orbit; with some observations on the affection. Lancet **1864**, 633. Trans. med.-chir. Soc. Edinb. **48**, 15 (1865).

O'Cromwley, C. R., and H. S. Martland: The association of polycystic disease of the kidneys with congenital aneurysm of cerebral arteries. Amer. J. Surg. **43**, 3 (1939).

Odessky, L., and D. E. Faber: Large aneurysm in the anterior cranial fossa: successful removal with recovery. Ann. intern. Med. **38**, 1048 (1953).

Offret, G., et M. Massin: Réflexions sur l'évolution des anévrysmes intracrâniens ayant des relations avec l'appareil visuel. Bull. Soc. franç. Ophthal. **67**, 241 (1954). Ref. Zbl. ges. Neurol. Psychiat. **134**, 375 (1956).

Ohler, W. R., and D. Hurwitz: Spontaneous subarachnoid hemorrhage. J. Amer. med. Ass. **98**, 1856 (1932).

Olloz, F.: Über totale einseitige Ophthalmoplegie. Ein Fall von Aneurysma der carotis interna im Sinus cavernosus mit Foixschem Syndrom. Schweiz. Arch. Neurol. Psychiat. **35**, 123 (1935).

Olsen, C. W., and L. J. Fisher: Clinical syndrom of hemorrhage from ruptured miliary aneurysm in the region of the anterior communicating artery. Report of case with recovery. Bull. Los Angeles neurol. Soc. **5**, 92 (1940).

Oscherwitz, D., and L. M. Davidoff: Midline calcified intracranial aneurysm between occipital lobes. Report of a case. J. Neurosurg. **4**, 539 (1947).

Packard, M., and Zabriskie: Basal cerebral hemorrhages. J. Amer. med. Ass. **85**, 1633 (1925).

Parker, H. L.: Aneurysm of cerebral vessels: Clinical manifestations and pathology. Arch. Neurol. Psychiat. (Chicago) **16**, 728 (1926).

Parry, R., and L. Rogers: Intracranial aneurysm producing bilateral eye signs. A case of fistulous aneurysm of intracranial part of internal carotid artery, producing bilateral chemosis, proptosis and complete ophthalmoplegia. Brit. J. Surg. **27**, 179 (1939).

Pass, K. E.: Über die subarachnoidale Blutung. Z. ges. Neurol. Psychiat. **167**, 400 (1939).

Paton, L.: Ocular symptoms in subarachnoid hemorrhage. Trans. ophthal. Soc. U.K. **44**, 110 (1924).

Peet, M. J., and C. F. List: Angiography in intracranial lesions. Trans. Amer. Neurol. Ass. **68**, 113 (1942).

Pendergrass, R. C.: Cardiac changes in arteriovenous fistula. Amer. J. Roentgenol. **53**, 423 (1945).

PETIT-DUTAILLIS, D., E. BOLTANSKI et F. THIÉBAUT: Hémorragie méningée et troubles bulboprotubérantiels liés à une malformation de l'artère vertébrale gauche attestée par une artériographie vertébrale. Rev. neurol. 81, 128 (1949).

PFEIFER, B.: Die Aneurysmen der Gehirnarterien. In Oppenheims Lehrbuch der Nervenkrankheiten, Bd. 2, S. 140. 1923.

— Anastomosen der Hirngefäße, dargestellt am asphyktisch hyperämischen Kinderhirn. J. Psychol. Neurol. (Lpz.) 42, 1 (1931).

PFINGST, A. O., and G. SPURLING: The role of intracranial aneurysm in production of ocular palsies. Trans. Amer. ophthal. Soc. 27, 227 (1929).

PICHLER, C.: Vascular anomalies of brain. Chapt. 13 in F. W. Vancroft and C. Pichler. Surgical treatment of the nervous system. Philadelphia: Lippincott & Co. 1946.

PICK, L.: Über die sogenannten miliaren Aneurysmen der Hirngefäße. Berl. klin. Wschr. 47, 325, 382 (1910).

PLAUT, A., and H. DREYFUSS: Spontaneous hemorrhage into oculomotor nerve with rupture of nerve and fatal subarachnoid hemorrhage. Arch. Neurol. Psychiat. (Chicago) 43, 564 (1940).

POLLOCH, L. J.: Aneurysms of cerebral vessels. Med. Clin. N. Amer. 11, 1 (1927).

POOLE, W. A.: Intermittent exophthalmos: case report (case 108). Trans. Amer. Acad. Ophthal. Otolaryng. 112 (1942).

POPPEN, J. L.: Intracranial aneurysms in 51 proved cases. Arch. Neurol. Psychiat. (Chicago) 55, 293 (1946).

— Intracranial aneurysms. Scientific Exhibit, Annual Assembly, AMA., Atlantic City, N. J. 1947.

— Aid of arteriograms in diagnosis and treatment of intracranial aneurysms. Radiology 52, 347 (1949).

— J. S.: Diagnosis of intracranial aneurysms. Amer. J. Surg. 75, 178 (1948).

RAMOS, M., and L. A. MOUNT: Carotid cavernous fistula with signs on contralateral side. Case report. J. Neurosurg. 10, 178 (1953).

RAY, B. S.: Cerebral arteriovenous aneurysms. Surg. Gynec. Obstet. 73, 615 (1941).

REID, M. R.: Studies in abnormal arteriovenous communications, acquired and congenital. I. Report of a series of cases. Arch. Surg. (Chicago) 10, 601 (1925).

— II. Origin and nature of arteriovenous aneurysm, cirsoid aneurysm and simple angiomas. Arch. Surg. (Chicago) 10, 996 (1925).

— III. Effects of abnormal arteriovenous communications on heart, blood vessels and other structures. Arch. Surg. (Chicago) 11, 25 (1925).

— IV. Treatment of abnormal arteriovenous communications. Arch. Surg. (Chicago) 11, 237 (1925).

—, and J. MCGUIRE: Arteriovenous aneurysms. Ann. Surg. 108, 643 (1938).

REINHARDT, A.: Über Hirnarterienaneurysmen und ihre Folgen. Mitt. Grenzgeb. Med. Chir. 26, 432 (1913).

REINHOFF jr., W. F.: Congenital arteriovenous fistula: an embryonic study with report of a case. Bull. Johns Hopk. Hosp. 35, 271 (1924).

RICHARDS, R. L.: Cerebral aneurysms. Med. Press 1956, No 6101, 291.

RICHARDSON, J. C., and H. H. HYLAND: Intracranial aneurysms. A clinical and pathological study of subarachnoid and intracerebral haemorrhage caused by berry aneurysms. Medicine (Baltimore) 20, 1 (1941).

RIDDOCH, G., and C. GOULDEN: On the relation between subarachnoid and intra-ocular hemorrhage. Brit. J. Ophthal. 14, 209 (1925).

RIECHERT, T.: Über Hirnaneurysmen. Zbl. Neurochir. 4, 111 (1939).

RIGGS, H. E., and C. RUPP: Miliary aneurysms: relation of anomalies of circle of Willis to the formation of aneurysms. Arch. Neurol. Psychiat. (Chicago) 49, 615 (1943).

RIVINGTON, W.: Orbital aneurysms. Brit. med. J. 1875, 771.

— Pulsating tumor of the left orbit. Med.-chir. Trans. 58, 191 (1875).

RIZZOLI, H. O., and G. J. HAYES: Congenital berry aneurysms of the posterior fossa. J. Neurosurg. 10, 550 (1953).

ROBERTSON, E. G.: Intracranial aneurysms with special reference to surgical treatment. Aust. N.Z. J. Surg. 8, 132 (1938).

— Cerebral lesions due to intracranial aneurysms. Brain 72, 150 (1949).

— Pulsating exophthalmos due to defective development of the sphenoid bone. Amer. J. Roentgenol. 62, 44 (1949).

ROSEMAN, E., B. M. BLOOR and R. P. SCHMIDT: The electroencephalogram in intracranial aneurysms. Neurology (Minneap.) 1, 25 (1951).

ROSEN, F. R., and W. KAUFMANN: Aneurysm of the circle of Willis with symptomfree interval of 27 years between initial and final rupture: report of a case. Arch. Neurol. Psychiat. (Chicago) 50, 350 (1943).

ROWBOTHAM, G. F.: Small aneurysm completely obstructing lower end of aqueduct of Sylvius. Arch. Neurol. Psychiat. (Chicago) 40, 1241 (1938).

Russel, C. K.: Spontaneous subarachnoid hemorrhage. Canad. med. Ass. J. 28, 133 (1933).
— Spontaneous subarachnoid hemorrhage following rupture of congenital aneurysm of anterior communicating artery of the circle of Willis. (Report of case in which aneurysm was excised.) Trans. Amer. neurol. Ass. 65, 130 (1939).
—, and J. Kershman: Spontaneous subarachnoid hemorrhage and brain tumor (a report of 3 cases). Canad. med. Ass. J. 36, 568 (1937).
— D. S., and S. Nevin: Aneurysm of the great vein of Galen causing internal hydrocephalus. J. Path. Bact. 51, 375 (1940).
Sahs, A. L.: Intracranial aneurysms and polycystic kidneys. Arch. Neurol. Psychiat. (Chicago) 63, 524 (1950).
Sai, G.: Aneurisimi e angiomi (aneurisimi arteriovenosi) endocranici in visione angiografica. Riv. ital. Endocr. Neurochir. 5 (1938/39).
Salon, D.: Spontaneous subarachnoid hemorrhage. Arch. Neurol. Psychiat. (Chicago) 44, 919 (1940).
Sands, I. J.: Intracranial aneurysm. J. nerv. ment. Dis. 64, 12 (1926).
— Aneurysms of cerebral vessels. Arch. Neurol. Psychiat. (Chicago) 21, 37 (1929).
— Unusual case of intracranial aneurysm: clinical and pathological demonstrations. Arch. Neurol. Psychiat. (Chicago) 38, 648 (1937).
— Diagnosis and management of subarachnoid hemorrhage. Arch. Neurol. Psychiat. (Chicago) 46, 973 (1941).
— I. K., and M. A. Hyman: An internal carotid aneurysm of long duration. Ann. intern. Med. 12, 708 (1938).
Saphir, O.: Anomaly of the circle of Willis with resulting encephalomalacia and cerebral hemorrhage. Amer. J. Path. 11, 775 (1935).
Sattler, C. H.: Pulsierender Exophthalmus. In Handbuch der gesamten Augenheilkunde. Berlin: Springer 1920.
Scheid, W.: Die intracraniellen Aneurysmen. In: Die Zirkulationsstörungen des Gehirns und seiner Häute. Handbuch der inneren Medizin, Neurologie Teil 3, S. 19. 1953.
Schiefer, W., u. M. Marguth: Intraselläre Aneurysmen. (Klinik, Differentialdiagnose und Behandlung.) Acta neurochir. (Wien) 4, 344 (1956).
—, u. G. Struck: Serienangiographische Untersuchungen bei diffusen cerebralen Gefäßerkrankungen. Dtsch. Z. Nervenheilk. 176, 595 (1957).
Schieferstein, W.: Symptomatologie und Therapie der intracraniellen Aneurysmen. Inaug.-Diss. Köln 1952.
Schmidt, M.: Intracranial aneurysms. Brain 53, 489 (1931).
Schultz, E. C., and W. A. Huston: Arteriovenous aneurysm of the posterior fossa in a infant. J. Neurosurg. 13, 211 (1956).
Schwartz, H. G.: Arterial aneurysms of the posterior fossa. J. Neurosurg. 5, 312 (1948).
Sèze, S. de, et M. Feld: Diagnostic d'un minime anévrisme intracranien congénital par la clinique et l'artériographie. Traitement efficace par la fermeture du collet de l'anévrisme. Bull. Soc. méd. Hôp. Paris 63, 99 (1947).
Shaw, B. H.: Case of double sacculated intracranial aneurysm. J. ment. Sci. 47, 547 (1901).
Shelden, C. H., R. H. Pudenz and L. E. Brannon: Intracranial aneurysms. Arch. Surg. (Chicago) 61, 294 (1950).
Shinoya, F.: Ein Fall von rezidivierender Oculomotoriuslähmung (migraine ophthalmoplégique) mit Autopsie. Dtsch. Z. Nervenheilk. 42, 155 (1911).
Shore, B. R.: Intracranial aneurysms. Arch. Neurol. Psychiat. (Chicago) 21, 607 (1929).
Sieber, F.: Über Cystennieren bei Erwachsenen. Dtsch. Z. Chir. 79, 406 (1905).
Singleton, A. O.: Intracranial arteriovenous aneurysms. Ann. Surg. 110, 525 (1939).
Sjöqvist, O.: Über intracranielle Aneurysmen der Arteria carotis und deren Beziehung zur ophthalmoplegischen Migräne. Nervenarzt 9, 233 (1936).
Smith, R. W.: Multilocular aneurysm at the base of the brain. Proc. path. Soc. Dublin 1, 205 (1842).
— Cerebral aneurism. (Cases.) Quart. J. med. Sci. Dublin N. s. 1, 443 (1870).
Sorgo, W.: Die Erkennung und operative Indikationsstellung bei den intrakraniellen Blutungen. Wien. klin. Wschr. 6, 105 (1940).
Sosman, M. C., and E. C. Vogt: Aneurysms of the internal carotid artery and the circle of Willis from a roentgenological viewpoint. Amer. J. Roentgenol. 15, 122 (1926).
Spaeth, E. B., and W. E. Krenson III.: Arteriovenous aneurysm in the region of the circle of Willis from ophthalmologic aspect. J. int. Coll. Surg. 8, 313 (1945).
Steelman, H. F., G. J. Hayes and H. V. Rizzoli: Surgical treatment of saccular intracranial aneurysms. Report of 56 cases. J. Neurosurg. 10, 564 (1953).
Steiniger, H.: Zur Ätiologie und Symptomatologie der Aneurysmen der Hirngefäße. Wien. klin. Wschr. 1930 II, 1062.
Steven, J. L.: Central thrombosis in an intracranial aneurysm. Brit. J. Radiol. 23, 614 (1950).
Stewart, R. M., and W. R. Ashby: Angioma arteriale racemosum in an acallosal brain: a clinical and pathological report. J. Neurol. Psychopath. 11, 289 (1931).

STIRLING, C. L.: Unilateral non-pulsating exophthalmos due to aneurysm of the internal carotid artery. Neurosurg. Ward Rounds., Strong Mem. Hosp. 1, 1 (1939).

STRAUSS, I., J. H. GLOBUS and S. W. GINSBURG: Spontaneous subarachnoid hemorrhage; its relation to aneurysm of cerebral blood vessels. Arch. Neurol. Psychiat. (Chicago) 27, 1080 (1932).

—, and S. TRACHOW: Prognostic factors in spontaneous subarachnoid hemorrhage. Arch. Neurol. Psychiat. (Chicago) 38, 240 (1937).

SUGAR, O., and M. TINSLEY: Aneurysm of terminal portion of anterior cerebral artery. Arch. Neurol. Psychiat. (Chicago) 60, 81 (1948).

SUNDERLAND, S.: Neurovascular relations and anomalies at the base of the brain. J. Neur. Neurosurg. Psychiat. 11, 243 (1948).

SUTER, W.: Das kongenitale Aneurysma der basalen Gehirnarterien und Cystennieren. Schweiz. med. Wschr. 79, 471 (1949).

SWEET, W. H.: Seeping intracranial aneurysm simulating neoplasm. Syndrome of the corpus callosum. Arch. Neurol. Psychiat. (Chicago) 45, 86 (1941).

SYMONDS, C. P.: Contribution to the clinical study of intracranial aneurysms. Guy's Hosp. Rep. 63, 139 (1923).

— Spontaneous subarachnoid hemorrhage. Quart. J. Med. 18, 93 (1924).

— Symposium on intracranial vascular anomalies. J. Neurosurg. 8, 1 (1951).

TAEFFNER, J. H.: Intracranial aneurysms involving carotid artery and its branches. Arch. Neurol. Psychiat. (Chicago) 43, 184 (1940).

THIEBAUT, F.: Renseignements fournis par la compression passagère des carotides primitives dans les gros anévrysmes de la fosse cérébrale moyenne: extinction du souffle par compression de la C. P. homolatérale, éclipse cérébrale par compression de la C. P. contralatérale. Rev. Oto-neuro-ophtal. 20, 306 (1948).

THIRY, S., et M.-A. GEREBTZOFF: Etude électrophysiologique d'un cas d'anévrisme de la cérébrale antérieure. Acta neurol. belg. 52, 187 (1952).

THOMSEN: Ein Fall von typisch rezidivierender Oculomotoriuslähmung. Neurol. Zbl. 3, 548 (1884).

TÖNNIS, W.: Erfolgreiche Behandlung eines Aneurysmas der Art. communicans anterior cerebri. Zbl. Neurochir. 1, 39 (1936).

— Zur Behandlung intracranieller Aneurysmen. Langenbecks Arch. klin. Chir. 189, 474 (1937).

— Gefäßerkrankungen als neurochirurgisches Problem. Regensburg. Jb. ärztl. Fortbild. 2, 1 (1951).

— Die Behandlung der intracraniellen Aneurysmen. Dtsch. med. J. 1/2, 1 (1952).

— Die Behandlung der intracraniellen Aneurysmen. Dtsch. med. J. 3, 1 (1952).

—, u. W. SCHIEFER: Die chirurgische Behandlung der Subarachnoidalblutung. Landarzt 10, 217 (1956).

— — Konservative oder operative Behandlung der Subarachnoidalblutung? Medizinische 35, 1175 (1956).

TONGE, J. I.: Aneurysms of splenic artery, with report of 2 cases and review of literatur. Med. J. Aust. 2, 199 (1948).

TORKILDSEN, A.: Spontaneous intracerebellar hemorrhage treated by operation. Zbl. Neurochir. 1, 242 (1937).

TRAVERS, B.: A case of aneurism by anastomosis in the orbit, cures by ligation of the common carotid artery. Med.-chir. Trans. 2, 1 (1811).

— Observations on ligation of arteries and the causes of secondary haemorrhage. Med.-chir. Trans. 4, 435 (1813).

TRUPP, M., and E. SACHS: Vascular tumors of the brain and spinal cord and their treatment. J. Neurosurg. 5, 354 (1948).

TUREEN, L. L., S. H. GRAY and P. WHEELER: Ruptured cerebral varices. Arch. Neurol. Psychiat. (Chicago) 34, 1274 (1935).

TURNBULL, H. M.: Intracranial aneurysms. Brain 41, 50 (1918).

TUTHILL, C. R.: Cerebral aneurysms. Arch. Path. (Chicago) 16, 630 (1933).

VIETS, H.: Unilateral ophthalmoplegia: report of a case due to carotid aneurysm. J. nerv. ment. Dis. 47, 249 (1918).

VINCENT, C., E. HARTMANN et R. DELAITRE: Les hémorrhagies méningées récidivantes dans les angiomes artériels du cerveau. Bull. Soc. méd. Hôp. Paris 54, 995 (1938).

VIRCHOW, R.: Über die Erweiterung kleinerer Gefäße. Virchows Arch. path. Anat. 3, 427 (1851).

— Die krankhaften Geschwülste, Bd. 3, S. 309. Berlin: Hirschwald 1863—1867.

WALKER, A. E.: Clinical localization of intracranial aneurysms and vascular anomalies. Neurology (Minneap.) 6, 79 (1956).

WALSH, F. B.: Clinical neuro-ophthalmology. Baltimore: Williams & Wilkins Company 1947.

—, and W. E. DANDY: Pathogenesis of intermittent expohthalmos. Arch. Ophthal. (Chicago) 32, 1 (1944).

—, and A. B. KING: Ocular signs of intracranial saccular aneurysms. Experimental work on collateral circulation through ophthalmic artery. Arch. Ophthal. (Chicago) 27, 1 (1942).

— M. N.: Diagnosis, localization and treatment of intracranial saccular aneurysms. Arch. Neurol. Psychiat. (Chicago) 44, 671 (1940).

Walsh, M. N.: Subarachnoid haemorrhage. Acta radiol. (Stockh.) 46, 321 (1956).
—, and J. G. Love: Intracranial carotid aneurysms: successful surgical treatment. Proc. Mayo Clin. 12, 81 (1937).
Walton, J. N.: Subarachnoid hemorrhage in pregnancy. Brit. med. J. 1953, No 4815, 869.
Weber, F. P.: Note on the association of extensive hemangiomatous naevus of the skin with cerebral (meningeal) hemangioma, especially cases of facial vascular naevus with contralateral hemiplegia. Proc. roy. Soc. Med. 22, 431 (1929).
— G.: Über intrakranielle Aneurysmen. Dtsch. med. Wschr. 1948, 256.
Wechsler, I. S., and S. W. Gross: Cerebral arteriography in subarachnoid hemorrhage. J. Amer. med. Ass. 136, 517 (1948).
— — and I. Cohen: Arteriography and carotid artery ligation in intracranial aneurysms and vascular malformations. J. Neurol., Neurosurg. Psychiat. 14, 25 (1951).
Weinberg, M. H.: Intracranial aneurysms. J. nerv. ment. Dis. 97, 666 (1943).
Weisz, E.: Zur Aetiologie der Aneurysmen der basalen Hirnarterien. Mitteilung von 13 Sektionsfällen der Pathologischen Anstalt Basel. Inaug.-Diss. Basel 1945.
Wells, H. G.: Intracranial aneurysm of the vertebral artery. Arch. Neurol. Psychiat. (Chicago) 1, 311 (1922).
Werner, S. G., A. H. Blakemore and B. G. King: Aneurysm of the internal carotid artery within skull, wiring and electrocoagulation. J. Amer. med. Ass. 116, 578 (1941).
Whalley, N.: Ruptured congenital aneurysm of the anterior communicating artery. J. Neurol. Neurosurg. Psychiat. 12, 322 (1949).
White, J. C., and R. D. Adams: Combined supra- and infraclinoid aneurysms of internal carotid artery. J. Neurosurg. 12, 450 (1955).
Wichern, H.: Klinische Beiträge zur Kenntnis der Hirnaneurysmen. Dtsch. Z. Nervenheilk. 44, 220 (1912).
Wickbom, J.: Angiographic examination of intracranial arterio-venous aneurysms. Acta radiol. (Stockh.) 4, 385 (1950).
Williams, R. R., R. C. Bahn and G. P. Sayre: Congenital cerebral aneurysms. Proc. Mayo Clin. 30, 161 (1955).
Wilson, G., H. E. Riggs and Ch. Rupp: The pathologic anatomy of ruptured cerebral aneurysms. J. Neurosurg. 11, 128 (1954).
— C. Rupp and H. Bartle jr.: Ruptured aneurysms of the circle of Willis. Trans. Amer. neurol. Ass. 68, 140 (1942).
Wilson-Kinnier, S. A.: Intracranial aneurysms. Neurology (Lond.) 2, 1110 (1940).
Wolf jr., G. A., H. Goodell and H. G. Wolff: Prognosis of subarachnoid hemorrhage and its relation to long term management. J. Amer. med. Ass. 129, 715 (1945).
— H., u. G. Schaltenbrand: Die perkutane Arteriographie der Gehirngefäße. Zbl. Neurochir. 4, 233 (1939).
Woltman, H. W., and W. D. Shelden: Neurologic complications assiociated with congenital stenosis of the isthmus of the aorta. A case of cerebral aneurysm with rupture and a case of intermittent lameness presumably related to stenosis of the isthmus. Arch. Neurol. Psychiat. (Chicago) 17, 303 (1927).
Woodhall, B., and H. Lowenbach: Congenital cerebral aneurysms lateralized by electroencephalography. Sth. Med. J. 36, 580 (1943).
— G. L. Odom, B. M. Bloor and J. Golden: Studies on cerebral intravascular pressure. J. Neurosurg. 10, 28 (1953).
Wüllenweber, G.: Aneurysma des Plexus choriodeus mit Stauungspapille. Dtsch. Z. Nervenheilk. 84, 287 (1925).
Wüstefeld, M.: 23jährige Beobachtung eines Kranken unter dem Erscheinungsbild der pluriglandulären Störung bei Aneurysma im Hypophysengebiet. Med. Mschr. 8, 322 (1954).
Wycis, H. T.: Cerebral aneurysm: report of an unusual case. Arch. Neurol. Psychiat. (Chicago) 52, 160 (1944).
Yaeger, C. Le V., and M. N. Walsh: Changes in the electroencephalogram from ligation of the carotid arteries in the case of intracranial saccular aneurysm. J. Amer. med. Ass. 144, 1625 (1940).
Yaskin, H. E., and B. J. Alpers: Aneurysm of the vertebral artery. Report of a case on which the aneurysm simulated a tumor of the posterior fossa. Arch. Neurol. Psychiat. (Chicago) 51, 271 (1944).
Zollinger, R., and E. C. Cutler: Aneurysm of the internal carotid artery. Arch. Neurol. Psychiat. (Chicago) 30, 607 (1933).

Symptomatologie und Differentialdiagnose der Subarachnoidalblutungen.
(Siehe auch unter „venöse und arteriovenöse Angiome“ und „sackförmige Aneurysmen“.)

Allègre, G. E., and A. E. Walker: The biology of subarachnoid haemorrhage. Baltimore: John Hopkins University School of Medic. 1954.
Anderson, R. McD.: Spontaneous intracranial haemorrhage: a clinico-pathological report. Med. J. Aust. 1956 I, 1043.

ASENJO, A., u. P. DONOSO: Aneurysmen der Arteria communicans anterior. Neurocirurgia 15, 9 (1957) [Spanisch]. Ref. Zbl. ges. Neurol. Psychiat. 146, 73 (1958).

ASK-UPMARK, E., and D. INGVAR: A follow-up examination of 138 cases of subarachnoidal haemorrhage. Acta med. scand. 138, 15 (1950).

AYER, W. D.: So-called spontaneous subarachnoid haemorrhage. Amer. J. Surg. 26, 143 (1934).

BALLARD, H. S., and H. BONDAR: Spontaneous subarachnoid hemorrhage in sickle cell anemia. Neurology (Minneap.) 7, 443 (1957). Ref. Zbl. ges. Neurol. Psychiat. 143, 337 (1958).

BUSACK, E.: Klinik und Therapie des intracerebralen Spontanhämatoms. Inaug.-Diss. Köln 1957.

CARLE, D. W. DE: Pregnancy and cerebrovascular complications. Report of seven cases. West. J. Surg. 57, 181 (1949).

CONLEY, J. W., and C. W. RAND: Spontaneous subarachnoid haemorrhage occuring in moneclamptic pregnancy. Arch. Neurol. Psychiat. (Chicago) 66, 443 (1951).

CRAIG, W. MC.K., and A. W. ADSON: Spontaneous intracerebral haemorrhage, etiology and surgical treatment with a report of 9 cases. Arch. Neurol. Psychiat. (Chicago) 35, 701 (1936).

CUTCHAN, G. R.: Spontaneous subarachnoid haemorrhage. Amer. J. Med. 17, 528 (1954).

DAVID, M., H. HÉCAEN et R. FROWEIN: Revue critique sur le traitement chirurgical de l'hématome intracérébral spontané. Sem. Hôp. Paris 12, 1 (1953).

DESAUSSURE, R. L., CH. D. SCHEIBERT and L. A. HAZOURI: Astrocytoma grade III associated with profuse subarachnoid bleeding as its first manifestation. J. Neurosurg. 8, 236 (1951).

DIAL, D. L., and G. B. MAURER: Intracranial aneurysms. Report of 13 cases. Amer. J. Surg. 35, 2 (1937).

DUNCAN, J. H.: Spontaneous cerebral haemorrhage in a young woman. Canad. med. Ass. J. 35, 72 (1936).

ECHOLS, D. H., and FR. C. REHFELD: Profuse subarachnoid haemorrhage caused by cerebral glioma. J. Neurosurg. 7, 3 (1950).

EGERMAJEROVÀ, R., u. M. FISAROVÀ: Subarachnoidal haemorrhage. Čsl. Neurol. 20, 373 mit engl. Zus.fass. (1957) [Tschechisch]. Ref. Zbl. ges. Neurol. Psychiat. 146, 297 (1958).

ERNSTING, I.: Choroid plexus papilloma causing spontaneous subarachnoid hemorrhage. J. Neurol. 18, 134 (1955).

FASANO, V. A., et G. BROGGI: Aspect clinique et chirurgical de l'hémorragie cérébrale. (A propos de 9 cas de l'hématomes intracérébraux spontanés.) Neuro-chirurgie 2, 357—387 (1956).

FEUDELL, P.: Intracranielle Blutung im Anschluß an Dauerwellenlegen. Dtsch. med. Wschr. 76, 1219 (1951).

FRENCH, L. A., and P. S. BLAKE: Subarachnoid haemorrhages and intracranial aneurysms. Lancet 1950 I, 459—466.

GARBER, M., and R. R. MAIER: Pregnancy complicated by subarachnoid haemorrhage. Amer. J. Obstet. 56, 1174—1177 (1948).

GERLACH, J., u. H.-P. JENSEN: Zur Klinik der kapillären intracerebralen Angiome. Ärztl. Wschr. 13, 977 (1958).

— Zur Differentialdiagnose des Glioblastoma multiforme bei Jugendlichen. Acta Neurochir. Suppl. 4, 95 (1959).

GROS, CL., et J. MINVIELLE: Les hématomes intracérébraux spontanés. Presse méd. 56, 1176 (1952).

HAMBY, W. B.: Spontaneous subarachnoid haemorrhage of aneurysmal origin. Factors influencing prognosis. J. Amer. med. Ass. 136, 522 (1948).

HANSEN, K., u. H. V. STAA: Über Subarachnoidalblutungen. Nervenarzt 12, 113 (1939).

HEILMEYER, L.: Die megaloblastischen Anämien. In Handbuch der inneren Medizin, Bd. 2, S. 264. 1951.

— Polyglobulie und Polycythaemie. Primäre idiopathische Polycythaemia rubria vera. In Handbuch der inneren Medizin, Bd. 2, S. 454. 1951.

HICKEY, M., J. B. COAKLEY, M. I. DRURY and H. MOORE: Subarachnoid haemorrhage during cortisone therapy. Irish J. med. Sci. 6, 284 (1953).

HINGER, R., u. R. BRIEL: Subarachnoidalblutung bei Durchführung des Veritoltestes. Zbl. Chir. 80, 1844 (1955).

HOFF, F.: Subarachnoidale Blutungen, S. 60. Stuttgart: Georg Thieme 1948.

HURTEAU, E. F.: Spontaneous subarachnoid haemorrhage. Present status of diagnosis and surgical treatment. J. Amer. med. Ass. 142, 988 (1950).

HUSBY, J., G. NORLÉN and I. PETERSEN: Electroencephalographic findings in intracranial arterial and arteriovenous aneurysms and subarachnoid haemorrhages. Acta psychiat. (Kbh.) 28, 387 (1954). Ref. Zbl. ges. Neurol. Psychiat. 129, 331.

HVAL, E.: Ein Beitrag zur Ätiologie und Pathogenese der subarachnoidalen Blutungen sowie der traumatischen Aneurysmen. Med. Rev. (Bergen) 53, 337 (1936) [Norwegisch].

HYLAND, H. H.: Prognosis in spontaneous subarachnoid haemorrhage. Arch. Neurol. Psychiat. (Chicago) 63, 61 (1950).

IRVING, I., and M. D. SANDS: Diagnosis and management of subarachnoid haemorrhage. Arch. Neurol. Psychiat. (Chicago) 46, 6 (1941).

Jakobson, S. A.: Analysis of some factors in spontaneous subarachnoid haemorrhage. Arch. Neurol. Psychiat. (Chicago) **72**, 711 (1954).

Janzen, R.: Schlaganfälle. 1. Teil: Massenblutung, Erweichung, allgemeine Durchblutungsstörung. 2. Teil: Subarachnoidale Spontanblutung. Mkurse ärztl. Fortbild. **1**, 1 (1956).

Jefferson, G.: Les hémorragies sousarachnoidiennes par angiomes et anévrysmes chez je jeune. Rev. neurol. **80**, 413 (1948).

Jokl, E.: The clinical, physiology of physical fitness and rehabilitation. Springfield, Ill.: Charles Thomas 1958.

Jores, A.: Hypophyse u. Hypophysenzwischenhirnsystem. Die Akromegalie. In Handbuch der inneren Medizin, Bd. 7, Teil 1, S. 45. 1955.

Karbacher, P.: Über den Zusammenhang gewisser retinaler und spontaner leptomeningealer Blutungen. Schweiz. med. Wschr. **1**, 201 (1936).

Katsch, G., u. H. Pickert: Die Krankheiten des Magens. In Handbuch der inneren Medizin, Bd. 3, Teil 1, S. 643. 1953.

Kazmeier, F., u. H. J. Voigt: Zur Klinik der Subarachnoidalblutungen und der cerebralen Gefäßmißbildungen. Nervenarzt **27**, 345 (1956).

Köhler, W.: Die Ursache und Prognose der spontanen Subarachnoidalblutungen. Inaug.-Diss. Köln 1953.

Kristiansen, K.: A clinical and radiologic evaluation of spontaneous subarachnoid haemorrhage. Acta radiol. (Stockh.) **46**, 326 (1956).

Lazorthes, G.: Les hémorragies intracrâniennes. Paris: Masson & Cie. 1952.

— L'hémorragie cérébrale vue par le neurochirurgien. Paris: Masson & Cie. 1956.

Lerer, S.: Note of a case of cerebral haemorrhage occuring early in pregnancy. J. Obstet. Gynaec. **54**, 659 (1947).

Logue, V.: Surgery in spontaneous subarachnoid haemorrhage. Brit. med. J. **1956** 1, 473.

Madonick, M. I., and N. Savitzky: Subarachnoid haemorrhage in melanoma of the brain. Arch. Neurol. Psychiat. (Chicago) **65**, 628 (1951).

Magee, C. G.: Spontaneous subarachnoid haemorrhage. A review of 150 cases. Lancet **1943**, 497.

Maglaery, I. W.: On subarachnoid bleeding — an appraisal of treatment. J. Neurosurg. **12**, 437 (1955).

Manganiello, L. O. I.: Massive spontaneous haemorrhage in gliomas. J. nerv. ment. Dis. **110**, 227 (1949).

Margolis, G., G. L. Odom, B. Woodhall and B. M. Bloor: The role of samll angiomatous malformations in the production of intracerebral hematomas. J. Neurosurg. **8**, 564 (1951).

Martland, H. S.: Spontaneous subarachnoid haemorrhage and congenital „berry" aneurysms of the circle of Willis. Amer. J. Surg. **43**, 10 (1939).

Meessen, H., u. O. Stochdorph: Erweichung und Blutung. In Handbuch der speziellen pathologischen Anatomie und Histologie, Bd. 13, Teil I, S. 1384. 1957.

Millar, J. H. D.: The electroencephalogram in cases of subarachnoid haemorrhage. Electroenceph. clin. Neurophysiol. **5**, 165 (1953).

Nathanson, M., A. L. Robinson and M. A. Green: Blood in the subarachnoid space. Neurology (Minneap.) **3**, 721 (1953).

O'Brien, J. G.: Subarachnoidal haemorrhage in identical twins. Brit. M. J. **1**, 607 (1942).

Ohler, W. R., and D. Hurwitz: Spontaneous subarachnoid haemorrhage. J. Amer. med. Ass. **98**, 1856 (1932).

Pass, K. E.: Über die subarachnoidale Blutung. Z. ges. Neurol. Psychiat. **167**, 400 (1939).

Pecker, J.: Les hématomes intra-cérébraux spontanées. Rev. Praticien **1957**, 1621. Ref. Zbl. ges. Neurol. Psychiat. **143**, 337 (1958).

Reisner, H.: Therapeutische Probleme der spontanen Subarachnoidalblutung. Wien. Z. Nervenheilk. **7**, 318 (1956).

Sack, H.: Der blutige Liquor. Dtsch. med. Rdsch. **1**, 134 (1947).

Salon, D.: Spontaneous subarachnoid haemorrhage. Arch. Neurol. Psychiat. (Chicago) **44**, 919 (1940).

Scheid, W.: Die Zirkulationsstörungen des Gehirns und seiner Häute. In Handbuch der inneren Medizin, Bd. V, Teil 3, S. 1. 1953.

— Zirkulationsstörungen des Gehirns und seiner Häute und senile Erkrankungen. Klin. d. Gegenw. **4**, 33 (1957).

Schoen, R., u. W. Tischendorf: Krankheiten der Knochen, Gelenke und Muskeln. Kap. 4: Marmorknochenkrankheit (Albers-Schönberg). In Handbuch der inneren Medizin, Bd. 6, Teil 1, S. 79. 1954.

Steinbrecher, W.: Klinik, Ätiologie und Prognose „spontaner" Subarachnoidalblutungen. Nervenarzt **251**, 27 (1956).

Strauss, I., J. H. Globus and S. W. Ginsburg: Spontaneous subarachnoid haemorrhage; its relation to aneurysm of cerebral blood vessels. Arch. Neurol. Psychiat. (Chicago) **27**, 1080 (1932).

—, and S. Trachow: Prognostic factors in spontaneous subarachnoid haemorrhage. Arch. Neurol. Psychiat. (Chicago) **38**, 240 (1937).

Symonds, C. P.: Spontaneous subarachnoid haemorrhage. Quart. J. Med. 18, 93 (1924).

Tönnis, W., u. W. Schiefer: Die chirurgische Behandlung der Subarachnoidalblutung. Landarzt 32, 217 (1956).

— — Konservative oder operative Behandlung der Subarachnoidalblutung. Medizinische 35, 1175 (1956).

— — Die Komplikationen bei Angiographie der Hirngefäße. Fortschr. Neurol. Psychiat. 26, 265 (1958).

— — u. W. Walter: Zur Differentialdiagnose intrakranieller Blutungen. Dtsch. Z. Nervenheilk. 176, 666 (1957).

Vincent, C., E. Hartmann et R. Delaitre: Les hémorragies méningées récidivantes dans les angiomes arteriels du cerveau. Bull. Soc. méd. Hôp. Paris 54, 995 (1938).

Walton, J. N.: Subarachnoid haemorrhage in pregnancy. Brit. med. J. 1953, No 4815, 869—871.

— The electroencephalographic sequelae of spontaneous subarachnoid haemorrhage. Electroenceph. clin. Neurophysiol. 5, 41 (1953).

— Subarachnoid haemorrhage of unusual aetiology. Neurology (Minneap.) 3, 517 (1953).

Wolf jr., G. A., H. Goodell and H. G. Wolff: Prognosis of subarachnoid haemorrhage and its relation to long term management. J. Amer. med. Ass. 129, 715 (1945).

Die chirurgische Behandlung intrakranieller Gefäßmißbildungen.

A. Angiome.

Von

G. Norlén.

Mit 72 Abbildungen.

Hinsichtlich der Möglichkeiten einer wirksamen Behandlung intrakranieller cerebraler Gefäßmißbildungen bestand lange tiefer Pessimismus. So wie beim Aneurysma in anderen Gefäßgebieten waren es hauptsächlich 3 Methoden, die anfänglich erprobt wurden:

1. Unterbrechung der arteriellen Zufuhr durch Ligatur proximaler Gefäße,
2. Exstirpation der cerebralen Gefäßmißbildungen und
3. Röntgenbehandlung.

Frühere Exstirpationsversuche endeten entweder mit dem Tode des Patienten auf dem Operationstisch infolge unkontrollierbarer Blutungen, oder die Patienten wurden invalide infolge schwerer neurologischer Ausfallserscheinungen (v. Bergmann 1901 bis 1902; Laves 1925; Olivecrona 1927; Cushing und Bailey 1928; Dandy 1928). Die Fälle, um die es sich hierbei in der Regel handelte, waren die heute arteriovenöse Aneurysmen genannten, welche entweder auf Grund einer Epilepsie oder wegen Tumorverdachts explorativ freigelegt wurden. In der früheren Literatur wurden auch diese Fälle zu den Hirntumoren (Angiomen) gerechnet, es herrschte aber eine große Verwirrung in Hinblick auf deren Klassifizierung. Viele Verfasser nannten sie Angioma racemosum venosum oder Angioma racemosum arteriale, andere Angioma cavernosum (s. Lechner 1922).

Die Ursache der schlechten Erfahrungen war, daß unsere Kenntnisse von wichtigen anatomischen, physiologischen und auch klinischen Daten dieser Gefäßmißbildungen zu diesem Zeitpunkt allzu unvollständig waren. Erst dadurch, daß einzelne Forscher ein hinreichend großes Material bekamen, um pathologisch-anatomische Befunde mit klinischen Daten zu korrelieren, wurde es möglich, in diese Gefäßmißbildungen Ordnung zu bringen und sie zu klassifizieren. Cushing und Bailey (1928) brachten eine klare Grenzziehung zwischen cerebralen Gefäßmißbildungen einerseits und Gefäßtumoren, die sie Angioblastome nannten, andererseits. Diese Verfasser, wie auch Dandy (1928), waren der Ansicht, daß der Hauptteil dieser Gefäßmißbildungen, wenigstens diejenigen, die wir nunmehr arteriovenöse Aneurysmen nennen, praktisch inoperabel war, obwohl Dandy meinte, daß die einzige Möglichkeit, diese Patienten zu heilen, war, die zu der Gefäßmißbildung führenden Arterien zu ligieren oder das ganze Angiom zu exstirpieren, daß aber "the radical attempt to cure is attended by such supreme difficulties and is so exceedingly dangerous as to be contraindicated except in certain selected cases". Die Entwicklung verlief daher viele Jahre so, daß man sich auf weniger aktive Methoden einrichtete, und lange Zeit blieben die therapeutischen Maßnahmen auf solche begrenzt, von denen man annahm, daß sie dem Patienten nicht schaden konnten, auch wenn sie keinen direkten Nutzen brachten, und auch heute noch wird vielerorts eine konservative Haltung in diesen Fällen eingenommen.

Einen Meilenstein in unseren Kenntnissen über die chirurgische Behandlung dieser Läsionen bedeutete die 1936 von Bergstrand, Olivecrona und Tönnis herausgegebene

Monographie. Die Sturge-Webersche Erkrankung wird hier als besondere Krankheitseinheit abgegrenzt. Die chirurgische Behandlung, die in diesen Fällen auf Ausschaltung der epileptischen Anfälle abzielt, wird von OLIVECRONA ziemlich optimistisch beurteilt. Die Angiographie begann hier systematischer angewandt zu werden, und TÖNNIS wies darauf hin, daß die Angiographie unentbehrlich bei der Indikationsstellung zur Operation arteriovenöser Aneurysmen ist. Die Möglichkeit, die arteriovenösen Aneurysmen chirurgisch anzugehen, wurde jedoch immer noch mit großer Vorsicht beurteilt.

Allmählich vollzieht sich eine Änderung zur mehr aktiven Einstellung. OLIVECRONA ist hier bahnbrechend und berichtete über seine Erfahrungen in einer Anzahl Arbeiten, die 1957 in einer Monographie (OLIVECRONA und LADENHEIM) gipfeln. Auch andere Verfasser haben hinsichtlich der arteriovenösen Aneurysmen eine zunehmend aktive und radikale Stellung eingenommen (NORLÉN, TÖNNIS, PATERSON und McKISSOCK, PETIT-DUTAILLIS et al., LAZORTHES et al., PILCHER et al., LAINE et al., MILETTI, LEPPO et al., HAYNE et al.).

Durch vergleichende angiographische Studien der Hirnzirkulation vor und nach der Operation (NORLÉN, GREITZ) hat der oftmals schicksalhafte Effekt der Gefäßmißbildungen auf die gesamte Hirnzirkulation und Nutrition beleuchtet werden können, wodurch unsere Kenntnisse der Pathophysiologie dieser Läsionen vermehrt wurden, gleichzeitig beeinflußte diese zunehmende Kenntnis die Indikationsstellung.

Eine Verbesserung unserer diagnostischen Methoden und des chirurgisch-technischen Verfahrens hat also während der letzten Jahre die Entwicklung zu einer aktiveren Einstellung geführt, und mit der Einführung der Operation unter Hypotension und in allerletzter Zeit unter Hypothermie sind die Indikationen zur radikalen Exstirpation so wesentlich erweitert worden, daß sie cerebrale Gefäßmißbildungen von solcher Größe und Lokalisation einschließen, wie man es vor einigen Jahren kaum für möglich gehalten hatte.

In der folgenden Darstellung der chirurgischen Möglichkeiten und Behandlungsmethoden verschiedener Typen der cerebralen Gefäßmißbildungen wird hauptsächlich der von BERGSTRAND angegebenen Einteilung gefolgt werden. Da es eine Gefäßmißbildung vom Typ Angioma racemosum arteriale wahrscheinlich nicht gibt und die Teleangiektasien kein chirurgisches Interesse haben, wurden sie im folgenden ausgelassen.

1. Angioma cavernosum.

Die intracerebralen Cavernome sind äußerst selten. Die pathologisch-anatomische Abgrenzung gegen die Teleangiektasien, die BERGSTRAND zum Angioma racemosum rechnet, kann oft Schwierigkeiten bereiten, und BERGSTRAND sagt auch, daß beide Formen viel Gemeinsames haben, und daß es Übergangsformen gibt, eine Auffassung, die auch von anderen geteilt wird (SJÖVALL und LUNDGREN 1938; BODIN und HELLER 1950). BORST (1902) hat ebenfalls die gemeinsame Bezeichnung Hämangioma simplex für Teleangiektasien und Cavernom vorgeschlagen. In gewissen Fällen können die Cavernome multipel im Hirn auftreten (HUEBSCHMANN 1921; KUFS 1928; BODIN und HELLER 1950; MANUELIDIS 1950), und manchmal kann gleichzeitig mit dem intracerebralen Cavernom das auf Haut oder Schleimhaut lokalisierte Cavernom auftreten (ASENJO und UIBERALL 1957). Die klinischen Symptome, die ja vorwiegend chirurgisches Interesse haben, sind erstens Epilepsie und zweitens Blutung, und es sind Fälle beschrieben, wo eine plötzliche Blutung aus einem cavernösen Angiom den Tod des Patienten verursachte (HUEBSCHMANN 1921; DANDY 1928; LOYKA und GRONSKY 1956; ASENJO und UIBERALL). Im günstigsten Fall kann eine Blutung vorübergehend sein, sie macht jedoch mehr oder weniger bestehenbleibende Paresen (BODIN und HELLER). Auf der anderen Seite verlaufen viele Fälle symptomlos (KUFS, MANUELIDIS), was man auch in einem Teil der Fälle anderer cerebraler Gefäßmißbildungen sehen kann. Intrakranielle Drucksteigerung kommt außerordentlich selten vor, ist aber natürlich denkbar bei Cavernomen mit einer die Liquorwege blockierenden Lokalisation. Manchmal kann natürlich auch eine von einem

Cavernom ausgehende Blutung eine Drucksteigerung verursachen, die lebensbedrohlich werden kann. Die häufigste Lokalisation dürfte das relativ oberflächlich auf der Konvexität der Hemisphäre gelegene Cavernom sein, doch kommen sowohl intraventrikuläre als auch auf das Cerebellum lokalisierte Cavernome vor (Bodin und Heller, Dandy, Uiberall).

Diagnostik. Eine präoperative Diagnose dürfte unmöglich zu stellen sein außer in den Fällen, da gleichzeitig mit dem cerebralen Cavernom eine auf Haut und Schleimhaut lokalisierte Manifestation einer allgemeinen Cavernomatose vorkommt. Encephalographie und Angiographie helfen uns wenig. In einem von Furtado u. Mitarb. (1951) beschriebenen Fall war die Angiographie völlig negativ, und Asenjo und Uiberall (1957) hoben ebenfalls hervor, daß die Angiographie negativ ist oder wie die Encephalographie das Bild eines expansiven Prozesses macht, wenn eine intracerebrale Blutung vorliegt. Diese Auffassung steht in Übereinstimmung mit unserer Erfahrung bei den wenigen von uns operierten Fällen. Auf der anderen Seite sagt Krayenbühl bei einem Material von 5 Fällen, daß diese Cavernome sowohl anamnestisch, klinisch-röntgenologisch als auch pathologisch-anatomisch ein recht einheitliches Krankheitsbild ergeben. Es handelt sich meist um cortical oder subcortical in den Großhirnhemisphären gelegene Angiome mit Blutungen, Jackson-Epilepsie, Hemisymptomen und machmal progredientem Hirndruck als dominierenden Symptomen. Der Krankheitsverlauf ist oft akut oder subakut. Krayenbühl wies darauf hin, daß die Angiographie ein, wie er sagt, typisches Bild zeigt mit starker Verschiebung der cerebralen Arterien in der arteriellen Phase und eine kleinfleckige Kontrastansammlung im Angiom während der capillären Phase, die in der venösen Phase manchmal noch vorhanden, meist aber verschwunden ist.

Operationsindikationen. Eine Indikation zu chirurgischem Eingreifen bei intracerebralem Cavernom kann also in erster Linie die Ausschaltung epileptischer Anfälle durch Exstirpation eines vorhandenen Angioms sein. Hierbei werden wir vor dasselbe Problem gestellt, das für die chirurgische Behandlung der Epilepsie überhaupt gilt. Eine Beurteilung muß auf die Verhaltensweise der Epilepsie im jeweiligen Fall Rücksicht nehmen. Bestimmte Richtlinien für unser Handeln bei Fällen mit Cavernom und Epilepsie können also nicht gegeben werden, besonders da die präoperative Diagnose Cavernom in diesen Fällen äußerst selten vorkommen dürfte. Die Anzahl operierter Fälle mit ausreichend langer prä- und postoperativer Beobachtungszeit ist allzu gering, um Schlußfolgerungen zu erlauben.

Die andere wichtige Operationsindikation sollte sein, das Risiko einer lebensbedrohlichen Blutung auszuschließen. In der Regel wird man dabei klinisch entweder schon eine Subarachnoidalblutung gehabt haben (Furtado) oder intracerebrale Blutungen, die den Verdacht auf eine vasculäre Mißbildung lenken (Krayenbühl).

Operative Behandlung. Die in der Literatur beschriebenen Fälle von operiertem Cavernom sind äußerst wenig, und in vielen Fällen ist es zweifelhaft, ob es sich wirklich um ein Cavernom oder eine Gefäßmißbildung anderer Art handelte (v. Bergmann 1901 bis 1902). 1896 beschrieb Rossolimo einen Fall von cavernösem Angiom, das bei einer Exploration wegen einer Epilepsie angetroffen worden war. Der Beschreibung nach zu urteilen, kann es sich in diesem Falle sehr gut um ein arteriovenöses Aneurysma, wie wir es heute nennen, gehandelt haben. Der Patient starb in einem postoperativen Schock, und die mikroskopische Untersuchung soll ein cavernöses Angiom ergeben haben. 1904 beschrieb Englehart ein mit glücklichem Ausgang operiertes cavernöses Angiom. Der Patient, ein 26jähriger Mann, hatte seit dem 3. Lebensjahre epileptische Anfälle gehabt, doch mit sehr langen freien Intervallen. Bruns (1908) und Baum (1911) haben ebenfalls mit Erfolg Fälle mit cerebralem Cavernom operiert. 1928 beschrieb Dandy 44 Fälle der Literatur, von denen 11 operativ entfernt worden sein sollen. Er hat 5 eigene Fälle hinzugefügt, aber unter diesen Fällen sind sicherlich viele, worauf auch Bergstrand hinweist, die nicht als Cavernom nach Virchows Definition bezeichnet werden können. Von Dandys eigenen Fällen will Bergstrand nur einen als sicheres Cavernom akzeptieren.

1942 beschrieben HUBER und SORGO 2 Fälle von verkalktem Cavernom, die exstirpiert wurden. In beiden Fällen war die Operationsindikation Epilepsie, und Röntgenaufnahmen hatten intrakranielle Verkalkungen gezeigt, weshalb die präoperative wahrscheinliche Diagnose in diesen Fällen Oligodendrogliom lautete. Die Encephalographie zeigte aber keine Zeichen eines expansiven Prozesses in diesen Fällen. Es kam im Gegenteil zu einer gewissen Erweiterung der kontralateralen Seitenventrikel. ASENJO und UIBERALL haben neulich 6 Fälle beschrieben, von welchen 2 operiert worden sind, beide starben im Anschluß an den operativen Eingriff. FURTADO u. Mitarb. haben schließlich auch einen Fall mit glücklichem Ausgang beschrieben. Von KRAYENBÜHLs 5 Fällen wurden vier mit Erfolg operiert. Ein Patient wurde in akutem Blutungsstadium in komatösen Zustand operiert und starb unmittelbar im Anschluß an den Eingriff.

Da die beschriebenen Fälle sehr gering an Zahl sind, kann eine kurze Beschreibung einiger in der Neurochirurgischen Klinik des Serafimerlazarettes beobachteter Fälle begründet sein.

Fall I. A. S., männlich, 25 Jahre. Serafimerlazarett 405/36. Seit dem 7. Lebensjahr Epilepsie mit wechselnder Frequenz. Zeitweise gehäufte Anfälle, aber auch anfallsfreie Perioden, eine von 7 Jahren. Zunehmende Anfallsfrequenz während der späteren Jahre sowie eine gewisse psychische Veränderung. Im Anschluß an ein Trauma zunehmende Verlangsamung und rechtsseitige Hemiparese. Allmählich bewußtlos mit maximal dilatierter Pupille der rechten Seite. Bei der Operation wurde auf der linken Seite ein akutes subdurales Hämatom gefunden, das ausgeräumt wurde. Eine gewisse Verbesserung trat ein, gefolgt aber von Verschlechterung und Tod. Bei der Sektion wurde in den hinteren, unteren Abschnitten des linken Frontallappens ein von einer intracerebralen Blutung umgebenes cavernöses Angiom angetroffen.

Fall II. J. B., weiblich, 33 Jahre. Serafimerlazarett 1037/46. Seit dem 15. Lebensjahr rechtsseitige Jackson-Anfälle, die während der letzten 8 Jahre täglich auftraten. Allmählich rechtsseitige Hemiparese. Encephalographie und Arteriographie negativ. Bei der Operation wurde, unmittelbar vor der motorischen Region, ein etwa walnußgroßes Cavernom angetroffen, das ohne größere Schwierigkeiten in gesundem Gewebe exstirpiert wurde. Postoperativ gewisse Zunahme der Parese, die aber allmählich zurückging, die Patientin konnte zu ihrer Arbeit als Krankenschwester zurückkehren. Sie hat jedoch immer noch postoperative Anfälle, die aber leichter und hauptsächlich vom petit mal-Typ sind.

Fall III. E. P., weiblich, 14 Jahre. Serafimerlazarett 849/49. Seit einem Jahr anfallsweise auftretende Paraesthesien in der rechten Körperhälfte mit vorübergehender rechtsseitiger Hemiparese. Zunehmende Kopfschmerzen, bei der Untersuchung fand man Stauungspapillen und bei der Encephalographie und Arteriographie Zeichen für einen gefäßarmen expansiven Prozeß in der linken Parietalregion. Bei der Operation wurde eine große Blutungshöhle angetroffen, die zusammen mit einem Teil fester Partien in der Hämatomwand ausgeräumt wurde. Die pathologisch-anatomische Untersuchung der festeren Teile ergab zahlreiche pathologisch gebaute Gefäße, und man sah Bilder. die einmal dem Angioma racemosum und einmal den Cavernomtyp glichen. Postoperativ leichte rechtsseitige Parese. Fünf Jahre später bekam die Patientin plötzlich Kopfschmerzen und eine linksseitige Hemiparese. Rechtsseitige Angiographie und Encephalographie negativ. Ab und zu hatte die Patientin nachfolgend Anfälle gehabt, die mit Zuckungen in der rechten Seite als epileptisch angesehen werden können. Man hatte Grund zu vermuten, daß sich auch auf der rechten Seite eine ähnliche Gefäßmißbildung wie auf der linken befand, und da wir wissen, daß die Cavernome nicht selten multipel vorkommen, hat man Anlaß zu der Vermutung, daß es sich in diesem Fall, besonders mit Rücksicht auf die pathologisch-anatomische Untersuchung, um solche multiplen Cavernome gehandelt hat.

Die cavernösen Angiome bieten also ein etwas wechselndes Bild, da sowohl Epilepsie wie Blutung und manchmal auch intrakranielle Drucksteigerung vorkommen können. Eine sichere präoperative Diagnose dürfte unmöglich zu stellen sein außer in den Fällen, wo wir cerebrale Manifestationen zusammen mit Cavernomen in Haut oder Schleimhaut haben. Hat der Patient eine Blutung aus einem Cavernom überlebt, besteht die Indikation, durch Exstirpation zu versuchen, die Blutungsquelle zum Versiegen zu bringen. Trifft man auf ein Cavernom bei einer Exploration wegen Epilepsie, ist natürlich die Exstirpation ebenso indiziert, obgleich der Effekt auf die epileptischen Anfälle nicht vorausgesagt werden kann. Bei Verschluß der Liquorwege mit daraus folgender intrakranieller Drucksteigerung ist ebenfalls die Exstirpation angezeigt, wenn sie technisch möglich ist, andernfalls können druckentlastende Operationen in Frage kommen.

Die Exstirpation eines cavernösen Angioms wird bei Lokalisation in den Großhirnhemisphären als technisch ziemlich leicht beurteilt, dagegen kann ein in der hinteren Schädelgrube gelegenes Cavernom Schwierigkeiten bereiten, besonders in solchen Fällen, in denen das Cavernom gleichzeitig intra- und extrakraniell ist wie in dem von Dandy beschriebenen Fall (Abb. 1).

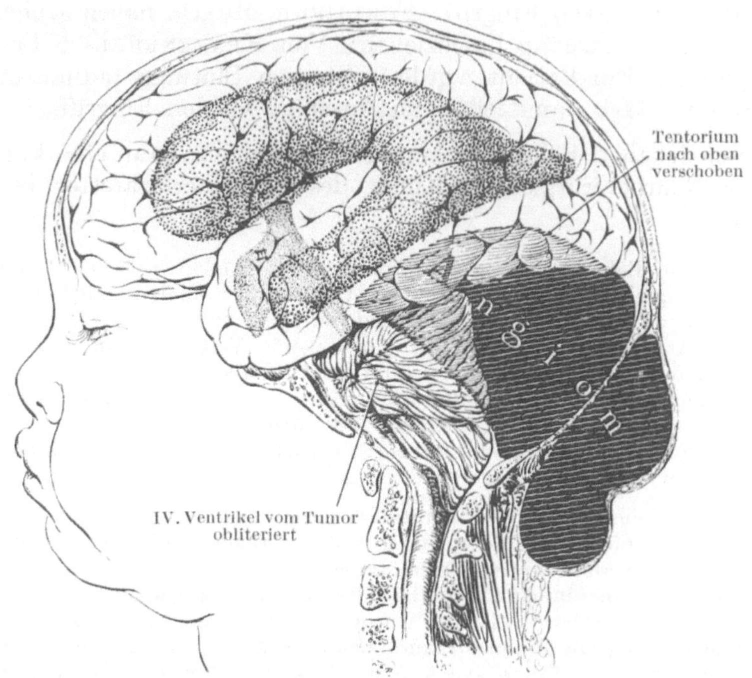

Abb. 1. Kavernom im Kleinhirn, in den harten und weichen Hirnhäuten, den Knochen und Weichteilen des Schädels. Dandys Fall Arch. Surg. (1928).

2. Angioma racemosum venosum.

Rein venöse intrakranielle Gefäßmißbildungen müssen als außerordentlich selten angesehen werden. Wie Tönnis 1936 unter anderem hervorhob, liegt in der Literatur eine Anzahl Fälle mit der Bezeichnung Angioma racemosum venosum vor, die wir jetzt eigentlich arteriovenöse Aneurysmen nennen. Unter Cushings und Baileys venösen Angiomen findet man teils Fälle wieder, die jetzt arteriovenöse Aneurysmen genannt werden, als auch Fälle von Sturge-Weber. Sie unterschieden 3 anatomische Varianten, die sie einfache Varicen, serpentinartige Varicen und Angioma venosum racemosum nannten. Bei Sturge-Weberscher Erkrankung kann die angiomatöse Mißbildung im Hirn, worauf Bergstrand hinwies, oft Bilder machen, die als Angioma venosum aufgefaßt werden können, aber seitdem diese Fälle als besondere Krankheitseinheit abgetrennt wurden, bleibt nur noch eine kleine Gruppe von Fällen übrig, wo eine Grenzziehung zwischen Anomalie und Angiom von venösem Charakter oftmals schwer sein kann. Meist handelt es sich um venöse Knäuel, am ehesten von varixähnlichem Charakter, am häufigsten im Gebiet der Fissura Sylvii gelegen (Tönnis, Zülch) (Abb. 2).

Ob diese Fälle eine klinische Bedeutung haben, dürfte zweifelhaft sein. Dandy (1928), der bei Explorationen wegen Epilepsie in 7 Fällen solche venösen Angiome fand, wies darauf hin, daß in allen seiner Fälle gleichzeitig cerebrale Mißbildungen vorlagen. Die Epilepsie könnte also das dominierende klinische Symptom sein, aber ob die epileptischen Anfälle in den Fällen, in denen man varixgleichende Venenknäuel findet, auf diesen beruhen oder andere Ursachen haben, ist wohl nicht klar.

Diese Fälle dürften nunmehr kein chirurgisches Interesse haben und operative Indikationen dürften in den meisten Fällen nicht vorhanden sein. Außer DANDY hat TÖNNIS 1936 über 4 Fälle Bericht erstattet. Er ist jedoch in Übereinstimmung mit LANGE-COSACK (1948) der Ansicht, daß Exstirpationsversuche in diesen Fällen kaum berechtigt sind. Neulich hat jedoch ROSNER (1955) in einer Serie von 34 Fällen mit cerebraler Kinderlähmung varicöse Venenknäuel in der Umgebung der Fissura Sylvii gefunden und in 33 Fällen Elektrokoagulation ausgeführt. Die Resultate erscheinen jedoch wenig aufmunternd. Die unter anderen von DANDY und TÖNNIS beschriebenen venösen Angiome

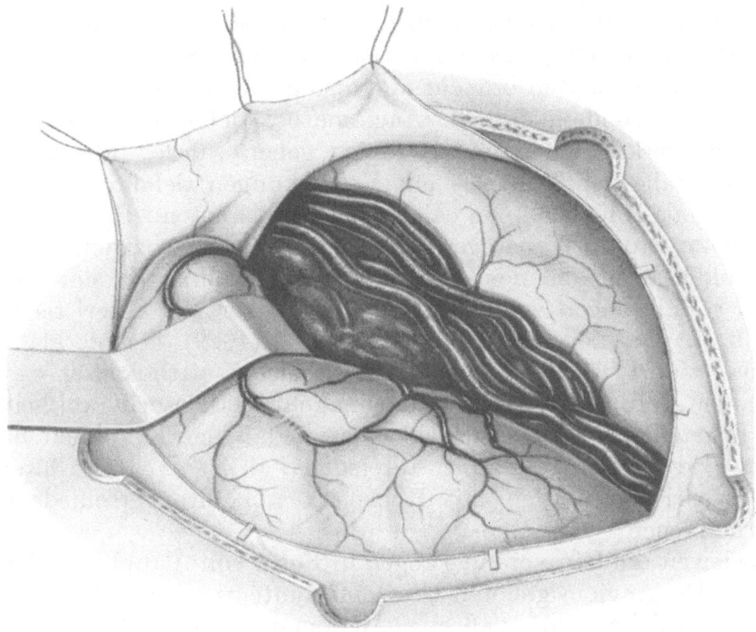

Abb. 2. Venöses Angiom der rechten Fissura Sylvii. TÖNNIS' Fall 2 (1936).

in der Dura dürften wohl auch eher Anomalien als wirkliche Angiome sein. Deren klinische Bedeutung ist wohl auch zweifelhaft, und chirurgische Eingriffe sind also kaum indiziert.

3. STURGE-WEBER-Syndrom

(Sturge-Weber-Krabbe-Dimitri-Syndrom. Encephalotrigeminale Angiomatose, Angioma capillare et venosum calcificans.)

Auch wenn immer noch von vielen Seiten die Nomenklatur dieses eigenartigen neurocutanen Syndroms diskutiert wird (MYLE 1950), begegnet man dem Ausdruck Sturge-Weberscher Krankheit oder Syndrom immer häufiger, nicht nur um die Fälle zu klassifizieren, bei denen das Syndrom vollständig ist, sondern auch um in Übereinstimmung mit der Auffassung von OLIVECRONA und BERGSTRAND die Fälle zu klassifizieren, bei denen das Krankheitsbild unvollständig ist und ein oder mehrere klassische Symptome fehlen (BLUM und MUTRUX 1949). Man spricht von monosymptomatischen und bisymptomatischen Formen des Krankheitsbegriffs (PARNITZKE 1956). BERGSTRAND hat sogar darauf hingewiesen, daß z. B. Fälle mit Gesichtsnaevi ohne irgendwelche anderen Symptome Abortivformen der Sturge-Weberschen Krankheit darstellen könnten. Fälle, bei denen cerebrale Symptome ganz fehlen, könnten also auch zu dem Krankheitsbegriff gerechnet werden.

Diagnostik. Die Fälle, die uns hier interessieren, sind jedoch die, bei denen cerebrale Manifestationen des Krankheitszustandes vorliegen, vor allem Epilepsie. Gewisse differentialdiagnostische Probleme können hierbei durch die Ausdehnung des Krankheitsbegriffes, der immer allgemeiner geworden ist, auftreten. Nicht selten stoßen wir auf Fälle mit Epilepsie, wo sowohl Gesichtsnaevi als auch ein Glaukom vermißt werden, eine Röntgenaufnahme des Schädels aber die charakteristischen, im Occipitallappen lokalisierten gyriformen Verkalkungen zeigt. Diese Verkalkungen wurden früher als pathognomonisch für die Sturge-Webersche Erkrankung angesehen. Lindgren zeigte aber 1939, daß diese Kalkanordnung auch bei gewissen Gliomfällen vorkommen kann, und auch Alexander und Woodhall (1943) haben darauf hingewiesen, daß die gyriforme Anordnung auch bei anderen Krankheitsprozessen vorkommen kann. In solchen Fällen sind wir also nur dann berechtigt, die Diagnose Sturge-Weber Syndrom zu stellen, wenn gleichzeitig eine Angiomatose in den weichen Häuten bei der Operation oder eventuell Autopsie verifiziert werden sollte. Denkbar ist auch, daß die cerebrale Gefäßmißbildung nicht auf die Pia lokalisiert zu sein braucht und also nicht bei einer operativen Freilegung sichtbar werden würde, sondern daß die Angiomatose tiefer im Hirnparenchym liegen und doch Anlaß zu Verkalkungen und Atrophie geben würde. Penfield und Ward (1948) haben einige Fälle von Epilepsie mit Verkalkungen tief im Temporallappen beschrieben, welche sie als Haemangioma calcificans bezeichneten. Diese Fälle werden von einigen Verfassern zu Sturge-Weber gerechnet, es dürfte aber zweifelhaft sein, ob dies richtig ist. Die Lokalisation und das Aussehen der Verkalkungen sind völlig atypisch, und in keinem der Fälle lagen weitere für Sturge-Weber charakteristische Symptome vor. Dasselbe gilt für Geyelins und Penfields Fall (1929), der oft als der erste Fall von Sturge-Weber zitiert wird, bei dem eine Excision pathologischer Hirnveränderungen vorgenommen worden ist. Wenn es darum geht, bei dieser Krankheit chirurgische Maßnahmen zu beurteilen, ist es natürlich wichtig, daß der Krankheitsbegriff eine so klare Abgrenzung wie möglich bekommt, auf jeden Fall ist es von größter Bedeutung, daß die Fälle beschrieben werden mit Rücksicht auf ihre verschiedenen klinischen Aspekte und vorhandenen Symptome.

Die Frage, inwieweit die Hirnveränderungen in Form von Atrophie und Verkalkungen sekundär zu einem Pia-Angiom gehören oder einen integrierenden Teil des Krankheitsbildes ausmachen und daher, ohne daß eine Angiomatose in der Pia vorliegt, auftreten können, ist wohl nicht ganz geklärt (Krabbe 1932 und 1934, Peters, Tebelis 1937, Peters 1939). Gewöhnlich dürfte die Auffassung vorherrschen, daß diese Hirnveränderungen sekundär zu einem Angiom sind. In einem von Norlén beschriebenen Fall, bei dem Gesichtsnaevus und Augensymptome vermißt, aber bilaterale Verkalkungen in den Occipitallappen gefunden wurden, konnte man auf der einen Seite abnorm gebaute dilatierte Venen in der Pia finden, während auf der anderen Seite überhaupt keine Veränderungen in den Piagefäßen vorlagen.

Operationsindikationen. Die Hauptindikation für chirurgische Eingriffe bei Sturge-Weberscher Krankheit wird von der Epilepsie ausgemacht, aber es ist selbstverständlich klar, daß bei Beurteilung der Operationsindikation viele andere Faktoren, vor allem der psychische Status des Patienten, beachtet werden müssen. Olivecrona (1936) war der Ansicht, daß die Möglichkeiten der chirurgischen Behandlung bei Sturge-Weber größer waren als bei anderen Formen symptomatischer Epilepsie. Er wies darauf hin, daß nur Fälle für die operative Behandlung in Frage kommen, bei denen das Resultat, ein Aufhören oder eine Besserung der epileptischen Anfälle, aus biologischen oder sozialen Gesichtspunkten erstrebenswert ist. Die schwierigsten Fälle mit ausgesprochenen psychischen Veränderungen oder schweren Defekten anderer Art sollten daher ausgeschlossen werden, und eine Operation käme nur in den leichteren Fällen, in denen Epilepsie Hauptsymptom ist, in Frage. Die bei manchen Fällen von Sturge-Weber beschriebenen Migräneattacken werden von einigen Verfassern (Olivecrona, Lund 1949) als epileptische Äquivalente angesehen und können also, wenn sie schwer und gegen medikamentöse Therapie resistent sind, ebenfalls eine Operationsindikation darstellen. Asenjo (1957) ist außerdem der Ansicht, daß das Blutungsrisiko eine Operationsindikation sein sollte, aber das Risiko einer Blutung der angiomatösen Mißbildung bei Sturge-Weber dürfte als ziemlich klein angesehen werden.

Operative Behandlung. Die Anzahl der in der Literatur beschriebenen operierten Fälle von Sturge-Weberscher Krankheit ist sehr gering, und die Beobachtungszeit ist in der Regel sehr kurz gewesen, weshalb es sehr schwer ist, sich hieraus eine Auffassung über den Wert der operativen Behandlung auf längere Sicht zu bilden. 1947 beschrieb Bentzen 22 Fälle aus der Literatur und fügte 2 eigene Fälle hinzu. Bei diesen insgesamt 24 Fällen dürfte aber nur in 9 Excision oder Elektrokoagulation der cerebralen Gefäßmißbildung ausgeführt worden sein. Einzelne operierte Fälle, bei denen das Resultat als zufriedenstellend angesehen wurde, rapportierten später Lange-Cosack (1948), Broager und Hertz (1949), Green, Foster und Berens (1950), Serfling und Parnitzke (1954) und Juba und Zétény (1956). Gemeinsam haben alle diese Fälle, daß die Beobachtungszeit viel zu kurz ist, um irgendwelche Schlußfolgerungen in bezug auf das Resultat des Eingriffs auf längere Sicht ziehen zu können. 1949 teilte Lund 6 Fälle mit, von denen bei dreien eine Lobektomie des Occipitallappens ausgeführt wurde. In einem dieser Fälle, der nach dem Eingriff 7 Jahre verfolgt wurde, sind während dieser Beobachtungszeit praktisch keine Anfälle vorgekommen. Pilcher beschrieb 1949 2 Fälle, die 9 bzw. 6 Jahre nach der Excision des cerebralen Angioms anfallsfrei waren, und Alexander in Bristol hat mitgeteilt, daß er in 7 Fällen eine Lobektomie der angiomatös veränderten Occipitallappen vorgenommen hat, und daß die Epilepsie in sämtlichen Fällen außer in einem verschwunden ist oder erheblich besser mit Medikamenten kontrolliert werden kann. Tönnis und Borck (1953) erwähnten in ihrer Arbeit über Großhirntumoren im Kindesalter 17 cerebrale Gefäßmißbildungen, von denen 12 Sturge-Weber-Fälle waren. Eine nähere Vorstellung dieser Fälle liegt nicht vor, aber es wird darauf hingewiesen, daß operierte Fälle von Sturge-Weberscher Krankheit 3 Jahre nach der Operation beschwerdefrei gewesen sind. Norlén hat neulich 17 Fälle, das Material der Stockholmer Kliniken umfassend, beschrieben, von diesen sind 10 operiert worden. Diese Fälle sind sehr lange Zeit vor sowohl nach der Operation verfolgt worden. Die postoperative Beobachtungszeit war durchschnittlich 16 Jahre. Er hob die Schwierigkeiten hervor, das Operationsresultat zu beurteilen, beruhend auf den großen Variationen des Auftretens der Epilepsie, nicht nur in den verschiedenen Fällen, sondern auch in ein und demselben Fall im Laufe der Jahre. Nur in 2 Fällen durfte man vermuten, daß die postoperativ eingetretene Besserung dem operativen Eingriff zugeschrieben werden konnte. In einem Fall trat Verschlimmerung ein. Norlén kam zu der Auffassung, daß das Resultat eines operativen Eingriffes auf die epileptischen Anfälle nicht allzu optimistisch beurteilt werden darf. In einzelnen Fällen kann jedoch Anfallsfreiheit oder bedeutende Verminderung der Anfallsfrequenz erreicht werden.

Die verschiedenen chirurgischen Eingriffe bei Sturge-Weber, die ausgeführt und in der Literatur beschrieben worden sind, waren: 1. Carotisligatur, 2. Sympathektomie, 3. Elektrokoagulation, 4. Rindenexcision, 5. Lobektomie, 6. Excision eines EEG-Focus und 7. Hemisphärektomie.

Carotisunterbindung (Rogers 1933, Paillas et al.) und Sympathektomie (Kroll und Stammler 1949) ist nur in einzelnen Fällen angewandt worden und hat keine allgemeine Verwendung gefunden. Ihr Wert ist wohl zweifelhaft und die Anwendung kaum motiviert.

Elektrokoagulation wurde zum ersten Mal von Dimitri und Balado (1933) ausgeführt und ist später von Tönnis (s. Lange-Cosack), Roctockaja (1948), Busch (s. Lund), Serfling und Parnitzke (1954) und Asenjo (1957) angewandt worden. Roctockaja war der Ansicht, daß die Elektrokoagulation gar keinen Effekt auf die epileptischen Anfälle hat, eine Auffassung, die auch von Lange-Cosack (1948) geteilt wurde. In einem von Lunds Fällen, der 6 Jahre postoperativ verfolgt wurde, wird eine Minderung der Anfallsfrequenz berichtet.

Die Beantwortung der Frage, ob man sich bei der Operation mit einer Rindenexcision, die die sichtbaren angiomatösen Mißbildungen und die darunterliegenden, in der Regel verkalkten Partien der Cortex umfaßt, begnügen soll oder eine radikalere Lobektomie

ausführt, dürfte schwer sein. Wenn bei Sturge-Weber eine progrediente Atrophie mit
Schrumpfung vorliegt, würde eine radikale Lobektomie, eventuell mit Eröffnung des

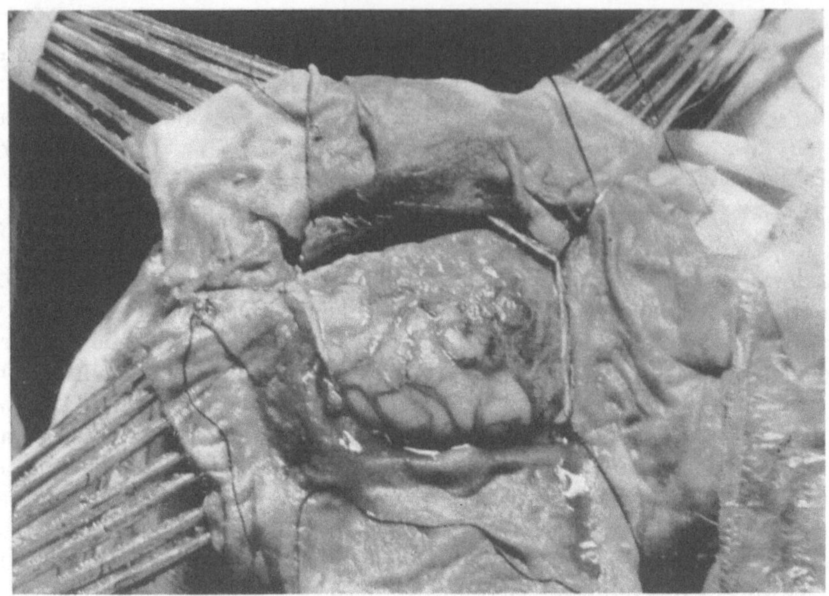

Abb. 3. Operationsphotographie eines Falles von Sturge-Weberscher Krankheit
mit einem occipital-corticalen Angiom.

Seitenventrikels, motiviert sein. Daß eine fortschreitende Atrophie vorkommen kann,
wird in gewisser Weise von den Fällen gestützt, bei denen man ein Fortschreiten der

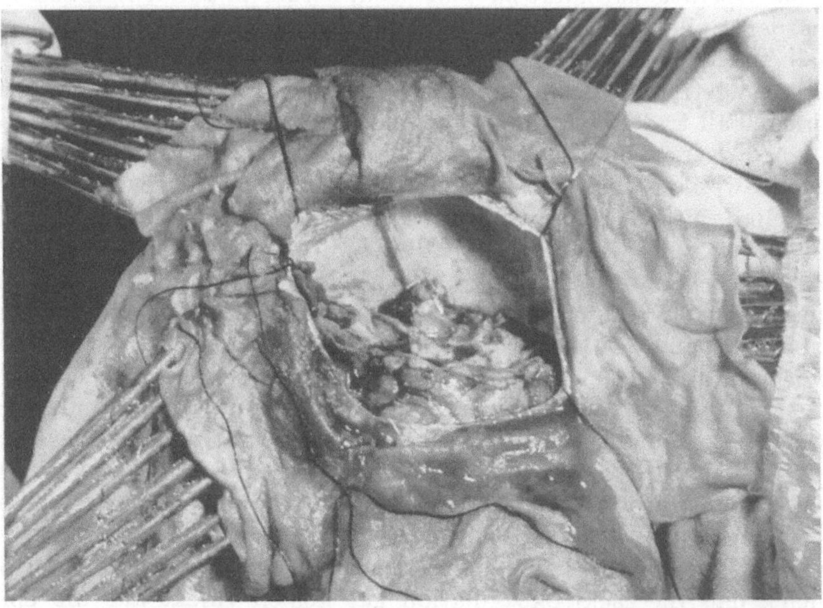

Abb. 4. Derselbe Fall wie in Abb. 3 nach der Amputation des Occipitallappens.

Verkalkung mit entsprechender Atrophie samt Erweiterung des Ventrikelsystems festgestellt hat. Eine radikale Lobektomie dürfte nunmehr von den meisten Verfassern
bevorzugt werden und soll die besten Resultate ergeben (PILCHER 1949; ALEXANDER,
SERFLING und PARNITZKE; JUBA und ZÉTÉNY; NORLÉN) (Abb. 3—5).

Serfling und Parnitzke (1954) meinen, daß seit der Einführung des EEGs die chirurgische Behandlung von Sturge-Weber in einen neuen Abschnitt eingetreten ist. Broager und Hertz beschrieben 1949 einen Fall, bei dem man bei einem Patienten mit Sturge-Weber mit typischen, auf den Occipitallappen lokalisierten Verkalkungen einen EEG-Focus in der prämotorischen Region excidiert hat. Während 1jähriger Beobachtungszeit hatte dieser Patient keine großen epileptischen Anfälle, ab und zu aber

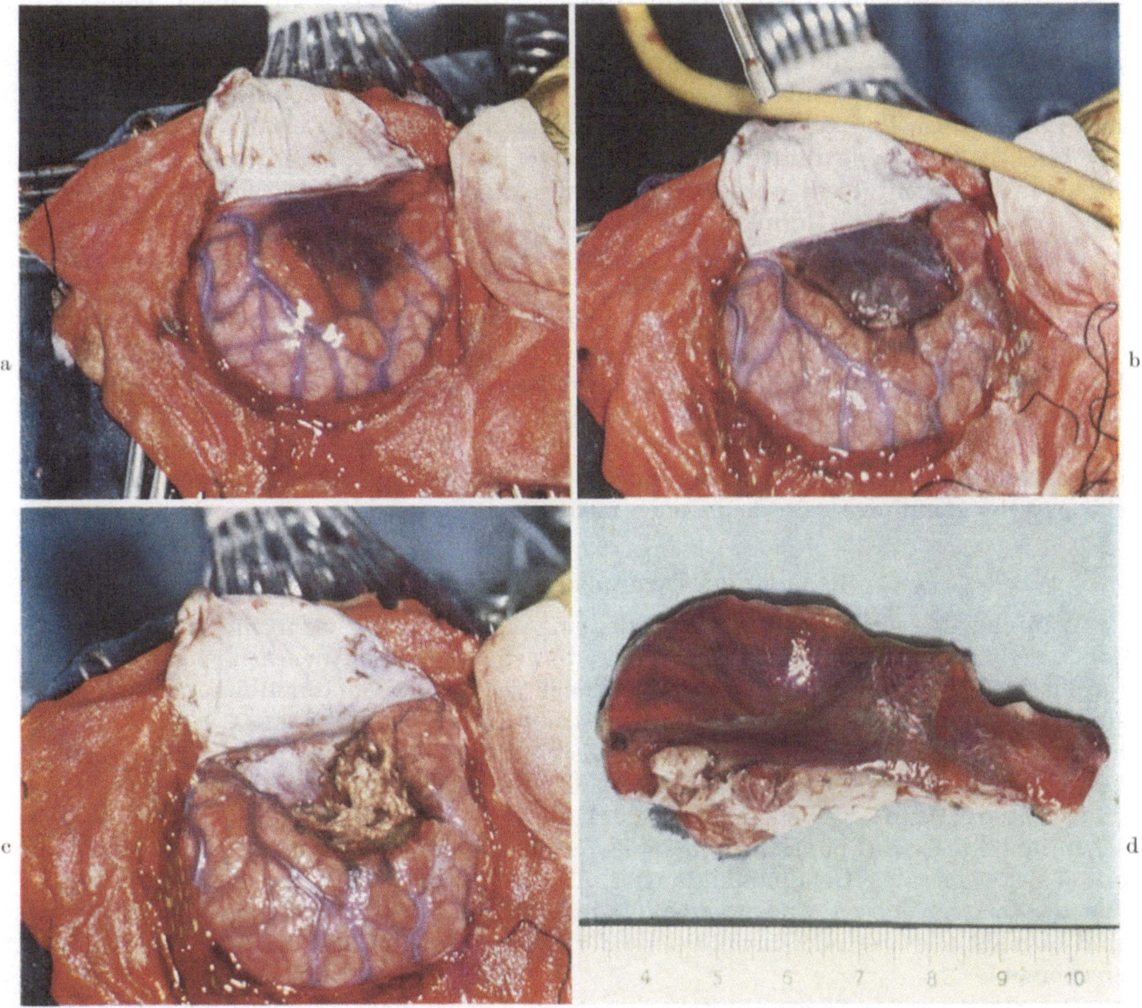

Abb. 5a—d. B. O. A. 470214/56. 7jähriger Junge, der im Alter von 9 Monaten einen epileptischen Anfall hatte. Er war dann gesund bis zum 4. Lebensjahr, als diese Anfälle wiederkamen, in späterer Zeit mit zunehmender Frequenz. Röntgenaufnahmen zeigten Verkalkungen im linken Occipitallappen. Arteriographie und Encephalographie waren negativ. Elektrencephalographie erheblich pathologisch. Exstirpation der angiomatösen Mißbildung vom Typ Sturge-Weber an Meningen und Cortex im Parieto-Occipitallappen lokalisiert. a Ein Operationsphoto des freigelegten Angioms. b Man beginnt die Gefäßmißbildung von der umgebenden Cortex zu isolieren. c Die Excision ist durchgeführt. d Photo des Operationspräparates.

petit mal. Ein Encephalogramm ein Jahr nach der Operation zeigte eine erhebliche Verbesserung. Auch Woringer und Baumgartner (1954) hoben hervor, daß die encephalographischen Veränderungen nicht immer dem Zentrum der Verkalkungen entsprechen und diskutieren, inwieweit ein operativer Eingriff sich gegen einen nachgewiesenen epileptischen Focus oder gegen den verkalkten Herd als solchen richten soll. Alexander ist der Ansicht, daß das Elektrencephalogramm von keinem größeren Wert gewesen ist, wenn es galt, dazu Stellung zu nehmen, welche operativen Maßnahmen ergriffen werden sollten.

Ein Material vorzustellen, das eine gerechte Wertung dieser verschiedenen Eingriffe erlaubt, die doch in vielen Fällen ineinandergreifen, dürfte zur Zeit unmöglich sein. Eine radikale Lobektomie schließt ja immer eine gleichzeitige Rindenexcision mit ein und kann natürlich auch eine Excision eines EEG-Focus mit sich führen.

In einem Fall mit hochgradigen psychischen Veränderungen und schwerer Epilepsie mit ausgebreiteten Veränderungen innerhalb einer ganzen Hirnhälfte hat OLIVECRONA eine Hemisphärektomie ausgeführt (s. NORLÉN). Die epileptischen Anfälle nahmen in der Frequenz ab, verschwanden aber nicht, der Patient wurde ruhiger und leichter zu pflegen in den Jahren, die er noch zu leben hatte. JUBA und ZÉTÉNY haben einen ähnlichen Fall beschrieben, bei dem eine sehr große Amputation, den Occipitallappen und den größeren Teil des Parietal- und Temporallappens umfassend, zu einer Verbesserung der psychischen Symptome führte. Gute Resultate nach Hemisphärektomie sind doch in einzelnen Fällen mitgeteilt worden. (FRENCH, JOHNSON, BROWN und VON BERGEN 1955; LAINE und GROS 1956; GOODALL 1957; OBRADOR 1958.)

Die chirurgische Behandlung bei Sturge-Weber hat sich also noch nicht stabilisiert weder in bezug auf die Indikationen noch auf den Umfang der chirurgischen Maßnahmen. Unsere Kenntnisse der Pathogenese der Krankheit sind noch allzu unvollständig. Was die Indikationen betrifft, dürfte der von OLIVECRONA (1936) vertretene Standpunkt in der Hauptsache immer noch gelten. Die großen Variationen in Frequenz und Schweregrad der epileptischen Anfälle machen eine Beurteilung des Effektes der chirurgischen Eingriffe sehr unsicher. Die meisten Verfasser meinen, daß eine radikale Lobektomie das beste Resultat gibt. Die Frage der Bedeutung des Elektrencephalogramms für unsere chirurgische Handlungsweise kann noch nicht beurteilt werden.

4. Angioma racemosum arteriovenosum.

Während, wie einleitend gesagt wurde, ein Angioma racemosum vom rein arteriellen oder venösen Typ äußerst selten ist, machen die arteriovenösen Aneurysmen oder Angioma racemosum arteriovenosum den Hauptteil der cerebralen Gefäßmißbildungen aus und stehen auch im Vordergrund des chirurgischen Interesses. BERGSTRAND sagt, daß es hinsichtlich der arteriellen Angiome zur Zeit unmöglich sein dürfte, mit Sicherheit zu bestimmen, ob sie sich in Wirklichkeit in Übereinstimmung mit VIRCHOWs klassischer und logischer Definition befinden. Nach BERGSTRAND dürfte auch der Unterschied zwischen ihnen mehr auf physiologischem als auf anatomischem Gebiet liegen. Der Hauptanteil der cerebralen Gefäßmißbildungen, die uns in der Klinik begegnen, besteht also aus den arteriovenösen Aneurysmen, und die Krankheitszustände. die sie hervorrufen, sind oftmals deletärer oder invalidisierender Art, so daß radikale Maßnahmen motiviert erscheinen.

Das arteriovenöse Angiom besteht aus einem Knäuel mehr oder weniger pathologisch veränderter Gefäße, die direkt das Arterien- und Venensystem ohne dazwischenliegendes Capillarnetz verbinden, auf diese Weise ist ein Kurzschluß zwischen dem arteriellen und venösen System zustande gekommen (Abb. 6). Dieses Gefäßknäuel kann von wechselnder Größe sein, liegt oft an der Hirnoberfläche, kann sich aber in die Tiefe drängen und hat dort oft eine konische Form mit der Basis an der Oberfläche und mit der Spitze bis zum Ventrikelsystem reichend (CUSHING-BAILEY 1928, OLIVECRONA-RIIVES 1948). Diese arteriovenösen Angiome können praktisch überall im Hirn vorkommen, sowohl zentral als auch intraventrikulär, sie scheinen aber vor allem in den Parietal-, Occipital- und Temporallappen aufzutreten (ASK-UPMARK 1938, OLIVECRONA-RIIVES 1948, TÖNNIS-LANGE-COSACK 1953, PATERSON-McKISSOCK 1956).

Inwieweit diese arteriovenösen Aneurysmen als wirkliche Tumoren oder Mißbildungen angesehen werden müssen, ist früher diskutiert worden. Bereits CUSHING und BAILEY (1928) zogen eine klare Grenze zwischen wirklichen Gefäßtumoren, den sog. Hämangioblastomen, und den cerebralen Gefäßmißbildungen, und jetzt dürfte die Auffassung immer mehr vorherrschend sein, daß es sich bei den arteriovenösen Aneurysmen um eine embryonale Entwicklungsstörung handelt. TÖNNIS sieht die sicherste Stütze für diese Auffassung teils in der fehlenden Differenzierung von Arterien und Venen bei den in das Gefäßknäuel hineinführenden Gefäßen, teils in der Tatsache, daß die Verbindungen zwischen zuführendem und abführendem Gefäßsystem so zahlreich sind. Eine andere wichtige Frage in diesem Zusammenhang ist die, ob diese Angiome an Größe zunehmen oder nicht. Auf Grund pathologisch-anatomischer Untersuchungen meinte SORGO (1949), daß es sich bei diesen Angiomen um wirkliches Tumorwachstum handeln könne, und einer von OLIVECRONAs und RIIVEs Fällen, bei dem eine Angiographie mit 10jährigem Intervall ausgeführt wurde, sprach dafür, daß eine gewisse Größenzunahme in diesem Zeitraum stattgefunden hatte. Eine ähnliche Beobachtung, wo in einem Fall eine Arteriographie nach 3jährigem Intervall ausgeführt wurde, ist von SHENKIN, SPITZ, GRANT und KETY (1948) berichtet worden. Die angiographischen Bilder in diesen beiden Fällen sind jedoch nicht ganz überzeugend und können darauf beruhen, daß die Bilder von verschiedenen Phasen der Blutdurchströmung stammen. Aus Abb. 6 geht der scheinbare Größenunterschied bei einem arteriovenösen Aneurysma in den verschiedenen Stadien der Blutdurchströmung hervor, sichtbar gemacht durch Serienangiographie. Man versteht aus diesen Bildern, daß die Frage der Größenbestimmung eines arteriovenösen Aneurysmas auf Grund angiographischer Bilder nur durch Vergleich von Bildern im gleichen Stadium der Durchblutung erfolgen kann, und das ist ohne Serienangiographie kaum möglich. Ein 1955 von TÖNNIS und SCHIEFER mitgeteilter Fall zeigt jedoch sehr deutlich, daß eine bedeutende Größenzunahme des Angioms während der 16 Jahre, die zwischen beiden Untersuchungen verflossen waren, stattgefunden hatte. Die Verfasser ließen jedoch die Frage offen, ob es sich dabei um eine autonome Größenzunahme oder eine Vergrößerung anderer Art gehandelt hat. Die angiographische Beobachtung allein läßt keine eindeutige Antwort zu. Auch HÖÖK und JOHANSSON haben neulich über einige Fälle berichtet, die dafür sprechen, daß eine solche Größenzunahme des arteriovenösen Aneurysmas vorkommen kann. Auf jeden Fall müssen Beobachtungen dieser Art auf unsere chirurgische Stellungnahme einwirken, da wir es anscheinend mit einer Läsion zu tun haben, die nicht stationär ist, sondern an Größe zunehmen kann. Auch POTTER hob 1955 hervor, daß eine einzige arteriovenöse Verbindung die Basis für die Entwicklung einer Mißbildung in Form eines Gefäßknäuels als Folge dieser Fistel bilden kann.

Diagnostik. Die klinischen Gesichtspunkte sollen nicht näher beleuchtet werden, da sie in anderem Zusammenhang in diesem Handbuch behandelt werden. — Es dürfte ohne Zweifel jedem einleuchten, daß die Angiographie völlig ausschlaggebend für eine eingehende Diagnostik dieser Fälle ist. Es besteht nicht die Absicht, daß rein röntgenologische Fragestellungen besprochen werden sollen, es kann aber mit einigen Hinweisen von speziellem Interesse aus chirurgischem Gesichtspunkt motiviert sein. Erst seit einer routinemäßigen Anwendung der Angiographie ist es möglich geworden, eine Auffassung von der relativen Häufigkeit dieser Mißbildungen zu bekommen, und ebenso hat die Angiographie die nötige Exaktheit in unserer Diagnostik geschaffen, die notwendig für ein adäquates und erfolgreiches chirurgisches Handeln ist. Auch wenn das seltene Vorkommen von Kalkschatten typischen Aussehens auf Röntgenbildern ebenso wie gewisse charakteristische Füllungsdefekte bei der Encephalographie uns zur Diagnose führen können, so ist doch die Angiographie immer ausschlaggebend sowohl für die Diagnose als auch für unser chirurgisches Handeln. Die Angiographie gibt uns Aufschlüsse über Größe, Lokalisation und allgemeines Aussehen des Angioms und über das Verhalten der zuführenden Arterien und der abführenden Venen sowie im übrigen über die Zirkulationsverhältnisse im Hirn, die wegweisend für die Beurteilung sein können. Für eine allseitige Beurteilung dieser Fragen ist die gewöhnliche Routineangiographie, bei der man jede zweite Sekunde ein Bild nimmt, nicht ausreichend, sondern muß man infolge der schnellen Blutdurchströmung die Bildgeschwindigkeit auf mindestens 2 Aufnahmen pro Sekunde erhöhen, in vielen Fällen bis auf 4 Aufnahmen in der Sekunde, zumindest während des allerersten Abschnittes der Blutdurchströmung.

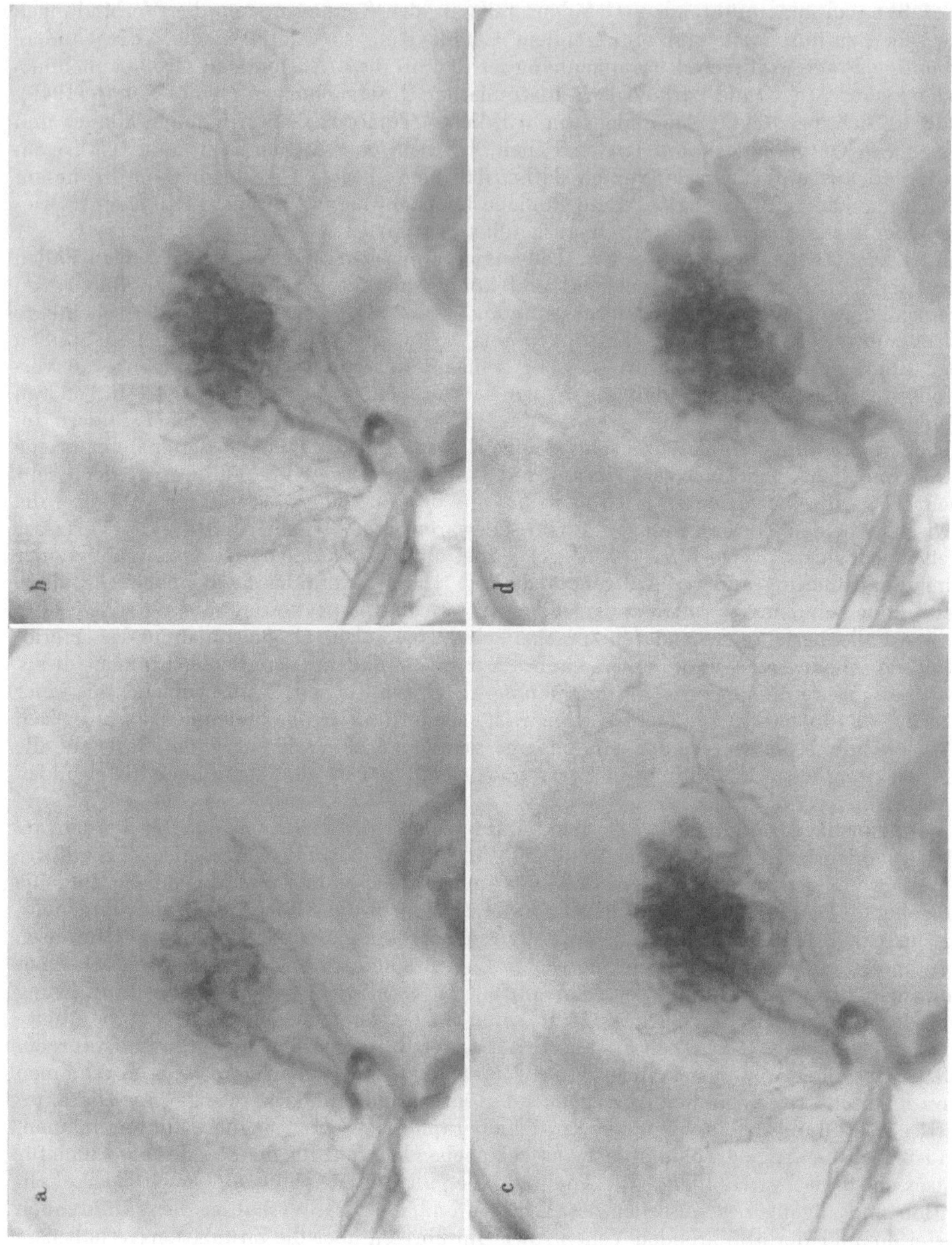

Es ist seit langem bekannt, daß die Gegenwart eines arteriovenösen Aneurysmas sowohl lokale als auch allgemeine Veränderungen der Zirkulation verursacht, gleichgültig, ob das arteriovenöse Aneurysma aus einer direkten Verbindung zwischen Arterie und

Vene besteht, oder ob ein Knäuel pathologischer Gefäße, die zwischen das arterielle und venöse System gekoppelt sind, vorliegt. Die Angiographie, besonders die schnelle

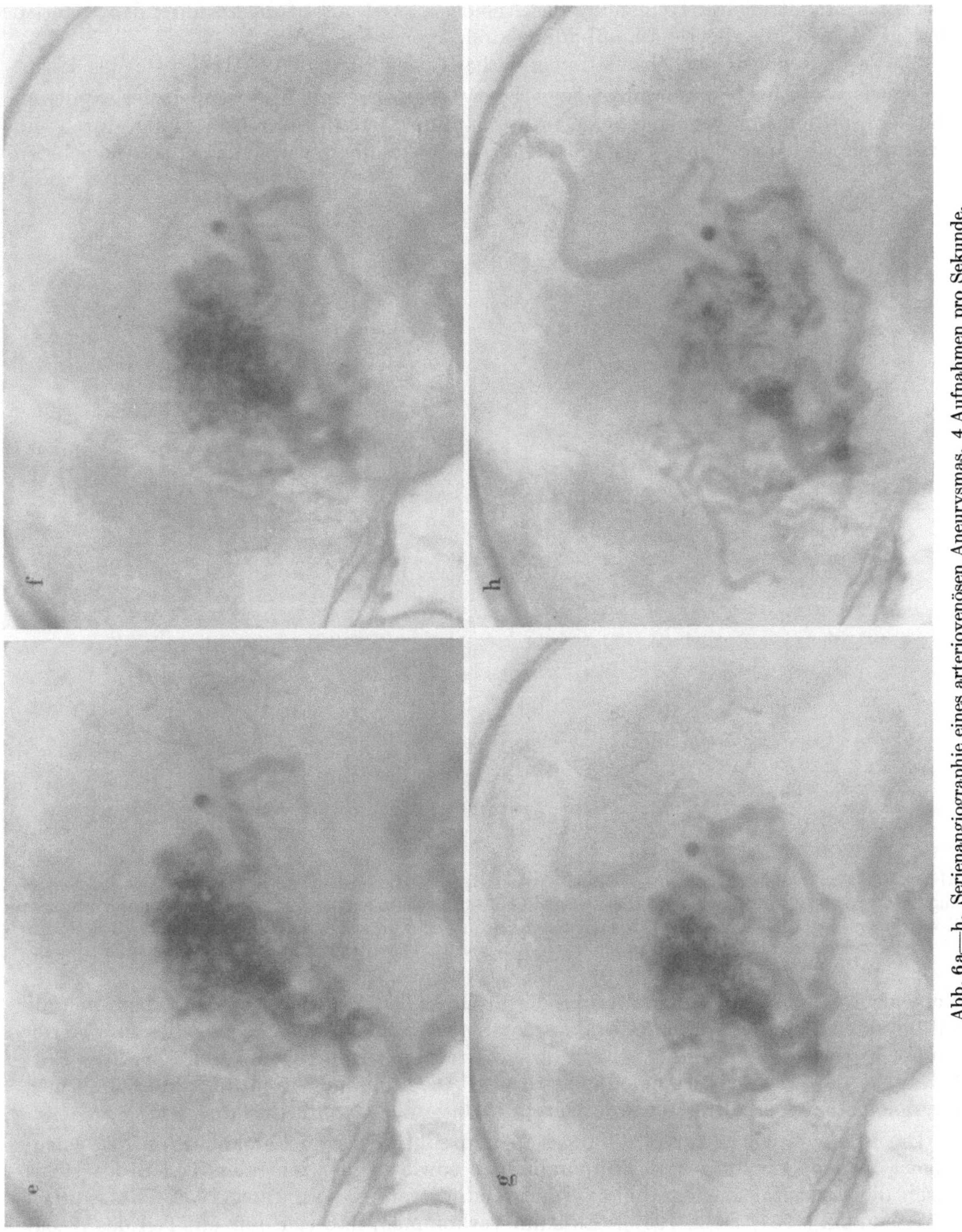

Abb. 6a—h. Serienangiographie eines arteriovenösen Aneurysmas. 4 Aufnahmen pro Sekunde.

Serienangiographie, hat sich als eine geeignete Methode zum Studium der Vorgänge der Hirnzirkulation, die durch das Vorhandensein eines intracerebralen arteriovenösen Aneurysmas hervorgerufen werden, gezeigt (NORLÉN 1949 und 1957, GREITZ 1956).

Wenn man die angiographischen Bilder bei arteriovenösen Aneurysmen betrachtet, kann man die beobachteten Veränderungen in 2 Gruppen einteilen (Abb. 7—14).

1. Veränderungen der Zirkulation im Aneurysma selbst und Einwirkung auf die Gefäße in unmittelbarer Umgebung des Aneurysmas, d. h. auf die zuführenden Arterien und die Venen, die die Gefäßmißbildung drainieren.

2. Veränderungen der Zirkulation innerhalb der „normalen" Abschnitte des Hirns.

Auf Grund der abnormen physiologischen Verhältnisse mit Abwesenheit der capillären Barriere bekommen wir eine markante Zunahme der Blutdurchströmung durch ein arteriovenöses Aneurysma. Als Folge hiervon bekommen wir auch einen vermehrten

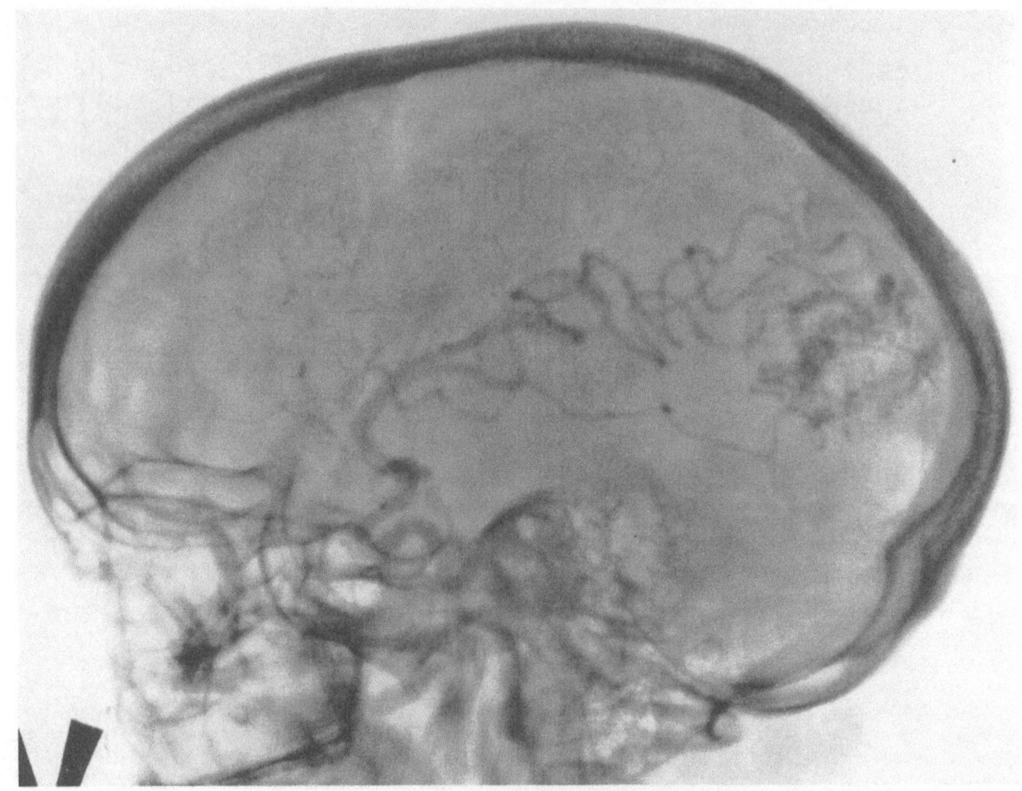

Abb. 7. O. E. C. 140908/56. 42jährige Frau, die seit dem 15. Lebensjahr jährlich einige Male linksseitige Migräneattacken mit Augenflimmern, Übelkeit und Erbrechen gehabt hatte. Erkrankte jetzt akut mit schweren Kopfschmerzen, Taubheitsgefühl in der rechten Seite und Bewußtlosigkeit. Blutiger Liquor. Die Angiographie (arterielle Phase) zeigt ein großes Angiom im linken Occipitallappen. Exstirpation.

Venendruck, welcher eine Erweiterung der abführenden Venen verursacht, aber auch die zuführenden Arterien werden stark durch die vergrößerte Blutmenge, die die arteriovenöse Fistel passieren soll, erweitert. Diese Veränderungen gehen durch operative Entfernung des arteriovenösen Aneurysmas zurück. Die klinische Bedeutung dieser abnormen physiologischen Verhältnisse wurde bereits 1936 von Tönnis diskutiert.

Die Angiographie muß vollständig sein und sollte daher bei Lokalisation des Aneurysmas in den Occipital- und Temporallappen sowie in den zentralen Teilen des Hirns durch die Vertebralisangiographie vervollständigt werden (Wickbom 1950, Gillingham 1953, Norlén 1957, Bull 1957). Es kann vorkommen, daß sich nur ein Teil des Aneurysmas bei der Carotisangiographie füllt und ein anderer Teil bei der Vertebralisangiographie. Früher war man wohl der Auffassung, daß bei einem Angiom im Ausbreitungsgebiet der Arteria cerebri posterior die Carotisangiographie auf jeden Fall ausreiche und die Anwesenheit eines Angioms dadurch enthüllt werde, daß das Angiom den Blutstrom

sozusagen in sich sauge. Diese Auffassung muß aber wohl revidiert und die Vertebralisangiographie ausgeführt werden, wenn die Carotisangiographie keine Füllung der Arteria
cerebri posterior zeigt (Abb. 15—18). Sehr häufig kann auch eine Angiographie der Carotis der entgegengesetzten Seite bei der Beurteilung der Ausbreitung und Gefäßversorgung des Aneurysmas helfen. Von Wert für die chirurgische Beurteilung ist ja eine
so genaue Aufzeichnung wie möglich zu bekommen, durch welche Hauptstämme das
Angiom seine arterielle Blutversorgung erhält.

Operationsmethoden. Die verschiedenen therapeutischen Maßnahmen, die bei diesen
arteriovenösen Angiomen vorgeschlagen wurden, sind: 1. Röntgenbehandlung, 2. Dekom-

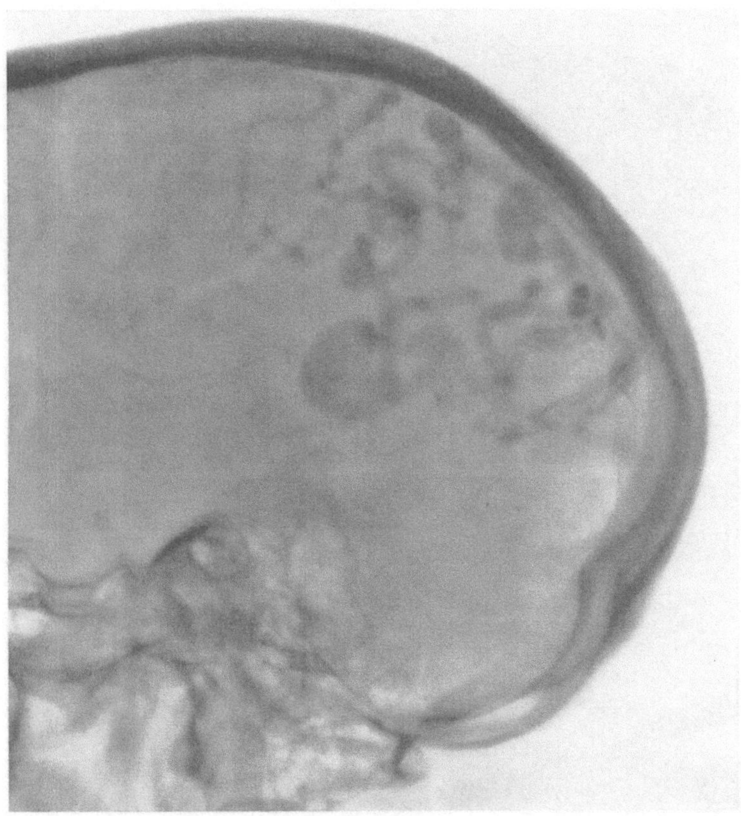

Abb. 8. Dieselbe Patientin wie Abb. 7. In der venösen Phase sieht man die stark erweiterten abführenden
Venen mit großer Ausbreitung innerhalb der Occipital- und Parietallappen.

pression, 3. Elektrokoagulation, 4. Carotisligatur, 5. Ligatur von äußerlich gelegenen
Gefäßen und 6. Exstirpation.

Es wurde vermutet, daß die Röntgenbehandlung einen günstigen Effekt haben könnte,
doch OLIVECRONA und RIIVES hoben hervor, daß sie in keinem Fall Beweise dafür finden
konnten, daß Röntgenbehandlung eine Größenabnahme des Angioms verursachen oder
auf irgendeine Weise den spontanen Verlauf der Krankheit verändern könne. Sie sahen
im Gegenteil in einem ihrer Fälle, bei dem die Angiographie mit 10jährigem Intervall
ausgeführt wurde, daß die Größe des Angioms trotz Röntgenbehandlung zugenommen
hatte. CUSHING und BAILEY (1928) rieten zur Röntgenbehandlung, ebenso NORTHFIELD
(1940), bemerkenswerter ist jedoch, daß POTTER noch 1955 der Radiotherapie einen
gewissen Wert beimaß. PATERSON und MCKISSOCK (1956) sahen auf Grund der Erfahrungen einer Strahlenbehandlung bei 11 Fällen, daß diese von gar keinem Wert ist. 4 ihrer
Fälle starben durch neue Blutungen, 3 verschlimmerten sich und nur 4 blieben unverändert.

Dekomprimierende Maßnahmen sind von Cushing und Bailey und ebenfalls von Dandy vorgeschlagen worden, wenn Zeichen eines erhöhten intrakraniellen Drucks vorliegen. Da jedoch Drucksymptome selten vorhanden sind, wurde diese Methode von Olivecrona und Tönnis (1936) völlig abgewiesen und in gewissen Fällen sogar als kontraindiziert angesehen. Nicht selten sind beide Methoden, Röntgenbehandlung und Dekompression, kombiniert worden.

Bereits Cushing meinte, daß elektrochirurgische Methoden möglicherweise bei diesen Angiomen angewandt werden könnten, und Butsch und Adson (1935) bedienten sich dieser Methoden in einem Fall mit Erfolg, und 1948 wandten Trupp und Sachs in 14 Fällen

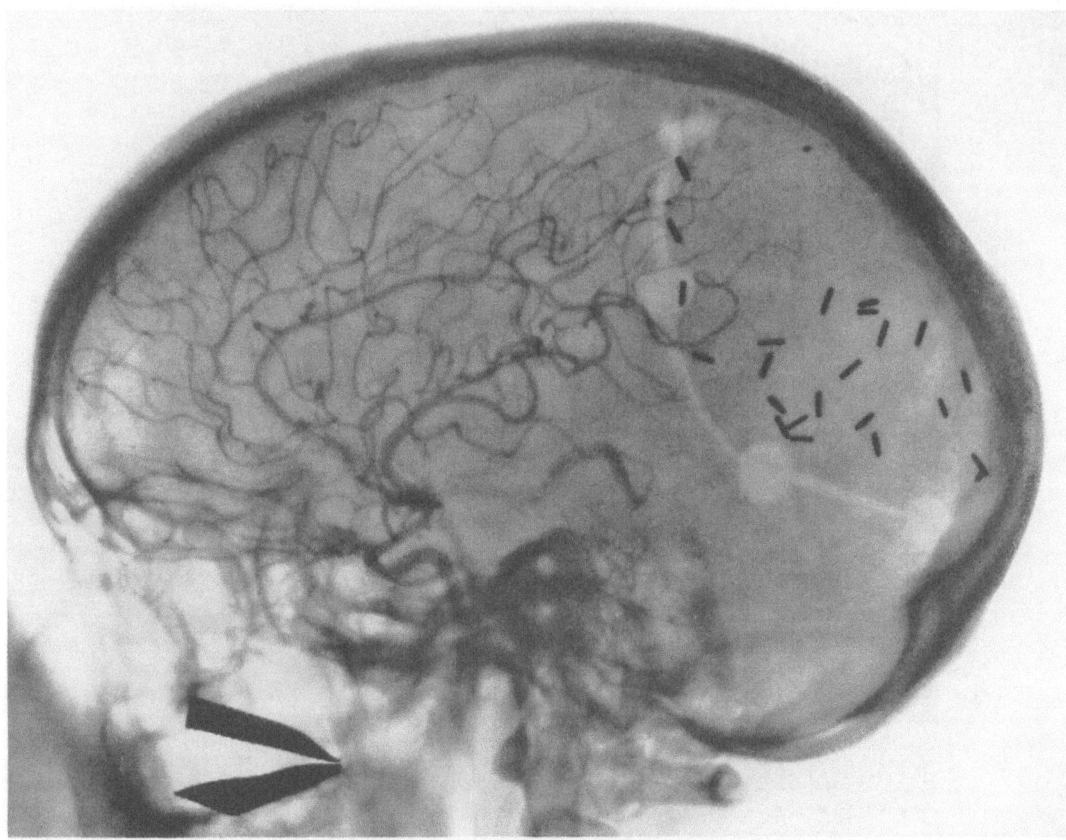

Abb. 9. Dieselbe Patientin wie Abb. 7 u. 8. Postoperative Angiographie zeigt, wie die geschlängelten Arterien in der Cerebri-media-Gruppe ihr normales Aussehen wiedergewonnen haben. Weiter geht die bedeutend bessere Füllung der Gefäße in den normalen Hirnteilen im Vergleich mit dem präoperativen Angiogramm hervor.

Elektrokoagulation an und hoben hervor, daß man einen sehr schwach coagulierenden Strom anwenden solle, der durch vorsichtiges Streichen mit Elektroden über die Gefäßwände appliziert werden könne. Auf diese Weise solle es einem allmählich glücken, auch die größten Gefäße zum Schrumpfen zu bringen und sie zu obliterieren. Es war wichtig, daß die Gefäße niemals mit den Elektroden gefaßt werden durften. Der Wert der Methode schien uns zweifelhaft. Auch wenn es möglich ist, äußerlich liegende Gefäße zu coagulieren, so ist es unmöglich, den Teil des Angioms zu erreichen, der in die Tiefe der Hemisphäre eindringt.

Die Ligatur der Arteria carotis am Hals ist sicher in ziemlich großer Häufigkeit bei Fällen von arteriovenösem Aneurysma angewandt worden, doch ist ihr Wert strittig gewesen, und wie Olivecrona und Riives (1948) betonten, war nicht viel publiziert worden, was den Wert der Methode beleuchtet. Cushing und Bailey meinten, daß die

Carotisligatur in einem Teil fortgeschrittener Fälle von Nutzen sein könne. Auf der anderen Seite gab TÖNNIS (1936) an, daß man im allgemeinen keinen wesentlichen Fortschritt von der Carotisunterbindung erwarten dürfe, und OLIVECRONA und RIIVES wiesen darauf hin, daß die Carotisligatur in diesen Fällen als bedeutend gefährlicher angesehen werden muß als die Exstirpation, und daß man in keinem der Fälle, in dem die Ligatur toleriert wurde, sagen konnte, daß der Krankheitsverlauf geändert wurde. DANDY führte die Carotisligatur in 2 Fällen aus, hob jedoch hervor, daß die Carotisligatur kaum eine Heilung des Prozesses zur Folge habe, man könne nur eine Verbesserung der Symptome erwarten, und es sei zweifelhaft, ob diese Verbesserung bestehenbleibe.

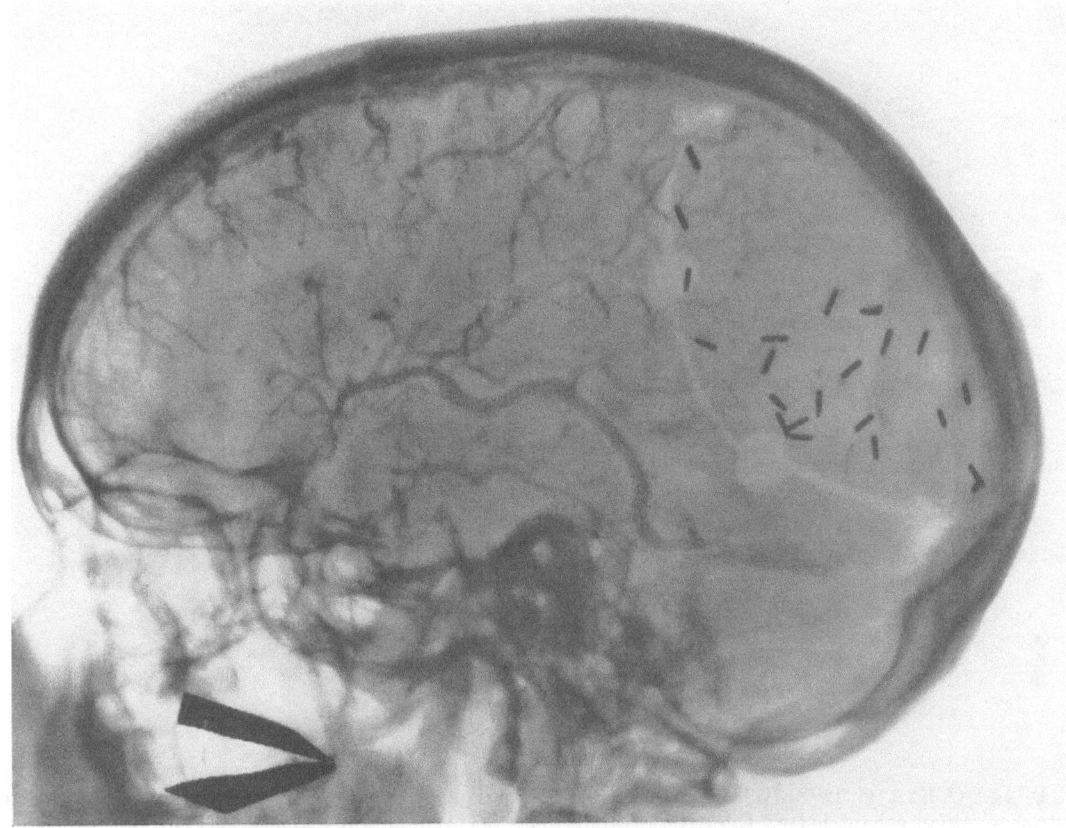

Abb. 10. Dieselbe Patientin wie Abb. 7. In der venösen Phase des postoperativen Angiogramms sind die weiten abführenden Venen ganz verschwunden. Völlig arbeitsfähig.

Über Fälle mit arteriovenösem Aneurysma, die mit Carotisligatur behandelt wurden, berichteten unter anderem RÖTTGEN (1937), RAY (1941), BOLDREY und MILLER (1949), WECHSLER, GROSS und COHEN (1951), KRAYENBÜHL (1954), PHILIPPIDES, MONTRIEUL und LOBSTEIN (1956) und ASENJO (1957), TÖNNIS und WALTER (1958). RAY betonte, daß die Carotisligatur mit größerer Sicherheit gegen Komplikationen bei Patienten mit arteriovenösem Aneurysma als bei anderen ausgeführt werden könne auf Grund des reichlichen Kollateralkreislaufs. Er führte sogar eine bilaterale Ligatur der Carotis externa und interna aus, ohne irgendwelche Schäden für den Patienten. KRAYENBÜHL (1954) hat wohl das größte Material, welches 23 mit Carotisligatur behandelte Fälle mit arteriovenösen Aneurysmen umfaßt, vorgestellt. Er hob hervor, daß trotz der vielen Fortschritte, die die Totalexstirpation dieser Läsionen gemacht hat, die Carotisligatur immer noch ihren Platz in unserem therapeutischen Arsenal verteidigt. Vor allem in den Fällen, in denen das Aneurysma von solcher Größe ist, daß die Totalexstirpation

164　　　　　　　　　　　　　　　　G. NORLÉN: Angiome.

als allzu gefährlich angesehen wird, oder wenn sie das Risiko in sich birgt, allzu schwere
neurologische Ausfallssymptome mit sich zu führen. Er meint, daß die Carotisligatur
gar nicht so gefährlich ist, wie von vielen Seiten behauptet wird, und daß sie in vielen
Fällen ganz zufriedenstellende Resultate geben kann. Hinsichtlich der Blutungen meint
KRAYENBÜHL, daß die Carotisligatur einen befriedigenden Schutz gibt. Dagegen dürfe
man keinen Effekt auf die epileptischen Anfälle erwarten. Von vielen Seiten aber wird
hervorgehoben, daß die Carotisligatur als erfolglos und manchmal gefährlich angesehen
werden muß (WORIS 1949; BASSET 1951; PATERSON und McKISSOCK 1956), weshalb sie
immer mehr zugunsten radikalerer Maßnahmen verlassen worden ist.

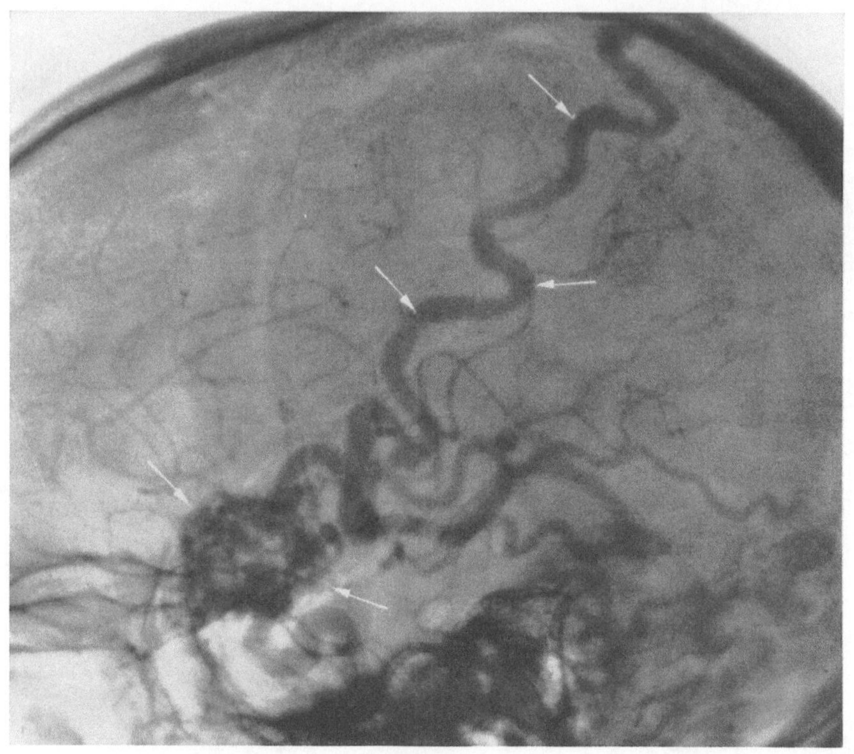

Abb. 11.

Abb. 11—14. O. K. A. G. 120813/53. 41jähriger Mann, der wenige Monate vor seiner Einlieferung einen
epileptischen Anfall gehabt hatte. Die Arteriographie zeigt ein Angiom auf der rechten Seite im vordersten
Teil der Fissura Sylvii. Die Bilder veranschaulichen schön die schnelle Blutdurchströmung durch das Angiom
und dessen weite abführende Venen (Abb. 11), sowie die langsame Zirkulation durch das Hirn (Abb. 12).
Das Kontrastmittel ist auf diesen, die venöse Phase repräsentierenden Bildern aus dem Angiom und der weiten
abführenden Vene ganz verschwunden, wird aber in den normalen Venen wiedergefunden. Dieses Bild ist
4 sec später als Abb. 11 aufgenommen worden. Postoperativ (Abb. 13) sieht man sowohl die verbesserte
Kontrastfüllung der Hirngefäße in der arteriellen Phase im Vergleich mit Abb. 11 als auch die gleichzeitige
Kontrastfüllung der Venen in den normalen Teilen des Hirns (Abb. 14) wie in der Vene, durch die das Angiom
drainiert wurde. Man sieht auch, wie diese Vene deutlich an Größe abgenommen hat. Völlig arbeitsfähig.

TÖNNIS und WALTER (1958) konnten 15 von 20 Fällen, welche mit Carotisligatur
behandelt wurden, verfolgen. 5 von diesen starben infolge neuer Blutung und 1 im Status
epilepticus, 2 wiesen progrediente Hemiparese, fortschreitende Demenz und Epilepsie auf.
Ein weiterer Patient bekam eine zunehmende Hemiparese im Anschluß an eine neue
Blutung. Nur 2 Patienten konnten bei einer Nachuntersuchung als völlig arbeitsfähig
angesehen werden. Wenn wir die Carotisligatur als eine Behandlungsmethode ansehen,
müssen ja diese Resultate als äußerst unbefriedigend bezeichnet werden, und wenn wir
in Übereinstimmung mit der Auffassung OLIVECRONAs die Carotisligatur als völlig er-

folglos betrachten und daher meinen, daß dieses Material zur Beleuchtung der Prognose dieser Fälle beitragen kann, muß diese wohl als sehr ernst beurteilt werden.

In der früheren Literatur sind einige Fälle beschrieben worden, bei denen man wahrscheinlich als Einleitung eines Exstirpationsversuches äußere Gefäße ligiert, aber auf weitere Maßnahmen verzichtet hatte.

Bereits 1894 berichteten STARR und McCOSH über einen Fall, wahrscheinlich ein arteriovenöses Aneurysma und schrieben, daß "the large veins leading into this mass of vessels were tied with catgut". Der Fall wurde als „removal" angesehen, aber es

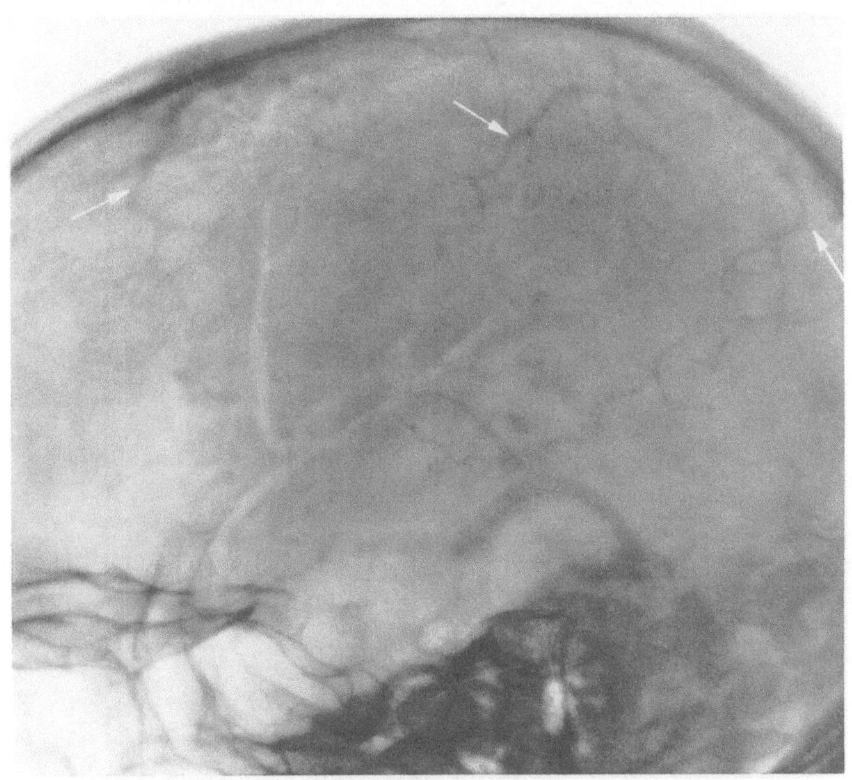

Abb. 12. Legende s. Abb. 11.

geht nicht mit Sicherheit daraus hervor, daß eine Exstirpation vorgenommen wurde. Eine gewisse Verbesserung der Epilepsie des Patienten wurde vermerkt.

KRAUSE (1908) und EISELSBERG (1913) ligierten äußerliche Venen, ohne daß jedoch eine Katastrophe eintraf, obwohl KRAUSE bemerkte, daß das Hirn nach der Ligatur sehr kräftig geschwollen war. CUSHING und BAILEY haben 1928 eine Ligatur äußerlich gelegener zuführender Arterien vorgeschlagen, aber wie TÖNNIS 1936 hervorhob, müssen, wenn ein zufriedenstellendes Resultat erreicht werden soll, alle zuführenden Arterien unterbunden werden. Die Methode ist also selten ausführbar, und nur in Ausnahmefällen ist es so, daß man wenige zuführende Arterien hat, die alle erreicht und unterbunden werden können. Auch CUSHING und BAILEY hoben schon hervor, daß die Angiome oftmals tief in das Hirnparenchym eindringen, und daß der Hauptteil der Blutversorgung erst in der Tiefe geschieht. Die Methode ist aus diesem Grund nur in Ausnahmefällen erfolgversprechend.

BOLDREY und MILLER (1949) ligierten außer der Carotis interna und externa auch die Communicans posterior und die Cerebri posterior an der Basilaris bei einem ungewöhnlichen Fall eines Angioms, das via Vena magna Galeni drainiert wurde, und sie meinten, ein gutes Resultat erreicht zu haben.

BASSET (1951) führte in einer Anzahl Fälle eine Ligatur äußerer Gefäße aus, welche Methode er dann mit einer Elektrokoagulation des Angioms kombinierte. Er empfahl

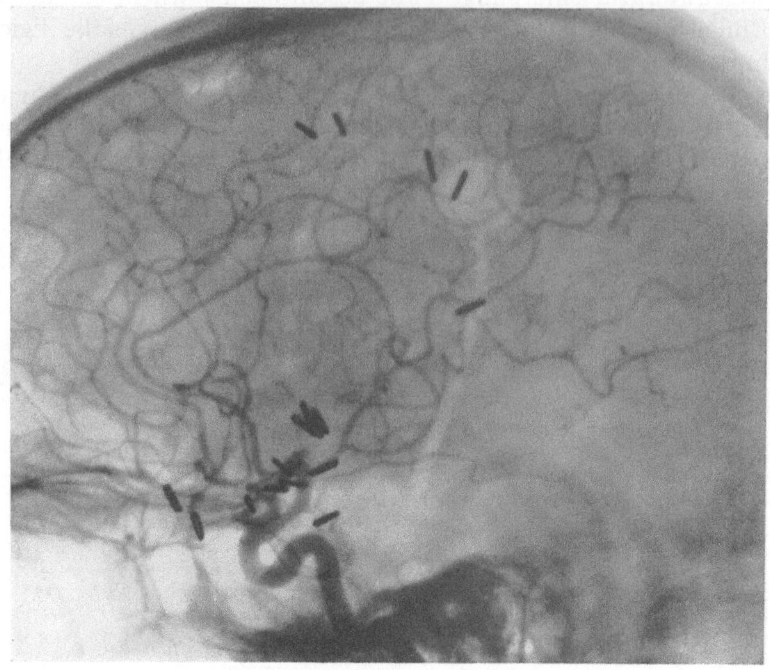

Abb. 13. Legende s. Abb. 11.

einen schwach schneidenden Strom anzuwenden und die Elektroden vorsichtig über die abnormen Gefäße zu führen, wobei sie obliteriert und thrombosiert werden. FRENCH

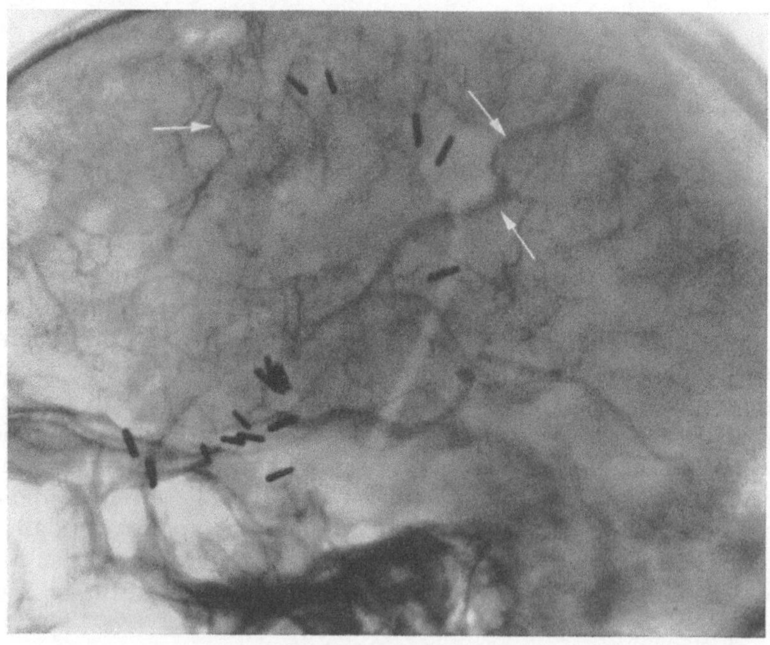

Abb. 14. Legende s. Abb. 11.

und PAYTON (1954) führten ebenfalls die Ligatur zuführender Arterien in 3 Fällen von arteriovenösem Aneurysma, die an der Mittellinie in der Nähe des Corpus pineale lokalisiert waren, aus. Gerade dieser Angiomtyp sei nicht besonders zur Exstirpation geeignet, aber die Ligatur zuführender Arterien wurde als möglich angesehen. Sie sahen diese Methode nicht als ideal an, meinten aber, daß es motiviert sei zu glauben, daß eine Rezidivblutung verhindert werden könne, und auch, daß eine Thrombosierung des Angioms stattfinden oder die Angiomgröße hierdurch reduziert werden könne.

JAEGER (1951) hat in einem Fall eines Aneurysmas im linken Frontallappen mit hauptsächlich via Arteria frontalis ascendens zuführender Arterie den Hauptstamm der Cerebri media 3 mm distal der Carotisbifurkation ligiert. Hierdurch hörte die Pulsation im Aneurysma ganz und gar auf. Der postoperative Verlauf zeigte eine dramatische

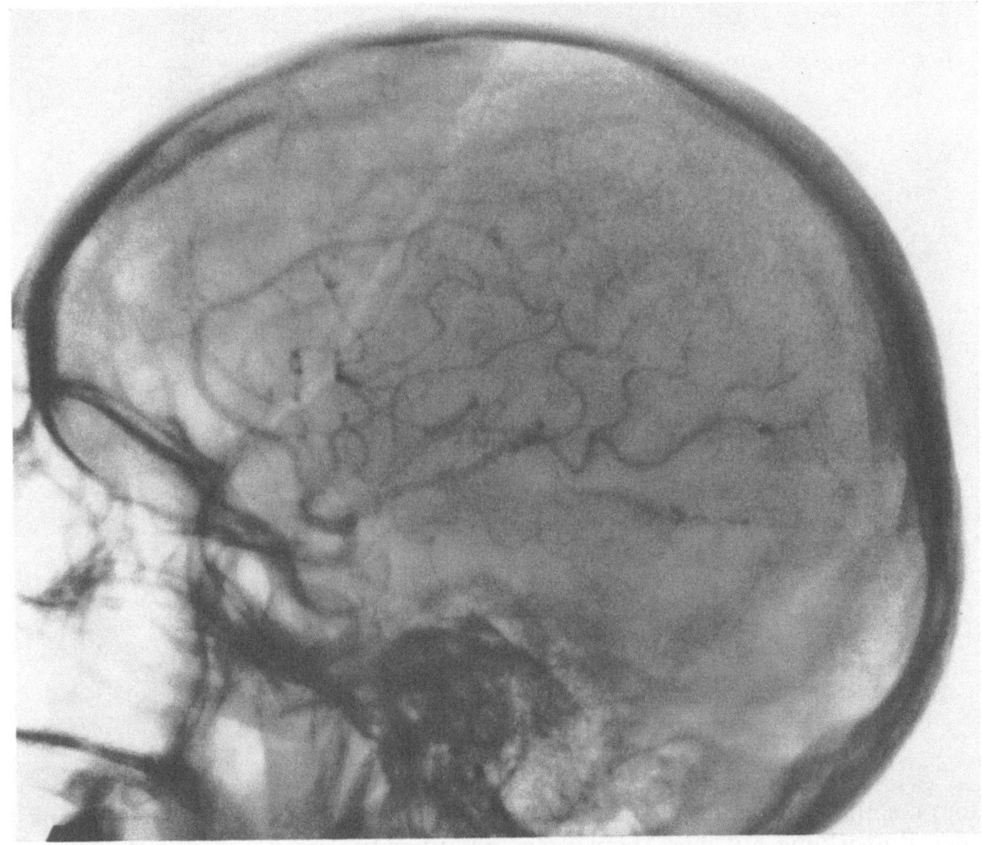

Abb. 15.

Abb. 15—18. E. M. C. 181204/56. 38jährige Frau, die seit dem 13. Lebensjahr wiederholte Subarachnoidalblutungen gehabt hatte, mit einmaliger rechtsseitiger Hemiparese und Hemianopsie in Zusammenhang mit einer Blutung. Angiographie der linken Carotis negativ (Abb. 15), Arteria cerebri posterior aber nicht gefüllt. Die Arteriographie der Vertebralis zeigt ein Angiom an der Medialseite des Occipitallappens. Exstirpation. Postoperative Quadrantenhemianopsie und leichte Gedächtnisstörungen in der ersten Zeit. Völlig arbeitsfähig.

Genesung ohne Ausfallssymptome. Er meinte, daß in Fällen mit arteriovenösem Aneurysma das Risiko einer Ligatur der Cerebri media nicht besonders groß sei.

PATERSON und McKISSOCK (1956) beschrieben 16 Fälle, bei denen eine Anzahl corticaler Arterien und Venen ligiert wurde. Auf Grund der Lokalisation und Größe des Angioms hatte man bei Freilegung desselben auf Exstirpationsversuche verzichtet, weil man dies als allzu riskant beurteilte. Statt dessen sind diese äußerlichen Gefäße ligiert worden. In 4 dieser Fälle konnte man auf dem postoperativen Angiogramm eine ansehnliche Größenabnahme des Angioms demonstrieren. In bestimmten Fällen glaubte man eine gewisse Verbesserung konstatieren zu können, besonders in Hinblick auf die

Epilepsie- und Blutungsfrequenz. Kein Fall hatte sich verschlechtert. Die Verfasser meinten deshalb, daß die Ligatur corticaler Gefäße in gewissen Fällen einigen Wert haben kann.

OLIVECRONA (1957) riet jedoch von der Ligatur afferenter Arterien oder äußerlich gelegener Gefäße ab. Obwohl der Patient in einem seiner Fälle nach Ligatur eines Zweiges der Arteria cerebri anterior, der bei der Operation das einzige zuführende Gefäß schien, völlig beschwerdefrei war, wurde hervorgehoben, daß eine solche Maßnahme nicht mit Sicherheit als erfolgversprechend angesehen werden kann, und daß die Aneurysmen in der Regel ihre Blutversorgung von mehreren Gefäßen bekommen. In 5 Fällen wurde

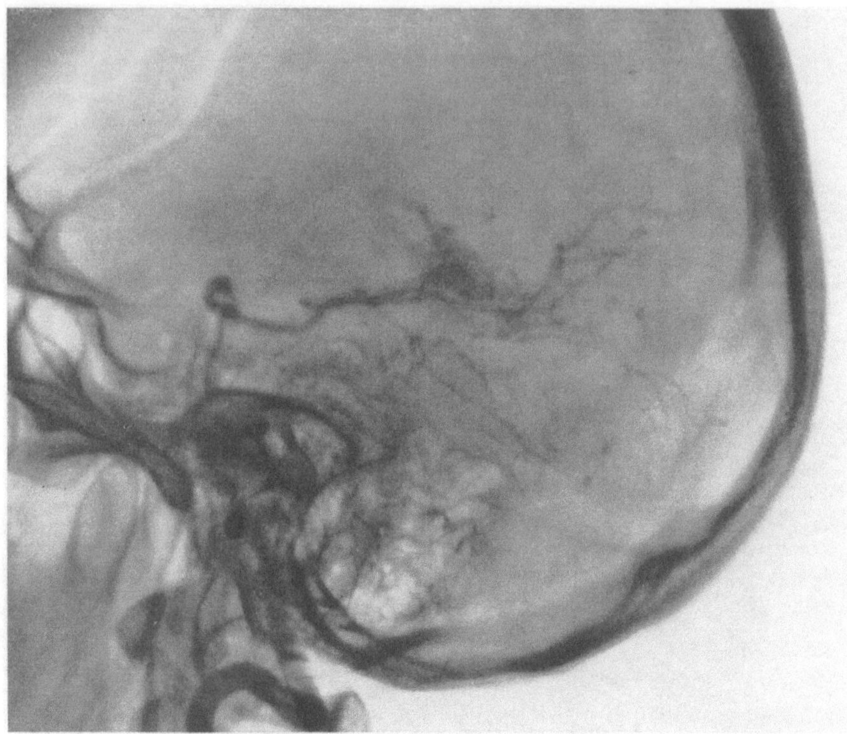

Abb. 16. Legende s. Abb. 15.

in OLIVECRONAs Material eine Ligatur äußerer Gefäße durchgeführt ohne den geringsten Beweis einer Einwirkung auf das Aneurysma. OLIVECRONA ist daher der Meinung, daß diese Methoden völlig wertlos sind, weil sie keine Rücksicht auf vorhandene anatomische Faktoren nehmen.

TÖNNIS und WALTER (1958) betonen die hohe Mortalität bei der Ligatur äußerlich zuführender Gefäße. Von ihren 23 Fällen starben 7 (34%). In diesen Fällen hatte man versucht, eine Totalexstirpation durchzuführen, aber aus verschiedenen Gründen war dies nicht gelungen. Von den 15 Fällen, die verfolgt werden konnten, waren 5 völlig invalide und 4 teilweise arbeitsfähig, 1 Patient starb nach 3 Jahren infolge neuer Blutung, 3 der Patienten, die vor dem Eingriff eine Epilepsie gehabt hatten, sind aber von ihren Anfällen befreit worden. In 2 dieser Fälle war die postoperative Beobachtungszeit sehr lang, 22 bzw. 19 Jahre.

In diesem Zusammenhang ist ISENSCHMIDs (1912) Analyse unserer chirurgischen Möglichkeiten in Anschluß an 2 von ihm beobachteter Fälle von gewissem Interesse. Er diskutierte die Totalexstirpation und hob hervor, daß diese nur möglich sei, wenn das Angiom klein und gut abgegrenzt ist. Was die Ligatur äußerer Gefäße und die Ligatur der Carotis am Halse angeht, so verdient seine Äußerung direkt zitiert zu werden: „Eine

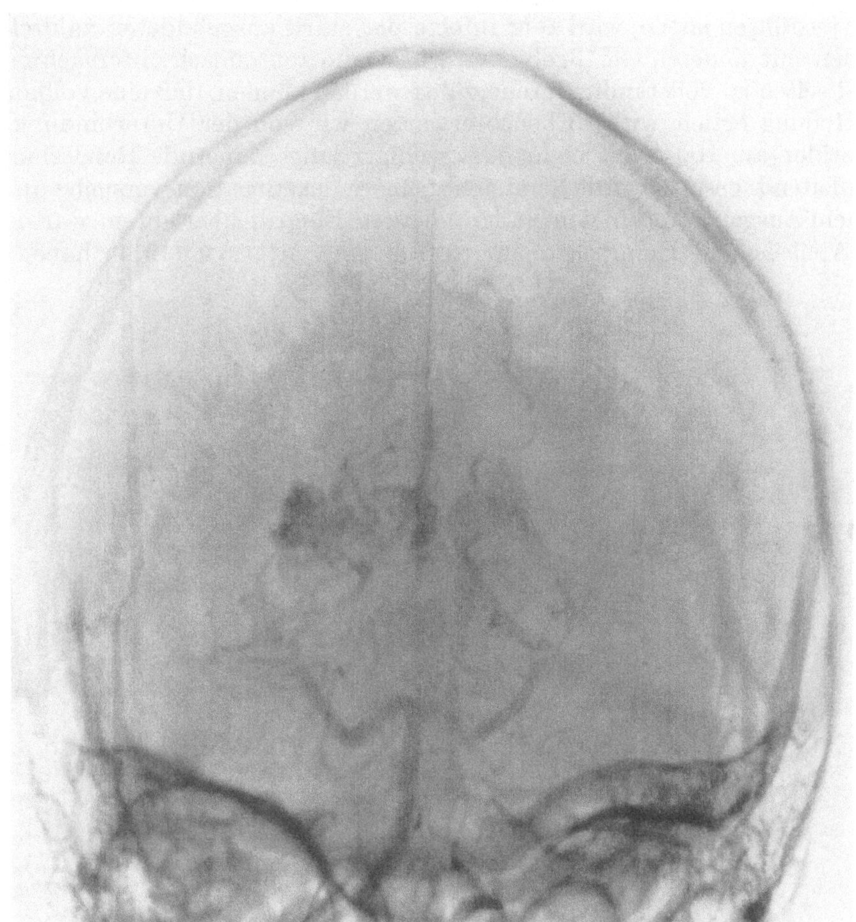

Abb. 17. Legende s. Abb. 15.

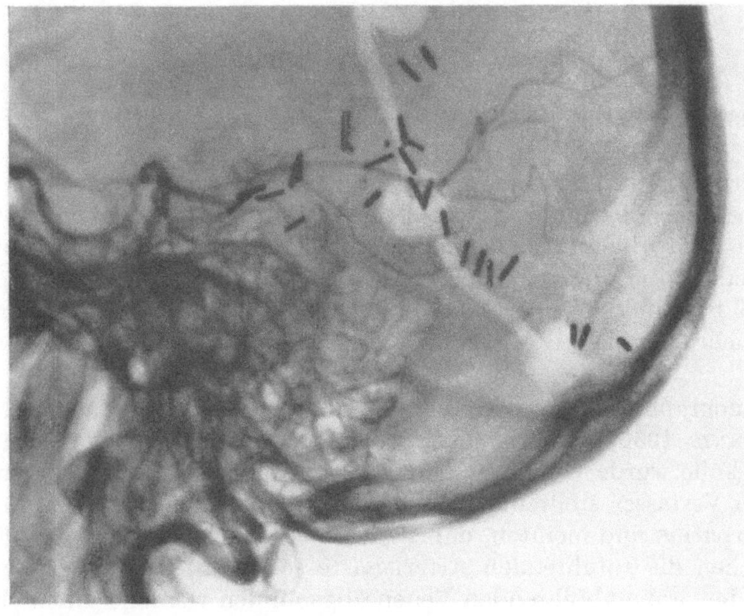

Abb. 18. Legende s. Abb. 15.

Unterbindung der größten zum Angiom führenden Arterien an Ort und Stelle wird sich sicher öfter ausführen lassen, wird aber infolge der stark ausgebildeten zahlreichen Kommunikationen mit anderen Gefäßgebieten, wie sie die anatomisch untersuchten Fälle darboten, wohl selten so vollständig durchgeführt werden können, daß eine vollkommene und dauernde Heilung erzielt wird. Ebenso erwarten wir von der Unterbindung einer oder beider Carotiden am Halse nur mehr oder weniger lange dauernde Remissionen."

Wie einleitend gesagt wurde, endeten frühere Exstirpationsversuche in der Regel mit tödlichem Ausgang, und in den Fällen, die den Eingriff überlebten, war das Resultat bleibende Aphasie und Hemiplegie. CASSIERER und MÜHSAM (1911) haben einen Fall

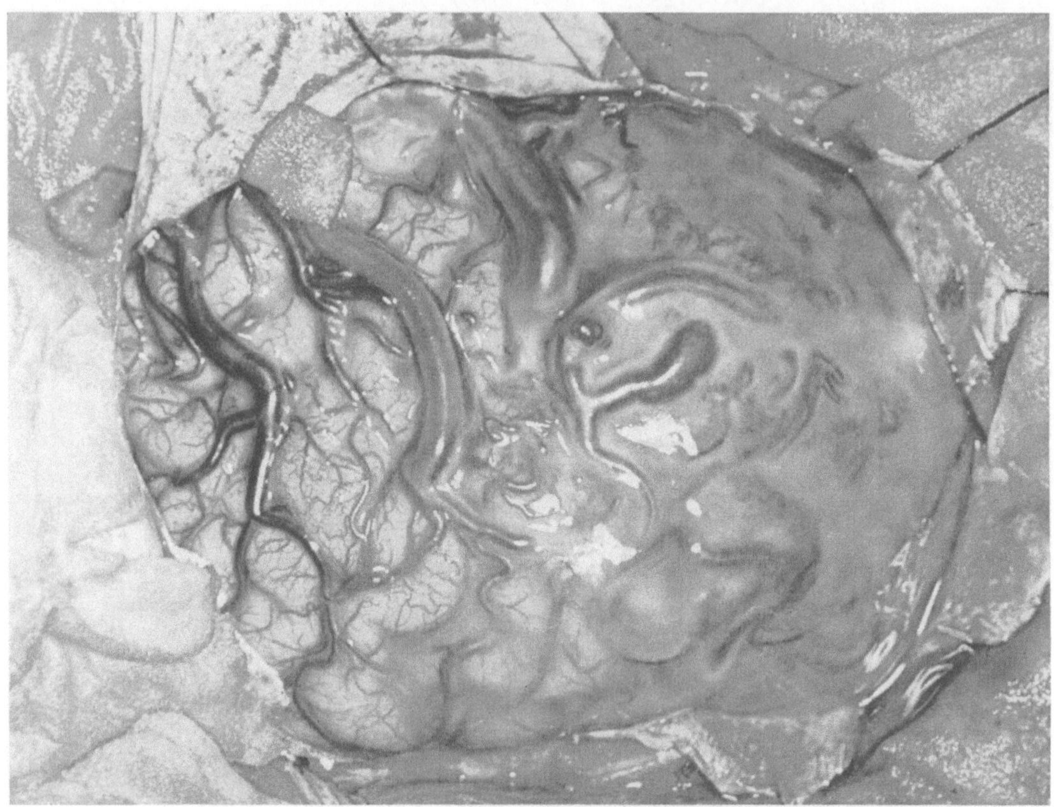

Abb. 19. Operationsphoto eines arteriovenösen Aneurysmas. (OLIVECRONA und LADENHEIM 1957.)

einer Totalexstirpation in 2 Séancen mit glücklichem Ausgang beschrieben. Postoperativ trat eine vorübergehende Hemiparese auf, es wurde aber angegeben, daß der Patient 2 Monate nach dem Eingriff arbeitsfähig war. Die abwartende Haltung gegenüber aktiveren Maßnahmen in diesen Fällen während vieler Jahre ist deshalb völlig verständlich. Noch 1949 ist BUNTS auf der Basis eines Materials von 17 Fällen der Ansicht, daß er mehr und mehr konservativ als radikal in seiner Einstellung zu diesen Problemen geworden ist.

In einer Monographie über die Gefäßmißbildungen des Hirns (BERGSTRAND, OLIVECRONA und TÖNNIS 1936) beschrieb TÖNNIS 22 Fälle von arteriovenösen Aneurysmen, und in 5 dieser Fälle wurde von OLIVECRONA eine Totalexstirpation mit gutem Resultat ausgeführt. Die Verfasser stellten sich aber immer noch abwartend zu der Möglichkeit einer Totalexstirpation und meinten, daß sie nur bei kleinen Angiomen in Frage kommen könne, bei welchen die zuführenden Arterienäste so liegen, daß sie erreicht und ligiert werden können, bevor die abführenden Venen abgebunden werden. Nach einer kritischen Wertung übriger Behandlungsmethoden kam OLIVECRONA in einer Arbeit zusammen mit

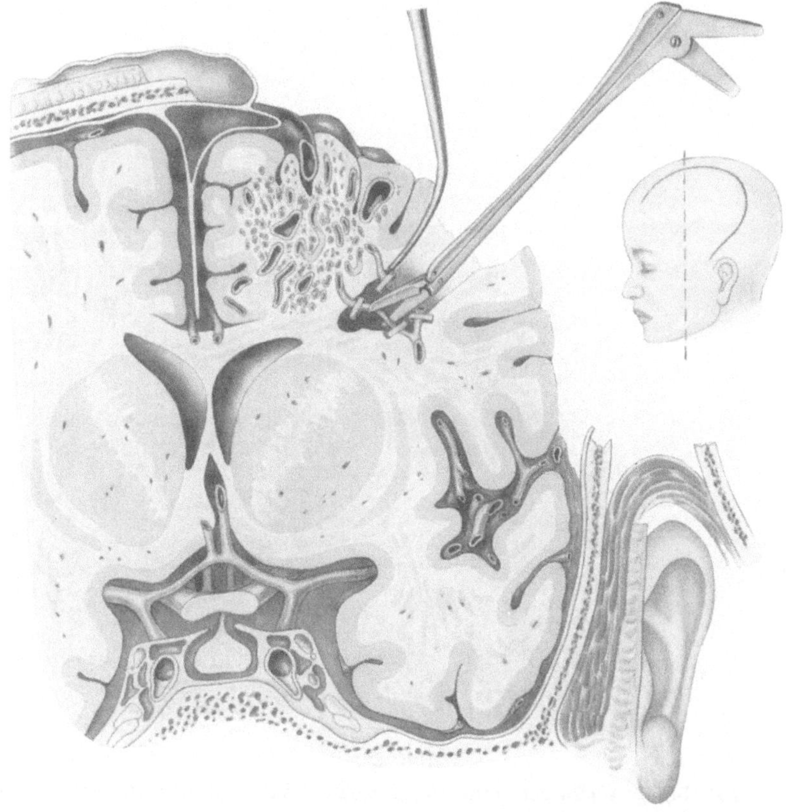

Abb. 20. Entfernung des Aneurysmas. Die Dissektion geht allmählich tiefer und die Gefäße werden mit Clips versorgt. (OLIVECRONA und LADENHEIM 1957.)

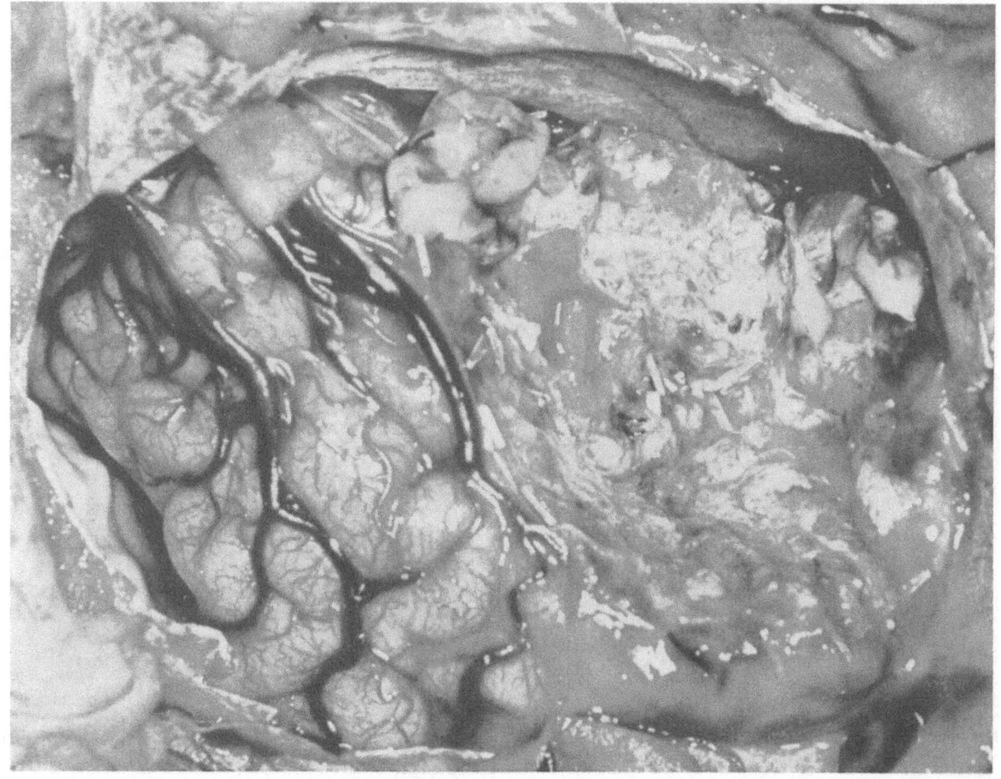

Abb. 21. Operationsphoto nach Entfernung des Aneurysmas. (OLIVECRONA und LADENHEIM 1957.)

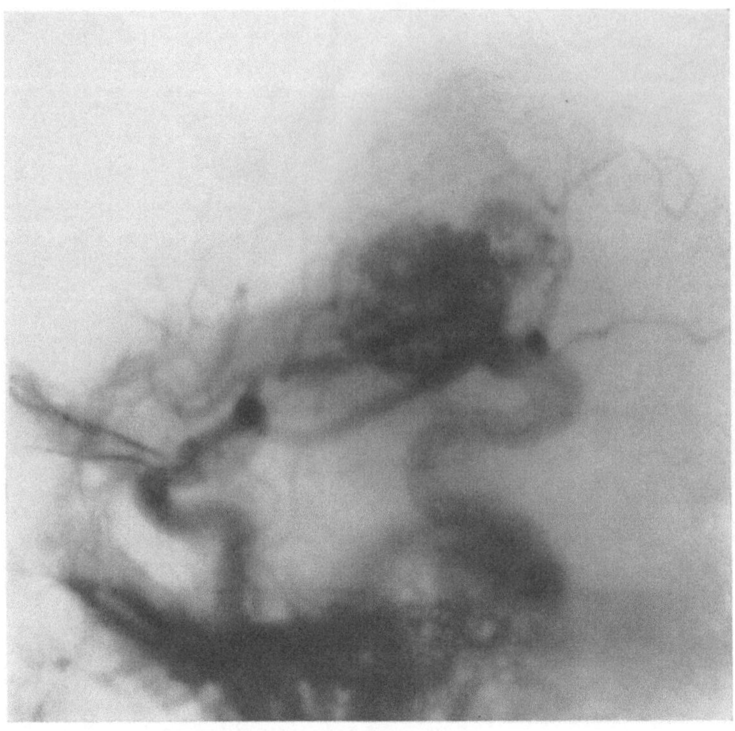

Abb. 22.

Abb. 22 u. 23. N. F. 151114/56. 40jähriger Mann, der seit einem halben Jahr rechtsseitige epileptische Anfälle mit erhöhter Frequenz gehabt hat. Nie bewußtlos. Die Arteriographie zeigt ein oberflächliches Angiom in der Fissura Sylvii der linken Seite. Exstirpation. Völlig arbeitsfähig.

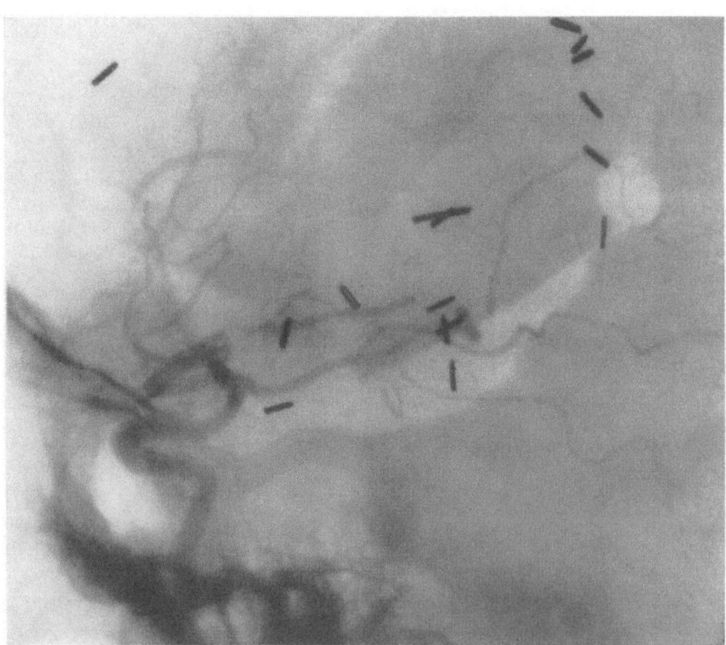

Abb. 23. Legende s. Abb. 22.

RIIVES (1948) zu der Schlußfolgerung, daß diese Angiome entweder total exstirpiert oder ganz in Ruhe gelassen werden sollten. In der Arbeit wurden 43 Fälle beschrieben, bei denen das Angiom in 24 Fällen exstirpiert wurde mit nur 3 Todesfällen. 8 Patienten waren völlig arbeitsfähig, 8 teilweise arbeitsfähig mit neurologischen Ausfallssymptomen in ungefähr demselben Grad oder etwas mehr als vor der Operation, 5 waren totalinvalide, davon waren aber 4 schon vor dem Eingriff totalinvalide. OLIVECRONA hatte bis 1948 zusammen 43 Fälle mit 4 Todesfällen exstirpiert, also mit einer Mortalität von 9,3%. Einzelne Fälle von Totalexstirpation waren früher von PENFIELD-ERICKSON

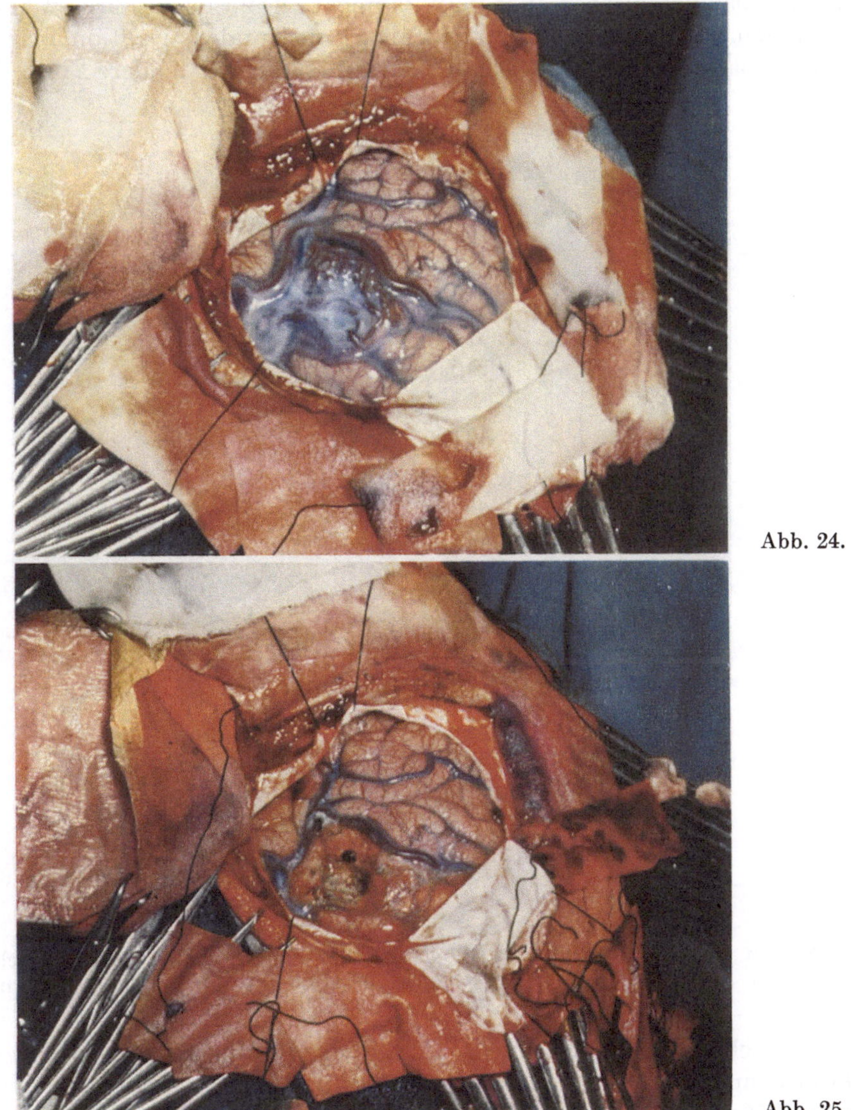

Abb. 24.

Abb. 25.

Abb. 24 u. 25. Derselbe Patient wie Abb. 22 u. 23. Operationsphotographie des Angioms vor und nach der Exstirpation.

(1941), KRAYENBÜHL (1941), PILCHER (1946) und DOTT berichtet worden. Während der folgenden Jahre folgte eine Anzahl Mitteilungen über Totalexstirpation mit gutem Resultat (PLUVINAGE 1948; NORLÉN 1949; GUILLAUME et al. 1949; PILCHER, MEACHAM und COBB 1950; BASSET 1951; McKISSOCK 1951; THIEBAUT et al. 1951; GROSS und MARTIN 1951). 1950 beschrieb OLIVECRONA 87 Fälle, von welchen 53 mit Totalexstirpation operiert worden waren. Während der Periode 1946—1949 wurden in der Klinik 27 Fälle beobachtet, und von diesen wurden 24 operiert, 92% der Fälle wurden also als operabel angesehen.

Bei dem internationalen Neurologenkongreß in Lissabon 1953 bildete die chirurgische Behandlung der Gefäßmißbildungen eines der Hauptthemen, und Olivecrona teilte dort seine Erfahrungen über 96 Fälle mit, von denen 60 totalexstirpiert worden waren. Von verschiedenen Seiten wurde über eine zunehmende Anzahl Fälle mit Angiomen verschiedener Lokalisation berichtet, bei denen die Totalexstirpation mit Erfolg ausgeführt worden war (Petit-Dutaillis und Guiot, Lazorthes und Geraud, Ley, Pompeu und Niemeyer). 1953 beschrieben auch Tönnis und Lange-Cosack ihre 72 Fälle mit arteriovenösen Angiomen, bei diesen war in 23 Fällen eine Totalexstirpation ausgeführt worden. Die Tendenz späterer Jahre war ebenfalls auf eine immer radikalere Einstellung gerichtet,

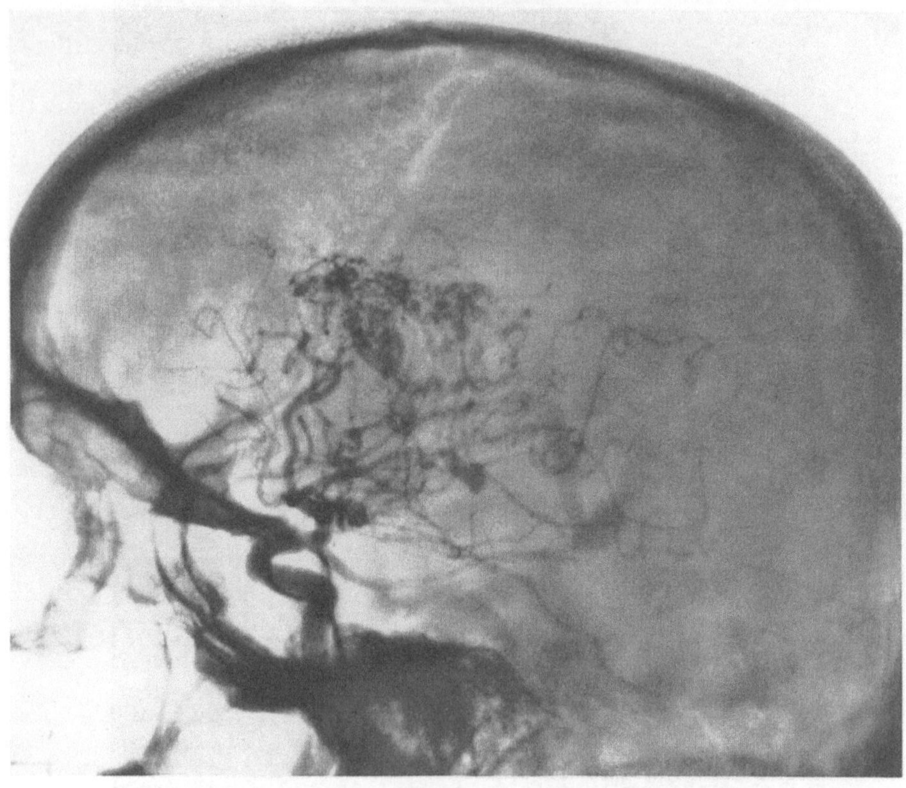

Abb. 26.

Abb. 26 u. 27. I. M. P. 350104/53. 18jähriges Mädchen. Früher völlig gesund, akut mit rechtsseitiger Hemiplegie und Aphasie erkrankt. Nach wenigen Stunden tief bewußtlos, die Patientin starb innerhalb 24 Std.

und eine vermehrte Anzahl geglückter Totalexstirpationen wurde publiziert (Miletti 1954; Louge und Monckton 1954; Paterson und McKissock 1956; Heyne, Kempe und Coxe 1956; Leppo, David, Constans und Ruggiero 1956; Lundberg, Nielsen und Nilsson 1956; Hankinson und McKissock 1957; Olivecrona und Ladenheim 1957; Asenjo, Uiberall und Fierro 1957; Ley 1957; Tönnis und Walter 1958).

Indikationen. Zweifellos dürfte die von Olivecrona vertretene Auffassung (1948), daß diese arteriovenösen Aneurysmen total exstirpiert oder ganz in Ruhe gelassen werden sollen, immer mehr von den Chirurgen, die sich mit diesen Problemen beschäftigen, geteilt werden. Die Gefahr, die ständig einen Patienten mit einem arteriovenösen Aneurysma bedroht, ist die, daß es plötzlich platzen kann und damit Ursache zu einer neuen Blutung gibt, die fatal werden kann. Oder es verursacht, je nach der Lokalisation, eine solche Zerstörung, daß die Folgen bleibende Schäden in Form von Hemiparese und Aphasie sein können. Dandy schätzte, daß etwa 40% sämtlicher Fälle diesem Schicksal entgegen gingen. Olivecrona und Riives schrieben, daß schließlich die meisten, wenn nicht alle Patienten, an einer Blutung sterben oder vollinvalide werden. In seiner Arbeit von 1950 beschrieb OLIVECRONA 23 nichtoperierte Fälle, die nachuntersucht worden waren. Von diesen waren nur 7 völlig gesund oder hatten vereinzelte epileptische Anfälle, die ihre Arbeitsfähigkeit nicht beeinträchtigten. 9 Patienten waren invalide mit Hemiplegien, gehäuften epileptischen Anfällen und psychischen Veränderungen. 6 waren gestorben, davon 4 an gesicherter oder wahrscheinlicher Blutung, 2 waren an anderen Ursachen gestorben, und 2 Patienten waren nicht mehr aufzuspüren. OLIVECRONA betonte, daß man nicht ohne weiteres diese Serie unbehandelter Fälle mit den operierten

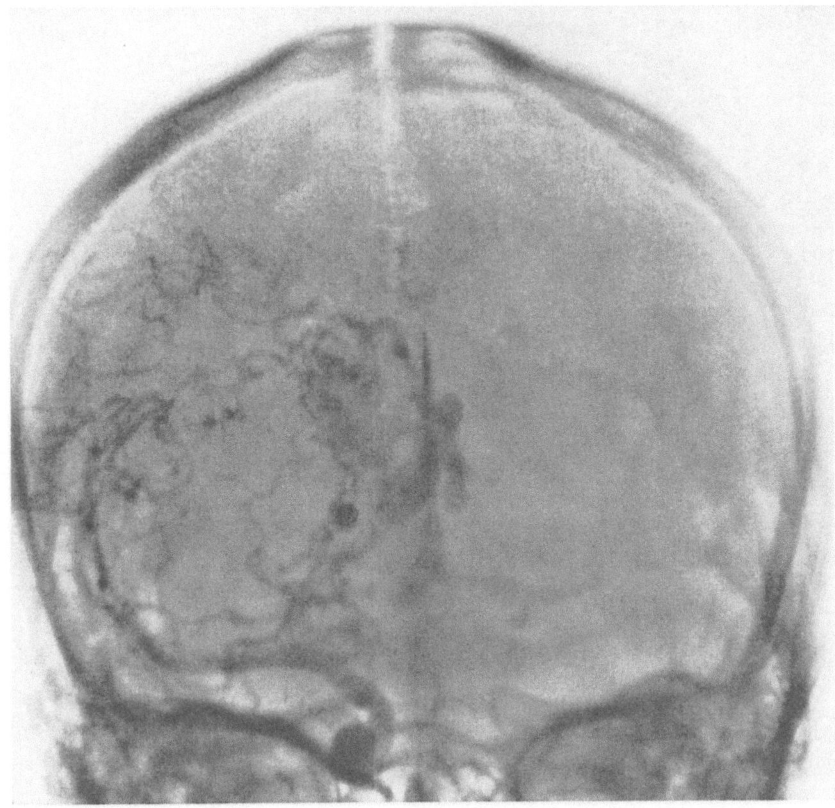

Abb. 27. Legende s. Abb. 26.

vergleichen kann, da diese nach etwas anderen Gesichtspunkten ausgesucht worden sind. Er meint jedoch, daß es von Bedeutung ist, daß ungefähr 25% der unbehandelten Fälle später an einer neuen Blutung starben, und daß $^1/_3$ der Fälle invalide ist. Ebenso ist es von Bedeutung, daß ungefähr 25% gesund blieben oder nur unbedeutende Symptome ihrer Krankheit haben.

Psychische Veränderungen, oft in Form zunehmender Demenz, treten nicht so selten auf und können ihre Erklärung in den vom Angiom verursachten Veränderungen der Hirndurchblutung haben, was schön auf dem Angiogramm demonstriert werden kann (OLIVECRONA und RIIVES 1948; NORLÉN 1949; TÖNNIS und LANGE-COSACK 1953). Der arteriovenöse Widerstand saugt die Hauptmasse des Blutes an sich, in diesem Gebiet des Hirns wird die Durchblutung sehr schlecht, und man kann annehmen, daß die Folge eine relative Anoxämie dieser Gebiete ist. Nach der Totalexstirpation eines Angioms kann man eine angiographische Verbesserung der Blutdurchströmung des Hirns in diesen Gebieten nachweisen (NORLÉN 1949). Dieses Verhältnis trägt natürlich zur Beurteilung der Operationsindikationen bei.

Paterson und McKissock haben neulich 42 Patienten nachuntersucht, die nicht operiert oder nur exploriert wurden, und meinen, daß die Prognose vielleicht nicht so pessimistisch beurteilt zu werden braucht, nur wenige ihrer Patienten waren nach einigen Jahren Beobachtungszeit invalide geworden. Etwa der gleichen Meinung sind auch Svien, Olive und Angulo-Rivero (1956), welche das Resultat einer Gruppe von 23 Patienten, die 20 Jahre beobachtet wurden, mitteilten. Tödliche Blutung traf in 8,7% ein und von den übrigen wurde nur 1 totalinvalide, 2 wurden teilweise arbeitsfähig auf Grund bleibender Hemiparese. Eine progrediente Hemiparese kam in 13% vor, aber

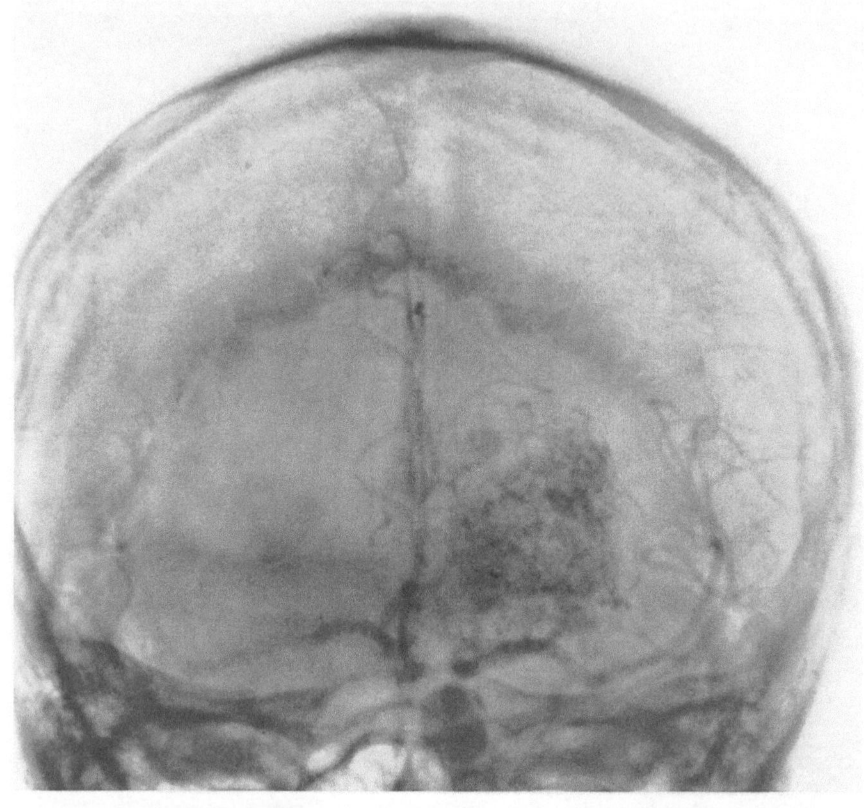

Abb. 28.

Abb. 28 u. 29. K. H. M. 170830/53. 36jähriger Mann, der im Anschluß an ein Schädeltrauma 1947 eine Commotio und eine linksseitige Hemiplegie bekam, die allmählich zurückging. Im September 1952 akute Erkrankung mit Bewußtlosigkeit und Zunahme der linksseitigen Hemiparese. Blutiger Liquor. Die Angiographie zeigt ein großes, an den basalen Ganglien lokalisiertes, arteriovenöses Aneurysma.

die epileptischen Anfälle konnten in den meisten Fällen medizinisch kontrolliert werden. Die Verfasser fügten aber hinzu, daß ihre Serie zu klein ist und deshalb nicht mit Sicherheit das wirkliche Bild widerspiegelt.

Tönnis und Walter (1958) haben über 32 nichtoperierte Fälle berichtet. 8 von diesen waren, wie Tönnis sie nennt, groß, diffus und wurden zum Zeitpunkt der Beobachtung als inoperabel angesehen. Tönnis wies jedoch darauf hin, daß ein Teil davon mit den heutigen Narkoseverfahren (Hypotension und Hypothermie) hätte operiert werden können. 5 dieser Fälle waren bei der Einlieferung bewußtlos und moribund, weshalb eine Operation abgelehnt wurde. 4 waren über 60 Jahre alt, in 5 Fällen waren die Veränderungen doppelseitig, und 6 wiesen Angiome von beachtlicher Größe auf, die in der motorischen Region lagen, doch ohne neurologische Ausfallssymptome waren. In 4 Fällen war das Angiom im Hirnstamm und den basalen Ganglien lokalisiert. Von den 23 Fällen, die in diesem Material verfolgt werden konnten, sind 5 an neuer Blutung gestorben, 2 im Status epilepticus, 14 waren arbeitsunfähig auf Grund zunehmender Paresen, vermehrter epileptischer Anfälle und progredienter Demenz, und 2 waren völlig arbeitsfähig.

OLIVECRONA und LADENHEIM (1957) beschrieben 18 nichtoperierte Fälle, von diesen starben 7, wahrscheinlich an einer neuen Blutung, nur 4 waren ganz beschwerdefrei und arbeitsfähig. Diese Zahlen sind ja niederschlagend, wenn es gilt, die Prognose der unoperierten Fälle zu beurteilen, und wie OLIVECRONA hervorhob, hat man Anlaß, noch

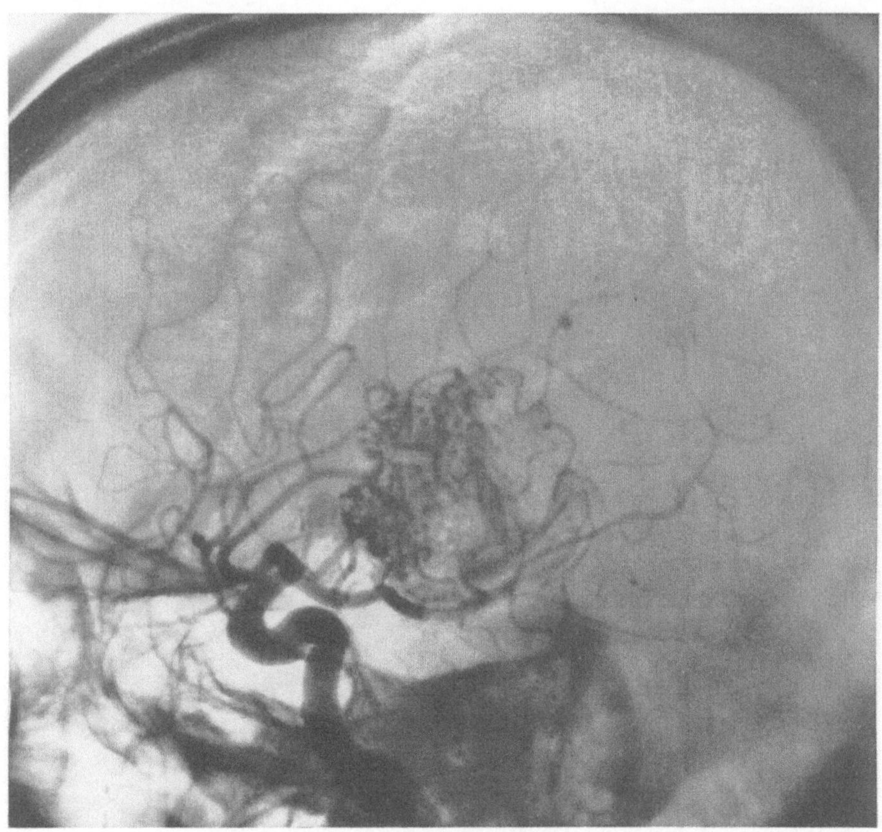

Abb. 29. Legende s. Abb. 28.

schlechtere Zahlen zu erwarten, je länger die Beobachtungszeit wird. Sicherlich basieren diese Zahlen auf inoperablen Angiomen, aber OLIVECRONA ist der Auffassung, daß man zu der Vermutung Anlaß hat, daß die Prognose der operierten Fälle sich kaum wesentlich von der der inoperablen Fällen unterscheiden würde, wenn sie konservativ behandelt worden wären. OLIVECRONA meint, daß das Resultat einer konservativen Behandlung im günstigsten Fall in 55% der Fälle als unzufriedenstellend angesehen werden muß, eine Zahl, die sich, wie oben betont wurde, in demselben Grad erhöhen muß, je länger die Beobachtungszeit wird.

Leider vermissen wir immer noch eine größere zuverlässige Statistik, um in jedem Fall einigermaßen sichere Prognosen stellen zu können, sowohl in Hinsicht auf die Gefahren einer eventuellen Ruptur als auch anderer invalidisierender Folgen wie bleibende Hemiplegien, schwere psychische Veränderungen und Epilepsie. Wir wissen nur, daß diese eine nicht unbedeutende Bedrohung der Gesundheit der Patienten darstellen, auch wenn viele Fälle relativ symptomfrei verlaufen können und sich nur durch periodische epileptische Anfälle manifestieren (GILLINGHAM 1953). SCOTT, SIMRIL und SEAMAN (1954) betonten, daß die Prognose in diesen Fällen sehr ernst ist, und daß die

Operationsindikation unter Berücksichtigung des Schweregrades der neurologischen Symptome, der Lokalisation der Gefäßmißbildung, des angiographischen Bildes, vor allem hinsichtlich der Ausbreitung und Tiefe des Angioms, der Verteilung der zuführenden und abführenden Gefäße sowie schließlich einer Schätzung eventueller neurologischer Ausfallssymptome, die als Folge der Operation entstehen können, beurteilt werden muß. Oftmals kann man Fälle mit geringen Symptomen, aber trotzdem großen Angiomen finden, und die Klugheit gebietet natürlich in solchen Fällen, das Angiom in Ruhe zu lassen und nicht zu riskieren, daß ein Exstirpationsversuch mit bleibenden schweren Defekten endet.

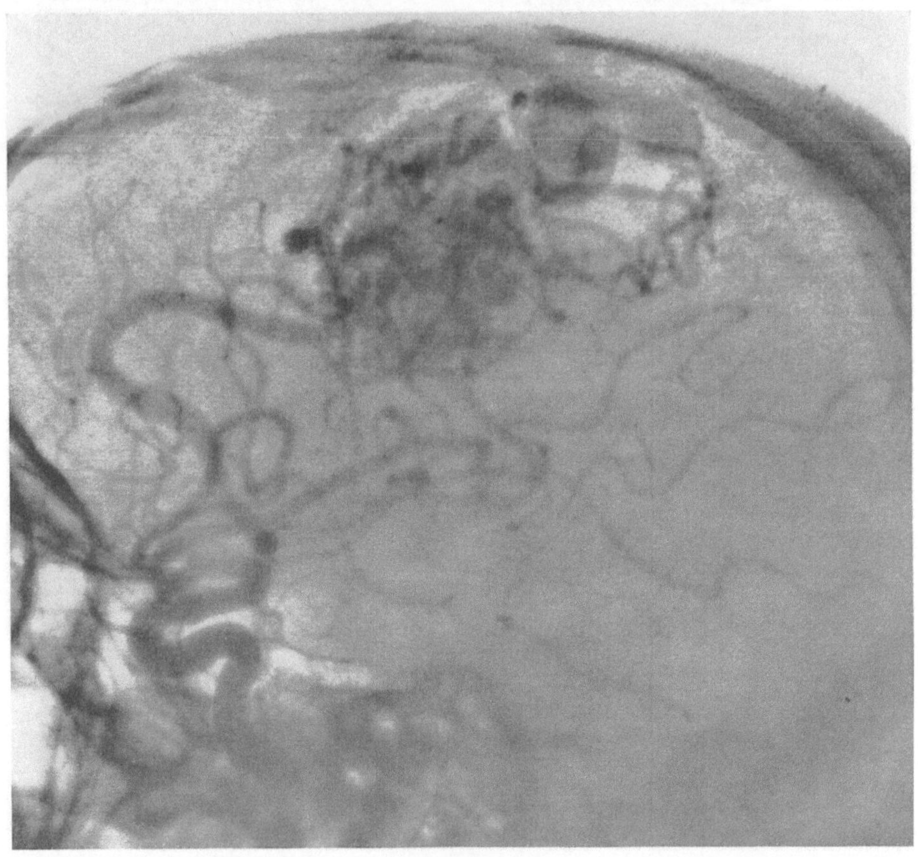

Abb. 30.

Abb. 30 u. 31. R. N. B. 300915/54. 24jähriger Mann, der 3 Monate vor der Einlieferung einen epileptischen Anfall hatte. Keine neurologischen Ausfallssymptome. Keine Blutung gehabt. Die Angiographie zeigt ein sehr großes arteriovenöses Aneurysma auf der Medialseite des Frontallappens tief in das Parenchym reichend.

Erst 1948 begann Olivecrona zusammen mit Riives klarer die Indikationen und Kontraindikationen zur Exstirpation dieser Angiome zu präzisieren. Wie oben gesagt wurde, kam er zu der Auffassung, daß das Angiom entweder radikal exstirpiert werden oder in Ruhe gelassen werden sollte. Die übrigen Behandlungsarten wurden als völlig erfolglos angesehen. Als Kontraindikation betrachtete Olivecrona, wenn das Angiom groß und im Ausbreitungsgebiet der Cerebri media gelegen ist, und man solle auch nicht operieren, wenn invalidisierende Symptome oder Blutungen im klinischen Bild fehlen. Bei langwieriger Epilepsie, besonders mit ausgeprägteren psychischen Veränderungen und leichter Hemiplegie, wird eine Operation ebenfalls nicht als indiziert angesehen.

1950 brachte Olivecrona zum Ausdruck, daß unsere Erfahrungen noch nicht umfassend genug seien, um klare Regeln für Exstirpationsindikationen zuzulassen. Er meinte jedoch, daß gewisse Punkte beachtet werden müssen, und betonte, daß Fälle mit frischem

Hämatom so früh wie möglich operiert werden sollten, wenn die Angiographie ein Angiom zeigt, das als operabel angesehen wird. Die Größe des Angioms, seine Lage sowie die Art der vorhandenen Symptome müssen natürlich von Fall zu Fall beachtet werden. Frühere Blutungen, subarachnoidale wie auch intracerebrale, vermehren die Indikationen, weil die Erfahrung uns gelehrt hat, daß diese Blutungen oft rezidivieren. 1949 betonte NORLÉN, daß mit Rücksicht auf die ernste Prognose die Operationsindikation auch bei relativ großen Angiomen als gegeben angesehen wurde, auch wenn diese in der linken Hemisphäre gelegen waren, und ebenso wurde die Operationsindikation als vorliegend angesehen in Fällen mit ausschließlicher Epilepsie bei günstiger Lage des Angioms.

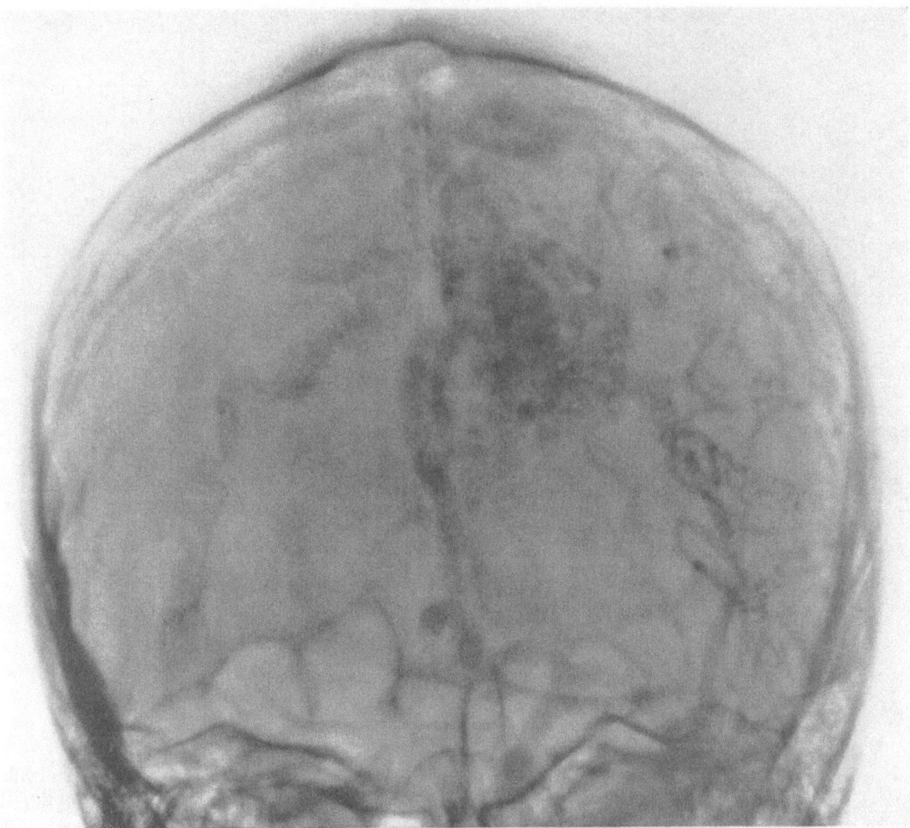

Abb. 31. Legende s. Abb. 30.

Hierbei solle frühzeitig operiert werden im Hinblick auf die geringen Erfolgsaussichten bei länger bestehender Epilepsie. Auch GILLINGHAM (1953) gab an, daß in Fällen mit Epilepsie eine frühzeitige Excision oftmals weitere Anfälle erfolgreich verhindern konnte.

PETIT-DUTAILLIS und GUIOT (1953) schlossen sich völlig OLIVECRONAs Auffassung an, daß Maßnahmen wie Radiotherapie, Carotisligatur oder Ligatur zuführender Arterien als völlig ineffektiv angesehen werden müssen, und daß die Totalexstirpation die einzige Methode ist, die in Frage kommen dürfte. Ausschlaggebend für die Operationsindikation sind Lokalisation, Größe, Aussehen und klinisches Bild des Angioms. Eine Operationsindikation liege in Fällen mit Blutungen und nachfolgender Parese, auch wenn diese eine Rückbildungstendenz zeige, vor. Übereinstimmend mit OLIVECRONA sind sie der Ansicht, daß in Fällen mit Hämatom die Operationsindikation klarer ist. In Fällen mit Subarachnoidalblutung ohne neurologische Ausfallssymptome liegt ebenfalls eine Indikation vor, wenn sich die Blutung wiederholt. Ebenso ist in Epilepsiefällen mit wiederholten Attacken unabhängig vom klinischen Bild die Operationsindikation gegeben, wenn das Angiom in einem Teil des Hirns liegt, der aus funktionellen Gesichtspunkten

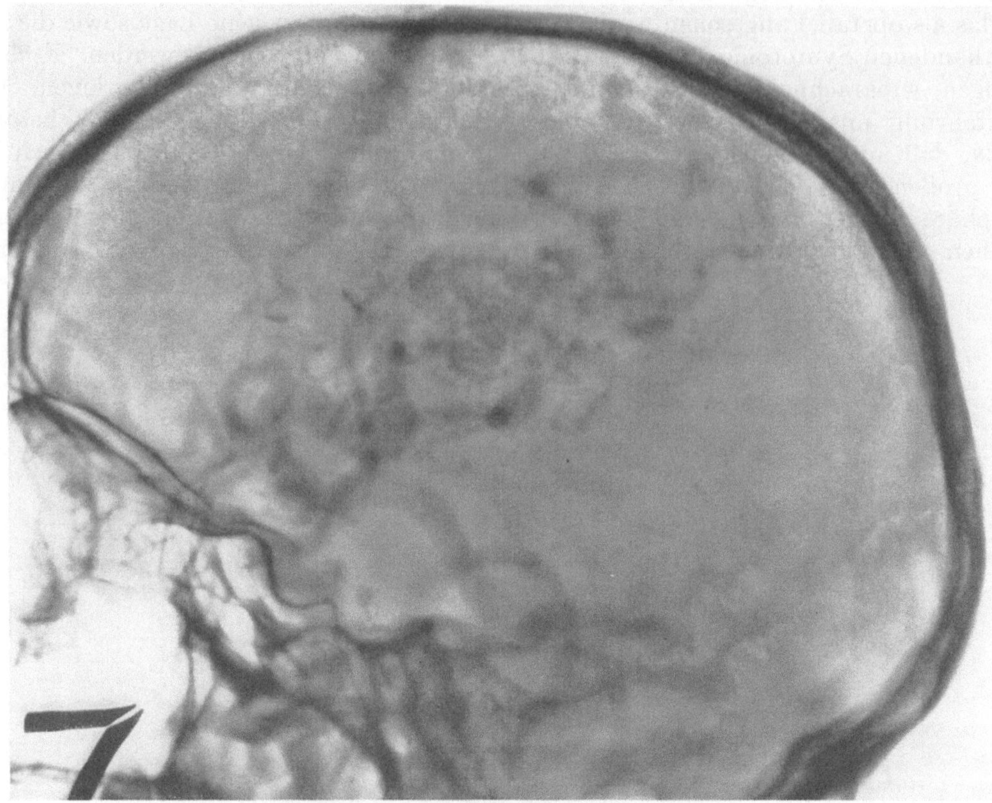

Abb. 32.

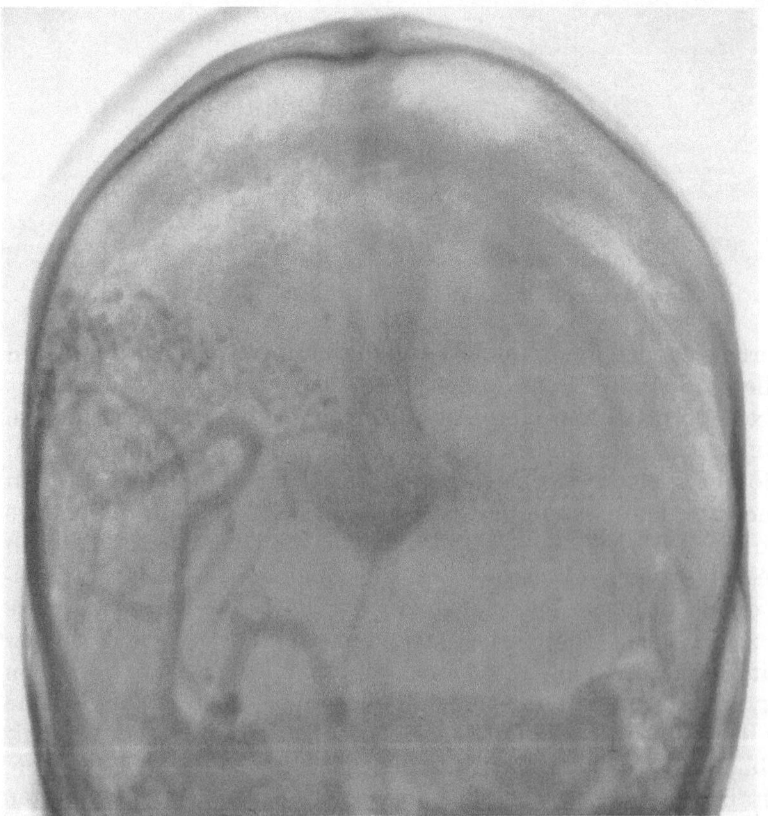

Abb. 32 u. 33.
P. G. B. 240808/56. 31jähriger Mann, der vor 12 Jahren mit einem epileptischen Anfall mit Zuckungen der rechten Seite und Bewußtlosigkeit erkrankte. Seitdem relativ unbedeutende Symptome in Form hin und wieder auftretender kleiner Zuckungen des rechten Mundwinkels. Deutliches Blasegeräusch über dem Cranium. Die Arteriographie zeigt ein großes Angiom in der motorischen Region der linken Seite.

Abb. 33.

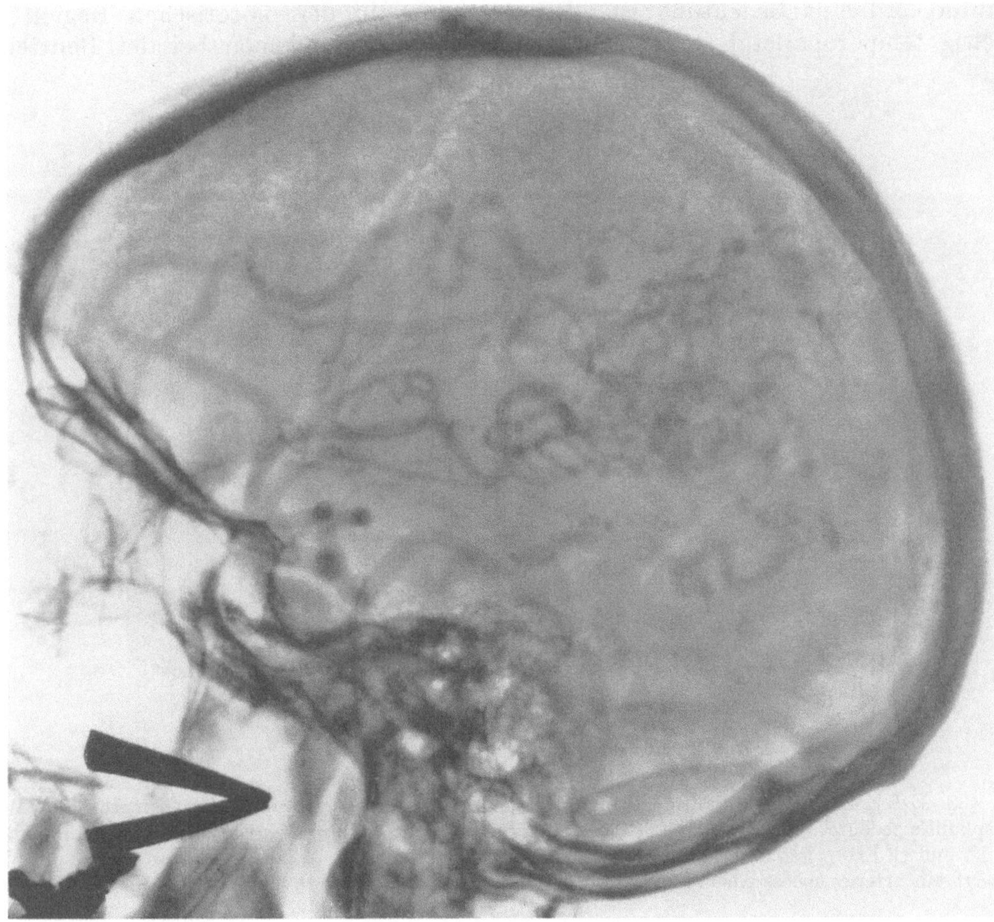

Abb. 34.

Abb. 34 u. 35.
A. M. H. 121 116/57. 45jährige
Frau, 1 Jahr vor der Einlieferung an einer akuten Subarachnoidalblutung erkrankt,
aber ohne neurologische
Ausfallssymptome, hörbares
Blasegeräusch über dem linken Augenbulbus. Blutdruck:
200/135. Die Angiographie
zeigt ein großes parietales
Angiom an der Mittellinie
der linken Seite. Mit Rücksicht auf die Hypertonie sowie
Größe und Lokalisation des
Angioms wurde die Operation
abgelehnt.

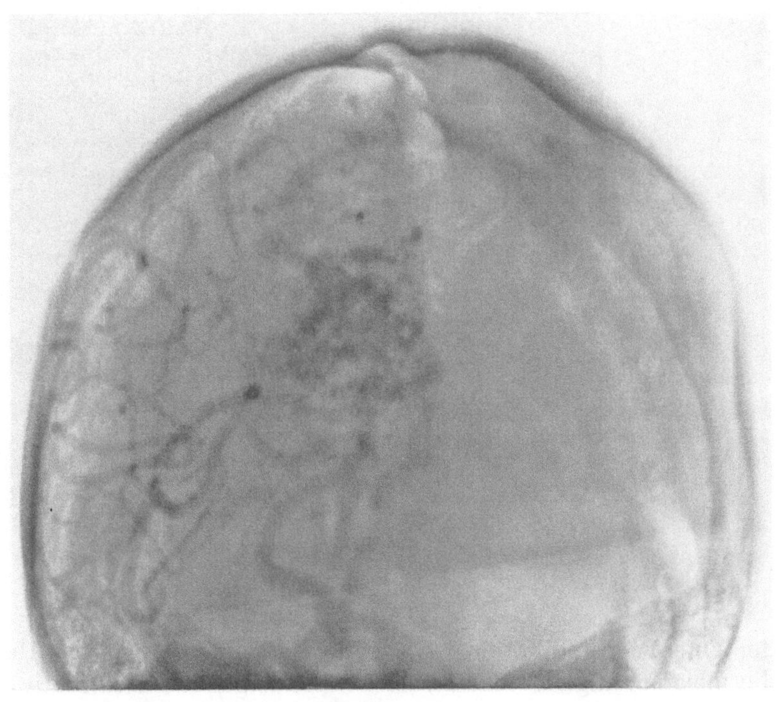

Abb. 35.

von untergeordneter Bedeutung ist. Bei Angiomen in der motorischen Region oder
linksseitig temporoparietal steht man vor schwereren Problemen bei der Beurteilung

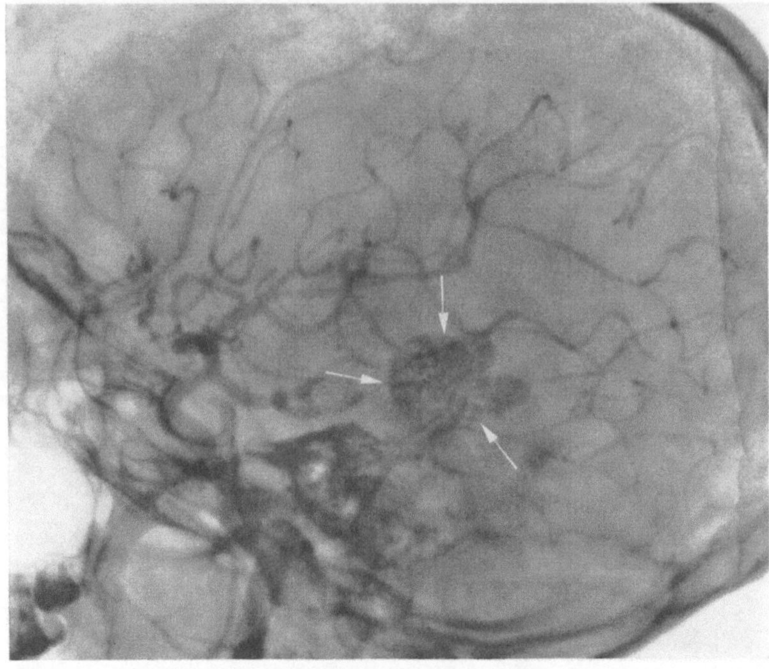

Abb. 36.

Abb. 36—38. E. I. L. 420511/57. 15jähriger Junge, 1954 mit Rückenschmerzen und Erbrechen erkrankt. Wurde
als Encephalitis gedeutet. Fünf Monate vor der Aufnahme wiederholte Ohnmachtsanfälle mit Krämpfen beider
Arme. Ab und zu Erbrechen und Kopfschmerzen. Stauungspapillen. Die Angiographie der Carotis und Vertebralis zeigt ein arteriovenöses Aneurysma in der Mittellinie an der der Vierhügelplatte entsprechenden Stelle.

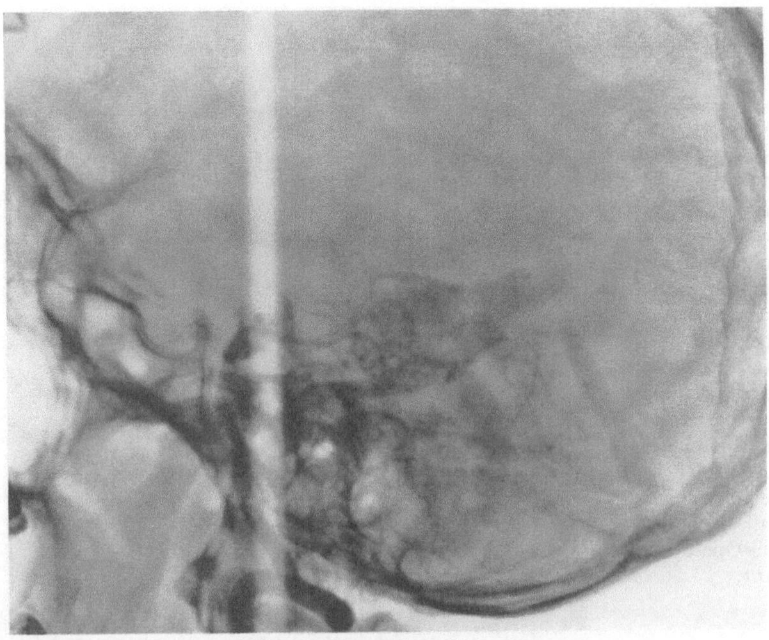

Abb. 37. Legende s. Abb. 36.

der Operationsindikation. Als völlig inoperabel erachten Petit-Dutaillis und Guiot
die meisten Angiome der hinteren Schädelgrube sowie die in der Nähe der Vena magna

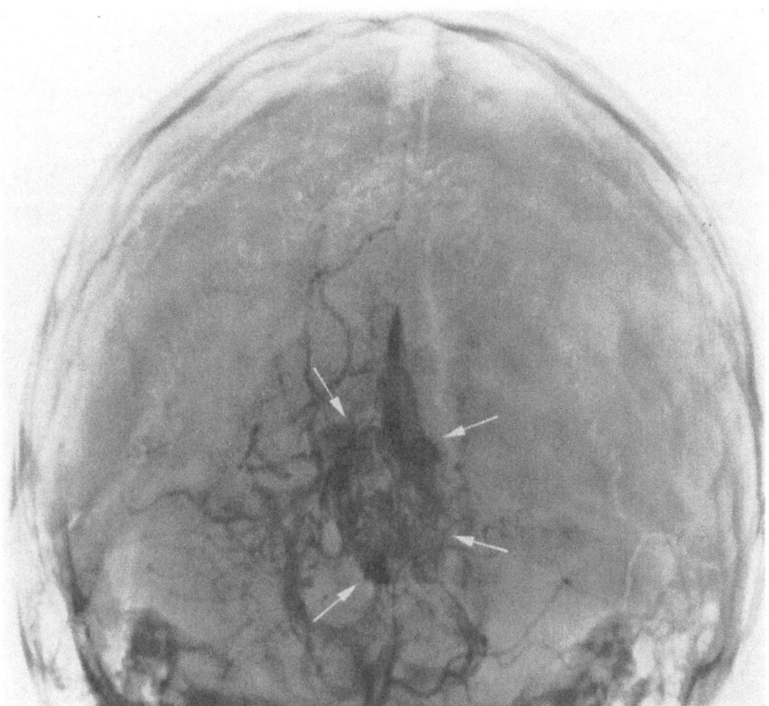

Abb. 38. Legende s. Abb. 36.

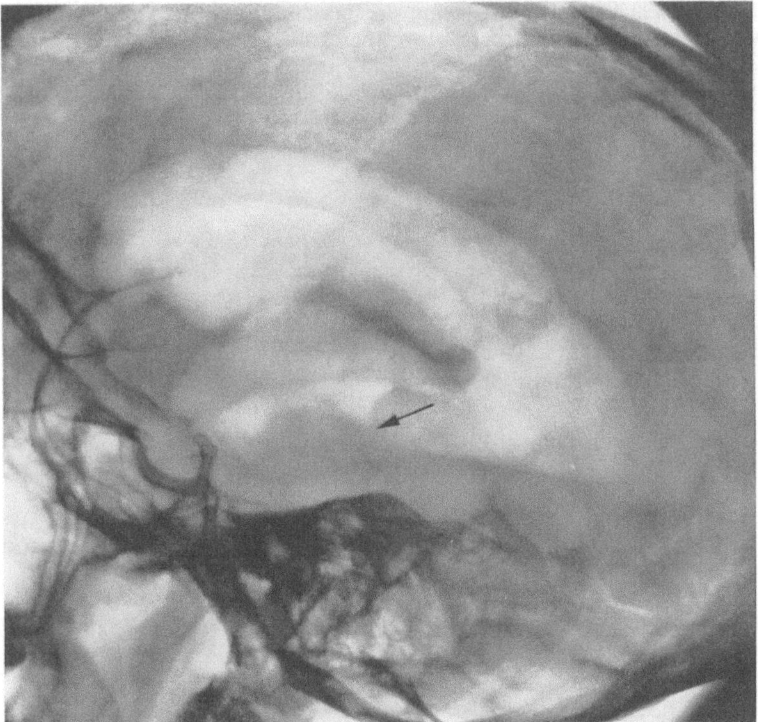

Abb. 39. Derselbe Patient wie Abb. 36—38. Die Ventrikulographie zeigt Aquäduktverschluß mit symmetrischem Hydrocephalus.

Galeni, im Corpus callosum oder den basalen Ganglien sitzenden. PLUVINAGE (1954) hob hervor, daß noch keine Einigkeit über die Operationsindikationen herrscht, daß aber

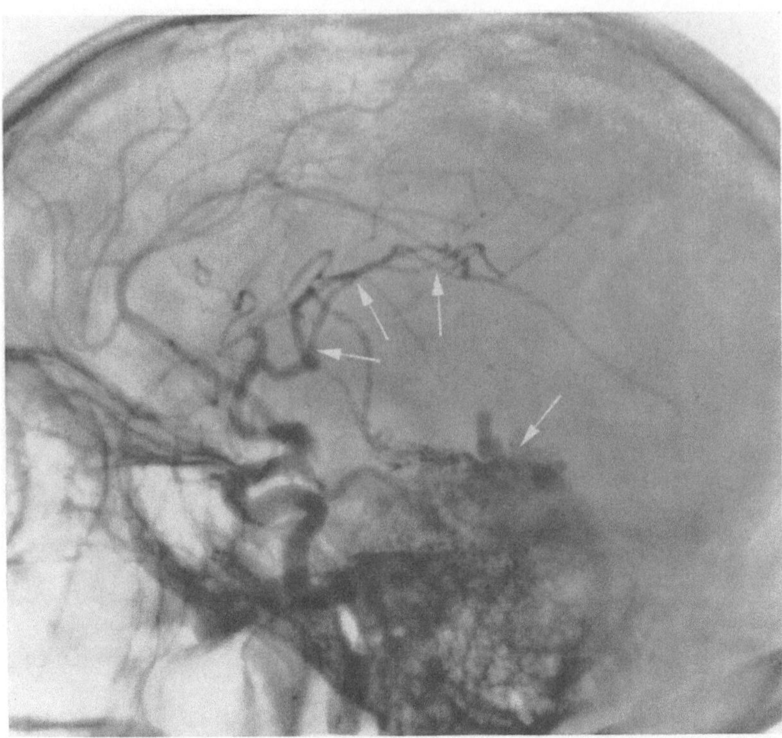

Abb. 40.

Abb. 40 u. 41. J. E. B. 120729/56. 44jähriger Mann, der bewußtlos und tief komatös in seinem Auto sitzend aufgefunden wurde. Positiver Babinski rechts. Die Angiographie zeigt ein arteriovenöses Aneurysma im linken Temporallappen mit Zeichen einer Blutung. Er wurde akut mit Ausräumung des Hämatoms und Exstirpation des Aneurysmas operiert. Er erwachte jedoch nicht mehr und starb 24 Std nach Beginn der Krankheitserscheinungen.

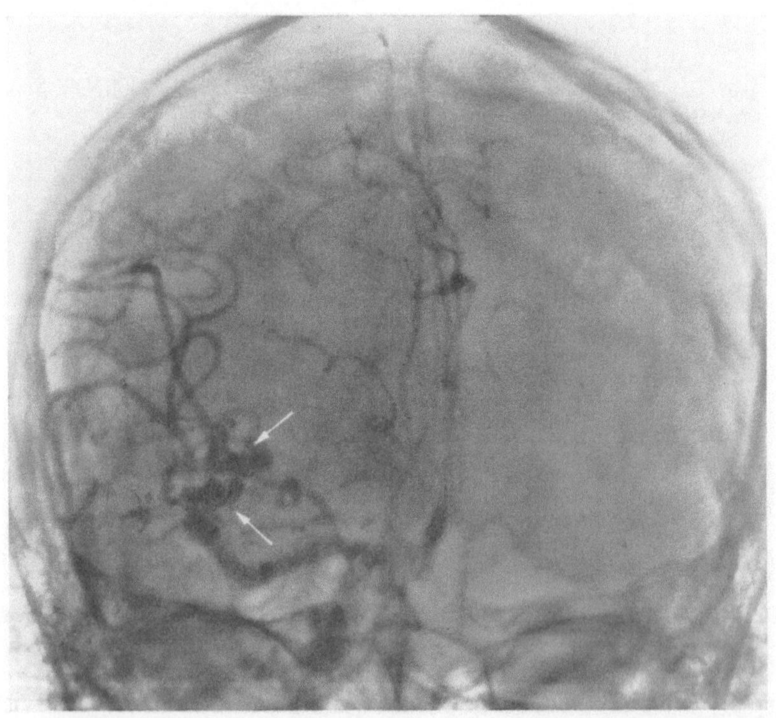

Abb. 41. Legende s. Abb. 40.

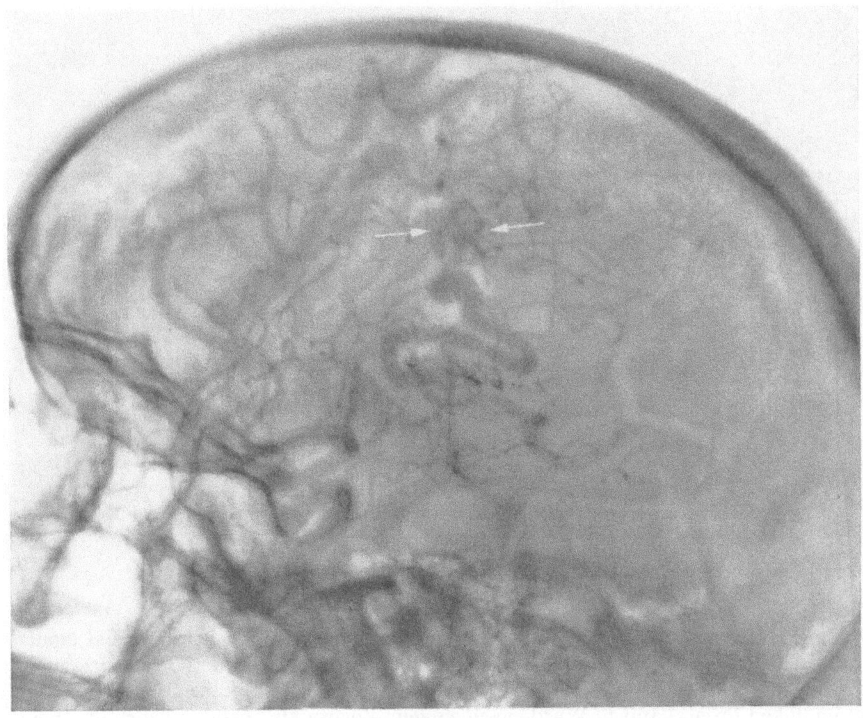

Abb. 42.

Abb. 42 u. 43. E. G. J. 990805/54. Der Patient starb an Lungenembolie 14 Tage nach der Exstirpation des Aneurysmas.

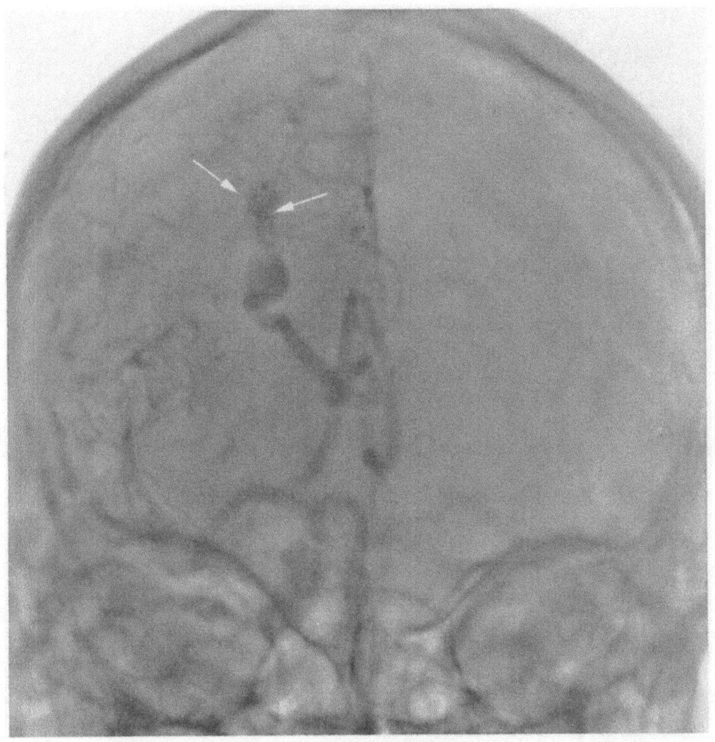

Abb. 43. Legende s. Abb. 42.

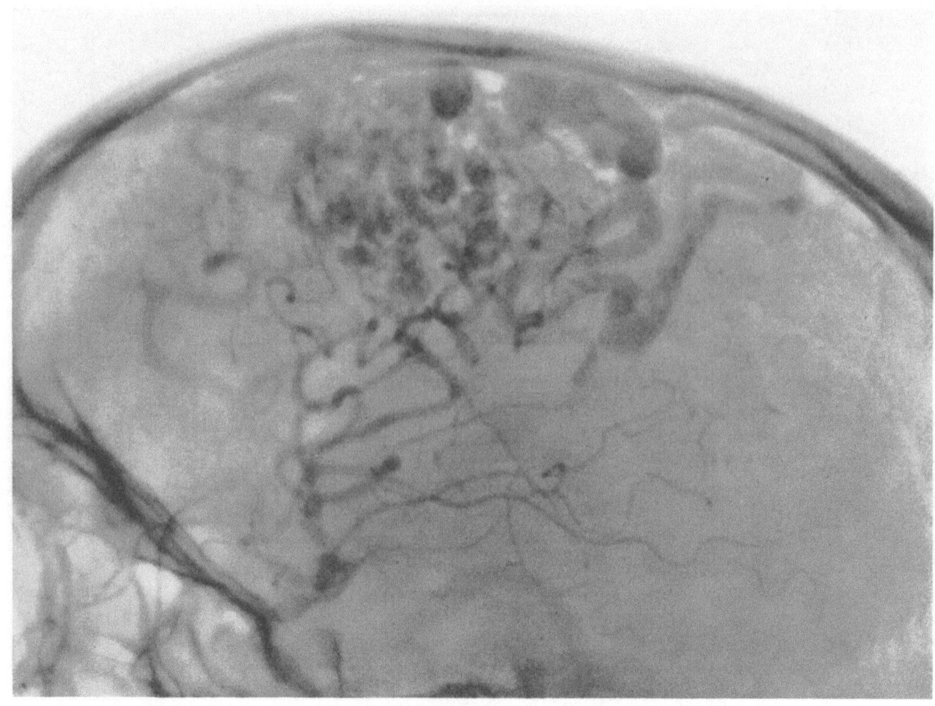

Abb. 44.

Abb. 44 u. 45. T. R. H. 250104/54. 29jähriger Mann, der während 10 Jahren etwa einmal monatlich epileptische Anfälle hatte. In letzter Zeit schwer medikamentös zu kontrollieren und Frequenzzunahme. Nie eine
Blutung gehabt. Gewisse psychische Veränderungen begannen hinzuzutreten. Die Arteriographie zeigt ein
großes Angiom im linken Frontallappen. Wurde nach einigem Zögern als operabel beurteilt. Bei der Operation
wurde ein diffuses Angiom angetroffen, die Exstirpation war technisch sehr schwierig. Postoperatives Hämatom, das ausgeräumt wurde. Ausgesprochene postoperative Hemiparese und Wundinfektion. Der Patient
starb ein Jahr nach dem Eingriff.

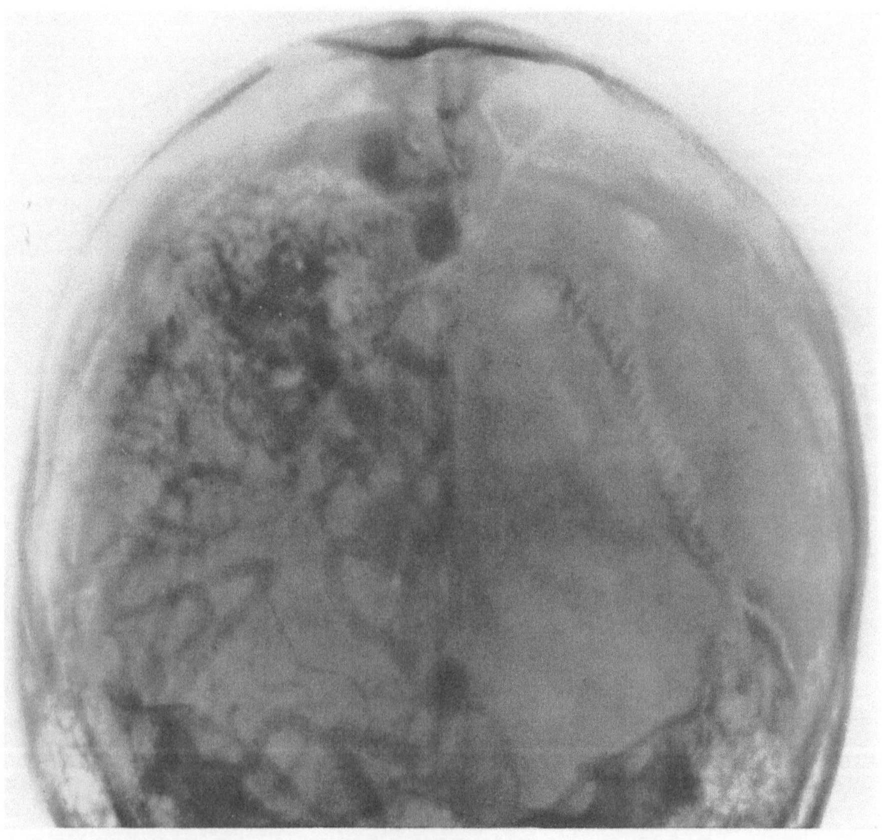

Abb. 45. Legende s. Abb. 44.

die Tendenz mehr und mehr zur Totalexstirpation geht. Die Größe, Form und Lokalisation des Angioms tritt bei diesen Entscheidungen immer mehr in den Hintergrund. PETIT-DUTAILLIS und GUIOT sowie auch MILETTI (1954) sind der Ansicht, daß man bei großen Angiomen in zwei Séancen operieren soll.

LEPPO, DAVID, CONSTANS und RUGGIERO (1956) meinen, daß folgendes für die Indikationsstellungen von Bedeutung sei: 1. das klinische Bild, 2. Alter und Allgemeinzustand des Patienten, 3. die Größe des Angioms, 4. die Lokalisalion, 5. die Gefäßversorgung des Angioms und des Hirns, 6. das Vorkommen eines intracerebralen Hämatoms.

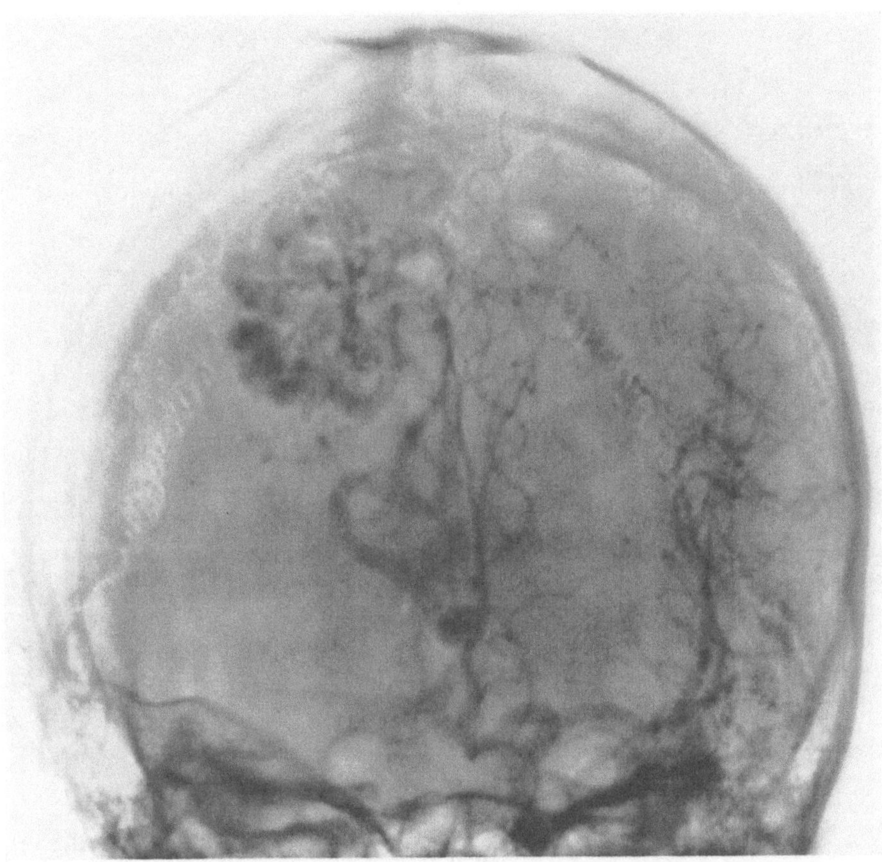

Abb. 46. Derselbe Patient wie Abb. 44 u. 45. Rechtsseitige Arteriographie zeigt eine gute Abgrenzung des Angioms, was in gewissem Maße dazu beitrug, daß der Fall als technisch operabel angesehen wurde.

Auch diese Verfasser kamen zu der Schlußfolgerung, daß die Totalexstirpation die einzige erfolgversprechende Behandlungsmethode zu sein scheint. Es stelle auch keine Kontraindikation dar, wenn die klinischen Symptome sehr unbedeutend oder in Rückbildung sind, da diese Patienten erhebliche Gefahr laufen, invalide zu werden oder an einer neuen Blutung zu sterben. Das Alter und der allgemeine Zustand des Patienten wie auch die Größe des Angioms sind nach Ansicht dieser Verfasser bei der Beurteilung von sekundärer Bedeutung. Angiome in der motorischen Region und anderen funktionell wichtigen Zonen werden als exstirpationsmöglich angesehen, da die Gefäße des Angioms nicht an der Vascularisierung des gesunden Hirnparenchyms teilnehmen. Die Angiome, die paraventrikulär und intraventrikulär in der hinteren Schädelgrube liegen, und eventuelle multiple Angiome bereiten natürlich technische Schwierigkeiten, welche jedoch nicht als unüberwindlich beurteilt werden, so daß auch in diesen Fällen die Operation berechtigt sein kann. Dagegen meinen die Verfasser, daß bei bilateralen Angiomen und Angiomen in den basalen Ganglien oder im Gebiet der Vena magna Galeni eine Operation nicht in Frage käme. Jedoch glauben sie nicht an das Vorliegen einer Kontraindikation, wenn das Angiom über die zentralen Venen drainiert wird.

Es geht also klar hervor, daß die Operationsindikationen während der letzten Jahre infolge der Fortschritte, die die chirurgische Technik gemacht hat, erheblich ausgedehnt worden sind, ebenso haben unsere erweiterten Kenntnisse der Pathophysiologie des Angioms und vor allem die Entwicklung der modernen Anaesthesiemethoden mit Operation in Hypotension und Hypothermie wesentlich zu einer immer radikaleren Einstellung diesen Läsionen gegenüber beigetragen. DRUCKMILLER und CARPENTER (1953) führten

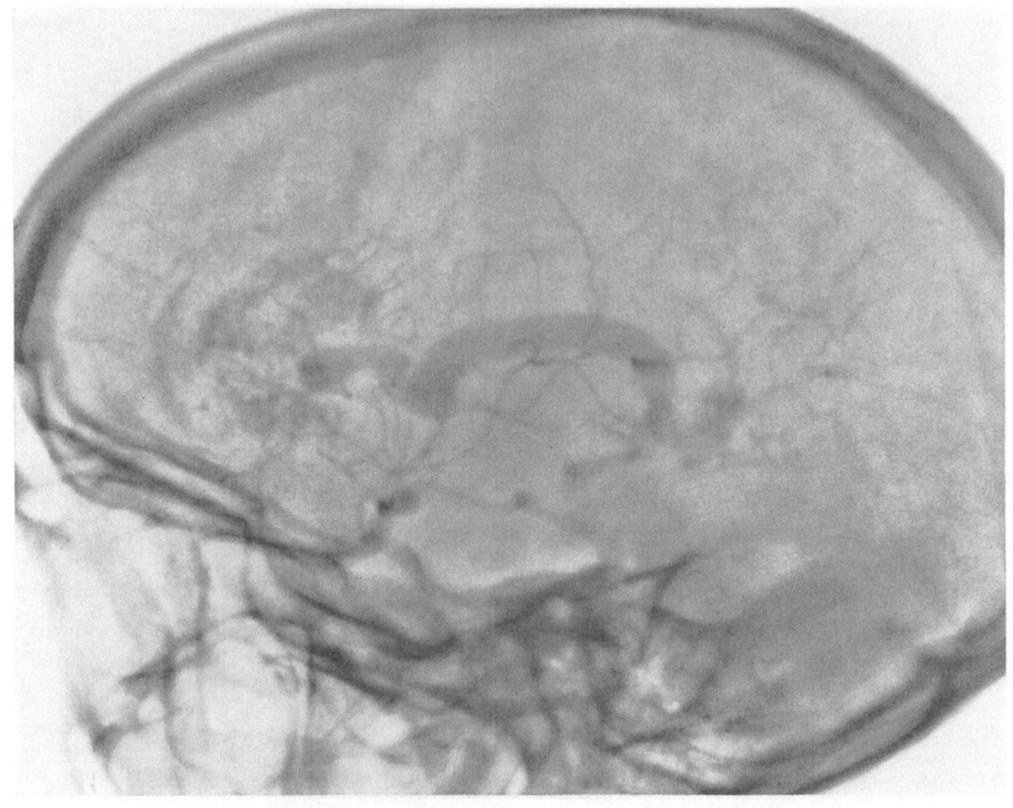

Abb. 47.

Abb. 47 u. 48. S. E. S. 240608/56. 32jährige Frau, die mit 12 Jahren Bewußtlosigkeitsanfälle, gefolgt von schweren Kopfschmerzen, gehabt hatte. Drei Monate vor der Aufnahme erkrankte sie mit schweren Kopfschmerzen und Bewußtlosigkeit. Im Krankenhaus wurde blutiger Liquor festgestellt, wenige Stunden später bekam sie einen epileptischen Anfall mit Zuckungen der rechten Seite. Die Angiographie zeigt ein ziemlich diffuses Angiom im unteren Teil des Frontallappens an der Medialseite, welches über die zentralen Venen drainiert wird. Exstirpation.

ebenfalls aus, daß die Totalexstirpation die einzige effektive Maßnahme ist, und daß sie, um der Gefahr erneuter Blutung auszuweichen, frühzeitig vorgenommen werden sollte. Wenn das Angiom nicht beseitigt wird, stellt es eine ständige Bedrohung durch neue Blutungen dar. BAKER (1957) hat auch betont, daß wir das Angiom exstirpieren sollen, bevor es zu spät ist, d. h. bevor eine neue Blutung ein normales Hirn zerstört hat, und eine radikale Exstirpation solle ausgeführt werden, wenn die Aussichten dazu als günstig beurteilt werden. Eine Kontraindikation wird vor allem durch die Lokalisation und vielleicht die Größe des Angioms bedingt. Ein intracerebrales Aneurysma ist, wie POTTER es ausgedrückt hat, ein Parasit der Zirkulation des Hirns mit schädlicher Einwirkung sowohl auf lokale wie allgemeine Zirkulationsverhältnisse im Cerebrum. Sie bilden eine ständige Bedrohung des Lebens und der Gesundheit des Patienten und sollen, wenn dies als technisch möglich angesehen wird, radikal entfernt werden.

Chirurgische Technik. Eine ausgezeichnete Darstellung des chirurgisch-technischen Verfahrens bei diesen Aneurysmen findet man in OLIVECRONAs und RIIVES' Arbeit aus dem Jahre 1948. Die Freilegung bereitet in der Regel keine Schwierigkeiten, möglicherweise in den Fällen, bei denen ausgedehnte Kommunikationen zwischen der Carotis externa und dem intracerebralen Angiom aus dem Internagebiet vorkommen. Die Angiographie hat ja klar die Lokalisation und die Gefäßmißbildungen des Aneurysmas gezeigt, und die Schnittführung soll so gelegt werden, daß man leicht alle zuführenden

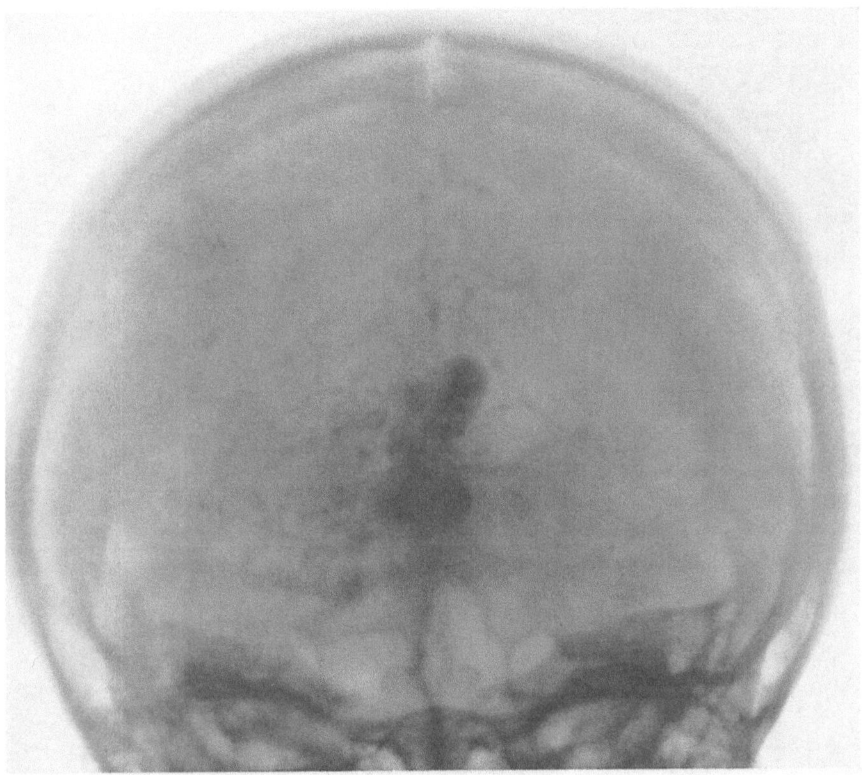

Abb. 48. Legende s. Abb. 47.

Arterien erreichen kann. Wenn ein oder mehrere Äste von der Arteria cerebri anterior kommen, was oft der Fall ist, muß die Schnittführung sich natürlich bis zur Mittellinie erstrecken, damit die Gefäße der Medialseite der Hemisphäre ligiert werden können. Manchmal liegen Adhäsionen zwischen Duragefäßen und Aneurysma und manchmal zwischen Dura und Angiom vor, weshalb die Dura mit Vorsicht aufgeschnitten werden muß. Wenn das Angiom freigelegt worden ist, sucht man die zuführenden Arterien auf und oft identifiziert man sie durch ihre Größe, sie sind meist weiter als die übrigen Gefäße und können manchmal etwas vom Angiom entfernt in einen Sulcus eintauchen und müssen dort ein Stück verfolgt werden, worauf sie, je nach der Größe des Gefäßes, mit Fäden oder Silberclips ligiert werden. So nahe wie möglich am Angiom wird jetzt die Pia-Arachnoidea eröffnet, und man arbeitet sich vorsichtig an der Wand des Angioms entlang, während gleichzeitig zuführende, oft ziemlich dünnwandige Gefäße mit Silberklammer oder Diathermie versorgt werden. Während man früher mehr Clips und Ligaturen anwandte, ist man seit der Einführung der Hypotension zur Anwendung der Diathermie übergegangen. Die kleinen, dünnwandigen Gefäße hielten bei Normotension nicht einmal sehr schwachen Diathermiestrom aus, sie gingen entzwei und bluteten erneut. Sehr häufig

war es unmöglich, diese Blutungen zu stillen und man war schließlich gezwungen, eine
Tamponade mit Spongostan oder Muskelstückchen zu legen. Bei den äußerlicher gelegenen
Angiomen ist die Excision, wenn sie mit Vorsicht unter Hypotension oder Hypothermie
ausgeführt wird, nunmehr ein Eingriff, vor dem man nicht auf Grund technischer Schwierigkeiten zu zögern braucht. Die Angiome, die keilförmig in die Tiefe in Richtung der
Seitenventrikel eindringen und dort in der Regel bedeutend größer sind, können immer
noch erhebliche technische Schwierigkeiten machen, besonders in der Tiefe, wo man
nach der Freilegung des Angioms schließlich die Pyramidenspitze der Gefäßmißbildung
übrig hat, manchmal mit Verbindung zu intraventrikulären Gefäßen, die, am besten

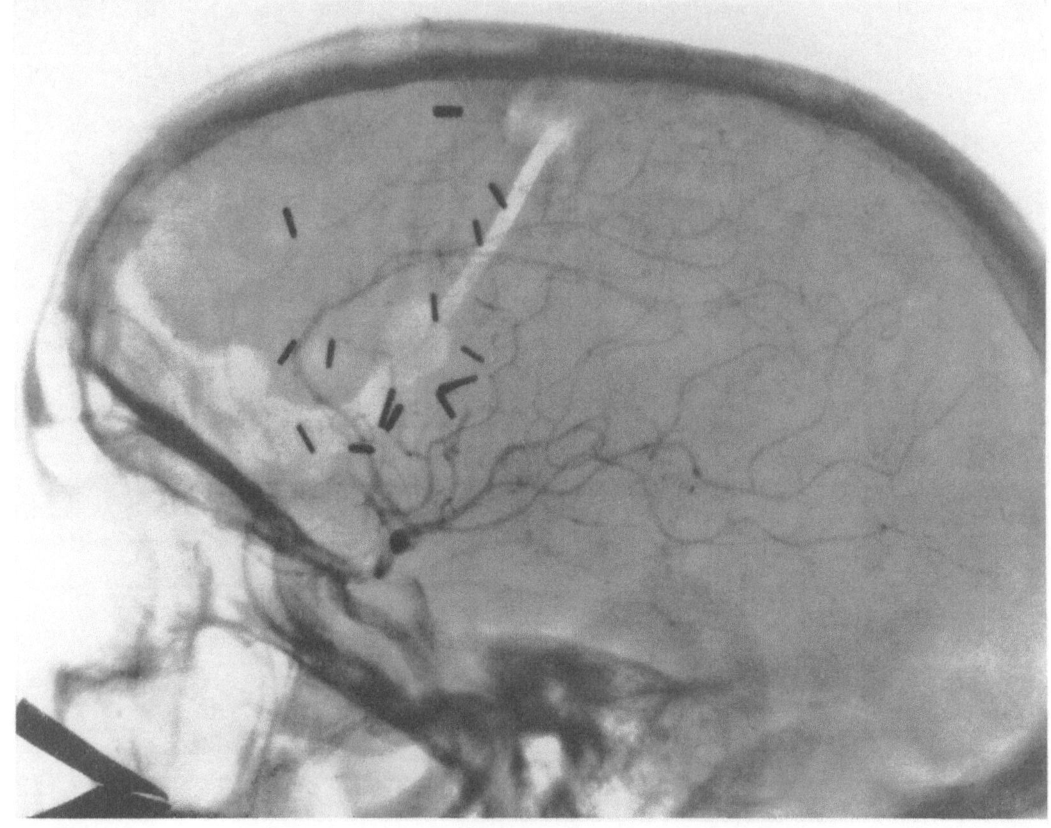

Abb. 49.

Abb. 49 u. 50. Dieselbe Patientin wie Abb. 47 u. 48. Ein postoperatives Angiogramm zeigt, daß das Angiom
völlig entfernt worden ist. Die Patientin hat ihre Arbeit als Hausfrau wieder aufgenommen.
Das Neugedächtnis ist etwas herabgesetzt.

mit einem Faden, abgebunden werden müssen. Wenn alle zuführenden Arterien ligiert
worden sind, sieht man eine deutliche Farbveränderung in den abführenden Venen,
deren früher helles arterielles Blut jetzt dunkel wird. Die abführende Vene oder die
Venen, die oft auf der Außenseite zu einem der großen Blutleiter führen, fallen zusammen,
nachdem sie vorher ausgedehnt und gespannt waren, und können jetzt leicht mit einem
Faden oder einer Silberklammer ligiert werden (Abb. 19—25).

Manchmal kann das Angiom in den Stirn- oder Hinterhauptslappen eine solche
Lokalisation haben, daß seine Entfernung durch eine Blockresektion geschehen kann,
was natürlich den Eingriff erleichtert. Oft liegt jedoch das Angiom in der Nähe des
Gebietes der motorischen Rinde, weshalb ein solches Verfahren selten möglich ist. Die
Blockresektion dürfte nunmehr auch verlassen worden sein auf Grund der Vereinfachung

des Exstirpationsverfahrens, die die Operation in Hypotension oder Hypothermie herbeigeführt hat.

Wird die Operation kurze Zeit nach einer intracerebralen Blutung durchgeführt, ist die Exstirpation sehr viel einfacher, da man nach der Entfernung des Hämatoms oft reichlich Platz neben dem Angiom hat. Häufig kann das Angiom von einer lockeren, gefäßarmen Gliose umgeben sein, wahrscheinlich Folge einer früheren Blutung, und auch dieser Zustand erleichtert die Exstirpation bedeutend. Eine kürzlich stattgefundene Blutung bedingt also keine Kontraindikation für eine Operation, man soll im Gegenteil

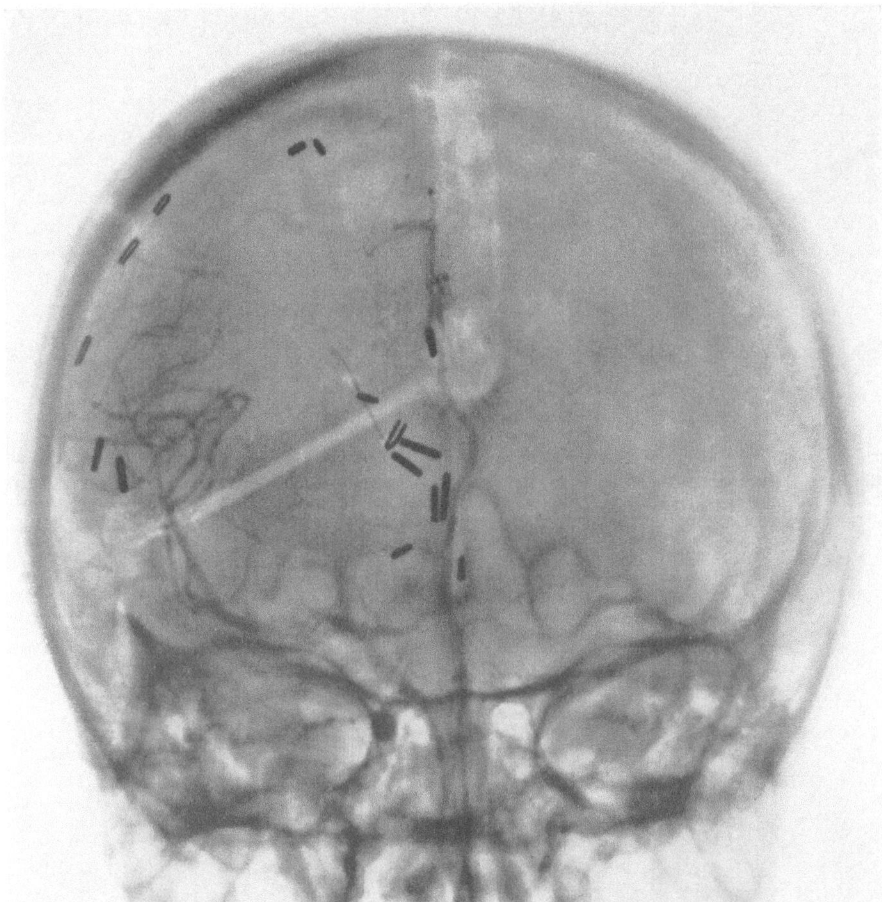

Abb. 50. Legende s. Abb. 49.

so früh wie möglich nach einer Blutung operieren. Früher wurde immer die Arteria carotis am Hals freigelegt, damit man sie im Falle einer heftigen Blutung temporär abklemmen konnte, aber dieses Verfahren ist nunmehr völlig verlassen worden.

Resultat. Wie früher erwähnt und auch besonders von OLIVECRONA hervorgehoben wurde (1948 und 1957), dürften Maßnahmen wie Carotisligatur, Röntgenbehandlung und Ligatur äußerer zuführender Gefäße praktisch keinen Effekt haben. Die Erfolglosigkeit dieser Maßnahmen geht auch aus einer neulich publizierten Arbeit von TÖNNIS und WALTER (1958) ziemlich deutlich hervor. Die Totalexstirpation der cerebralen Gefäßmißbildung bleibt also als einzige chirurgische Alternative übrig, und in den Fällen, die aus verschiedenen Gründen als inoperabel angesehen werden, dürfte keine der oben genannten Maßnahmen auf irgendeine Weise auf den spontanen Verlauf der Krankheit bessernd einwirken.

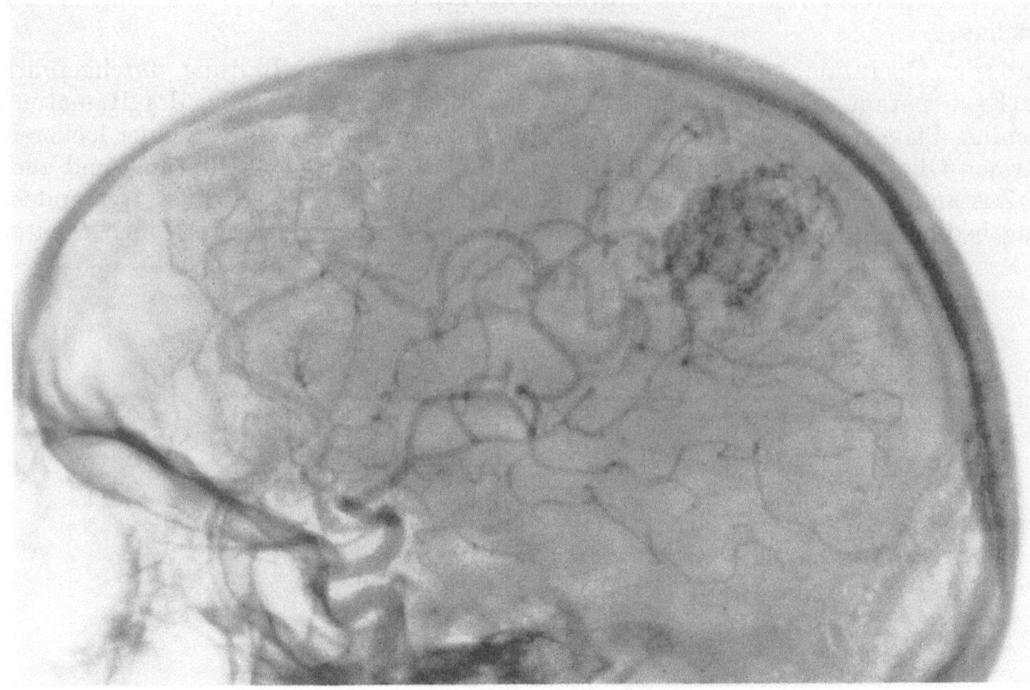

Abb. 51.

Abb. 51 u. 52. S. M. H. 350211/54. 19jährige Frau, die akut mit Subarachnoidalblutung und rechtsseitiger
Parese sowie leichter Aphasie erkrankte. Die Arteriographie zeigt ein Angiom in der linken Parietalregion
an der Mittellinie. Exstirpation 16 Tage nach Beginn der Erkrankung.

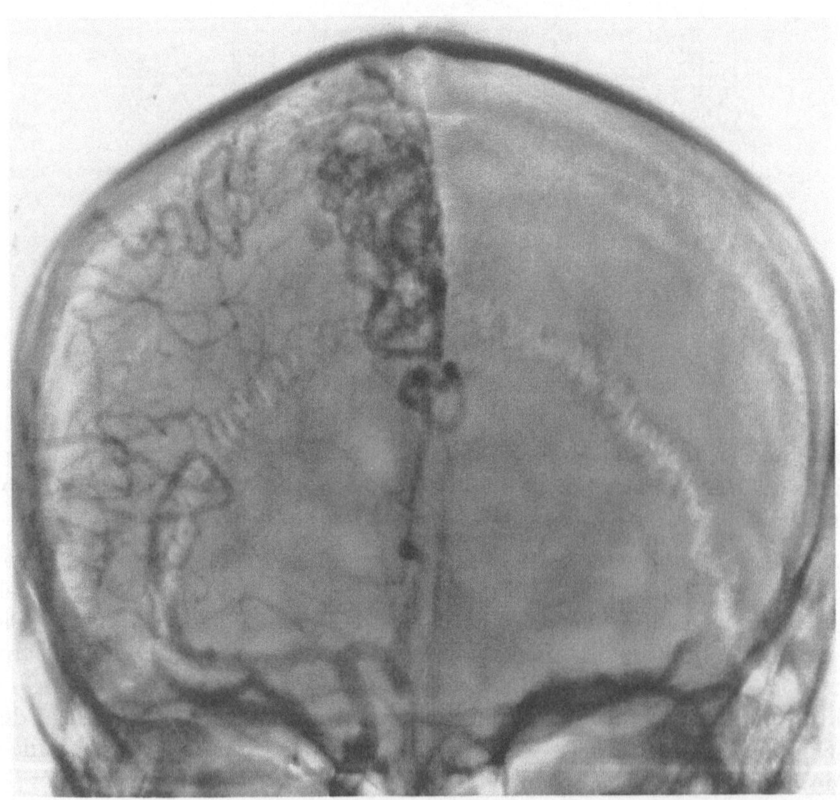

Abb. 52. Legende s. Abb. 51.

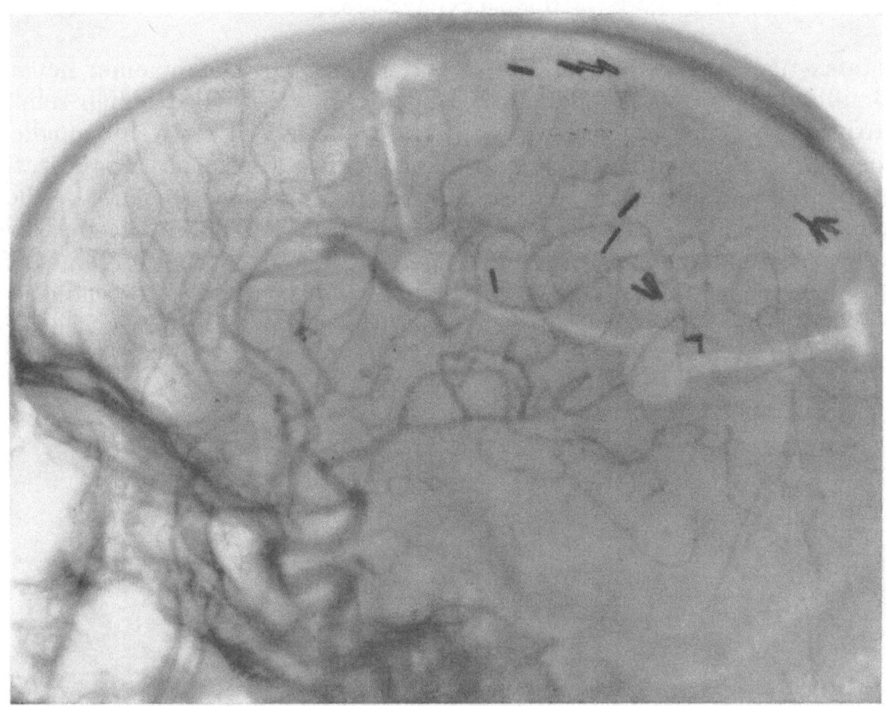

Abb. 53.

Abb. 53 u. 54. Dieselbe Patientin wie Abb. 51 u. 52. Postoperatives Angiogramm. Hemiparese in Rückbildung. Völlig arbeitsfähig, aber bleibende leichte rechtsseitige Hemiparese.

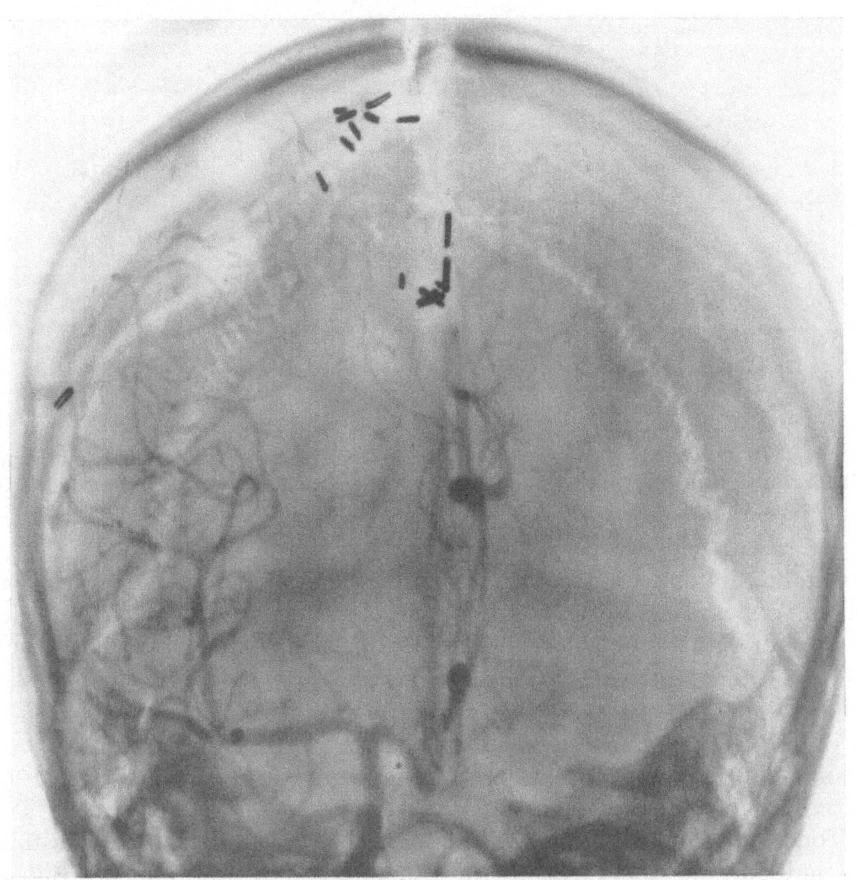

Abb. 54. Legende s. Abb. 53.

Die Totalexstirpation beabsichtigt ja in erster Linie, die Gefahr einer neuen Blutung der Gefäßmißbildung auszuschließen, eine Blutung, die lebensbedrohlich sein oder irreparable Hirnschäden hervorrufen kann, in zweiter Linie soll sie wenn möglich auf die epileptischen Anfälle einwirken. Es sind diese beiden klinischen Manifestationen der Krankheit, die im Vordergrund des klinischen Krankheitsbildes stehen. Bei bereits vorhandenen neurologischen Ausfallssymptomen kann eine Ausräumung eines eventuellen intracerebralen Hämatoms in Zusammenhang mit der Exstirpation eine Wiederherstellung beschleunigen. Schwere neurologische Ausfallssymptome, die längere Zeit bestanden haben, dürften dagegen kaum zu beeinflussen sein. Durch die Entfernung der

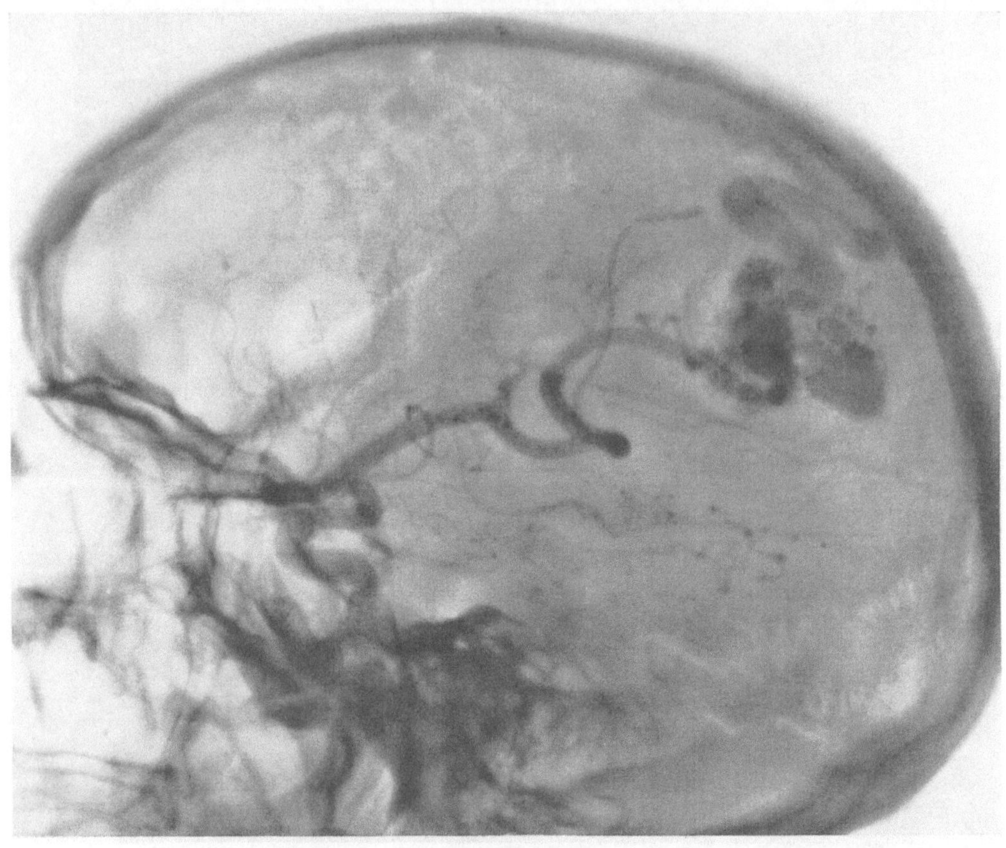

Abb. 55.

Abb. 55 u. 56. A. V. H. 071106/54. 44jährige Frau, die 2 Monate vor der Aufnahme mit schweren Kopfschmerzen, Übelkeit und Bewußtlosigkeit erkrankte, Zuckungen, möglicherweise Krämpfe. Die Angiographie zeigt ein äußerlich gelegenes Angiom in der rechten Parietalregion. Exstirpation.

cerebralen Gefäßmißbildung wird auch, was ja deutlich bei einem Vergleich der prä- und postoperativen Angiogramme gezeigt wird, eine Normalisierung einer durch den arteriovenösen Kurzschluß entstandenen Verschlechterung der Hirnzirkulation erreicht.

Die operative Mortalität muß gegen eine zu erwartende Mortalität sich selbst überlassener Fälle ausbalanciert werden. Die größten Serien von Totalexstirpationen sind von McKissock u. Mitarb. (1956 und 1957), Olivecrona und Ladenheim (1957) und Tönnis und Walter (1958) vorgestellt worden. McKissock und Hankinson (1957) hatten 3 postoperative Todesfälle in einem Material von 68 Totalexstirpationen, Tönnis und Walter 5 Todesfälle von 56 sowie Olivecrona und Ladenheim 7 Todesfälle von 81. Olivecrona gab an, daß die Mortalität in seinem Material während der Jahre 1947 bis 1950 etwas zunahm, da die Indikationen auch auf größere Angiome ausgedehnt wurden.

Die Abwesenheit einer Mortalität in seinem Material seit 1951 schrieb OLIVECRONA einer verbesserten Narkosetechnik mit Operation in Hypotension zu. Kleinere Serien von Totalexstirpation ohne Mortalität stammen von einer Anzahl Verfasser (NORLÉN 1949 10 Fälle, LAINE u. Mitarb. 1953 7 Fälle, PETIT-DUTAILLIS und GUIOT 1953 12 Fälle, MILETTI 1954 7 Fälle, LAZORTHES und GERAUD 1955 9 Fälle und LEPPO u. Mitarb. 1956 6 Fälle), aber auch über Serien mit höherer Mortalität ist berichtet worden (BASSET 1951; POMPEU und NIEMEYER 1953; WALKER und ALLEGRE 1953 und LEY 1957). Die operative Mortalität in OLIVECRONAs Material war in 3 Fällen durch unkontrollierbare Blutung während der Operation, in 2 Fällen durch postoperatives Hämatom, in einem

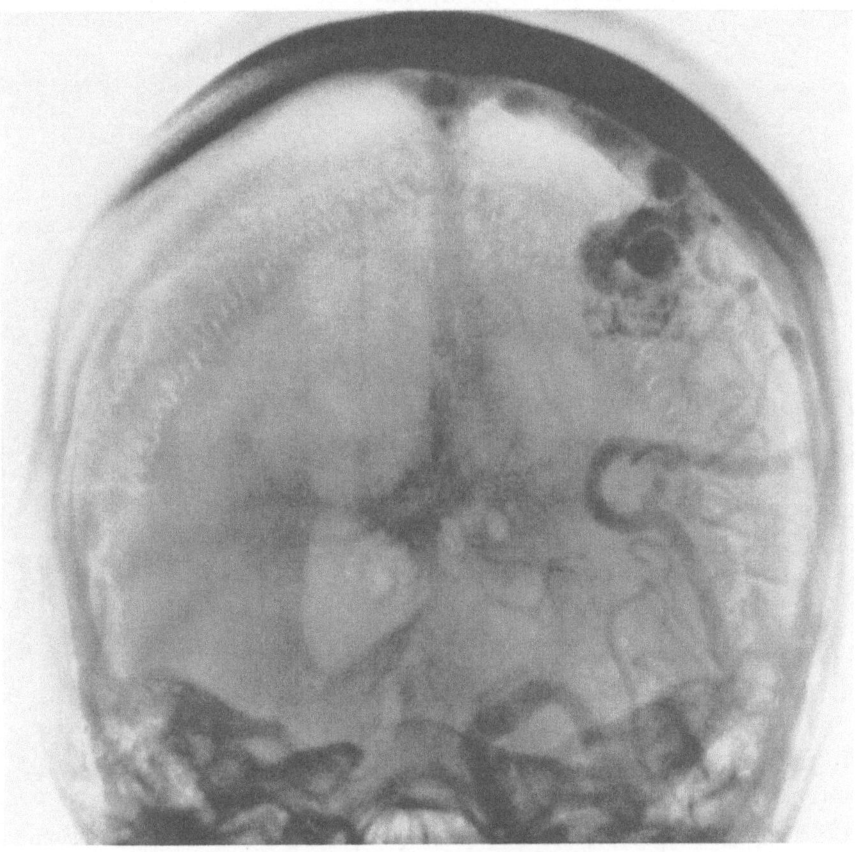

Abb. 56. Legende s. Abb. 55.

Fall durch postoperatives Hirnödem und in einem Fall durch Meningitis bedingt. In McKISSOCKs Serie waren die Ursachen der Operationsmortalität postoperatives Hämatom in einem Fall und in 2 Fällen schwere Hirnschäden, die in Zusammenhang mit einer akuten Blutung entstanden, beide Patienten waren bei der Einlieferung in das Krankenhaus und bei der Operation tief bewußtlos.

Bei der Beurteilung der Operationsmortalität muß natürlich der Zustand des Patienten und das klinische Bild, welches er zum Zeitpunkt der Operation bietet, berücksichtigt werden. Das Problem der blutenden arteriellen Aneurysmen ist vor allem von NORLÉN und OLIVECRONA (1953) sowie WALSH und McKISSOCK behandelt worden, wobei die extrem hohe Mortalität bei Operationen im akuten Blutungsstadium, wenn der Patient bewußtlos ist, hervorgehoben worden ist. Bei den arteriovenösen Aneurysmen ist dieses Problem früher nicht so hervortretend gewesen, da diese Fälle in der Regel in einem freien Intervall in das Krankenhaus gekommen waren und viele außerdem nie eine Blutung gehabt hatten. NORLÉN (1958) hat neulich dieses Problem berührt und 25 Fälle von arteriovenösem Angiom mit Subarachnoidalblutung beschrieben. Von diesen wurden 22 mit einem Todesfall operiert, und dieser Patient wurde tief komatös in akutem Blutungsstadium operiert. Von den übrigen 21 Fällen wurden 3 im subakuten Blutungsstadium, wie Norlén (1953) es nennt, operiert und 18 im freien Intervall. Norlén ist der Ansicht, daß man wie bei den arteriellen Aneurysmen eine extrem hohe Mortalität zu erwarten hat, wenn man das arteriovenöse Angiom im akuten Blutungsstadium operiert, und er stellt darum die Frage, ob man nicht von einer Operation in diesem Stadium abraten sollte. Tönnis und Walter (1958) gaben gleichfalls an, daß 5 ihrer Fälle deshalb nicht operiert wurden, weil die Patienten tief bewußtlos im Anschluß an akute Blutung in das Krankenhaus kamen. Es ist möglich, daß eine systematischere Anwendung der

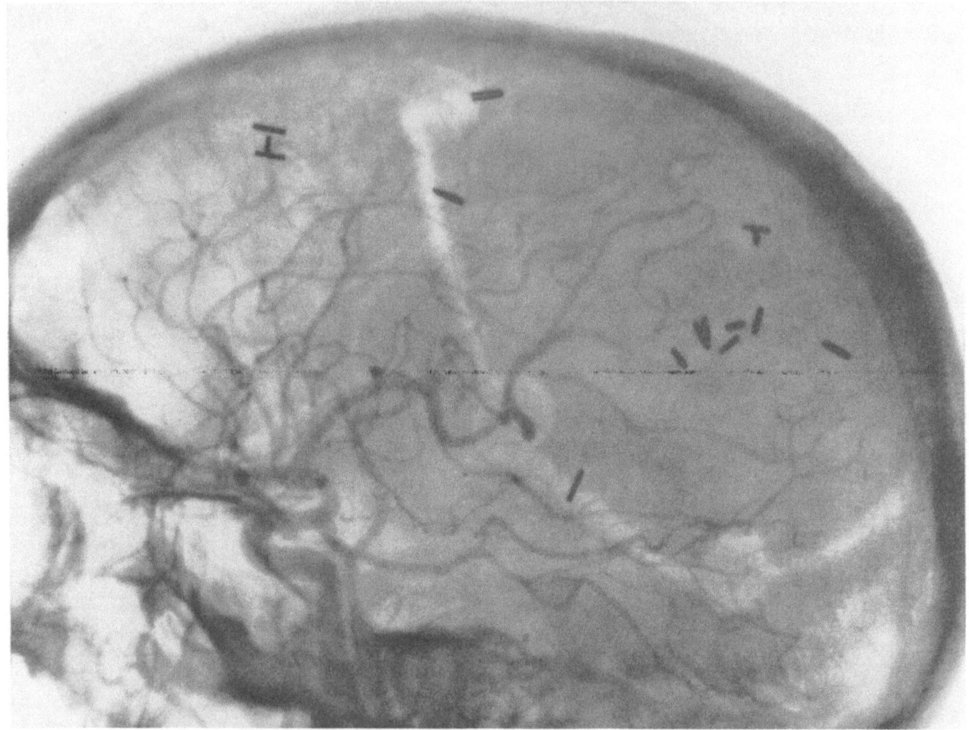

Abb. 57.

Abb. 57 u. 58. Dieselbe Patientin wie Abb. 55 u. 56. Postoperatives Angiogramm. Das Angiom ist entfernt. Man erkennt die gute Füllung der Cerebri anterior und der übrigen Gefäße des Hirns verglichen mit dem präoperativen Angiogramm. Man sieht auch den Größenunterschied der zuführenden Arterien der Gefäße der Cerebri-media-Gruppe. Völlig arbeitsfähig.

Hypothermie in diesem Stadium dazu beitragen könnte, die Mortalität in diesen Fällen zu vermindern. Falls eine Operationsmortalität beurteilt werden soll, dürfte es auf jeden Fall notwendig sein zu bemerken, ob die Fälle im akuten Blutungsstadium operiert worden sind oder nicht. Tönnis und Walter (1958) haben in ihrem Material das klinische Bild und die Operationsmortalität mit Rücksicht darauf, ob der Patient eine Epilepsie oder nur eine Blutung oder Blutung *und* Epilepsie gehabt hat, zu korrelieren versucht. Das Material ist zu klein, um zuverlässige Schlußfolgerungen ziehen zu können, sie beschrieben aber eine höhere Mortalität in Fällen mit ausschließlicher Epilepsie und führten dies darauf zurück, daß in diesen Fällen die Angiome groß und diffus mit zahlreichen hypertrophischen zu- und abführenden Gefäßen waren, und daß die cerebralen Nutritionsstörungen dadurch ausgeprägter seien. Unzweifelhaft sind dies Fragestellungen, die für eine gerechte Beurteilung der Resultate von Bedeutung sind, sie dürften aber kaum beantwortet werden können, bevor wir größere, einheitlich behandelte Serien zu beurteilen haben.

Die Blutungsgefahr dürfte natürlich durch eine Totalexstirpation für alle Zukunft ausgeschlossen worden sein. Eine postoperative Angiographie (NORLÉN 1949) sollte darum immer ausgeführt werden, um die Radikalität des operativen Eingriffs zu kontrollieren und den Effekt auf die Hirnzirkulation nach der Entfernung der Gefäßmißbildung zu studieren. Eine partielle Exstirpation schließt natürlich die Möglichkeit, daß neue fatale Blutungen auftreten können, nicht aus, und solche sind auch beschrieben worden (McKISSOCK und HANKINSON). OLIVECRONA und LADENHEIM hoben aber hervor, daß es sehr schwer ist, die Bedeutung eines kleinen Angiomrests auf das Schlußresultat

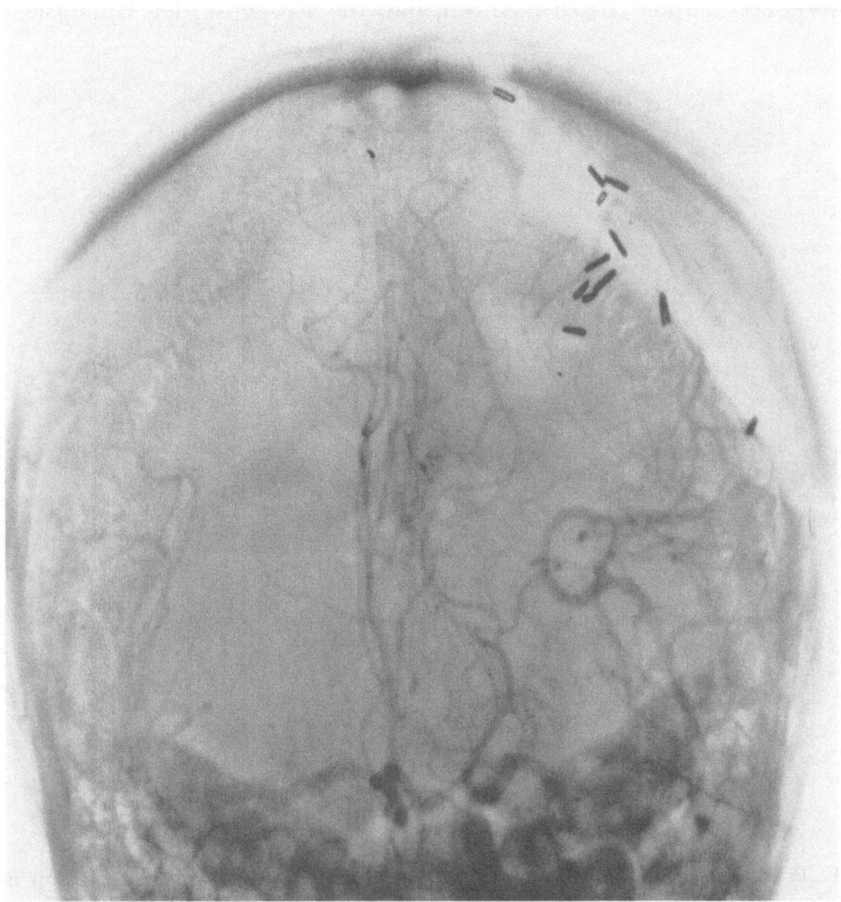

Abb. 58. Legende s. Abb. 57.

vorauszusagen und neigen zu der Annahme, daß ein solcher zurückgebliebener Rest keine größere Rolle zu spielen braucht.

Von McKISSOCKs 59 Fällen, die die Operation überlebten, waren 56 arbeitsfähig und lebten ein normales Leben, 3 waren invalide mit schweren neurologischen Defekten. Ein Teil dieser 56 hat wohl kleinere neurologische Ausfallssymptome gezeigt, welche die Patienten jedoch nicht daran hinderten, ihre gewöhnliche Arbeit auszuführen. TÖNNIS und WALTER konnten 48 ihrer 51 überlebenden Patienten verfolgen. In 3 Fällen war die Beobachtungszeit allzu kurz. 28 (61%) Patienten wurden als völlig arbeitsfähig angesehen, 12 (22%) hatten eine verminderte Arbeitsfähigkeit und 5 (11%) waren arbeitsunfähig. Viele der Patienten in diesen beiden Gruppen waren aber schon vor der Operation mehr oder weniger arbeitsunfähig gewesen, weshalb die wirklichen Zahlen tatsächlich etwas niedriger sind.

　　Die Prognose hinsichtlich der Epilepsie ist natürlich von größtem Interesse. In Olivecronas und Riives' Material (1948) hatten 19 von 24, also etwa 80% der Fälle, vor der
Operation Epilepsie, $^{1}/_{3}$ der Fälle hatte keine Anfälle nach dem Eingriff, und ein weiteres
Drittel hatte einzelne Anfälle höchstens 1—2mal jährlich, 3 Patienten hatten Anfälle
in ungefähr demselben Grad wie vor dem Eingriff. Es kann auch vermerkt werden,
daß Patienten, die präoperativ keine Anfälle hatten, solche natürlich nach dem Eingriff
bekommen können. Einer von Olivecronas Patienten mit leichten postoperativen
Anfällen hatte vor der Operation keine Anfälle gehabt, er wurde aber bereits 2 Wochen
nach seinen ersten Symptomen, die in intracerebraler Blutung mit Hemiplegie bestanden,
operiert. Olivecrona und Riives meinten, daß die Prognose der Epilepsie bei jungen

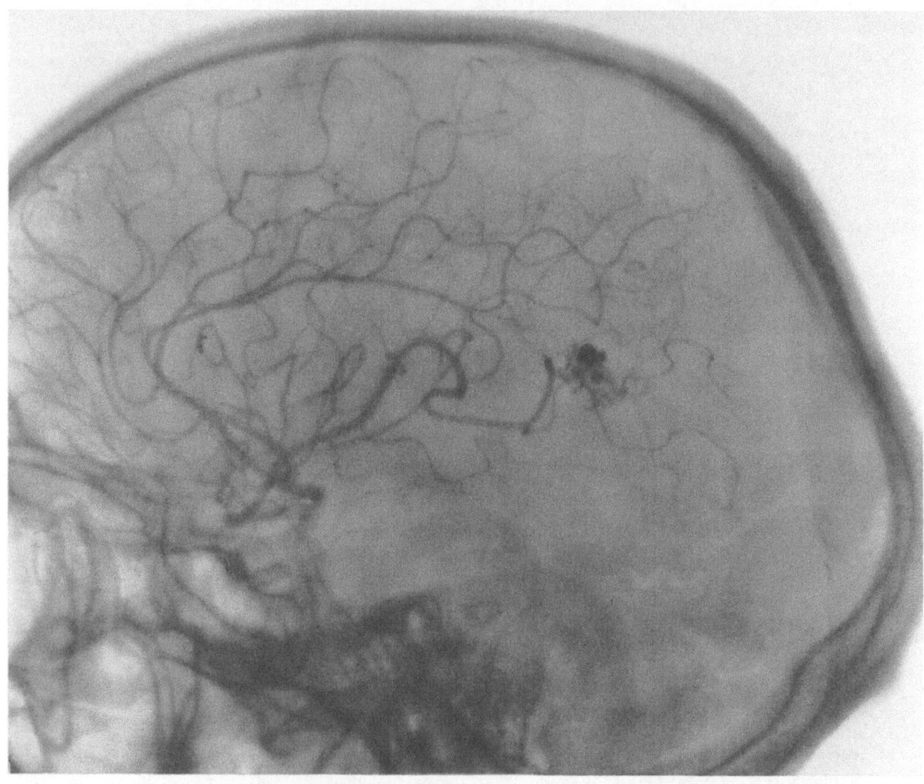

Abb. 59.

Abb. 59 u. 60. K. B. S. G. 240930/56. 32jähriger Mann, der 3 Monate vor der Aufnahme akut mit schweren
Kopfschmerzen, rechtsseitiger Hemiparese, Aphasie und kurzzeitigem Verlust des Bewußtseins erkrankte.
Die Arteriographie in einem anderen Krankenhaus einen Monat nach Beginn der Erkrankung zeigt einen
großen expansiven Prozeß innerhalb des hinteren Teils des Parietallappens, aber kein Angiom. Erneutes
Arteriogramm (Abb. 59) 2 Monate später zeigte ein kleines Angiom im hinteren unteren Teil des Parietallappens,
jetzt aber keine Zeichen eines expansiven Prozesses (Blutung). Exstirpation. Postoperative Besserung der
Parese, welche jedoch bei der Entlassung noch bestand. Völlig arbeitsfähig.

Patienten mit relativ kurzer Krankheitsgeschichte am besten ist, während im umge-
kehrten Fall mit langer Krankheitsgeschichte und Epilepsie die Aussichten schlecht sind.
Von McKissocks (1956) 36 Fällen hatten 19 Epilepsie vor der Operation. Von diesen
konnten 16 nachuntersucht werden, davon hatten 9 Anfälle, 5 waren anfallsfrei und
2 hatten einzelne Attacken. Von 16 Fällen, die vor der Operation keine Epilepsie
hatten, konnten 16 nachuntersucht werden, 13 hatten keine Anfälle und 2 hatten einen
Anfall in 2—3 Jahren gehabt, einer hatte ab und zu einzelne Anfälle. McKissock faßte
seine Einstellung dahingehend zusammen, daß etwa 44% der Patienten mit Epilepsie
gebessert oder von ihren Anfällen befreit wurden. Eine Zahl, die mehr oder weniger den
operativen Eingriffen bei Epilepsie anderer Ursache entspricht.

Bei TÖNNIS' 20 Patienten, die eine Epilepsie vor der Operation hatten, trat eine Verschlechterung in 3 Fällen und eine deutliche Minderung der Frequenz der epileptischen Anfälle in 7 Fällen ein. 10 Fälle wurden völlig anfallsfrei.

Von OLIVECRONAs 74 Patienten, die die Operation überlebten, wurden 50 Fälle (62%) völlig arbeitsfähig. Von diesen hatten einige unbedeutende Symptome, die die Arbeitsfähigkeit jedoch nicht beeinträchtigten. 15 (19%) hatten eine verminderte Arbeitsfähigkeit, von diesen hatten einige schon vor der Operation neurologische Ausfallssymptome gehabt, die Operation hatte aber zweifellos in einem der Fälle zu einer Zunahme dieser Symptome geführt. In 7 Fällen (9%) wurde das Resultat als schlecht bezeichnet. Die

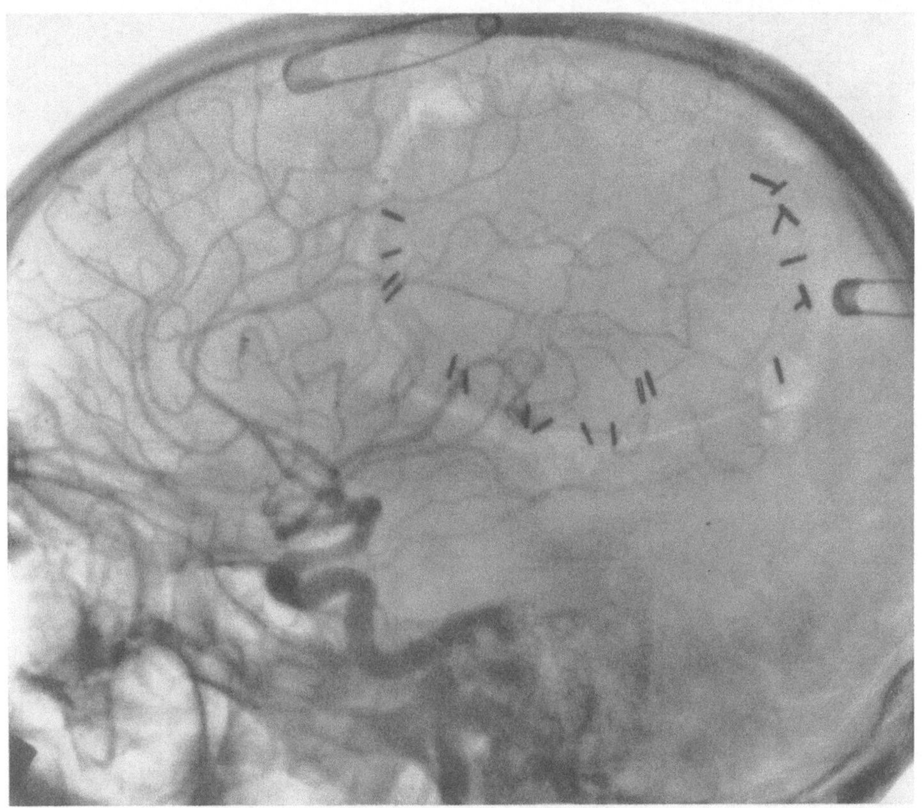

Abb. 60. Legende s. Abb. 59.

Patienten zeigten Hemiplegie und psychische Veränderungen. Alle diese Patienten waren aber schon vor der Operation arbeitsunfähig, keiner von ihnen wurde durch den operativen Eingriff gebessert, der also in diesen Fällen von keinem Nutzen gewesen war.

Das eigene Material des Verfassers besteht in 57 arteriovenösen Aneurysmen, von denen 45 totalexstirpiert wurden. 16 dieser Fälle wurden vom Verfasser in der neurochirurgischen Klinik in Stockholm operiert und befinden sich im Material von OLIVECRONA und LADENHEIM (1957). Von den 12 Fällen, die nicht totalexstirpiert wurden, hatte 1 Patient die Operation abgelehnt, 1 Fall wurde technisch als operabel beurteilt, aber bei der Exploration des in der linken Hemisphäre unmittelbar oberhalb des vorderen Teiles der Fissura Sylvii gelegenen Angioms beschloß man auf den Eingriff zu verzichten wegen der Gefahr eventuell auftretender irreparabler Schäden, da die Veränderungen ausgeprägter waren, als man anfangs angenommen hatte. Ein Patient kam komatös in akutem Blutungsstadium mit einem an den basalen Ganglien lokalisierten Angiom und mit Zeichen einer intracerebralen Blutung in die Klinik, der Patient starb innerhalb 24 Std (Abb. 26 und 27). Vier weitere Patienten haben auf die basalen Ganglien lokalisierte Angiome gehabt, welche als inoperabel angesehen wurden (Abb. 28 und 29). Drei

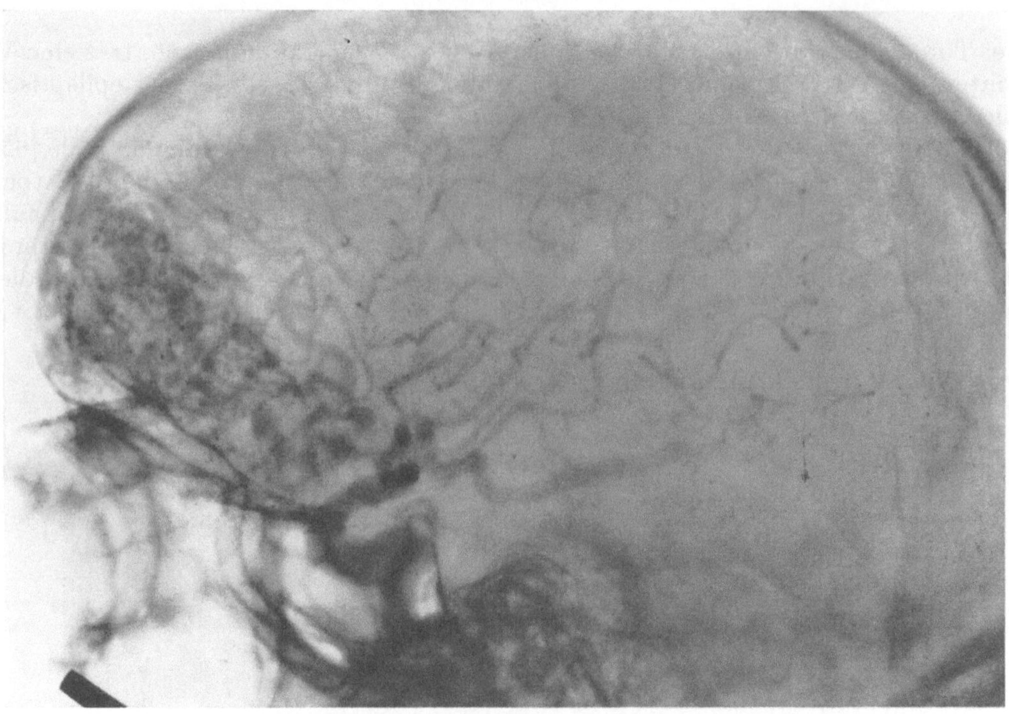

Abb. 61.

Abb. 61—64. J. R. K. 080512/55. 47jähriger Mann, der seit 12 Jahren epileptische Anfälle vom Jackson-Typ in der rechten Körperhälfte gehabt hat. Die Angiographie zeigt ein großes, frontales Angiom der Medialseite des Frontallappens. Exstirpation. Völlig arbeitsfähig.

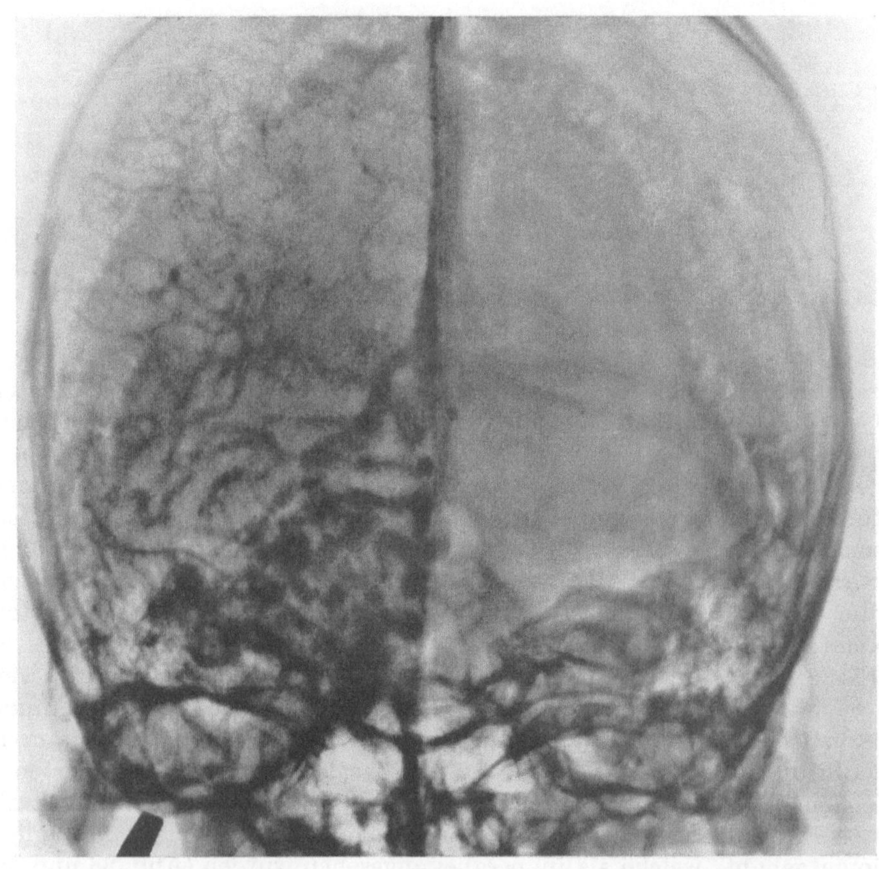

Abb. 62. Legende s. Abb. 61.

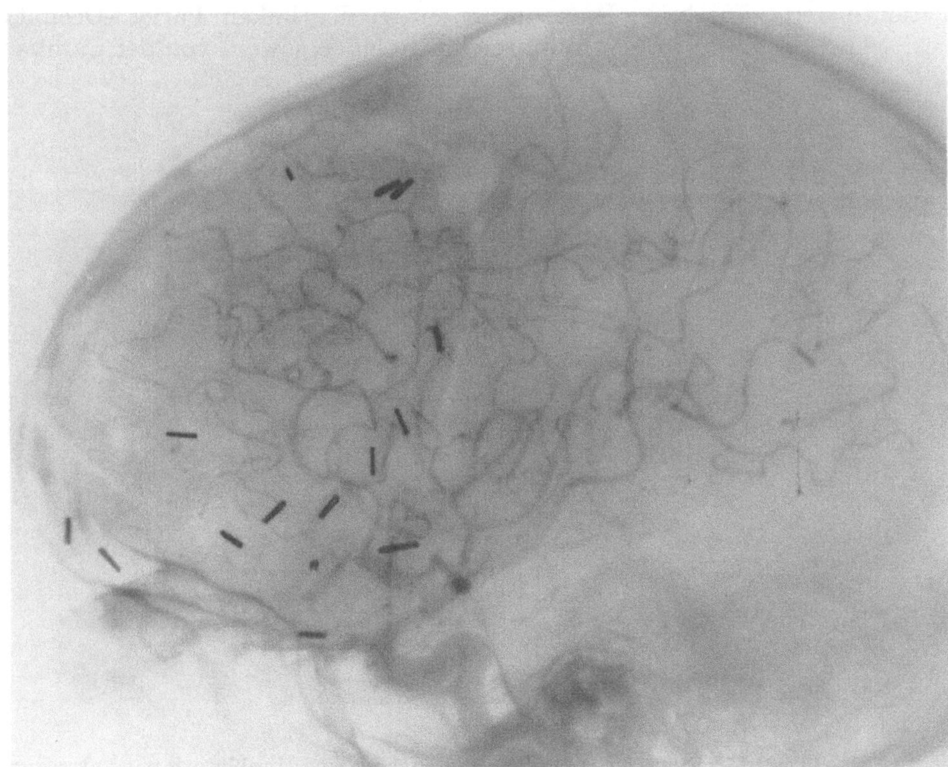

Abb. 63. Legende s. Abb. 61.

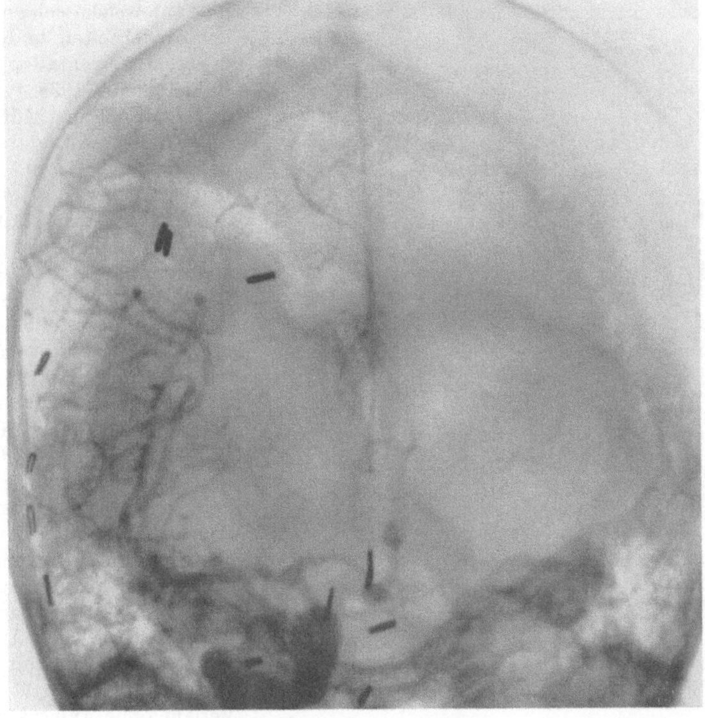

Abb. 64. Legende s. Abb. 61.

Patienten haben große Angiome gehabt, meist in der dominanten Hemisphäre mit relativ
unbedeutenden Symptomen, weshalb mit dem Eingriff abgewartet wurde (Abb. 30—35).

Eine Patientin, eine 60jährige Frau, hatte ein in der linken Parieto-Occipitalregion gelegenes, sehr großes Angiom mit zuführenden Gefäßen sowohl von der Carotis interna

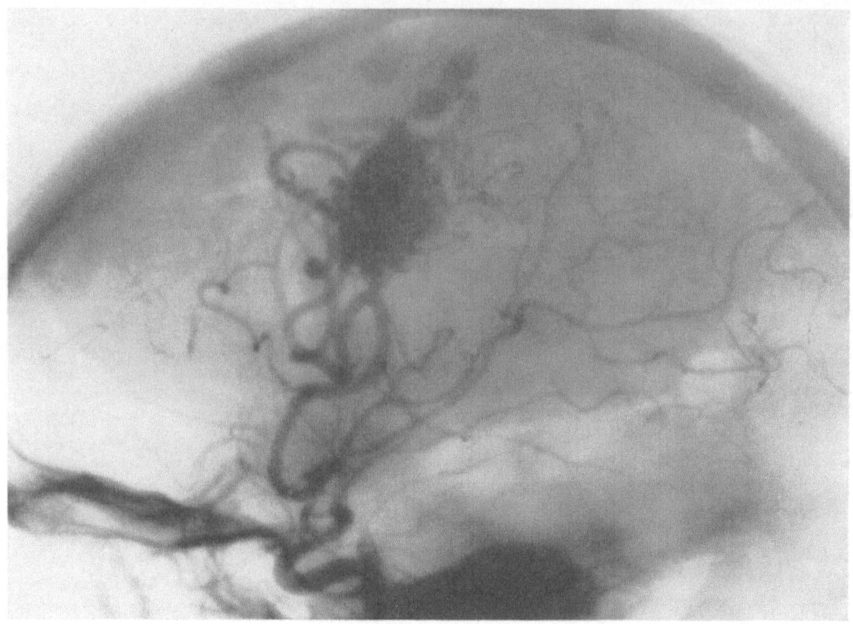

Abb. 65.

Abb. 65—72. R. K. 180521/57. 38jährige Frau, die mit 11 Jahren eine Hirnblutung mit linksseitiger Hemiparese hatte. Sie konnte sich jedoch zur Lehrerin ausbilden und führte ihre Arbeit voll aus. Im Anschluß an die Hirnblutung traten epileptische Anfälle auf, welche sich ungefähr einmal monatlich wiederholten und operative Freilegung des rechten Frontallappens in einem anderen Krankenhaus 1938 veranlaßten. Die vasculäre Mißbildung wurde bei der Operation identifiziert, wurde aber ohne weitere Maßnahmen so belassen. Die Patientin wurde jedoch von ihren Anfällen befreit bis 1954. Seitdem sporadische Anfälle. Im Januar 1957 Subarachnoidalblutung, aber kein Progreß der Hemiparese in Zusammenhang hiermit. Die Arteriographie zeigt teils die schon früher operativ festgestellte Gefäßmißbildung in Form eines arteriovenösen Aneurysmas im rechten Frontallappen (Abb. 65 u. 66), teils ein arterielles Aneurysma der A. communicans anterior, das sich nur von der linken Seite aus füllte (Abb. 67 u. 68). Die rechte Cerebri anterior konnte nicht gefüllt werden. Die aktuelle Subarachnoidalblutung wurde vom arteriellen Aneurysma der Communicans anterior stammend angenommen. Bei der Operation wurde das arteriovenöse Angiom exstirpiert, wonach der ziemlich breite Stiel des arteriellen Aneurysmas der Communicans anterior mit einer Silberklammer ligiert wurde (Abb. 69—72). Postoperativer Verlauf ohne Anmerkungen. Die Patientin ist völlig arbeitsfähig in ihrem alten Beruf.

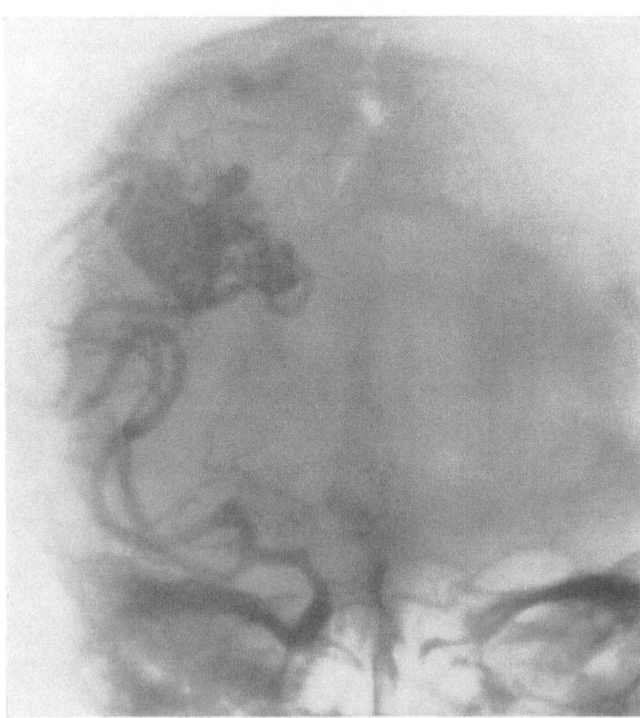

Abb. 66. Legende s. Abb. 65.

wie von der externa. Die Patientin hatte nur einzelne Anfälle, weshalb man, zum Teil auch mit Rücksicht auf das Alter der Patientin, auf den Eingriff verzichtete. Ein weiterer

Patient hatte ein auf den Hirnstamm lokalisiertes Aneurysma, welches eine Okklusion der Liquorwege mit Hydrocephalus verursacht hatte (Abb. 36—39). Das Angiom wurde

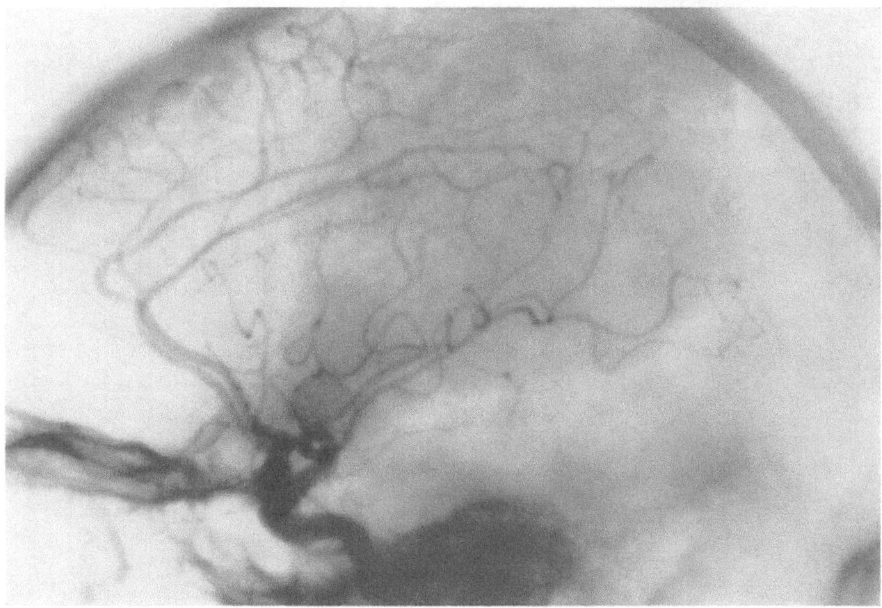

Abb. 67. Legende s. Abb. 65.

als inoperabel beurteilt, doch wurde eine Torkildsen-Operation ausgeführt, um den Verschluß der Liquorwege zu beseitigen. HAYNE, KEMPE und COXE (1956) haben ebenfalls

dieses Verfahren bei einem Patienten mit einem Angiom im 3. Ventrikel, das eine Blockade der Liquorwege mit Hydrocephalus und Stauungspapillen zur Folge hatte, angewandt.

Von den 45 Fällen, die totalexstirpiert wurden, sind 3 im Anschluß an den operativen Eingriff gestorben. Einer dieser Patienten wurde im akuten Blutungsstadium operiert, er wurde tief bewußtlos eingeliefert und hatte ein im linken Temporallappen liegendes Aneurysma mit Zeichen einer intracerebralen Blutung (Abb. 40 und 41). Eine Verbesserung des Zustandes des Patienten wurde nach der Ausräumung des Hämatoms und der Exstirpation des Aneurysmas nicht erreicht, der Patient

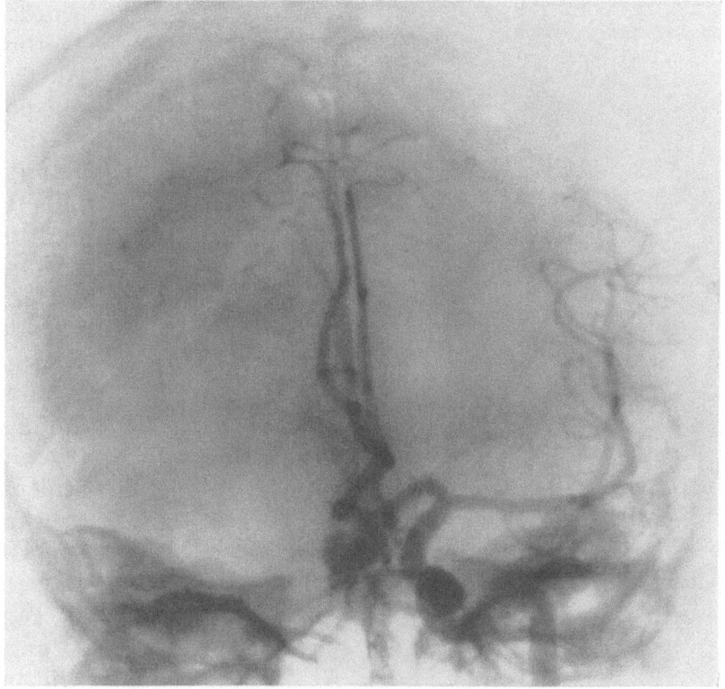

Abb. 68. Legende s. Abb. 65.

wachte nicht mehr auf. Ein Patient starb an einem postoperativen intracerebralen Hämatom. Es handelte sich um einen 40jährigen Mann, der viele Jahre eine Jackson-Epilepsie

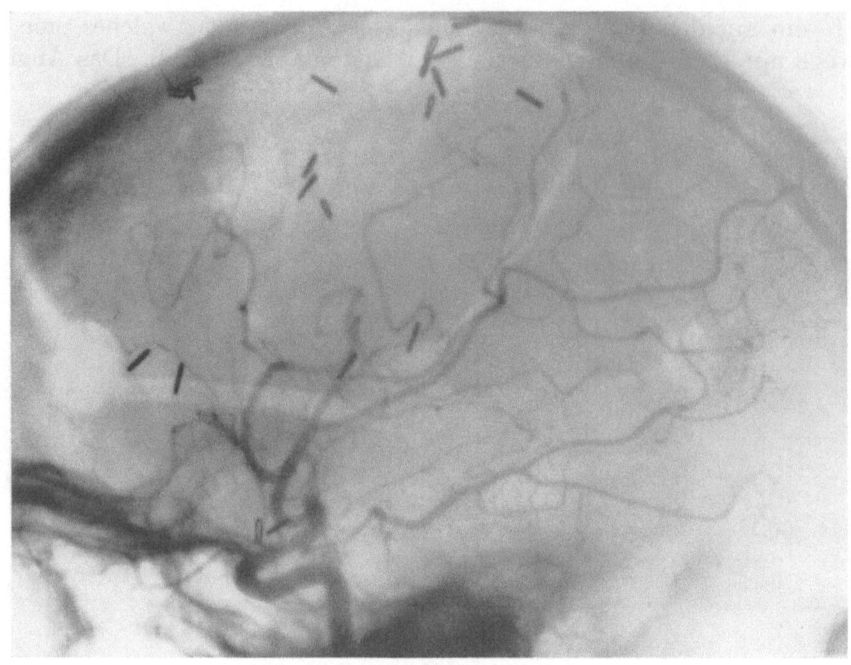

Abb. 69. Legende s. Abb. 65.

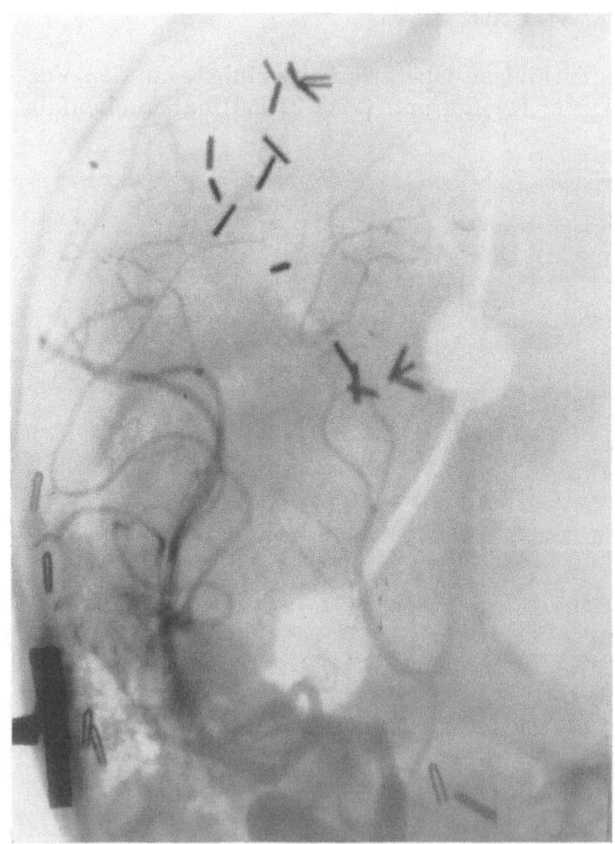

Abb. 70. Legende s. Abb. 65.

mit linksseitiger Hemiparese gehabt hatte, und der 7 Jahre vorher in einer anderen Klinik mit Carotisligatur operiert worden war. Der Patient war totalinvalide. Bei der Operation wurde ein sehr großes Angiom in der motorischen Region angetroffen. Im Anschluß an die Operation bekam er ein postoperatives Hämatom, und er starb, obwohl es ausgeräumt wurde. Der dritte Fall, ein 55jähriger Mann mit Hypertonie, hatte frontal tief in der linken Hemisphäre ein Angiom, das über die zentralen Venen drainiert wurde (Abb. 42 und 43). Zwei Monate vor der Einlieferung hatte er eine Blutung mit Aphasie und Hemiparese gehabt. Nach dem Eingriff wurde er anfänglich besser, bekam aber 4 Tage nach der Operation eine akute Verschlechterung mit Cyanose und Blutdrucksenkung, was als Herzinfarkt oder Lungenembolie gedeutet wurde. Er besserte sich wieder, nach weiteren 10 Tagen jedoch erneute Verschlechterung mit Temperatursteigerung und Blutdrucksenkung, und er starb. Bei der Sektion fand man ein kleineres Hämatom im Operationsfeld, außerdem ausgesprochene kardioarteriosklerotische Veränderungen, eine Thrombose in der Vena femoralis auf beiden Seiten sowie Lungenembolien und Pneumonie. Das kleine

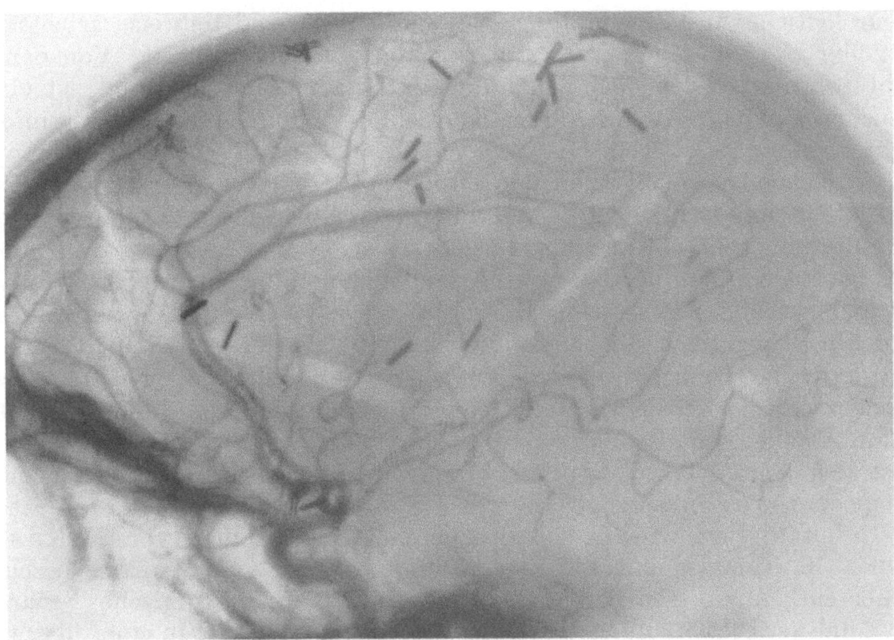

Abb. 71. Legende s. Abb. 65.

Hämatom im Operationsfeld ist wahrscheinlich ohne klinische Bedeutung gewesen, da keine Zeichen einer intrakraniellen Drucksteigerung im postoperativen Verlauf beobachtet wurden und sich die Aphasie und die Hemiparese des Patienten postoperativ langsam besserten.

Drei Patienten sind später gestorben, ein Patient mit Epilepsie hatte nach dem Eingriff immer noch epileptische Anfälle. Der Patient war psychisch verändert und beging ein Jahr nach dem Eingriff Selbstmord. Ein Patient starb im Status epilepticus ein Jahr nach einer geglückten Exstirpation ohne postoperative Schäden, und nachdem der Patient nach dem Eingriff angefangen hatte zu arbeiten. Ein Patient starb ebenfalls etwa ein Jahr nach der Totalexstirpation infolge schwerer neurologischer Ausfallssymptome, die im Zusammenhang mit dem Eingriff entstanden waren (Abb. 44 bis 46).

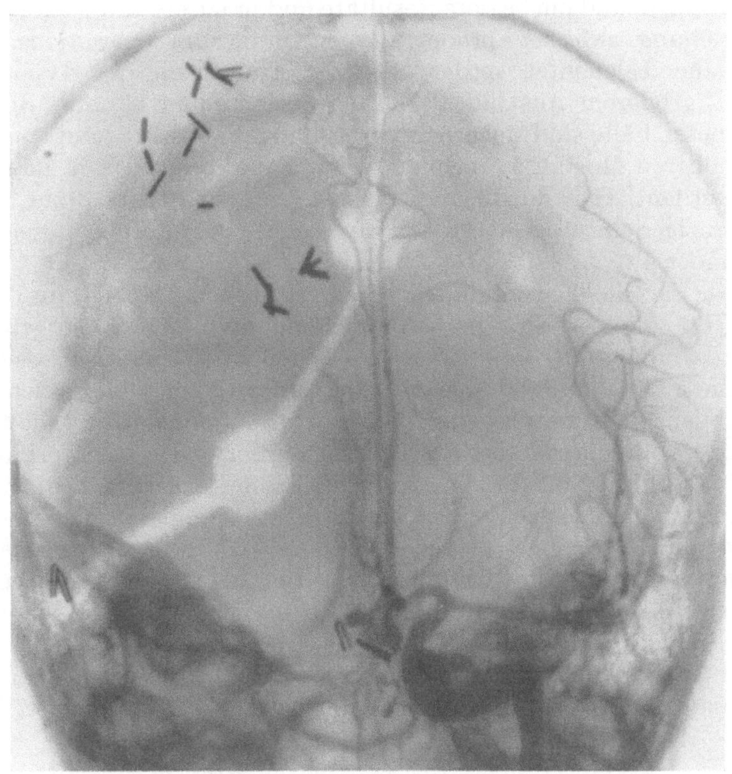

Abb. 72. Legende s. Abb. 65.

Von den im Anschluß an den Eingriff klinisch gebesserten Patienten sind 34 völlig arbeitsfähig. Ein Teil von ihnen hat jedoch einzelne epileptische Anfälle (6 Fälle) oder leichte neurologische Ausfallssymptome (6 Fälle). Zwei sind teilweise arbeitsfähig und einer ist völlig arbeitsunfähig, war es aber schon vor dem Eingriff. Von den klinisch verschlechterten, außer den oben genannten, die später gestorben sind, ist einer trotz zugenommener Hemiparese arbeitsfähig, 1 Patient ist jedoch arbeitsunfähig infolge einer progredienten Hemiparese. Abb. 47—72 zeigen die angiographischen Bilder der operierten Angiome verschiedener Lokalisation und Größe in dieser Serie.

21 der Patienten hatten Epilepsie und von diesen haben 11 nur Epilepsie, und 10 Epilepsie *und* Blutung gehabt. Es ist natürlich schwer, den Effekt auf die epileptischen Anfälle zu beurteilen, man wird dazu eine ziemlich lange Beobachtungszeit fordern, und in 5 Fällen dürfte die Beobachtungszeit zu kurz gewesen sein, obwohl 4 dieser Fälle während der postoperativen Beobachtungszeit anfallsfrei gewesen sind. In den übrigen Fällen variierte die Beobachtungszeit zwischen 12—1 Jahren. Nur 5 dieser Fälle haben in dem postoperativen Verlauf Epilepsie gehabt, und von diesen hatte 1 Patient nur einzelne Anfälle. Ein Patient hatte 4 Jahre nach der Operation ziemlich häufige Anfälle, ist aber dann 5 Jahre anfallsfrei gewesen. Ein Patient, der früher keine Anfälle hatte, hat postoperativ einzelne gehabt.

Diese Resultate stimmen also im großen gesehen mit dem von McKissock und Hankinson, Olivecrona und Ladenheim und Tönnis und Walter beschriebenen Material überein. Aus diesen Serien geht hervor, daß die chirurgische Behandlung in Form der Totalexstirpation die besten Resultate gibt, und daß sie in einer überwiegenden Anzahl der Fälle mit relativ geringer Gefahr für den Patienten, einer Gefahr, die gegen den Hintergrund der äußerst ernsten Prognose dieser Fälle gesehen werden muß, verwirklicht werden kann. Wenn es darum geht, die Operationsmortalität zu beurteilen, muß man darauf Rücksicht nehmen, ob die Fälle in akutem Blutungsstadium operiert wurden, und um bessere Resultate und präzisere Indikationen zu bekommen, sollte eine Beziehung zwischen präoperativer Klinik und Operationsresultat an größerem Material näher beleuchtet werden. Seit der Einführung der Hypothermie werden wahrscheinlich in größerem Ausmaß als bisher Patienten in akutem Blutungsstadium operiert. Viele dieser Fälle sind sicherlich von Anfang an desolat, und man muß wahrscheinlich mit einer höheren Mortalität rechnen, wenn Fälle dieser Art in immer größerem Ausmaß operiert werden. Dies dürfte aber nicht unsere Einstellung zur Totalexstirpation als derzeitig einziger chirurgischer Alternative bei der Behandlung dieser cerebralen Gefäßmißbildungen ändern.

Für die Entwicklung der chirurgischen Behandlung arteriovenöser Aneurysmen ist Olivecronas Einsatz bahnbrechend und wegleitend gewesen. In seiner Monographie zusammen mit Ladenheim (1957) drückt er seine Auffassung über unsere Möglichkeiten, diese Gefäßmißbildungen zu meistern, in folgenden Sätzen aus, die deshalb zitiert werden sollen: "As matters stand today, if a patient with a lesion which meets the standards of operability undergoes exstirpative surgery with hypotension anesthesia, the probabilities for surgical mortality should be negligible. About 85 % of these patients will obtain clinical improvement, complete excision of the angiomatous tissue and freedom from future hemorrhage. Few of the remaining 15 % will experience detrimental results. 1. The lesion may be totally removed, but the preexisting symptoms will be somewath aggravted. This is a small premium to pay for insurance against further vascular insult. 2. A small residual of angiomatous tissue may remain, but the symptoms will be improved. 3. Residual tissue may persist with aggravation of the preoperative symptoms. This last group may require further surgical intervention at a later date."

Literatur.

Alexander, L., and B. Woodhall: Calcified epileptogenic lesions as caused by incomplete interference with blood supply of diseased areas. J. Neuropath. exp. Neurol. 2, 1—33 (1943).

Andersen, H. C.: Sturge-Weber syndrome; report of three cases. Yale J. Biol. Med. 18, 103—106 (1945).

ANDERSON, S., and W. McKISSOCK: Controlled hypotension with arfonad in neurosurgery with special reference to vascular lesions. Lancet 1953, 754—757.

ASENJO, A., E. UIBERALL and J. FIERRO: Afecciones vasculares quirûrgicas del encéfalo. Santiago de Chile, Zig-Zag, 1957, 303 pp.

ASERMAN, D.: Controlled hypotension in neurosurgery with hexamethonium and procaine amide. Brit. med. J. 1953, 961—964.

ASK-UPMARK, E.: On the localization of gliomas and angiomas of the cerebral hemisphere with special regard to evolutionary conditions. Acta med. scand. 94, 392—406 (1938).

BAKER, G. S.: Discussion des rapports sur „Les angiomes supratentoriels". 1. Congr. Internat. de Neurochir., Bruxelles 1957, 256—261.

BASSET, R. C.: Surgical experiences with arteriovenous anomalies of the brain. 8, 59—74 (1951).

BAUM: Kavernöses Angiom des Gehirns; mit Erfolg operiert. Münch. med. Wschr. 1911, 411.

BENTZEN, O.: Surgical treatment of Sturge-Weber syndrome; 2 cases. Nord. méd. 33, 465—468 (1947).

BERGMAN, E. v.: Zur Kasuistik operativer Hirntumoren. Arch. klin. Chir. 65, 936—958 (1901/02).

BERGSTRAND, H., H. OLIVECRONA u. W. TÖNNIS: Gefäßmißbildungen und Gefäßgeschwülste des Gehirns. Leipzig: Georg Thieme 1936. 181 S.

BLUM, J. D., et S. MUTRUX: La maladie de Sturge-Weber-Krabbe (angiomatose encéphalotrigéminée); considerations sur ses formes complètes et incomplètes, a propos de 2 cas. Ophtalmologica (Basel) 118, 781—795 (1949).

BODIN, K., u. E. F. HELLER: Über die kavernösen Hämangiome des Gehirns. Z. klin. Med. 147, 398—407 (1950).

BOLDREY, E., and E. R. MILLER: Arteriovenous fistula (aneurysm) of great cerebral vein (of Galen) and the circle of Willis; report on 2 patients treated by ligation. Arch. Neurol. Psychiat. (Chicago) 62, 778—783 (1949).

BORST, M.: Zit. nach LECHNER, Die Lehre von den Geschwülsten. Wiesbaden: J. F. Bergman 1902.

BROAGER, B., and H. HERTZ: Electroencephalographically localized focus in a case of Sturge-Weber syndrome; exstirpated with good result. Acta psychiat. (Kbh.) 24, 1—8 (1949).

BUNTS, A. T.: Malformations of cerebral vessels. Rev. neurol. 81, 442—452 (1949).

CARTON, C. A., and W. C. HICKEY: Arteriovenous malformation of the head of the caudate nucleus. J. Neurosurg. 12, 414—418 (1955).

CASSIRER, R., u. R. MÜHSAM: Über die Exstirpation eines großen Angioms des Gehirns. Berl. klin. Wschr. 1911, 755—757.

CHRISTOPHE, L., et S. THIRY: Considerations sur le diagnostic et le traitement des angiomes intra-craniens. Acta chir. belg. 55, 115—129 (1956).

CLARKE, E., and J. N. WALTON: Subdural haematoma complicating intracranial aneurysm and angioma. Brain 76, 378—404 (1953).

CUSHING, H.: Case of spontaneous intracranial hemorrhages associated with trigeminal naevi. J. Amer. med. Ass. 47, 178—183 (1906).

—, and P. BAILEY: Tumors arising from the bloodvessels of the brain, vol. III. Springfield, Ill.: Ch. C. Thomas 1928. 219 p.

DANDY, W. E.: Arteriovenous aneurysm of the brain. Arch. Surg. (Chicago) 17, 190—243 (1928).

— Venous abnormalities and angiomas of the brain. Arch. Surg. (Chicago) 17, 715—793 (1928).

DAVID, M., G. LOISEL, C. RAMIREZ-CORRIA et M. BRUN: Tumeur angiomateuse et insérée sur le plancher du VIIe ventricule; ablation, guérison. Rev. neurol. 61, 426—434 (1934).

DIMITRI, V., y M. BALADO: Angioma cerebral operado. Rev. Asoc. méd. argent. 47, 3045—3050 (1933).

DOTT, N. M.: Personal communication to OLIVECRONA and RIIVES. 1948.

DRUCKEMILLER, W. H., and M. B. CARPENTER: Cerebral arteriovenous aneurysms. Neurology 3, 725—736 (1953).

EISELSBERG, A. v., u. E. RANZI: Über die chirurgische Behandlung der Hirn- und Rückenmarks-tumoren. Langenbecks Arch. klin. Chir. 102, 309—468 (1913).

ENGELHARDT, H.: Zur Frage der Dauerheilung nach operativer Behandlung der traumatischen Jacksonschen Epilepsie. Dtsch. med. Wschr. 1904, 97—99.

FALCONER, M. A.: Surgical pathology of spontaneuos intracranial haemorrhage due to aneurysms and arteriovenous malformations. Proc. roy. Soc. Med. 47, 693—700 (1954).

FRENCH, L. A., D. R. JONHSON, I. A. BROWN and F. B. VAN BERGEN: Cerebral hemispherectomy for control of intractable convulsive seizures. J. Neurosurg. 12, 154—164 (1955).

—, and W. T. PEYTON: Vascular malformations in the region of the great vein of Galen. J. Neurosurg. 11, 488—498 (1954).

FURTADO, D., A. V. MARQUES et O. CARVALHO: Angiome caverneux du cerveau. Acta neurol. belg. 51, 343—356 (1951).

GEYELIN, H. R., and W. PENFIELD: Cerebral calcification epilepsy. Arch. Neurol. Psychiat (Chicago) 21, 1020—1043 (1929).

GILLINGHAM, J.: Arteriovenous malformations of the head. Edinb. med. J. 60, 305—315 (1953).

GOODALL, R. J.: Cerebral hemispherectomy. Neurology (Minneap.) 7, 151—156 (1957).

Green, J. R., J. Foster and D. L. Berens: Encephalotrigeminal angiomatosis (Sturge-Weber syndrome), with particular reference to roentgenologic aspects before and after neurosurgery. Amer. J. Roentgenol. **64**, 391—398 (1950).

Greitz, T.: A radiologic study of the brain circulation by rapid serial angiography of the carotid artery. Acta radiol. (Stockh.) **1956**, Suppl. 140, 123 pp.

Grood, M. P. A. M. de: Surgical therapy of arteriovenous aneurysm in acute stage. Ned. T. Geneesk. **98**, 221—224 (1954).

Guillaume, J., R. Rogé et D. Oeconomos: Hémorrhagies méningées répetées par angiomes paraventriculaires. Rev. neurol. **81**, 602—607 (1949).

Haemerlinck, C., G. Myele et L. van Bogaert: Angiomatose encéphalotrigéminée (Sturge-Weber) sans calcifications radiologiquement décelables (obs.-anatomoclinique). J. Neurol., Neurosurg. Psychiat. **10**, 93—98 (1947).

Hamby, W. B.: Intracranial aneurysm. Springfield, Ill.: Ch. C. Thomas 1952. 564 p.

Hayne, R. A., L. G. Kempe and W. Coxe: The surgical treatment of arteriovenous malformations of the brain. J. Neurosurg. **13**, 259—270 (1956).

Höök, O., and C. Johanson: Intracranial arteriovenous aneurysms. A follow-up study with special regard to their growth. Arch. Neurol. Psychiat. (Chicago) **80**, 39—54 (1958).

Huber, K., u. W. Sorgo: Über zwei verkalkte Hirntumoren. Z. ges. Neurol. Psychiat. **174**, 80—88 (1942).

Huebschman: Über einige seltene Hirntumoren. Dtsch. Z. Nervenheilk. **72**, 204—224 (1921).

Isenschmid, R.: Die klinischen Symptome des cerebralen Rankenangioms. Müch. med. Wschr. **1912**, 243—247.

Jaeger, R.: Arteriovenous aneurysm of the brain; report of case cured by clipping middle cerebral artery. J. Neurosurg. **8**, 335—340 (1951).

Juba, A., u. G. Zétény: Über die Sturge-Webersche Krankheit. Mschr. Psychiat. Neurol. **131**, 163—176 (1956).

Kalischer, S.: Ein Fall von Telangiectasie des Gesichts und der weichen Hirnhaut. Arch. Psychiat. Nervenkr. **34**, 171 (1901).

Krabbe, K. H.: Recherches anatomopathologiques sur un cas de soi-disant angiome calcificée des méninges démontré par la radiographie. Rev. neurol. **1**, 1394—1397 (1932).

— Facial and meningeal angiomatosis associated with calcification of brain cortex; clinical and anatomo-pathologic contribution. Arch. Neurol. Psychiat. (Chicago) **32**, 737—755 (1934).

Krause, F.: Chirurgie des Gehirns und Rückenmarks nach eigenen Erfahrungen. Berlin u. Wien: Urban & Schwarzenberg 1908. 190 S.

Krayenbühl, H.: Gefäßgeschwülste und Gefäßmißbildungen des Gehirns. Schweiz. med. Wschr. **1941**, 1567.

— Carotid ligature for intracranial arteriovenous malformations. Comptes-Rendus, V. Congr. Neurol. Internat., Lisboa 1954. Vol. III, p. 173—178.

— Discussion des rapports sur „Les angiomes supratentoriels". 1. Congr. Internat. de Neurochir., Bruxelles 1957, p. 263—267.

—, u. M.-G. Ysargil: Die vaskulären Erkrankungen im Gebiet der Arteria vertebralis und Arteria basialis. Stuttgart: Georg Thieme 1957, 177 S.

Kroll, F. W., u. M. Staemmler: Sturge-Webersche Erkrankung. Arch. Psychiat. Nervenk. **181**, 168—192 (1948).

Kylin, E., u. T. Kjellin: Ein Fall von Epilepsie kombiniert mit verkalktem intrakraniellem Hämangiom (Sturge-Webers Syndrom). Acta med. scand. **88**, 107—113 (1936).

Laine, E., Delandtsheer (Mme) and M. Delandtsheer: Etude d'une série de 8 angiomes intracraniens. Rev. neurol. **88**, 93—102 (1953).

—, et Cl. Gros: L'hemispherectomie. Paris: Masson & Cie. 1956.

Lange-Cosack, H.: Gefäßmißbildungen des Gehirns und seiner Häute. In Kirschner-Nordman, Die Chirurgie, Bd. III. Wien: Urban & Schwarzenberg. 1948.

Laves, W.: Ein Fall von Angioma arteriale racemosum des Gehirns im Bereiche der rechten Art. cerebri media, nebst einem Beitrag zur Frage der Entwicklung von Ranken-Angiomen im Gehirn. J. Psychiat. Neurol. **44**, 55—76 (1925).

Lazorthes, G., et J. Geraud: L'indication opératoire dans les angiomes cérébraux en fonction de la variété topographique. V. Congr. Neurol. Internat., Lisboa 1953. Vol. II, p. 25—26; vol. III, p. 119—122.

Lechner, E.: Ein Beitrag zur Kasuistik der Hirnangiome. Bruns' Beitr. klin. Chir. **125**, 174—194 (1922).

Leppo, L., M. David, J. P. Constans et G. Ruggiero: Recherche des critéres d'indication opératoire dans les anévrismes artérie-veineus cérébraux. Neurochirurgie 2, 307—339 (1956).

Ley, A.: Experience personelle dans le traitement chirurgicale des anévrysmes artério-veineux. V. Congr. Neurol. Internat., Lisboa 1953. Vol. II, p. 37.

— Anévrismas arteriovenous congénitos intracraneales. Barcelona: Tipografia la Académica de Herederos de Serra y Russel 1957. 282 p.

Lichtenstein, B. W.: Sturge-Weber-Dimitri syndrome. V. Congr. Neurol. Internat., Lisboa 1954. Vol. III, p. 242—254.

Lindgren, E.: Über corticale Verkalkungen im Gehirn. Nervenarzt 12, 138—142 (1939).

Logue, V., and G. Monckton: Posterior fossa angiomas. Brain 77, 252—273 (1954).

Love, J. G.: Arteriovenous aneurysmal varices of brain. Proc. Mayo Clin. 8, 625—629 (1933).

Loyka, S., and L. Gronsky: Cavernous angioma of the cerebellum as cause of sudden death during pregnancy. Čsl. Gynaek. 21, 351—352 (1956).

Lund, M.: On epilepsy in Sturge-Weber's disease. Acta psychiat. (Kbh.) 24, 569—586 (1949).

Lundberg, N., K. C. Nielsen and E. Nilsson: Deep hypothermia in intracranial surgery. J. Neurosurg. 13, 235—247 (1956).

Mackenzie, I.: Clinical presentation of the cerebral angioma; review of 50 cases. Brain 76, 184—214 (1953).

Manuelidis, E. E.: Über Hämangiome des Gehirns. Arch. Psychiat. Nervenkr. 184, 601—645 (1950).

— Über die Hämangiome des Gehirns; Haemangioma arteriovenosum. Arch. Psychiat. Nervenkr. 186, 280—297 (1950).

McCoy, A. D., and H. C. Voris: Sturge-Weber syndrome. Arch. Neurol. Psychiat. (Chicago) 59, 504—510 (1948).

McKissock, W., and J. Hankinson: The surgical treatment of supratentorial angiomas. Rapports et discussions. 1. Congr. Internat. de Neurochir. Bruxelles 1957, p. 223—228.

Milletti, M.: Gli aneurismi arteriovenosi del cervello e il loro trattamento chirurgico radicale. Arch. Neurochir. 2, 279—372 (1954).

Moniz, E., et M. Guerra: Sémeologie angiographique des anevrismes, varices et angiomes du cerveu. V. Congr. Neurol. Internat., Lisboa 1953. Vol. I, p. 79—141

Monnier, M., et S. Mutrux: Valeur localisatrice des signes radiologiques et électro-encéphalographiques dans la maladie de Sturge-Weber-Krabbe. Schweiz. Arch. Neurol. Psychiat. 66, 417—421 (1950).

Montrieul, B., D. Philippides et F. Thiébaut: Valeur de la ligature de la carotide primitive comme traitement des malformations vasculaires cérébrales, d'après 25 observations. V. Congr. Neurol. Internat., Lisboa 1953. Vol. II, p. 27—28.

Morsier, G. de, et A. Franceschetti: La maladie de Sturge-Weber-Krabbe. Schweiz. med. Wschr. 1937, 285—287.

Moss, G. C.: Cerebral angiomatous malformations. Aust. Ann. Med. 2, 67—77 (1953).

Myle, G.: Sémiologie de l'angiomatose encéphalo-trigéminée ou éncephalocräniofaciale. Acta neurol. 50, 713—786 (1950).

Nayrac, Laine, Fontan, Mme Delandtsheer, M. M. Delandtsheer et Galibert: Etude clinique et thérapeutique de 2 volumineux anévrysmes arterio-veineux englobant le système de Galien. Neurochirurgie 2, 85—100 (1956).

Norlén, G.: Arteriovenous aneurysms of the brain. J. Neurosurg. 6, 475—494 (1949).

— The cerebral circulation in supratentorial angiomas as studied by angiography before and after removal. Rapports et discussions. 1. Congr. Internat. de Neurochir. Bruxelles 1957, p. 217—222.

— Subarachnoidalblödning. Nord. Med. 59, 495—497 (1958).

— The surgical treatment in Sturge-Weber's disease. Neurochirurgia 1, 242—255 (1959).

—, and H. Olivecrona: The treatment of aneurysms of the circle of Willis. J. Neurosurg. 10, 404 bis 415 (1953).

Northfield, D. W. C.: Angiomatous malformations of the brain. Guy's Hosp. Rep. 90, 149—170 (1940/41).

Obrador, S.: Hemisferectomia cerebral en el tratamiento de la epilepsia secundaria a la angiomatosis de Sturge-Weber-Dimitri. Acta neurologica 4, 70—77 (1958).

Obrador, S. A.: Diagnosis and neurosurgery in encephalic vascular disorders aneurysms angiomas and parenchymatous hematomas. Rev. clin. cap. 54, 102—108 (1954).

Olivecrona, H.: Ligature of the carotid artery in intracranial aneurysms. Acta chir. scand. 91, 353—368 (1944).

— Die arteriovenösen Aneurysmen des Gehirns. Dtsch. med. Wschr. 1950, 1169—1173.

— Surgical treatment of the arteriovenous aneurysms and vascular tumors of the brain. V. Congr. Neurol. Internat., Lisboa 1953. Vol. I, p. 145—150.

—, and J. Ladenheim: Congenital arteriovenous aneurysms of the carotid and vertebral arterial systems. Berlin-Göttingen-Heidelberg: Springer 1957.

—, u. E. Lysholm: Die chirurgische Behandlung der Gehirntumoren. Berlin: Springer 1927.

—, and J. Riives: Arteriovenous aneurysms of the brain. Arch. Neurol. Psychiat. (Chicago) 59, 567—602 (1948).

Paillas, J. E., M. Bérard-Badier, J. Bonnal et G. Serratrice: Angiomes artérioveineux du cervau chez l'enfant; à propos de 5 obsérvations avec contrôle opératoire. Rev. neurol. 94, 279 bis 281 (1956).

— P. Guillot et J. Gallian: Angiomatose encéphalo-trigéminée avec hémiparésie et épilepsie, ligature de la carotide primitive; amélioration. Marseille-méd. 31, 496—503 (1943).

Parnitzke, K. H.: Symptomwert und Symptomverteilung bei der Sturge-Weberschen Krankheit. Zbl. Neurochir. **16**, 92—109 (1956).

Paterson, J. H., and W. McKissock: A clinical survey of intracranial angiomas with special reference to their mode of progression and surgical treatment; report of 110 cases. Brain **79**, 233—266 (1956).

Penfield, W., and T. C. Erickson: Epilepsy and cerebral localization. A study of the mechanism, treatment and prevention of epileptic seizures, vol. 10. Springfield, Ill.: Ch. C. Thomas 1941. 623 p. (see p. 168, 254).

—, and H. Jasper: Epilepsy and the functional anatomy of the human brain. London: J. & A. Churchill 1954. 896 p.

—, and A. A. Ward jr.: Calcifying epileptogenic lesions; hemangioma calcificans; report of case. Arch. Neurol. Psychiat. **60**, 20—36 (1948).

Peters, G.: Zur Pathogenese der Sturge-Weberschen Krankheit. Z. ges. Neurol. Psychiat. **164**, 365 bis 379 (1939).

—, u. F. Tebelis: Beitrag zur Klinik, Anatomie und Pathogenese der Sturge-Weberschen Krankheit. Z. ges. Neurol. Psychiat. **157**, 792—794 (1937).

Petit-Dutaillis, D., et G. Guiot: Indications et résultats du traitement chirurgical des anévrismes cirsoides et arterioveineux de l'encéphale d'après 18 cas dont 14 traites par exérése de la lesion. V. Congr. Neurol. Internat., Lisboa 1953. Vol. II, p. 36—37.

— — Indications et résultats du traitement chirurgical des anévrismes cirsoides et des anévrismes artério-veineux du cerveau d'après 19 cas dont 14 traités par l'ablation de la lésion. Presse méd. **1953**, 1719—1722.

— B. Pertuiset et J. Rougerie: Etude angiographique de la circulation de suppléance dans les anévrysmes artériels et artério-veineux carotidiens intracraniens. Son intérêt thérapeutique. Rev. neurol. **85**, 292—297 (1951).

Philippides, D., B. Montrieul et A. Lobstein: Traitement des malformations vasculaires cérébrales par la ligature carotidienne; étude d'une série personelle de 31 cas avec considerations sur la mesure peropératoire des pressions intracarotidiennes et rétiniennes. Neuro-chirurgie **2**, 303—306 (1956).

Pia, H. W.: Die Diagnose und Therapie der angeborenen und erworbenen Erkrankungen der Hirngefäße. Dtsch. med. Wschr. **1956**, 1405—1408.

Pilcher, C.: Angiomatous malformations of the brain. Ann. Surg. **123**, 766—784 (1946).

— Vascular anomalies of the brain. In F. W. Bancroft und C. Pilcher, Surgical treatment of the nervous system. Philadelphia: J. B. Lippincott & Co. 1946. 534 p. (see p. 239—246).

—, and C. A. Cobb: Amputation of the occipital pole for Sturge-Weber's disease; a clinico-pathologic study of two cases. IV. Congr. Neurol. Internat. Paris 1949. Vol. II, p. 137—138.

— W. F. Meacham and C. A. Cobb: The surgical treatment of intracranial angiomatous malformations. Surgery **28**, 342—349 (1950).

Pluvinage, R.: Etude de quelques cas d'angiomes cerebraux. Ann. Méd. **49**, 86—108 (1948).

— Malformations et tumors vasculaires du cerveaux, p. 323. Paris: Masson & Cie. 1954.

Potter, J. M.: Angiomatous malformations of the brain; their nature and prognosis. Ann. roy. Coll. Surg. Engl. **16**, 227—243 (1955).

Ray, B. S.: Cerebral arteriovenous aneurysms. Surg. Gynec. Obstet. **73**, 615—648 (1941).

Reid, M. R.: Abnormal arteriovenous communications, acquired and congenital. II. The origin and nature of arteriovenous aneurysms, cirsoid aneurysms and simple angiomas. Arch. Surg. (Chicago) **10**, 996—1009 (1925).

Roctockaja, V. J.: Zit. Serfling u. Parnitzke, Material zur Lehre über die Sturge-Webersche Krankheit. Fragen der Neurochir. **12**, 55—59 (1948).

Röttgen, P.: Weitere Erfahrungen an kongenitalen arterio-venösen Aneurysmen des Schädelinnern. Zbl. Neurochir. **2**, 18—33 (1937).

Rogers, L.: Associated facial and intracranial haemangiomata. Brit. J. Surg. **21**, 229—234 (1933).

Rossolimo, G. S.: Zum Ausgang von Gehirnoperationen. Neurol. Zbl. **1896**, 714—715.

Sachs, E.: Intracranial teleangiectasies; symptomatology and treatment with report of two cases. Amer. J. med. Sci. **150**, 199 (1915).

Schiötz, E. H.: Angiomatosis of brain and trigeminal region with intracranial calcifications and epilepsy (vascular, encephalotrigeminal syndrome). Norsk Mag. Laegevidensk. **96**, 737—757 (1935).

Scott, W. G., W. A. Simril and W. B. Seaman: Intracerebral arteriovenous malformations. Amer. J. Roentgenol. **71**, 762—776 (1954).

Serfling, H. J., u. K. H. Parnitzke: Behandlungsmöglichkeiten bei der Sturge-Weberschen Erkrankung und die Problematik ihrer Anwendbarkeit. Wiss. Z. Univ. Halle **3**, 989—995 (1954).

Shenkin, H. A., E. B. Spitz, F. C. Grant and S. S. Kety: Physiologic studies of arteriovenous anomalies of the brain. J. Neurosurg. **5**, 165—172 (1948).

Sjövall, E., u. N. Lundgren: Zur Kenntnis des Angioma simplex cerebri (Teleangiectasien). Acta path. microbiol. scand. **37**, 476—492 (1938).

Sommer, F.: Beitrag zur Sturge-Weberschen Krankheit. Fortschr. Röntgenstr. **73**, 581—585 (1950).

Sorgo, W.: Weitere Mitteilungen über Klinik und Histologie des kongenitalen arteriovenösen Aneurysmas des Gehirns. Zbl. Chir. **3**, 64—87 (1938).

Starr, M. A., and A. J. McCosh: A contribution to the localization of the muscular sense. Amer. J. med. Sci. **108**, 517—520 (1894).

Strully, K. J.: Successful removal of intraventricular aneurysm of the choroidal artery. J. Neurosurg. **12**, 317—321 (1955).

Tönnis, W.: Die Erkennung und Behandlung der intrakraniellen Gefäßgeschwülste und Gefäßmißbildungen. Langenbecks Arch. klin. Chir. **180**, 424—427 (1934).

—, u. W. F. Borck: Großhirntumoren des Kindesalters. Zbl. Neurochir. **13**, 72—98 (1953).

—, u. H. Lange-Cosack: Klinik, operative Behandlung und Prognose der arterio-venösen Angiome des Gehirns und seiner Häute. Dtsch. Z. Nervenheilk. **170**, 460—485 (1953).

—, u. W. Schiefer: Zur Frage des Wachstums arteriovenöser Angiome. Zbl. Neurochir. **15**, 145 bis 150 (1955).

—, u. W. Walter: Warum Totalexstirpation der intrakraniellen arteriovenösen Angiome? Im Manuskript.

Trupp, M., and E. Sachs: Vascular tumors of the brain and spinal cord and their treatment. J. Neurosurg. **5**, 354—371 (1948).

Walsh, L., and W. McKissock: Subarachnoid haemorrhage due to intracranial aneurysms. Brit. med. J. **1956**, 559—565.

Wechsler, I. S., S. W. Gross and I. Cohen: Arteriography and carotid artery ligation in intracranial aneurysm and vascular malformation. J. Neurol. Neurosurg. Psychiat. **14**, 25—34 (1951).

Wickbom, I.: Angiographic examination of intracranial arteriovenous aneurysms. Acta radiol. (Stockh.) **34**, 385—398 (1950).

Woringer, E., et J. Baumgartner: Problème thérapeutique dans un cas de Sturge-Weber. Rev. Oto-neuro-ophtal. **26**, 238—240 (1954).

Zülch, K. J.: Handbuch der Neurochirurgie, Bd. III, S. 556—569. Springer Berlin: 1956.

B. Die Behandlung
der sackförmigen intrakraniellen Aneurysmen.

Von

W. Tönnis und **W. Walter**

Mit 102 Abbildungen in 175 Einzeldarstellungen.

1. Einleitung.

Die operative Behandlung der sackförmigen Aneurysmen der Hirngefäße hat sich innerhalb der neurochirurgischen Behandlungsmethoden zunächst nur sehr zögernd und langsam entwickelt. Dieses lag weniger an der technischen Unzulänglichkeit des operativen Vorgehens, sondern war in der Tatsache begründet, daß allgemein derartige Eingriffe für zu riskant und wenig erfolgversprechend galten. Selbst die Entwicklung der cerebralen Angiographie, welche die genaue Diagnose dieser Erkrankung erst möglich machte, konnte die operative Behandlung zunächst nur wenig beeinflussen bzw. vorantreiben. So galt zu der Zeit, als bereits die Chirurgie der raumfordernden Prozesse des Gehirns durch Cushing, Bailey, Dandy, Olivecrona u. Tönnis erfolgreich betrieben wurde, die Operation eines sackförmigen Aneurysmas als selten durchgeführtes Wagnis mit meist ungünstigem Ausgang für den Patienten. Manche Stimmen (Küttner 1936) hielten eine derartige operative Behandlung des sackförmigen Aneurysmas kaum jemals für möglich. Wenigen Beobachtungen über erfolgreich operierte Fälle stand die Skepsis der meisten Neurochirurgen gegenüber, auch die sackförmigen Aneurysmen zum Gegenstand der neurochirurgischen Behandlung werden zu lassen (Dandy). Aus der Tatsache, daß man den wiederholt blutenden sackförmigen Aneurysmen — häufig mit tödlichem Ausgang — bei konservativem Abwarten praktisch hilflos gegenüberstand, entwickelte sich zunächst die Behandlung durch die Ligatur der A. carotis am Halse, in der Vorstellung, hierdurch einen Einfluß auf die Blutung zu gewinnen und eventuell das Aneurysma zur Thrombosierung zu bringen. Die Aufklärung der Zirkulationsverhältnisse des C. Willisi mit seinen Kollateralfunktionen ließ jedoch bald die begrenzten Möglichkeiten dieses Eingriffes erkennen. Die direkte Operation des sackförmigen Aneurysmas wurde zunächst nur in einzelnen Fällen durchgeführt. Die Entwicklung der operativen Behandlung knüpft sich an die Namen von Cushing, Dott, Tönnis, Jefferson, Dandy u.a.). Die ersten Aneurysmen wurden 1926 von Cushing operiert (Ausfüllung mit Muskel). Dott berichtete dann 1933 über die Muskelumlagerung bei Aneurysmen der A. carotis interna. Tönnis operierte 1936 das erste Aneurysma der A. com. ant. (Muskelumlagerung) und entwickelte zugleich den heute als Methode der Wahl geltenden Zugang entlang der Falx durch den Mittelspalt. Dandy führte den Silberclip zur Ausschaltung des Aneurysmas ein. Zahlreiche Beobachtungen großer Serien von Patienten mit Subarachnoidalblutungen, die die hohe Mortalität und die ständige Bedrohung des Patienten durch die Rezidivblutung aufzeigten, aktivierten dann allmählich die chirurgische Behandlung. Die zunächst erzielten Ergebnisse waren häufig nicht günstig und ließen die Diskussion — ob konservative oder operative Behandlung — nicht zur Ruhe kommen. Erst die Beobachtungen über die Prognose des ruptuierten Aneurysmas bei konservativer Behandlung und die seit etwa 1950 zunehmend vorgelegten Ergebnisse größerer Serien operativ behandelter Fälle sowie die Ausarbeitung einer sorgfältigen Indikation in der Anwendung der verschiedenen operativen Methoden ließen eindeutig die Operation und zwar in den meisten Fällen das direkte Vorgehen zur Ausschaltung des Aneurysmas zur Methode der Wahl werden. Daran ändert nichts die Einsicht, daß praktisch jedes sackförmige Aneurysma der Hirngefäße seine speziellen operativen Probleme hat und wohl kein anderes Krankheitsbild in der Neurochirurgie eine sorgfältigere Überlegung hinsichtlich der operativen Indikation und des zu erwartenden Erfolges bzw. der Komplikationsmöglichkeiten erfordert.

2. Häufigkeit im Krankengut und in der Population.

Größere Statistiken eines klinischen Krankengutes, die den prozentualen Anteil der sackförmigen Aneurysmen erkennen lassen, sind bisher nicht mitgeteilt worden. Unter unserem eigenen Krankengut fanden wir (TÖNNIS, SCHIEFER u. WALTER) die Aneurysmen mit 3,2 % vertreten. Bei Gefäßmißbildungen überhaupt, wobei die Aneurysmen sicher 70—80 % ausmachen, hatten CUSHING 1923, CUSHING u. BAILEY 1928, OLIVECRONA 1936 und KRAYENBÜHL 1958 prozentuale Anteile von 0,9 % (CUSHING) bis 7,6 % (KRAYENBÜHL) des Krankengutes einer neurochirurgischen Klinik.

Schon in der älteren Literatur wurden Angaben über das prozentuale Vorkommen der Aneurysmen bei größeren Obduktionsserien gemacht. PITT fand 1890 0,25 % Aneurysmen bei Obduktionen, OSLER 1909 1,5 %, FEARNSIDES 1916 0,81 %, CONWAY 1926 0,69 %, RICHARDSON u. HYLAND 1941 0,87 %. Höhere Werte finden sich bei MITCHELL und ANGRIST 1943 mit 1,1 % von 3080 nicht ausgewählten Sektionen. Die größte Serie stammt von McCAUGHEY (0,9 % Aneurysmen bei 11 200 Autopsien). LANGE-COSACK 1964 weist bereits darauf hin, daß sicherlich die Schwankungsbreite dadurch bestimmt wird, daß nicht bei allen Obduktionen mit besonderer Sorgfalt nach kleineren Aneurysmen geforscht wird. So berichtete BUSSE, daß er bei 10 % aller Obduktionen nach genauer Untersuchung Aneurysmen der A. com. ant. gefunden habe. Mit der fortschreitenden Erkenntnis über die Ätiologie der Subarachnoidalblutungen, wobei besonders in der älteren neurologischen Literatur die Rolle der Gefäßerkrankungen, Toxikosen, Bluterkrankungen, Sinus- und Venenthrombosen, der entzündlichen Erkrankung des Gehirns und seiner Häute, der allergischen Krankheitsbilder mit cerebraler Gefäßbeteiligung und anderer seltener Ursachen (Alkoholismus, Sonnenstich, Insulintherapie, Adrenalininjektionen, Cortisontherapie usw.) betont wurde, ergab sich immer mehr die Tatsache, daß die sackförmigen Aneurymens den Großteil der Ursachen der Subarachnoidalblutungen ausmachen. Selbst die arterio-venösen Angiome des Gehirns stehen hier weit zurück. Bei einer Zusammenstellung aus der Literatur fand KÖHLER (Dissertation 1953), daß von 964 Subarachnoidalblutungen, die angiographisch, bioptisch oder autoptisch verifiziert wurden, 703 (72,9 %) ursächlich durch Aneurysmen ausgelöst worden waren. 8,4 % waren durch arterio-venöse Angiome, 2,6 % durch sklerotische Gefäßveränderungen, 1,8 % durch Lues cerebri und 12,6 % aus unbekannten Ursachen verursacht. Geringe Prozentzahlen machen die Blutungen in Hirntumoren (HORSTER u. WALTER) und infektiöse Erkrankungen des Hirns aus. FISHER und ADAMS fanden 1951 2,8 % Aneurysmen bei allen Erkrankungen des Hirns, WOLFE (1953) dagegen bei 82 tödlichen Hirnblutungen allein 47 (über 50 %) rupturierte Aneurysmen als Ursache. Diese Unterschiede resultieren sicherlich aus dem ganz verschiedenen Krankengut der einzelnen Kliniken. REITH-SIMPSON (DINNING und FALCONER 1953) beobachtete in seinem gerichtsmedizinischen Institut 250 Fälle tödlicher Aneurysmenblutungen; der prozentuale Anteil zu den Subarachnoidalblutungen überhaupt wird nicht angegeben.

MORITZ und ZAMCHECK (1946) fanden bei 1000 Fällen, die eines akuten Todes starben, 91 cerebrale Blutungen, von denen 69 durch rupturierte Aneurysmen entstanden waren.

Bereits 1934 (AYER) wurde darauf hingewiesen, daß die Bezeichnung der spontanen Subarachnoidalblutung in vielen Fällen mit der Ruptur eines Aneurysmas gleichzusetzen sei. Andere Autoren (z.B. STRAUSS und TARACHOW 1937) hielten die Aneurysmen ursächlich für weniger bedeutend und machten im wesentlichen cerebrale Gefäßprozesse (Arteriosklerose) dafür verantwortlich.

Die Berichte der letzten 20 Jahre, verbunden mit dem Aufschwung der Angiographie und der neurochirurgischen Behandlungsmöglichkeiten, lassen jedoch die wesentliche Rolle der Aneurysmen im Rahmen der Subarachnoidalblutung immer mehr erkennen.

So fand FALCONER (1954) unter 148 Fällen von Subarachnoidalblutungen 100 Aneurysmen und 12 Angiome. RUSSELL (1954) konnte unter 461 Fällen von Spontanblutungen des Gehirns (einschließlich intracerebrale und subdurale Blutungen) 124 rupturierte Aneurysmen und 21 Angiome feststellen. 232 Blutungen waren durch Hypertonie bzw. Alterssklerose bedingt. Würde man bei diesem Material die Subarachnoidalblutungen klarer abgrenzen, so würde sicherlich die relative Prozentzahl der Aneurysmen noch stark steigen.

ODOM et al. (1952) konnte bei 316 Fällen bei 173 Patienten die Ursache der Blutung sichern, hierbei lagen allein 102 Aneurysmen vor, sowie 20 Angiome. Weitere ähnliche Zahlen stammen von TIMBERLAKE und KUBIK 1952 (280 Aneurysmen), JAKOBSON 1954 (38,6 % der Subarachnoidalblutungen beruhten auf Aneurysmen), DEKABAN und McEACHERN 1952 (von 100 Fällen 30 Aneurysmen und 13 Angiome, 57 unbekannt) TAYLOR and WHITEFIELD 1936 (77 % Aneurysmen), RICHARDSON und HYLAND 1941 (79 % Aneurysmen, MAGEE 1943 (74 % Aneurysmen), WOLF et al. 1945 (50 % Aneurysmen), HAMBY 1947 (93 % Aneurysmen) und WALTON 1956 (71,7 % Aneurysmen).

Auf die Tatsache, daß die Subarachnoidalblutungen mit angiographisch nicht nachweisbaren Aneurysmen bei der Obduktion doch Aneurysmen finden lassen, wiesen KRAYENBÜHL (1946), ALPERS und RYAN (1949), FRANKEL (1950), JEFFERSON (1952), HAMBY (1953) u.a. hin. Auf diese Problematik soll später noch einmal ausführlich eingegangen werden.

Betrachtet man die Häufigkeit der Subarachnoidalblutungen ohne sichere Angaben über ihre Entstehung, so wird deutlich, daß sie im Rahmen der cerebralen Erkrankungen nicht selten vorkommen.

MERRITT (1955) fand unter seinem Krankengut 21 % Erkrankungen des cerebralen Gefäßsystems und 8 % Subarachnoidalblutungen.

Andererseits berichteten DEKABAN und McEACHERN (1952) über 87 Fälle von Subarachnoidalblutungen und nur 35 primär intracerebralen Blutungen ihres Krankenmaterials.

OHLER und HURWITZ (1932) konnten unter 277 tödlich verlaufenen Hirnerkrankungen in 8 % autoptisch eine Subarachnoidalblutung feststellen.

MARTLAND (1939) ist der Meinung, daß 2 % aller plötzlichen Todesfälle in der Gesamtpopulation eine Subarachnoidalblutung erlitten.

HELPERN und RABSON (1950) bearbeiteten 2030 autoptisch gesicherte plötzliche Todesfälle, von denen 4,7 % an einer Subarachnoidalblutung starben.

Autoptische Statistiken größerer Populationen (WOLFE 1955) geben für den Zeitraum von 2 Jahren rund 3000 Todesfälle durch Subarachnoidalblutungen an (England und Wales).

ROWBOTHAM und ROBSON 1955 errechneten für die Subarachnoidalblutung 2—3 % aller cerebralvasculären Erkrankungen.

In einer Zusammenstellung von Subarachnoidalblutungen von WALTON (1956) fällt auf, daß von 707 Patienten mit Subarachnoidalblutungen der weitaus größere Prozentsatz im Alter von 40—60 Jahren auftritt.

In Übereinstimmung mit dem bekannten Altersgipfel der Aneurysmen zwischen 40—60 Jahren muß man annehmen, daß hier sicherlich auch die Aneurysmen beträchtlich an der Spitze liegen.

Die Übersicht zeigt, daß die Subarachnoidalblutung heute kein seltenes Krankheitsbild mehr darstellt und bei der großen ursächlichen Bedeutung der Aneurysmen und ihrer operativen Behandlungsmöglichkeiten unbedingt durch die Angiographie geklärt werden muß.

3. Alters- und Geschlechtsverteilung.

Als häufigste Ursache der Subarachnoidalblutung sind die sackförmigen Aneurysmen schon in der älteren Literatur Gegenstand größerer statistischer Untersuchungen bezüglich ihrer Häufigkeit und Geschlechtsverteilung gewesen. Dabei wurden vor allem größere Obduktionsserien ausgewertet.

Frühere Untersuchungen (GULL 1859, GOWERS 1888, FEARNSIDES 1916) stellten ein Überwiegen beim männlichen Geschlecht fest, was in den letzten Jahrzehnten bestätigt wurde von HENDERSON 1955, KRAYENBÜHL und YASARGIL 1958, MELOT, POTVLIEGE, BRIHAYE und MARTIN 1959. Dagegen wiesen die Serien von LEBERT 1866 (zit. bei SCHMIDT 1930), SCHMIDT 1930, McDONALD und KORB 1939, RICHARDSON und HYLAND 1941, DANDY 1944, POPPEN 1949, JÄGER 1950, FALCONER 1951, HAMBY 1952 — WALTON 1956 fand 73 Aneurysmen bei den Frauen und 51 Aneurysmen bei den Männern —, BAUMANN und BUCY 1957 eine mehr oder weniger größere Anzahl von Aneurysmen bei den Frauen auf. Bei dem eigenen Material waren die Zahlen in etwa gleichmäßig auf beide Geschlechter verteilt. Die in letzter Zeit veröffentlichten großen Serien von McKISSOCK, PAINE und WALSH 1960 und POPPEN und FAGER 1960 enthalten keine Angaben über die Geschlechtsverteilung.

Die Mitteilungen über die Altersverteilung lassen übereinstimmend erkennen, daß die klinische Manifestation des sackförmigen Aneurysmas fast immer im mittleren Lebensalter auftritt. Am stärksten ist dabei das 5. Jahrzehnt betroffen, welches bei den eigenen Fällen auch den Altersgipfel darstellt. Zwischen dem 30. und 60. Lebensjahr beobachteten die meisten Rupturblutungen SCHMIDT 1930, HENDERSON 1955, KRAYENBÜHL und YASARGIL 1958, RICHARDS 1956, WILLIAMS, BAHNS und SAYRE 1955. MELOT, BRIHAYE und MARTIN 1959 fanden die häufigsten Aneurysmablutungen zwischen dem 40. und 59. Lebensjahr. KRAYENBÜHL 1952 wies darauf hin, daß vor allem die Aneurysmen der A. com. ant. das 6. Lebensjahrzehnt in ihrer klinischen Manifestation bevorzugen. Bei den Aneurysmen der A. cer. media lag der Altersgipfel bei BJÖRKESTEN und TROUPP im 5. Lebensjahrzehnt, bei HÖÖK und NORLEN im 4. Lebensjahrzehnt. FRANKEL und ALPERS hatten bei 12 Patienten dieser Lokalisation 6 Blutungen im 6. Lebensjahrzehnt. KRAYENBÜHL berichtete über zwei Fälle von erkrankten Kindern im Alter von 6 bzw. von 11 Jahren. In unserem Krankengut war der jüngste Patient 9 Jahre alt. Bei den Aneurysmen im Bereich der A. cer. ant. und der A. cer. com. ant. kam es auch zu einigen Rupturblutungen im 2. und 3. Lebensjahrzehnt. Der Altersgipfel lag auch hier im 5. Jahrzehnt.

Daneben werden aber auch sackförmige Aneurysmen sowohl klinisch als auch autoptisch im Kindesalter gefunden. DIAL und MAURER 1937 sahen ein zweijähriges Kind mit einem rupturierten Aneurysma der A. vertebralis, INGRAHAM und COBB einen achtjährigen Patienten mit blutendem parasellärem Aneurysma. HERMAN und MacGREGOR beschrieben den Fall eines $4^1/_2$jährigen Jungen. DANDY teilte sieben Fälle mit, die sich im 2. Lebensjahrzehnt durch die Blutung bemerkbar machten.

Weitere Beobachtungen über Rupturblutungen im jugendlichen Alter stammen von McCAUGHEY, HERMANN, OBRADOR und DOTT sowie von McDONALD und KORB. Letztere beobachteten unter 1125 Fällen 30 Patienten im Kindesalter, hiervon waren aber 13 Aneurysmen auf mykotischer oder embolischer Grundlage entstanden. Aus der Zusammenstellung von RITCHIE und HAINES 1959 geht hervor, daß bei 81 Fällen von Blutungen im jugendlichen Alter 17 rupturierte Aneurysmen die Ursachen waren. KIMBELL, LLEWELLYN und KIRGIS 1960 teilten die erfolgreiche Operation eines Aneurysmas der A. cer. media bei einem 16 Monate alten Kind mit.

Die Tatsache, daß das mittlere bis höhere Lebensalter am häufigsten betroffen ist, hat immer wieder Untersuchungen angeregt, ob nicht doch die Arteriosklerose bei der Entstehung der sackförmigen Aneurysmen eine ursächliche Rolle spielt. Wir dürfen hierzu auf die ausführliche Darstellung von LANGE-COSACK 1964 verweisen. Für die chirurgische Behandlung ergeben sich aus den meist im höheren Lebensalter entstehenden Blutungen besondere operative, anaesthesiologische und allgemeine medizinische Probleme, da in diesem Lebensalter der Hirnzirkulation und den übrigen Herzkreislaufverhältnissen unter der operativen Belastung besondere Beachtung zugewandt werden muß.

4. Lokalisation und Häufigkeit.

Aus der Zusammenstellung von Lange-Cosack (s. in diesem Band) über die Häufigkeit der einzelnen Lokalisationen geht hervor, daß über $^3/_4$ aller nachgewiesenen Aneurysmen dem Internakreislauf angehören, was für den operativen Zugang und ihre Operabilität überhaupt von großer Bedeutung ist.

Die Darstellung von Lange-Cosack bezieht sich auf 1442 aus dem Schrifttum zusammengestellte Aneurysmen. Auffällig ist hierbei der hohe Anteil von insgesamt 18%, die die Aneurysmen der A. vertebralis und der A. basilaris ausmachen. Man muß hierbei auch berücksichtigen, daß bei dem statistisch verwerteten Material auch größere Obduktionsserien verwendet wurden. Dem Kliniker begegnen die Aneurysmen des Vertebraliskreislaufes wesentlich seltener. Hierzu paßt die von McDonald und Korb festgestellte Tatsache (bei 1023 Fällen von Aneurysmen wurden 786 Rupturblutungen ermittelt), daß die Aneurysmen des vorderen Abschnittes des C. Willisi fast dreimal so häufig rupturierten wie die des hinteren Anteils. Einschränkend wird man allerdings sagen müssen, daß erst in den letzten Jahren bei der Diagnostik der Subarachnoidalblutung neben der beiderseitigen Carotisangiographie auch die Angiographie der A. vertebralis durchgeführt wird.

Hinsichtlich der Zuordnung der Aneurysmen zu den einzelnen Lokalisationen hat sich uns folgende Einteilung (Tönnis, Schiefer und Walter 1957) bewährt, die den klinischen und operativen Besonderheiten der verschiedenen Lokalisationen Rechnung trägt.

1. Aneurysma am infraclinoidalen Anteil der A. carotis int.
2. Intraselläre Aneurysmen.
3. Aneurysmen der A. ophthalmica.
4. Aneurysmen am supraclinoidalen Anteil der A. car. int.
5. Aneurysmen des horizontalen Abschnittes der A. cer. ant.
6. Aneurysmen der A. pericallosa.
7. Aneurysmen der A. com. ant.
8. Aneurysmen der A. cer. media.
9. Aneurysmen der A. com. post.
10. Aneurysmen der A. cer. post.
11. Aneurysmen im Vertebraliskreislauf.

Auf die Abgrenzung der einzelnen Lokalisationen im Bereich der Verzweigungen der Arterien und der Zuordnung der Aneurysmen zu ihrem Stammgefäß, die nicht selten im angiographischen Bild Schwierigkeiten machen, wird später im einzelnen eingegangen. Überblickt man die besonders in den letzten Jahren mitgeteilten Serien klinisch und operativ nachgewiesener Aneurysmen, so wird offenbar, daß der Großteil zweifelsohne im Bereich der A. cer. ant. einschließlich der A. com. ant. und der A. cer. media zu finden ist. Häufig sind die Aneurysmen ebenfalls im Supraclinoidalanteil. Die anderen Abschnitte fallen hier gegenüber in ihrer Häufigkeit deutlich ab.

So machen in unserem Krankengut die Aneurysmen der A. car. ant. (einschließlich der A. com. ant.) und der A. media über 50% aus. Ein weiterer Anteil von über 25% entfiel auf den supraclinoidalen Abschnitt der A. car. int.

Die Statistiken lassen erkennen, daß der Großteil der Aneurysmen im Bereich der A. cer. ant und der A. cer. media gelegen ist, eine Lokalisation, die jeweils ihre besonderen operativen Probleme, beispielsweise des operativen Zuganges, der Gefahr der Unterbindung größerer Gefäße und der daraus resultierenden Zirkulationsstörungen mit sich bringt. Eine weitere größere Gruppe stellen die infraclinoidalen und supraclinoidalen Aneurysmen dar, wobei besonders die ersteren eine meist abgrenzbare klinische Symptomatik haben und ihre besondere chirurgische Behandlung (Carotisligatur am Hals) gesondert diskutiert werden muß.

Häufig begegnen uns weiterhin die Aneurysmen am Abgang der A. com. post., wobei aber angiographisch nicht immer sicher entschieden werden kann, ob sie ihren Ursprung von der A. car. int. oder von der A. com. post. haben. Man wird daher Angaben aus der Literatur über die Lokalisation mit Vorsicht bewerten müssen. Die Aneurysmen des Vertebraliskreislaufes sind, wie bereits eben gesagt, wesentlich seltener, ebenso die Aneurysmen der peripheren Äste der A. cer. ant. (A. pericallosa, A. callosamarginalis) und der A. cer. posterior.

5. Prognose der Subarachnoidalblutungen bei konservativer Behandlung.

Die zunehmenden Erfahrungen über die Ursachen der Subarachnoidalblutungen beeinflußten die Therapie zunächst nicht, da die operativen Möglichkeiten sehr begrenzt waren. So ist es nicht verwunderlich, daß zunächst keine andere Therapie als absolute Ruhigstellung, eventuell verbunden mit häufiger Lumbalpunktion, durchgeführt wurde.

Erst mit der Entwicklung der chirurgischen Behandlungsmethoden wurde die Diskussion — konservative oder chirurgische Therapie — lebhafter, begründet zunächst durch die bescheidenen Erfolge und teilweise als palliativ angesehenen chirurgischen Maßnahmen der Carotisligatur und der selten durchgeführten direkten Operation eines Aneurysmas, die anfangs noch eine recht hohe Mortalität hatte und teilweise als undurchführbar angesehen wurde, trotz der meist hohen Mortalitätswerte bei konservativer Behandlung, der Gefahr der Rezidivblutungen und irreparabler neurologischer Ausfälle.

Mit den Erfahrungen einer operativen Therapie, die vor allem von KRAYENBÜHL, TÖNNIS, DANDY, CUSHING und OLIVECRONA aktiviert wurde, mehrten sich die Berichte über die hohen Mortalitätswerte bei abwartender konservativer Behandlung. Insbesondere zeigten auch die therapeutischen Versuche über die Liquorentnahme bzw. -drainage keine besonderen Ergebnisse.

MERRITT (1938) propagierte wie auch HYLAND noch die routinemäßige Liquordrainage, um den Liquordruck zu reduzieren und die Zirkulation zu verbessern.

COLLIER (1931) war der Meinung, daß der Tod bei intracerebraler Blutung immer durch den Hirndruck einträte und forderte daher die Liquordrainage oder wiederholte Punktionen, solange die Blutung bestünde.

SANDS (1929) und AYER (1934) wiesen schon damals auf die Gefahr größerer Liquorentnahme hin, da durch die Druckverminderung eine neue Blutung entstünde.

HAMBY (1948) meinte, daß die Abnahme von blutigem Liquor bei unruhigen und durch Schmerz irritierten Patienten Erleichterung bringe. Trotzdem bestehe keine Indikation zur routinemäßigen Liquordrainage.

Die heutigen Erkenntnisse über die Massenverschiebungen des Hirns mit Einklemmung in das Hinterhauptsloch oder den Tentoriumschlitz bei vorliegendem Hirndruck im Zusammenhang mit einer akuten Senkung des Liquordruckes sowie die neu provozierten Blutungen bei traumatischen intrakraniellen Hämatomen nach starker Entwässerung lassen diese Methode als sehr gefährlich erscheinen. Sie ist deshalb auch allerseits aufgegeben worden. Bei Beurteilung der Mortalität der Subarachnoidalblutungen, insbesondere auch der Gefahr der Rezidivblutungen muß zunächst gesagt werden, daß sehr viele ältere Statistiken nur den Begriff der Subarachnoidalblutungen beinhalten, ohne daß die Ursache der Blutung immer geklärt wurde. So sind hier sicherlich auch die selteneren Ursachen, wie Bluterkrankungen, Lebererkrankungen, infektiöse Prozesse, Toxikosen usw. statistisch mit verarbeitet, die letzthin sicher eine bessere Prognose haben, nicht zu so schweren lebensbedrohlichen Blutungen wie bei den sackförmigen Aneurysmen führen und keine wesentliche Rezidivneigung haben. Daneben hat sich herausgestellt (TÖNNIS und SCHIEFER, KRAYENBÜHL und YASARGIL, LEVY u.a.), daß ein nicht unbeträchtlicher Anteil der Subarachnoidalblutungen trotz angiographischer Darstellung des gesamten Gefäßsystems nicht geklärt werden kann. Man nimmt an, daß es sich hierbei meist um kleinste Aneurysmen handelt, die nach der Blutung spontan thrombosieren. Diese Gruppe hat eine geringe Morbidität und Mortalität sowie nur seltene Rezidivblutungen über lange Beobachtungszeiten (Krayenbühl, Falconer, Höök, Levy, Tönnis und Schiefer u.a.).

Sie wird also summarisch in der Statistik der nicht angiographisch abgeklärten Subarachnoidalblutungen mitverwertet und wird daher die Mortalitätsziffer günstig beeinflussen. Von entscheidender Bedeutung für das therapeutische Vorgehen ist daher die Mortalität und Rezidivneigung effektiv nachgewiesener sackförmiger Aneurysmen. Einen gewissen Hinweis werden natürlich auch die Statistiken über die Subarachnoidalblutungen geben, da vorausgesetzt werden darf, daß ein hoher prozentualer Anteil ursächlich durch Aneurysmen ausgelöst wird. Auf die Tatsache, daß die Gruppe von Patienten mit einer Subarachnoidalblutung ohne angiographischen Nachweis eines Aneurysmas hinsichtlich primärer Mortalität, Prognose, neurologischen Störungen und der Gefahr der Rezidivblutung eine klar abgegrenzte Sonderstellung einnehmen und somit bei der Diskussion über die Erfolge der konservativen Behandlung außerhalb stehen muß, wird in dem betreffenden Kapitel noch einmal ausführlich eingegangen.

Die ersten größeren Serien über die Mortalität der Subarachnoidalblutungen wurden Ende der 30er Jahre veröffentlicht.

So berichteten Taylor und Whitfield über 81 Fälle mit einer Mortalität von 63%. Weitere frühere Berichte stammen von Sahs (1941) und Fetter (1943) wie auch Sahs und Keil (1943) (Mortalität 34, 39 und 56%).

Magee verfolgte das weitere Schicksal von 150 Subarachnoidalblutungen, dabei starben 35% bei der ersten Blutung, 21% fielen einer Rezidivblutung zum Opfer. Von 130 Patienten bei Hamby (1948) starben an der ersten oder an Rezidivblutungen 64,5%. Ask Upmark und Ingvar (1950) hatten bei 138 Fällen eine Gesamtmortalität von 51,5%. McKissock (1960) hatte bei 170 Fällen konservativer Behandlung 81 Todesfälle (41%).

Hyland (1950) fand bei 191 weiter verfolgten Patienten eine Mortalität von 53%. Wolfe berichtete über 93 Patienten mit einer Sterblichkeit von 56%. Walton (1956) teilte eine Mortalität bei 312 Patienten mit Subarachnoidalblutungen von 45% mit. In einer Sammelstatistik von 1480 Fällen mit konservativer Behandlung errechnete er eine Mortalität von 44,9%. Tönnis und Schiefer (1956) wiesen bei einer Zusammenstellung aus 18 größeren Statistiken eine Gesamtmortalität von 55,9% nach. Diese Zahlen lassen ohne weiteres erkennen, wie machtlos der Kliniker dem Verlauf dieser Erkrankung bei abwartender konservativer Behandlung gegenüber steht. Diese Tatsache wird noch unterstrichen, wenn man bedenkt, daß die Patienten, welche die erste Blutung überlebten, keinesfalls vor dem tödlichen Ausgang einer zweiten oder dritten Blutung gesichert sind. Über die Häufigkeit der Rezidivblutungen gibt es ebenfalls zahlreiche Berichte [Magee (1943) 50%, Wolf et al. (1945) 43%, Hamby (1948) 47%, Walton (1956) 44%, Tönnis, Schiefer und Walter (1958) 45%, French und Blake (1950) 57%, Ask Upmark und Ingvar (1950) 32%, Parkinson 87% u.a.].

Hamby (1945) wies darauf hin, daß die Patienten mit einer zweiten Blutung nur eine Chance von 2:1 haben, mit dem Leben davon zu kommen. Von Patienten mit mehrfachen Blutungen starben 72%. Aus einer größeren Sammelstatistik von Koehler (1953) geht eine Mortalität von 23,4% bei der zweiten Blutung hervor. Weitere Prozentwerte über die Mortalität bei der zweiten Blutung stammen von Niedermeyer 25%, Magee 64%, Gardner 33%, Norlen 30%, Poppen 32,7%, Dandy 33%, Richardson und Hyland 17,5%, Walton 78%, wobei in den Angaben nicht immer klar ist, ob sich die Mortalität auf die Gesamtzahl der überlebenden oder nur auf die tatsächlich eingetretenen Rezidivblutungen beziehen. Im letzteren Fall wäre die Mortalität höher.

Man wird bei diesen Zahlen ein einfach abwartendes Verhalten, zumindest nach den inzwischen erarbeiteten Indikationen für die Operabilität der einzelnen Fälle, kaum noch vertreten können. Bekannt ist die Tatsache, daß die Rezidivblutungen häufig schon in den ersten Wochen auftreten. So beziehen sich die eben genannten Zahlen von Magee

29%, Wolf 43%, Hamby 47% und Walton 19% nur für die auftretende Zweitblutung in den ersten Wochen (die endgültige Zahl der Rezidivblutungen liegt also noch höher).

Falconer (1951) wies darauf hin, daß die wichtigste Funktion der chirurgischen Behandlung darin bestünde, die frühzeitig zu erwartende Rezidivblutung zu verhindern. Odom et al. (1952) teilten eine Initialmortalität von 26% mit, aber am Ende des 3. Monats nach der ersten Blutung war die Gesamtmortalität auf 96% angestiegen. Walton schreibt allerdings hierzu, daß diese Angaben einen falschen Eindruck hervorriefen, da die Diagnose des rupturierten Aneurysmas nur bei der Autopsie gemacht wurde.

French und Blake fanden — bei einer Kollektion von 603 Fällen —, daß die meisten Rezidivblutungen (162 Fälle) in der 3. Woche auftraten, aber auch in der 2. Woche die Rezidivneigung sehr stark war (144 Fälle) (Abb. 1a). Magladery teilte mit, daß bei 198 konservativ behandelten Patienten 91 starben, davon 55 bereits in den ersten Tagen. Ähnliche Beobachtungen stammen von Roberts (1956), Small, Holmes und Conolly (1953), Hyland (1950) u.a. Poppen und Fager (1960) hatten unter ihren 277 Fällen 51 Patienten konservativ behandelt. Davon starben 40% an der ersten oder kurz darauf auftretenden zweiten Blutung. Bei dem eigenen Material (Tönnis, Schiefer und Walter) kam es bei etwa 45% zu schnell aufeinanderfolgenden Rezidivblutungen. McKissock, Paine und Walsh (1960) hatten bei 170 konservativ behandelten Patienten mit rupturiertem Aneurysma 81 Todesfälle, davon starben 60 innerhalb des ersten Monats. Bei Krayenbühl (1958) starben von 104 Patienten ohne Operation 59, 56 davon ebenfalls in den ersten Wochen. Poppen und Fager (1960) hatten bei 51 konservativ behandelten Patienten eine Mortalität von 41% in den ersten Wochen.

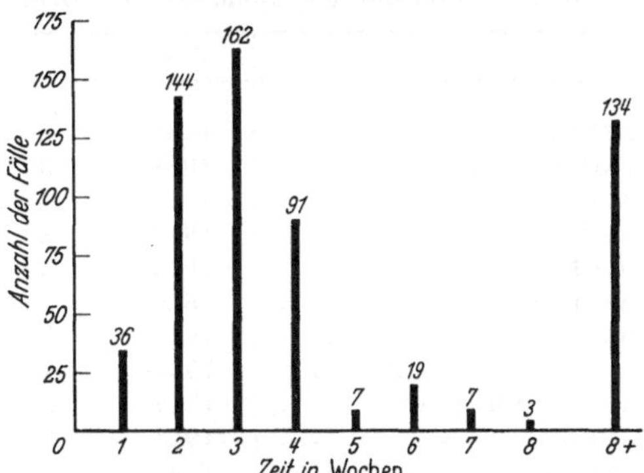

Abb. 1a. Frequenz und Intervall von Rezidivblutungen bei 603 Subarachnoidalblutungen. (Entnommen der Arbeit von French u. Blake 1950.)

Aus den Berichten zahlreicher Autoren geht hervor, daß die Rezidivblutungen ihren Gipfel in der 2.—3. Woche haben (Magee, Wolf u.a., Hamby, Walton, Sands, Baumoel, Odom u.a.), zu einem Zeitpunkt also, bei dem sich praktisch schon entschieden hat, ob der Patient die erste Blutung überleben wird oder nicht. Bei der Häufigkeit der Rezidivblutungen wird man als Arzt also zu diesem Zeitpunkt immer vor der Frage stehen, der zweiten Blutung durch den nunmehr unbedingt fälligen operativen Eingriff zuvorzukommen, eine Tatsache, die auch den konservativ eingestellten Kliniker bewegen muß.

Der Eingriff ist um so mehr angebracht, als die Operabilität im Intervall der Blutungen, wie später noch ausführlicher begründet wird, die besten Aussichten auf eine Heilung des Patienten bietet und die Mortalität der Rezidivblutung sehr hoch ist. Übersteht der Patient die erste und eventuell auch die zweite Blutung, so hat er wohl die größeren Chancen, von einer neuen Blutung verschont zu bleiben. Wenn auch die prozentualen Werte derjenigen Fälle, die in späteren Jahren noch eine neue Blutung bekommen, deutlich gegenüber denen der zweiten Blutung absinken, so hängt doch dauernd die Drohung über ihnen, selbst nach vielen Jahren einer neuen Blutung zu erliegen.

McKissock (1960) verfolgte etwa 100 Patienten nach der ersten Blutung, wobei 21 Patienten im Zeitraum von 5 Jahren einer zweiten Blutung erlagen. Norlen hatte bei 20 nicht operierten Patienten innerhalb von 3 Jahren in 25% tödliche Rezidivblutungen, Parkinson innerhalb von 5 Jahren von 8 Patienten, die die Operation verweigerten, 7 Todesfälle durch erneute Blutungen.

Bei Poppen und Fager starben von 30 Patienten 7 innerhalb von 6 Jahren, Walton verfolgte 120 konservativ behandelte Patienten über einen Zeitraum von 10 Jahren, davon starben 46 an einer Rezidivblutung, 12 Fälle zwischen 1—5 Jahren nach der ersten Blutung.

Tabelle 1. *Katamnesen konservativ behandelter Aneurysmen (angiographisch nachgewiesen) über längere Zeiträume.*

Autor	Jahr	Zahl	Zeitraum der Beobachtung	Tödliche Rezidivblutung %
Odom et al.	1952	52	bis 10 Jahre	85
Parkinson	1955	8	bis 2 Jahre	80
Björkesten u. Troupp	1957	40	bis 10 Jahre	55
Krayenbühl, Weber u. Yasargil	1959	51	bis 13 Jahre	53
McKissock et al.	1960	34	—	58,5
Tönnis u. Walter	1964	22	bis 12 Jahre	59
Tappura	1963	115	bis 23 Jahre	76

Tabelle 2. *Mortalität bei konservativer Behandlung der Subarachnoidalblutung nach erster Blutung.*

Autor	Jahr	%	Autor	Jahr	%
Gardner	1936	50	Hyland	1950	38
Lyngar	1938	35,7	Poppen	1951	41
Hansen u. v. Staa	1939	48,5	Falconer	1951	60
Solon	1940	14,5	Gross	1952	73
Goldeck	1940	33	Norlen u. Barnum	1953	35—50
Martinoff	1940	28,5	Walker u. Allegre	1955	40,2
Richardson u. Hyland	1941	34	Walton	1956	29
Lassen u. Vangaard	1941	28	Logue	1956	44
Brustard u. Vogt	1942	20	Weaver	1957	35—50
Magee	1943	35	Markwalder	1957	50
Dandy	1944	30,7	Klingler	1957	50
Wolf, Goodell u. Wolff	1945	11	Gillingham	1958	50
Wechsler u. Gross	1948	20	Alexander, Davis u. Kesten	1959	44
Hamby	1948	51,5	Poppen u. Fager	1960	41
Ask-Upmark u. Ingvar	1950	27	Krayenbühl u. Yasargil	1958	56

Tabelle 3. *Mortalität bei Subarachnoidalblutungen bei der zweiten Blutung.*

Autor	Jahr	%	Autor	Jahr	%
Gardner	1936	etwa 33	Falconer	1951	65
Richardson u. Hyland	1941	17,5	Falconer	1951	91
Magee	1943	64,2	Köhler (Sammelstatistik)	1953	23,4
Dandy	1944	33	Parkinson	1955	80
Wolff, Goodell u. Wolff	1945	22	Walton	1956	76
Hamby	1948	72	Norlen	1957	30
Hyland	1950	15	Krayenbühl	1959	53
Ask-Upmark u. Ingvar	1950	16,6	Tönnis u. Walter	1964	59
Poppen	1951	32,7	Tappura	1962	41

Tabelle 4. *Gesamtmortalität bei Subarachnoidalblutungen (einschließlich Rezidivblutungen).*

Autor	Jahr	%	Autor	Jahr	%
Taylor u. Whitfield	1936	63	Dekaban u. McEachern	1952	37
Sahs	1941	34	Odom et al.	1952	96
Fetter	1943	39	Wolff	1953	56
Magee	1943	56	Köhler (Sammelstatistik)	1953	58,9
Sachs u. Keil	1943	28	Ayer	1954	50
Wolfe et al.	1945	33	Ohler u. Hurwitz	1954	50
Hamby	1948	51,5	Magladery	1955	46
Hyland	1950	53	Parkinson	1955	87
Ask-Upmark u. Ingvar	1950	etwa 60	Walton (Sammelstatistik 1480 F.)	1956	45

Hamby berichtet über die Katamnese von 63 Fällen, wobei in 22 % neue Blutungen bis zu 8 Jahren auftraten. Hyland konnte 91 Patienten beobachten, von denen 21 mit einer durchschnittlichen Überlebensdauer von 6 Jahren noch lebten, um dann einer zweiten Blutung zu erliegen. Von 100 katamnestisch erfaßten Patienten bei Ask-Upmark und Ingvar bekamen innerhalb von 5 Jahren 23 eine erneute Blutung, an der sie starben.

Timberlake und Kubik konnten das Schicksal von 152 zunächst Überlebenden verfolgen, innerhalb von 13 Jahren starben 56 an Rezidiven. Fassen wir noch einmal zusammen, daß die Bewertung der Subarachnoidalblutung hinsichtlich Prognose und insbesondere der Gefahr der tödlichen bzw. schwere Schäden hinterlassenden Rezidivblutung nur vom angiographischen Nachweis eines Aneurysmas heraus erfolgen soll, so wird in den meisten Beobachtungen elevant, daß auf jeden Fall dieser prozentuale Anteil der tödlichen Zweit- oder Drittblutungen die chirurgische Mortalität eindeutig überwiegt (Tabelle 1).

Leider existieren nur recht wenige Statistiken, die eine größere Anzahl nachgewiesener Aneurysmen bei konservativer Behandlung mit einer längeren Beobachtungszeit über Jahre aufweisen. Nur an diesen Zahlen läßt sich die effektive Prognose bei konservativer Behandlung beurteilen.

Die exakteste und zugleich größte Statistik sackförmiger Aneurysmen wurde 1962 von Tappura vorgelegt. Hier ist über Jahrzehnte das Schicksal von 115 Aneurysmaträgern verfolgt worden, die die erste Blutung überlebt hatten. 55 % erlitten eine zweite Blutung, davon verliefen 41 % tödlich. Von den weiteren 35 Überlebenden bekamen 66 % eine dritte Blutung, die zu 70 % tödlich verlief. Von 6 Patienten, die die dritte Blutung überlebten starben alle 6 an einer vierten Blutung (Tabelle 5 und 6). Diese Zahlen können die Befürworter der operativen Therapie nur aktivieren.

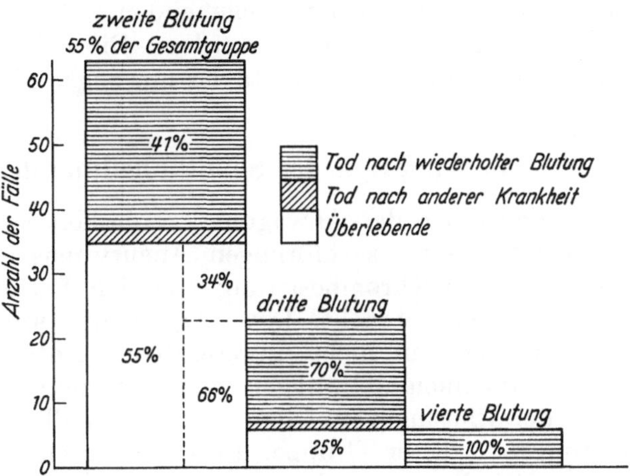

Tabelle 5. *Rezidivblutung und Mortalität bei nichtoperierten sackförmigen Aneurysmen (115 Fälle). (Aus der Arbeit von* Tappura, *1962.)*

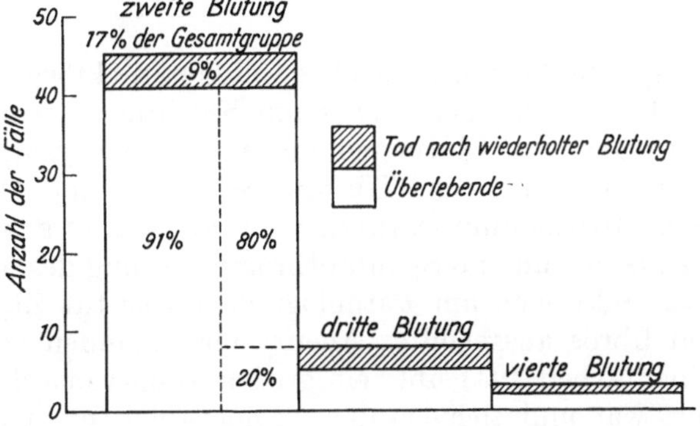

Tabelle 6. *Rezidivblutung und Mortalität bei Subarachnoidalblutungen ohne Nachweis eines Aneurysmas (266 Fälle). (Aus der Arbeit von* Tappura, *1962.)*

Wie Tabelle 1 ausweist, liegen die prozentualen Werte der tödlich ausgehenden Rezidivblutungen erschreckend hoch und können keinen Vergleich mit der chirurgischen Mortalität aushalten.

Selbst sehr lange Zeiträume von Jahrzehnten geben keinesfalls eine Sicherheit vor neuen Blutungen. So berichtete Dandy (1944) über Rezidivblutungen nach 6 und 11 Jahren, Jefferson nach 18 Jahren, Rosen und Kaufmann wie auch Bailey nach 22 Jahren. Ein eigener Fall rezidivierte ebenfalls nach über 20 Jahren Beschwerdefreiheit. Aus dieser Tatsache geht hervor, daß ein großer Teil der Patienten noch an Rezidivblutungen stirbt, wobei die Sterblichkeitsquote der weit häufigeren Rezidivblutung in den ersten Wochen nicht mitberücksichtigt ist.

Faßt man die mitgeteilten Ziffern, seien es die der primären Mortalität nach der ersten Blutung, der ebenfalls hohen Mortalität nach der zweiten Blutung, der großen Rezidivhäufigkeit in den frühen Stadien nach der ersten Blutung, aber auch der ständig bleibenden Gefahr noch auf lange Jahre hinaus, zusammen, so kann die Entscheidung, bei sorgfältiger Indikation wenigstens die Aneurysmen direkt operativ anzugehen, die nach den noch zu besprechenden operativen Ergebnissen als günstig anzusehen sind, kaum zweifelhaft sein. So sind die Stimmen für die Durchführung der konservativen Behandlung auch mit der zunehmenden Entwicklung der Neurochirurgie immer geringer und weniger überzeugend geworden. Die beigefügten Tabellen 2, 3 und 4 fassen noch einmal die prozentualen Werte des uns zugänglichen Schrifttums zusammen.

6. Zur Frage der Spontanheilung der sackförmigen Aneurysmen.

In der Frage der Abwägung — ob konservative oder operative Behandlung nach der Ruptur eines sackförmigen Aneurysmas — wird immer wieder die Möglichkeit der spontanen Thrombosierung von den Verfechtern der konservativen Therapie in die Diskussion gebracht. Diese Argumente werden zweifelsohne unterstützt durch die Tatsache, daß ein nicht unwesentlicher Anteil — er liegt zwischen 10 und 30% — der Subarachnoidalblutungen angiographisch ein Aneurysma oder eine sonstige Ursache der Blutung vermissen lassen. Auffällig sind die Ergebnisse bei längerer Beobachtungszeit dieser Gruppe. Diese Subarachnoidalblutungen ohne Nachweis eines Aneurysmas haben eine sehr günstige Prognose bezüglich der Wiederherstellung bzw. der Arbeitsfähigkeit und der nur selten auftretenden Rezidivblutungen. Allgemein gilt die Annahme, daß es sich bei dieser Gruppe um kleinste und kleine Aneurysmen handelt, die nach der Blutung spontan thrombosieren und sich dann dem angiographischen Nachweis entziehen. Auf diese Gruppe wird später noch ausführlich gesondert eingegangen.

Spontanheilungen nachgewiesener sackförmiger Aneurysmen von durchschnittlicher Größe sind dagegen nur selten beschrieben worden. Hiergegen sprechen auch die Erfahrungen, daß Blutungen aus einem Aneurysma sich noch nach Jahren, ja Jahrzehnten wiederholen können (Tönnis, Schiefer und Walter 1957; Marguth und Schiefer 1956; Rosen und Kaufmann u.a.). Krayenbühl teilte im Zusammenhang mit der Diskussion um die Spontanthrombosierung des sackförmigen Aneurysmas mit, daß unter 7452 Sektionen am Pathologischen Institut Zürich nur einmal ein völlig organisiertes und fibrös ausgeheiltes Aneurysma gefunden wurde. Krayenbühl berichtet schon in seiner Arbeit 1941 über ein großes Aneurysma der A. cer. media, welches völlig thrombosiert war und sich bei der Angiographie nicht darstellte. In neuerer Zeit beobachtete er ebenfalls einige Fälle, bei denen sich das Aneurysma nach Unterbindung der A. carotis interna bei der Kontrollangiographie nicht mehr darstellte, über weitere Spontanthrombosen konnte er jedoch keine Beobachtungen machen. Auch in den großen Serien von McKissock (1960), Poppen und Fager (1960) sowie in der großen Statistik von Walton (1956), finden sich keine Angaben über nachgewiesene Spontanheilungen von Aneurysmen. Einzelne Beobachtungen über derartige vollständige Thrombosen lassen ersichtlich werden, daß es sich meist nur um ein großes Aneurysma handelt (Kraus 1952, Korbella 1951, Odessky und Fader 1953 u.a.). Hierbei kann es durchaus vorkommen (Kraus), daß diese großen thrombosierten Aneurysmen zunächst als Tumoren imponieren und entsprechend operativ angegangen werden.

Dandy (1944) fand unter 133 Aneurysmen nur eines mit einer Selbstheilung. Bei einem Patienten war ein Aneurysma der A. car. interna nachgewiesen worden, der Patient starb aus anderer Ursache, bei der Sektion fand sich dann das Aneurysma fibrös organisiert. BRAMWELL (1886) berichtete ebenfalls über zwei große Aneurysmen, von denen eines völlig thrombosiert war. HÖÖK und NORLEN (1958) fanden ein walnußgroßes Aneurysma der A. car. media zunächst komplett gefüllt, 7 Wochen später bei erneuter Angiographie

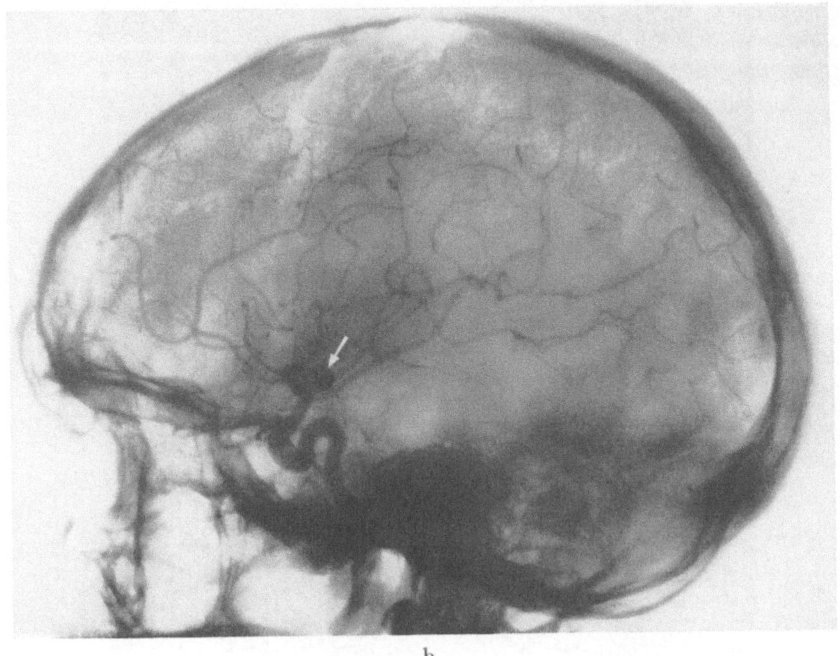

b

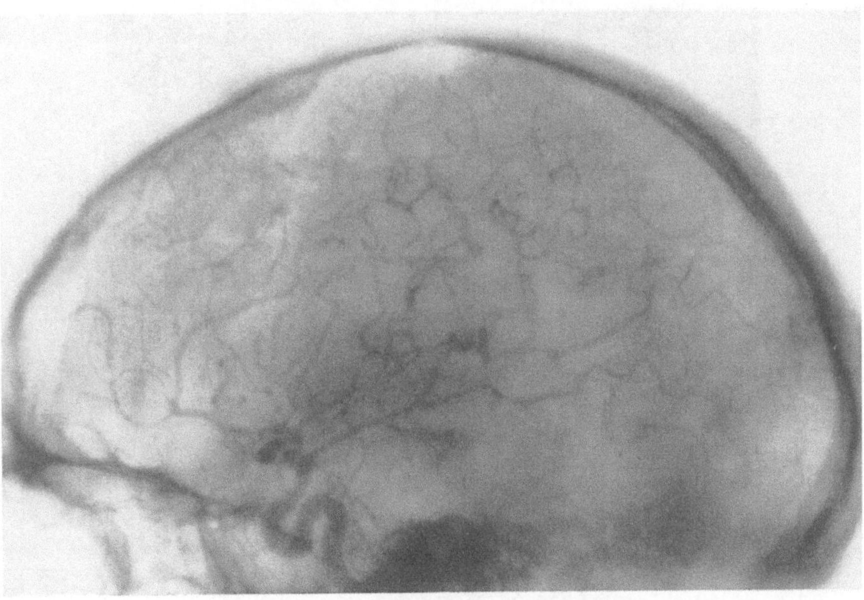

c

Abb. 1b u. c.   b Aneurysma der Teilungsstelle. Nicht operativ behandelt.   c Kontrollangiographie 15 Jahre später: Das Aneurysma ist nicht mehr nachzuweisen. (Aus der Arbeit MARGUTH und SCHIEFER 1956.)

komplett thrombosiert. COLLIER (1931) war noch sehr optimistisch in seiner Auffassung, daß eine Reihe der Aneurysmen nach der Blutung permanent ausheilen würde. JEFFERSON dagegen wies bereits 1937 darauf hin, daß der Nachweis einer verkalkten Wandung bzw.

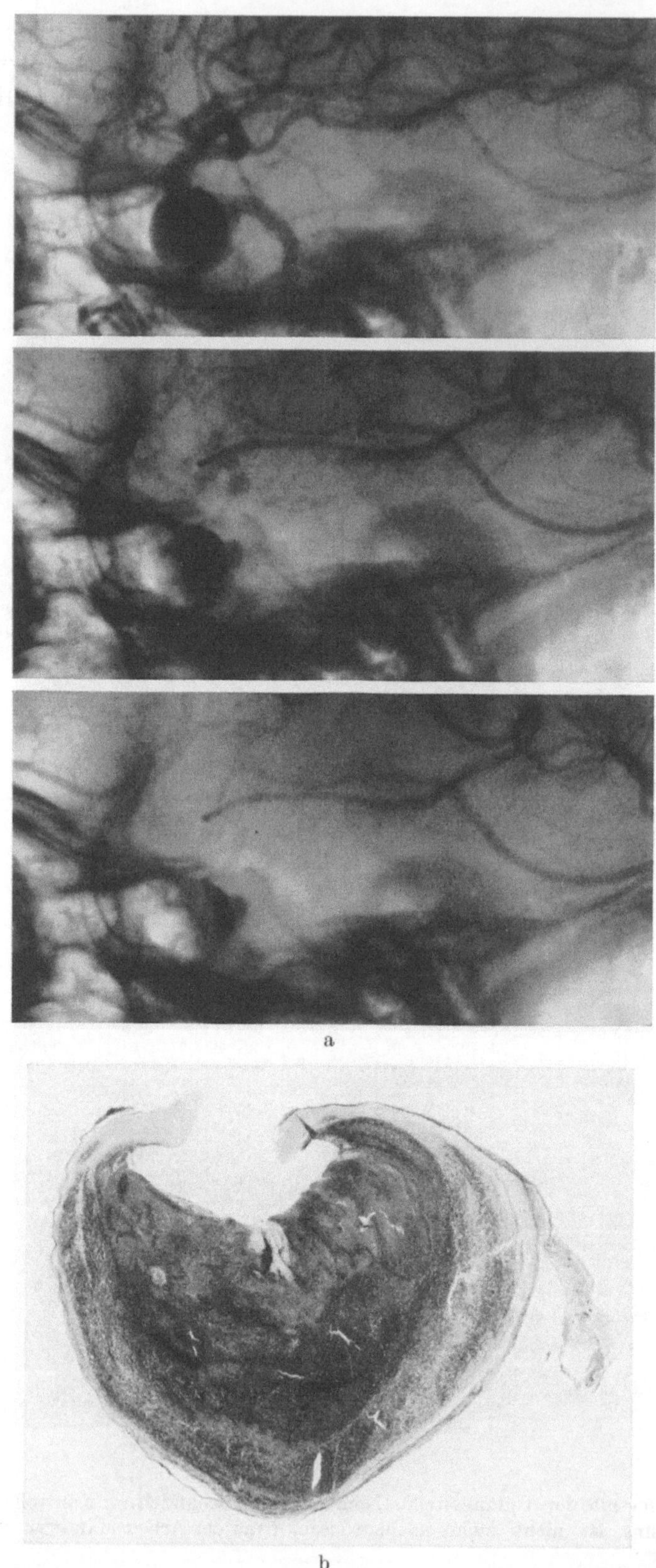

Abb. 2a u. b. a Schalenförmige Reste des Kontrastmittels im Aneurysmasack im Verlauf der Serie bis zur venösen Phase. b Querschnitt durch ein zwiebelschalenförmiges teilweise thrombosiertes Aneurysma. (Aus der Arbeit Marguth und Schiefer 1956.)

thrombotischer Schichten keinesfalls vor einer neuen Blutung schützen würde. Er war im Gegenteil der Meinung, daß diese Aneurysmen eher zu einer Ruptur neigen würden.

MARGUTH und SCHIEFER (1956) veröffentlichten einen besonders interessanten Fall unseres Krankengutes. Hier konnte man 15 Jahre nach dem Nachweis eines Aneurysmas

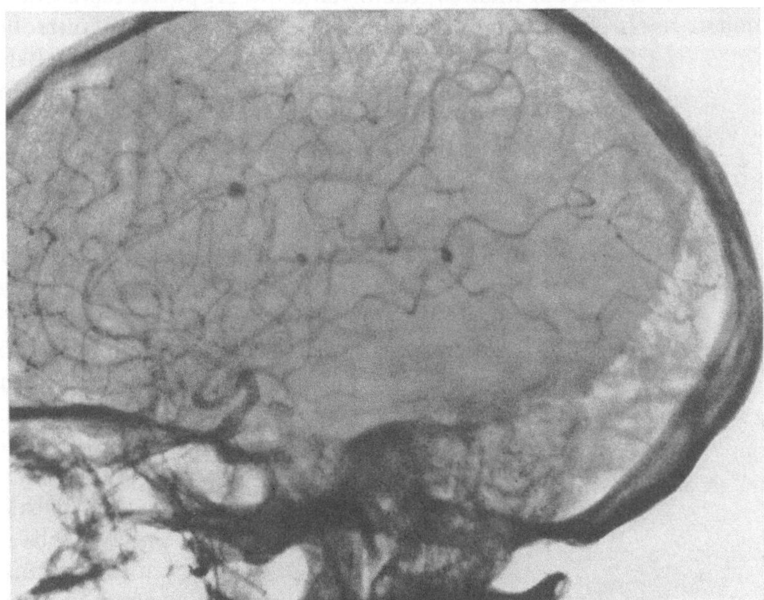

Abb. 3a. Kleines Aneurysma der A. pericallosa.

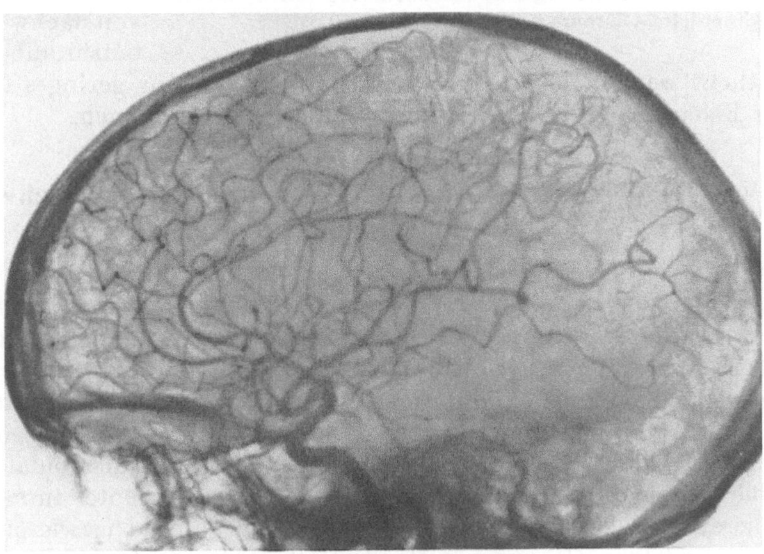

Abb. 3b. Kontrollangiogramm 4 Wochen später: das Aneurysma ist nicht mehr nachzuweisen.

an der Teilungsstelle eine Kontrollangiographie durchführen, wobei sich das zuvor gut dargestellte Aneurysma nicht mehr nachweisen ließ (s. Abb. 1b und c). MARGUTH und SCHIEFER weisen nach den serienangiographischen Befunden, die nicht selten in den größeren Aneurysmen ein längeres Verweilen des Kontrastmittels — und zwar am längsten an der der Verbindung des Aneurysmas mit dem Gefäß entgegengesetzten Seite — zeigen, auf die Rolle der verlangsamten Durchströmungsgeschwindigkeit mit entsprechenden Wirbelbildungen hin. Hierin sehen sie den zur Thrombose disponierenden Faktor. Erhärtet wird diese Annahme noch durch die Gegenüberstellung eines großen Aneurysmas im Serienangiogramm, welches in den verschiedensten Fasern schalenförmige Reste des Kontrastmittels zeigt, ähnlich dem Querschnitt eines zwiebelschalenförmig aufgebauten, größtenteils thrombosierten Aneurysmas (s. Abb. 2a und b). Bei einem zweiten Fall (s. Abb. 3a und b) konnten wir ein kleines Aneurysma der A. peric. feststellen. Die Patientin wurde 6 Wochen nach dieser Angiographie noch einmal einer Kontrolle unterzogen, wobei sich das Aneurysma nicht mehr darstellte. Eine weitere Abb. 4 zeigt ein sehr kleines, nur stecknadelkopfgroßes Aneurysma im Bereich der A. car. interna. Man wird bei derartigen Bildungen die Möglichkeit einer Spontanthrombose diskutieren können. In diesem Zusammenhang darf auf die Feststellung von Weickmann (1959) verwiesen werden, wie schwer nicht selten eine ideale Füllung und Darstellung erreicht werden kann. Die Tatsache aber, daß auch heute noch derartige Fälle von nachweisbaren Spontanthrombosen als Raritäten veröffentlicht werden, läßt ihre Seltenheit und damit ihr geringes Gewicht in der Diskussion der Behandlung der sackförmigen Aneurysmen erkennen.

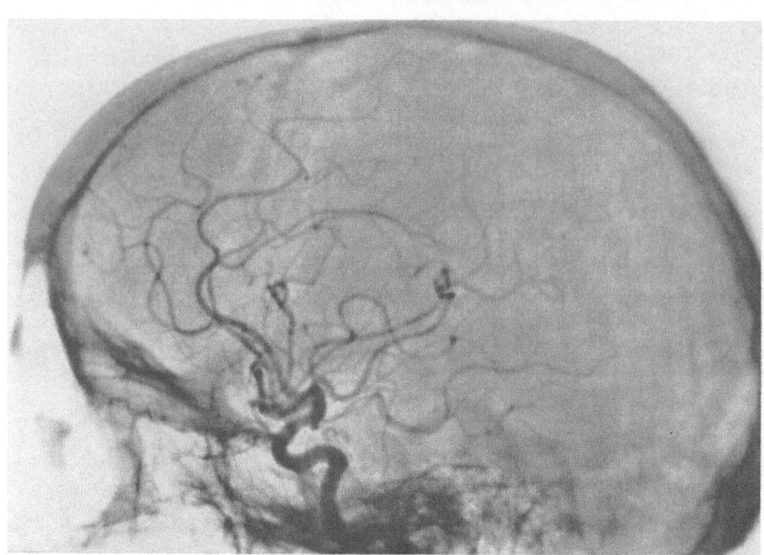

Abb. 4. Sehr kleines Aneurysma der A. car. int., am Abgang der A. com. post. Die Pat. ist nach der Subarachnoidalblutung seit 6 Jahren beschwerdefrei (Thrombose des Aneurysmas ?).

7. Die Subarachnoidalblutung ohne angiographischen Nachweis einer Gefäßmißbildung.

Tönnis (1957) wies bei der Zusammenstellung der operativen Resultate von sackförmigen Aneurysmen und der damit aufgeworfenen Frage der konservativen oder operativen Behandlung auf die Gruppe der Patienten mit Subarachnoidalblutungen ohne angiographischen Nachweis einer Gefäßmißbildung besonders hin. Im Zusammenhang mit der Prognose der Subarachnoidalblutung bei konservativer oder operativer Behandlung habe sie in der Aufschlüsselung der vorliegenden Statistiken eine wesentliche Bedeutung. Mit der Entwicklung der diagnostischen Klärung der Subarachnoidalblutung durch die Angiographie wurden die Berichte über diese Gruppe von Patienten immer zahlreicher. Es stellte sich heraus, daß sie im Gegensatz zu der Gruppe mit nachgewiesenen sackförmigen Aneurysmen eine klar abgegrenzte Sonderstellung hinsichtlich klinischem Verlauf und Prognose besaß. Die Prozentzahlen dieses Krankheitsbildes innerhalb der nachgewiesenen sackförmigen Aneurysmen und der arteriovenösen Angiome schwanken zwischen 10 und 30%. Eine gewisse Einschränkung können diese Werte noch dadurch erfahren, daß nicht in allen Fällen alle Gefäßgebiete, also die beiderseitige A. carotis oder A. vertebralis komplett untersucht wurden. So hat insbesondere die Angiographie der A. vertebralis wegen ihrer technischen Schwierigkeiten noch nicht Eingang in alle Kliniken gefunden. Lange-Cosack konnte bei ihrer Zusammenstellung von 1442 Aneurysmen darauf hinweisen, daß hiervon 18% dem Vertebraliskreislauf angehören. Allerdings stützt sich dieses Material größtenteils auf Obduktionsserien. Dem Kliniker begegnen die Aneurysmen dieser Lokalisation wesentlich seltener, was aber neben der Tatsache der nicht so häufig durchgeführten Vertebralisangiographie auch daran liegt, daß diese Aneurysmen nach dem großen Material von McDonald und Korb (1023 Fälle) dreimal weniger rupturieren als die des übrigen Gefäßsystems.

Die routinemäßig durchgeführte Vertebralisangiographie zeigt, daß, wenn auch nicht häufig, immer wieder dabei ein Aneurysma gefunden werden kann. Im eigenen Krankengut betrug die Ausbeute der vorgenommenen Vertebralisangiographien aber nur 3—4% sackförmiger Aneurysmen. Krayenbühl und Yasargil (1958) fanden bei 276 Patienten 14 Aneurysmen der A. vertebralis, wobei noch betont werden muß, daß in der Züricher Klinik die Angiographie der A. vertebralis schon lange ausgiebig gehandhabt wird. Nur acht dieser Fälle wurden durch die Angiographie diagnostiziert, die übrigen bei der Autopsie gefunden. Spatz und Bull (1957) verweisen auf eine Serie von 60 Fällen, die nach einer Subarachnoidalblutung einer beidseitigen Carotisangiographie und bei normalem Befund anschließend einer Vertebralisangiographie unterzogen wurden. Hierbei fanden sich in 13% ein sackförmiges Aneurysma und in weiteren 13% ein arteriovenöses Angiom im infratentoriellen Bereich. Diese Zahl ist gegenüber den sonstigen Beobachtungen relativ hoch. Krayenbühl und Yasargil berichteten 1957 über 44 Fälle mit beidseitig negativem Carotisangiogramm. Die dann durchgeführte Vertebralisangiographie erbrachte vier sackförmige Aneurysmen. Eine weitere mögliche Fehlerquelle bei sog. negativem Angiogramm nach einer Subarachnoidalblutung kann in der ungenügenden angiographischen Darstellung liegen (Weickmann 1959). Löfstedt (1950) wies auf die Möglichkeit hin, ein Aneurysma bei der angiographischen Darstellung zu übersehen. Er schätzte diese Fehler in dem von ihm verarbeiteten Material auf 23% der Fälle ein. Bei der seit diesem Zeitpunkt zunehmenden Sicherheit in der angiographischen Diagnostik wird man jedoch heute nur noch wenige Aneurysmen übersehen und kann somit die zahlenmäßigen Werte dieser Gruppe als unbedeutend ansehen. Einzelne Beobachtungen, daß Aneurysmen angiographisch nicht erfaßt, aber dann bei der Operation oder Sektion gefunden wurden, stammen von Jefferson (1937), Krayenbühl (1941), Frankel (1941), Falconer (1951), Dunsmore und Polcyn (1956), Hamby (1953), Krayenbühl und Yasargil (1958) und Höök (1958).

Eine weitere Rolle spielen kleine angiomatöse Mißbildungen, die das Bild der Subarachnoidalblutung bzw. des sog. spontanen Hämatoms hervorrufen können und angiographisch nicht nachgewiesen werden. Auf die Tatsache, daß diese auch bei Sektionen übersehen werden können wiesen Crawford und Russell (1956), sowie Russell (1954) und Margolis, Odom u.a. (1951) hin. Im eigenen Krankengut konnten wir bei 15 Patienten, die ein spontanes Hämatom unter dem Bild der Subarachnoidalblutung bekommen hatten, histologisch im Hirndetritus ein kleines arteriovenöses Angiom nachweisen (Walter und Schütte 1964).

Schließt man alle die genannten Fehlerquellen aus, so bleibt noch eine relativ große Gruppe, bei der die Ursache der Subarachnoidalblutung nicht geklärt werden kann und die sich, wie oben geschildert, durch ihre klinischen und prognostischen Besonderheiten von der Gruppe der nachgewiesenen sackförmigen Aneurysmen abhebt.

Schon Martland (1939) war der Meinung, daß alle tödlich ausgehenden Subarachnoidalblutungen rupturierte Aneurysmen seien, während diejenigen, die sich erholten (etwa 50% nach seiner Schätzung), Blutungen aus ungeklärter Ursache seien. Dandy (1944) glaubte, daß etwa 15—20% der Aneurysmarupturen durch Thrombosen selbst ausheilten. Man wird nicht fehlgehen, wenn mit diesen Zahlen die hier beschriebene Gruppe gemeint ist. Köhler (1953) erfaßte in einer Literaturübersicht 964 Fälle mit Subarachnoidalblutungen, bei denen autoptisch, angiographisch und operativ 27% der Fälle ursächlich nicht geklärt wurden, abgesehen von einer geringen Anzahl arteriovenöser Angiome. 73% waren sackförmige Aneurysmen. Hamby (1953) angiographierte 53 Patienten mit einer Subarachnoidalblutung (allerdings nur drei Fälle komplett). Hierbei fanden sich in 41% sackförmige Aneurysmen. Bei vier Fällen wurde zwar autoptisch, aber nicht angiographisch ein

Aneurysma gefunden. Bei 26 Patienten war angiographisch kein Aneurysma nachweisbar, davon waren aber nur zehn bilateral angiographiert. Bei Brackett (1953) waren von 65 Fällen 10 angiographisch ohne Befund, bei Parkinson (1955) 22 von 60 Patienten. Falconer (1953) hatte unter 50 Fällen 14 negative Angiogramme, in einem Fall fand sich erst bei der Autopsie ein Aneurysma. Walsh (1956) berichtete über 87 derartige Patienten, Björkesten und Troupp (1957) über 61 solcher Subarachnoidalblutungen ohne angiographischen Befund. Weickmann (1959) schätzte die Zahl der nicht geklärten Subarachnoidalblutungen auf 30%. Weitere Berichte liegen vor von Henderson (1955), Deborsu (1958), Mount und Taveras (1956), Perret und Bull (1959), Wolf, Goodell und Wolff (1945) sowie Tönnis (1957).

Die Unterscheidung dieser Gruppe von den nachweisbaren sackförmigen Aneurysmen liegt zunächst im klinischen Verlauf. Aus der Klinik der sackförmigen Aneurysmen ist bekannt (Lange-Cosack 1953, Tönnis 1957, Tönnis, Schiefer und Walter 1957, Lange-Cosack 1964), daß die Blutungen meist sehr schwer verlaufen, häufig in kurzen Abständen rezidivieren, zu mehr oder minder schwereren neurologischen Ausfällen und Bewußtseinsstörungen führen und eine sehr hohe primäre Mortalität schon bei der ersten, aber auch bei der Rezidivblutung besitzen. Pathologisch-anatomisch kommt es in etwa 30% der Fälle zu einer Zerstörung von Hirngewebe durch ein Hämatom.

Im Gegensatz dazu stehen die Beobachtungen der hier beschriebenen Gruppe. Es seien die Mitteilungen über den klinischen Verlauf von drei großen Serien hier beschrieben, die in den letzten Jahren veröffentlicht wurden und den Vorzug haben, einer erschöpfenden angiographischen Diagnostik unterzogen worden zu sein.

Krayenbühl und Yasargil (1958) verfügen über 155 Fälle von Subarachnoidalblutungen mit negativem Angiogramm. Hiervon bekamen 129 eine Blutung, 19 zwei Blutungen, 4 Patienten drei Blutungen und 3 Patienten vier Blutungen. Nur 7 hatten bei der Blutung ein Koma, welches sie aber überstanden. Die Bewußtseinsstörungen waren meist nur von kürzerer Dauer. Im neurologischen Bild waren 86 bei der Blutung völlig unauffällig (vgl. hierzu die Befunde von sackförmigen Aneurysmen bei Tönnis, Schiefer und Walter 1957). Levy (1960) hatte unter 164 Fällen von Subarachnoidalblutungen 46% negative angiographische Befunde. Er teilte die Patienten in drei Gruppen ein.

1. Patienten mit schon vorher bestehender Hypertonie; hiervon starben 4 im Zeitraum von 1 Tag bis 16 Monate.

2. Patienten, die während der Blutung einen erhöhten Blutdruck erkennen ließen; hier starben von 19 Patienten mit einem Durchschnittsalter von 46 Jahren 4, 1—4 Jahre nach der Blutung.

3. Patienten ohne Hypertension mit einem Durchschnittsalter von 36,7 Jahren; hier lebten von 50 Patienten alle, bis auf 2, von denen einer kurz nach der Blutung und ein weiterer nach einer neuen Blutung nach 7 Monaten zu Tode kam. Auch hier waren die primären Störungen nicht schwerer Natur.

Höök (1958) legte eine ausführliche Studie von 138 Fällen mit negativem Angiogramm vor. Davon hatten 80% nur eine Blutung, 15% zwei und 5% drei Blutungen. Nur ein Patient war bei der ersten Blutung tief komatös, 6 bewußtseinsgetrübt auf längere Zeit. 22% hatten initiale Bewußtseinsstörungen, die aber leicht verliefen und relativ schnell vorübergingen. Nur 9 Patienten boten schwere neurologische Ausfälle, 38 leichte und meist vorübergehende neurologische Störungen, 91 zeigten bei der Blutung keinerlei Fokalzeichen. Bei 38 Fällen bestand ein Bluthochdruck, von diesen Patienten waren 22 über 50 Jahre alt. Diese günstigen Verläufe können wir ebenfalls am eigenen Material sowie dem der Nervenklinik Köln bestätigen.

Die weitere und sehr wesentliche Bedeutung für diese Gruppe liegt in ihrer sehr viel günstigeren Prognose hinsichtlich des weiteren Verlaufes. So wies Tönnis schon 1957 darauf hin, daß bei 16 Patienten dieser Gruppe über einen Zeitraum von 5 Jahren keine Rezidivblutungen auftraten. Alle hatten die Blutung überlebt, 13 waren voll und 2 beschränkt arbeitsfähig. WALSH hatte bei 87 Fällen nur 8 % Rezidivblutungen. DUNSMORE und POLCYN (1956) berichteten von 81 Fällen, von denen 71 über einen längeren Zeitraum verfolgt wurden. In 27 % kam es zu tödlichen Rezidivblutungen. Dieser hohe Prozentsatz wird aber erklärlich, wenn berücksichtigt wird, daß ein großer Teil der Patienten nur eine einseitige Carotisangiographie erhielt und angenommen werden kann, daß bei den tödlichen Rezidivblutungen sicher noch eine Anzahl durch Aneurysmen verursacht worden waren.

BJÖRKESTEN und TROUPP (1957) verzeichnen bei 61 Fällen mit bilateralem Angiogramm eine Mortalität von 5 %. KRAYENBÜHL und YASARGIL hatten unter 155 Patienten keinen Todesfall. Bei Katamnesen über 10 Jahre von 122 Fällen waren 107 voll arbeitsfähig und 10 beschränkt arbeitsfähig. 69 waren in jeder Beziehung beschwerdefrei, 38 klagten noch über Kopfschmerzen und Schwindelanfälle.

HÖÖK (1958) stellte im Zeitraum von 12 Jahren bei 138 Fällen 16 Todesfälle fest, von diesen litten 6 an einer sicheren, 3 an einer fraglichen Hypertonie. 8 Patienten waren über 50 Jahre alt. 67 % der Überlebenden waren symptomfrei und voll arbeitsfähig, 22 % hatten noch leichte Restsymptome bei bestehender Arbeitsfähigkeit. Ähnlich gute Resultate berichtete LEVY (1960), wenn auch die Mortalität mit 13 % etwas hoch liegt, wobei nicht vergessen werden darf, daß von 10 Todesfällen 4 ältere Hypertoniker waren.

Die günstige Verlaufsform dieser Fälle wird um so deutlicher, wenn man reziprok die Beobachtungen der Pathologen dazu in Beziehung setzt. So fanden RICHARDSON und HYLAND (1941) bei 118 Autopsien nach Subarachnoidalblutungen 111mal ein Aneurysma, HYLAND (1950) bei 55 Fällen 44mal ein Aneurysma. Ähnliche Befunde teilte auch MAGEE (1943) (bei 58 Autopsien 43 Aneurysmen) mit. Die Gefährlichkeit des sackförmigen Aneurysmas als Ursache einer Subarachnoidalblutung wird hier sehr deutlich.

Als Ursache dieser Blutungen ohne angiographischen Befund wird heute übereinstimmend angenommen, daß es sich in den meisten Fällen um kleinste Aneurysmen handelt, die sich nach der Blutung thrombotisch verschließen (Abb. 4). Die Gefahr der lebensbedrohlichen Ruptur scheint mit der Größe des Aneurysmas zuzunehmen. Hierfür sprechen auch die Befunde von CHASON und KINDMANN (1958), die eine Serie von 196 autoptisch verifizierten Aneurysmen untersuchten und dabei feststellten, daß die rupturierten Aneurysmen gegenüber den nicht rupturierten durchschnittlich doppelt so groß waren.

Die Annahme, daß es sich um kleine thrombosierende Aneurysmen handelt, kann allerdings durch die bisher nur spärlich vorliegenden Sektionsbefunde nur teilweise erhärtet werden. Allerdings fanden RIGGS und RUPP (1942) bei genauer Untersuchung des Hirngefäßsystems von 1335 Hirnen 131 kleine Aneurysmen mit einem Durchmesser von weniger als 5 mm. HASSLER veröffentlichte 1961 eine detaillierte Studie über die Rolle der kleinen Aneurysmen. Er fand in den Gabelungen der Arterien bei 144 derartigen feinen Präparationen 32 sehr kleine Aneurysmen (Durchmesser weniger als 2 mm). Das Alter der Patienten lag über 30 Jahre. Er beschrieb zwei derartige Aneurysmen, die aller Wahrscheinlichkeit nach zu einer Subarachnoidalblutung geführt hatten. Auf die Tatsache, daß sich bei Sektionen dieser Fälle hin und wieder doch ein Aneurysma als Ursache findet, welches dem angiographischen Nachweis entgangen war, wurde bereits hingewiesen. So fanden beispielsweise KRAYENBÜHL und YASARGIL bei 21 negativen Angiogrammen autoptisch und operativ Aneurysmen als Blutungsquellen. Bei 7 sezierten Fällen, die nach der ersten oder zweiten Blutung starben, stellte LEVY in 4 Fällen ein Aneurysma fest. Bei den übrigen fanden sich Encephalomalacien und Ventrikelblutungen.

HÖÖK (1958) konnte bei 6 Patienten die Sektion vornehmen lassen und fand dabei zweimal ein sackförmiges Aneurysma, zweimal eine Subarachnoidalblutung, einmal eine Subarachnoidalblutung mit subduralem Hämatom bei rezidivierender Endocarditis und einmal eine Gefäßthrombose bei hypertonisch dilatiertem Herz.

CARMICHAEL (1945) diskutierte die häufig gefundenen muskulären Defekte in der Wand der Hirnarterien als mögliche Blutungsursachen. WALTON (1956) weist auf die Möglichkeit der kleinen arteriosklerotischen Blutungen hin, die sicher bei den älteren hypertonischen Patienten eine gewisse Rolle spielen mag. Scheid (1956) hält die Rolle der Subarachnoidalblutung bei einer Arteriosklerose für unbedeutend. Groch et al. (1960) und Silverstein (1961) berichteten über die Rolle der Bluterkrankungen bei der Subarachnoidalblutung. Grock beobachtete 93 Fälle von Leukämie, bei denen in 49% der Fälle intrakranielle Blutungen auftraten, allerdings meist in der weißen Marksubstanz des Gehirns.

Silverstein berichtet über 58 Patienten mit hämatologischen Erkrankungen, die eine intrakranielle Blutung erlitten. Allerdings hatten hier nur 9 Patienten eine Subarachnoidalblutung, von 43 intracerebralen Hämatomen waren 15 in den Subarachnoidalraum durchgebrochen. Eine endgültige Klärung können nur größere Obduktionsserien mit genauester histologischer Untersuchung des Gefäßsystems erbringen.

Im eigenen Krankengut fanden sich 70 Patienten mit klinisch nachweisbaren Subarachnoidalblutungen. In die Untersuchung mit einbezogen wurden 70 gleiche Fälle der Neurologischen Universitätsklinik Köln.

Von diesen 140 Fällen wurden 80 einer beidseitigen Carotisangiographie unterzogen, 31 einer einseitigen Carotisangiographie und 15 einer bilateralen Carotis- und Vertebralisangiographie. 13 wurden nicht angiographiert.

17% waren bei der Blutung bewußtlos geworden, allerdings hatte das Koma meist einen nicht so schweren Verlauf wie es häufig bei der Ruptur von sackförmigen Aneurysmen zu sehen ist.

65% waren nach der Blutung psychisch unauffällig. Gröbere neurologische Ausfälle bestanden nur in 8% (Hemiparesen). Allerdings waren die Hirnnervenstörungen mit 25% besonders hoch. Hier dominierten vor allem die Facialisparesen mit 16,5%.

Auffällig war die Dominanz des männlichen Geschlechtes im Verhältnis von fast 1:2. Von 140 Fällen kamen 13 ad exitum.

Die Katamnesen konnten von 85 Fällen eingeholt werden. In 4% der Fälle traten Rezidivblutungen auf, die aber nicht tödlich verliefen. 10% waren nach eigenen Angaben nicht arbeitsfähig, 6% beschränkt arbeitsfähig. Bei Beurteilung der Arbeitsfähigkeit muß berücksichtigt werden, daß 13% der Patienten Hypertoniker waren. Bei 3 Fällen konnte eventuell die Blutung mit einer nachweisbaren Erkrankung in Zusammenhang gebracht werden (ein hämolytischer Ikterus, Lues cerebrospinalis und einmal eine Encephalomyelitis disseminata).

Bei 7 Fällen wurde die Sektion durchgeführt, wobei kein Aneurysma gefunden wurde. Alle 7 hatten eine Subarachnoidalblutung erlitten, zeigten aber makroskopisch am Gefäßsystem keine besonderen Auffälligkeiten. Das Durchschnittsalter betrug 43,5 Jahre, allerdings hatten 25 Fälle ihre Blutung im Alter von 12—30 Jahren. Der jüngste Patient war 12 Jahre alt. Der Altersgipfel lag zwischen 50 und 60 Jahren (48 Fälle).

Von entscheidender Bedeutung bei Beurteilung der statistischen Mitteilungen über die Ergebnisse der konservativen Behandlung ist die hier besprochene Gruppe. Man muß sich dazu vergegenwärtigen, daß insbesondere die in den älteren Statistiken mitgeteilten Beobachtungen über den weiteren Verlauf nach Subarachnoidalblutungen sich größtenteils auf ein Material stützen, welches nur komplex unter der Diagnose Subarachnoidalblutung gewertet und einer ausführlichen angiographischen Diagnostik nicht unterzogen wurde. Es muß also bei diesen Statistiken die hier aufgeführte Gruppe von Patienten mit einer Subarachnoidalblutung ohne angiographischen Nachweis eines Aneurysmas in ihrer sehr günstigen Prognose berücksichtigt werden. Überlegt man, daß in den meisten Statistiken von Subarachnoidalblutungen eine Mortalität von insgesamt 40—60% angegeben wird und zieht man von den übrig verbleibenden Zahlen die hier angegebenen Werte dieser Gruppe von 20—30% ab, so erhöht sich die tatsächliche Mortalität der sackförmigen Aneurysmen bei konservativer Behandlung bedeutend. Man darf hier wohl voraussetzen, daß nach diesen Beobachtungen der allergrößte Teil der tödlich ausgehenden Subarachnoidalblutungen als Ursache ein sackförmiges Aneurysma hat. Für die Beurteilung des konservativen oder operativen Vorgehens ist also nicht nur entscheidend, welche Gesamtmortalität die Subarachnoidalblutungen überhaupt haben, sondern die unseren Erfahrungen nach wesentlich höhere Mortalität der nachgewiesenen sackförmigen Aneurysmen. Vergleicht man die geringen Mortalitätswerte der Gruppe mit negativem Angiogramm mit derjenigen Gruppe, die ein sackförmiges Aneurysma erkennen ließen, so ergeben sich markante Unterschiede. Wie oben ausgeführt, liegen bei der hier besprochenen Gruppe die Mortalitätsziffern zwischen 0 und 13 %. Demgegenüber starben beispielsweise in der Serie von KRAYENBÜHL und YASARGIL von

Tabelle 7. *Katamnesen von Subarachnoidalblutungen ohne Nachweis eines Aneurysmas.*

Autor	Jahr	SAB ohne Nachweis eines Aneurysmas	Primäre Mortalität %	Voll arbeitsfähig %	Rezidivblutungen %	Rezidivblutungen mit tödlichem Ausgang %
PARKINSON	1955	22	—	—	—	—
WALSH	1956	87	—	—	8	—
BJÖRKESTEN u. TROUPP	1957	61	5	—	—	—
HÖÖK*	1958	138	3,2	89	5,8	5,8
KRAYENBÜHL u. YASARGIL	1958	155	—	87	10,5	—
LEVY**	1960	76	7,8	etwa 80	5,8	5,8
TAPPURA	1962	266	—	etwa 80	17	3

* Von 16 Todesfällen hatten 8 eine neue Blutung, 3 ein Aneurysma bei der Autopsie.
** Von 10 Todesfällen hatten 4 ein Aneurysma bei der Autopsie.

59 nachgewiesenen Aneurysmen 45 nach konservativer Behandlung. Im eigenen Material konnten 22 nicht operierte Aneurysmen weiter verfolgt werden. Hiervon starben 13 an einer neuen Blutung. KRAYENBÜHL legte 1959 noch einmal Katamnesen von 51 Aneurysmen der A. com. ant. vor, welche nicht chirurgisch behandelt wurden. Von diesen starben 27 (über 55 %) an Rezidivblutungen meistens nach Monaten, einzelne aber auch nach Jahren. 12 starben an der ersten Blutung und nur 11 Patienten konnten bis zu einem Zeitraum von 9 Jahren ohne neue Blutung beobachtet werden. Ebenso hoch liegen die Ziffern bei konservativ behandelten Aneurysmen in den großen Serien von MCKISSOCK

Tabelle 8. *Eigenes Krankengut* der Subarachnoidalblutungen ohne Nachweis eines Aneurysmas.*

Zahl der Fälle	w	m	Koma bei Blutung %	Hemiparese %	Hirnnervenstörungen %	Exitus %	Rezidivblutungen †	Arbeitsfähig %	Beschränkt arbeitsfähig %	Arbeitsunfähig %
140	47	93	17	8	25	9	—	84	6	10

* Einschließlich das Krankengut der Neurologischen Universitätsklinik Köln[1].

u. Mitarb. (1960) sowie POPPEN und FAGER (1960). Demgegenüber erscheinen die Angaben von MAGLADERY (1955) über die Prognose der konservativen Behandlungen bei Subarachnoidalblutung wenig überzeugend, da von 235 Patienten mit Subarachnoidalblutungen nur 90 angiographiert wurden und allein davon hatten 48 kein Aneurysma. 8 Aneurysmen fanden sich allerdings bei der Autopsie. Die Tabellen 5 und 6, entnommen der vorzüglichen Arbeit von TAPPURA (1962), lassen den gewaltigen Unterschied bezüglich der Prognose bei Verfolgung über lange Zeiträume hinweg zwischen den Aneurysmaträgern und denjenigen Patienten, die zwar eine Subarachnoidalblutung erlitten, aber angiographisch kein Aneurysma nachweisen ließen, erkennen.

Bei Berücksichtigung dieser Tatsachen, die die abschließenden Tabellen 7 und 8 noch einmal verdeutlichen mögen, kann die Entscheidung für die operative Behandlung der sackförmigen Aneurysmen nicht mehr zweifelhaft sein.

---

[1] Für die Überlassung der Krankengeschichten sind wir Herrn Prof. Dr. SCHEID sehr dankbar.

8. Zeitpunkt der Angiographie nach der Subarachnoidalblutung.

Aus der großen Zusammenfassung über Komplikationen bei der Carotisangiographie (Tönnis und Schiefer 1958) geht hervor, daß die Gefahr einer derartigen Untersuchung im allgemeinen überschätzt wird. Die Autoren stellten fest, daß unter 31 255 cerebralen Angiographien 73 Todesfälle im Anschluß an die Untersuchung auftreten, was einer Gesamtmortalität von 0,23 % entspricht. Für die Fragestellung, ob die frühzeitig im Blutungsstadium oder überhaupt bei Vorliegen eines Aneurysmas durchgeführte Angiographie von Schaden sein kann, ergeben sich folgende Fragen:

a) Sind die für cerebrale Reiz- und Ausfallsymptome verantwortlich gemachten Permeabilitätsstörungen der Blut-Hirnschranke (Broman, Forssmann und Olsson 1948, 1949, 1950, 1954, 1956) bei der Angiographie im Blutungsstadium in größerem Ausmaß zu erwarten ?

b) Besteht die Gefahr einer erneuten Ruptur des Aneurysmas während der Angiographie ?

c) Sind die möglicherweise bei der Injektion des Kontrastmittels auftretenden Kreislaufreaktionen bei einer sowieso bestehenden Kreislauflabilität nach der Blutung besonders gefährdend ?

Auf die im einzelnen wirksamen Faktoren bei Angiographiezwischenfällen kann hier nicht eingegangen werden. Zusammenfassende Darstellungen finden sich bei Tönnis und Schiefer (1958), Weickmann (1959), Tönnis und Schiefer (1959). Von entscheidender Bedeutung für unsere spezielle Fragestellung ist die Feststellung von Tönnis und Schiefer, ,,daß Störungen am ehesten zu erwarten sind, wenn bereits eine Schädigung des Hirngefäßsystems vorliegt oder wenn die Applikationsdauer des Kontrastmittels durch eine Verlangsamung des Blutflusses durch die Hirngefäße verlängert wird''. Zweifelsohne hat letztere Feststellung eine Bedeutung für die im Blutungsstadium durchgeführte Angiographie. Die bei der frischen Blutung auftretenden Veränderungen im Hirngewebe (intrakranielle Drucksteigerung, Ödem usw.) sollten nach den gemachten Feststellungen mehr Komplikationen erwarten lassen, als tatsächlich mitgeteilt wurden. Auch die Tatsache, daß bei malignen Hirntumoren die meist mit einer intrakraniellen Drucksteigerung einhergehen, die meisten Komplikationen nach der Angiographie gesehen wurden, hätte eigentlich mehr Zwischenfälle bei der frischen Subarachnoidalblutung erwarten lassen. Im eigenen Krankengut von 280 sackförmigen Aneurysmen erlebten wir bei frischen Blutungen drei Fälle, die sich in der Bewußtseinslage und unter Zunahme der neurologischen Ausfälle direkt nach der Angiographie verschlechterten. Auffällig war dabei, daß alle drei Fälle sog. Spasmen der Hirnarterien aufwiesen. Allerdings wird man in den Fällen, in denen wir uns entschlossen, trotz komatösen Zustandes bei zunehmender Verschlechterung des klinischen Bildes zu operieren, die Auswirkung der vorangegangenen Angiographie bei dem häufig tödlichen Ausgang dieses Eingriffes nicht abgrenzen können. Andererseits wird man in der prekären Situation eines sich zunehmend verschlechternden Krankheitsbildes die notwendige diagnostische Klärung gegenüber möglichen Komplikationen unbedingt vorziehen müssen.

Der Zeitpunkt, zu welchem angiographiert werden soll, ist nach wie vor umstritten. Norlen und Barnum (1953) glauben, bei zwei Fällen, die im Blutungsstadium angiographiert wurden, eine Verschlechterung gesehen zu haben, sind aber generell der Meinung, daß eine frühzeitig durchgeführte Angiographie die Mortalität nicht beeinflussen würde. Rowe, Grunagle, Susen und Davis (1955) angiographieren gewöhnlich 5 Tage nach der Blutung, ohne wesentliche Zwischenfälle gesehen zu haben. Die frühzeitige Durchführung wurde ebenfalls von Löfgren (1953), Steelman u.a. (1953) vertreten. Weitere Berichte über die sofortige Angiographie ohne Komplikationen stammen von Fernström (1949), Pompeu (1949), Peter und Sercl (1953), Pertuiset (1953), Wechsler und Gross (1948), Poppen (1951), Laine, Galikert, Delancher und Pruvot (1957) sowie Miletti (1953).

Andere Autoren dagegen vertreten den Standpunkt, nach Abklingen der die Subarachnoidalblutung begleitenden vegetativen Störungen die Angiographie erst am Ende der zweiten Woche durchzuführen (PEET, ISBERG und BASSETT 1949, SHELDEN, PUDENZ und BRANNON 1950, KAPLAN und WALKER u.a.). Vereinzelte neurologische Ausfälle bei der Angiographie im Blutungsstadium beobachteten HENDERSON, ECTORS und LOGUE.

WEICKMANN (1959) weist darauf hin, daß die Angiographie im Augenblick der Injektion zu einem lokalen arteriellen Druckanstieg führe. Durch die Kontrastmittelwirkung komme es außerdem nach einem initialen Druckabfall in der Spätphase wieder zu einem allgemeinen Blutdruckanstieg (HEPPNER 1951, KLINGLER und HUNZINGER 1956). Möglicherweise könnte dadurch eine erneute Blutung provoziert werden. WEICKMANN ist daher der Meinung, daß die Angiographie im frischen Blutungsstadium kontraindiziert sei.

Nach den Untersuchungen von TÖNNIS und SCHIEFER (1959) wird die Ansicht, wonach die rasche Injektion des Kontrastmittels zu einer erheblichen Steigerung des Druckes in der A. carotis führen soll, widerlegt. Es kommt bei der Mehrzahl der Fälle für die Dauer der Injektion zu einem mäßigen Abfall des lokalen Blutdruckes, so daß unseres Erachtens die Veränderungen des Kreislaufes durch die Injektion bei Beurteilung des Zeitpunktes zur Angiographie nicht wesentlich ins Gewicht fallen. So sind unserer Meinung nach die Beobachtungen von MAGLADERY, der bei zehn Patienten nach sofortiger Angiographie im Blutungsstadium eine Verschlechterung und den Exitus beobachtete — sofern dieser Ausgang wirklich mit der Angiographie in Zusammenhang gebracht werden kann —, eher auf die durch das Kontrastmittel bei verlangsamter Hirnzirkulation und gesteigertem intrakraniellen Druck ausgelösten Permeabilitätsstörungen als auf Veränderungen des Kreislaufes durch die Injektion zu beziehen. Im eigenen Krankengut haben wir bei der Angiographie im Intervall einmal bei einem Aneurysma der A. cer. media eine Verstärkung der bereits bestehenden Parese und der Aphasie beobachtet. In einem zweiten auswärtig angiographierten Fall wurde ähnliches bei einem Aneurysma der A. carotis int. beobachtet.

Zur Frage der Gefahr einer Ruptur des Aneurysmas während der Angiographie liegen ebenfalls einige Berichte vor. JACKSON, TINDALL und NASHOLD (1960) teilten den Fall eines 61jährigen Patienten mit, der nach einer Subarachnoidalblutung 36 Std bewußtseinsgetrübt war, dann aber wieder aufklarte. Die Angiographie wurde 1 Woche später durchgeführt, wobei sich ein Aneurysma der A. carotis int. darstellte. Sofort danach kam es zu einer zweiten Blutung. Das zweite, 10 min später angefertigte Angiogramm zeigte einen großen Kontrastmittelaustritt aus dem Aneurysma. Die distalen Arterien waren nicht gefüllt.

Die Verfasser diskutieren, ob das gesamte Kontrastmittel aus dem Aneurysma herausgetreten war oder die distal liegenden Arterien durch Spasmen oder Druck eines Hämatoms sich nicht füllten. Der Mechanismus der Ruptur sei nicht klar, möglicherweise sei der plötzlich erhöhte Druck bei der Injektion des Kontrastmittels verantwortlich zu machen. Die Verfasser weisen aber gleichzeitig darauf hin, daß nach den Meßversuchen von BAKAY und SWEET der Druck in der A. carotis bei der Injektion kaum ansteige.

Weitere Beobachtungen über jeweils einzelne Fälle, bei denen es während der Angiographie zu einer Ruptur des Aneurysmas kam, stammen von JAMIESON (1954), JENKINSON, SUGAR und LOVE (1954), GALLAGHER und YAMAMOTO (1956) sowie ABBOTT, GAY und GOODALL (1952).

Im eigenen Krankengut findet sich ein Fall, bei dem möglicherweise die Angiographie im Zusammenhang mit der Ruptur eines Aneurysmas stand. Bei einem 40jährigen Patienten war eine Vertebralisangiographie durchgeführt worden, die schnell und komplikationslos verlief. Es zeigt sich dabei ein großes Aneurysma an der A. cerebelli sup., daneben ein ausgedehntes arteriovenöses Angiom der Kleinhirnhemisphäre. Nachdem der Patient aus der Narkose erwachte, war er völlig unauffällig. Etwa 8 Std. nach der

Angiographie kam es zu einer akuten Ruptur des Aneurysmas, die eine sofortige Atemlähmung und den Exitus herbeiführte. Ob bei diesem zeitlichen Abstand die Angiographie verantwortlich gemacht werden kann, bleibt zumindest fraglich.

Die Entscheidung über den Zeitpunkt der Angiographie wird weiterhin beeinflußt durch die zahlreich gemachten Beobachtungen, daß ein wesentlicher Anteil der Rezidivblutungen am Ende der ersten Woche bzw. während der zweiten Woche eintritt.

So sahen French und Blake in ihren 603 Fällen von Subarachnoidalblutungen 30 % Rezidive in der ersten Woche und 57 % der Rezidive innerhalb der ersten 14 Tage. Diese Feststellungen werden den behandelnden Arzt immer in eine Zwangslage bringen, da er einerseits der Rezidivblutung diagnostisch und operativ zuvorkommen möchte, andererseits den Patienten nach einer Blutung keinesfalls belasten möchte.

Aus den dargelegten Beobachtungen geht hervor, daß die Angiographie, wägt man ihren diagnostischen Wert bei den möglicherweise zu erwartenden Schädigungen ab, keine wesentliche Gefahr darstellt. So konnten Schiefer und Tönnis bei ihrer Zusammenstellung von 32000 Angiographien 11 Todesfälle bei etwa 1000 Subarachnoidalblutungen, die einen Zusammenhang mit der Angiographie erkennen ließen, nachweisen (Dunsmore u.a., Abbott u.a., Rowbotham, Perese u.a., Bull).

Bei dem eigenen Krankengut gehen wir grundsätzlich so vor, daß die frische Blutung zunächst ruhiggestellt und der weitere Verlauf sorgfältig beobachtet wird. Bessern sich die Bewußtseinslage sowie die vegetativen Leistungen, so warten wir 7—8 Tage ab, um dann zu angiographieren. Verschlechtert sich der Zustand des Patienten mit zunehmenden vegetativen Störungen, zunehmender Bewußtseinstrübung und Symptomen, die auf eine raumfordernde Blutung schließen, so wird die Angiographie sofort durchgeführt. Die Angiographie selbst wird immer nach Vorbereitung mit Dolantin und Atropin in Trapanalnarkose vorgenommen, da wir den Eindruck haben, daß die Allgemeinnarkose am ehesten schädliche Störungen des Kreislaufes verhindert (Loennecken und Maus 1962).

9. Zeitpunkt der Operation nach der Subarachnoidalblutung.

Nach den bisherigen Beobachtungen wird man ohne weiteres sagen können, daß bei denjenigen Fällen eines rupturierenden Aneurysmas, die vom Zeitpunkt der Blutung an rasch in ein lebensbedrohliches Koma mit den Zeichen des zunehmenden intrakraniellen Druckes geraten, die Mortalität eines operativen Vorgehens erschreckend hoch ist. In dieser Situation wird es für den behandelnden Arzt keine andere Entscheidung geben als den Versuch, das blutende Aneurysma zu clippen und die Blutung bzw. das Hämatom zu entleeren. Daß solche Versuche häufig tödlich ausgehen, entbindet nicht von dem Entschluß eines sofortigen operativen Vorgehens, da dieses die einzige, wenn auch geringe Chance für den Patienten bietet. Diese Entscheidung gilt aber nur für die oben angeführte Situation. Im eigenen Krankengut ist es in einer Reihe von Fällen unter Anwendung der kontrollierten Hypothermie und Hypertension gelungen, das Leben solcher Patienten zu retten. Ein großer Teil der Patienten mit Aneurysmablutungen erholt sich jedoch nach der ersten Blutung, wobei das Krankheitsbild ganz verschiedene Schweregrade aufweisen kann. Aus den Beobachtungen der verschiedenen Autoren kommt deutlich zutage, daß nicht nur in der lebensbedrohlichen Situation die operative Mortalität außerordentlich hoch ist, sondern auch dann noch sehr hohe prozentuale Werte erreicht, wenn der Patient zwar schon das lebensgefährdende Stadium überwunden hat, sich aber noch im Zeitraum der sog. frischen Blutung befindet. Die Auffassungen, wie lange dieses Stadium zu bemessen ist, differieren von 5—6 Tagen bis zum Ende der 3. Woche. Sie werden in jedem Fall auch bestimmt durch das Ausmaß der Blutung und der damit verbundenen Hirnschädigung, welche die mehr oder weniger rasche Aufklarung der Bewußtseinstrübung, die Rückbildung der neurologischen, psychischen und vegetativen Störungen bestimmen. Trotzdem ist allen Rupturen gemeinsam, daß sie in dieser Zeit operativen Eingriffen weniger gewachsen sind als im sog. blutungsfreien Intervall.

Die höhere Mortalität bei Eingriffen im Stadium der Blutung war schon in den früheren Statistiken der Carotisligatur bekannt geworden. So hatte SCHORSTEIN (1940) schon bei der Ligatur der A. carotis im Blutungsstadium eine Mortalität von fast 60%, während im Intervall durchgeführte Ligaturen nur 12% Mortalität aufwiesen (s. im übrigen Kapitel über Carotisligatur). Je mehr sich die Behandlungsmethode dem direkten Angehen des Aneurysmas zuwandte, um so zahlreicher wurden die Beobachtungen über die wichtige Rolle des Zeitpunktes der Operation nach stattgehabter Blutung. FALCONER (1951) vertritt zwar noch die Ansicht, jede Subarachnoidalblutung zunächst als akuten chirurgischen Fall anzusehen, insbesondere im Hinblick auf die früh auftretenden Rezidivblutungen, weist jedoch auf die hohe Mortalität der frisch blutenden Aneurysmen hin.

NORLEN (1953) betonte als erster die wesentliche Rolle des Zeitpunktes und prägte die Begriffe des Intervalls und des Blutungsstadiums für die operative Indikation. Er ging damals soweit, die Operation eines tief bewußtlosen Patienten kurz nach der Blutung für zwecklos zu halten, einen Standpunkt, der nach den oben angeführten Darlegungen nicht immer vertreten werden kann. Das Blutungsstadium begrenzt er auf die ersten 3 Wochen nach der Blutung. Bei der Operation innerhalb dieses Zeitraumes starben nach den Mitteilungen von NORLEN von 15 Patienten 8. Bei der Operation im Intervall dagegen von 63 Patienten nur 2.

NORLEN und BARNUM (1953) wiesen darauf hin, daß im Stadium der akuten Blutung (3 Wochen) die konservative und operative Behandlung die höchste Mortalität erreichten (ASK-UPMARK und INGVAR 1950, RICHARDSON und HYLAND 1941). Die Zeit von 3 Wochen korrespondiere mit dem Auftreten von Spasmen, auf die noch eingegangen wird.

STEELMAN und HAYES und RIZZOLI (1953) empfehlen als besten Zeitpunkt der Operation, wenn die vitalen und neurologischen Funktionen wieder gebessert bzw. ausgeglichen seien, andernfalls sei das Risiko des operativen Eingriffes sehr groß. HAMBY (1954) teilte die Ergebnisse des direkten Eingriffes bei 51 Patienten mit. Von 17 Patienten, die unter dem Zeichen eines akuten Hämatoms operiert wurden, überlebte nur einer den Eingriff. Zwölf Patienten starben bei der Operation in den ersten 10 Tagen nach der Blutung. Der Großteil der überlebenden Patienten wurde im Intervall operiert. PETIT-DUTAILLIS und PITTMANN (1955) versuchten bei 9 Patienten mit Aneurysmen der A. cer. media die akuten Hämatome zu entleeren. Von diesen 9 Patienten überlebte nur einer diesen Eingriff. Allerdings wurde bei diesem Vorgehen das Aneurysma selbst nicht angegangen, so daß möglicherweise bei einzelnen Fällen die nicht gestillte Blutung den Tod verursachte. Zwei weitere Eingriffe im Blutungsstadium verliefen ebenfalls tödlich, während die Operationen im Intervall bei den Aneurysmen dieser Lokalisation eine recht niedrige Mortalität hatten. Die Autoren vertreten ebenfalls die Meinung, wenn eben möglich im blutungsfreien Intervall zu operieren, wobei aber eine erneute Blutung oder ein raumforderndes Hämatom zur sofortigen Operation zwingen würde.

MAGLADERY (1955) ist dagegen der Meinung, daß der operative Eingriff in den ersten 24 Std eine ebensohohe Mortalität, wenn nicht höher als das konservative Abwarten habe. Hierzu ist zu sagen, daß die zunehmende intrakranielle Drucksteigerung bei abwartendem Verhalten immer zum Tode führen wird, während der operative Eingriff mit Entleerung des Hämatoms wenigstens noch eine geringe Chance bietet.

GRAF (1955) hatte bei der Operation im blutungsfreien Intervall eine Mortalität von 28,5%. Von 17 im Blutungsstadium operierten Patienten starben 13. 16 Patienten, mit akutem Hämatom operiert, wiesen eine Mortalität von 80% auf. Hierbei handelt es sich nur um Aneurysmen der A. cer. ant. bzw. der A. com. ant. und der A. cer. media. GRAF hält den Eingriff in den ersten 3 Wochen nach der Blutung für sehr gefährlich. In ihrem ersten Bericht 1956 teilten McKISSOCK und WALSH mit, daß von 141 chirurgisch angegangenen Patienten 47 starben. Von diesen gehörten 34 zu der von ihnen mit Kategorie A bezeichneten Gruppe, Patienten also, die sich im Koma und bedrohlichem Allgemeinzustand befanden. In der weiteren Mitteilung von McKISSOCK u. Mitarb. (1960) ist die chirurgische Mortalität nach dem Zeitpunkt der Operation aufgeschlüsselt. Sie betrug am

1. Tag 51%, am 2. und 3. Tag 46—48%, am 4.—6. Tag 36%. Die besten Ergebnisse wurden bei Eingriffen von der 3.—8. Woche nach der Blutung erzielt, mit Werten von 9—12%. McKissock wies darauf hin, daß trotz der schlechten Ergebnisse in den ersten Tagen bei chirurgischem Vorgehen die konservative Therapie in den ersten 4 Tagen noch wesentlich höhere Prozentsätze der Mortalität ergebe, so daß eine sofortige Intervention bei klinisch sich verschlechternden Patienten immer noch bessere Resultate zeige. Diese Beobachtungen zwingen dazu, daß es bei der Diskussion um die anzuwendende Behandlung nicht ausreicht, einfache Prozentsätze der chirurgischen und konservativen Behandlung gegenüberzustellen, sondern beispielsweise die Frage zu stellen, ob nicht ein Teil der konservativ behandelten Fälle, deren höchste Mortalität in der ersten Woche nach der Blutung liegt (Ask-Upmark und Ingvar 1950, Richardson und Hyland 1941, McKissock 1960, Poppen und Fager 1960, Magladery 1955, Roberts 1956, Small, Holmes und Conally 1953 u.a.), zu retten gewesen wäre. Weitere Beobachtungen über die hohe Mortalität in den ersten 2—3 Wochen nach der Blutung stammen von Davis und Alexander (1959), Pool (1959), Hamilton und Falconer (1959) sowie auch Krayenbühl und Yasargil (1959). Hamilton und Falconer konnten in ihrem Material bei operativem Vorgehen im Blutungsstadium die Mortalität zwar auf 30% senken, jedoch waren die Ergebnisse im blutungsfreien Intervall mit 11% wesentlich besser. In jüngster Zeit wurde von Pool (1962) eine Übersicht über die Ergebnisse der operativen Behandlung der Aneurysmen der A. com. ant. mitgeteilt. Sie stützt sich auf das Material von 175 Fällen von 22 Kliniken. Es werden hier alle Faktoren untersucht, welche die Mortalität und Morbidität bei den verschiedensten operativen Methoden beeinflussen. Die Gesamtmortalität für alle Verfahren ist am niedrigsten (4%), wenn der Eingriff etwa 3 Wochen nach der letzten Blutung durchgeführt wird. Botterell, Lougheed und Vandewater (1956) hatten eine Gesamtmortalität von 23,2% bei 73 Patienten. 16 der 17 Todesfälle stammen aus einer Gruppe von 44 Patienten, die im Blutungsstadium operiert wurden.

Die Beobachtungen über die sehr unterschiedlichen Ergebnisse, abhängig vom Zeitpunkt der Operation würden nun ohne weiteres dazu führen, wenn eben möglich 2—3 Wochen nach der Blutung mit dem operativen Eingriff zu warten. Einschränkend wirken sich hier auch die übereinstimmenden Beobachtungen aus, daß bei einem wesentlichen Anteil der blutenden Aneurysmen die Rezidivblutung nicht lange auf sich warten läßt und den Patienten erneut in höchste Gefahr bringt bzw. endgültig tötet. So wird der Wunsch, den Patienten in das günstige Intervall zu bringen, immer von der Gefahr der Rezidivblutung überschattet und jeder kennt die tragischen Fälle, bei denen der Operationstermin bereits festgelegt war und der Patient kurz vorher einer zweiten oder dritten Blutung erlag. Auf die Tatsache, daß die Rezidivblutungen häufig früh auftreten, wurde bereits im Kapitel über die konservative Behandlung ausführlich eingegangen. Sehr deutlich offenbart dies die Analyse von French und Blake an über 600 Subarachnoidalblutungen. Im eigenen Krankengut kam es in 45% der Fälle zu dicht aufeinanderfolgenden Rezidivblutungen. Der Gipfel der Rezidivblutungen liegt am Ende der 2. Woche nach der ersten Blutung (Magee, Wolf u.a., Hamby, Walton u.a.). Pool machte bei der Übersicht über 175 Aneurysmen der A. com. ant. darauf aufmerksam, daß zwar die günstigste Mortalität (4%) bei Operationen nach 3 Wochen zu finden ist, hält aber den Zeitpunkt vom 7.—9. Tag nach der ersten Blutung für das günstigste Datum (Mortalität 17%), da sonst durch häufige Rezidivblutungen unnötige Todesfälle auftreten würden. Krayenbühl (1959) wies darauf hin, daß 60% der zweiten Blutungen bei A. com. ant. Aneurysmen in den ersten 2 Wochen und insgesamt 80% der Rezidivblutungen in den ersten 4 Wochen auftreten würden. Er vertritt deshalb ebenfalls den Standpunkt, wenn eben möglich, bereits in den ersten Wochen zu operieren. Rowe, Grunagel, Susen und Davis (1955) sind der Meinung, daß der Verlust von Patienten in der 2. und 3. Woche durch Rezidivblutungen größer sei als die Steigerung der Mortalität bei früher Operation. Ähnliche Ansichten vertreten auch Falconer und Hamilton (1959), Logue (1956) und Pool (1959). Poppen und Fager (1960) fordern, wenn möglich erst 1 Woche nach der Blutung zu operieren, im frischen Blutungsstadium verliefen die meisten Eingriffe tödlich. In der Analyse des eigenen Krankengutes vertrat Tönnis (1957) ebenfalls die Meinung, daß bei der Beurteilung der Mortalität die Gruppe der im Blutungsstadium behandelten Patienten und derjenigen im Intervall operierten streng unterschieden werden sollte. Bei der ersten Gruppe wird man immer annehmen dürfen, daß der Eingriff nur dann als letztes Mittel gewagt wurde, wenn der Patient bei der abwartenden Behandlung mit Sicherheit zugrunde gegangen wäre. So ist die Operationsmortalität im eigenen Krankengut von 80 % bei frischen Blutungen mit zunehmendem Hirndruck zwar sehr hoch, aber immerhin konnte $^1/_5$ der Patienten gerettet werden. Demgegenüber steht die Mortalität von 11 % bei Eingriffen im blutungsfreien Intervall.

Die Ursachen, warum die Operationen im Blutungsstadium eine derartig hohe Mortalität haben, liegen auf der Hand und bedürfen nicht ausführlicher Erklärung. Die bei der Blutung entstehende Gewebsveränderung des Hirns — jetzt einmal ganz abgesehen von seiner Zerstörung durch ein intracerebrales Hämatom — mit ihrer Auswirkung auf den Kreislauf, die Atemfunktion und den Gesamtstoffwechsel müssen immer eine Kontraindikation zu einem Eingriff abgeben, wenn dieser Eingriff — aus vitaler Indikation gestellt — nicht die einzige therapeutische Möglichkeit bietet. Von verschiedenen Autoren wird weiterhin die Rolle der sog. Gefäßspasmen als Teilursache der schlechten Operabilität im Blutungsstadium angesehen. Norlen und Barnum (1953) wiesen darauf hin, daß die im Blutungsstadium angiographisch nachweisbaren Spasmen mit der Dauer des Blutungsstadiums korrespondieren und bei der gerade nach der Operation am Gefäßsystem notwendigen ausreichenden Funktion der Hirnzirkulation sich schädlich auswirken würden. Ecker und Riemenschneider (1953) konnten ebenfalls noch bis zu 23 Tagen nach der Blutung derartige Spasmen (s. auch Kapitel Spasmen) beobachten und raten wegen ihrer möglichen Auswirkung auf die Hirnzirkulation von einer Operation zu diesem Zeitpunkt ab. Petit-Dutaillis (1955) versuchte diese Spasmen durch Applikation von Papaverin in die Arterienwand oder in die Carotis oder durch Stellatumblockaden zu beheben, ist jedoch trotzdem für die Operation im blutungsfreien Intervall. Deborsu (1958) weist diesen Spasmen ebenfalls eine größere Bedeutung für den Operationstermin zu. Er ist der Meinung, daß diese die Blutungsversorgung so einengen könnten, daß jeder Eingriff eine Dekompensation der Hirnzirkulation mit sich bringen könne.

Im eigenen Material fiel auf, daß die operative Mortalität der Patienten mit derartigen Spasmen fast doppelt so hoch lag wie bei den Patienten, die eine solche Veränderung im Angiogramm nicht erkennen ließen. Man muß allerdings hierzu einschränkend sagen, daß fast alle diese Patienten mit sog. Spasmen innerhalb der ersten 4 Wochen nach der Blutung operiert wurden, so daß man die oben erwähnten Veränderungen des Hirngewebes als Ursachen des tödlichen Ausganges nicht von der möglichen ursächlichen Rolle der sog. Spasmen abgrenzen kann. Man wird die Bedeutung dieser Veränderungen am Gefäßsystem des Hirns nicht überschätzen wollen, wenn bedacht wird, welch tiefgreifende Veränderungen der vegetativen Funktionen beispielsweise der Sauerstoffsättigung des Blutes, der Veränderung des Hämoglobingehaltes usw. schwere Hirnschädigungen hervorrufen, wie sie die Untersuchungen von Frowein ergeben haben. Ähnliche Veränderungen werden sicher auch zumindest bei den schwerer verlaufenden Subarachnoidalblutungen mit längerer Bewußtseinstrübung zu finden sein und die Operabilität in diesem Stadium entscheidend beeinflussen.

Im eigenen Krankengut gehen wir entsprechend vor, wie es im Kapitel über den Zeitpunkt der Angiographie bereits geschildert wurde, wobei natürlich die Indikation zur Operation wesentlich enger und schärfer gestellt wird als zur Angiographie. Die sorgfältige klinische Verlaufsbeobachtung mit regelmäßiger Registrierung der vegetativen Leistungen wie Blutdruck, Puls, Atmung, Temperatur sowie der Bewußtseinslage und der neurologischen, eventuell auf einen zunehmenden intrakraniellen Druckanstieg hinweisenden Symptomatik lassen die Indikation für einen sofortigen operativen Eingriff stellen, da andererseits der Patient zum Tode kommt. Die Operation wird dann sofort in kontrollierter Hypothermie und Hypotension durchgeführt. Bessert sich das Befinden des Patienten nach der Blutung, so warten wir das Ende der 2. Woche für den Operationstermin ab, wobei, wie bereits erwähnt, leider in einigen Fällen die

Tabelle 9.

Autor	Jahr	Mortalität bei Operation im Blutungs- stadium %	Mortalität bei Operation im blutungsfreien Intervall %
Norlen	1953	55	3,1
Norlen u. Olivecrona	1953	55	3,5
Hamby	1954	80—90	40
Parkinson	1955	75	12
Graf	1955	80	28,5
Petit- Dutaillis u. Pittmann	1955	90	14
Tönnis	1957	80	10
Hamilton u. Falconer	1959	30	11
McKissock u.a.	1960	36—51	9—12
Pool	1962	43	4
Tönnis u. Walter	1964	48	12

tödliche Rezidivblutung jedem operativen Handeln zuvor kam. Die Tatsache, daß die Operation im blutungsfreien Intervall die weit besseren Aussichten hat, bedarf nach allen gemachten Beobachtungen keiner Erklärung. Die Tabelle 9 mag dieses noch einmal veranschaulichen.

10. Die Ligatur der A. carotis am Halse.

In der Diskussion um die erfolgreiche Behandlung der intrakraniellen Aneurysmen hat, vor allem in der Frühzeit der sich entwickelnden Neurochirurgie, die Ligatur der A. carotis, sei es der A. car. com. oder der A. car. int. oder die Kombination eine große Rolle gespielt. Anfangs war diese Behandlung wohl nur aus der Notlage hervorgegangen, überhaupt etwas zu unternehmen, um die Blutung zu stillen, in dem Gedanken, die Zirkulation in dem betreffenden Gebiet zu drosseln, den Austritt von Blut herabzusetzen und möglicherweise das Aneurysma dadurch zur Thrombosierung zu bringen. Auch diese Behandlung wurde zunächst nur zögernd durchgeführt, da aus den Erfahrungen der Allgemeinchirurgie die Carotisligatur wegen ihrer möglichen Folgen auf die Durchblutung der betreffenden Hemisphäre mit Zurückhaltung geübt und praktisch nur in akuten Notfällen bei Verletzung der A. car. durchgeführt wurde.

Aus dem älteren Schrifttum sind allerdings schon zahlreiche Fälle bekannt, bei denen eine solche Ligatur vorgenommen und teilweise auch ohne schädigende Folgen geblieben ist. Es ist erstaunlich zu lesen, daß die Unterbindung der A. car. schon im 18. und 19. Jahrhundert teilweise mit Erfolg geübt wurde. Die ersten derartigen Fälle wurden bereits 1793 beschrieben (Hebenstein, Cutter, Coopers, zit. nach Hamby). Weitere Berichte stammen von Smith (1778) und Athernay (1804).

Hierbei handelte es sich meistens um Verletzungen der A. car., in einzelnen Fällen jedoch auch um Aneurysmen im Bereich des Halsteiles der A. car. (Cutter).

Von Athernay wurden bereits Komplikationen mit wahrscheinlich Jackson-Anfällen und Halbseitenlähmungen beschrieben. Andere Mitteilungen stammen von Fleming (1803) sowie Tritchell of Marlborough (1807).

Cooper teilte 1805 die erste erfolgreiche Ligatur der A. car. bei einem Aneurysma im Bereich des Halses mit (zit. nach Hamby). Die erste Ligatur bei einem pulsierenden Exophthalmus, bei dem es sich wahrscheinlich um ein traumatisches Aneurysma des

Sinus cav. gehandelt haben dürfte, wurde von B. Travers (1809) vorgenommen, vermutlich weniger in der Vorstellung, das Aneurysma zu heilen, als den hohen Druck des vorgetriebenen Bulbus mit entsprechender Injektion der Bindehaut zu beeinflussen. In der Konzeption also damals schon durchaus richtig geplant.

Große Statistiken über Carotisligaturen und ihre Komplikationen veröffentlichten zum erstenmal Pilz (1868) und Lefort (1871). Ersterer stellte ein Krankengut von 600 Fällen mit Unterbindung der A. car. com. zusammen, wobei der wesentliche Anteil auf Verletzungen beruht. Er fand eine Mortalität von 38,5 % und bei den Überlebenden cerebrale Komplikationen von 32 %.

Lefort erweiterte die Sammlung auf 789 Fälle mit einer Mortalität von 41 %.

Zimmermann (1891) hatte bei 65 Fällen mit Carotisligaturen eine Mortalität von 31 % und in 26 % Komplikationen.

Wie Hamby betont, fielen diese Operationen größtenteils in die Zeit vor der Lister-Epoche, so daß zweifelsohne auch die postoperative Infektion bei tödlichem Ausgang eine Rolle gespielt haben dürfte.

Überraschend ist weiterhin, daß zum Zeitpunkt der Mitte des 19. Jahrhunderts bereits auch doppelseitige Carotisligaturen durchgeführt wurden. Frühe Berichte stammen hier von McGill of Maryland (1823), Kuhl (1834), Ellis of Michigan (1844), Wyeth (1879) (33 Fälle mit bilateralem Verschluß, 9 davon tot) Keen (1890) (beiderseits Ligatur bei einem Aneurysma, welches das Chiasma komprimierte, guter Verlauf).

Aus neuer Zeit stammt ein Bericht von Griffiths (1948), nach dem bei einer Schußverletzung beide Carotiden unterbunden wurden, ohne daß cerebrale Komplikationen eintraten. Auch bei Angiomen wurde früher, in der Meinung, daß die erhöhte Durchblutung in dem arteriovenösen Shunt herabgesetzt wurde, die Ligatur der A. car. durchgeführt, Ray (1941) teilte zwei Fälle mit, bei denen die doppelseitige Ligatur keine Ausfälle mit sich brachte. Die patho-physiologischen Beobachtungen, die in den letzten Jahren bei der Zirkulation des intracerebralen arteriovenösen Angioms gemacht wurden (Kety-Schmidt, zusammenfassende Darstellung bei Tönnis und Schiefer 1959, Tönnis und Walter 1958, Norlen 1964), lassen jedoch erkennen, daß diese Methode sich eher schädlich auswirken muß, da das durch den arteriovenösen Shunt vorliegende Sauerstoffdefizit bei der Unterbindung noch verstärkt wird.

Mit der zunehmenden Kenntnis über die Kollateralfunktion des C. Willisi entwickelte sich langsam auch die Methode der Carotisligatur als gezielte Behandlung zunächst der traumatischen Sinus-Cavernosus-Aneurysmen wie auch der sackförmigen Aneurysmen.

Dandy schreibt, daß die erste erfolgreiche Unterbindung bei einem derartigen Aneurysma wohl durch Williams (1867) vorgenommen wurde. Locke berichtete (1924) über 258 Ligaturen der A. car. com. bei traumatischen Sinus-Cavernosus-Aneurysmen, wobei in 21 Fällen beide Communes unterbunden wurden.

Die Ligatur ist bei diesem Krankheitsbild noch heute Methode der Wahl, wenn auch inzwischen verbunden mit der von Tönnis angegebenen späteren Unterbindung der Carotis int. am Halse, dem intrakraniellen Carotisverschluß und der Ligatur der A. opht. (Tönnis 1959, Walter 1960).

Nach Hamby scheint Trotter in der Mitte des 19. Jahrhunderts erstmalig die A. car. com.-Ligatur bei einem nichttraumatischen Aneurysma vorgenommen zu haben.

Ein ausführlicher Bericht stammt von Keen (1890), wo Horsley ein Aneurysma in der mittleren Schädelgrube bei einer Trepanation fand und anschließend die A. car. ligierte. Die Indikation der Carotisligatur beschränkte sich im Anfang unseres Jahrhunderts zunächst auf die Fälle mit traumatischen Sinus-Cavernosus-Aneurysmen. Sicherlich auch bedingt durch die Tatsache, daß dieses Syndrom klinisch leicht diagnostizierbar war, während das sackförmige Aneurysma erst mit der Entwicklung der cerebralen Angiographie und der Neurochirurgie therapeutisch anzugehen war. Die bei den traumatischen Aneurysmen des Sinus-Cavernosus gemachten Erfahrungen mit der Unterbindung der A. car. zeigten jedoch, daß die Gefahr der cerebralen Komplikationen überschätzt worden war. So fand die Unterbindung der A. car. auch bei den Rupturen der sackförmigen Aneurysmen als zunächst einzige therapeutische Möglichkeit immer breitere Anwendung.

11. Die Komplikationen bei der Ligatur der A. carotis am Halse.

Bei Durchsicht der mitgeteilten Statistiken muß zunächst streng unterschieden werden, zu welchem Zeitpunkt die Ligatur durchgeführt wurde. Ohne Zweifel hat die Carotisligatur, im frischen Blutungsstadium vorgenommen, eine weit höhere Morbidität und Mortalität. So wird man auch die recht unterschiedlichen Prozentzahlen der aufgeführten Tabelle 10 hinsichtlich der Komplikationen und der Mortalität werten müssen. Bei der Ligatur im frischen Blutungsstadium spielt sicher die Tatsache eine Rolle, daß die akuten Veränderungen, die das Hirn im Blutungsstadium erfährt (Ödem, vegetative Entgleisung, intrakranielles Hämatom usw.) durch die plötzliche Drosselung des Zuflusses eher noch verschlechtert als gebessert werden. Das Ziel der Ligatur, dabei die Blutung aus dem Aneurysma zu stillen, wird sicher fragwürdig bleiben. So hatte Schorstein (1940) 5 Todesfälle bei 9 frisch blutenden Aneurysmen nach Unterbindung der A. carotis, während bei 22 nichtblutenden Aneurysmen nur 3 Todesfälle auftraten. Ähnliche Erfahrungen mit der sofortigen Ligatur im Blutungsstadium wurden auch von zahlreichen anderen Autoren gemacht (Brackett 1953, Johnson 1952). In den frühen Jahren der Neurochirurgie, aber auch jetzt noch, mußte es immer dem behandelnden Arzt überlassen bleiben, ob er das Schicksal eines Patienten mit einem blutenden Aneurysma abwarten oder nach persönlicher Ansicht glaubte, die Blutung durch die Carotisligatur beeinflussen zu können. So wird man annehmen können, daß sicher ein Teil der ligaturversorgten Patienten von vornherein eine infauste Prognose hatte. Die Tatsache, daß die besonderen Umstände bei jeder Unterbindung (Alter, cerebrale Gefäßerkrankung, Herz- und Kreislauferkrankungen, intrakranielles Hämatom, Koma usw.) eine wesentliche Rolle spielen, muß ebenfalls bei statistischen Aussagen berücksichtigt werden. Trotz zunächst verschiedener positiver Berichte wurde immer wieder von anderen Autoren auf die Komplikationen hingewiesen, welche die Gefahren der Ligatur am eigenen Krankengut erlebten. Moniz (1940) äußerte sich noch sehr kritisch zu der Ligatur der A. car. Er vertrat die Meinung, daß die Entscheidung zur Ligatur beim blutenden Aneurysma immer schwierig sei und konservatives Abwarten häufig geboten sei. Borchardt (1925) lehnte die Carotisligatur ab, da bei den vielfach bestehenden Anastomosen im Bereich des C. Willisi die Blutung doch nicht zum Stillstand kommen würde. Küttner (1936) war der Meinung, daß die sackförmigen Aneurysmen kaum jemals Gegenstand chirurgischer Therapie sein würden. Selbst Dandy (1936) sprach sich noch dahingehend aus, daß die chirurgische Behandlung der Aneurysmen gefährlich sei und häufig ungünstige Ergebnisse erbringe. Die partielle oder totale Ligatur der A. carotis am Halse sei voller Risiken. Selbst bei jungen Patienten bestehen nach Dandy Gefahren, da seiner Meinung nach die Kollateralfunktionen des C. Willisi bei Aneurysmaträgern häufig ungenügend ist. Hiller (1936) warnte ebenfalls, selbst bei jungen Patienten die Ligatur durchzuführen, da sie gefährlich sei und wenig Erfolg bei blutenden Aneurysmen bringe. Zu diesem Zeitpunkt waren aber Matas (1938) und besonders Krayenbühl (1941) aktiver in der Durchführung der Carotisligatur. Krayenbühl berichtete damals über in sieben Fällen durchgeführte Ligaturen, die ihm indiziert erschienen bei Progredienz eines zunehmenden Hirndrucks, der paralytischen Symptome und bei den rezidivierenden Subarachnoidalblutungen. Er wendet sich damals schon gegen die Vorschläge, konservativ abzuwarten, da die Blutung meist tödlich ausginge.

Günstige Berichte über einzelne Fälle in diesem Zeitraum stammen weiter von Horsley, Magnus, Dandy, Jefferson, Hermann, Obrador und Dott, de Vet und Zeckel (1937), Vincent, Thiebaut und Lemoyne (1937), Furtado (1938), Hill (1938) und Riechert (1939).

BRÜNNIG (1926) wies damals bereits darauf hin, daß bei der Carotisligatur Komplikationen dadurch zustandekommen, daß bei unzureichender Kollateralfunktion Erweichungen entstünden, die eine klinische Symptomatik unmittelbar nach der Ligatur zeigten. Die Prognose hielt er in diesen Fällen für infaust. Als weitere Ursachen werden die Thrombose und Embolie in die Gehirnarterie mit nachfolgender Erweichung angegeben. Klinisch böten diese Komplikationen ein längeres Intervall. Die Hirnschädigung würde oft schubweise auftreten. Auch hierbei hält der Autor die Prognose für ungünstig. Weitere Kom-

Tabelle 10. *Ergebnisse bzw. Komplikationen bei der Carotisligatur.*

Autor	Jahr	Zahl	Mortalität %	Neurologische Ausfälle %	Erneute Blutungen %
DOTT	1933	12	25	—	—
MATAS	1938	66	12	—	—
SCHORSTEIN	1940	60	13,3	—	—
DANDY	1944	105	4	2	—
POPPEN	1950	101	3	8	7—8
MURPHY	1950	41	11,8	19	—
FALCONER	1951	15	27	22	—
MOUNT	1951	65	13,8	19	10,5
VORIS	1951	40	17	22,5	—
JOHNSON	1952	150	11,3	7,3	—
BASSETT, LIST u. LEMMEN	1952	29	3,4	41,3	—
JEFFERSON	1952	142	8	—	6,1
JOHNSON zit. bei NORLEN	1952	150	41*	7,5	—
BRACKETT	1953	65	9,2	32	—
STEELMANN, HAYES u. RIZZOLI	1953	14	—	5,8	—
BLACK u. GERMAN	1953	35	15,5	15	8
NORLEN	1953	31	—	—	19,5
NORLEN	1953	37	3	20	16
HAMBY	1954	13	31	—	—
ROWE, GRUNAGLE, SUSEN u. DAVIS	1955	28	10	—	—
ROWBOTHAM	1955	27	—	—	7
WETZEL u. DAVIS	1956	104	26	—	—
COLUMELLA, NICOLA u. DELZANNO	1957	44	6,8	—	—
CALVERT	1957	26	7,5	15	—
ALLEGRE u. VIGOUROUX	1957	24	12,5	—	—
KRAYENBÜHL u. YASARGIL	1958	94	40	29	—
SHENKIN	1958	19	—	32	—
DAVIS u. ALEXANDER	1959	34	41	—	—
ALEXANDER, DAVIS u. KESTEN	1959	33	21	—	—
POPPEN u. FAGER	1960	101	5	11,3	3—4
McKISSOCK u.a.	1960	266	28	—	23,4

* Im akuten Stadium.

plikationen seien zu befürchten durch Stauung und Ödembildung. Hierbei trete im allgemeinen ein freies Intervall nach der Unterbindung auf und erst nach einigen Tagen eine Hemiplegie. Diese Symptomatik würde häufig wieder rückläufig sein und könne in wenigen Wochen zur Heilung führen.

OLIVECRONA ist der Meinung, daß der entscheidende Faktor bei Eintreten einer Ischämie die vorher schon bestehende Insuffizienz der cerebralen Zirkulation sei. Die Thrombose selbst sei selten, sei aber bei autoptischen Fällen auch gesehen worden. DANDY (1944) ist dagegen der Ansicht, daß bei Ligaturen Embolien und Thrombosen eine entscheidende Rolle spielen würden. BRACKETT (1953) weist darauf hin, daß der Effekt der Ligatur nicht sicher beurteilt werden könne, wenn nicht ein Unterschied zwischen aktiver und zum Stillstand gekommener Blutung zum Zeitpunkt der Ligatur gemacht würde. Die Ligatur nach dem blutungsfreien Intervall habe eine weit bessere Erfolgsaussicht. FALCONER ist etwas optimistischer, meint aber, daß die Ligatur eine aktive Blutung wahrscheinlich nicht stillen könne, da selbst bei Senkung des Blutdruckes auf 50 mm Hg das Aneurysma weiter bluten würde. Poppen (1950) hält die plötzliche Unterbrechung des normalen Blutdurchflusses für gefährlich. Er weist darauf hin, daß die Anzahl der mitgeteilten Methoden für die Carotisligatur schon erkennen lasse, daß diese nicht ungefährlich ist. Komplikationen erwartet er insbesondere bei Mißbildungen im Bereich des C. Willisi, wobei speziell die Region der A. com. post. und der A. com. ant. zu beachten sei. Bei Aneurysmen dieser Lokalisation dürfe eine höhere Morbidität und Mortalität zu erwarten sein. Selbst wenn bei Probekompression die Kollateralfunktionen zunächst in Ordnung schienen, sei es doch später zur Katastrophe gekommen, wobei wahrscheinlich eine Thrombose oder Embolie mitgewirkt habe. Die Ursache der Thrombose sei in vielen Fällen die Verletzung der Intima bei der Ligatur. Die Ligatur der A. car. int. sei weniger gefährlich als die Ligatur der A. car. com. Die A. car. com. weise allgemein mehr sklerotische Veränderungen auf. Eine Ligatur im sklerotischen Gewebe verletze die Intima meistens sehr und gebe den Ausgangspunkt für eine Thrombose oder eine Embolie.

Jefferson (1938/39) führte nur in einigen Fällen die Carotisligatur durch. Die Auffassung, durch das Aneurysma hätten sich bereits Kollateralen gebildet, sei nur bedingt richtig. Er ist im Gegenteil der Meinung, daß das Aneurysma eher eine lokale Ischämie bedingen würde. Jefferson weist auf den Fall von Dandy hin, wo nach partieller Ligatur der A. car. int. eine Hemiplegie mit Tod erfolgte und bei der Sektion sich keine Thrombose fand, sondern eine Kompression der A. cer. med. durch ein großes Aneurysma im Bereich der A. com. post. Norlen (1952) war der Meinung, daß bei der Unterbindung im frischen Blutungsstadium der häufig eintretende Tod nicht nur auf Grund der Blutung zustande komme, sondern zusätzlich auch durch anoxämischen Effekt der Ligatur bedingt sei. Stierlin und v. Meyenburg (1920) beobachteten an autoptischen Fällen, daß es nach der Carotisunterbindung zu embolischen Verschleppungen in die Endäste der Sylviischen Gruppe gekommen war. Die Embolien würden unter dem Einfluß von Kollateralen bewirktem rückläufigem Blutstrom erfolgen. Voris (1951) betont vor allem, daß Patienten über 50 Jahre sehr gefährdet seien (Mortalität 17 % und in 22,5 % neurologische Komplikationen). Bei der Sektion fanden sich in den meisten Fällen Thrombosen der Hirnarterien.

Walton (1956) teilte die Komplikationen nach Unterbindung der A. carotis in die typischen früh und spät auftretenden Komplikationen ein. Er wies vor allem darauf hin, daß bei wachsender Verlangsamung der Strömung insbesondere in den Aa. comm., aber auch in den anderen Hirngefäßen der intrakranielle Druck ansteige, so daß ein erstes Versorgungsdefizit entstünde. Direkt nach der Unterbindung auftretende ödematöse Veränderungen würden sicher auch abhängen von einer bestehenden Ischämie, zu niedrigem Blutdruck, hohem Hirndruck und einer möglichen Konstriktion der Gefäße. Ähnliche Meinungen vertreten auch Meadows, Norlen und Olivecrona. Walton weist ferner darauf hin, daß man bei autoptischen Fällen auch Infarzierungen gesehen hätte, die besonders bei Anomalien der C. Willisi auftreten würden. Die Anomalien des C. Willisi haben zweifelsohne eine Bedeutung bei den Komplikationen nach der Ligatur. Windle (1888) fand unter 200 detailliert untersuchten Fällen nur 119 normal ausgebildete Gefäße. Hier fielen vor allen Dingen die Anomalien im Bereich der A. post. com. und der A. com. ant. auf. Ähnliche anatomische Beobachtungen stammen von Rothmann (1904), Fetterman und Moran (1941) und Padget (1944).

Die beobachteten Mißbildungen des C. Willisi sind nach Ansicht von Tönnis und Schiefer (1959) für die Durchblutungsverhältnisse unter normalen Bedingungen ohne wesentliche Bedeutung. Erst unter pathologischen Zirkulationsbedingungen könne eine solche Variation lebenswichtige Bedeutung erlangen. Hodes u. Mitarb. (1953) fanden unter 110 Hirnen, Morel und Wildi (1953) unter 763 Hirnen keinen wirklichen Defekt, sondern nur eine Hypoplasie einzelner Gefäße. Schiefer und Tönnis weisen darauf hin, daß bei älteren Untersuchungen sich häufiger eine Unterbrechung zwischen A. car. int.

und A. bas.n achweisen ließ. So fand beispielsweise FAWCETT und BLACHFORD (1906) bei 700 untersuchten Hirnen 23mal eine einseitige und 3mal eine doppelseitige Unterbrechung. Bei den Untersuchungen von DE VRIESE (1905) fand sich ein unvollständiger Circulus (infolge Fehlens der A. com. post.) in 6%. KRAYENBÜHL und YASARGIL (1957) konnten die gleichen Variationstypen mit ungefähr derselben Häufigkeit nachweisen. TÖNNIS und SCHIEFER berichten, daß sich am häufigsten Anomalien des C. Willisi bei sackförmigen Aneurysmen finden. BUSSE (1921) ist der Meinung, daß eine Mißbildung im Bereich des C. Willisi nicht selten im Zusammenhang mit der Entwicklung eines Aneurysmas steht. PADGET (1945) wies auf die Tatsache hin, daß Anomalien bei Nach-

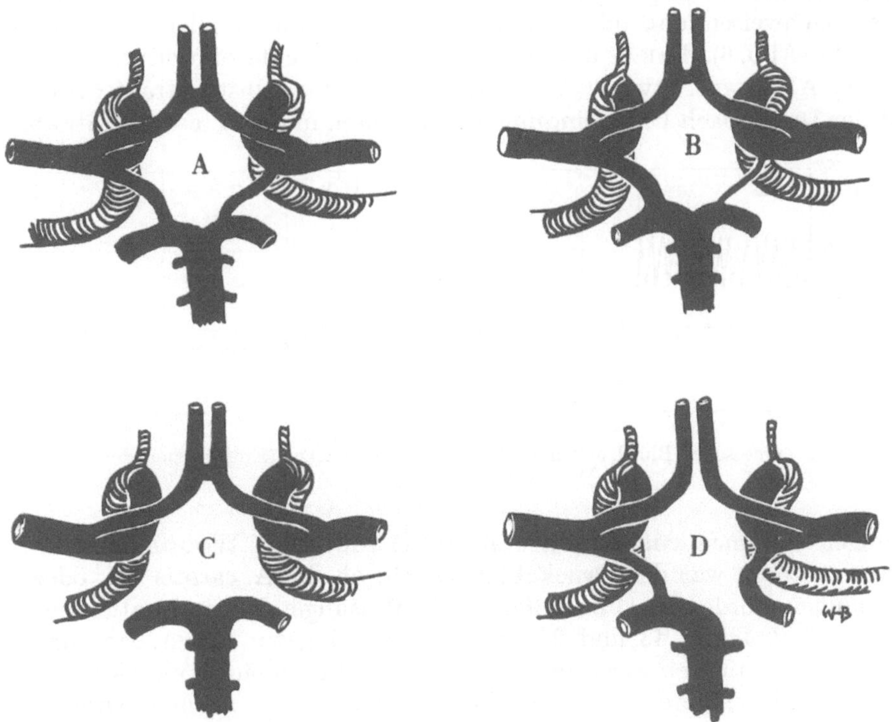

Abb. 5. Entnommen der Arbeit von HAMBY, zeigt die häufiger vorkommenden Variationen des C. Willisi

weis eines sackförmigen Aneurysmas doppelt so häufig sind wie sonst. MANGHI u. Mitarb. (1957) beobachteten, daß bei Vorliegen von sackförmigen Aneurysmen in fast 75% weitere Mißbildungen des C. Willisi vorliegen können. Die häufigste Anomalie des C. Willisi ist in der Unterentwicklung einer A. car. int. bzw. eines horizontalen Anteriorschenkels zu sehen. HODGES fand eine Hypoplasie beider A. com. post. in 6%, FALCONER (1951) bei 5 von 11 Aneurysmen Anomalien des C. Willisi. Die Abb. 5 der Arbeit von HAMBY entnommen, zeigt die häufiger vorkommenden Variationen des C. Willisi.

DECKER und HIPP (1958) führten ausgedehnte angiographische Untersuchungen über den C. Willisi aus. Nur in 25% zeigte sich ein völlig symmetrischer Circulus, in 10% war der horizontale Anteriorschenkel auf einer Seite schwächer ausgebildet und in mehr als 15% fand sich eine einseitige Hypoplasie oder Aplasie einer A. com. post. SLANY (1938) konnte 26 Fälle mit sackförmigen Aneurysmen untersuchen, wobei er 14mal Anomalien des C. Willisi beobachtete, die sehr wahrscheinlich bei einer pathologisch veränderten Zirkulation wirksam geworden wären. Aus diesen Beobachtungen geht hervor, daß die Carotisligatur gerade bei den sackförmigen Aneurysmen zu Komplikationen infolge der ungenügenden Kollateralfunktion führen kann. TÖNNIS hat daher bereits schon seit langem die vollständige Abklärung der Kollateralfunktionen im beidseitigen Angiogramm vor Durchführung einer Ligatur gefordert.

Die Tatsache, daß nach der Unterbindung der A. carotis der Druck im distalen Bereich des Gefäßes deutlich abfällt, wird zwar einerseits den Ansichten derjenigen Autoren gerecht, die insbesondere in früheren Jahren der Meinung waren, durch diese Drosselung des Druckes die Blutung zum Stillstand und das Aneurysma eventuell zur Thrombosierung zu bringen. Auf der anderen Seite wird aber auch durch die nachgewiesene Senkung des Blutdruckes die Gefährlichkeit der Ligatur offenbar, besonders dann, wenn das Hirn durch die der Blutung nachfolgenden Veränderungen (Ödem) zusätzlich in seiner Sauerstoffversorgung gefährdet ist.

Sweet und Bennett (1948) zeigten zuerst, daß tatsächlich nach der Unterbindung der Blutdruck in den distal gelegenen Gefäßen deutlich abfällt. Vorgenommene Messungen konnten nachweisen, daß nach Ligatur der A. car. com. der Druck in der A. int. um etwa 50 % sinkt (Abb. 6). Bakay und Sweet (1952) beobachteten weiter, daß der Druck in den Ästen der A. car. int. etwa 80 % des Internadruckes selbst beträgt. Auch in diesen Ästen fällt der Druck nach Unterbindung adäquat dem in der A. carotis int. ab. Ähnliche

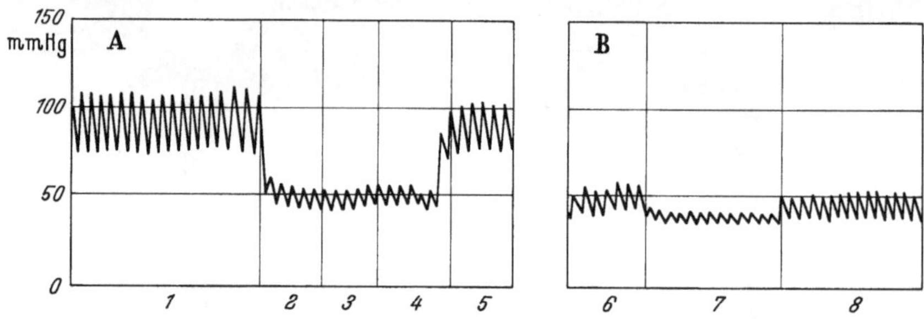

Abb. 6. Fortlaufend gemessener Blutdruck nach Carotisunterbindung. (Entnommen der Arbeit von Bakay u. Sweet 1952.)

Beobachtungen stammen von Bloor u. a. (1951) sowie von Woodhall u. a. (1953/56). Bei letzteren Autoren war der Druckabfall gleich, ob die A. carotis int. oder A. carotis com. unterbunden wurde. Braden (1952) teilte Messungen bei drei Patienten mit, wobei der Carotisdruck 2 Jahre, 48 und 24 Std nach der Ligatur der A. car. com. gemessen wurde. Bei diesen Patienten war direkt nach der Ligatur zunächst ein akuter Druckabfall erreicht worden. Die späteren Messungen ließen jedoch wieder normale Druckverhältnisse erkennen.

Woodhall, Odom, Bloor und Golden führten Messungen bei 17 Fällen nach Unterbindung der A. carotis int. oder A. carotis com. durch. Die Druckverhältnisse wurden in der A. carotis int. am Halse im intrakraniellen Verlauf der A. carotis int. und in der A. cer. med. beobachtet. Durchschnittlich sanken die Druckwerte um 50 %. Teilweise konnten auch Drucksenkungen in der A. cer. med. bis zu 76 %, zum Teil aber auch nur bis 30 % nachgewiesen werden. Bei Verschluß der A. carotis am Halse sank der Druck im intrakraniellen Teil der A. carotis im allgemeinen auf Werte von 60—80 mm Hg. Bei einem Aneurysma im Bereich der A. carotis int. wurde $5^{1}/_{2}$ Monate später nach Teilverschluß der A. com. am Halse in der A. cer. med. ein Druck von 75 mm Hg nachgewiesen.

Diese Befunde zeigen einerseits, wie gut die Kollateralfunktionen des Hirn ausgebildet sind, da in vielen Fällen die Carotisligatur anstandslos vertragen wird. Man wird aber hierbei voraussetzen müssen, daß die vasculären Verhältnisse des Patienten voll funktionsfähig sind, was wiederum die Folgerung bedingt, die Ligatur wenn möglich im blutungsfreien Intervall durchzuführen.

Von weiterer Bedeutung für das Zustandekommen von Komplikationen sind die nicht selten bei sackförmigen Aneurysmen nachzuweisenden sog. Gefäßspasmen, die bei der Unterbindung und der damit verbundenen Blutdrucksenkung möglicherweise ischämische Veränderungen verstärken bzw. hervorrufen können. Auf die Rolle dieser sog. Spasmen wird noch ausführlich eingegangen. Die besprochenen möglichen Auswirkungen dieser Gefäßveränderungen auf die Mortalität und Morbidität dürften für die Ligatur der A. car. am Halse ebenfalls von Bedeutung sein. Die im Schrifttum aufzufindenden Ergebnisse der Carotisligatur gibt Tabelle 10 wieder.

12. Indikation und operative Methoden bei der Ligatur der A. carotis am Halse.

Aus den insbesondere im letzten Jahrzehnt immer zahlreicher werdenden Publikationen über die Behandlungsmethoden und -erfolge der sackförmigen Aneurysmen haben sich inzwischen doch deutliche Abgrenzungen der Indikation für die Carotisligatur herausgeschält. Zweifelsohne wird die Ligatur immer mehr von dem direkten operativen Eingriff abgelöst. Sie hat zunächst noch ihren Platz als Methode bei der Kombination mit dem intrakraniellen Eingriff bzw. als präventive Freilegung, um bei der Ruptur eines Aneurysmas während des intrakraniellen Eingriffes die Blutung zu drosseln. Indiziert bei den Aneurysmen ist sie heute noch bei den infraklinoidal und seltener den supraklinoidal gelegenen Aneurysmen, also praktisch bei den Aneurysmen der A. carotis interna. Dies gilt besonders für sehr große und breitbasig aufsitzende Aneurysmen dieser Lokalisation, die sowieso nicht durch einen Clip zu versorgen sind. Die infraklinoidalen Aneurysmen liegen ja bekanntlich häufig im Sinus cavernosus und können, wenn sie nicht noch supraklinoidal entwickelt sind, bei Rupturen weniger das Hirn gefährden, da sie zu einer arteriovenösen Fistel bei einer Blutung führen. Daraus resultiert auch, daß Blutungen äußerst selten sind und das klinische Bild durch den paralytischen Verlauf bei Beteiligung der Augenmuskelnerven und des Trigeminus bestimmt wird (FOIX 1920, JEFFERSON, WALSH und KING, KRAYENBÜHL, WALKER, TÖNNIS, SCHIEFER und WALTER).

Nicht selten handelt es sich um große, mehrkammerige, teils schon von Thromben gefüllte Aneurysmen. Letzteres zeigt allein schon die Tatsache, daß diese Aneurysmen bei der Operation meist größer erscheinen als es der Kontrastmittelfüllung bei der Angiographie entspricht. Die infraklinoidalen Aneurysmen sind also sicher geeignet für die Carotisligatur. Ihre Blutversorgung geschieht im wesentlichen durch die A. car. int. ohne wesentliche Zuflüsse aus anderen Gefäßen, so daß der Verschluß dieser Arterie mit der daraus resultierenden Verlangsamung der Strömung und der Herabsetzung des Blutdruckes gute Voraussetzungen für eine progrediente Thrombosierung schaffen.

1951 weist FALCONER schon darauf hin, daß bei den Aneurysmen des C. Willisi, insbesondere den weiter distal liegenden, die Ligatur sehr fragwürdigen Wert hat. Allerdings kombiniert FALCONER die Ligatur mit einem späteren intrakraniellen Verschluß der A. car. Er sah dabei gute Erfolge. Auch bei den supraklinoidalen Aneurysmen, insbesondere der Teilungsstelle, führt er mit Erfolg den kombinierten Eingriff durch. DANDY (1944) spricht sich hier für die Ligatur aus, da bei direktem Angehen an der Teilungsstelle die A. cer. ant. oder -media geschädigt würden.

FALCONER weist gleichzeitig einige Fälle vor, bei denen die angiographischen Kontrollen eine spätere Füllung des Aneurysmas durch Blutreflux aus dem C. Willisi ergaben. Er hält daher den zusätzlichen intrakraniellen Verschluß für notwendig. KRAYENBÜHL (1941) hatte die Indikation der Ligatur nicht auf die infraklinoidalen Aneurysmen beschränkt und in seiner jüngsten Zusammenstellung mit YASARGIL zeigt sich, daß im wesentlichen nur die Aneurysmen der A. com. ant. mit der Ligatur versorgt werden, wobei der Autor aber selbst feststellt, daß die Wirkung der Ligatur bei Aneurysmen dieser Lokalisation fragwürdig sei. Die Kontrollangiographie bei 13 Fällen ergab ein Aneurysma unverminderter Größe bei der Hälfte der Patienten.

Über nachgewiesene völlige Thrombosierung von sackförmigen Aneurysmen nach einer Carotisligatur liegen nur wenige Berichte vor.

WALSH und LOVE (zit. bei KRAYENBÜHL 1941) sahen in einem Fall 1 Jahr nach der Unterbindung eine Verkalkung des Aneurysmas. JOHNSON (1952) fand bei der Sektion eines nach der Ligatur verstorbenen Patienten das Aneurysma thrombosiert. Bei einem weiteren Fall (Sektion 6 Jahre nach der Ligatur, Tod durch Ruptur des Aneurysmas) war die A. car. externa hypertrophiert.

Die einzige Indikation der Ligatur bleibt nach Krayenbühl auch nur für die infraklinoidalen Aneurysmen. Insbesondere habe die Ligatur keine Wirkung bei Aneurysmen der A. com. post., da diese von der A. int. und der A. bas. versorgt würden. Black und German (1953) behandeln ebenfalls, abgesehen von den traumatischen Sinus-Cavernosus-Aneurysmen, nur die Aneurysmen der A. car. interna mit der Ligatur, allerdings behielten von 12 Patienten 9 ihre Augenmuskelstörungen, wenn auch teilweise gebessert. Sie lehnen die Ligatur für Aneurysmen sonstiger Lokalisation strikt ab.

Steelmann und Hayes und Rizzoli weisen besonders auf den kombinierten Eingriff hin, der allerdings noch mehr für die supraklinoidalen Aneurysmen in Frage kommt. Sie empfehlen als beste Methode die zweizeitige Unterbindung (zunächst Ligatur der A. com., dann 1 Woche später die der A. car. int.).

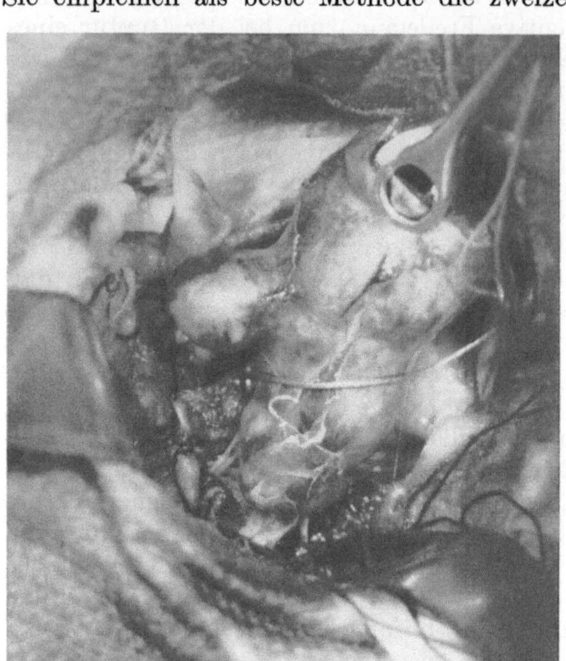

Abb. 7. Operationsfoto eines riesigen Aneurysmas im supraclinoidalen Bereich, bei dem die Carotisligatur ohne Erfolg blieb.

Johnson empfiehlt die Unterbindung bei sehr großen Aneurysmen, die direkt nicht angegangen werden können, sowie im übrigen nur bei den Aneurysmen der infraklinoidalen Lokalisation. Allgemein darf man zum heutigen Zeitpunkt annehmen, daß die Carotisligatur ihren festen Platz bei den traumatischen Sinus-Cavernosus-Aneurysmen (hier in Verbindung mit dem intrakraniellen Verschluß der Carotis und der A. opht., Tönnis 1958, Walter 1961) und bei den infraklinoidalen (auch hier gegebenenfalls mit kombiniertem intrakraniellen Eingriff, Norlen, Falconer) gefunden hat, während bei den Aneurysmen anderer Lokalisation der direkte operative Eingriff (Stielligatur, Clips, Muskelumlagerung, Kunststoffumhüllung, Trapping) vorzuziehen ist. Hierfür ein Beispiel: Bei einem neunjährigen Patienten mit einem riesigen Aneurysma im supraclinoidalen Bereich war wegen eines zunehmenden Visusverfalles zunächst auswärts eine Unterbindung der A. car. am Halse durchgeführt worden. Obwohl das große Aneurysma, wie sich später zeigte, mit Thromben und Septen gefüllt war und bei der bestehenden Verlangsamung der Durchströmung gute Vorbedingungen zur Thrombose nach der Unterbindung der A. car. besaß, geriet das Kind in die Gefahr einer Amaurose, abgesehen davon, daß sich auch Halbseitenzeichen bemerkbar machten. Das Aneurysma wurde daraufhin exstirpiert (s. Abb. 7). Der weitere Verlauf war durchaus zufriedenstellend.

Meinungsverschiedenheiten bestehen noch, ob die Unterbindung der A. car. com. genügt oder die zusätzliche oder alleinige Unterbindung der A. car. int. vorzuziehen ist, ob partiell oder total ligiert werden soll. Voraussetzung für jede Ligatur ist die vorhergehende angiographische Kontrolle beider Seiten zur Klärung der Kollateralfunktion des C. Willisi (Norlen und Barnum 1953, List und Hodges 1946, Löfstedt 1950, Poppen 1951, Tönnis 1956 u. a.). Auf die möglichen Dysplasien des C. Willisi mit ihrer Auswirkung auf die Kollateralversorgung wurde bereits hingewiesen. Die Tatsache, daß bei der Unterbindung der A. car. com. über die Anastomosen der A. thyreoidea sup. und inf. via A. car. ext. die Durchströmung der A. car. int. nicht wesentlich beeinflußt werden kann, läßt von vornherein die Unterbindung der A. car. com. allein wenig wirksam erscheinen.

Die Abb. 8, entnommen der Arbeit POPPEN (1950) verdeutlicht dies. DORRANCE (1934) (Übersicht über 20 Autoren) berichtete über die allgemein gemachten Erfahrungen, daß die alleinige Unterbindung der A. car. com. nicht genügt. Die in Abb. 9 gezeigte Wirksamkeit der Carotisligatur nach dem alten Schema von DOTT (1933) entspricht nicht mehr ganz unseren heutigen Vorstellungen. Wie Abb. 10 und 11, entnommen der Arbeit von WEICKMANN (1959), demonstrieren, hat die Carotisligatur keinen wesentlichen Einfluß mehr, außer auf den infraklinoidalen Anteil der A. car. int.

In den früheren Jahren wurde im allgemeinen nur die A. car. com. unterbunden. NORLEN (1952) ligierte bei gefährdeten Patienten (schlechter, akuter Zustand, hohes Alter usw.) zunächst nur die A. com., spricht sich aber auch für die Unterbindung der A. car. int. aus. FALCONER plädierte ebenfalls für die zweizeitige Unterbindung. KRAYENBÜHL sah 1941 keinen Unterschied darin, ob er die A. car. int. oder A. car. com. unterbunden hatte. SCHORSTEIN, MURPHY und

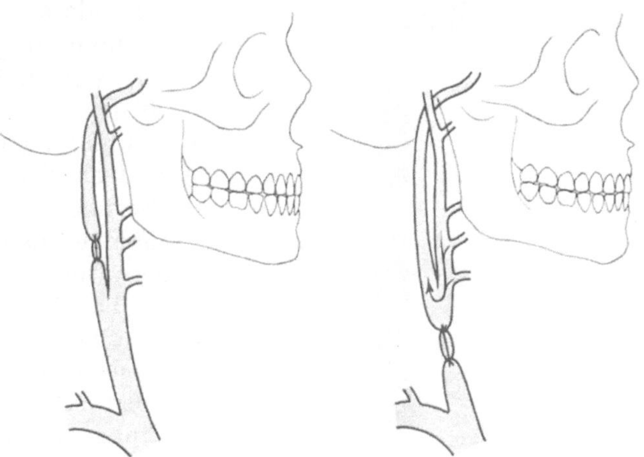

Abb. 8. Der Verschluß der A. car. com. allein genügt nicht. Auch die Unterbindung der A. car. interna läßt noch Kollateralen über die A. car. externa via A. ophthalmica zu. (Entnommen der Arbeit von POPPEN 1950.)

ROGERS halten die Ligatur der A. car. com. für ungefährlicher. BLACK und GERMAN ligieren bei Patienten über 40 Jahre im allgemeinen nur die A. car. com., POPPEN und DANDY sahen keinen Unterschied hinsichtlich der Zahl und Ausdehnung der Komplikationen. TROTTER weist darauf hin, daß bei primär geschädigter Gefäßwand die Gefahr der Embolie größer sei, eine Tatsache, auf die bereits PERTHES (1920) hinwies.

Man wird die arteriosklerotischen Veränderungen, die sich bekanntlich mehr im Bereich der A. com. als der A. car. int. finden, für einen Teil der Spätkomplikationen verantwortlich machen müssen. So bildeten sich bei POPPEN zweimal Aneurysmen im Bereich der Ligatur aus.

Andererseits zeigen auch die Befunde (FALCONER), daß innerhalb der Arterien, die auf Grund aufgetretener Komplikationen kurz nach der Ligatur wieder

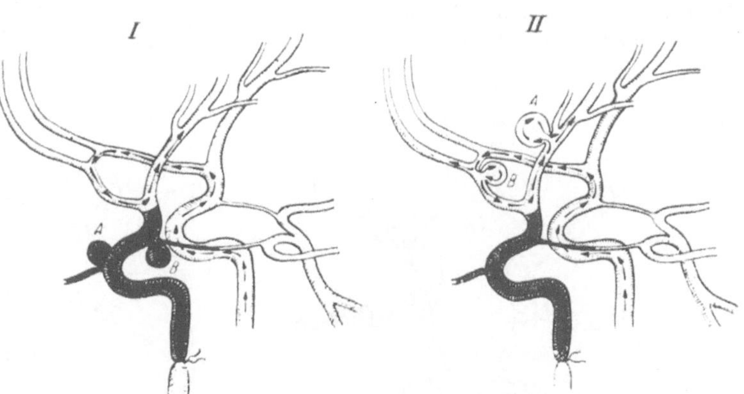

Abb. 9. Schema nach DOTT (1933). Die Ausschaltung der A. car. interna soll nur unwirksam sein, wenn das Aneurysma (II) distal des Abganges der A. cer. ant. sitzt. (Entnommen der Arbeit von KRAYENBÜHL 1941.)

eröffnet wurden, sich bereits Thromben gebildet hatten, die die Ursache für eine Embolie bilden können. ROGERS führte deshalb die Durchtrennung der A. car. zwischen zwei Ligaturen durch, um die Gefahr einer Ablösung eines Thrombus oberhalb der Ligatur durch die noch bestehende Pulsation unterhalb der Ligatur zu vermeiden. Diese Methode hat sich aber nicht durchgesetzt, da bei einer Reihe von Patienten die Ligatur nach Eintritt einer frühen Komplikation zum Teil mit gutem Erfolg (FALCONER, KRAYENBÜHL, BRACKETT u.a.) wieder eröffnet wurde. BRACKETT gibt als Limit für die Zeit der

Wiedereröffnung 15 min an. Die partielle Ligatur, also nur Einengung der A. car. zur Vermeidung von Komplikationen durch abruptes Unterbinden der Blutzufuhr (Falconer 1951, einige Tage später völliger Verschluß) hat sich anscheinend nicht durchgesetzt. Man wird hier auch bedenken müssen, daß die Einengung des Lumens, insbesondere, wenn die Intima dabei geschädigt ist, der Gefahr der Thrombenbildung Vorschub leisten kann. Wir sind im Gegensatz zu anderen Autoren doch der Meinung, daß das höhere Lebensalter der Patienten eine Gegenindikation darstellen kann. Aus den allgemeinen pathophysiologischen Kenntnissen über die nachlassende Elastizität der Gefäße im höheren Lebensalter wird man ohne weiteres eine höhere Gefährdung dieser Patienten ablesen können. Dasselbe gilt für Patienten, die schon längere Zeit unter einer Hypertonie leiden. Wenn, wie Meßversuche nach der Unterbindung (Bakay und Sweet u. a.) ergeben haben, eine akute und teilweise drastische Senkung des intraarteriellen Druckes oberhalb der Unterbindung bis zu 50 und 60% eintritt, so wird auch die beste Kollateralfunktion nicht immer den sog. Erfordernishochdruck aufrechterhalten können und damit eine erhöhte Gefährdung mit sich bringen.

Grille (1911) weist auf das Alter bei der Ligatur als wesentlichen Faktor der Prognose hin, ebenso ist Dandy der Meinung, daß die Ligatur nach 45 Jahren zunehmend gefährlicher würde. Hermann, Obrador und Dott (1937) geben die Altersgrenze mit 60 Jahren an. Andere Autoren, wie Pilcher und Thuss (1934), Schorstein (1940) und Brackett, Murphey und Rogers, Sigrist (1900) konnten in ihren Komplika-

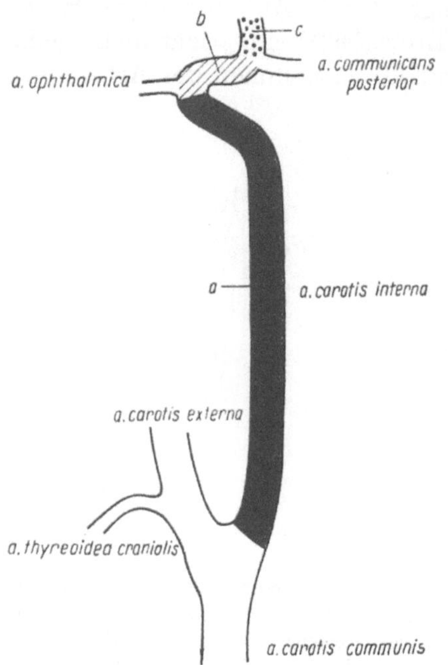

Abb. 10a—c. a Gefäßabschnitt der A. car. int. ohne Seitenäste. b Oberer Siphonschenkel zwischen Abgang der A. ophthalmica und der A. com. post., über diese Gefäße ausnahmsweise am Kollateralkreislauf beteiligt. c Endstrecke der A. car. int. zwischen Abgang der A. com. post. und der Bifurkation, zugehörig zum C. Willisi. (Entnommen der Arbeit von Weickmann 1959.)

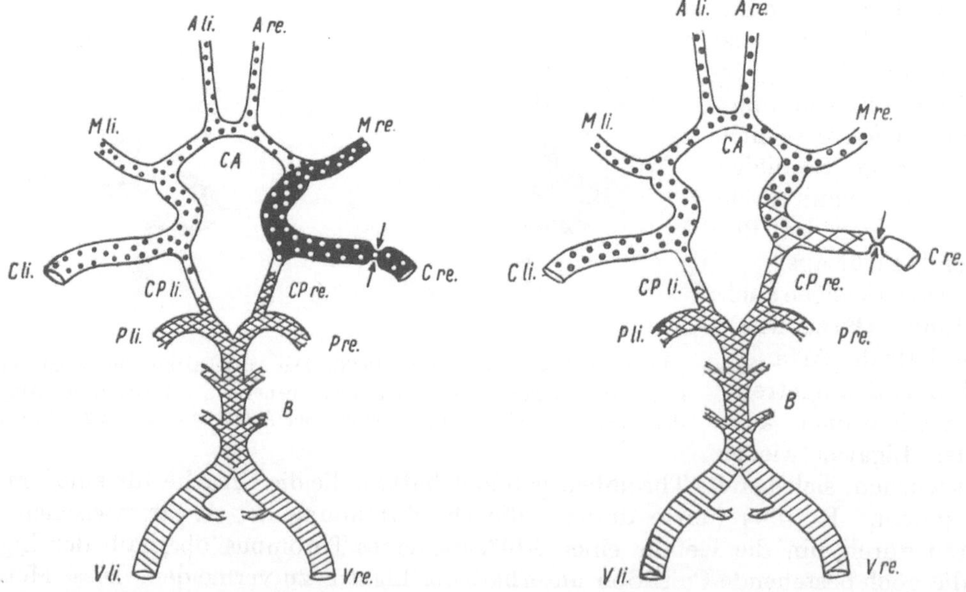

Abb. 11. Die Strömungsverhältnisse im C. Willisi bei Unterbindung einer A. car. int. li. teilweiser Verschluß, Strömungsausgleich über die A. com. ant. re. totaler Verschluß, Ausgleich über den C. Willisi von li. und aus der A. vertebralis. (Entnommen der Arbeit von Weickmann 1959.)

tionsresultaten keine Abhängigkeit vom Alter erkennen, BRACKETT ebenfalls nicht bei den Hypertonikern und normotensiven Patienten. Es scheinen also auch hier die bessere Narkosetechnik und die Kreislaufversorgung das Alter nicht mehr so zu gefährden. Alle Autoren (FALCONER, NORLEN, JOHNSON, JEFFERSON, ROGERS, McKISSOCK, TÖNNIS) sind sich darüber einig, daß die Unterbindung im akuten Blutungsstadium die weitaus schlechtere Prognose hat. Bei der o. e. engen Indikation für die infraklinoidalen Aneurysmen erscheint aber diese Tatsache nicht mehr aktuell. Der immer wieder empfohlene Kompressionstest (MATAS), der verschieden lang ausgedehnt wird, schützt nicht vor Überraschungen. Immer wieder wird berichtet, daß Patienten zunächst den Kompressionstest vertrugen, dann aber kurz nach der Ligatur doch eine Hemiparese bekamen (POPPEN, KRAYENBÜHL, PARKINSON, FALCONER, DOTT, CHRISTENSEN, ELVIDGE und FEINDEL u. a.).

In einem Teil der Fälle gelingt es, nach schneller Entfernung der Ligatur die neurologischen Ausfälle zu restituieren, jedoch ist die Zeit hierfür sehr kurz. Wesentlicher als der Kompressionstest ist zweifelsohne die genaue angiographische Untersuchung des C. Willisi mit Angiographie der Gegenseite und Kompression der Seite der Unterbindung. So sind wir teilweise dazu übergegangen, bei positivem angiographischem Befund den Patienten in Intubationsnarkose zu operieren, ohne Komplikationen erlebt zu haben.

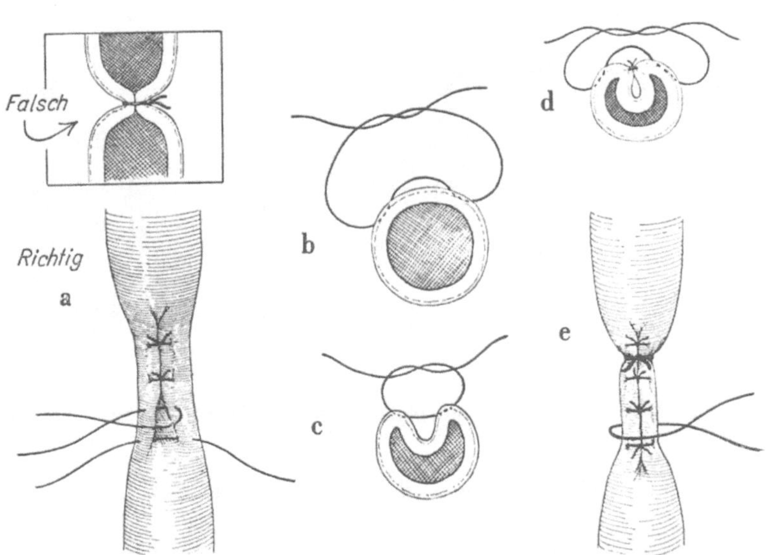

Abb. 12. Von POPPEN vorgeschlagene Unterbindungsmethode der Art. carotis am Hals. (Entnommen der Arbeit von POPPEN 1950.)

Zusammenfassend läßt sich also sagen, daß die Carotisligatur heute ihren festen Platz und strenge Indikation für die infraklinoidalen Aneurysmen und teilweise auch für die großen, nicht direkt angehbaren supraklinoidalen (hierzu rechnen wir auch die seltenen intrasellären Aneurysmen, SCHIEFER und MARGUTH) hat. BRACKETT weist darauf hin, daß die Ligatur bei den supraklinoidalen Aneurysmen deutlich mehr Komplikationen aufwies. Alter und Allgemeinzustand, cardiovasculäre und pulmonale Erkrankungen sollen bei der Indikation sorgfältig abgewogen werden. Die Methode der Wahl ist die zweizeitige Unterbindung im Abstand von etwa 8 Tagen. Unbedingt notwendig ist die vorherige doppelseitige angiographische Untersuchung des Kollateralkreislaufes. Eine Unterbindung im Blutungsstadium, abgesehen davon, daß es sich dabei fast immer um Aneurysmen mit Lokalisationen, die nicht zur Indikation der Ligatur gehören, handelt, schadet eher und wird die Blutung nicht beeinflussen können. Hier sollte zunächst konservativ abgewartet werden oder bei progredienter Verschlechterung (intracerebrales Hämatom, zunehmender intrakranieller Druck) der direkte Eingriff versucht werden. Die Carotisligatur hat weiterhin ihren Platz bei den Aneurysmen des Sinus cavernosus, als präventive Maßnahme bei intrakraniellen Eingriffen und teilweise als kombinierter Eingriff bei den direkt angehbaren infra- und supraklinoidalen, sackförmigen Aneurysmen.

Wir gehen heute im allgemeinen so vor, daß wir den Patienten internistisch durchuntersuchen lassen, um schwere Störungen des cardiovasculären Systems — die häufig besonders im höheren Alter eine Gegenindikation für die Unterbindung darstellen können — auszuschließen. Es wird dann zunächst die A. car. com. in Lokalanaesthesie

freigelegt und angeschlungen. Die A. car. com. wird dann per manum komprimiert —
etwa 15 min —, ergeben sich dann keine Erscheinungen (Paraesthesien, Reflexsteigerungen,
spastische Reflexzeichen), die für eine Mangeldurchblutung sprechen, so wird mit einem

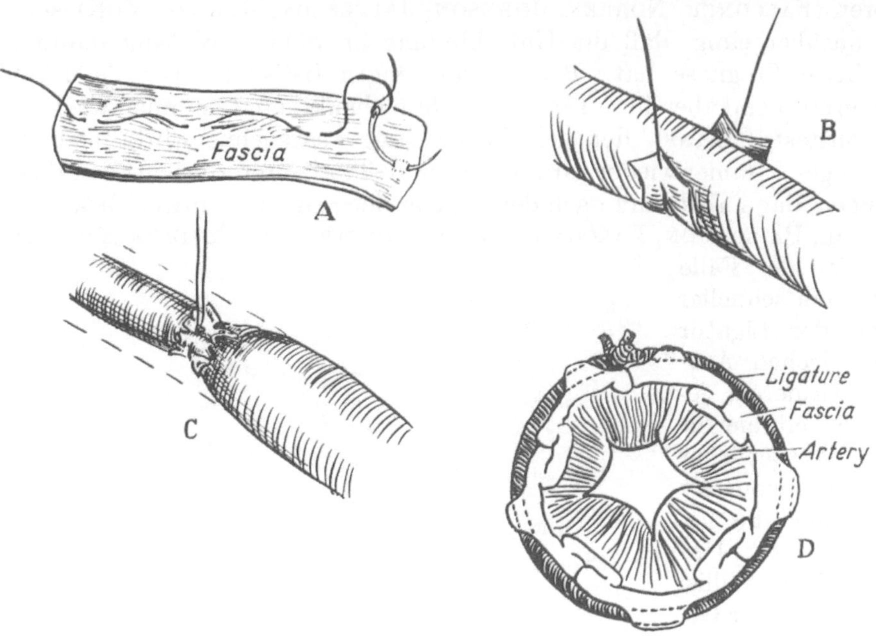

Abb. 13. Unterbindung mit einem Fascienstreifen. (Entnommen der Arbeit von Hamby 1952.)

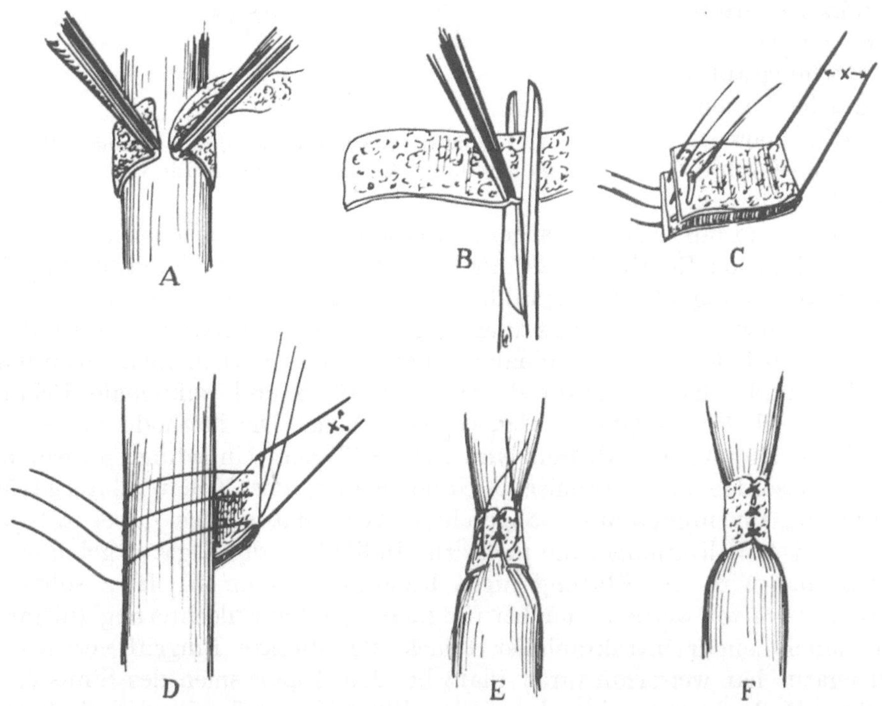

Abb. 14. Partieller Verschluß der A. car. mit einem Fascienstreifen. (Entnommen der Arbeit von Hamby 1952.)

doppelten Seidenfaden die A. car. com. unterbunden. Etwa 8 Tage später wird dann in
gleicher Weise die A. car. int. ligiert. Die Entscheidung, ob im Blutungsstadium
unterbunden wird, kommt nur in sehr seltenen Fällen auf uns zu, da wir die Indikation

nur auf die nichtblutenden infraklinoidalen und in einzelnen Fällen supraklinoidal ge-
legenen Aneurysmen eingeengt haben. Sofern bei zunehmender Verschlechterung eines
Patienten mit blutendem Aneurysma nur die Wahl der Operation bleibt, gehen wir das
Aneurysma direkt an.

Für die Unterbindung selbst wurden die verschiedensten Nahtmaterialien vorgeschlagen. Um eine Verletzung der Gefäßwand zu vermeiden, schlug POPPEN die in der
Abb. 12 illustrierte Naht-Verschlußtechnik vor. Er verbindet damit zugleich eine Blockade
des Grenzstranges, indem er diesen zugleich freilegt und durch ein Drain für die Dauer
von 3 Tagen mit Novocain blockiert. Andere technische Methoden zeigen Abb. 13 und 14.

Andere Autoren (KRAYENBÜHL, BRACKETT u.a.) unterbinden mit einem gewachsten
Seidenfaden oder Tantalumbändern. Von PERTHES wurde die Ligatur mit einem Fascienstreifen eingeführt. Sichere Beobachtungen über die Vor- und Nachteile der im einzelnen
gebrauchten Technik lassen sich nicht ausmachen.

SELVERSTONE (1962) gibt eine Spezialklemme an, mit der auch bei geschlossener Wunde
die A. car. mehr oder weniger eingeengt werden kann. Von MOUNT (1959) wurden allerdings bei Anwendung dieser Methode relativ schlechte Ergebnisse erzielt. Bei 65 Unterbindungen traten 9 Todesfälle und 10 bleibende Hemiplegien auf.

POPPEN und FAGER (1960) konnten bei Gebrauch des ähnlich wirkenden Poppen-
Blalock-Clamp die Mortalität und Morbidität in ihren letzten 55 Fällen senken. NORLEN
(1953) führte bei jeder Unterbindung gleichzeitig die Resektion des Halsgrenzstranges
durch. Bei Übersicht über die verschiedenen Methoden läßt sich eine sichere Überlegen-
heit einer Methode nicht ausmachen. Wir halten daher auch weiterhin an dem oben
geschilderten Verfahren von TÖNNIS mit der zweizeitigen Unterbindung fest, wobei wir
die Indikation auf die infraklinoidalen Aneurysmen, selbstverständlich auch auf die
traumatischen Sinus-Cavernosus-Aneurysmen sowie auf Aneurysmen im supraklinoidalen
Anteil, im intrasellären Bereich und der Teilungsstelle beschränken, wenn der direkte
operative Eingriff wegen der Größe und anatomischen Situation des Aneurysmas keinen
Erfolg verspricht oder die Carotisligatur mit dem intrakraniellen Eingriff kombiniert wird.

13. Angiographische Darstellung.

Die Technik und Anwendung der angiographischen Untersuchung soll hier nicht im
einzelnen besprochen werden. Ausführliche Darstellungen darüber finden sich bei WEICK-
MANN (1959), TÖNNIS und SCHIEFER (1959) sowie KRAYENBÜHL und YASARGIL (1958).

WEICKMANN weist darauf hin, daß die Kontrastfüllung des Aneurysmas von einer
Reihe von Bedingungen abhängig ist, die manchmal nur zufällig erfüllt werden könnten.
Er stellt folgende Faktoren heraus:

1. ideale Füllung in zwei Ebenen,
2. Darstellung der Gefäßabschnitte, von welchen das Aneurysma ausgeht,
3. Belichtung der Röntgenfilme in einer Phase, in welcher das Aneurysma tatsächlich
Kontrastmittel enthält,
4. das Aneurysma darf nicht durch einen Thrombus völlig ausgefüllt sein.

Grundsätzlich ist zunächst zu fordern, daß Angiogramme in zwei Ebenen angefertigt
werden, da sonst die genaue Lokalisation des Aneurysmas häufig unmöglich gemacht
wird. Wie die Abb. 15a—j zeigen, projiziert sich das Aneurysma im seitlichen Bild in
das Gefäßgewirr oberhalb und seitlich des Syphons, ohne daß eine lokalisatorische Zuordnung möglich ist. Die dazu gehörigen a.p. Aufnahmen lassen dagegen erkennen, wie
verschieden die Lokalisationen der einzelnen Aneurysmen sein können. Ist diese einfache
Grundbedingung erfüllt, so wird man zunächst der Meinung sein — und praktiziert es
in manchen Kliniken auch heute noch — für die Diagnose des Aneurysmas genüge das
einfache Arteriogramm, da das Aneurysma ja dem arteriellen Schenkel der Hirnzirkulation
angehört.

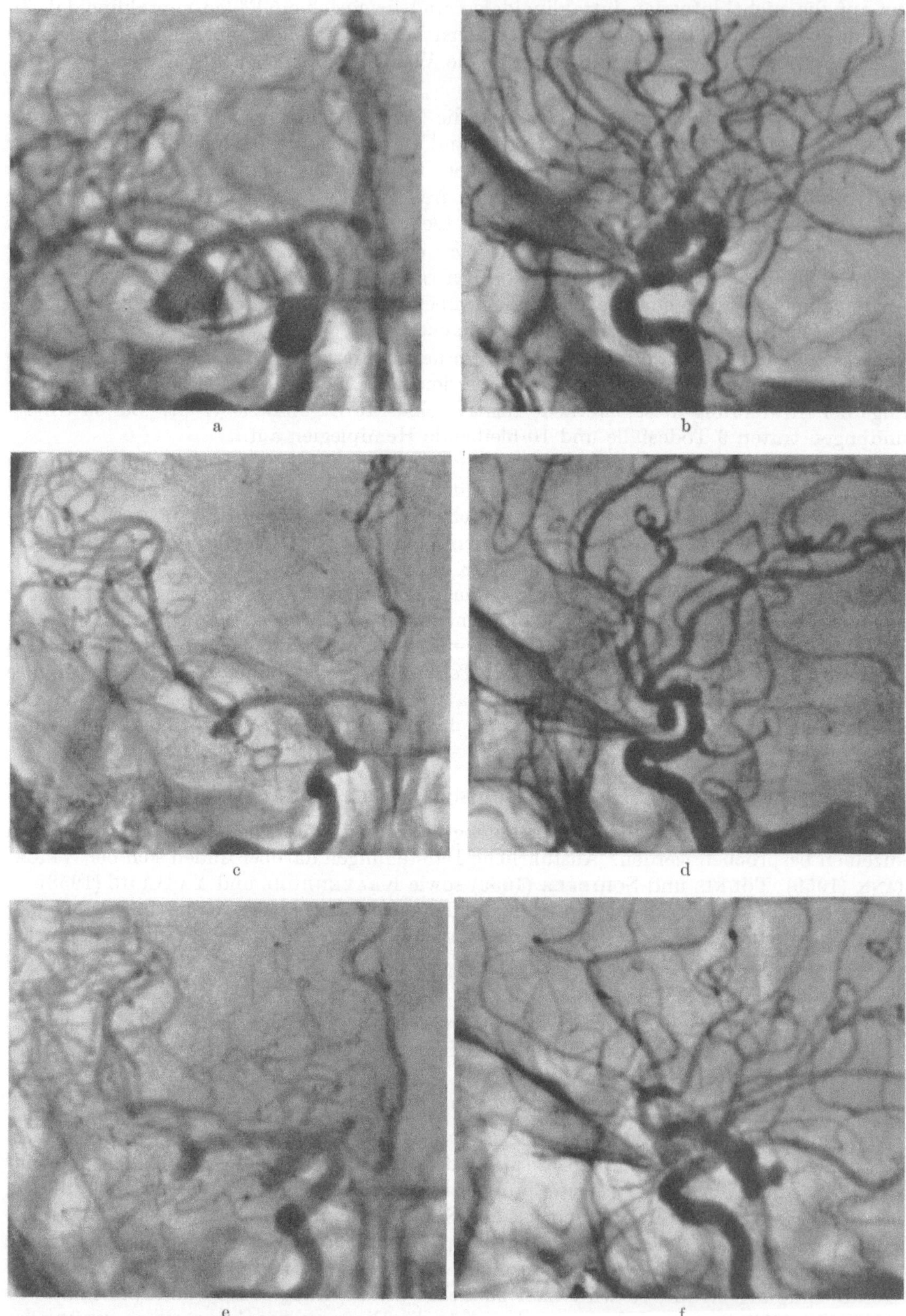

Abb. 15a—j. Die topographische Diagnose ist bei der seitlichen Aufnahme meist nicht möglich. Die a.p. Aufnahmen zeigen die verschiedenen Lokalisationen des Aneurysmas.

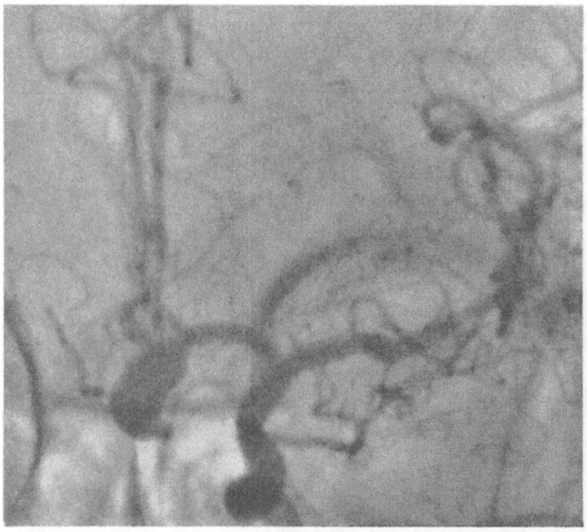

Abb. 15g

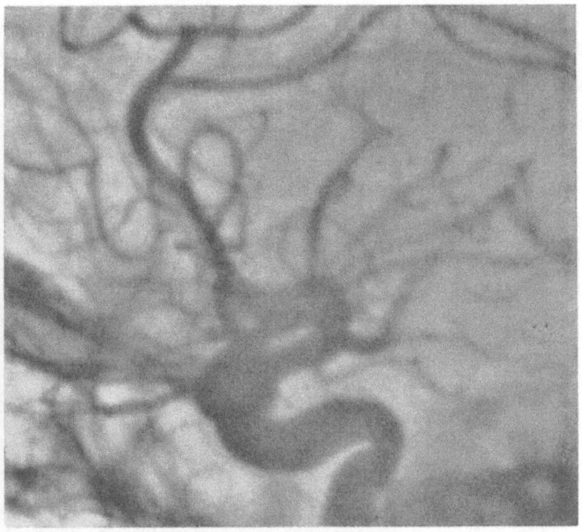

Abb. 15h

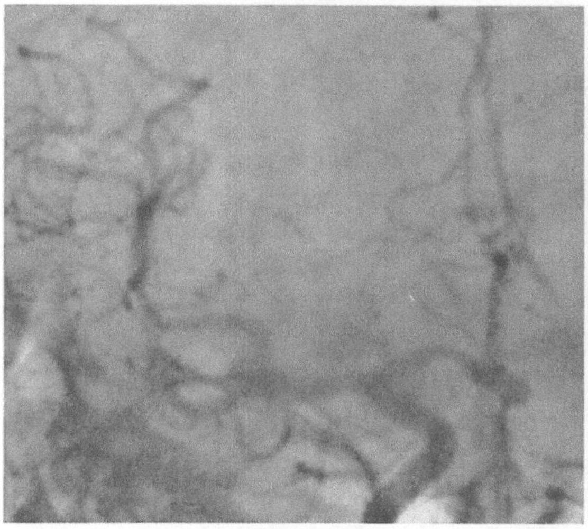

Abb. 15i

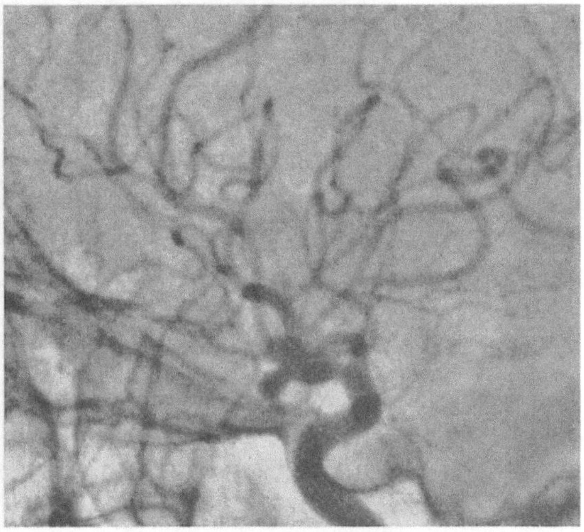

Abb. 15j

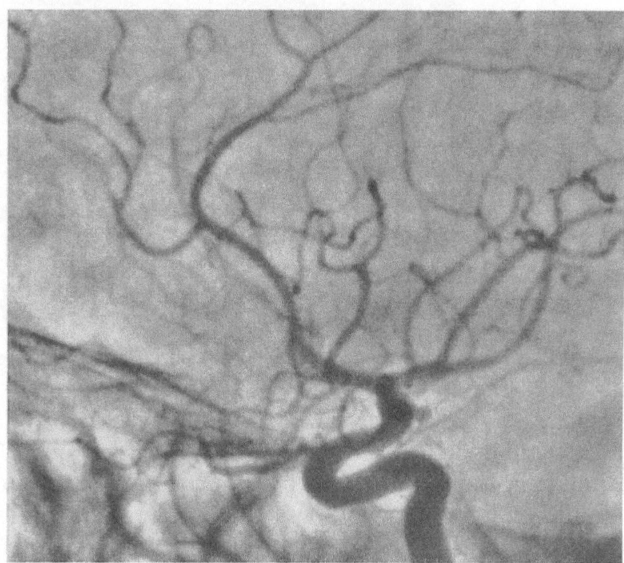

Abb. 16. Sehr kleines Aneurysma der A.
car. int., welches in einer früheren oder
späteren Phase nicht gefüllt sein kann.

Die Beobachtungen am Serienangiogramm lassen jedoch erkennen, daß dieses für die Diagnose und insbesondere für die operative Indikation auch beim sackförmigen Aneurysma unerläßlich ist. Da das Arteriogramm immer nur zufällig eine Phase des arterielllen

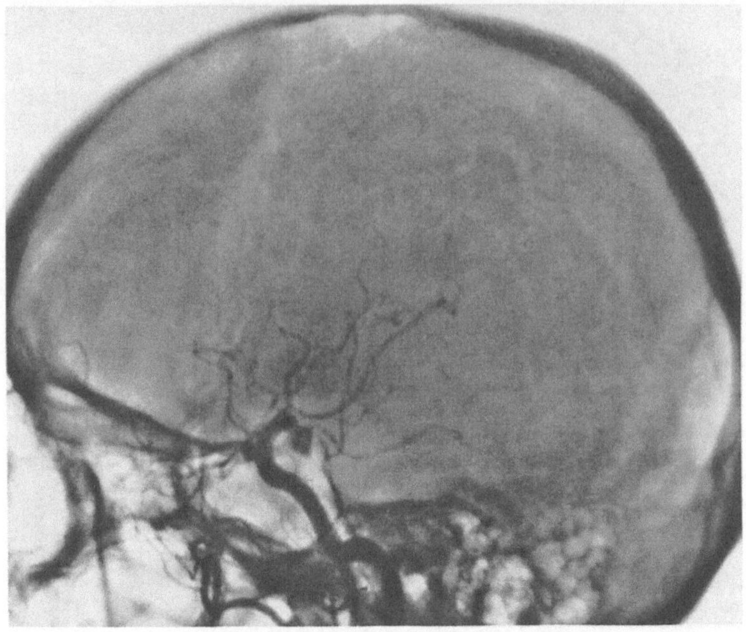

Abb. 17a. Aneurysma der A. car. int. gefüllt in der früharteriellen Phase.

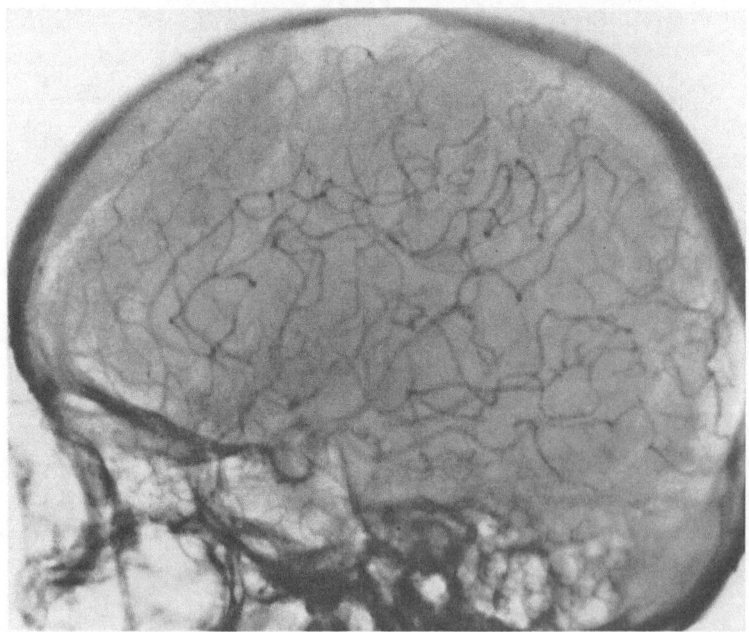

Abb. 17b. In der spätarteriellen Phase ist das Aneurysma nicht mehr feststellbar.

Durchflusses zur Darstellung bringt, besteht durchaus die Möglichkeit, daß hierbei das Aneurysma nicht erfaßt wird. Das gilt zunächst für sehr kleine Aneurysmen, die bei schneller Ausspülung des Aneurysmas nur kurz sichtbar sein können (Abb. 16). Aber auch die größeren Aneurysmen füllen sich nicht immer in jeder arteriellen Phase. Abb. 17a und b zeigt ein Aneurysma, welches sich in der früharteriellen Phase darstellt, spätarteriell aber schon nicht mehr zu sehen ist. Umgekehrt gibt es ebenfalls Aneurysmen, die in der früharteriellen Phase nicht dargestellt sind, dagegen in der spätarteriellen (Abb. 18a und b). Abb. 19a und b läßt ein großes Aneurysma erkennen welches erst im zweiten Bild der Serien gefüllt ist. Ob der gleichzeitig mitdargestellte Spasmus des

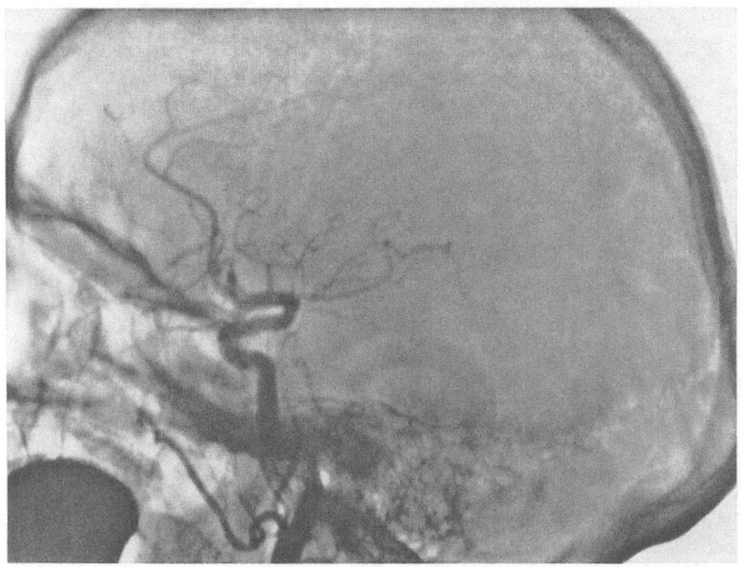

Abb. 18a. Früharterielles Angiogramm ohne dargestelltes Aneurysma.

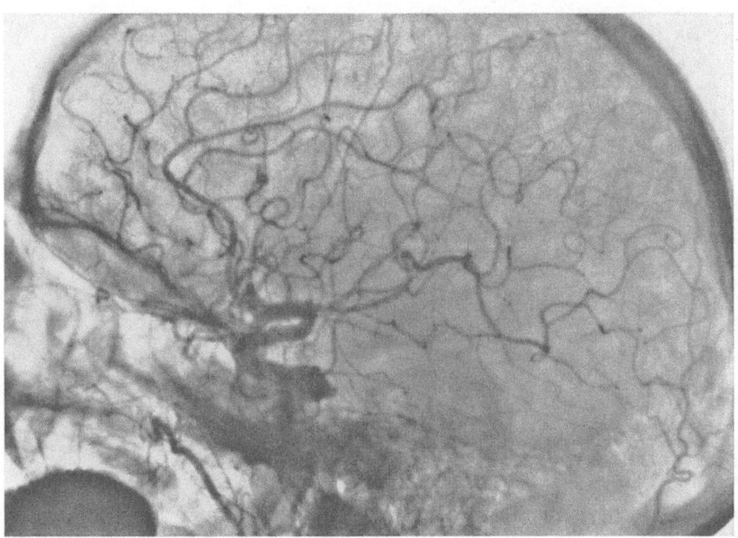

Abb. 18b. In der späteren Phase hat sich das große Aneurysma der A. car. int. gefüllt.

zuführenden Gefäßes hierfür verantwortlich zu machen ist, wäre zu diskutieren. Nicht selten kommt es sogar erst in der capillären Phase zur Füllung des Aneurysmas, wie Abb. 20 ausweist. WEICKMANN veröffentlichte einen ähnlichen Fall. Die Bilder lassen die diagnostische Unvollkommenheit des einfachen Arteriogramms deutlich erkennen.

Ein weiteres wichtiges Kriterium, welches im allgemeinen nur dem Serienangiogramm entnommen werden kann, ist die Beurteilung des dem Aneurysma zugehörigen Gefäßversorgungsgebietes bezüglich der noch vorhandenen und ausreichenden Blutversorgung bzw. eventuell eintretender Kollateralfunktionen. So sind, insbesondere beim großen

Aneurysma der A. cer. med. nicht selten Ausfälle im Mediagebiet vorhanden, die keine entsprechende neurologische Symptomatik (Hemiparese) bieten und deshalb für das operative Vorgehen (Verschluß der A. cer. med.) von großer Bedeutung sein können. So zeigt Abb. 21a—c ein großes Aneurysma der A. cer. med., bei dem im früharteriellen Bild die Arterie ausgefallen erscheint, in der weiteren Phase dann doch noch einige Äste

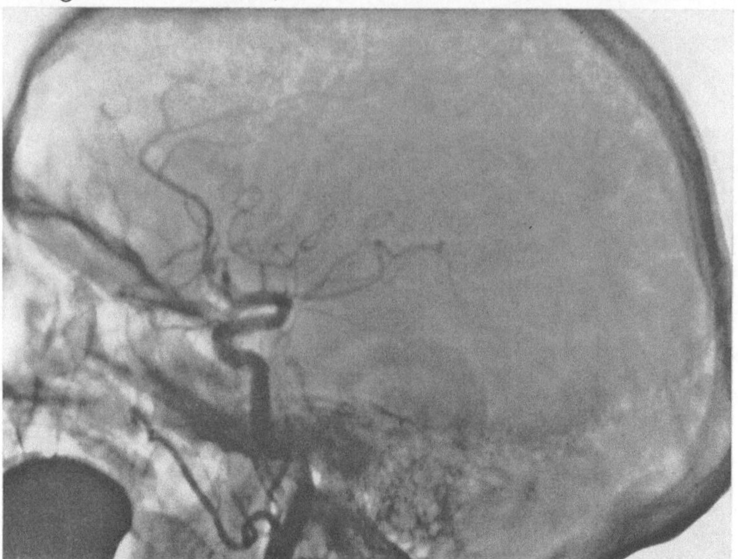

Abb. 19a. Das Aneurysma ist im früharteriellen Bild noch nicht sicher lokalisierbar.

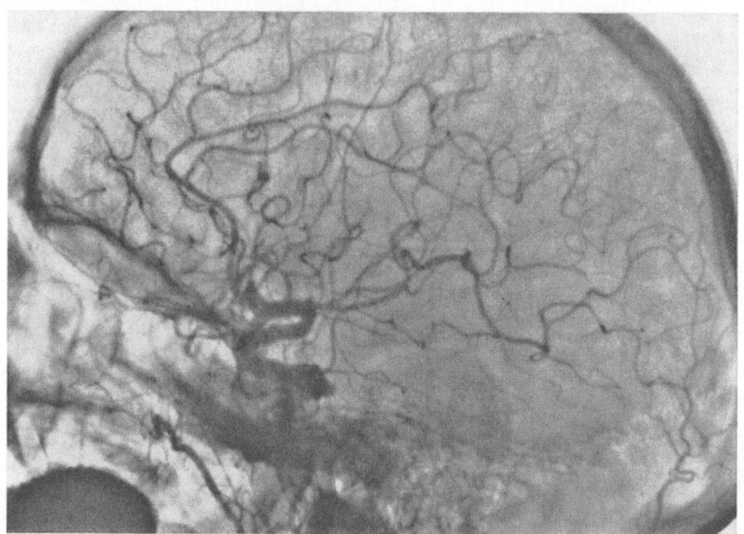

Abb. 19b. In der späteren Phase kommt das Aneurysma erst zur Darstellung.

der Sylvii-Gefäßgruppe sich darstellen und in der spätarteriellen bzw. capillären Phase die Kollateralen aus dem Gebiet der A. cer. ant. sichtbar werden. Abb. 22a und b bietet ähnliche Verhältnisse ebenfalls bei einem Aneurysma der A. cer. med. Bei einem großen infraklinoidalen Aneurysma (Abb. 23a—c) tritt bei der Carotisangiographie ein Kollateralkreislauf über Äste der A. car. externa bzw. A. vertebralis auf, ein Befund, der für die Indikation zur Carotisligatur von Bedeutung ist. Bessere Auskunft über die Kollateralfunktion gibt ebenfalls das Serienangiogramm in der Abb. 24a und b.

Die Auswirkungen auf bestimmte Gefäßgebiete des Hirnkreislaufes bei Aneurysmen — nur im Serienangiogramm zu diagnostizieren — wurden von Tönnis und Schiefer 1959 eingehend beschrieben. Sie weisen darauf hin, daß nicht ohne weiteres beispielsweise aus der Doppelfüllung der Anteriores ein Rückschluß auf eine Zirkulationsbeeinträchtigung der Gegenseite gezogen werden könne, da sich diese schon in $^1/_3$ der Normalfälle nachweisen ließe. Bei Untersuchung von 25 Aneurysmen verschiedener Lokalisation (mit Ausnahme der Aneurysmen der A. cer. com. ant., bei denen manchmal eine A. cer. ant. aus dysplastischer Ursache fehlt), die doppelseitig angiographiert wurden, fand sich in zwölf Fällen keine Darstellung der A. cer. ant. der Aneurysmaseite, sondern eine Doppelfüllung von der anderen Seite. Wenn man dabei, wie TÖNNIS und SCHIEFER schreiben, die Größe und den Sitz des Aneurysmas berücksichtigt, so haben alle infraklinoidalen

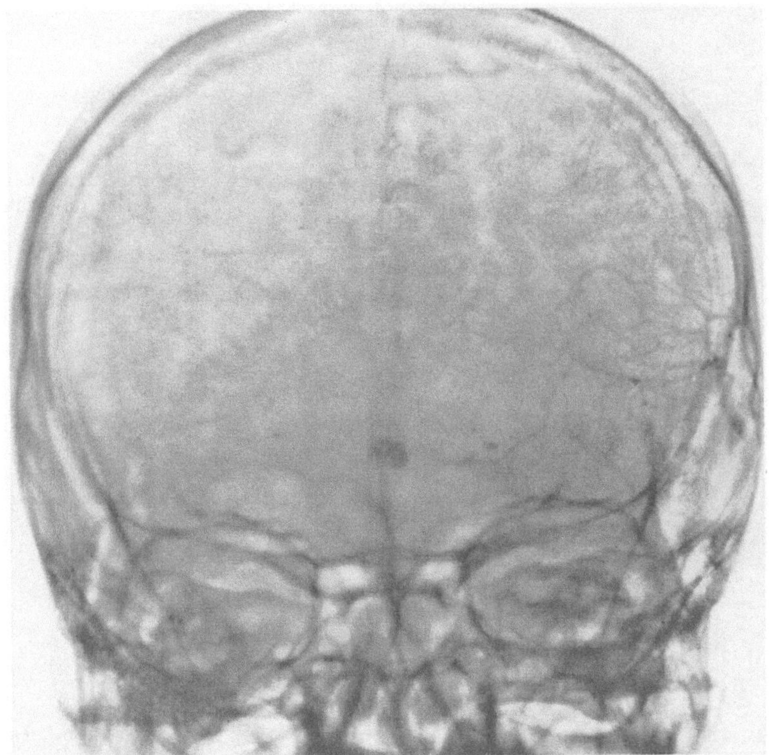

Abb. 20. Das Aneurysma ist erst in der capillären Phase dargestellt.

Aneurysmen (6), 2 Aneurysmen des supraklinoidalen Anteils, 1 Aneurysma der Carotisgabel und 3 am Abgang der A. cer. post. com. zu der geschilderten Durchblutungsbeeinträchtigung geführt. TÖNNIS und SCHIEFER nehmen als Ursache das Auftreten einer turbulenten Störung, d.h. eine Verlangsamung der Zirkulation im Aneurysma selbst sowie im zu- und abführenden Gefäßabschnitt an.

Die Beeinträchtigung der Gesamtzirkulation, immer nur bei sehr großen Aneurysmen zu beobachten, kann ebenfalls nur aus dem Serienangiogramm heraus beurteilt werden. So zeigt Abb. 25a und b ein riesiges Aneurysma im infraklinoidalen Anteil der A. car., welches bis in die venöse Phase hinein das Kontrastmittel behält und die übrige Zirkulation nur mäßig zur Darstellung kommen läßt. Abb. 26a—c weist auf die Beeinträchtigung der Blutzufuhr in der A. cer. ant. hin, bei Kompression der anderen Seite ist dann dieselbe Arterie kräftig dargestellt. Abb. 27a und b läßt die Verlangsamung der Strömung durch die Zwischenschaltung des großen Aneurysmasackes erkennen. Im zweiten Bild ist die A. car. int. bereits spärlich dargestellt, dagegen findet sich das Aneurysma noch komplett gefüllt, während die übrige Hirnzirkulation beeinträchtigt ist.

Bessere Ergebnisse für die Beurteilung der anatomischen Situation bzw. der genauen Beziehung der anliegenden und umgebenden Gefäße zum Aneurysma sind ebenfalls von der Serienangiographie zu erwarten.

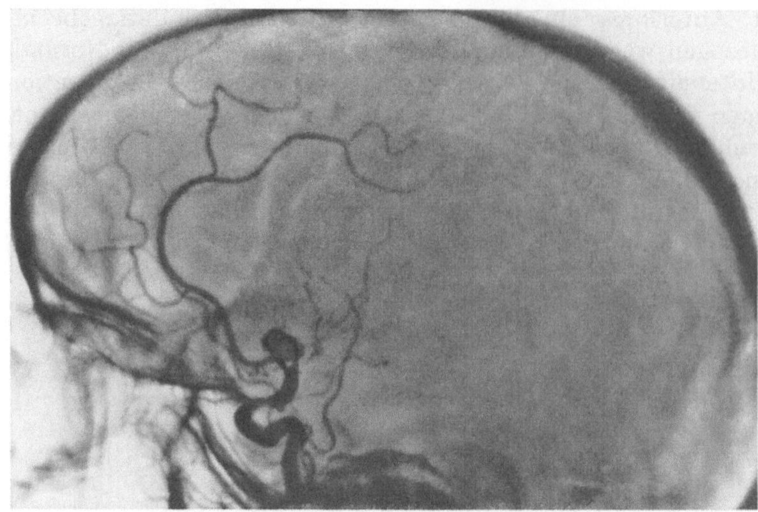

Abb. 21 a. Aneurysma der A. car. med. im früharteriellen Bild. Ausfall der A. cer. med.

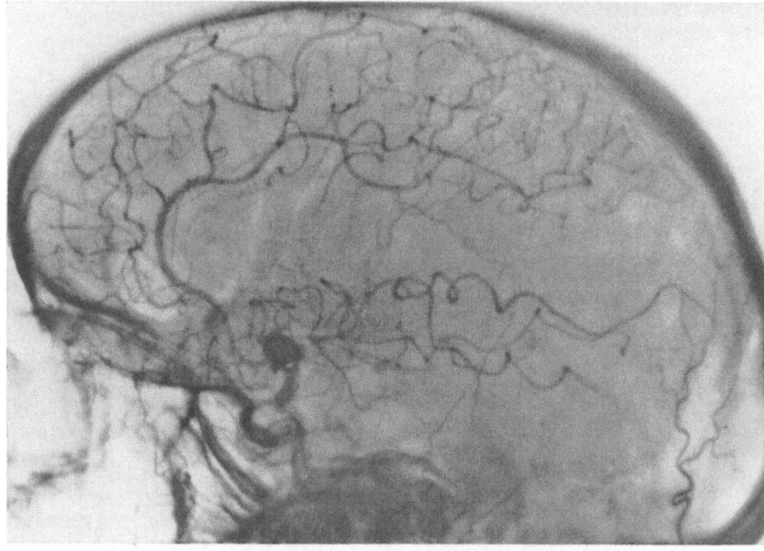

Abb. 21 b. Im spätarteriellen Bild ist noch eine teilweise Versorgung des Mediagebietes zu erkennen.

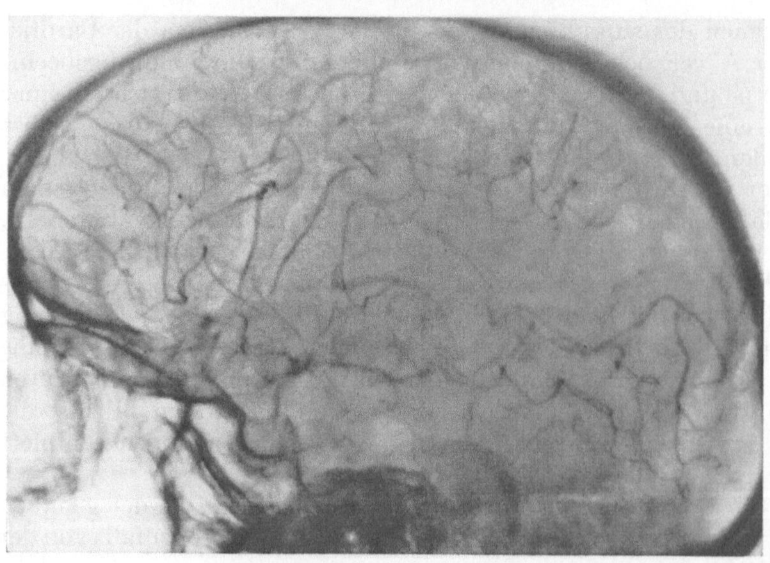

Abb. 21 c. Die frühvenöse Phase läßt die Kollateralen aus dem Anteriorgebiet erkennen.

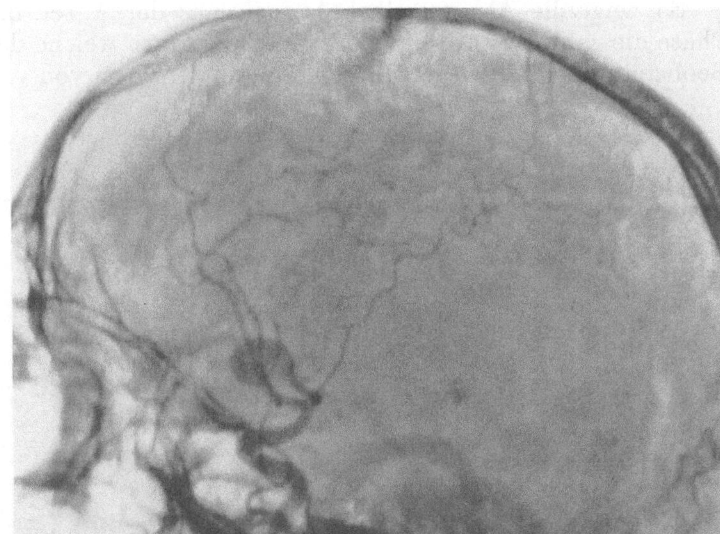

Abb. 22a. Großes Aneurysma der A. car. med. In der früharteriellen Phase anscheinend kompletter Ausfall der A. cer. med.

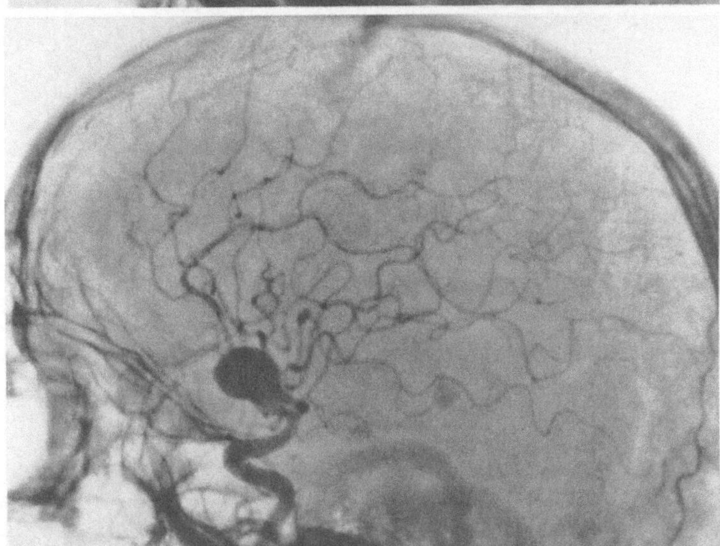

Abb. 22b. Die spätere Phase zeigt jetzt zahlreiche Äste der A. cer. med.

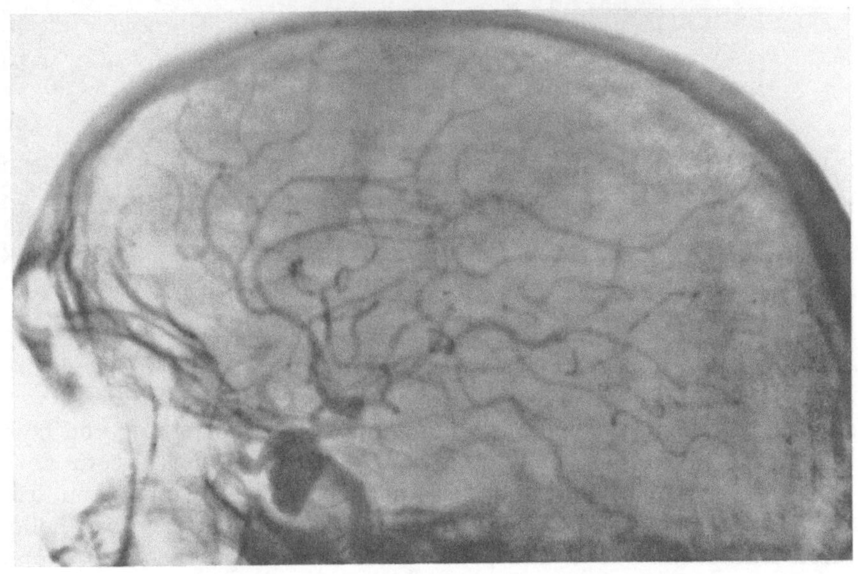

Abb. 23a. Großes infraclinoidales Aneurysma der A. car. int.

So zeigt die Abb. 28 eines Aneurysmas der A. cer. med. erst in der spätarteriellen Phase die zahlreichen Gefäße der Sylvii-Gruppe, welche das Aneurysma umgeben. Diese Beobachtung wird das geplante operative Vorgehen von vornherein beeinflussen. Ähnlich

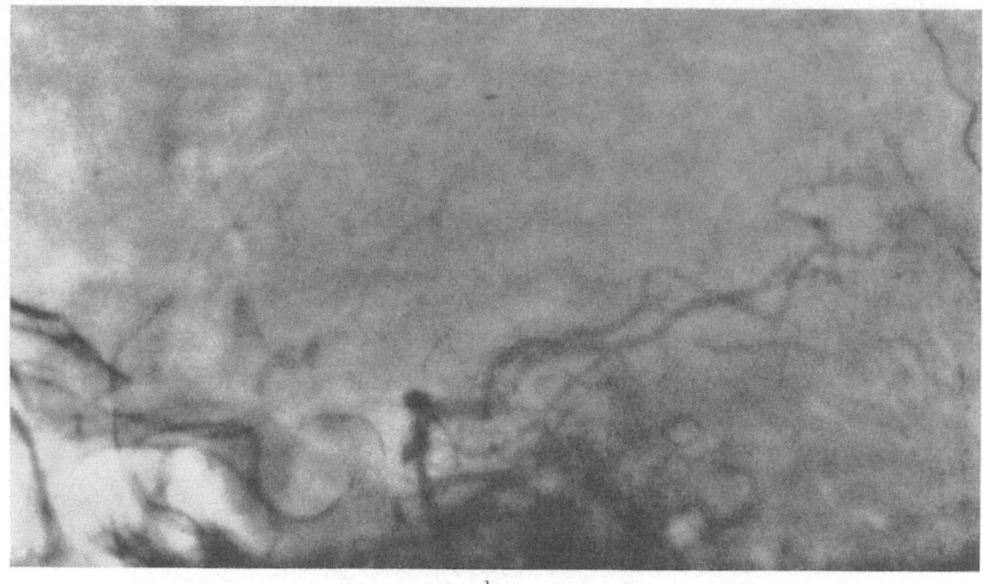

b

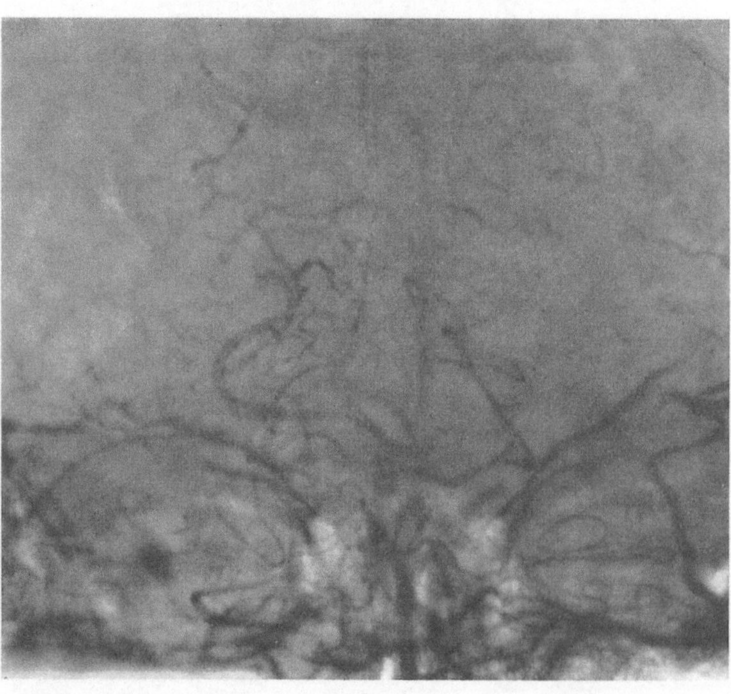

c

Abb. 23 b u. c. Bei einer zweiten Serie mit Kompression Darstellung des Vertebraliskreislaufes.

sind die Aufschlüsse des Serienangiogramms bei Beurteilung von Dysplasien und Aplasien von Gefäßen, die insbesondere bei den Aneurysmen der A. com. ant. zu beobachten sind. So sahen wir nicht selten Bilder, die beispielsweise im ersten früharteriellen Bild die A. cer. ant. bzw. den horizontalen Anteriorschenkel vermissen ließen, während die späteren Bilder dann doch das Gefäß zur Darstellung brachten. Die Abb. 29a und b zeigt

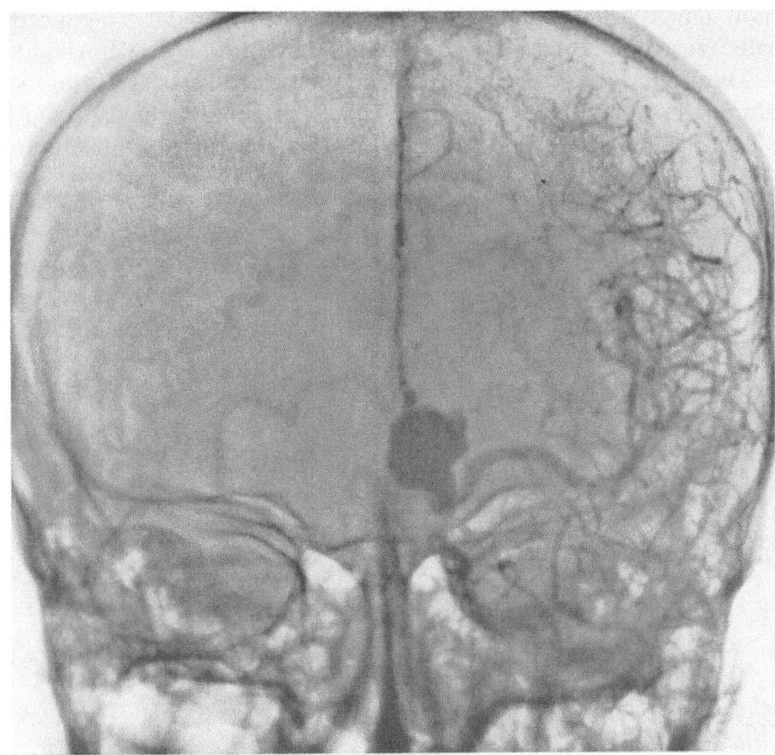

Abb. 24a. Sehr großes Aneurysma der Teilungsstelle.

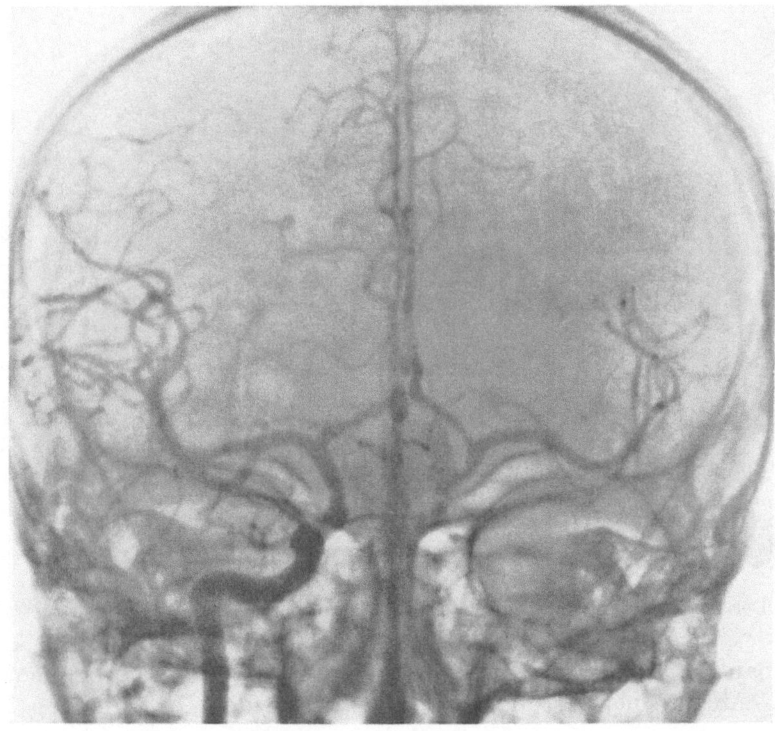

Abb. 24b. Bei Kompression und Füllung von der Gegenseite zeigt sich erst im 2. Bild der Serie der voll wirksame Kollateralkreislauf. Das Aneurysma konnte durch zentrale und distale Clips ausgeschaltet werden.

das Angiogramm eines Aneurysmas der A. com. ant. (von der Gegenseite her gefüllt), welches im früharteriellen Bild eine deutliche Hypoplasie des horizontalen Anteriorschenkels ohne Darstellung der A. cer. ant. erkennen läßt. Das Arteriogramm hätte über diese Mißbildung keine weitere Aufklärung gegeben. Im zweiten Bild der Serie zeigt sich dann, daß die Zirkulation der A. cer. ant., wenn auch beeinträchtigt, doch vorhanden ist.

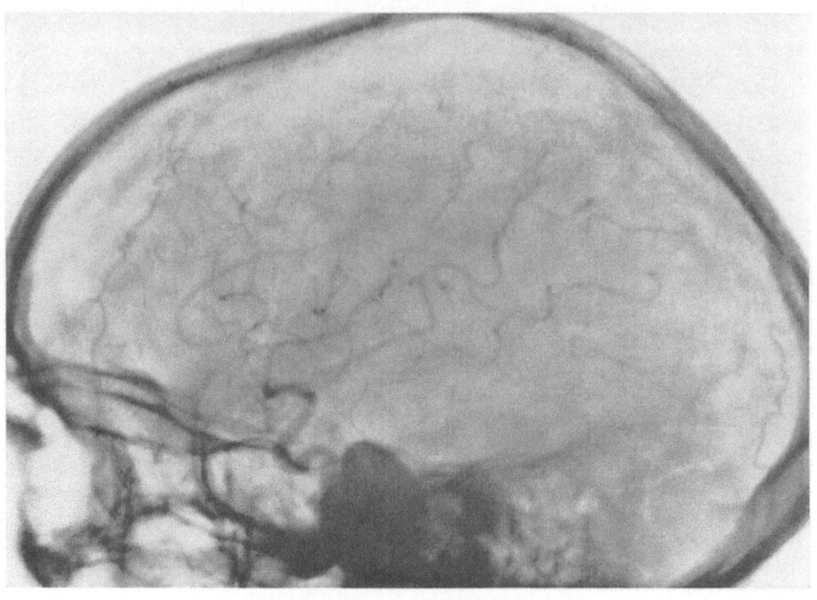

Abb. 25a. Riesiges Aneurysma im infraclinoidalen Teil der A. car. int. Deutliche Beeinträchtigung der Gesamtzirkulation.

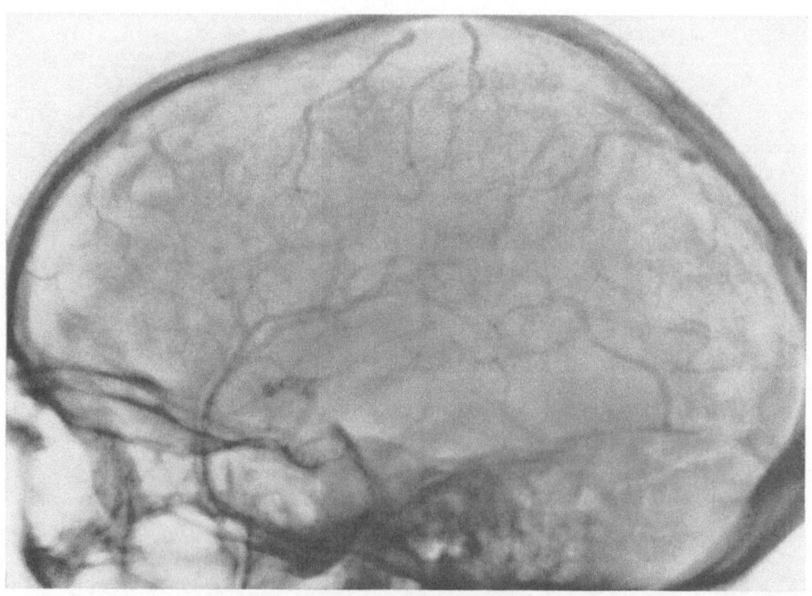

Abb. 25b. Der Aneurysmasack enthält noch am Ende der venösen Phase Kontrastmittelblut.

Auf die genau zu untersuchenden morphologischen und funktionellen Verhältnisse gerade bei den Aneurysmen der A. com. ant. wird in dem betreffenden Kapitel noch eingegangen.

Grundsätzlich sollte, wenn die einseitige Carotisangiographie kein Aneurysma ergeben hat, die andere Seite angiographiert werden. Selbst große Aneurysmen im Bereich der

A. com. ant. lassen häufig zunächst ein einseitig normales Angiogramm erkennen, bei Untersuchung der anderen Seite kann sich dann, wie Abb. 30a und b zeigt, ein großes Aneurysma der A. com. ant. darstellen. Ebenso kann das Aneurysma vor allem bei dieser

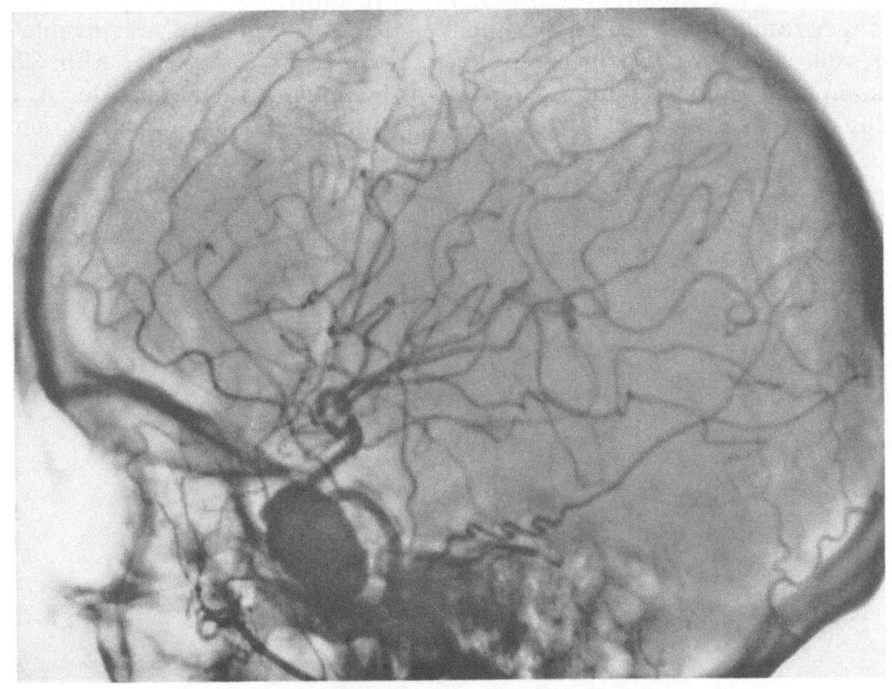

a

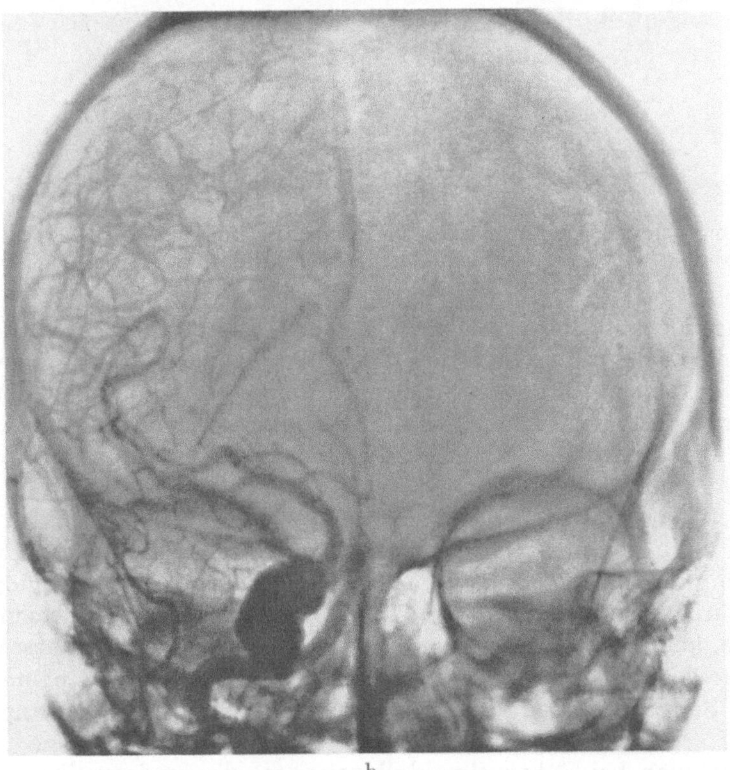

b

Abb. 26a u. b. Großes infraclinoidales Aneurysma mit Beeinträchtigung der Zirkulation im Bereich der A. cer. ant.

Lokalisation von einer Seite nur spärlich gefüllt werden und läßt erst bei Darstellung der anderen Seite seine wahre Größe und anatomische Situation erkennen (Abb. 31a und b).

Auch bei Prüfung der Kollateralfunktion durch Kompression der Gegenseite vermittelt das Serienangiogramm die besseren Ergebnisse. Nicht selten wird erst in den späteren Phasen die volle Funktion beispielsweise der A. com. ant. offenbar. Abb. 32a und b zeigt eine komplette Doppelfüllung beider Seiten bei einem Aneurysma der A. com. ant. Die Abb. 26c bei einem großen Aneurysma der infraklinoidalen Carotis offenbart nur

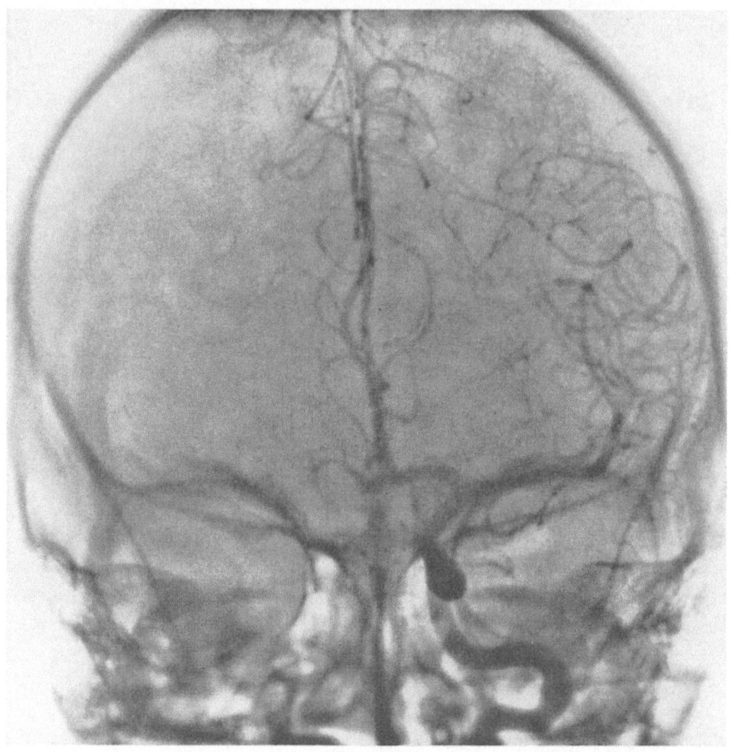

Abb. 26c. Bei Füllung von der Gegenseite mit Kompression der Aneurysmaseite, zwar Doppelfüllung der Anteriores, aber keine weitere Darstellung der übrigen Zirkulation der rechten Hemisphäre.

die Doppelfüllung der Anteriores mit einer geringen Füllung des horizontalen Anteriorschenkels. Über die angiographische Darstellung dieser Kollateralfunktionen hat Krayenbühl (1958) im Zusammenhang mit der Operabilität der Aneurysmen der A. com. ant. ausführliche Studien vorgelegt. Zum Schluß sei noch eine Beobachtung im Serienangiogramm erwähnt, die wir in einer Reihe von Fällen operativ bestätigen konnten. Bleibt das Kontrastmittel in einem Aneurysma durchschnittlicher Größe bis in die venöse Phase im Aneurysmasack, so ist meistens das Aneurysma wesentlich größer als im Angiogramm. Häufig fand sich dann im Aneurysma ein Netz von thrombosierten Strängen (Abb. 33).

Zur Beurteilung der anatomischen Situation des Aneurysmas im Angiogramm gehört Erfahrung. Schon Jefferson war der Meinung, daß der Stiel des Aneurysmas häufig eine radiologische, keineswegs aber immer eine anatomische Realität darstelle.

Hier bildet die sog. Schrägaufnahme (s. Abb. 34), bei der der Kopf um 45° von der angiographierten Seite weggedreht wird, eine wertvolle Ergänzung der angiographischen Untersuchung.

Zunächst sollte man bei Subarachnoidalblutungen, die angiographisch im normalen Strahlengang nicht sicher ein Aneurysma erkennen lassen, immer eine derartige Schrägaufnahme durchführen. Die Abb. 35a—c zeigen dafür ein interessantes Beispiel. Während die seitlichen und a.p.-Aufnahmen eines Patienten mit einer Subarachnoidalblutung das vermutete Aneurysma nicht sicher erbringen, zeigt die Schrägaufnahme das Aneurysma der A. com. ant. gut dargestellt. Ein ähnliches Beispiel bietet Abb. 36a und b.

Die Schrägaufnahme erbringt vor allen Dingen gute Aufschlüsse über die Beziehung des Aneurysmas zu den einzelnen Gefäßen und läßt damit schon präoperative Planungen

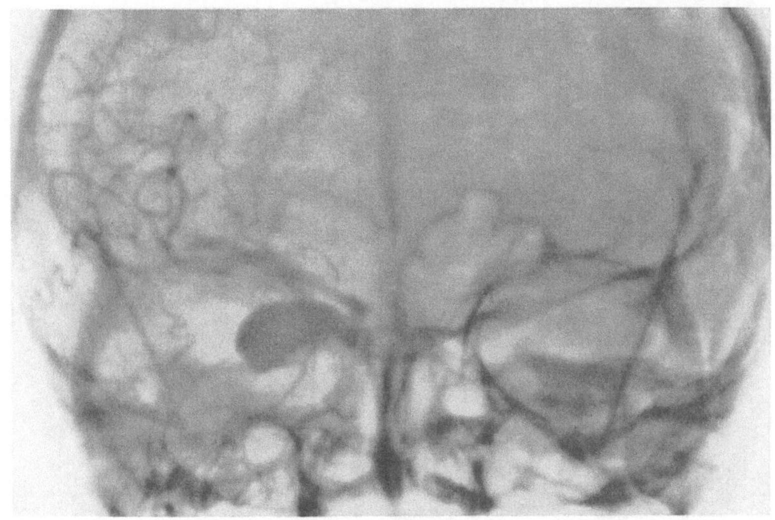

Abb. 27a. Erläuterung im Text

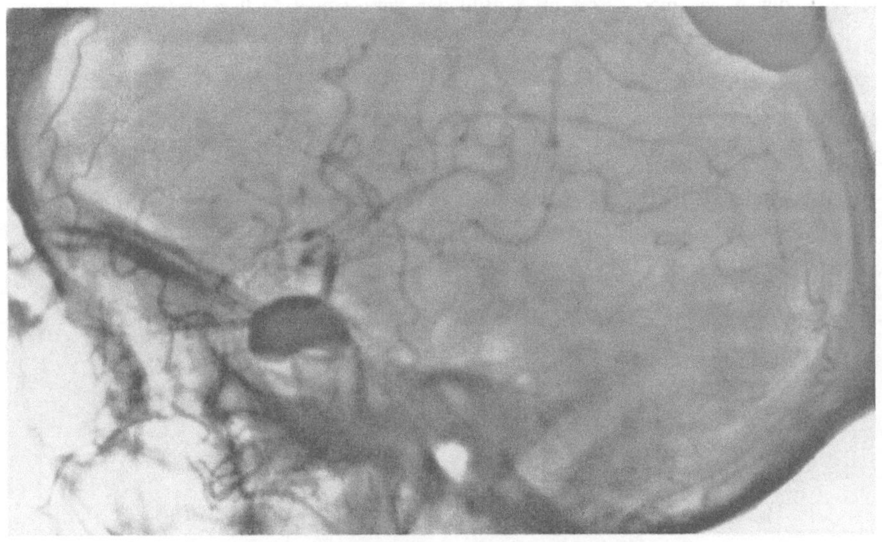

Abb. 27b. Erläuterung im Text.

für das operative Vorgehen zu. In Abb. 37a—c sind zwei breitbasig aufsitzende Aneurysmen zu sehen, die auch in der Schrägaufnahme ihren ungünstigen Sitz erkennen lassen und eine geplante Versorgung mit einem Clip illusorisch machen. Im Gegensatz dazu ergibt das normale Angiogramm eines großen Aneurysmas der A. cer. med. zunächst einen breitbasigen, ungünstigen Sitz, die Schrägaufnahme macht aber offenbar, daß dieses Aneurysma für eine Unterbindung geeignet ist (Abb. 38a und b). Eine andere Aufnahme (Abb. 39a und b) läßt im a.p. Bild zwar die Möglichkeit eines Stiels vermuten, im Schrägbild zeigt sich aber der breitbasige ungünstige Sitz des Aneurysmas. Abb. 40a—c weist

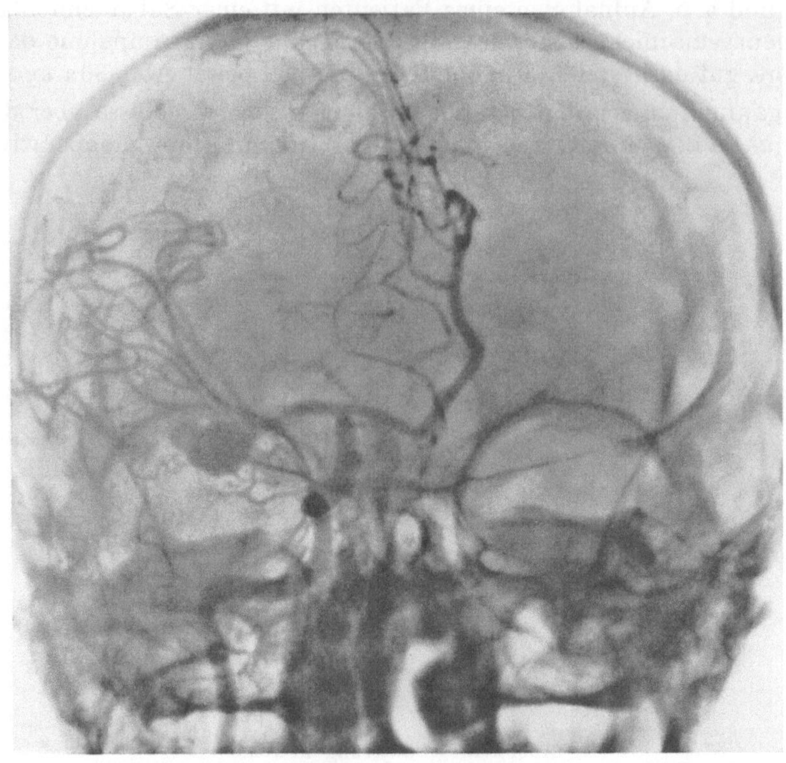

Abb. 28. Aneurysma der A. cer. med. Erst im 2. Bild der Serie zeigen sich zahlreiche Gefäße in Beziehung
zum Aneurysma.

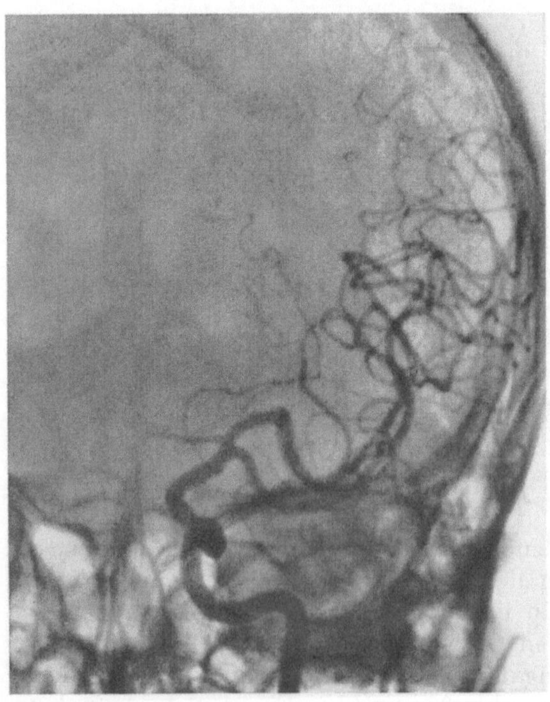

Abb. 29a. Erläuterung im Text.

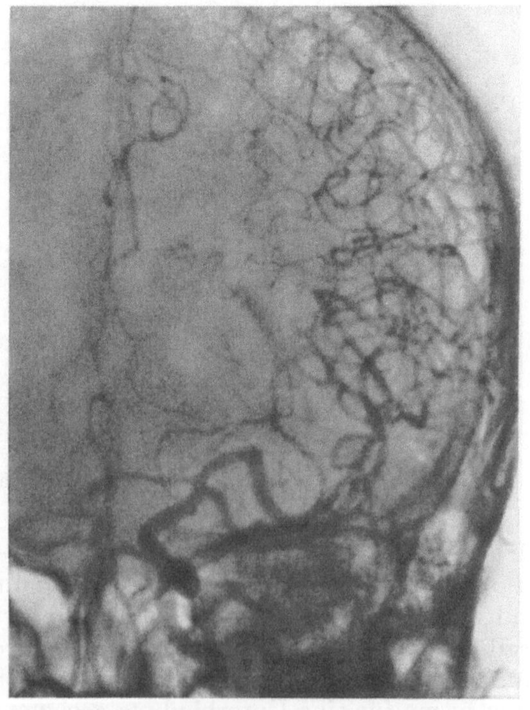

Abb. 29b. Erläuterung im Text.

im normalen Strahlengang gut gestielte Aneurysmen auf, die aller Wahrscheinlichkeit
nach auch der anatomischen Situation entsprechen. Diese Aneurysmen bilden den günstigsten Ausgangspunkt für eine ideale Ausschaltung des Aneurysmas. Abb. 41a und b

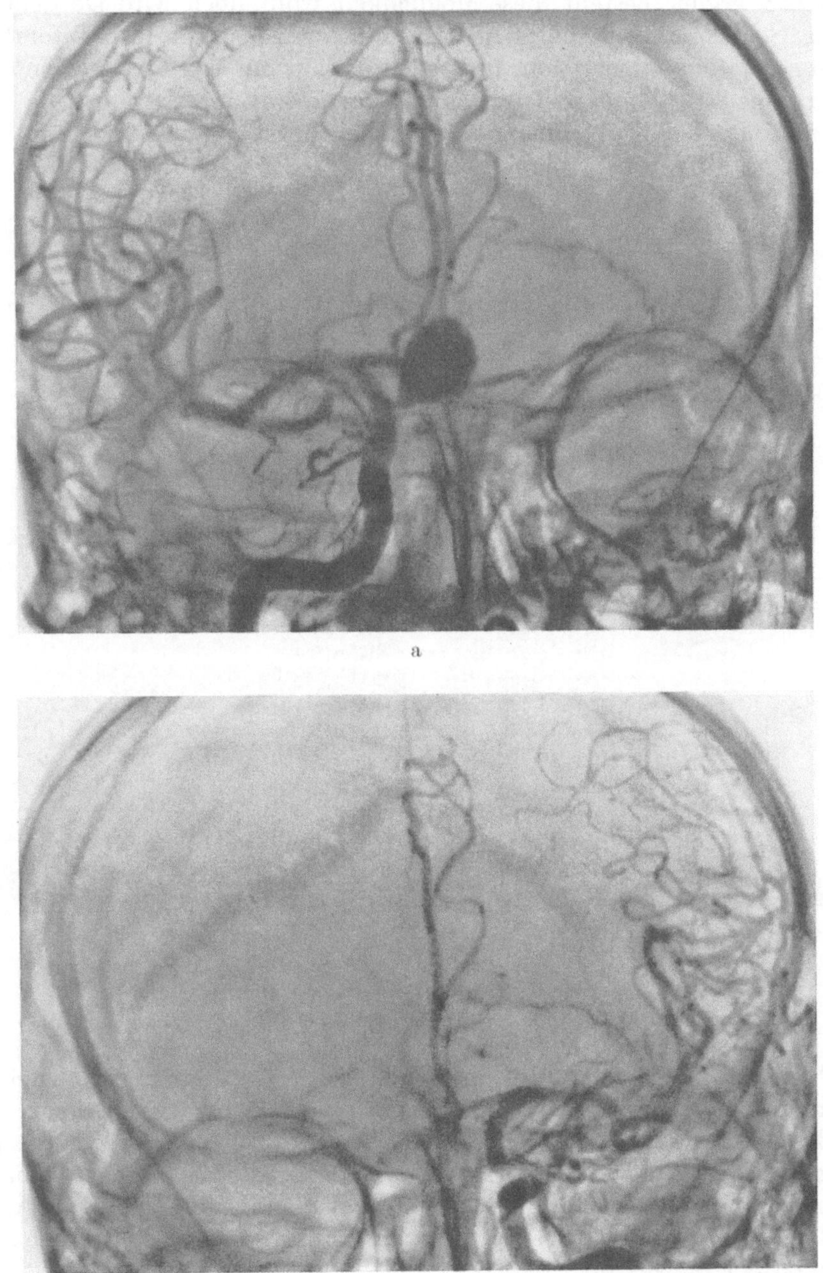

Abb. 30a u. b. Aneurysma der A. com. ant., von der linken Seite nicht dargestellt.

gibt auch in der Schrägaufnahme die Bestätigung für den vorher zu erkennenden Stiel
des Aneurysmas.

In einer Reihe von Fällen läßt erst die Schrägaufnahme erkennen, ob ein Stiel vorhanden ist oder nicht.

Abb. 42 bringt erst bei schrägem Strahlengang den Stiel des Aneurysmas der A. com. ant. ans Licht. Abb. 43a und b zeigt bei einem Aneurysma der A. cer. media dieselben Beobachtungen. Hier könnte das seitliche und a. p.-Bild das kleine knopfförmige Aneurysma eventuell mit einer Gefäßschlinge verwechseln lassen. Wie die beigefügte Abb. 44 von Weickmann ergibt, besteht diese Möglichkeit wohl, doch wird sie dem Erfahrenen relativ wenig Schwierigkeiten bereiten. Die ältere angiographische Literatur ist noch voll von den sog. Mikroaneurysmen, bei denen es sich nur um Summationsefekte durch übereinanderprojizierte Gefäßschlingen handelt. Abb. 45a und b zeigt, wie im a. p.-Bild scheinbar zwei Aneurysmen übereinanderliegen, bei der Schrägaufnahme löst sich das obere

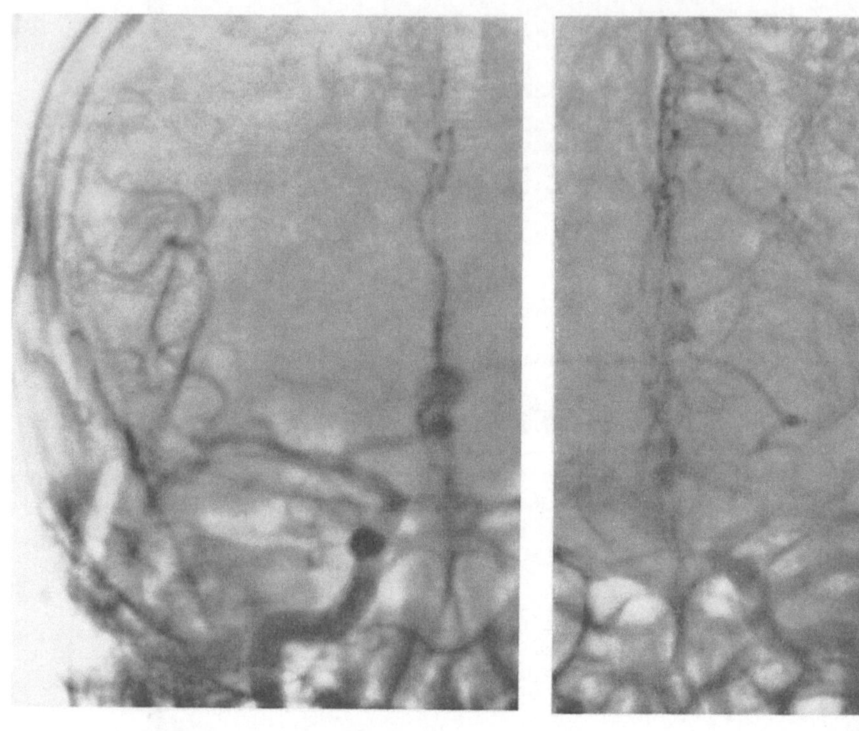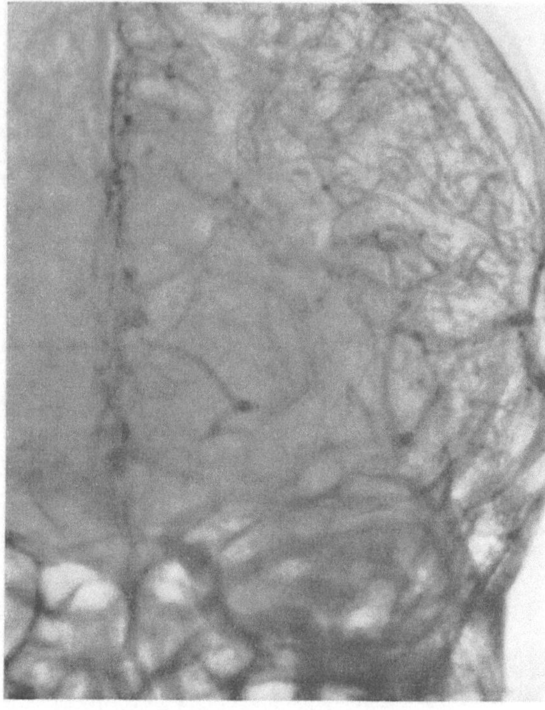

a   b

Abb. 31a u. b. Erläuterung im Text.

als Gefäßschlinge auf. Krayenbühl und Yasargil (1959) haben eine angiographische Untersuchungsmethode ausgearbeitet, die sie routinemäßig bei jedem Aneurysma anwenden. Nach den jeweils vorliegenden Seitenhinweisen wird zunächst auf der entsprechenden Seite angiographiert und zwar werden nur zwei seitliche stereoskopische Aufnahmen ohne Kompression der anderen A. car. angefertigt. Anschließend wird bei der a. p.-Aufnahme die Gegenseite der A. car. komprimiert (zur Feststellung eines Hämatoms). Bei den Aneurysmen der A. car. int., der A. cer. ant., der A. cer. med. und der A. com. ant. wird der Kopf des Patienten für eine a. p. halbschräge Aufnahme 5° auf die Gegenseite gedreht und wiederum bei Injektion des Kontrastmittels die gegenseitige A. car. com. komprimiert. Hierdurch kann der vordere Anteil des C. Willisi abgeklärt werden.

Nach diesen vier Aufnahmen (je 6 ccm Kontrastmittel des 60%igen Urografins) führen Krayenbühl und Yasargil noch die Angiographie der Gegenseite durch (eine seitlich und eine a. p. halbschräge Aufnahme). Bei letzterer Aufnahme wird ebenfalls die Gegenseite komprimiert. Findet sich bei diesen sechs Aufnahmen kein Aneurysma, so wird in derselben Sitzung die A. vertebralis punktiert, um den anderen Anteil des

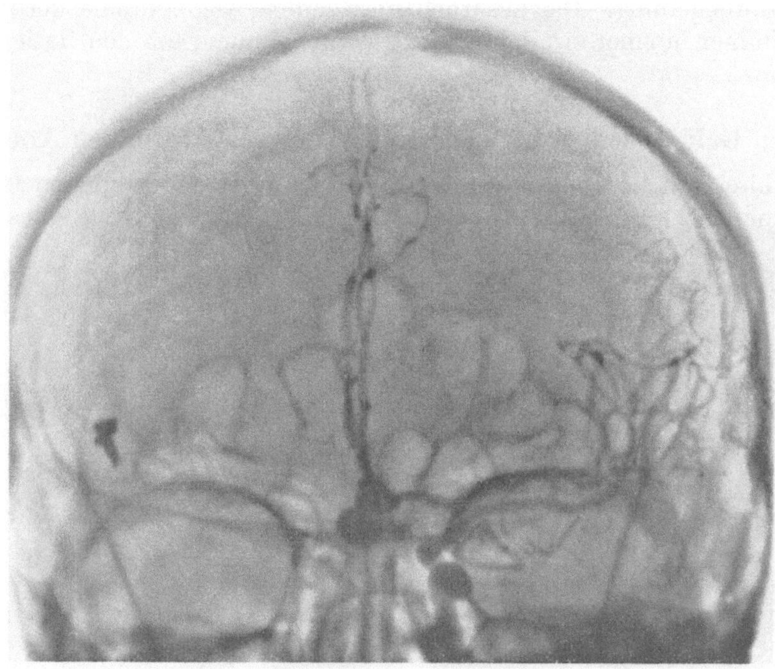

Abb. 32a. Aneurysma der A. com. ant.

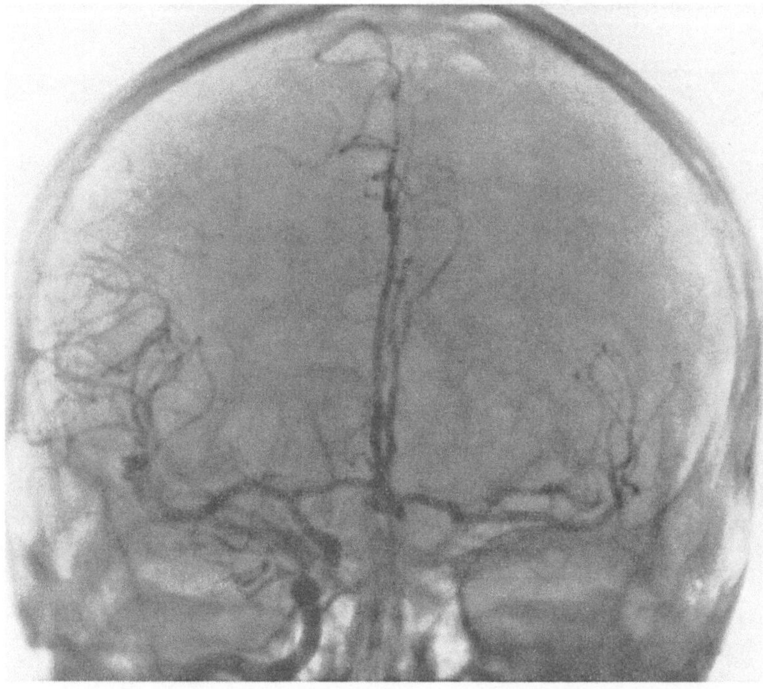

Abb. 32b. Bei Kompression gute Funktion der A. com. ant. mit voller Doppelfüllung.

C. Willisi darzustellen, wobei ebenfalls abwechselnd die gegenseitige A. car. com. komprimiert wird.

Bei den oben angeführten Beobachtungen glauben wir aber auf die Serienangiographie nicht verzichten zu können. Bei Patienten über 50 Jahre wird niemals eine doppelseitige

Angiographie durchgeführt. Die eventuell notwendige Angiographie der A. vertebralis wird von uns immer in einer zweiten Sitzung vorgenommen, um den Patienten nicht zu sehr zu belasten.

14. Die sog. Gefäßspasmen bei der Ruptur eines sackförmigen Aneurysmas.

Aus den zahlreichen Beobachtungen und Theorien über die cerebralen Gefäßspasmen schält sich immer mehr heraus, daß diese sehr häufig bei der Ruptur eines Aneurysmas

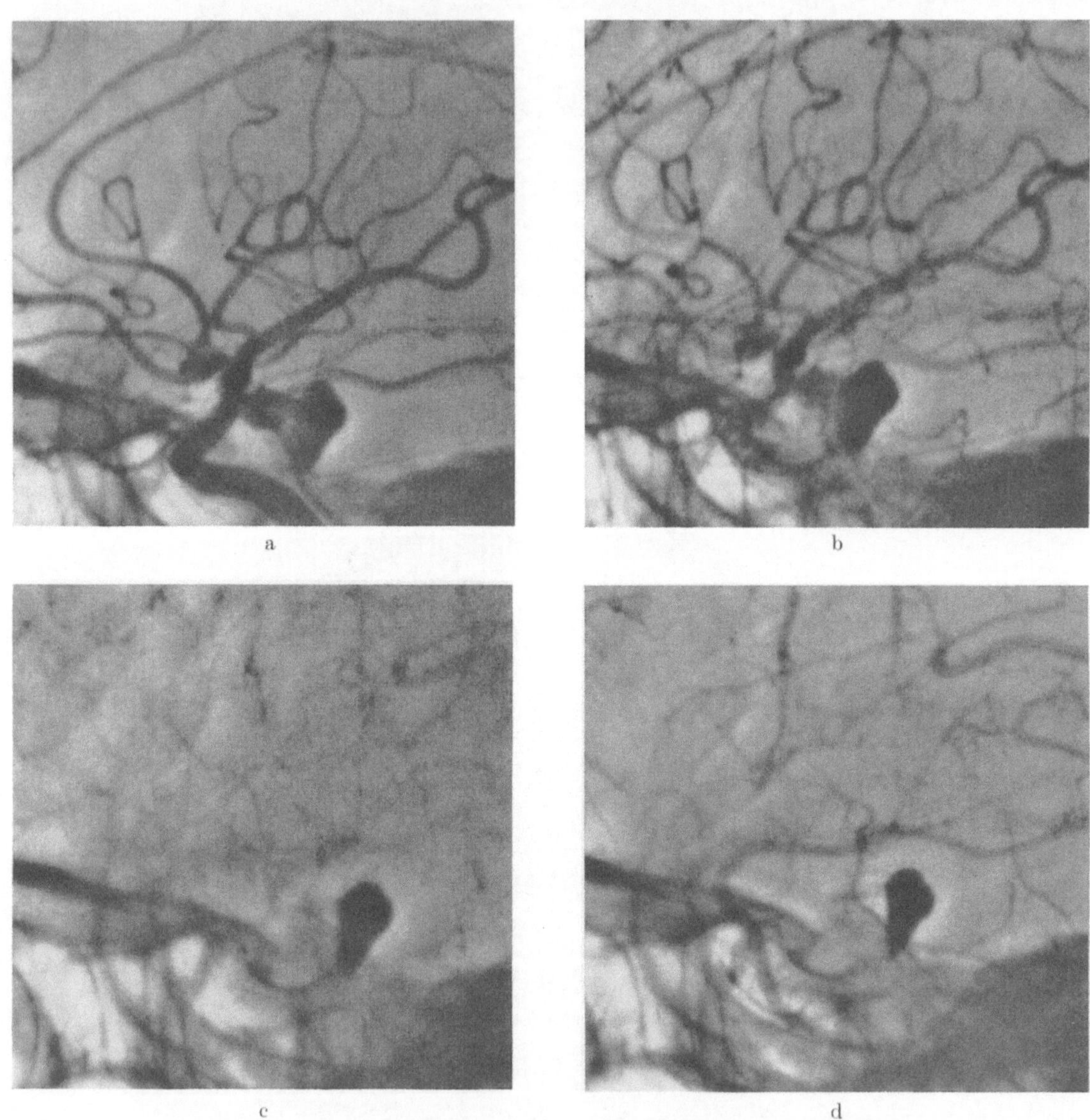

Abb. 33. Erläuterung im Text.

im Angiogramm beobachtet werden. In den ausführlichen Arbeiten von Tönnis und Schiefer (1959) sowie Weickmann (1959) wird auf die Problematik dieser Beobachtungen detailliert eingegangen. Tönnis und Schiefer betonen dabei, daß man nicht ohne weiteres eine neurogene Auslösung derartiger Spasmen voraussetzen könne. Nach den patho-physiologischen Untersuchungen von Schmidt (1949), Schnellbächer (1955) und Schneider (1956) wird eine derartige Möglichkeit abgelehnt. Zülch (1959) definierte sie als eine „funktionelle Stenosierung durch Muskelkontraktur". Bei Hiller (1936) wird bereits betont, daß derartige Gefäßkrisen als Ursache aller möglichen Krankheitsbilder angesehen würden, von der Migräne bis zum ischämischen Insult. SCHNEIDER (1959) ließ die Möglichkeit einer Kontraktion im Bereich des Carotissyphons, bedingt durch die besonderen muskulären und nervalen Verhältnisse dieses Abschnittes bei nachweisbarer symptomatischer Innervation zu. Hinsichtlich der Konstriktion der cerebralen Gefäße bestehen jedoch erhebliche Zweifel. Von neurochirurgischer Seite jedoch wurden immer wieder bei Trepanationen Beobachtungen von Gefäßkonstriktionen gemacht (BASSETT 1951, POOL, JACOBSON und FLETCHER 1958, GILLINGHAM 1958, POTTER 1961). TÖNNIS und SCHIEFER veröffentlichten 1959 ein bei der Operation aufgenommenes entsprechendes Bild. Die Ansicht, daß es durch Spasmen an den cerebralen Gefäßen zu einer vorübergehenden Fokalsymptomatik kommen kann, bedingt durch eine flüchtige Ischämie eines Hirnanteils, wird ebenfalls vertreten (DENNY-BROWN 1951, PICKERING 1951, NORLEN und OLIVECRONA 1953, STERN 1955, LOGUE 1956, POOL 1958, BOTTERELL 1958, FLETCHER, TAVERAS und POOL 1959, LENDE 1960, BIRSE und TOM 1960).

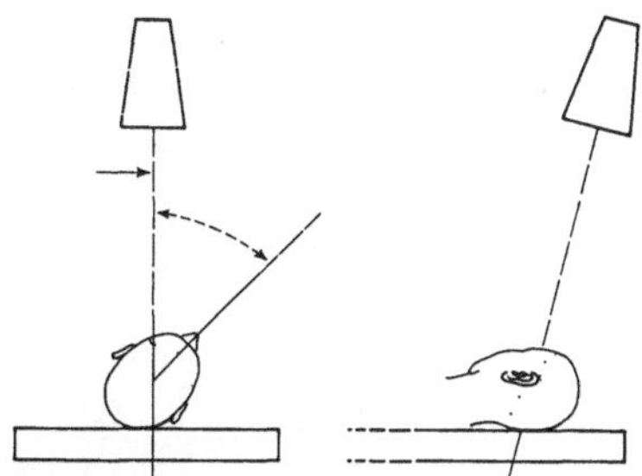

Abb. 34. Einstellung des Kopfes bei der Schrägaufnahme. (Entnommen der Arbeit von HUNTER u. MAYFIELD 1955.)

TÖNNIS und SCHIEFER wiesen besonders darauf hin, daß es sich bei vielen der mitgeteilten Gefäßspasmen sicherlich um Kunstprodukte handele, die durch fehlerhafte Punktion und Injektion bei der Angiographie entstehen würden. WEICKMANN (1959) betrachtet die mitgeteilten Beobachtungen von Gefäßspasmen sehr skeptisch. ,,Die Torheit des kompletten spastischen Verschlusses der A. car. int. oder der A. vertebralis sei

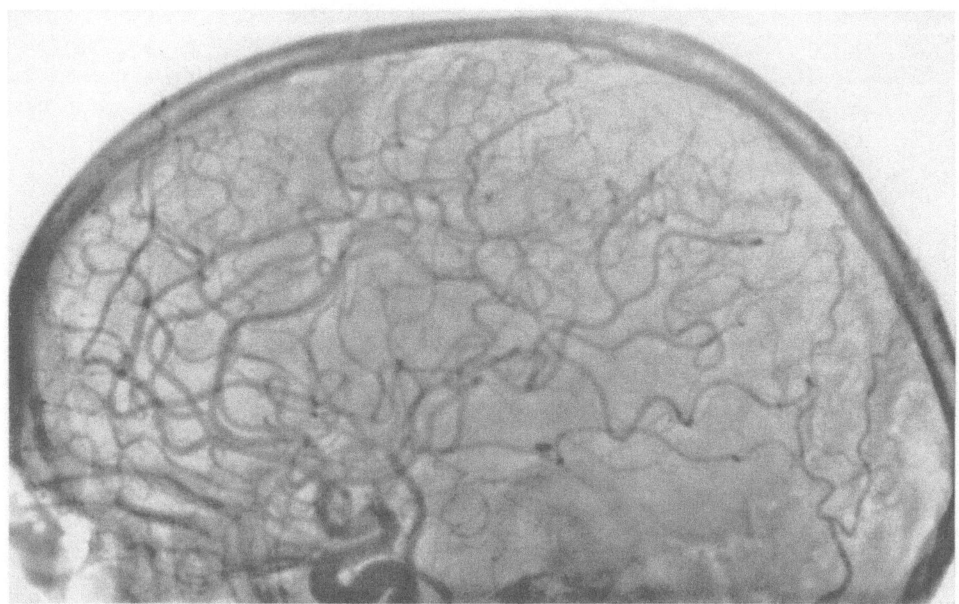

Abb. 35a. Seitliche Aufnahme bei einem Aneurysma der A. com. ant. Das Aneurysma ist nicht sicher auszumachen.

allein der Angiographie-Literatur vorbehalten gewesen.'' WEICKMANN weist darauf hin, daß der Abschnitt der A. car. int. bis zum vorderen Syphonknie, dem Abgang der A. opth., in welchem häufig derartige Spasmen beschrieben würden, extradural liege und vom Knochen oder straffen Durazügen allseitig fixiert sei. Die Überwindung dieser Widerstände durch einen Spasmus sei schlecht vorstellbar. Weiterhin seien vornehmlich diese Gefäßbereiche von der Arteriosklerose befallen. WEICKMANN hält die von KRAYENBÜHL

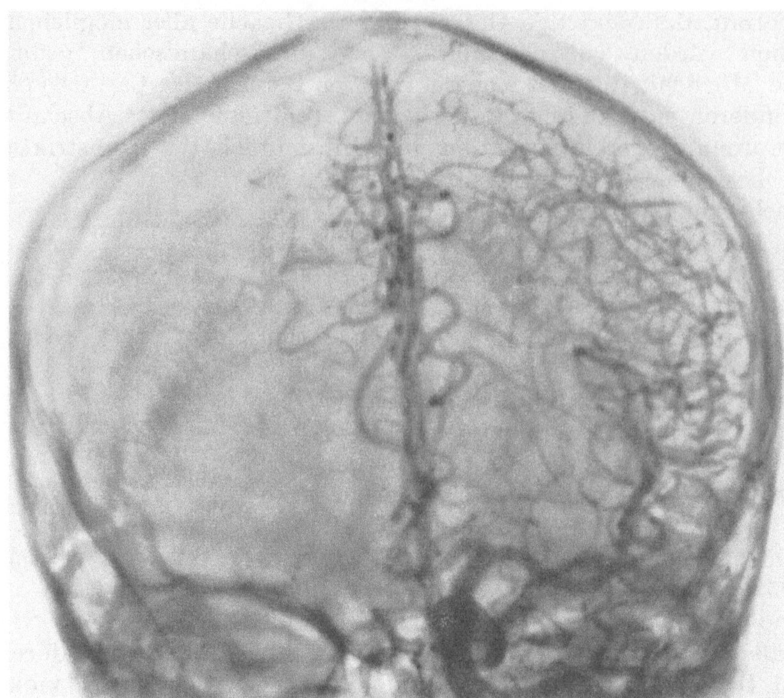

Abb. 35b. Auch die a.p. Aufnahme läßt das Aneurysma nicht mit Sicherheit erkennen.

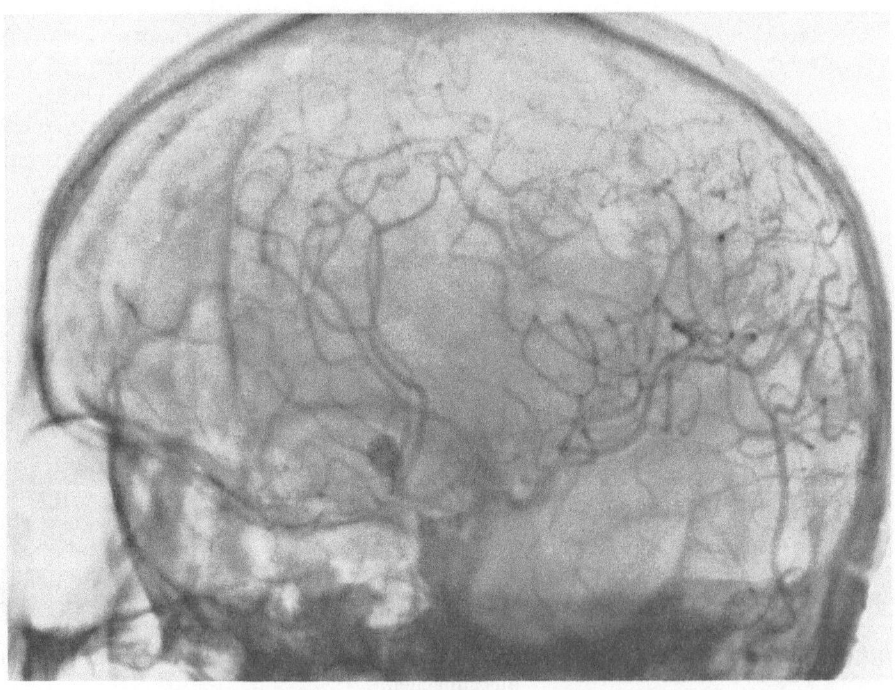

Abb. 35c. Erst die Schrägaufnahme stellt das Aneurysma eindeutig dar.

und Yasargil (1959) vorgelegten Abbildungen von derartigen Spasmen im Bereich der A. vertebralis für nicht beweisend und erklärt sie durch Mischung und Unterschichtung von Kontrastmittel und Blut im Grenzbereich zwischen Stase, retrograder und vielleicht kollateraler Strömung über die Nackenmuskeläste der A. vertebralis. Kautzky und Zülch (1955) warnen ebenfalls vor der Beurteilung dieser Gefäßveränderungen, die meist nur

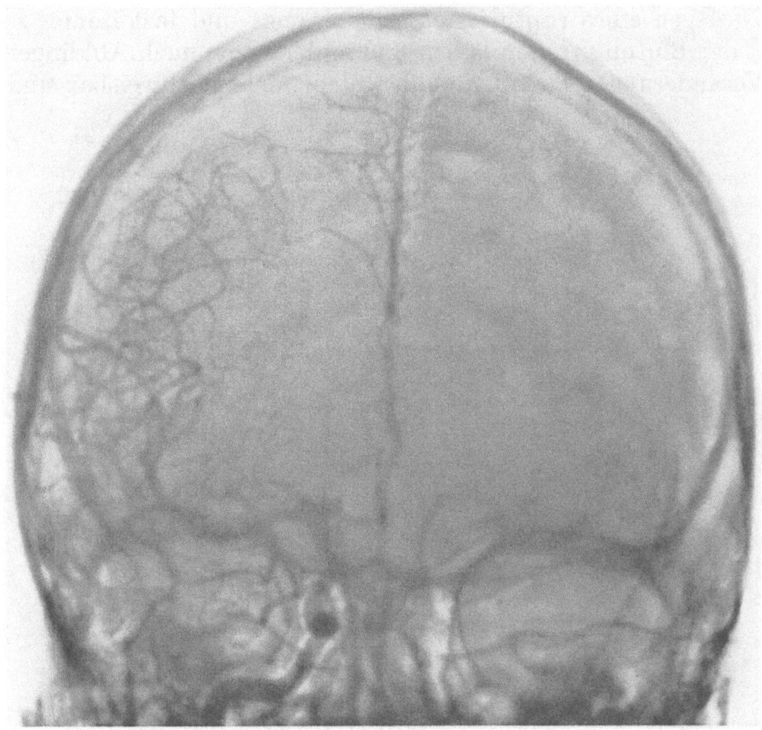

Abb. 36a.　Die normale a.p. Aufnahme läßt ein Aneurysma an der Teilungsstelle vermuten.

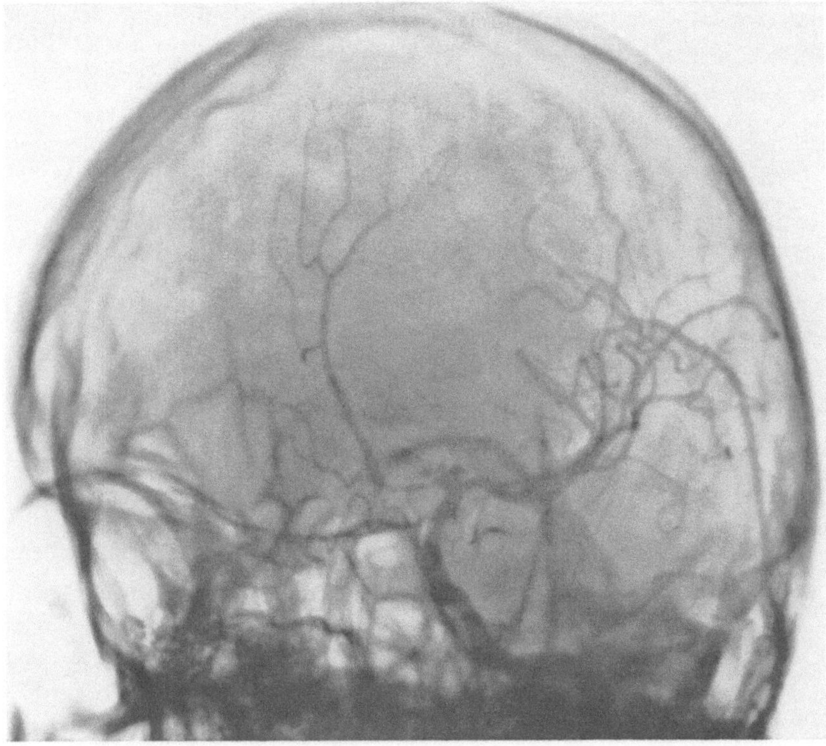

Abb. 36b.　Die Schrägaufnahme bringt das blumenkohlartig entwickelte Aneurysma besser zur Darstellung.

artifiziell entstanden seien. Auf die patho-physiologischen Diskussionen über die Möglichkeit und Ursache derartiger Spasmen soll hier nicht näher eingegangen werden. Tatsache jedoch ist, daß sich die Beobachtungen derartiger Gefäßkonstriktionen immer häufiger bei Vorliegen eines rupturierten Aneurysmas und fast immer in Abhängigkeit vom Zeitpunkt der Blutung treffen lassen und andererseits nach Abklingen des Blutungsstadiums die Veränderungen an den Gefäßen nicht mehr nachweisbar sind.

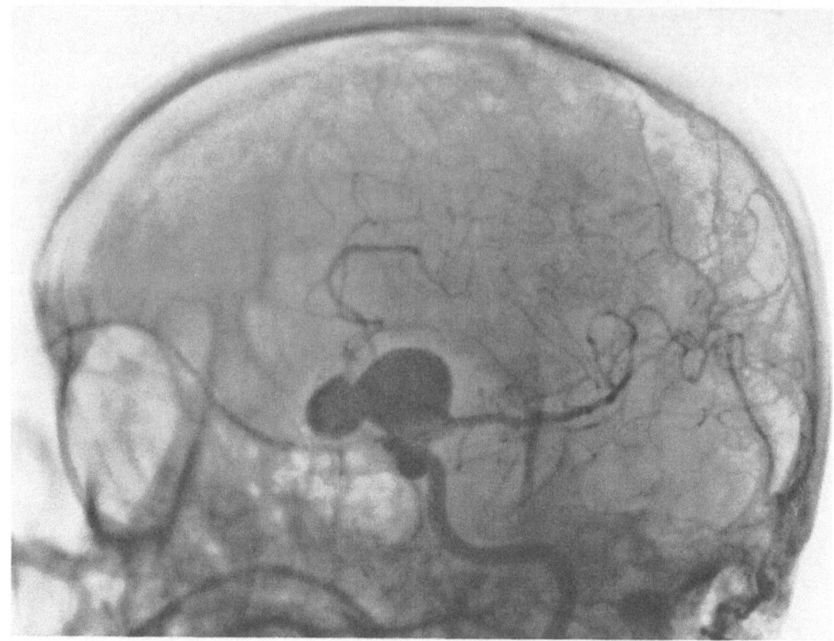

Abb. 37a. Die Schrägaufnahme zeigt deutlich den ungünstigen breitbasigen Sitz eines Aneurysmas der Teilungsstelle.

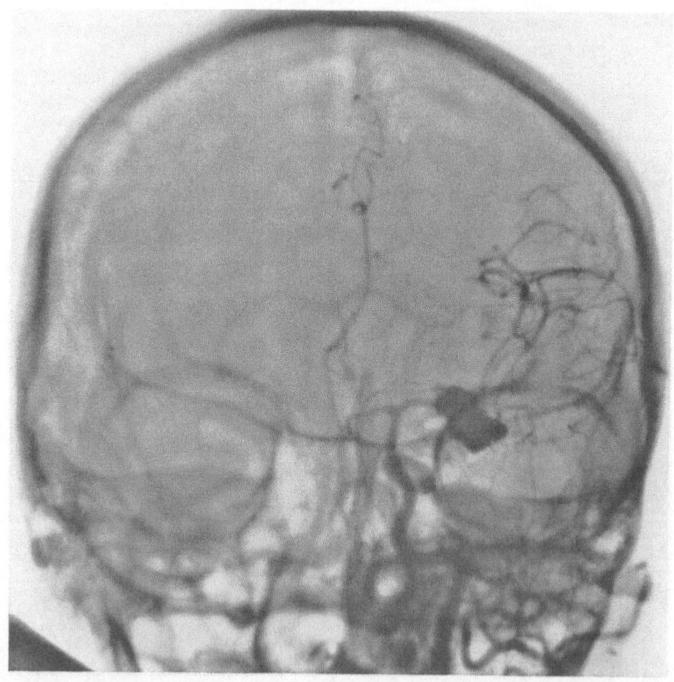

Abb. 37b. Normale a.p. Aufnahme mit einem großen Aneurysma der A. cer. med. Breitbasiger, ungünstiger Sitz.

REID (1950) veröffentlichte erstmals ein entsprechendes angiographisches Bild. In den folgenden Jahren mehrten sich die Mitteilungen darüber immer mehr (ECKER und RIEMENSCHNEIDER 1951, NORLEN 1953, JOHNSON u. Mitarb. 1958, POOL 1958, FLETSCHER

1959, TUSCH 1959, MASPES und MARINI 1962, TÖNNIS und SCHIEFER 1959, KRAYEN-
BÜHL 1958).

Fast einhellig ist die Meinung, daß diese sog. Spasmen praktisch nur im Blutungsstadium auftreten. ECKER und RIEMENSCHNEIDER konnten sie bis zum 23. Tag nach
der Blutung feststellen.

Zur Ursache dieser Veränderungen werden verschiedene Deutungen gegeben. NORLEN
(1953) sah sie als einen gewissen Schutzmechanismus an, der die Blutzufuhr in das blutende Aneurysma eventuell drosseln könne. TÖNNIS und SCHIEFER hielten eine mechanische Auslösung für wahrscheinlich. Sie betonten, daß es bei der Ruptur des Aneurysmas
durch das austretende Blut zu einer intramuralen oder periarteriellen Kompression des

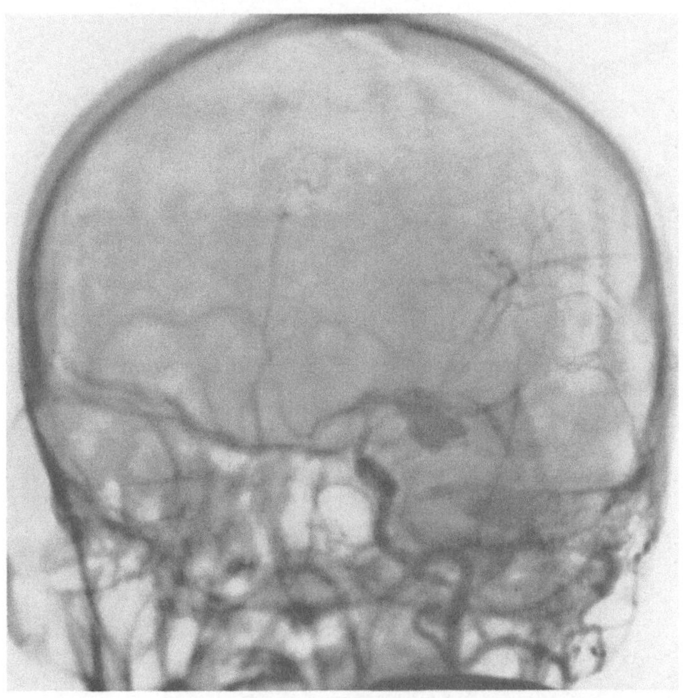

Abb. 37c. Die Schrägaufnahme von Abb. 37b läßt den ungünstigen Sitz des Aneurysmas noch besser erkennen.

betreffenden Gefäßabschnittes kommen könne. Die Beobachtungen, daß während der
Operation bei Manipulationen an den Gefäßen derartige Spasmen zu beobachten sind
(BASSETT 1951, TÖNNIS und SCHIEFER 1959, POOL, JACOBSON und FLETSCHER 1958,
GILLINGHAM 1958, POTTER 1961), scheinen für die mechanische Auslösung zu sprechen.
In diesem Zusammenhang erscheinen die tierexperimentellen Befunde von RAYNOR und
ROSS (1960) besonders interessant. Hierbei wurden die Arterien zunächst mechanisch
irritiert (STROCKING) und anschließend eine Angiographie durchgeführt.

Es kam dabei zu Gefäßspasmen von $1^1/_2$—8 min Dauer, wobei sich die Arterie bis zu
46 % des Gefäßlumens einengte. MASPES und MARINI (1962) berichteten über 167 Fälle
von rupturierten Aneurysmen, bei denen sie in 60 Fällen derartige Gefäßspasmen
nachweisen konnten. Hierbei fanden sich 34 lokal in der Nähe des Aneurysmas und
26 diffus ausgeprägt. Auf diese sog. diffusen Spasmen wird noch eingegangen werden.
Die meisten dieser Veränderungen traten bei den genannten Autoren bei Aneurysmen
im Bereich der Bifurkation und der A. cer. com. ant. auf. 94 % aller dieser Patienten
wurden in den ersten 4 Wochen nach der Blutung angiographiert. Interessant ist weiterhin, daß 48 Fälle mit sog. Spasmen keine Hinweise auf ein intracerebrales Hämatom
erbrachten, jedoch in über der Hälfte dieser Patienten neurologische Ausfälle vorhanden
waren. Die Autoren erklären diese neurologischen Störungen durch eine möglicherweise

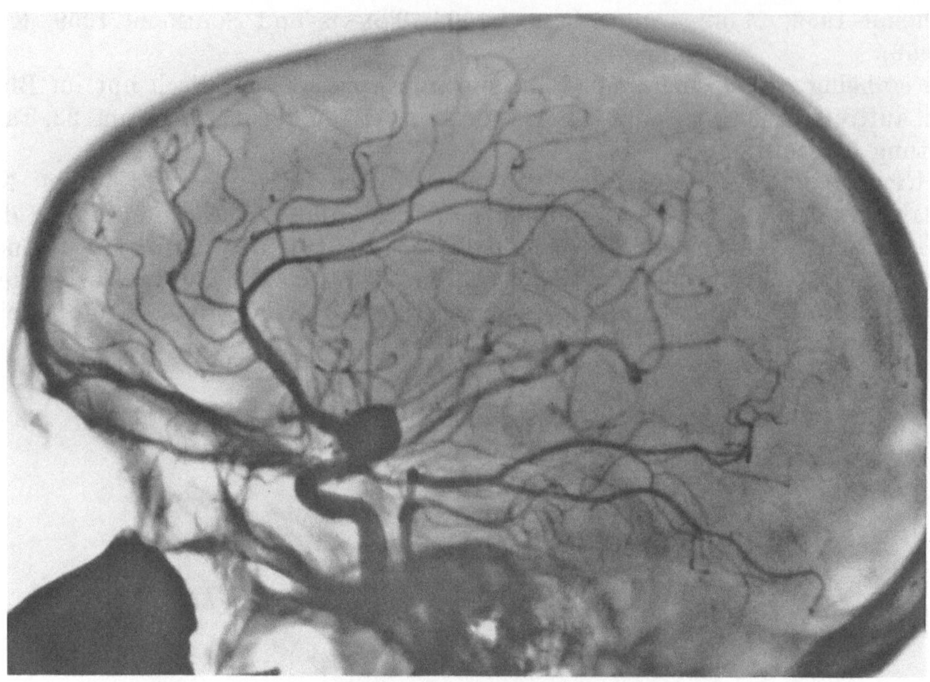

Abb. 38a. Im seitlichen Bild eines Aneurysmas der A. cer. med. scheinbar sehr ungünstige Lage des Aneurysmas.

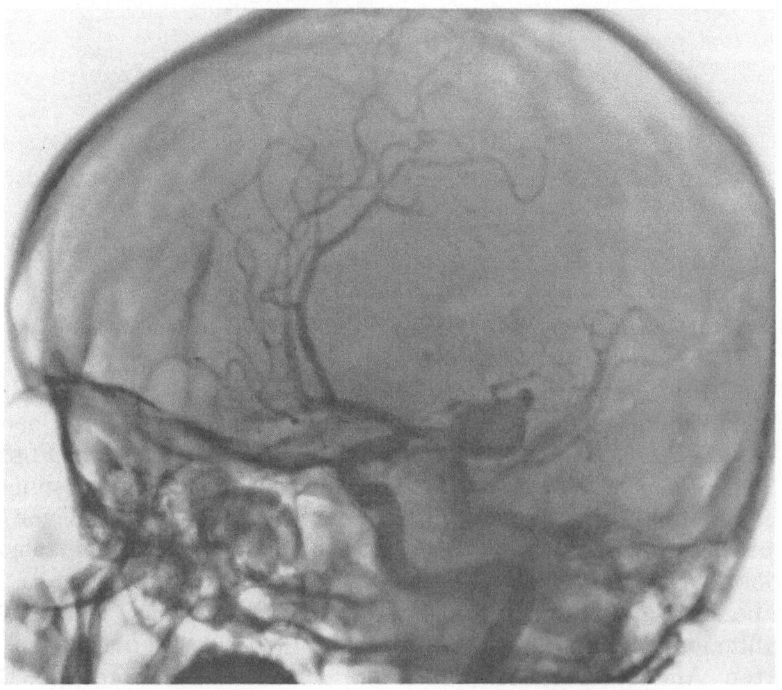

Abb. 38b. Die Schrägaufnahme läßt erkennen, daß möglicherweise doch noch eine Unterbindung des sich verjüngenden Stieles möglich ist (bei Operation bestätigt).

vorhandene Ischämie, bedingt durch den vorliegenden Spasmus mit Behinderung der Durchströmung.

Bei sorgfältiger Betrachtung der Angiogramme kann man im allgemeinen derartige Gefäßspasmen von anderen Gefäßveränderungen gut abgrenzen. Für die Beurteilung, ob es sich um Artefakte auf Grund einer fehlerhaften Injektionstechnik handelt, ist die

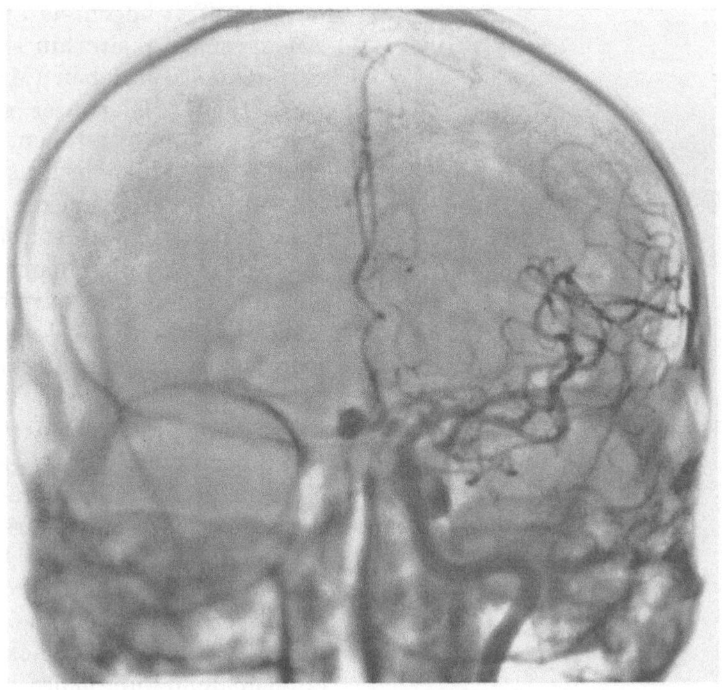

Abb. 39a. Aneurysma der A. com. ant., im a.p. Bild scheinbar gestielt.

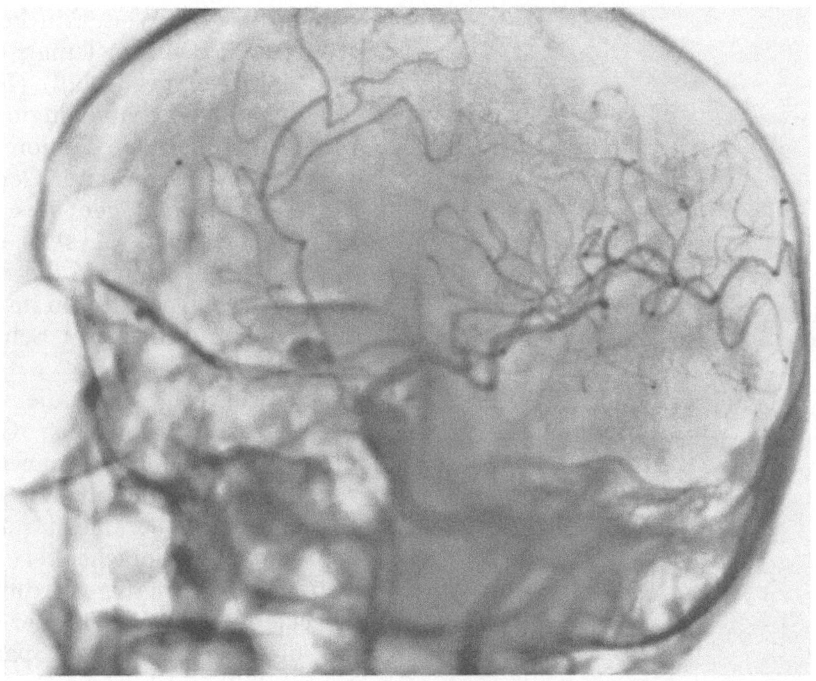

Abb. 39b. Die Schrägaufnahme zeigt dagegen, daß das Aneurysma breitbasig aufsitzt (bei Operation bestätigt).

Serienangiographie unerläßlich, da nur durch sie der reibungslose Durchlauf des Kontrastmittels kontrolliert werden kann. Häufig finden sich die Spasmen als ringförmige Einschnürungen bis zu $^1/_2$ cm lang, manchmal auch ausgedehnter, vor dem Aneurysma liegend. Daneben treten sie aber auch bei weiter distal liegenden Aneurysmen im Bereich des Carotissyphons auf.

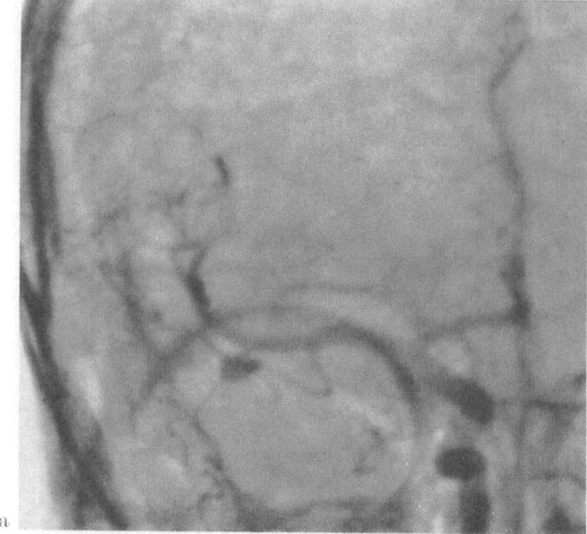

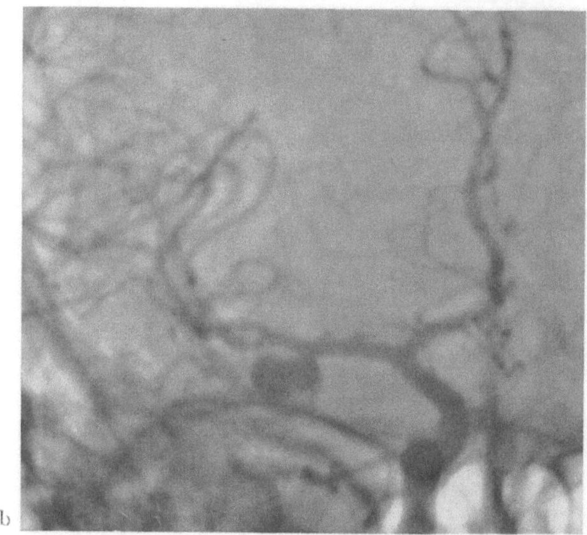

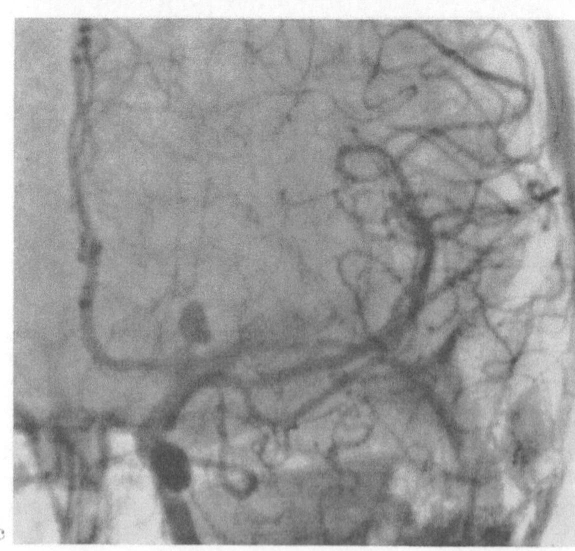

Zum Teil liegen sie auch hinter dem Aneurysma. Weiterhin sind sog. diffuse Spasmen beschrieben (Maspes und Marini 1962). Hierunter sind die Beobachtungen zu verstehen, die neben der ringförmigen lokalen Einschnürung Arterien auf längere Strecken im Kaliber eingeengt fanden, was soweit gehen kann, daß diese Arterien ganz oder teilweise sich nur fadendünn darstellen. Differentialdiagnostisch müssen zunächst die arteriosklerotischen Veränderungen abgegrenzt werden. Die Abgrenzung ist meist einfach, da der arteriosklerotische Gefäßbezirk nicht glattwandig im Sinne einer Einschnürung verändert ist, sondern die typischen ausgefranzten, unregelmäßigen Konturen der Gefäßwand erkennen läßt. Die thrombangitischen Gefäßveränderungen, sofern hier die angiographische Diagnostik überhaupt entscheidend mitzusprechen hat, zeigen sich meist in Form dünner drahtartiger Arterien, die zumeist alle diese Veränderungen haben. Weiterhin kommen noch in Betracht das vom Tumor umwachsene und eingeengte Gefäß (Hypophysenadenome, Keilbeinmeningiome und seltenere mesodermale Tumoren der Basis) sowie das ausgewalzte Gefäßband bei Massenverschiebungen des Hirns oder bei Hämatomen (Maspes und Marini 1962), Veränderungen, die dem mit der Angiographie Vertrauten im allgemeinen keine diagnostischen Schwierigkeiten machen.

Schwieriger wird die Abgrenzung bei den hypoplastischen Gefäßen, die nicht selten bei den Aneurysmen im Bereich der A. com. ant. zu finden sind. Sie betreffen aber meist nur den horizontalen Anteriorschenkel und stellen sich als gleichmäßig verdünnte Gefäßstrecke dar. Im Bereich der Carotis int., die die meisten dieser Spasmen beobachten läßt, sind solche Gefäßdysplasien sehr selten.

Bei der Untersuchung des eigenen Materials (Walter und Schütte 1964)

Abb. 40a—c. Im Angiogramm gut gestielte Aneurysmen, bei der Operation ebenfalls gut für den Clip geeignete gestielte Aneurysmen.

wurden 155 einwandfreie Serienangiogramme von rupturierten Aneurysmen untersucht. Von 82 im Blutungsstadium (bis 3 Wochen nach der Blutung) fanden sich 35 Angiogramme mit den besprochenen Veränderungen. Zwei weitere hatten solche Spasmen noch 23 Tage

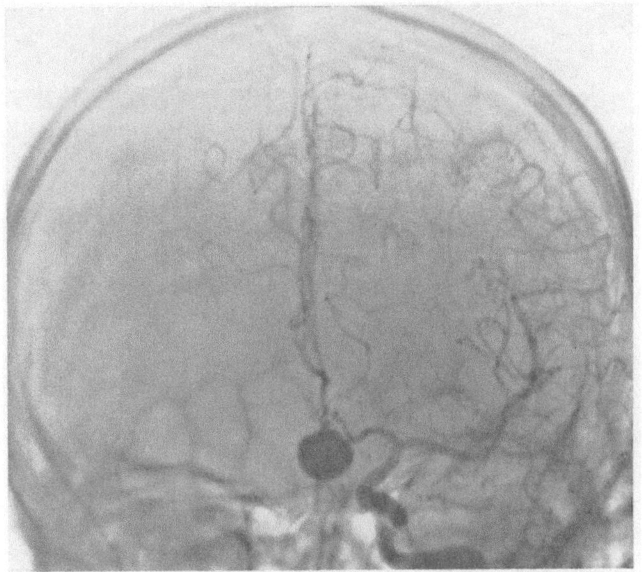

Abb. 41a. Gestieltes Aneurysma der A. com. ant. im a.p. Bild.

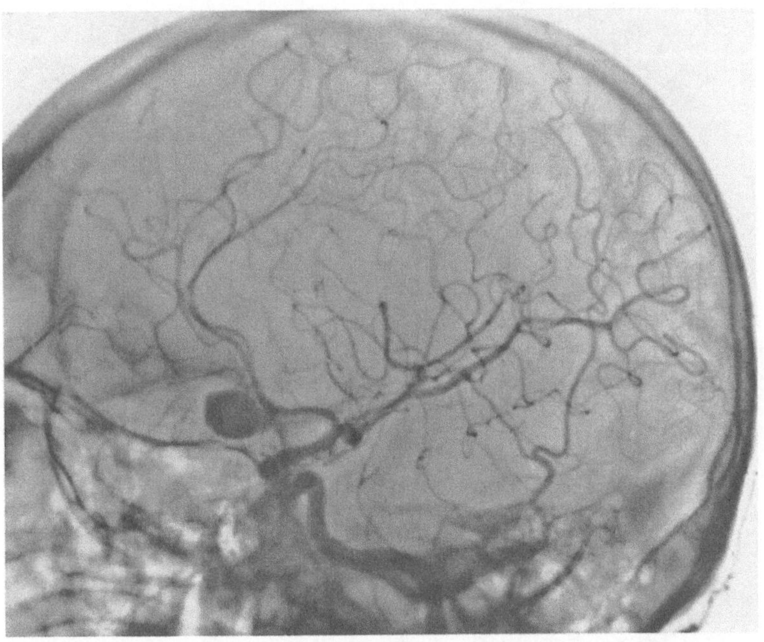

Abb. 41b. In der Schrägaufnahme bestätigt sich der Stiel des Aneurysmas (ebenfalls bei der Operation).

nach der Blutung. Außerhalb des Blutungsstadiums angiographierte Patienten wiesen im Angiogramm die als Spasmen gekennzeichneten Veränderungen nicht auf.

Den höchsten Anteil dieser Gefäßveränderungen beobachteten wir bei Patienten, die nur wenige Tage nach der Blutung angiographiert wurden. In der 2. Woche fielen sie bereits prozentual wieder ab. In der 3. Woche ließen nur 25 % der zu diesem Zeitpunkt angiographierten Patienten einen Spasmus erkennen. Die in der 1. Woche angiographierten Patienten waren im Durchschnitt 37 Jahre, in der 2. Woche 36 Jahre und in der

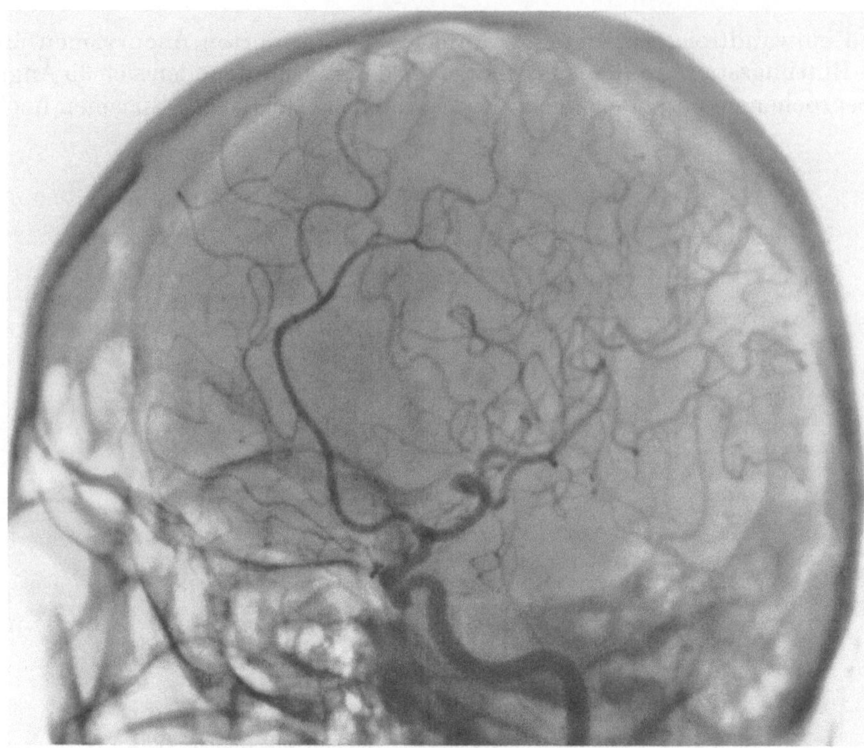

Abb. 42. Schöne Darstellung des Stieles in der Schrägaufnahme bei einem kleinen Aneurysma der A. com. ant.

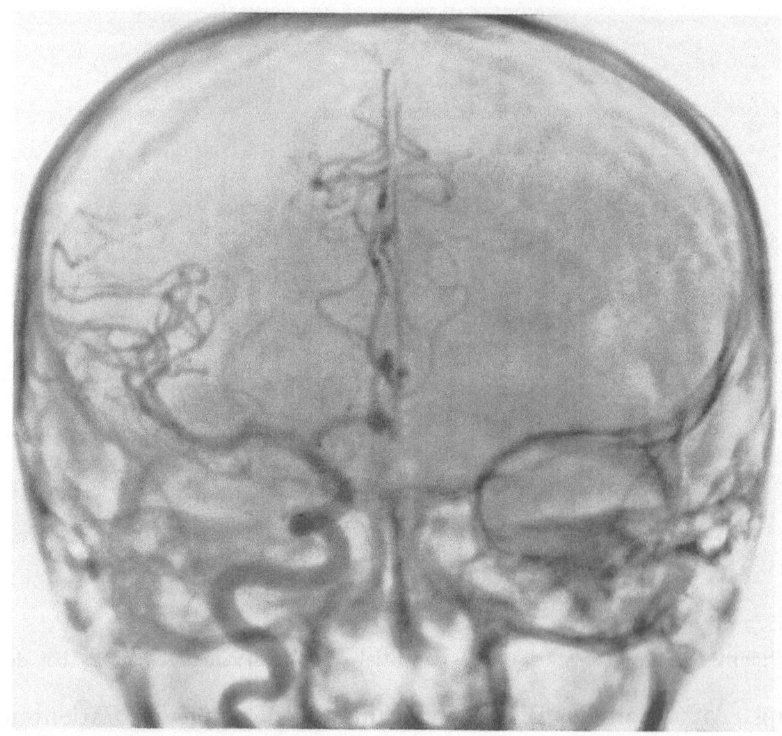

Abb. 43a. Knopfförmiges Aneurysma an der Gabelung der A. cer. med. Verwechslung mit einer Gefäßschlinge ?

3. Woche 42 Jahre alt. Die Geschlechtsverteilung ergab eine deutliche Dominanz des männlichen Geschlechts.

Von diesen 37 Patienten hatten 23 deutliche neurologische Ausfälle, leichte Abweichungen bestanden bei 4 Patienten.

Bei Relation der Bewußtseinslage zu den nachgewiesenen Spasmen stellt sich heraus, daß 20 Patienten (also über 50%) zum Zeitpunkt der Angiographie eine schwere Bewußtseinsstörung (Koma) aufwiesen und 8 zumindest bewußtseinsgetrübt waren.

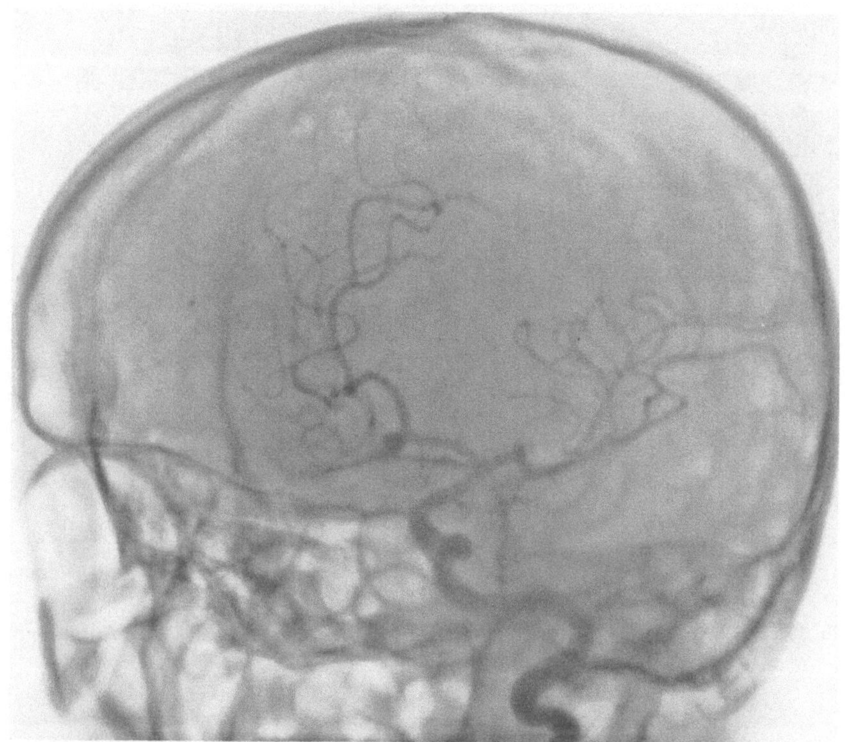

Abb. 43b. Die Schrägaufnahme bringt das Aneurysma gut zur Darstellung.

Beurteilt man die operativen Erfolge im Zusammenhang mit den vorhandenen Spasmen, so erscheint zunächst der Zeitpunkt wesentlich, wann die Patienten nach der letzten Blutung operiert wurden. Bei 7 Patienten mit Spasmen, die nach der 4. Woche operiert wurden, kam es bei 2 zum Exitus. Beide Patienten hatten ein Aneurysma im Bereich der A. com. ant., deren hohe Mortalität ja bekannt ist.

Von den übrigen 30 Patienten, die sowohl im Angiogramm die Spasmen erkennen ließen, als auch innerhalb der ersten 3 Wochen nach der Blutung operiert wurden, starben 44%. Im Vergleich dazu hatte die Gruppe, die im Blutungsstadium operiert wurde, aber im Angiogramm keine Spasmen aufwies, eine Mortalität von nur 24%.

Bei der Autopsie fanden sich bei diesen Patienten sehr häufig ein massives Hirnödem sowie Erweichungen, welche dem Versorgungsbezirk des vorher spastisch verengten Gefäßes entsprachen und welches bei der Operation nicht verschlossen worden war.

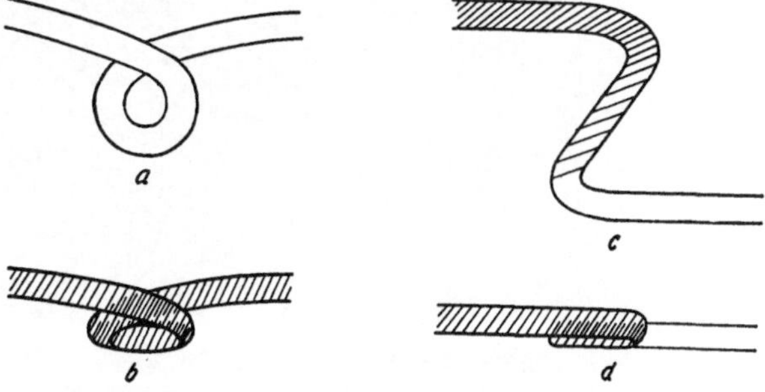

Abb. 44. Superposition von Gefäßschlingen, die die Gefahr einer Verwechslung mit kleinen Aneurysmen aufkommen lassen können. (Entnommen der Arbeit von WEICKMANN 1959.)

Die Tatsache, daß die Mortalität eine deutliche negative Relation zu den Gefäßspasmen erkennen läßt und die präoperativen neurologischen Störungen bei Ausschluß

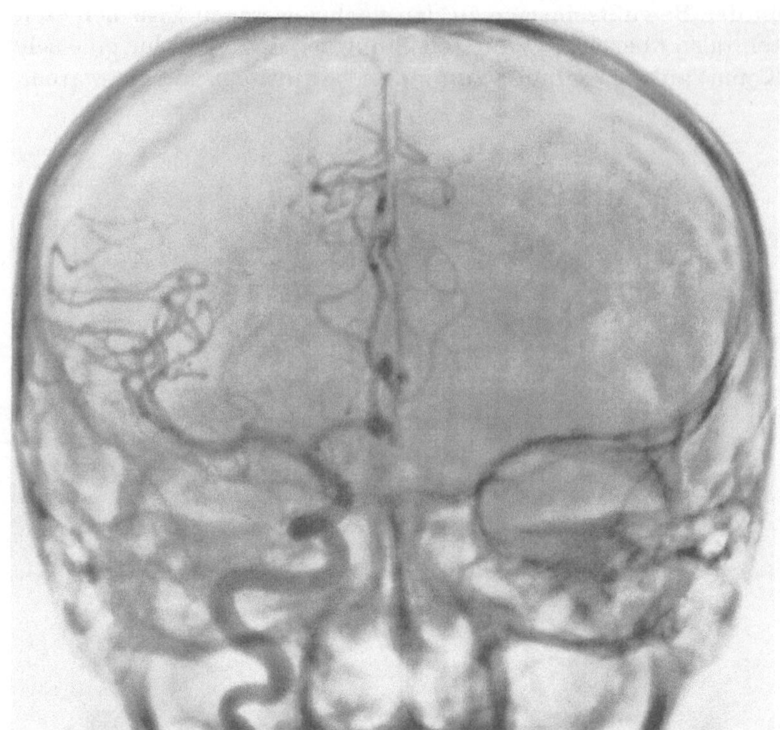

Abb. 45a. Scheinbar zwei übereinanderliegende Aneurysmen in der a.p. Aufnahme.

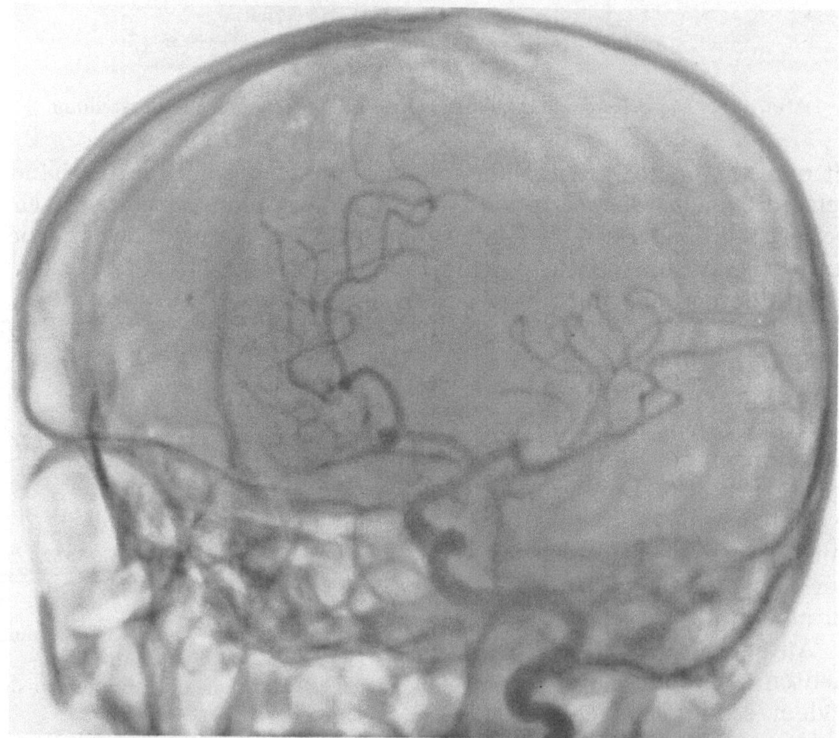

Abb. 45b. In der Schrägaufnahme löst sich das vermutete zweite Aneurysma in Gefäßschlingen auf.

der Fälle mit einem Hämatom zahlreicher sind als bei den übrigen Aneurysmen, läßt doch den Schluß zu, daß diese Spasmen die Hirnzirkulation ungünstig beeinflussen. Hierfür spricht auch die meist zugleich vorhandene schwere Bewußtseinsstörung. Die zunehmenden und zahlreichen Beobachtungen dieser Gefäßspasmen — wobei hier noch einmal betont werden soll, daß das Wort „Spasmen" nicht ohne weiteres einen endgültigen patho-physiologischen Terminus ausdrücken soll — bei rupturierten Aneurysmen, läßt

die Deutung, es handele sich nur um Kunstprodukte, fragwürdig erscheinen. Hierfür sprechen auch die Bilder, die nach Abklingen des Blutungsstadiums bei der Kontrollangiographie normale Gefäßverhältnisse erkennen lassen. Die Ansicht von TÖNNIS und SCHIEFER, daß es sich möglicherweise um eine periarterielle und intramurale Kompression handele, erscheint uns am einleuchtendsten. Im folgenden werden eine Reihe von Bildern demonstriert, die unseres Erachtens nach die artifizielle Natur der Gefäßveränderungen widerlegen.

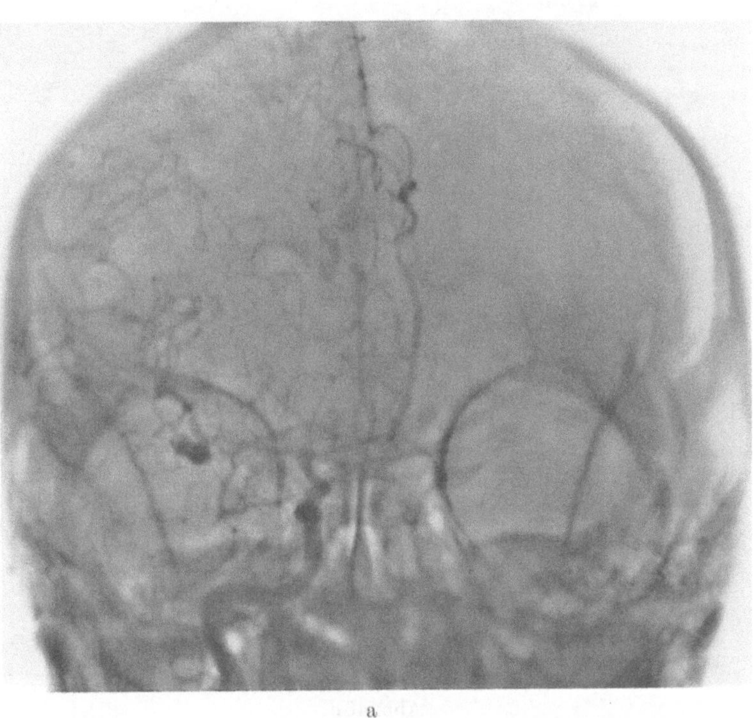

　　Abb. 46a—d zeigt ein Aneurysma der A. cer. med., 5 Tage nach der Blutung angiographiert. Die Anterior ist deutlich parallel verschoben (Hämatom). Der supraklinoidale Anteil der Carotis ist spastisch eingeengt. Im a. p. Bild stellt sich der Mediaanteil vor dem Aneurysma nur sehr dünn und eingeengt dar. Daß hier eine Beeinträchtigung der Zirkulation besteht, bedarf wohl keiner Erklärung. Wegen des schlechten Allgemeinzustandes wurde die Patientin zunächst konservativ behandelt. Sie erholte sich gut. Bei der angiographischen Kontrolle, 4 Wochen nach der Blutung, waren die Verhältnisse deutlich anders. Alle vorher veränderten Gefäßanteile sind jetzt voll dargestellt. Spasmen sind nicht mehr nachzuweisen. Die Anteriorverschiebung hat sich wesentlich zurückgebildet.

　　Abb. 47a—d zeigt einen Spasmus der A. car. int., direkt nach der Blutung. 6 Wochen später wurde die Patientin noch einmal angiographiert, wobei sich jetzt normale Füllungsergebnisse ergaben.

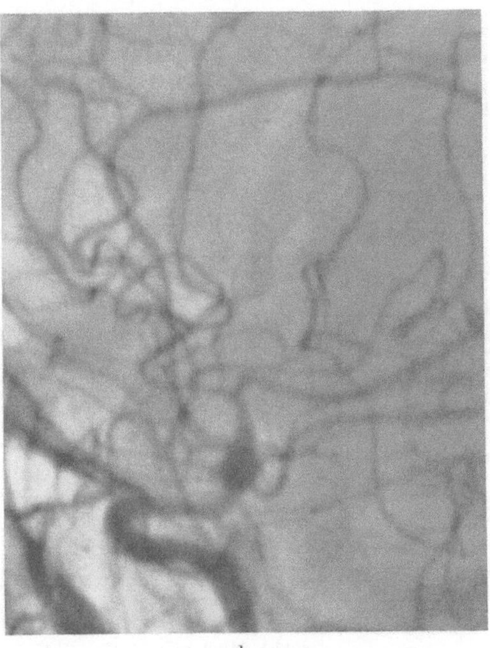

Abb. 46a—d. Erläuterung im Text.

　　Abb. 48a—c zeigt zunächst das Angiogramm eines 18jährigen Patienten 4 Tage nach der Blutung, von der er sich sehr schnell erholte, so daß er bei der Durchführung der Angiographie wieder bei vollem Bewußtsein war. Das rechtsseitige Angiogramm (Abb. 48a) weist keine Veränderungen im Bereich des Carotissyphons auf. Das linksseitige Carotisangiogramm zeigt ein Aneurysma der A. carotis int. mit einer Einengung des Lumens im Bereich der vor dem Aneurysma gelegenen Gefäßstrecke (Abb. 48b). 3 Wochen später erlitt der Patient eine akute Rezidivblutung mit sofortiger, tiefer Bewußtlosigkeit. Das in diesem Stadium durchgeführte Angiogramm weist eine deutliche Zunahme der Gefäßverengung im Gefäßabschnitt vor dem Aneurysma auf (Abb. 48c). Bei dieser Angiographie füllte sich die Anterior recht spärlich und zwar erst im weiteren Verlauf der Serie. Die Bilder zeigen, daß es innerhalb des Blutungsstadiums möglicherweise noch Differenzierungen in der Intensität der Spasmen gibt, welche mit der Schwere der Blutung und der damit weitaus

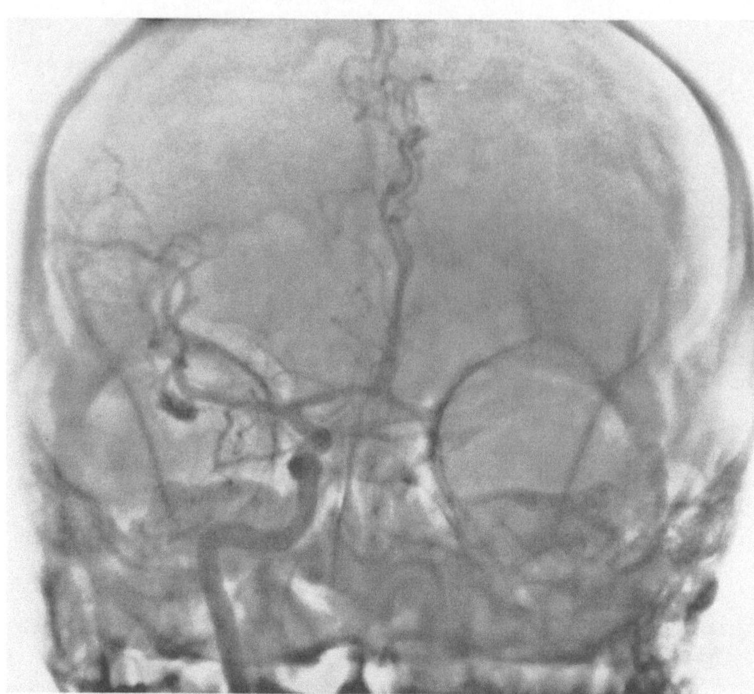

Abb. 46c

schlechteren Bewußtseinslage zusammenhängt. Bei der später durchgeführten Operation konnten keine morphologischen Veränderungen an der A. carotis festgestellt werden.

Abb. 49a läßt einen ausgeprägten Spasmus des supraklinoidalen Anteils der Carotis int. erkennen (bei der Operation morphologisch nicht verändert).

Man könnte bei diesem großen Aneurysma der A. com. ant. diskutieren, ob nicht eine Verdünnung des Kontrastmittels durch Sog in das große Aneurysma zustande gekommen wäre. Die 14 Tage später durchgeführte Angiographie (Abb. 49b) der anderen Seite zeigt normale Verhältnisse in dem erwähnten Gefäßbereich. Bei den Aneurysmen im Bereich der A. com. ant. ist die Gefahr der Verwechslung derartiger Einengungen der Gefäßlumina mit Hypoplasien der entsprechenden Gefäße sicher groß. Bekanntlich kommt es bei Aneurysmen dieser Lokalisation häufig zu Dysplasien und Hypoplasien verschie-

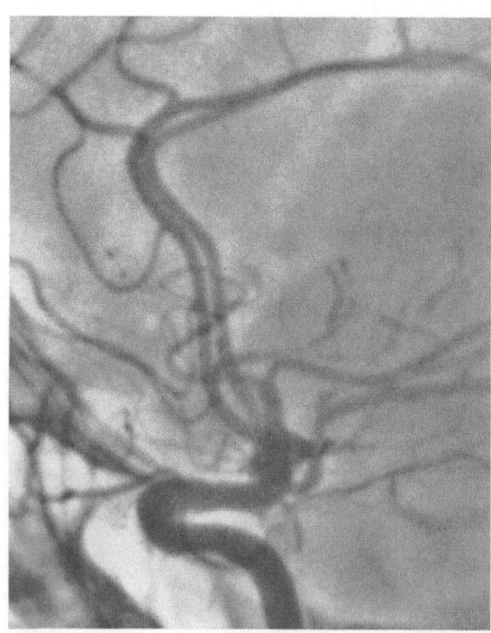

Abb. 46d

denster Gefäßabschnitte. Bei Krayenbühl (1959) findet sich hierüber eine ausführliche Darstellung.

Wie Abb. 50 zeigt, hier sind bei einem Aneurysma der A. com. ant. beide horizontale Anteriorschenkel nur dünn dargestellt. Auffällig ist allerdings, daß nach der Teilungsstelle der horizontale Anteriorschenkel zunächst in normaler Stärke abgeht und sich zum Aneurysma verjüngt. Auch die Anteriores sind gegenüber den Mediagefäßen deutlich

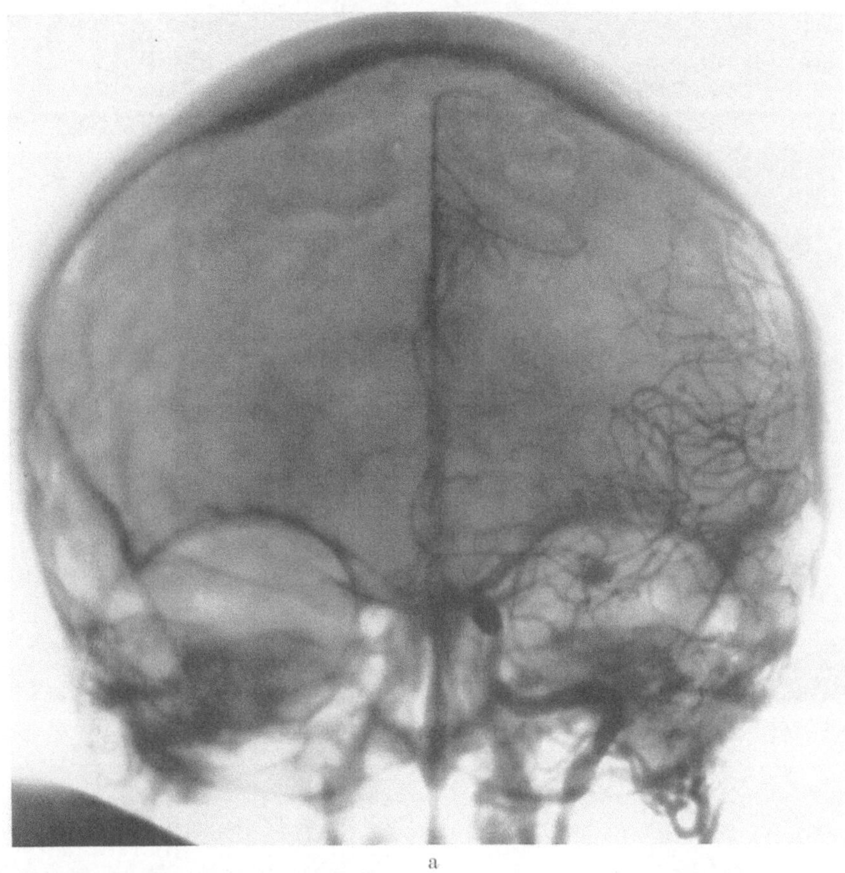

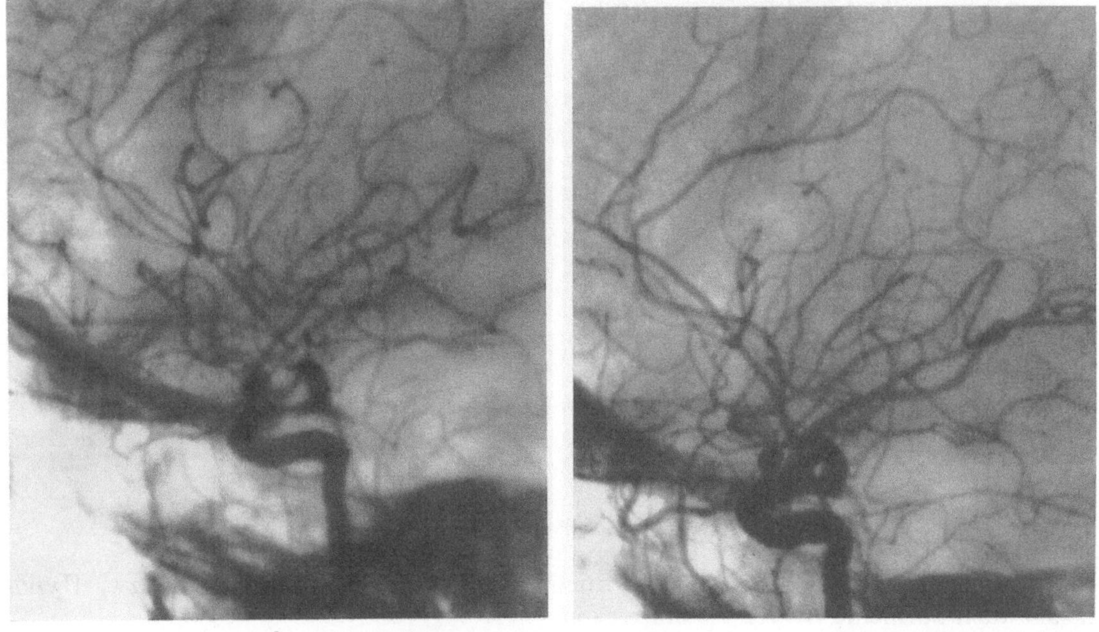

Abb. 47a—d. Erläuterung im Text.

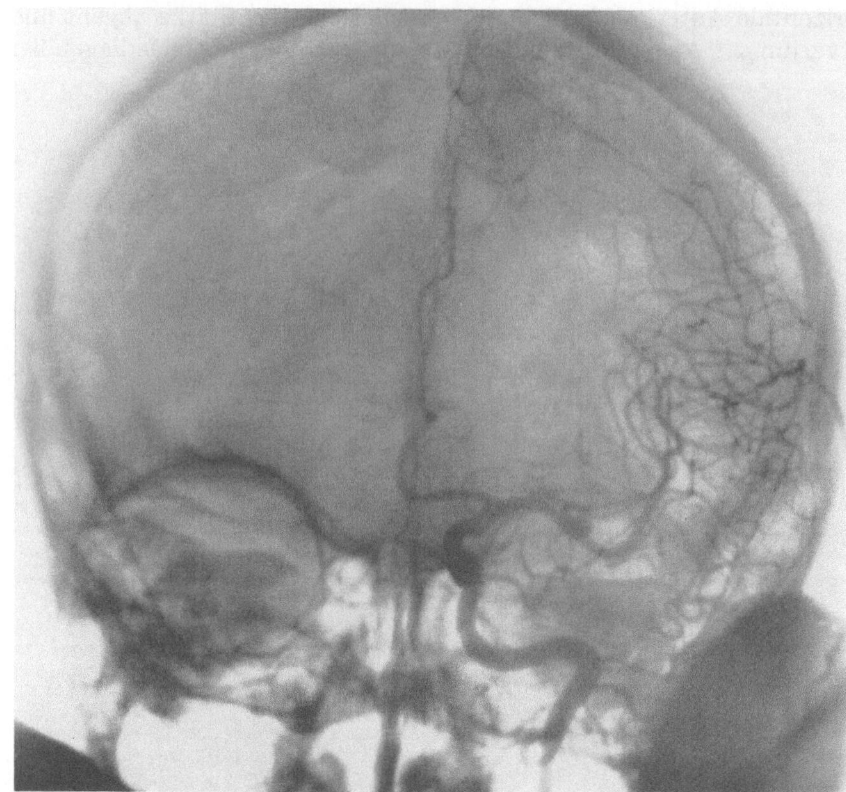

Abb. 47 d

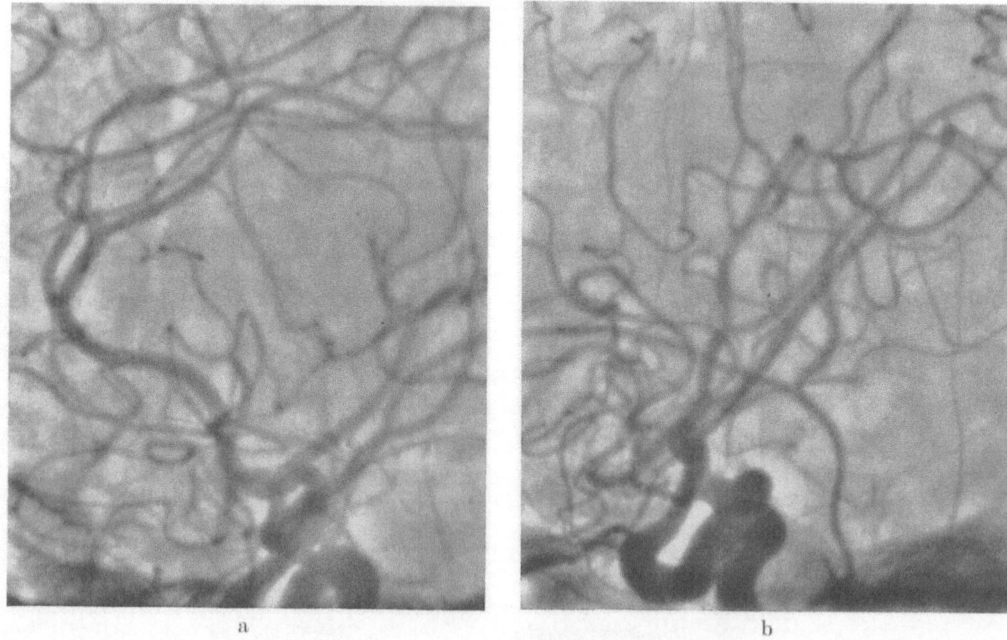

Abb. 48a—c. Erläuterung im Text.

schmächtiger dargestellt. Wir glauben nicht, daß sich die Mißbildungen bzw. Hypoplasien auch auf beide Anteriores erstrecken.

In Abb. 51a und b ist bei einem Aneurysma der A. com. ant. zunächst ein deutlicher Spasmus der A. car. interna festzustellen. Auch die A. cer. media ist im Anfangsteil noch sichtlich eingeengt, der horizontale Anteriorschenkel kommt sehr verschmächtigt zur Darstellung. Die A. cer. anterior ist nur fadendünn zu erkennen. Auffällig sind diese Veränderungen auch in der Abb. 52a und b, wobei es nach der Ruptur des Aneurysmas zu einem subduralen Hämatom kam. Das Hämatom wurde zunächst entleert. Der Zustand des Patienten besserte sich deutlich. Die später durchgeführte Kontrollangiographie läßt jetzt eine wesentlich bessere Darstellung der Zirkulation erkennen.

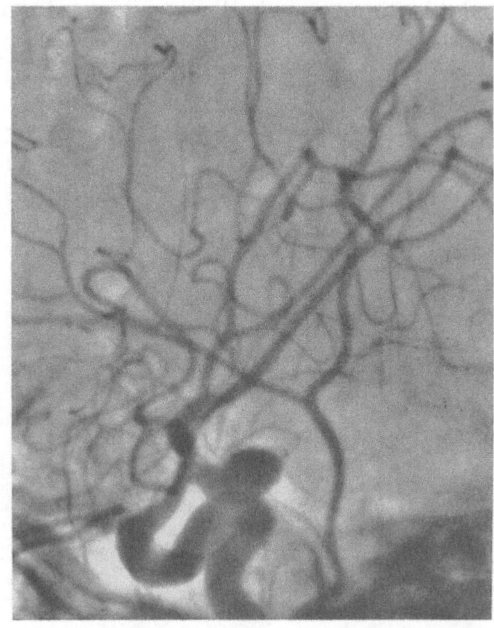

Abb. 48c

Wie Abb. 53a und b zeigt, bilden sich die im Blutungsstadium nachgewiesenen Spasmen nach der Operation wieder zurück. Auf den präoperativen Aufnahmen, die im Blutungsstadium angefertigt wurden, sieht man eine deutliche Parallelverschiebung der A. cer. anterior (Hämatom) bei einem großen Aneurysma der A. cer. med. Im Bereich des Carotissyphons ist die A. car. ringförmig eingeschnürt. Diese Veränderung ist nach der Operation nicht mehr nachzuweisen. Auch ist auffällig, daß die Gefäße, insbesondere die A. cer. anterior, nach der Operation ein deutlich kräftiges Kaliber zeigen, obwohl, wie die Anteriorverschiebung in der postoperativen a.p. Aufnahme zeigt, eine Massenverdrängung noch besteht (Ödem) Der bei der Operation aufgetretene Verschluß der A. cer. media wird, wie die postoperative

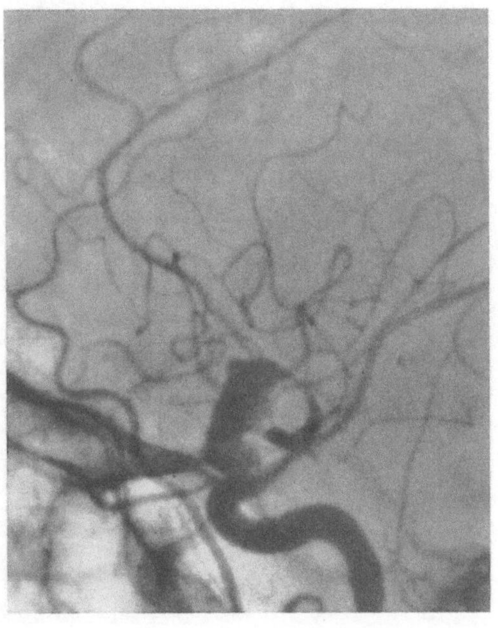
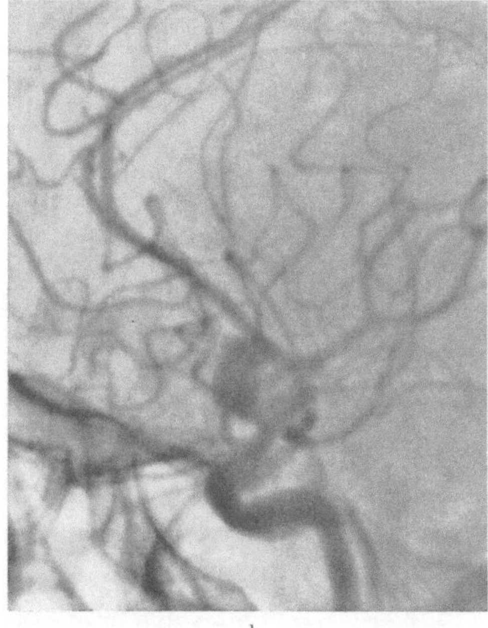

Abb. 49a u. b. Erläuterung im Text.

a.p. Aufnahme zeigt, größtenteils durch Kollateralen aus der A. cer. anterior kompensiert. Die postoperativen Aufnahmen wurden wenige Tage nach der Operation angefertigt (Abb. 54a und b).

15. Operative Methoden des direkten Eingriffes.

Nach Abgrenzung der Indikation für die Carotisligatur am Halse bei nur bestimmten Lokalisationen sowie der zunehmend gewonnenen Einsicht, daß eine grundsätzliche konservative Behandlung nicht zu verantworten ist, haben sich, besonders im letzten Jahrzent, eine Reihe von Methoden des operativen Vorgehens entwickelt. Dabei ist von vornherein zu betonen, daß es die Methode der Wahl nicht gibt, da die operative Technik sich immer jeweils der vorhandenen anatomischen Situation anzupassen hat. Der direkte intrakranielle Eingriff ist erst seit etwa 1945 immer mehr gewagt worden, nachdem er früher als zu gefährlich meist abgelehnt wurde. Dandy schrieb noch 1936 "The surgical treatment of arterial aneurysms is exceedingly dangerous and so far, at least has been unproductive of results." Soweit dem Schrifttum zu entnehmen ist, hat Cushing (Sosman u. Vogt 1926) erstmals sackförmige Aneurysmen direkt angegangen, obwohl er

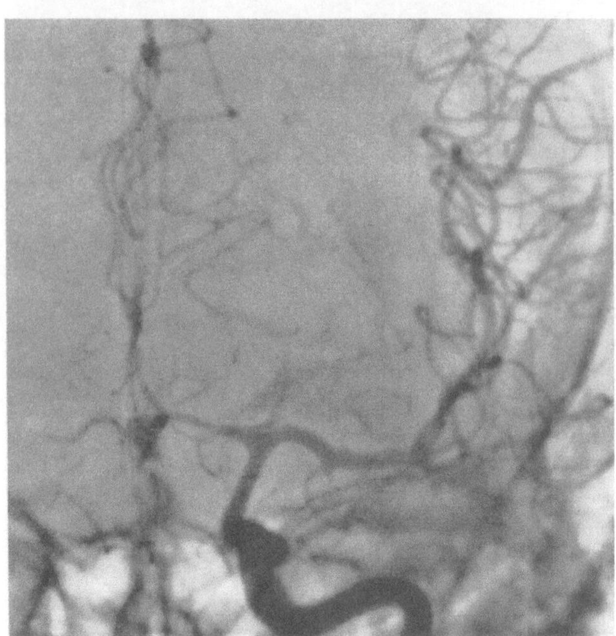

Abb. 50. Erläuterung im Text.

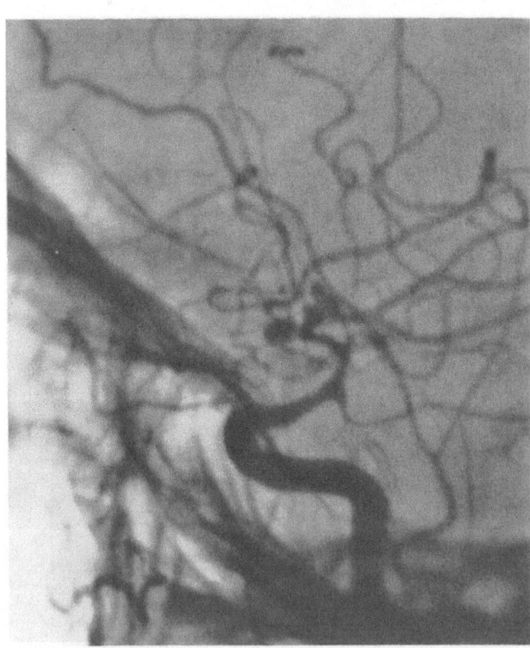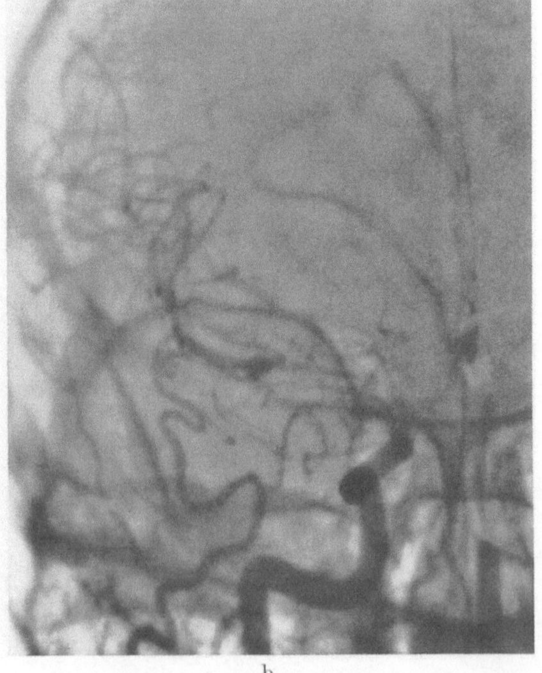

Abb. 51a u. b. Erläuterung im Text.

sich 1923 noch sehr skeptisch geäußert hatte. In der Folgezeit wurden nur vereinzelte erfolgreiche operative Fälle mitgeteilt (Russell 1939, Tönnis 1936, Dott 1933, Jefferson 1937, McConnell 1938, Dandy 1944, Fincher 1939, Swain 1942).

Ideales Ziel der Operation muß immer die Ausschaltung des Aneurysmas aus dem Blutkreislauf sein, ohne dabei irreparable Schäden durch Verletzung oder Unterbindung einer größeren Arterie am Gehirn zu setzen. Da dieses aber nicht immer möglich ist, wurden andere Methoden entwickelt, die natürlich gewisse Nachteile mit sich führen.

An heute bekannten Methoden stehen zur Verfügung:

1. Die Carotisligatur am Halse, kombiniert mit dem intrakraniellen Verschluß der A. car. int., um das Aneurysma von der retrograden Störung auszuschließen. Dieses Verfahren hat seine bestimmte Indikation (Aneurysmen der A. car. int. werden später noch eingehend besprochen).

2. Die Ausschaltung des Gefäßabschnittes, der das Aneurysma trägt, durch einen Clip oder Unterbindung peripher und zentral des Aneurysmas (Trapping).

3. Die Umlagerung mit Muskeln, Fibrin, Gelatine oder neuerdings mit Kunststoff, um die Wand des Sackes zu verstärken und damit einer erneuten Ruptur vorzubeugen.

4. Die Ausschaltung des Aneurysmastieles durch Silberclips oder Ligatur, mit oder ohne Exstirpation des Aneurysmas, mit oder ohne zusätzliche Wandverstärkung.

5. Die Ausstopfung des Sackes mit Muskelstückchen.

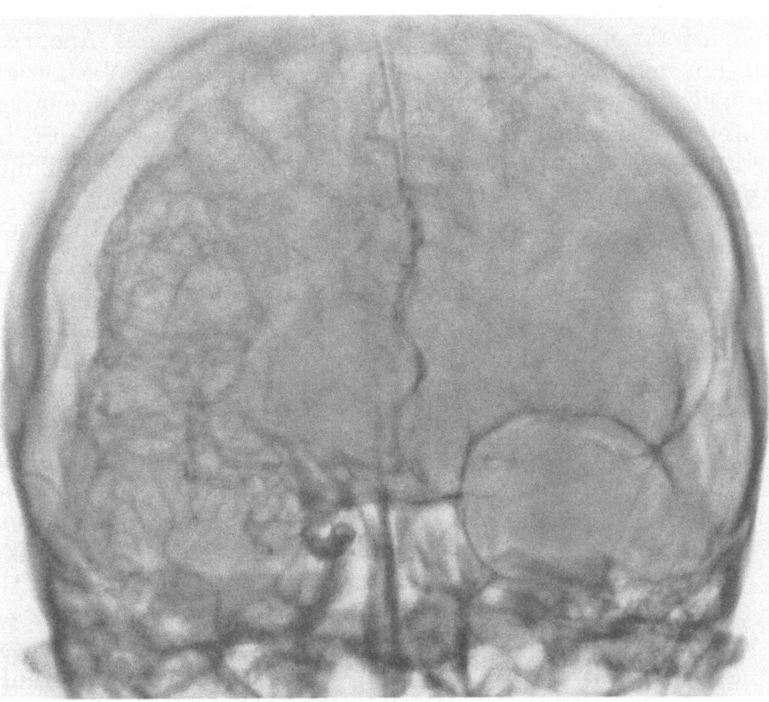

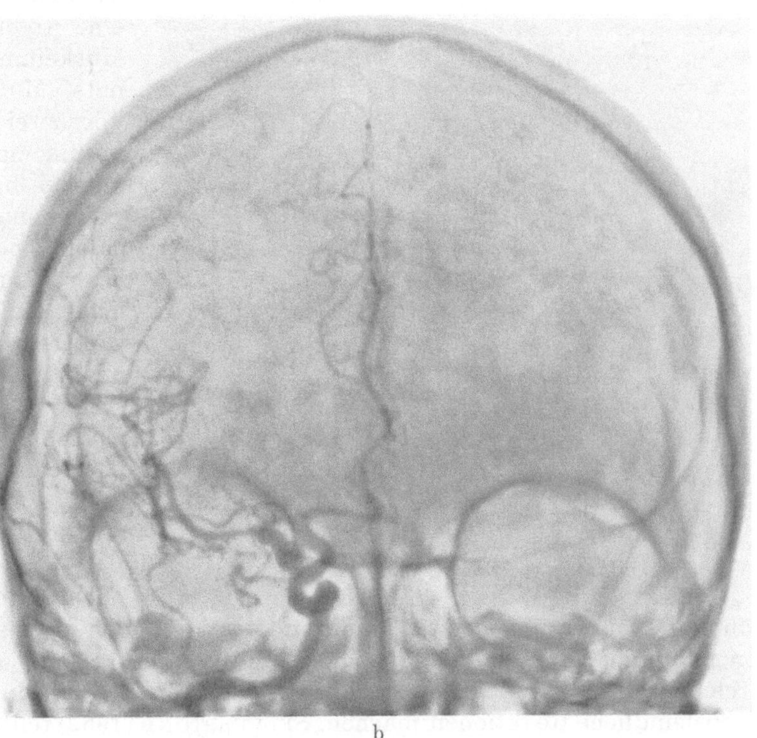

Abb. 52a u. b. Erläuterung im Text.

Cushing (1926) beschrieb erstmals sechs erfolgreiche operative Fälle, bei denen er nach intrakranieller Freilegung und Präparation des Aneurysmas den Sack incidierte und ihn mit Muskelstücken ausstopfte. Dasselbe Verfahren wandten Klemme und Woolsey (1942) bei einem supraklinoidal gelegenen Aneurysma an. Dott (1933) verzichtete auf die Incision des Sackes und umgab das Aneurysma mit Muskulatur, in der Vorstellung, damit eine bindegewebige Organisation zwischen Muskel und Aneurysma hervorzurufen und die Wand zu verstärken. Diese Methode, aber auch nur in einzelnen Fällen angewandt, da man das operative Risiko scheute, hat heute noch ihren Platz, wenn die anatomischen Besonderheiten des Aneurysmas eine Ausschaltung verbieten. Tönnis umlagerte 1936 bei einem Patienten mit einem Aneurysma der A. com. ant. das Aneurysma ebenfalls mit Muskulatur. Der Patient starb 11 Jahre später an einer Tuberkulose. Andere Fälle zeigten jedoch, daß die Muskelumlagerung nicht immer einen Schutz vor weiterer Blutung gewährleistet. Jefferson (1947) berichtete über eine tödliche Rezidivblutung nach Muskelumlagerung innerhalb 1 Monats, McKissock u. Mitarb. (1960) über zwei derartige Fälle. Im eigenen Krankengut haben wir dreimal eine Muskel- bzw. eine Fibrinumlagerung vorgenommen. Bei einem supraklinoidalen Aneurysma, mit Muskel umlagert, trat nach 4 Jahren eine tödliche Rezidivblutung auf, bei einem weiteren Aneurysma der A. cer. med., mit Fibrin umlagert, erlag der Patient 1¹/₂ Jahre später einer neuen Blutung. Der nur begrenzte Schutz vor neuen Blutungen bei der Muskelumlagerung wird von anderen Autoren bestätigt (Jaeger 1950, Dandy 1944). Einen Schritt weiter in der Technik der Umhüllung ging Dutton

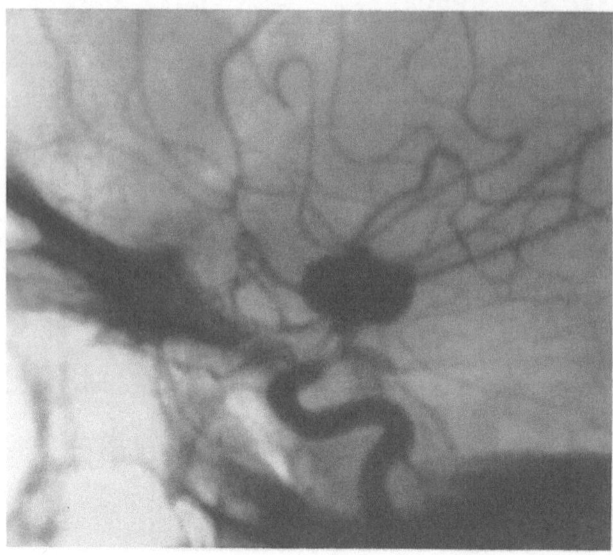

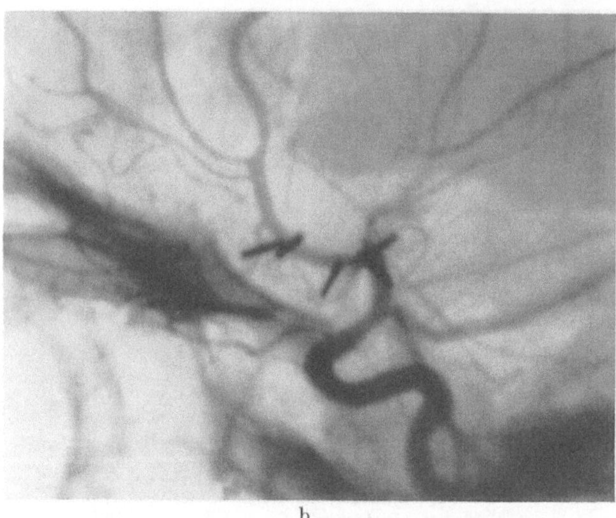

Abb. 53a u. b. Erläuterung im Text.

1956 und 1959. Er umspritzte die mit anderen Methoden nicht auszuschaltenden Aneurysmen mit Kunststoff. (Dieser (chemisch Methyl-Methacrylat) wird kremartig angerührt, durch ein Seitz-Bakterienfilter sterilisiert und ist in 15—20 min abgebunden. Er soll keine gewebsfeindliche Reaktionen machen. Selverstone (1962) teilte ebenfalls einige Fälle von Aneurysmen der Bifurkation mit, die derartig behandelt wurden. Zahl und Beobachtungszeit sind noch zu gering, um über diese Methode, die eine wertvolle Bereicherung der operativen Technik sein kann, ein endgültiges Urteil abzugeben.

Die von Dandy (1944) angegebene elektrische Verkochung mittels eines Metallsaugers, ebenfalls auch von Swain (1942) praktiziert, hat keine Nachahmung gefunden. Die Gefahr der Ruptur unter der Manipulation ist zu groß.

Dandy (1938) berichtete dann erstmalig über die Ausschaltung eines Aneurysmas durch Aufsetzen eines Clips auf den Stiel, eine Methode, die inzwischen als der ideale Eingriff gilt, wenn das Aneurysma es gestattet.

Inzwischen liegen zahlreiche Berichte vor, die über die erfolgreiche Ausschaltung durch den Clip den Wert dieser Methode erkennen lassen (Hamby 1952, Bassett, List und Lemmen 1952, Jaeger 1949 u. 1950, List und Hodges 1946, Steelmann, Hayes und Rizzoli 1953, Falconer 1951, Krayenbühl 1958 u. 1959, Botterell u. Mitarb. 1956 u. a.). Die Schwierigkeiten bei Anbringen des Clips sind bekannt. Nicht immer entspricht der im Angiogramm vorhandene Stiel auch dem anatomischen Befund. Olivecrona

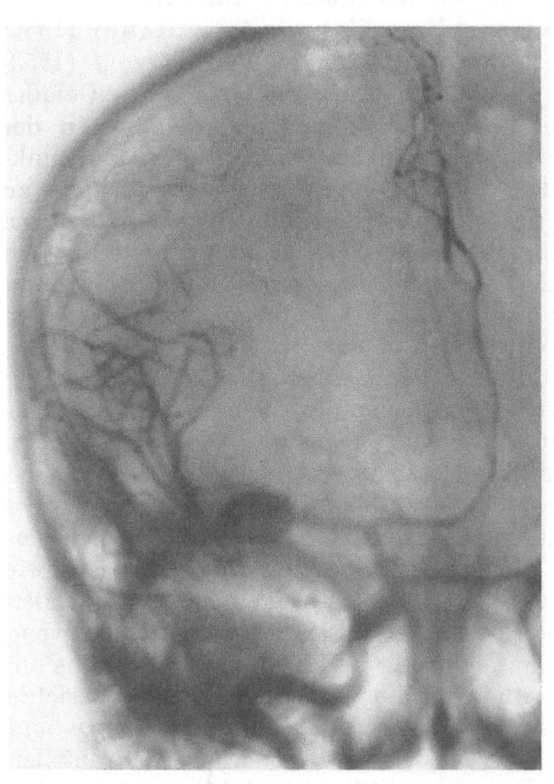
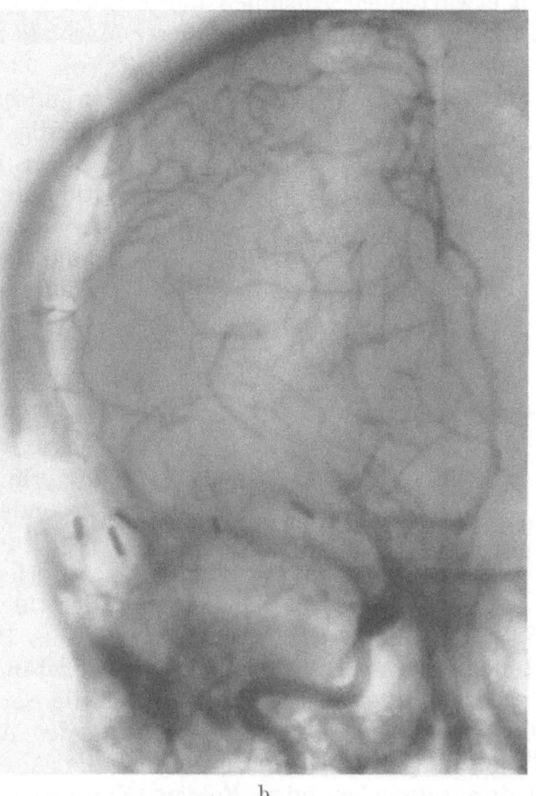

a   b

Abb. 54a u. b. Erläuterung im Text.

entwickelte deshalb den großen und nicht so scharf einschneidenden Clip, der den Verhältnissen des Stiels besser gerecht wird, ein Einreißen beim Aufsetzen vermeiden soll und nicht leicht vom Stiel wieder abgleitet. Bei breitbasiger aufsitzenden Aneurysmen wird die Unterbindung mit Seide oder Draht häufig technisch leichter gelingen als die Abclippung. Norlen (1952) berichtete, daß mehrfach der Clip bei derartigen Aneurysmne nach Beendigung der Operation wieder abrutschte. Er führte deshalb häufig die Ligatur an der Basis des Aneurysmas aus, wie die Abb. 55 zeigt. Ob man das Aneurysma nach der Ausschaltung exstirpiert, bleibt der Genugtuung des Operateurs überlassen. Wir halten es nur bei sehr großen Aneurysmen für notwendig, die nach der Ausschaltung weiter raumfordernd wirken. Poppen (1951) warnt vor der Exstirpation des Sackes, da der sich häufig verjüngende Stiel des Aneurysmas keinen richtigen Halt für den Clip abgäbe.

Die Ausschaltung des das Aneurysma tragenden Gefäßes, erstmals wohl von Fincher (1939) beschrieben, hat in der Folgezeit rach Anhang gefunden. Größere Anwendung fand es zunächst in Form der zusätzlichen Clippung der intrakraniellen A. car. int. nach vorheriger Unterbindung am Halse. Ideal ist die Methode natürlich bei Gefäßen, deren

Ausschaltung keine anoxämischen Schädigungen hervorrufen bzw. durch die Kollateral-funktion des C. Willisi voll ersetzt wird. Zweifelsohne gehören hierzu die Aneurysmen der A. car. int. sowie die der A. com. post. Letztere Lokalisation ist aber recht selten, da die sog. Aneurysmen am Abgang der A. com. post. meist der A. car. int. angehören. Die Unterbindung der A. car. int. oberhalb dieser Lokalisation ist, wie eigene Fälle zeigen, nicht ungefährlich und kann zu schweren Ausfällen führen.

JAEGER (1949) sah bei den Aneurysmen der A. com. post. nach Ausschaltung des Gefäßes gute Ergebnisse.

Die Indikation für dieses „Trapping" wird immer sehr sorgfältig in Relation zu den zu erwartenden Ausfällen der Zirkulation gestellt werden müssen. BASSETT, LIST und LEMMEN (1952) hatten bei dieser Methode noch eine Mortalität von 50%, HAMBY (1952) 22% bei einer Gesamtmortalität von 63%, STEELMANN, HAYES und RIZZOLI (1953) wandten die Ausschaltung des tragenden Gefäßes häufig mit gutem Erfolg an. Bei Aneurysmen der A. cer. med. wird man bei Verschluß des voll funktionierenden Gefäßes immer schwere Ausfälle zu erwarten haben. Hier bilden diejenigen Aneurysmen eine besondere Gruppe, die bereits zum teilweisen oder gänzlichen Ausfall der Arterie geführt haben und bei denen das Gebiet der A. cer. med. von Kollateralen versorgt wird. Hierauf wird noch in dem betreffenden Kapitel näher einzugehen sein.

Umstritten ist ebenfalls die Ausschaltung der A. cer. ant. bei einem Aneurysma der betreffenden Arterie bzw. im Bereich der A. com. ant. Hier lassen besonders die anatomischen Untersuchungen über die Funktion der vom horizontalen Schenkel des Anteriors abgehenden Steubnerschen Arterie sowie der kleineren, von der A. com. ant. ausgehenden

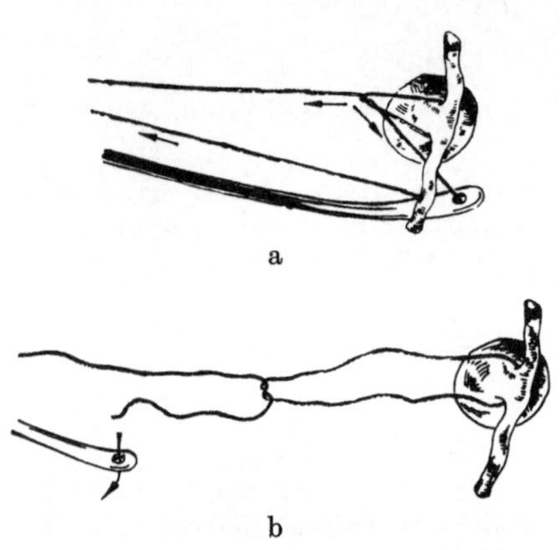

Abb. 55. Technik der Unterbindung eines Aneurysmas. (Entnommen der Arbeit von NORLÉN u. BARNUM 1952.)

Arterien (LAZORTHES 1952, KRAYENBÜHL 1958, FALCONER 1951) die Indikation sehr eng stellen. Selbstverständlich ist die vollständige Abklärung der Kollateralversorgung im vorderen Anteil des C. Willisi durch die Serienangiographie Vorbedingung. Die Berichte über die Folgen einer Ausschaltung der A. cer. ant. sind unterschiedlich. SUGAR und TINSLEY (1948) clipten proximal die A. cer. ant. bei einem Aneurysma der distalen Anterior ohne besondere Folgen. ELVIDGE und FEINDEL (1950) sahen dabei ebenfalls keine Ausfälle. FALCONER (1951) sah dagegen bei einem Verschluß kurz nach der Teilungsstelle eine Hemiparese und Aphasie. LOGUE teilte 1956 37 Fälle mit, bei denen einseitig die A. cer. ant. unterbunden wurde. Er hatte eine Operationsmortalität von 13,5% und eine Morbidität von 10%. Zweifellos sind aber die Erfahrungen bei den Operationen der Aneurysmen im Bereich der A. cer. ant. und A. com. ant., mit ihrer auffallend hohen Mortalität und Morbidität, die häufig auf einen Ausfall einer A. cer. ant. zurückzuführen sind, nicht dazu angetan, die Ausschaltung dieser Arterie zu empfehlen. FALCONER (1951) glaubt, sie nur bei Aneurysmen im distalen Bereich der A. cer. ant. anwenden zu können. Im Kapitel über die Aneurysmen dieser Lokalisation wird die Problematik noch eingehend besprochen.

Mit Einführung der kontrollierten Hypotension und Hypothermie konnten zwar die Methoden zur Ausschaltung des Aneurysmas nicht bereichert werden, jedoch ergaben sich neue Wege, um die Präparation des Aneurysmas gefahrloser und leichter zu gestalten. Ein erster Weg dazu war die schon früher vorgenommene prophylaktische Freilegung der A. car. int. am Halse, um bei auftretenden Komplikationen (Ruptur unter der Opera-tion) die Blutzufuhr zeitweilig zu drosseln und dem Operateur eine bessere Übersicht zu erlauben. Zum Teil wurde auch vorher die A. car. endgültig ligiert (FALCONER 1951, ELVIDGE und FEINDEL 1950 u. a.).

Mit der Möglichkeit, durch die Hypothermie die Überlebenszeit des Hirngewebes bei gedrosselter Zirkulation zu verlängern, wurden die Verfahren einer Drosselung bzw. temporären Ausschaltung der Hirndurchblutung immer ausgedehnter. BOTTERELL u. Mitarb. (1956) legten unter Hypothermie beide Aa. carotides und Aa. vertebrales frei und unterbrachen bei Temperaturen von 26—30⁰ C durch Klemmen oder manuelle Kompression. Die experimentell festgelegte Unterbrechungszeit von 6 min bei 30⁰ C und 8 min bei 28⁰ C wurde mehrfach überschritten (6 Fälle 10—15,5 min) ohne schädigende Folgen zu sehen.

ADAMS und WYLIE (1959) lassen vor der intrakraniellen Freilegung bei Aneurysmen, die eine schwierige Präparation erwarten lassen (Gefäßwinkel), in Hypothermie die A. anonyma, die A. subclavia sin. und die A. car. com. sin. freilegen. Ist das Aneurysma freigelegt, so wird der Blutfluß durch Abklammern der drei Arterien gesperrt. Der Sack des Aneurysmas kollabiere dann und könne mit einem Clip versorgt werden. PIA (1963) führt routinemäßig die temporäre Unterbrechung beider Carotiden in Hypothermie von 28—30⁰ C Körpertemperatur durch. Er sieht den Vorteil in der Senkung des intrakraniellen Druckes, so daß keine Resektionen notwendig sind. Einmal trat dabei der Tod infolge einer doppelseitigen Erweichung im Gebiet der A. cer. med. ein. Die Abklemmzeiten lagen bei PIA zwischen 3—12 min.

Der letzte Schritt ist das Verfahren der Mayoklinik, mitgeteilt von UIHLEIN, TERRY, PAYNE und KIRKLIN (1962). Hier wird in tiefer Hypothermie von 11—15⁰ C Körpertemperatur mittels extrakorporaler Zirkulation eine vollständige Unterbrechung bis zu 45 min Dauer durchgeführt. Die Autoren sahen bei 14 Fällen 3 tödlich ausgehen. Bei der Autopsie fanden sich Blutungen oder Erweichungen, zweimal nach Verschluß einer großen Hirnarterie. Unserer Meinung nach steht dieser Aufwand nicht in dem notwendigen Zusammenhang mit dem damit zu erreichenden Erfolg gegenüber den sonstigen Methoden. Wir selbst operieren ebenfalls in kontrollierter Hypothermie, wobei die entsprechende A. car. com. int. vorher freigelegt wird, wenn Komplikationen bei der Präparation des Aneurysmas zu erwarten sind. Den Vorteil der Hypothermie sehen wir auch mehr darin, dem Operateur bei temporärer Drosselung bzw. niedrigem Blutdruck ein blutarmes Arbeitsfeld, insbesondere bei auftretenden Rupturen bei der Operation, zu gewährleisten und weniger darin, das Hirn vor dauernden anoxischen Schäden, beispielsweise bei Verschluß einer Arterie, zu schützen. Die große Serie von McKissock (1962), in der die Mortalität und Morbidität der operierten Aneurysmen mit und ohne Hypothermie verglichen wird, läßt ebenfalls keine signifikanten Unterschiede erkennen. HALE, COLLIS u. KING 1962 berichteten über 80 Patienten, die wegen eines Aneurysmas operiert wurden. Die Mortalität bei 40 Patienten, in Hypothermie operiert, betrug 32,5 %. Die übrigen 40 Patienten, in Normothermie operiert, wiesen dagegen eine Mortalität von 25 % auf.

In den letzten Jahren ist man dazu übergegangen, statt einer Drosselung der Gesamtzirkulation eine temporäre Ausschaltung der dem Aneurysma anliegenden Gefäßabschnitte vorzunehmen. PETIT-DUTAILLIS und PITTMANN (1955) berichteten, daß sie bei Aneurysmen der A. cer. med. kurzzeitig einen wieder entfernbaren Clip auf die Arterie setzten, wie es OLIVECRONA bereits beschrieben hatte. Teilweise wurde auch eine Seidenschlinge (CAMPBELL und BURKLUND) dazu verwendet.

GIBBS (1957) verschließt bei größeren Aneurysmen ebenfalls das zuführende Gefäß durch einen entfernbaren Clip, incidiert das Aneurysma, wringt den Sack aus und legt um den torquierten Schlauch eine Ligatur.

POOL (1959) bedient sich ebenfalls entfernbarer Clips. Thrombosen hat er danach nicht beobachtet. In der großen Zusammenstellung von 175 operierten Aneurysmen der A. com. ant. konnte POOL (1961) die besten Ergebnisse ausmachen, wenn vorher beide Anteriores temporär durch einen Clip verschlossen wurden. Die nicht seltenen Beobachtungen über Thrombosen nach operativen Eingriffen im Bereich der Aa. anteriores lassen doch gewisse Zweifel an der Ungefährlichkeit dieser Methode aufkommen.

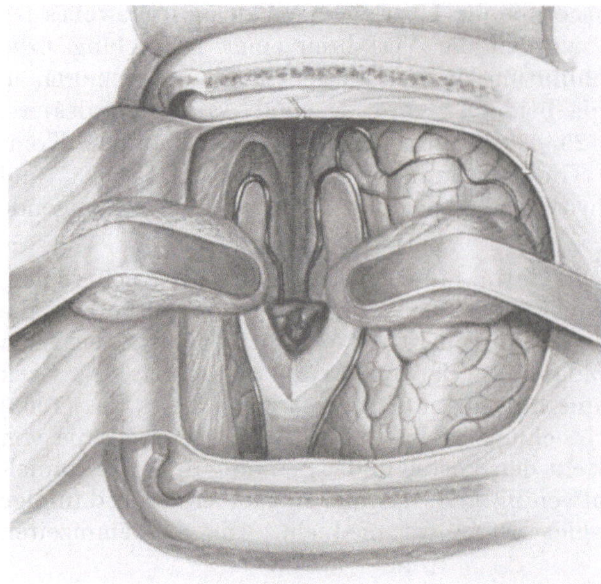

Abb. 56

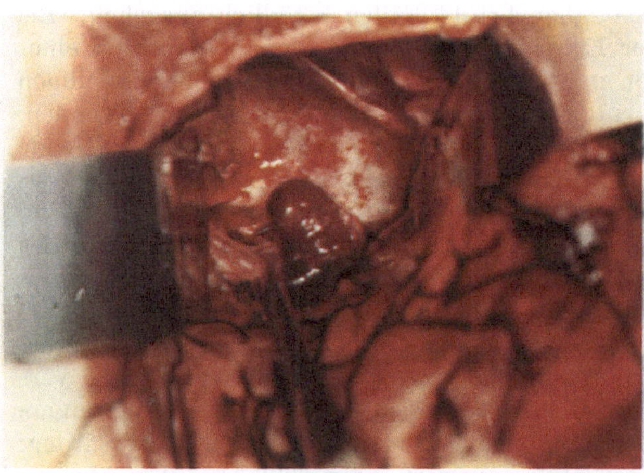

Abb. 57a

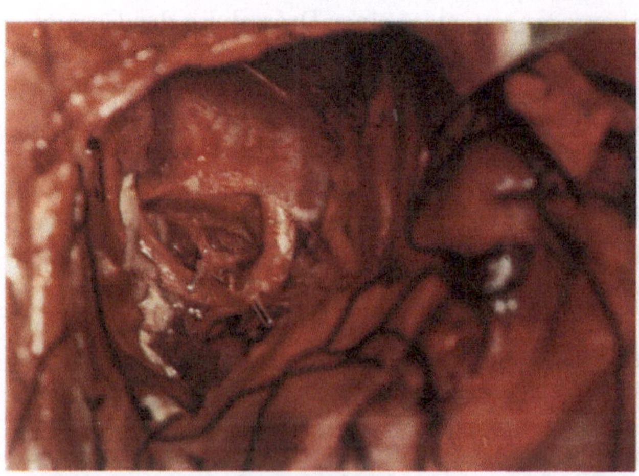

Abb. 57b

Für den Eingriff an den Aneurysmen des C. Willisi genügen zwei operative Zugänge. Tönnis (1936) (s. Abb. 56) entwickelte für den Zugang zu den Aneurysmen der A. cer. ant. bzw. der A. com. ant. den Weg entlang der Falx durch den Mittelspalt, wobei der vordere Anteil des Balkens zum Teil gespalten wird. Es genügt für diesen Zugang eine einseitige frontale Trepanation, wobei bis hart an den Sinus sagittalis superior freigelegt wird. Sind bei Eingang in den Mittelspalt dabei zahlreiche Brückenvenen zu durchtrennen, so nehmen wir, insbesondere bei älteren Patienten, eine Resektion des Frontalpols vor. Norlen (1953) wies ebenfalls auf die Gefahr eines massiven Hirnödems bei Unterbindung zahlreicher Brückenvenen hin, er empfiehlt ebenfalls bei einer derartigen Situation die Resektion des Frontalpoles. Bei vorwärts und nach unten gerichteten Aneurysmen der A. com. ant. glaubt er mit dem subfrontalen Vorgehen auszukommen. Wir sind aber der Meinung, daß der Weg durch den Mittelspalt sicher die schonendere Methode ist, abgesehen davon, daß er ein übersichtliches Operationsfeld schafft und die Präparation erleichtert (Abb. 57a und b).

Für den Zugang zu den Aneurysmen der A. car. int., der A. com. post. und der A. cer. med. ist die temporale Trepanation angezeigt. Teilweise wird hier aber auch der fronto-basale Zugang gewählt. Zum Teil werden hier, um die topographische Situation zu verbessern, Resektionen aus dem Frontallappen

Abb. 56. Zugang zu den Aneurysmen der A. cer. ant. und der A. com. ant. entlang der Falx durch den Mittelspalt. Wenn nötig, wird der vordere Anteil des Balkens gespalten. (Nach Tönnis 1936.)

Abb. 57a u. b. Operationsfoto bei einem Aneurysma der A. com. ant. a Zugang entlang der Falx durch den Mittelspalt. b Nach Entfernung des Aneurysmas.

vorgenommen. Auch bei dem temporalen Zugang wurden meist Hirnresektionen notwendig.

Wir haben (TÖNNIS und WALTER 1960) in den letzten Jahren bei Aneurysmen obiger Lokalisation einen neuen Zugang nach temporaler Freilegung entlang der Fissura Sylvii gewählt. Hierbei wird im vorderen Drittel der ersten Schläfenwindung eine Incision durchgeführt, die parallel der Fissura Sylvii verläuft. Von temporal her gelangt man dann an die weichen Häute, die die Fissura Sylvii gegen den Temporallappen abgrenzen. Bei

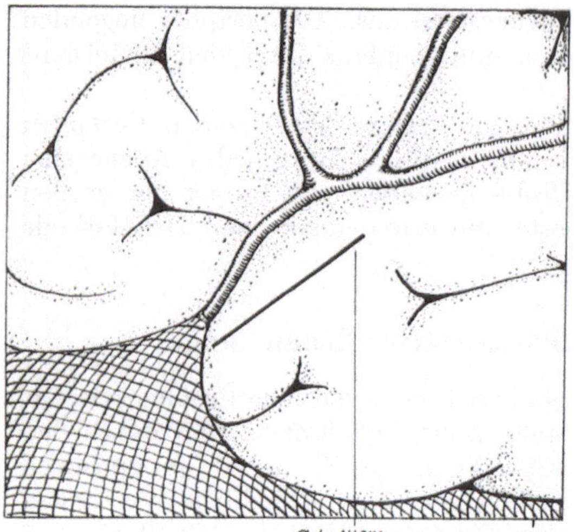

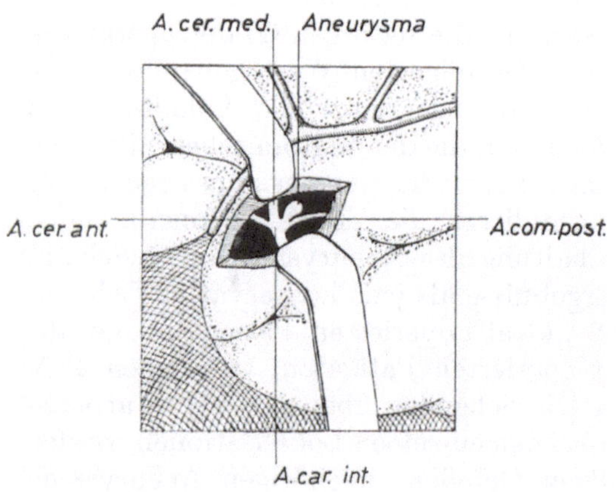

Abb. 58a. Schnittführung parallel der Fissur bei temporalem Zugang. (Entnommen der Arbeit von TÖNNIS u. WALTER 1960.)

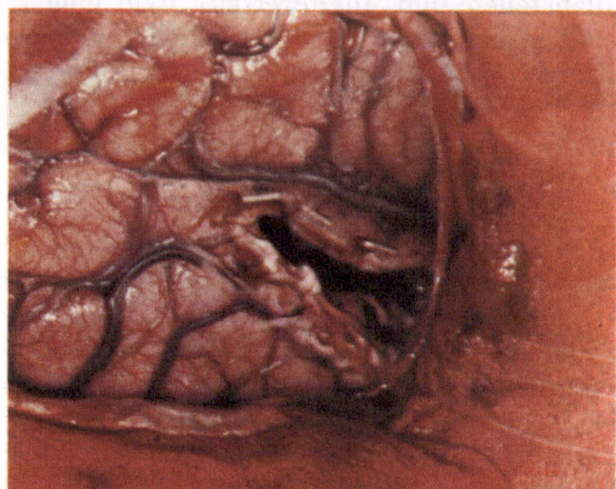

Abb. 59a

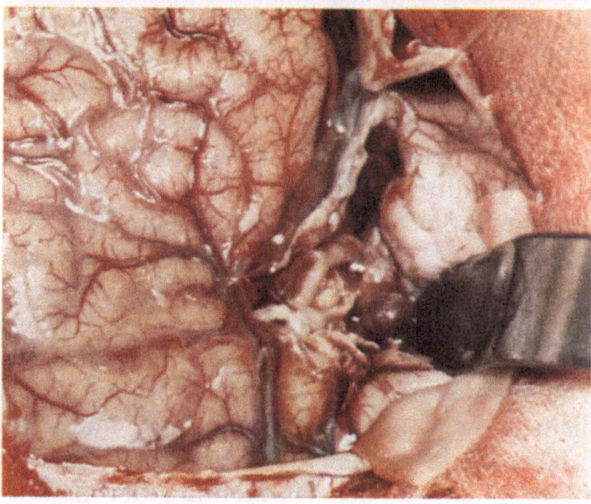

Abb. 58b. Nach Durchgang durch die erste Temporalwindung. Blick auf die basalen Hirngefäße.

Abb. 59a. Zugang durch die erste Temporalwindung.

Abb. 59b. Temporaler Zugang mit Blick auf das geclipte Aneurysma der A. cer. med. und die übrigen basalen Gefäße.

fortschreitender Präparation kann man so in die basale Zisterne vordringen. Hierbei werden die weichen Häute abgeschoben, wobei die Gefäße unter den weichen Häuten sehr gut zu überblicken sind. Nach Spaltung der weichen Häute kann man den gewünschten Gefäßabschnitt freilegen. Die Vorzüge dieses Vorgehens liegen zunächst bei der übersichtlichen Darstellung der entsprechenden Gefäßabschnitte. Bei sorgfältigem Vorgehen ist eine Blutung fast immer zu vermeiden. Eine Resektion mit Opferung von Hirngewebe ist nicht notwendig. Die Topographie ist dabei sehr übersichtlich und sicher besser als bei temporo-basaler Abdrängung des Gehirns mit dem Spatel, wobei Druckschädigungen

nicht ausbleiben. Die beigefügten schematischen Bilder (Abb. 58a und b) sowie Operationsphotos (Abb. 59) mögen die Situation verdeutlichen. Bei den linksseitigen Aneurysmen haben wir bei diesem Vorgehen nur in einzelnen Fällen vorübergehende Sprachstörungen beobachtet. Ebenso waren die bei Resektion aus dem Temporallappen häufig beobachteten, teilweise lang andauernden psychischen Veränderungen nicht vorhanden. Abgesehen von den Aneurysmen des Vertebraliskreislaufes kommt man also mit den beiden angegebenen Zugängen für die basalen Aneurysmen aus. Die peripher liegenden Aneurysmen der A. cer. ant. bzw. der A. pericallosa sind ebenfalls durch den Mittelspalt erreichbar.

Es erscheint uns nicht sinnvoll, Statistiken über die Erfolge der einzelnen Methoden aufzustellen und auszuwerten. Wie eingangs schon erwähnt, kann jedes Aneurysma jeder Lokalisation seine speziellen operativen Probleme haben. Es bedarf der großen Erfahrung des Operateurs, in jedem Fall die beste und erfolgversprechendste Methode anzuwenden.

16. Morbidität bei konservativer und operativer Behandlung.

Die Tatsache, daß viele der Aneurysmen, jedes für sich seine spezielle Problematik hat und durch seine individuelle anatomische Situation, seine Lokalisation und durch den Allgemeinzustand des Patienten, die präoperative Schädigung des Hirns usw., prognostisch bei gleichbleibender sorgfältiger operativer Behandlung sehr unterschiedliche Wertungen erfahren müssen und tatsächlich im therapeutischen Erfolg auch haben, läßt Statistiken der Gesamtmorbidität gegenüber von vornherein eine gewisse Skepsis entgegenbringen. Ebenso wie bei Bewertung der Mortalität haben summarische Berichte über die Morbiditätsquote nur bedingten Aussagewert, wenn sie auch bei Zusammenfassung großer Serien ein ungefähres Bild der operativ gesetzten Schädigung erkennen lassen. Man vermißt beispielsweise häufig bei Angaben über die Morbidität das Ausmaß und die Zahl der präoperativ bereits vorliegenden neurologischen Ausfälle, die naturgemäß der operativen Behandlung nicht zur Last gelegt werden können. Gesteigerten Wert gewinnen diese Beobachtungen schon bei Angaben über die Morbidität der einzelnen Lokalisationen (Krayenbühl, Falconer, Tönnis u. a.), obwohl auch hier die der anatomischen Situation des Aneurysmas angepaßte Operationsmethode einen mehr oder weniger günstigen Erfolg gewährleistet. So werden, wie Tönnis es 1957 formulierte, die „ideal" zu operierenden Aneurysmen, womit die komplikationslose Ausschaltung des Aneurysmas ohne Schädigung eines Gefäßes gemeint ist, weit günstigere Ergebnisse als jede konservative Behandlung haben. Er vergleicht das Schicksal von 32 „ideal" operierten Patienten, die alle arbeitsfähig wurden, mit der Prognose der nicht operierten Patienten, von denen 42% allein einer Rezidivblutung erlagen und von den Überlebenden über die Hälfte arbeitsunfähig blieben. Die Komplikationsmöglichkeiten bei den einzelnen Lokalisationen werden später noch bei der Darstellung der den jeweiligen Gefäßen zugehörigen Aneurysmen besprochen werden. Falconer (1951/52) hatte bei 70 operierten Patienten, von denen 12 nach der Operation starben, 6% völlig arbeitsunfähige Patienten, 11 Patienten hatten neurologische Ausfälle, waren jedoch zum Teil noch arbeitsfähig.

Norlen berichtete 1953, daß bei 60 überlebenden Patienten in 6 Fällen eine bleibende Hemiparese auftrat, die die Patienten arbeitsunfähig machte. Bei weiteren 2 Fällen von Aneurysmen der A. com. ant. waren noch langdauernde Verwirrtheitszustände und psychische Veränderungen zu beobachten.

Steelmann, Hayes und Rizzoli (1953) beobachteten bei 17 Patienten, bei denen das sog. Trapping durchgeführt werden konnte, 2 Hemiparesen. Von 21 mit Versorgung durch einen Clip hatte einer eine Hemiplegie.

Bassett, List und Lemmen (1952) teilten eine wesentlich ungünstigere Statistik mit. Bei Durchführung des Trapping traten bei 18 Patienten 2 Hemiplegien auf, bei Ausschaltung durch ein Clip 10 Hemiparesen bei 25 Patienten.

Rowe, Grunagle, Susen und Davis (1956) sahen bei 34 operativ behandelten Aneurysmen (Craniotomie) in 35% neurologische Ausfälle, insgesamt waren aber nur 9% durch chirurgische Maßnahmen bedingt.

Parkinson (1955) stellte bei 26 überlebenden Patienten nur einmal eine Hemiplegie fest, bei Graf (1955) trat von 27 Fällen zweimal eine Verstärkung der vorherbestehenden neurologischen Störungen ein, fast 70% der Patienten waren voll arbeitsfähig. Die katamnestischen Beobachtungen von Graf erstrecken sich bis zu 10 Jahren nach der Operation mit einer durchschnittlichen Beobachtungszeit von fast 8 Jahren.

Bei Small, Holmes und Conolly (1953) wiesen von 50 chirurgisch behandelten Patienten zwar 52% neurologische Störungen auf, jedoch waren nur 12% total arbeitsunfähig.

Tönnis (1957) konnte über 69 Katamnesen berichten, wobei insgesamt 15 Jahre überblickt werden konnten. 74% der Patienten waren voll arbeitsfähig, 17,5% der Patienten beschränkt arbeitsfähig und nur 8,5% total arbeitsunfähig.

Krayenbühl gliederte die Katamnesen nach den eigenen Operationsmethoden und Lokalisationen auf. Von 81 katamnestisch erfaßten Patienten, von denen ein Teil allerdings nur eine Ligatur am Halse erhielt, waren 62% voll arbeitsfähig, 14,5% waren beschränkt arbeitsfähig.

Allegre und Vigonraux (1957) geben keine genauen Zahlen über die Morbidität, weisen aber darauf hin, daß vor allem neurologische Ausfälle bei Aneurysmen der Sylvii-Gefäßgruppe und bei supraklinoidalem Sitz auftreten könnten.

Calvert (1951) beobachtete 25 operierte Patienten 6 Jahre lang, davon wiesen 68% eine komplette Arbeitsfähigkeit auf, 2 Patienten waren hemiplegisch und weitere 6 beschränkt arbeitsfähig.

Botterell, Lougheed und Vanderwater (1956) teilten ein sehr günstiges Ergebnis mit. Von 56 Patienten waren 89% in guter Verfassung. Sechs Patienten waren durch starke neurologische Ausfälle arbeitsunfähig.

McKissock, Paine und Walsh (1960) verfolgten die Katamnesen von 280 operierten Patienten. 70% waren bei guter Gesundheit, 14,5% beschränkt arbeitsfähig und 15,5% arbeitsunfähig.

Poppen und Fager (1960) teilten eine Morbidität von 6,3% bei 95 direkt angegangenen Aneurysmen mit. 26 Patienten, bei denen die anatomische Situation das Trapping erlaubte, waren alle ohne neurologische Ausfälle und arbeitsfähig.

Während in der Zusammenfassung von Tönnis (1957) noch ein Teil der Patienten nur mit der Muskelumlagerung bzw. der Carotisligatur versorgt wurde, haben wir inzwischen in immer größerem Ausmaß die Ausschaltung des Aneurysmas angestrebt. So sind in den inzwischen neu hinzugekommenen Fällen nur wenige Muskelumlagerungen bzw. Carotisligaturen enthalten. Insgesamt verfügen wir jetzt über ein Material von 280 Aneurysmen, von denen 200 direkt operiert wurden. Von diesen konnten 160 katamnestisch überprüft werden. 128 davon waren völlig arbeitsfähig (80%). 19 waren beschränkt arbeitsfähig (12,6%). Bei letzteren muß aber berücksichtigt werden, daß etwa die Hälfte schon vorher neurologische Ausfälle hatte. 13 waren arbeitsunfähig (7,4%). Auch hier hatten 54% bereits vor der Operation neurologische Ausfälle. Interessant sind demgegenüber die Beobachtungen der Verläufe bei konservativer Behandlung. Tönnis berichtete 1957 über 12 nachgewiesene Aneurysmen, die keiner Operation unterzogen worden waren. Sieben davon starben innerhalb 1 Jahres an einer Rezidivblutung, von den 5 Überlebenden waren 3 arbeitsunfähig, 2 Patienten davon wegen zunehmender Hemiparesen. Inzwischen überblicken wir insgesamt 43 Aneurysmen, die nicht operiert wurden. 21 davon waren nach der Blutung bzw. bei Einlieferung moribund, so daß eine Operation zwecklos erschien. Von den übrigen 22 Patienten erlitten 13 eine neue tödliche Rezidivblutung (über 50%), 14 konnten bis zu 7 Jahren weiter beobachtet werden, von ihnen waren 7 arbeitsunfähig, 3 beschränkt arbeitsfähig. Magee (1943) konnte bei den Beobachtungen über die weiteren Verläufe nach einer Subarachnoidalblutung ähnliches beobachten, obwohl hier zusätzlich diejenige bereits schon beschriebene Gruppe der Subarachnoidalblutung ohne Nachweis eines Aneurysmas die Zahlen günstiger beeinflussen muß. Von 150 Fällen starben 52 an der ersten Blutung. Von 98 Überlebenden erlitten 50 eine neue Blutung, 32 mit tödlichem Ausgang.

Letzten Endes kommt Magee zu dem Resultat, daß nur 35% der Überlebenden in guter Verfassung seien.

Ebenso überlebten bei Walton 120 Fälle von Subarachnoidalblutungen, von denen über $^1/_3$ weiterhin schwer geschädigt waren. Auch hier muß man die Gruppe mit Subarachnoidalblutungen und ohne Nachweis eines Aneurysmas, die bekanntlich bezüglich der Wiederherstellung äußerst günstige Resultate hat, bei den übrigen $^2/_3$ in Rechnung stellen. Ähnliche Werte hatten auch McKissock, Paine und Walsh (1960).

Tabelle 11. *Ergebnisse operativ behandelter Aneurysmen.*

Autor	Jahr	Zahl der katamnestisch verfolgten Patienten	Arbeitsfähig %	Beschränkt arbeitsfähig %	Arbeits- unfähig %
Falconer	1951	58	78	16	6
Bassett, List u. Lemmen	1952	43	73	—	27
Norlen	1953	60	86,7	—	13,3
Steelmann, Hayes u. Rizzoli	1953	38	92	—	8
Small, Holmes u. Conolly	1953	50	48	40	12
Parkinson	1955	26	96,2	—	3,8
Graf	1955	27	70	22,6	7,4
Botterell, Lougheed u. Vanderwater	1956	56	89	—	11
McKissock, Paine u. Walsh	1960	280	70	14,5	15,5
Poppen u. Fager	1960	83	93,7	—	6,3
Tönnis u. Walter	1964	160	80	12,6	7,4

Poppen und Fager berichteten über 51 konservativ behandelte Fälle, von denen letzthin noch 17 im arbeitsfähigen Zustand übrig blieben. 21 starben nach der ersten Blutung und 11 weitere in der Folgezeit.

Das Fazit der geschilderten Beobachtungen läßt zweifelsohne den Schluß zu, daß die Operation mit dem Ziel der Ausschaltung des Aneurysmas heute ihren sinnvollen Platz in der Behandlung dieser gefährlichen Erkrankung hat und trotz ihrer technischen Schwierigkeiten bzw. der Größe und des Risikos des Eingriffes einer konservativen Behandlung vorzuziehen ist. Die Ergebnisse der Operation dürften von den Gegnern der operativen Behandlung wohl kaum widerlegt werden. Die abschließende Tabelle 11 mag dieses noch einmal verdeutlichen.

17. Die Mortalität bei direktem chirurgischem Eingriff.

Schon bei Betrachtung der Mortalität bei konservativer Behandlung sowie besonders auch der Ligatur der Carotis interna am Halse war auf die ungenügenden Aussagewerte der Statistik bei der Komplexität der die Mortalität beeinflussenden Faktoren im Krankengut des einzelnen Autors hingewiesen worden. Diese Tatsache wird sich bei Beurteilung der chirurgischen Mortalität um so stärker bemerkbar machen und die nicht selten extrem differierenden Aussagen über die Höhe der Mortalität bei direktem Vorgehen insgesamt, ja selbst bei den einzelnen Lokalisationen der Aneurysmen verstehen lernen. Zweifelsohne werden hier Faktoren wie Alter, Allgemeinzustand des kardiovasculären Systems, präoperative Bewußtseinslage, akutes Blutungsstadium, intracerebrales Hämatom, Sitz und Beziehung des Aneurysmas zu den benachbarten Gefäßen und präoperative Schädigung des Hirns, erkennbar an den neurologischen Ausfällen, die Erfolgsstatistik wesentlich mehr bestimmen als die möglicherweise vorhandene besondere Erfahrung und das spezielle Können eines einzelnen Operateurs. Anderenfalls könnte man geneigt sein, bei

Betrachtung der großen Differenzen in den Angaben der chirurgischen Mortalität die operative Befähigung der einzelnen Autoren sehr verschieden zu beurteilen, was sicher zu unrecht geschähe. Es kann beispielsweise die Tatsache, daß in einer Klinik vorwiegend Patienten mit frischer Blutung aus den örtlichen Gegebenheiten heraus aufgenommen wurden und die chirurgische Intervention als „ultima ratio" bei zunehmender Verschlechterung durchgeführt wurde, die Mortalität ganz entscheidend beeinflussen. Daneben ist auch die zufällig geringere oder höhere Quote von intracerebralen Hämatomen von großer Bedeutung. Wesentlich erschwerend wirken sich die örtlichen anatomischen Gegebenheiten des Aneurysmas aus, wenn beispielsweise der größere Teil einer Serie breitbasig aufsitzt, organisierte Blutungen und Verwachsungen eine saubere Präparation manchmal fast unmöglich machen bzw. das Aneurysma dabei rupturieren lassen. Nicht selten liegt das Aneurysma — besonders bei Aneurysmen in der Gruppe der Silviischen Gefäße — in einem Knäuel von Gefäßen, zu denen oft mehrfache Verbindungen bestehen. Eine Reihe derartiger Aneurysmen wird ebenfalls die jeweilige Mortalitäts- und Morbiditätsstatistik belasten und ist einer Serie von gut gestielten, leicht zu präparierenden Aneurysmen nicht ohne weiteres vergleichbar. So ist beispielsweise der gut und schnell zu präparierende Stiel eines Aneurysmas der A. com. ant. mit auch sonst normalen anatomischen Verhältnissen der anliegenden Gefäße geradezu bei dieser von der höchsten Mortalität betroffenen Gruppe die Vorbedingung einer guten Erfolgsstatistik, und welche Operateure wüßten es nicht zu schätzen, wenn sich das Aneurysma der Com. ant. zwischen zwei Clip auf die normal entwickelte A. com. ant. schnell und sicher und mit sicher besserer Prognose für den Patienten ausschalten läßt. GRAF (1955) wies bereits darauf hin, daß die Aneurysmen heute statistisch besprochen würden wie vor 40 Jahren die Hirntumoren, d.h. es fehle wie bei den Tumoren eine Klassifikation, abhängig vom Typ der anatomischen Lokalisation und den zu erwartenden Komplikationen. Man wird auch bei den Aneurysmen sicherlich einmal wie bei den Tumoren zu dem Begriff der biologischen Wertigkeit (ZÜLCH) kommen, der in jedem einzelnen Fall bei Abwägung aller Faktoren das operative oder gegebenenfalls auch das konservative Vorgehen bestimmen wird.

Wenn wir im folgenden einfache Zahlen als errechnete Mortalität in Prozenten angeben, so können diese also nur ungefähr einen Überblick und Vergleich zu den Ergebnissen der konservativen Behandlung geben, immer wird aber jeder einzelne Fall mit seinen Besonderheiten die Verantwortung und kritische Überlegung des behandelnden Arztes über das therapeutische Vorgehen gänzlich beanspruchen.

Überlegt man, daß noch Mitte der 30er Jahre offen gesagt wurde, daß die sackförmigen Aneurysmen des Hirns wohl nie Gegenstand einer chirurgischen Behandlung sein würden (KÜTTNER 1936), so wird man die Berichte über die geglückte chirurgische Behandlung eines oder weniger Aneurysmen in diesen Jahren bis Ende der 40er Jahre verstehen. MONIZ (1940) äußerte sich noch recht kritisch zum direkten chirurgischen Vorgehen. DANDY brachte bei seiner damals schon großen Erfahrung (1936) zum Ausdruck, daß die chirurgische Behandlung immer sehr gefährlich sei und meist unerfreuliche Resultate erbringe. Falls überhaupt chirurgisch vorgegangen wurde, so wurde meist — und auch dies nur mit Vorsicht — die Carotisligatur praktiziert. So berichtet auch KRAYENBÜHL in seiner ersten Übersicht 1941 nur über wenige Fälle eines direkten operativen Vorgehens und wendet sich ganz der Problematik der Carotisligatur zu. Einer der ersten Berichte über die erfolgreiche Behandlung eines Aneurysmas der A. com. ant. stammt von TÖNNIS (1936), wobei er zugleich den Zugang durch den Hemisphärenspalt mit eventueller Spaltung des vorderen Balkenanteils angab, eine Methode, die heute meistens bei den an der A. com. ant. lokalisierten Aneurysmen praktiziert wird. Weitere Berichte über erfolgreiche Operationen sackförmiger Aneurysmen stammen von SOSMANN und VOGT (1926), DOTT (1933), McCONNELL (1937), TREVANI (1932), KLEMME und WOOLSEY (1942), JEFFERSON (1937), FINCHER (1939), LIST und HODGES (1946).

DANDY berichtete 1944 erstmals über eine größere Serie von 30 Patienten, deren Aneurysmen lokal angegangen wurden. Die Mortalität betrug 33%.

In den letzten 10 Jahren wurden dann immer größere Serien bekanntgegeben. Mount (1951) stellte einer Sammlung von 752 konservativ behandelten Fällen 469 aus der Literatur gesammelte chirurgisch behandelte Fälle von Subarachnoidalblutungen gegenüber. Der Mortalitätsvergleich (48% bei konservativer, 14% bei chirurgischer Behandlung) ist zunächst natürlich bestechend, doch wird man zu diesem Zeitpunkt annehmen müssen, daß es sich bei den chirurgisch behandelten Fällen wohl meistens um Carotisligaturen gehandelt hat, deren therapeutische Problematik schon besprochen wurde. Die Tatsache, daß die anatomische Situation entscheidend zur Veränderung der operativen Mortalität beitragen kann, zeigt die Mitteilung von Steelmann, Hayes und Rizzoli (1955), die bei 40 Fällen nur eine Mortalität von 5% hatten. Es fällt hier auf, daß die Verfasser bei einem großen Teil der Fälle die Möglichkeit des „Trapping" hatten, welches sofort günstigere Ergebnisse brachte.

Die Einsicht, daß es bei einem derartig differenzierten Teilgebiet der Neurochirurgie nicht damit getan ist, komplexe Mortalitätsziffern gegenüberzustellen, machte sich in den rasch aufeinanderfolgenden Veröffentlichungen des letzten Jahrzehnts immer mehr bemerkbar.

Hamby (1952) teilte noch die sehr hohe Mortalität von 63% mit und zwar bei 24 direkten Eingriffen, allerdings hatten 17 der gestorbenen Patienten ein akutes intracerebrales Hämatom. Bei den Fällen, in denen er die Möglichkeit der „Trapping" hatte, sank die Mortalität sofort auf 22%. Bei einer zweiten Zusammenstellung im Jahre 1954 war die gesamte Mortalität auf 42% gesunken. Falconer (1951/52) teilte eine größere Serie mit, die nach den einzelnen Lokalisationen und Behandlungsarten besprochen wurde. Seine Gesamtmortalität betrug 11%. Magladery (1955) vereinfacht unseres Erachtens die Frage insofern, als er der konservativen Mortalität eine höhere chirurgische gegenüberstellte, die aus einem zahlenmäßig weit geringeren Krankengut besteht und summarisch verwertet wird. Allegre und Vigoroux (1957) berichten über 77 Aneurysmen, von denen 53 direkt angegangen wurden (27 gestorben, 50% Mortalität). Es finden sich jetzt auch Arbeiten (Norlen und Barnum 1953, Jäger 1949/50, Laitinen und Snellmann 1960, Petit-Dutaillis und Pittmann 1955, Logue 1956, Krayenbühl 1959), die sich mit der Operabilität und Mortalität der einzelnen Lokalisationen befassen. Hierauf wird später bei Besprechung der einzelnen Gruppen noch ausführlich eingegangen. Von wesentlicher Bedeutung waren ebenfalls die Beobachtungen, die den entscheidenden Einfluß auf die Mortalität im Zeitpunkt der Operation (Blutungsstadium und Intervall) erkannten. Erst die großen Serien von McKissock und Walsh (1956), Tönnis (1957), Poppen und Fager (1960), Krayenbühl und Yasargil (1958), Norlen und Olivecrona (1953), McKissock u.a. (1960) brachten mit differenzierter Aufgliederung aller die Mortalität beeinflussenden Faktoren eine Übersicht, die generelle Schlüsse für die Operabilität erlaubten. Norlen und Olivecrona verzeichneten bei 15 Patienten, im Blutungsstadium operiert, eine Mortalität von 55%, bei weiteren 62 im Intervall operierten Patienten starben nur 2%. Poppen und Fager beobachteten bei 95 direkt angegangenen Aneurysmen eine Mortalität von 13,7%. Die meistgenannteste Ursache für den tödlichen Ausgang war die Ruptur des Aneurysmas bei der Operation bzw. die Notwendigkeit, größere Gefäße verschließen zu müssen. Die im akuten Blutungsstadium operierten Patienten starben praktisch alle. Tönnis (1957) stellte ebenfalls fest, daß bei der Operation im Blutungsstadium eine Mortalität von fast 80% bestünde, während die Mortalität im freien Intervall auf 10% herabsank, eine Zahl, die jedem Verfechter der nur konservativen Behandlung zu denken geben müßte. Im eigenen Krankengut wurden 217 Aneurysmen operativ angegangen. Hiervon wurden 15 infraklinoidale Aneurysmen nur durch die zweizeitige Unterbindung der A. car. com. und der A. car. int. am Halse versorgt. Bei zwei intrasellären Aneurysmen wurden ebenfalls nur Unterbindungen der A. car. am Halse durchgeführt. Es ergab sich eine Gesamtmortalität, einschließlich der Aneurysmen, die im Blutungsstadium (bis zu 3 Wochen) operiert wurden, von 20,5%. Dabei sind auch jene Fälle mit einbezogen, bei denen trotz des fast moribunden Zustandes (tiefes Koma, massiver Hirndruck) die Operation versucht wurde, wenn auch meist mit tödlichem Ausgang. Läßt man diese Gruppe aus der Berechnung heraus, so senkt sich die Mortalität auf 12,6 %. McKissock u. a. (1960) teilten ihre Erfahrungen bei über 700 sackförmigen Aneurysmen mit. Hiervon wurden 170 einer konservativen Behandlung unterzogen (s. Kapitel Konservative Behandlung). 266 erhielten eine Carotisligatur und 151 eine Kraniotomie. McKissock kommt bei der Betrachtung der Mortalität zu der Beobachtung, daß vom 5. Tag nach der Blutung gerechnet (in diesem Zeitraum liegt ein besonders hoher Prozentsatz der tödlich ausgegangenen konservativ behandelten Fälle) die Mortalität der konservativ behandelten Fälle 30 % und die operative Mortalität 26 % beträgt. Innerhalb der ersten 4 Tage nach der Blutung zeigt die konservative Therapie deutlich schlechtere Resultate als die operative. Später würden sich beide Methoden in etwa ausgleichen. Die höheren Lebensalter zeigten bei beiden Behandlungen eine höhere Mortalität, jedoch lag sie bei der konservativen Behandlung deutlich höher. Auch hinsichtlich der einzelnen Lokalisationen sind sehr verschiedene Mortalitätsquoten festzustellen. Bei McKissock hatten die höchsten chirurgischen Mortalitätswerte die Aneurysmen der A. cer. ant. und der A. com. ant. sowie die Aneurysmen im Bereich der Bifurkation. McKissock weist schon in seiner Arbeit mit Walsh (1956) auf die Wichtigkeit der Tatsache hin, in welchem Zustand die Patienten sich vor der Operation befinden. In der Gruppe der schwer komatösen Patienten sei mit fast 100 % Mortalität bei chirurgischem Eingriff zu rechnen.

Tabelle 12. *Mortalität bei direktem operativem Eingriff.*

Autor	Jahr	Mortalität %	Zahl
Dandy	1944	33	30
Falconer	1951	11,4	35
Poppen	1951	11,1	36
Bassett, List u. Lemmen	1952	43	43
Jefferson u. Johnson	1952	14,5	35
Norlen u. Olivecrona	1953	12,6	78
Steelman, Hayes u. Rizzoli	1953	4,8	42
Small, Holmes u. Conolly	1953	12	50
Hamby	1954	42	38
Graf	1955	45	55
Rowe, Grunagle, Susen u. Davis	1955	20	34
Parkinson	1955	12	30
McKissock u. Walsh	1956	33	141
Botterell, Langheed, Scott u. Vanderwater	1956	13,6	22
Columella, Nicola u. Delzano	1957	18	33
Calvert	1957	18	31
Krayenbühl u. Yasargil	1958	25	78
Alexander, Davis u. Kesten	1959	31,5	57
Davis u. Alexander	1959	32,4	65
Poppen u. Fager	1960	13,7	95
McKissock, Paine u. Walsh	1960	38	151
Tönnis u. Walter	1964	20,5	200

Krayenbühl und Yasargil (1958) konnten 276 Patienten mit sackförmigen Hirnaneurysmen beobachten. Bei weiteren 155 Patienten mit allen Zeichen einer Subarachnoidalblutung konnte die Blutungsquelle mittels der Angiographie nicht festgestellt werden. Die Mortalität bei der Kraniotomie bzw. bei der direkten Ausschaltung des Aneurysma betrug 25,2 %. Die Mortalität der Carotisligatur lag nicht weit darunter mit 23,4 %. Ohne Behandlung verstarben 51,4 %. Krayenbühl weist darauf hin, daß bei oberflächlicher Betrachtung der Mortalitätswerte man den Eindruck gewinnen könne, als wäre das Endergebnis dasselbe, ganz gleich ob es behandelt oder nicht behandelt wird. Krayenbühl hebt hervor, daß die Aneurysmen der Hirnarterien von vornherein einen gut- oder bösartigen Verlauf nehmen können. Wichtig seien die anlagemäßige Wandstärke des Aneurysma und das Ausmaß der häufig vorliegenden Zirkulationsanomalien der Hirnarterien. Fälle, von einzelnen Ausnahmen abgesehen, welche nach einer Carotisligatur oder einer Kraniotomie starben, befanden sich schon vorher in einem desparaten Zustand, während die überlebenden Patienten bereits bei der Aufnahme besser im Allgemeinzustand waren und deutlich wenigere Ausfälle des Nervensystems aufwiesen. Die Lebensaussichten bei der ersten Gruppe waren von vornherein gering, in der zweiten Gruppe wesentlich günstiger. Krayenbühl geht ferner auf die Zwangslage ein, in der sich jeder behandelnde Arzt befindet, wenn sich in den ersten Tagen bei einem komatösen Patienten keine Besserungstendenzen feststellen lassen. Bei statistischer Betrachtung müsse man geneigt sein, die chirurgischen Maßnahmen in den ersten Tagen abzulehnen. Die Sachlage würde sich jedoch schlagartig ändern, wenn man dem Schicksal der einzelnen Patienten gegenüberstände. Keine Methode ermögliche es, wirkliche Kriterien aufzustellen, ob bei einem komatösen Fall die Prognose von vornherein sehr ungünstig sei. Man könne auch nicht abschätzen, ob ein Patient, der vor 24 Std eine Blutung hatte und sich in jeder Hinsicht in kurzer Zeit erholte, im nächsten Augenblick nicht wieder eine Blutung erleiden wird.

Wir sind ebenfalls der Meinung, daß der Aussagewert der Statistiken bei chirurgischer und konservativer Behandlung nicht allein entscheidend sein darf, obwohl, wie die Tabellen ergeben, auch in statistischer Hinsicht das operative Vorgehen besser abschneidet. Jeder Neurochirurg, der mit der Behandlung von rupturierten Aneurysmen zu tun hat, kennt die Situationen, wo wegen irgendwelcher Bedenken (Alter, Allgemeinzustand usw.) die Operation zunächst zurückgestellt wird und einige Tage später der Patient unter einer erneuten Blutung zu Tode kommt. Man wird bei Erleben dieser Situation immer wieder dazu gedrängt, doch der chirurgischen Intervention den Vorzug zu geben. Dabei ist es selbstverständlich, daß jeder einzelne Fall nach den bisher bekannten Kriterien genauestens beurteilt wird, wobei das Ergebnis in den meisten Fällen unseres Erachtens nach nur die chirurgische Behandlung sein kann. Die Tabelle 12 gibt die Gesamtmortalität des chirurgischen Eingriffes wieder, wobei die hohe Mortalität des Eingriffes im Blutungsstadium mitberechnet wurde.

18. Klinischer Zustand und Operabilität.

Auf die erhöhte Mortalität bei dem operativen Eingriff im Blutungsstadium wurde bereits hingewiesen. Es ist offensichtlich, daß in diesem Stadium die neurologische Symptomatik am stärksten entwickelt und die Störungen des Bewußtseins am intensivsten und am häufigsten zu beobachten sind. So kann ohne weiteres gefolgert werden, daß in diesem Zeitraum neben der Tatsache, daß es sich um eine frische Blutung mit den die regulativen Funktionen des Hirns beeinträchtigenden Folgen handelt, diejenigen Patienten, welche schwere neurologische Ausfälle und Bewußtseinsstörungen bieten, von vornherein die schlechtere Operabilität besitzen müssen. Vergleicht man dazu aber eine Gruppe, die zwar ebenfalls im Blutungsstadium operiert wurden, aber durch die Blutung keine schweren Ausfälle bzw. längerdauernde und komatöse Bewußtseinsstörungen aufweisen, so zeigt sich, daß hier ebenfalls ein deutlicher Unterschied im therapeutischen Erfolg, bzw. der Mortalität vorhanden ist. Tief komatöse Patienten mit zusätzlichen schweren neurologischen Störungen sind mit einer Mortalität von 80—100 % behaftet, wenn sie zu diesem Zeitpunkt operiert werden. Daraus resultiert die schon im Kapitel über den Zeitpunkt der Operation erwähnte Forderung, derartige Patienten zunächst unter einer sehr sorgfältigen Verlaufsbeobachtung zu halten und den operativen Eingriff nur dann zu wagen, wenn die klinische Symptomatik auf einen zunehmenden gesteigerten intrakraniellen Druck hinweist, dem der Patient bei weiterem Abwarten erliegen wird. Erholen sich derartige Patienten unter Aufhellung der Bewußtseinsstörung, so ist die Operabilität, auch wenn der Zeitpunkt der Operation außerhalb des Blutungsstadiums liegt, ebenfalls schlechter. So hatten wir im eigenen Krankengut bei 24 Patienten, die zu dieser Gruppe gehörten, eine Mortalität von 44 %, also über doppelt so hoch als die Gesamtmortalität. Hierfür ist zweifellos die Vorschädigung des Gehirns, welches den Belastungen des operativen Eingriffes weniger Reserven entgegenzusetzen hat, verantwortlich zu machen. Hierfür spricht auch die Beobachtung an einer zweiten Gruppe von Patienten unseres Krankengutes, die bei der Operation außerhalb des Blutungsstadiums noch schwere neurologische Ausfälle in Form einer Hemiparese und Aphasie aufwiesen. Bei 48 Patienten war hier ebenfalls eine deutlich höhere Mortalität (38 %) festzustellen.

McKissock und Walsh (1956) verglichen ebenfalls die zum Zeitpunkt der Operation bestehende Kondition des Patienten mit der Operationsmortalität. Er teilt die Patienten je nach Bewußtseinszustand und klinischer Symptomatik in verschiedene Kategorien ein. Von 141 chirurgisch behandelten Patienten starben 47. 34 dieser Todesfälle zählten die Autoren zur sog. Kategorie A, wobei es sich um Patienten handelt, die in akuter Lebensgefahr durch die Blutung zur Aufnahme kamen bzw. sich im Koma befanden oder schwere neurologische Ausfälle hatten. In dem neuen Bericht von McKissock, Paine und Walsh (1960) werden bei insgesamt 772 Aneurysmen die Faktoren der Operabilität bzw. Mortalität noch einmal eingehend untersucht. Folgende Kategorien wurden dabei aufgestellt.

Gruppe A: Patienten in schwer komatösem Zustand mit schweren neurologischen Ausfällen.

Gruppe B: Patienten in teilweise wiederhergestelltem Zustand bis 8 Wochen nach der Blutung operiert.

Gruppe C: Patienten in wiederhergestelltem Zustand 8 und mehr Wochen nach der Blutung operiert.

Bei 286 Patienten, die bei der Blutung ein Koma erlitten, betrug die chirurgische Mortalität 37%, bei 143 Patienten ohne stärkere Bewußtseinstrübung 24%. Diese Unterschiede werden noch stärker, wenn man die Bewußtseinslage bei der Operation beurteilt. Von 31 Patienten, die bei der Operation tief bewußtlos waren, starben 81%; von 174, die nur eine Bewußtseinstrübung aufwiesen 40%, während 224 Patienten ohne Bewußtseinsstörungen eine Mortalität von 20% aufwiesen. Ähnliche Resultate ergeben sich auch bei den präoperativ bestehenden neurologischen Störungen. Bei schweren neurologischen Ausfällen starben von 28 Patienten 67%, bei leichten neurologischen Störungen von 214 Patienten 35% und symptomlose Patienten (37) hatten eine Mortalität von 21%. Dieselben Differenzen, teilweise noch stärker ausgeprägt, fanden sich bei der Zusammenstellung konservativ behandelter Fälle. Krayenbühl und Yasargil (1959) weisen ebenfalls auf diese die Operabilität bestimmenden Faktoren hin.

Bei Beurteilung der Operabilität spielt sicher auch das Alter eine entscheidende Rolle. Im eigenen Krankengut fanden sich 52 Patienten über 50 Jahre. Die Mortalität dieser Gruppe betrug 48%. Die Mortalität dieser Patienten erhöhte sich weiter, wenn man die Fälle mit einer bestehenden Hypertonie gesondert beurteilt. Hier kann es bei der Operation vorkommen, da, wie wir es in einigen Fällen sahen, der Clip wegen der Brüchigkeit der Gefäße bzw. der Aneurysmawandung nicht anzubringen ist. Rupturen unter der Operation sind dann die Folge, eine Komplikation, die den therapeutischen Erfolg immer beeinträchtigt. Daneben spielt aber auch die allgemeine Abnahme der Elastizität des Hirngefäßsystems unter der Belastung der Operation und der postoperativen Reaktionen der Hirnzirkulation eine Rolle. Man sollte bei den älteren Patienten überlegen, ob diese in gleichem Ausmaße beispielsweise, auch unter der Hypertonie, einer längeren Hypotension bzw. Drosselung der Zirkulation wie der jüngere Patient gewachsen sind.

McKissock, Paine und Walsh stellten bei normotensiven Patienten eine Mortalität von 25% fest, bei Patienten mit einer Hypertonie dagegen lag die Mortalität bei 41%, bei konservativer Behandlung war die Differenz noch größer (37 zu 60%).

Auf die Rolle des intracerebralen Hämatoms nach Ruptur des Aneurysmas für die Operabilität wurde immer wieder hingewiesen (s. auch Kapitel über Zeitpunkt der Operation). Auch hier kann man zunächst feststellen, daß bei der Operation im Blutungsstadium das zusätzlich vorhandene intrakranielle Hämatom die Operabilität verschlechtert.

Die Ursache ist in der schweren Hirnschädigung durch das Hämatom zu sehen, wobei die Lokalisation ebenfalls eine Rolle spielt. So starben bei Graf (1955) von 16 Aneurysmen mit einem Hämatom 14 Patienten. Ähnlich schlechte Resultate werden von einer Reihe anderer Autoren berichtet (Hamby 1954, Petit Dutaillis und Pittmann 1957, Parkinson 1955, Krayenbühl und Yasargil 1951, Krayenbühl 1958 u.a.). Im eigenen Krankengut überlebten von 22 Patienten mit einem intracerebralen Hämatom, die im akuten Blutungsstadium operiert wurden, nur 5 die Operation. Übersteht der Patient zunächst die Blutung, selbst wenn sie zu einem intracerebralen Hämatom geführt hat, so sind nach unseren Beobachtungen die Resultate einer späteren operativen Behandlung, auch wenn der Patient inzwischen wieder einigermaßen hergestellt ist, schlechter. Dies gilt besonders für die intracerebralen Hämatome, die von den Aneurysmen der A. com. ant. ausgehen und sich fronto-medial in Richtung des Hypothalamus ausgebreitet haben. So konnten wir 3 Fälle beobachten, bei denen sich bei der Operation ein altes Hämatom in der geschilderten Weise ausgebreitet hatte. Das Hämatom wurde entfernt. Alle 3 Patienten überstanden den Eingriff zunächst, versandeten dann aber unter zunehmender Entgleisung der vegetativen Funktionen immer mehr bis zum Exitus. Dieser Verlauf ist wahrscheinlich auf die schon primär geschädigte Funktion des Hypothalamus zu beziehen, wie wir es nicht selten auch bei Operationen an suprasellär entwickelten Kraniopharyngiomen sehen.

Zusammenfassend lassen sich also eine Reihe von Faktoren finden, die bei Beurteilung der Operabilität vom Gesichtspunkt des klinischen Zustandes sorgfältig abgewogen werden sollten.

1. Bewußtseinslage und neurologische Ausfälle zum Zeitpunkt der Operation.
2. Das klinische Bild zum Zeitpunkt der Blutung.
3. Das Alter des Patienten.
4. Der Zustand des kardiovasculären Systems einschließlich der pulmonalen Verhältnisse.

19. Angiographie, Behandlung, Mortalität und Morbidität bei Aneurysmen der verschiedenen Lokalisation.

a) Aneurysmen der A. carotis interna.

Hier machen wir bekanntlich die Unterscheidung in infraklinoidale und supraklinoidale Aneurysmen. Diese Unterscheidung ergibt sich aus der Indikationsstellung der verschiedenen Behandlungsarten.

Angiographie.

Die infraklinoidalen Aneurysmen gehen vom unteren Syphonbereich der A. car. interna aus, manchmal auch direkt nach Durchtritt der Arterie durch die Schädelbasis. Sie sind häufig recht groß und beeinträchtigen nicht selten dadurch die Gesamtzirkulation des Gehirns (Abb. 25a und b). Sie liegen meist der Basis direkt auf. Eine besondere Gruppe stellen die intrasellären Aneurysmen dar. Diese können im Röntgenübersichtsbild das Bild eines intrasellären Tumors vortäuschen und sind nicht selten endokrin auffällig (Marguth und Schiefer). Bei der Angiographie erscheint häufig die Sella vom Aneurysma völlig ausgefüllt (Abb. 60a und b, Abb. 61). Wie Krayenbühl berichtet, stellten sich sechs derartige Aneurysmen im Angiogramm nicht dar, so daß sie als Hypophysentumoren angegangen wurden. Bei Planung der Carotisligatur am Halse ist bei den infraklinoidalen Aneurysmen immer die angiographische Klärung des Kollateralkreislaufes mit Angiographie der Gegenseite und Kompression der Aneurysmaseite notwendig (Abb. 26b und c), auf die bereits Jefferson (1938) hinwies.

Die supraklinoidalen Aneurysmen haben ihren Ausgangspunkt vom oberen Anteil des Syphons bis zur Teilungsstelle. Sie sind im allgemeinen kleiner als die infraklinoidalen. Bei großen supraklinoidalen Aneurysmen, die bis zur Teilungsstelle reichen, ist die anatomische Situation im Angiogramm trotz Schrägbild (Kopfdrehung um 45°) häufig recht schwierig zu beurteilen. Eine besondere Gruppe stellen die Aneurysmen am Abgang der A. com. post. dar (Abb. 62). Sie sind zunächst durch die bei dieser Lokalisation häufig auftretende typische Symptomatik (Augenmuskelparesen) charakterisiert. Im Schrifttum werden sie nicht selten der A. com. post. zugerechnet, gehen aber unserer Erfahrung nach meist von der A. car. int. aus. Die Unterscheidung erscheint uns wichtig, da die nur der A. com. post. angehörigen Aneurysmen sich leichter ohne Tangierung der

A. car. int. ausschalten lassen (Abb. 92 und 93). Abb. 63 zeigt ein Aneurysma am Abgang der A. com. post., welches aber eindeutig der A. car. int. angehört, da die A. com. post. bis zur A. car. int. ebenfalls dargestellt ist. Schrägaufnahmen können hier manchmal auch die Beziehungen zur A. car. int. klären. Da bei den supraklinoidalen Aneurysmen der direkte Eingriff die Methode der Wahl ist und entweder vorher geplant ist, die A. car. int. intrakraniell zu verschließen oder die jeweilige operative Situation einen Verschluß erfordert (Ruptur bei der Operation), ist die angiographische Klärung der Kollateralfunktion unerläßlich.

Operative Methoden.

Für die infraklinoidal gelegenen Aneurysmen ist die Carotisligatur am Halse indiziert, insbesondere auch deshalb, weil diese Aneurysmen fast nie rupturieren und sich nur durch paralytische Symptome bemerkbar machen. Durch ihre meist vorhandene auffällige Größe mit entsprechender Verlangsamung und Turbulenz der Strömung (s. Kapitel Spontanthrombosierung) bieten sie nach Unterbindung, die immer zweizeitig (zunächst A. car. com., später A. car. int.) durchgeführt werden sollte, gute Voraussetzung für eine erstrebte Thrombose. Autoptische Untersuchungen lassen erkennen, daß diese großen Aneurysmen häufig mehrkammerig und schon teilweise mit Thromben ausgefüllt sind. Eine Besserung der paralytischen Symptome ist nicht immer festzustellen (BRACKETT, JEFFERSON).

Die intrasellären Aneurysmen sollten ebenfalls eine Carotisligatur erhalten, da sie direkt kaum angehbar sind bzw. neurologische Schäden auftreten können. Häufig wird bei den infraklinoidalen Aneurysmen nach der Ligatur noch die intrakranielle Unterbindung der A. car. int. angeschlossen. Dieses Verfahren hat zunehmend an Bedeutung gewonnen, da insbesondere die supraklinoidal gelegenen

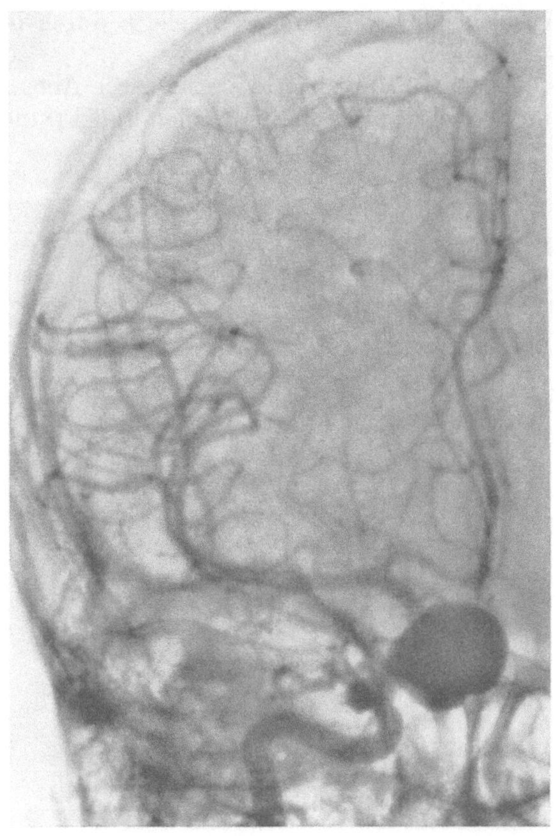

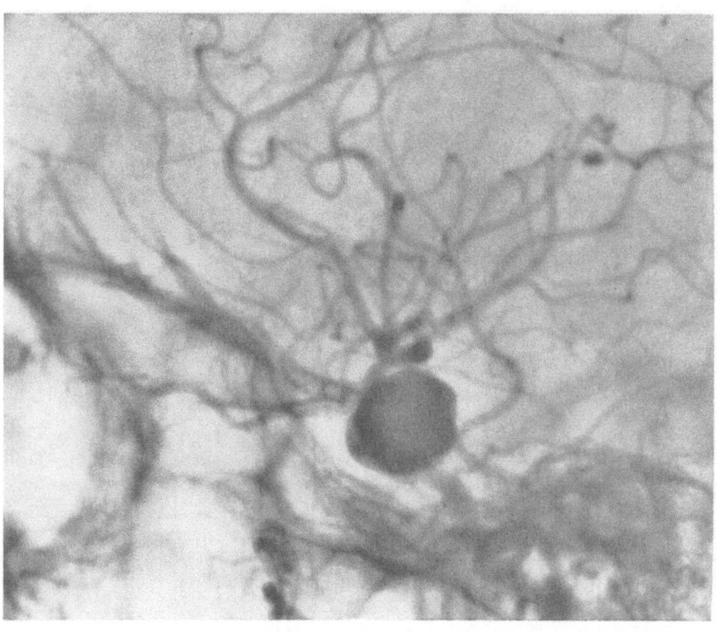

Abb. 60a u. b. Intraselläres Aneurysma (seitliches und a.p. Bild).

Aneurysmen, wie früher dargelegt, durch die Carotisligatur am Halse kaum beeinflußt werden können.

Dott (1933) operierte erstmals die Aneurysmen der A. car. int. durch Muskelumlagerung. Weitere Berichte stammen von Fincher (1939) u. Dandy (1944). Dandy konnte bei 3 Fällen das gestielte Aneurysma durch Clip ausschalten, weitere 10 Fälle wurden durch Verschluß des Aneurysmas bzw. der Carotis interna behandelt. Falconer (1951) pflegt meistens erst die Carotisligatur durchzuführen. In einer zweiten Sitzung wurde dann das Aneurysma durch Verschluß der A. car. int. oberhalb des Aneurysmas ausgeschaltet. Einzelne Fälle wurden in umgekehrter Reihenfolge operiert. Falconer weist darauf hin, daß die alleinige Ligatur der A. car. com. nicht ausreicht. In einem Fall war nur die Muskelumlagerung möglich, da das Aneurysma zu dicht an die Teilungsstelle heranreichte. Graf (1955) berichtet über 25 supraklinoidal gelegene Aneurysmen. Er verband ebenfalls in einem Teil der Fälle die Carotisligatur am Hals mit der intrakraniellen Unterbindung, ein weiterer Teil erhielt nur intrakraniell vor und hinter dem Aneurysma einen Clip auf die A. car. int. Fast die Hälfte waren gestielte Aneurysmen, so daß die A. car. int. nicht verschlossen werden brauchte.

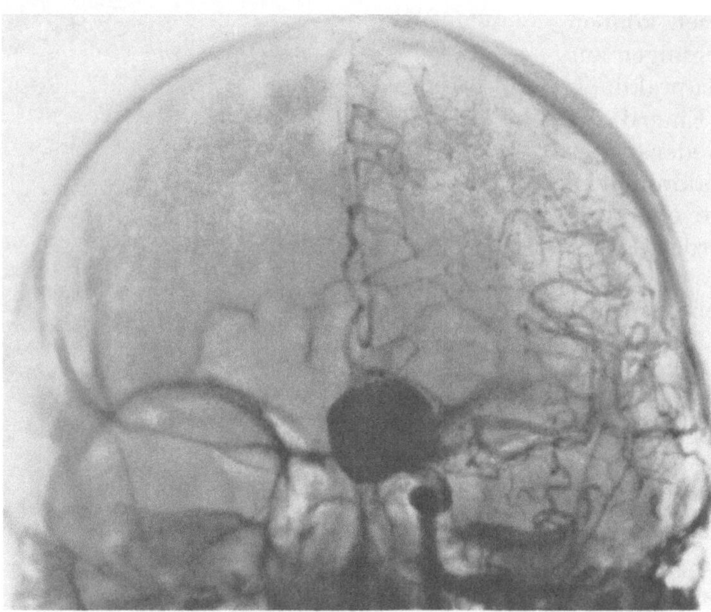

Abb. 61. Großes intraselläres Aneurysma, von der A. car. int. ausgehend.

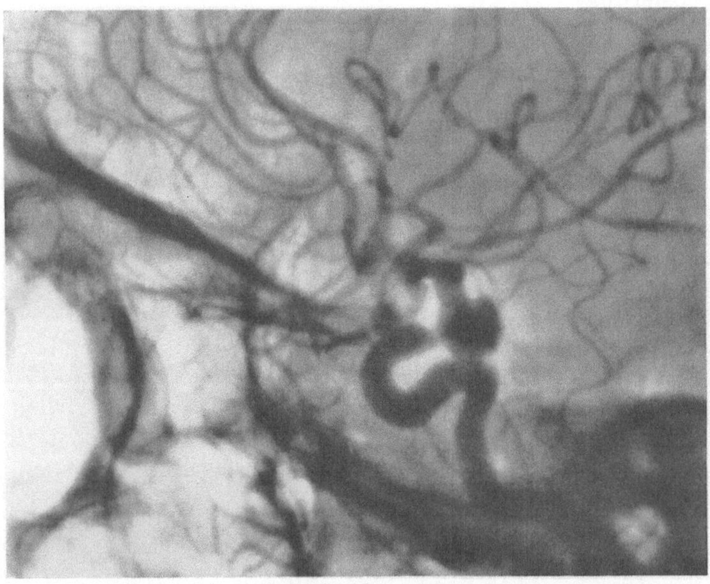

Abb. 62. Aneurysma der A. car. int. an der Abgangsstelle der A. com. post. Die A. com. post. ist trotz Kompression der Gegenseite nicht dargestellt.

Krayenbühl und Yasargil (1958) machten ebenfalls auf den Unterschied zwischen infra- und supraklinoidalen Lokalisationen aufmerksam, wobei die infraklinoidalen Aneurysmen häufig extradural liegen würden. Nach diesen Autoren neigen die Aneurysmen der A. car. int. infolge ihrer besonderen Größe oft zur spontanen Thrombose. Von 15 chirurgisch nicht behandelten Patienten waren 12 nach Beobachtungen bis zu 15 Jahren noch am Leben ohne klinische Verschlechterung.

Neunmal wurde eine Ligatur der A. car. int. vorgenommen, wobei das Kontrollangiogramm eine Thrombosierung des Aneurysmas ergab.

Bei 9 weiteren Fällen mit einer Kraniotomie wurde fünfmal ein großes, intraselläres
inoperables Aneurysma gefunden. Bei weiteren 4 Fällen von supraklinoidalem Sitz
konnte das Aneurysma unterbunden werden.

WEICKMANN (1959) empfiehlt bei den infraklinoidalen Aneurysmen die Carotisligatur
am Halse, da diese die günstigsten Voraussetzungen dafür bieten würden. Die supraklinoidalen Aneurysmen teilt er in zwei Gruppen ein (Abb. 10, Abschnitt b und c der
A. car. int.). Die im Abschnitt b gelegenen Aneurysmen liegen noch im Kollateralkreislauf der A. ophthalmica. Er behandelt diese Aneurysmen mit der Ligatur am Halse,
der Ausschaltung des Abschnittes b zwischen zwei Clips oder der Ligatur am Halse und
einem Clip distal des Aneurysmas auf die A. car. int. Der Abschnitt c oberhalb des Ab-
gangs der A. ophthalmica sei ein Teil des C. Willisi, weshalb eine Carotisligatur sinnlos

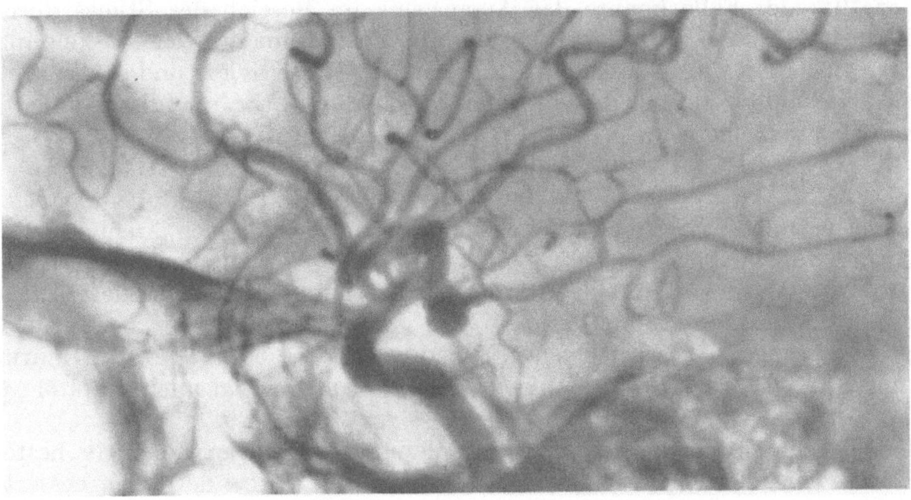

Abb. 63. Aneurysma an der Abgangsstelle der A. com. post. Eindeutig von der A. car. int. ausgehend. Die
A. com. post. ist daneben dargestellt.

sei. Es komme hier nur die Ausschaltung des Abschnittes zwischen zwei Clips bzw. die
Stielausschaltung des Aneurysmas in Frage, eventuell eine Muskelumlagerung.

HARRIS und UDVARHELYI berichteten 1957 über insgesamt 90 Aneurysmen der A. car.
int., welche vornehmlich am Abgang der A. com. post. lagen. Darunter befanden sich
10 multiple Aneurysmen.

78 Patienten wurden chirurgisch behandelt, davon aber nur 12 durch direkten intrakraniellen Eingriff. Dabei kam es dreimal zu einer Hemiparese und einmal zu einer
Rezidivblutung. 66 Patienten erhielten eine Carotisligatur am Halse. Dabei traten
7 Todesfälle auf, eine Rezidivblutung wurde beobachtet und 17 teils bleibende, teils sich
restituierende Hemiparesen. Die Verfasser weisen besonders darauf hin, daß zwölfmal
Hemiparesen bei vorher geprüfter guter Kollateralfunktion des C. Willisi beobachtet
wurden. Bei 11 Patienten war die Kollateralfunktion beeinträchtigt, 3 Patienten dieser
Gruppe bekamen eine Hemiparese nach der Ligatur. Die Indikation wird hier folgender-
maßen gestellt: Bei guter Kollateralfunktion und bei großen nicht gestielten Aneurysmen wird die Carotisunterbindung durchgeführt. Der direkte Eingriff wird bei
schlechter Kollateralfunktion, bei multiplen Aneurysmen sowie bei kleineren gestielten
Aneurysmen bevorzugt. Die Ergebnisse dieser großen Serie lassen eher für einen
direkten Eingriff plädieren, was auch die eigenen Erfahrungen gerade der Gruppe der
Aneurysmen am Abgang der A. com. post. beweisen.

Dieses zeigt auch die Mitteilung von BJÖRKESTEN, der über die Ergebnisse bei 94 Aneurysmen der A. car. int. berichtet. Von 17 konservativ behandelten Patienten starben

10 an einer Rezidivblutung. Die Carotisligatur wurde nur in 4 Fällen durchgeführt (1 Todesfall). 64 Patienten wurden dem direkten Eingriff unterzogen, wobei das Aneurysma durch eine Drahtschlinge oder Clip ausgeschaltet wurde. Nur zweimal kam es durch die Operation zu einer Hemiparese, 22% der Patienten hatten schon vorher bei der Blutung eine Hemiparese bekommen. Die chirurgische Mortalität betrug 14%. Weitere Berichte stammen von McKissock et al. (1960), Poppen und Fager (1960), Allegre und Vigoroux (1958) u.a. Im eigenen Krankengut von 85 Aneurysmen der A. car. int. wurden 70 Patienten operiert. Bei 17 infraklinoidal gelegenen Aneurysmen wurde die zweizeitige Carotisunterbindung angewandt, in einzelnen Fällen kombiniert mit dem intrakraniellen Verschluß der A. car. int.

Bei 53 supraklinoidal gelegenen Aneurysmen des eigenen Krankengutes wurde der intrakranielle Eingriff durchgeführt. Bei den supraklinoidalen Aneurysmen war der Großteil im Bereich des Abganges der A. com. post. gelegen.

In über 70% der Fälle konnte das Aneurysma im Bereich des Stieles durch einen Clip ausgeschaltet werden, in wenigen Fällen mußten wir uns mit der Muskelumlagerung begnügen. In 3 Fällen wurde zunächst die A. car. am Halse ligiert und später die Arterie intrakraniell verschlossen. Bei den übrigen wurde die A. car. int. distal und proximal durch einen Clip verschlossen.

Mortalität und Morbidität.

Die geringste Mortalität haben zweifelsohne die infraklinoidalen Aneurysmen bei der Carotisligatur, wobei natürlich ins Gewicht fällt, daß der entscheidende Einfluß der Blutung bzw. des Blutungsstadiums hier nicht in Erscheinung tritt, da diese Aneurysmen nicht zur Ruptur neigen. Komplikationen wie vorübergehende oder bleibende Paresen sind aber nicht so selten beschrieben (McKissock et al. 1960, Poppen u. Fager 1960, Falconer 1951, Krayenbühl u. Yasargil 1958, s. im übrigen auch Kapitel „Carotisligatur").

Bei den eigenen Fällen haben wir keine Verstärkung der präoperativ bestehenden neurologischen Veränderungen beobachtet. In über der Hälfte der Fälle besserten sich die neurologischen Störungen. 80% der Fälle sind arbeitsfähig.

Bei den supraklinoidal gelegenen Aneurysmen bestand eine Mortalität von 18%. Krayenbühl hatte keinen Todesfall, eine Patientin bekam nach der Unterbindung des Aneurysmas eine Thrombose der A. cer. med. mit Hemiplegie. McKissock et al. geben bei 134 Patienten mit Aneurysmen der A. car. int. (wobei sie die der A. com. post. mitzählten) eine chirurgische Mortalität von 25%, Graf (1955) 20% an. Falconer (1951) ging nach vorheriger Unterbindung am Halse 10 Fälle intrakraniell an ohne Todesfälle.

Teilt man die Fälle unseres Krankengutes nach den verschiedenen Methoden auf, so ergibt sich, daß die Möglichkeit der Stielausschaltung durch einen Clip die besseren Erfolge hat. Hier sind vor allem die Aneurysmen am Abgang der A. com. post. ideal anzugehen. Von 28 Patienten mit gecliptem Aneurysmastiel verloren wir nur einen. Hierbei kam es durch die arteriosklerotische Veränderung der Gefäße nach Beendigung der Operation zu einer neuen Blutung. Bei den übrigen 7 Todesfällen war die Ausschaltung der intrakraniellen A. car. int. durchgeführt worden. Allerdings hatten von 7 tödlich ausgegangenen Fällen 2 multiple Aneurysmen. Man wird den intrakraniellen Verschluß der A. car. int. trotz vorheriger Prüfung der Kollateralfunktion also nicht als ungefährlich ansehen können.

Betrachtet man die Auswirkungen der Operation auf die neurologischen Verhältnisse, so können wir beobachten, daß nur 4 Fälle nach der Operation verstärkte neurologische Störungen aufwiesen. In etwa 50% besserten sich die präoperativ bestehenden neurologischen Ausfälle nach der Operation. Die Patienten waren zu 70% arbeitsfähig. Nur 8% waren völlig arbeitsunfähig. Die Aneurysmen der A. car. int. sind nach den gemachten Angaben sicherlich als operativ günstig anzusehen, wenn auch Komplikationen bei Verschluß der A. car. int. immer wieder einmal auftreten können, wobei unserer Erfahrung nach besonders das Alter des Patienten zu berücksichtigen ist.

b) Aneurysmen im Bereich der A. cer. com. ant.

Die Aneurysmen dieser Lokalisation nehmen innerhalb der intrakraniellen Aneurysmen eine Sonderstellung ein. Sie gehören zunächst zu den am häufigsten vorkommenden Aneurysmen und fallen gegenüber den anderen Lokalisationen durch ihre erhöhte operative Mortalität und Morbidität auf. Daneben zeigen aber auch die Beobachtungen bei konservativer Behandlung, daß diese Aneurysmen wahrscheinlich häufiger zu Rezidivblutungen mit tödlichem Ausgang neigen (KRAYENBÜHL 1959). Die Neigung, daß bei Rupturen das intracerebrale Hämatom sich in die medialen Bezirke des Frontallappens, häufig bis zum Hypothalamus hin ausweitet, läßt von vornherein häufig eine ungünstige Operabilität erwarten. Hinzu kommen — und dieses bildet sicher einen entscheidenden Faktor — die häufig in Verbindung mit dem Aneurysma auftretenden Gefäßdysplasien und -hypoplasien, auf die von anatomischer Seite schon frühzeitig BUSSE hingewiesen hat. Die horizontalen Schenkel der A. cer. ant. lassen schon ohne Vorhandensein eines Aneurysmas häufig Kaliberschwankungen erkennen. ADACHI (1928) fand in 50% erhebliche Seitendifferenzen dieses Arterienabschnittes. Ebenso kann dieser Abschnitt gar nicht angelegt sein, was für die Kollateralfunktion von großer Bedeutung werden kann. Entsprechende anatomische Befunde wurden von WINDLE (1887), CAVATORTI (1907), BLACKBURN (1907) und MITTELWALLNER (1955) erhoben. Die A. com. ant. ist ebenso erheblichen Variationen in ihrer Ausbildung und damit in vielen Fällen auch ihrer funktionellen Aufgabe unterworfen. Eingehende Untersuchungen über die A. com. ant. stammen von ALMEIDA (1931), WEISS (1945) u. a. MITTELWALLNER wies darauf hin, daß bei seinen Studien an 360 Fällen nur etwa 75% eine ideale Verbindung darstellten. Ebenso kann die A. com. ant. völlig fehlen (CAVATORTI 1907, BLACKBURN 1907, FAWCETT-BLACKFORD 1906 und MITTERWALLNER 1955). Die beigefügten Abb. 64a—c von ALMEIDA, BUSSE sowie KRAYENBÜHL und YASARGIL lassen die ganze Skala der Variationen erkennen (s. auch Angiogramme, Abb. 68—72).

Zweifellos sind diese Dysplasien bei Aneurysmen im Bereich der A. com. ant. bzw. auch der A. cer. ant. wesentlich häufiger als bei anderen Patienten. So fanden wir bei 54 Aneurysmen dieser Lokalisation allein in 22 Fällen derartige Gefäßmißbildungen, auf die der Besprechung der angiographischen Darstellungen noch besonders eingegangen werden soll.

Angiographie.

Wie aus dem Vorangegangenen ersichtlich, gewinnt die Angiographie bei den Aneurysmen dieser Lokalisation ganz besondere Bedeutung. Durch sie müssen die morphologischen und funktionellen Verhältnisse der Zirkulation im vorderen Abschnitt des C. Willisi vor der Operation abgeklärt werden, wenn man nicht Gefahr laufen will, bei der Ausschaltung des Aneurysmas irreparable Schäden zu setzen. Günstig sind, wie auch bei den anderen Lokalisationen, die gestielten Aneurysmen (Abb. 41a), bei deren Ausschaltung die vorhandene Zirkulation nicht tangiert wird. Sie finden sich aber relativ selten. Häufiger trifft man die breitbasig aufsitzenden an, wobei nicht selten bei der Angiographie wie auch bei der Operation eine sichere Zuordnung des Aneurysmas zur A. com. ant. Schwierigkeiten bereitet. So stellen sich die Aneurysmen auch häufig im Winkel des Abganges der A. com. ant. von der A. cer. ant. dar, wobei sie zu beiden Gefäßen Beziehung haben oder auch nur zu einem, was sich meist erst bei der Präparation erweist (Abb. 65). Auch diejenigen, die in diesem Winkel von der A. cer. ant. ausgehen, werden zum Bereich der A. com. ant. gerechnet, da sie dieselbe Problematik hinsichtlich der zu befürchtenden Schädigung der Zirkulation besitzen (KRAYENBÜHL). Von den breitbasig aufsitzenden Aneurysmen lassen sich im Angiogramm schon diejenigen als relativ günstig für die

Operation auswählen, die beiderseits noch die A. com. ant. erkennen lassen, so daß beiderseits ein Clip auf das Gefäß gesetzt werden kann (Abb. 66).

Bei den häufig vorkommenden Gefäßdysplasien ist die doppelseitige Angiographie mit Kompression jeweils der anderen Seite zur Klärung der Kollateralfunktion unbedingt erforderlich, insbesondere auch deshalb, weil bei Vorliegen eines Aneurysmas die A. com. ant. selbst häufig schwer darstellbar ist bzw. nachgewiesen werden kann.

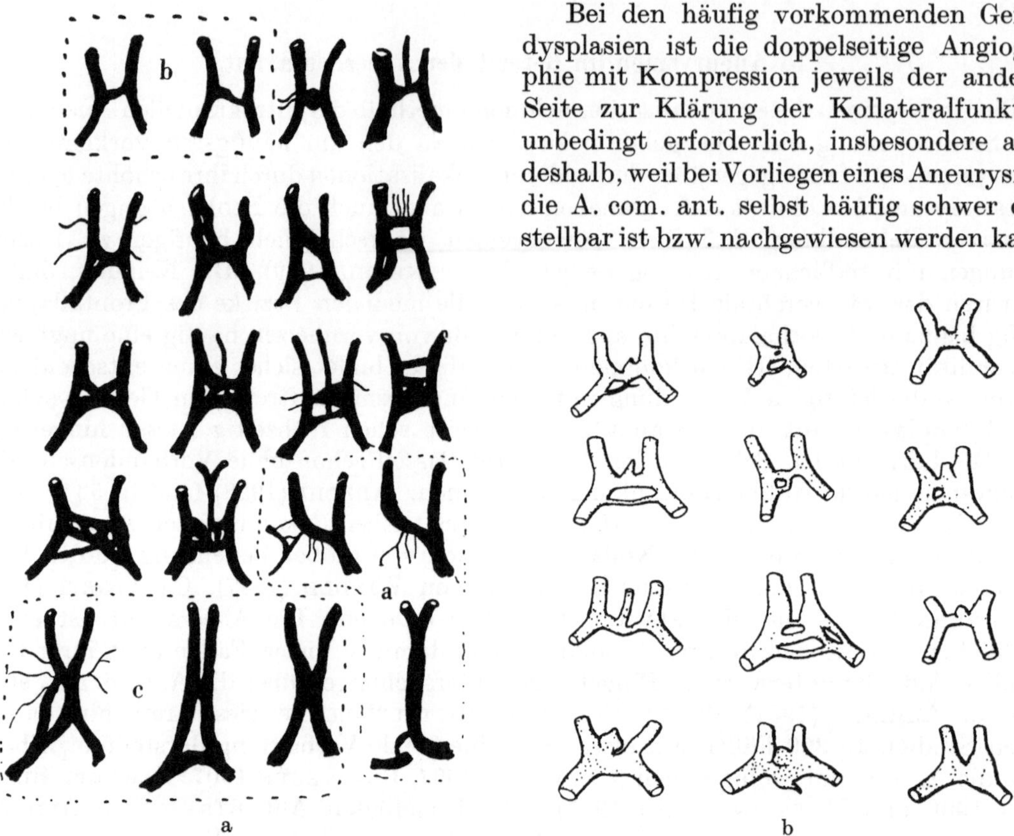

Abb. 64a u. b. Varianten in der Ausbildung der A. com. ant. (Entnommen den Arbeiten von Busse 1921 u. de Almeida.)

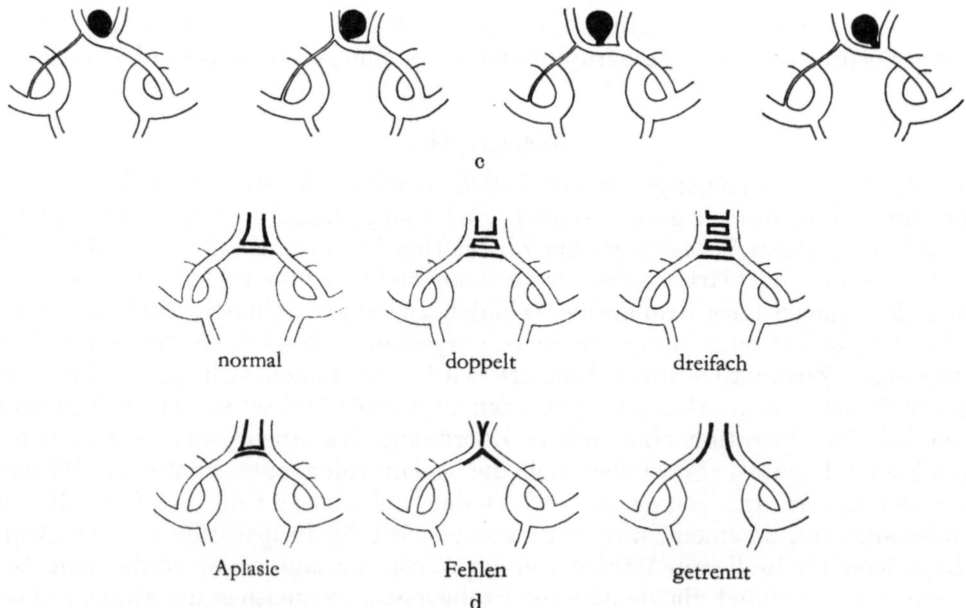

Abb. 64c u. d. Variationen der A. com. ant. bzw. der A. cer. ant. und Sitz des Aneurysmas. (Entnommen der Arbeit von Krayenbühl u. Yasargil 1958.)

Die Abb. 73, entnommen der Arbeit von SEDZIMIR (1959), zeigt die verschieden ausgeprägten Kollateralverhältnisse, wobei die vollständige Füllung beider Hemisphären natürlich dem operativen Vorgehen die günstigste Voraussetzung bietet. Eine weitere Abbildung (KRAYENBÜHL u. Mitarb. 1959) läßt die verschiedenen Möglichkeiten noch einmal im einzelnen differenziert beurteilen (Abb. 74).

Die folgenden Abbildungen von Angiogrammen lassen die unterschiedlichen Kollateralverhältnisse noch einmal erkennen. Abb. 67 zeigt die komplette Füllung beider Hemisphären, eine Situation, die für das operative Vorgehen optimal erscheint. Abb. 68a und b läßt auch bei Kompression nur die einfache Füllung der jeweiligen Seite nachweisen. Auf der Seite, die das Aneurysma darstellt, sieht man daneben auch einen sehr kaliberschwachen horizontalen Anteriorschenkel, der bei der Schrägaufnahme ebenfalls gut zur Darstellung kam.

Abb. 69a und b läßt zwar eine Doppelfüllung der Anteriores erkennen, jedoch stellt sich von der anderen Seite die A. cer. ant. nur sehr dünn dar, der horizontale Anteriorschenkel ist hypoplastisch. Ähnliche Verhältnisse zeigen auch die Abb. 71 a und b, 72 a, wobei auch hier der Kaliberunterschied der horizontalen Anteriorschenkel besonders auffällt. Auf die Tatsache, daß derartige Kalibereinengungen

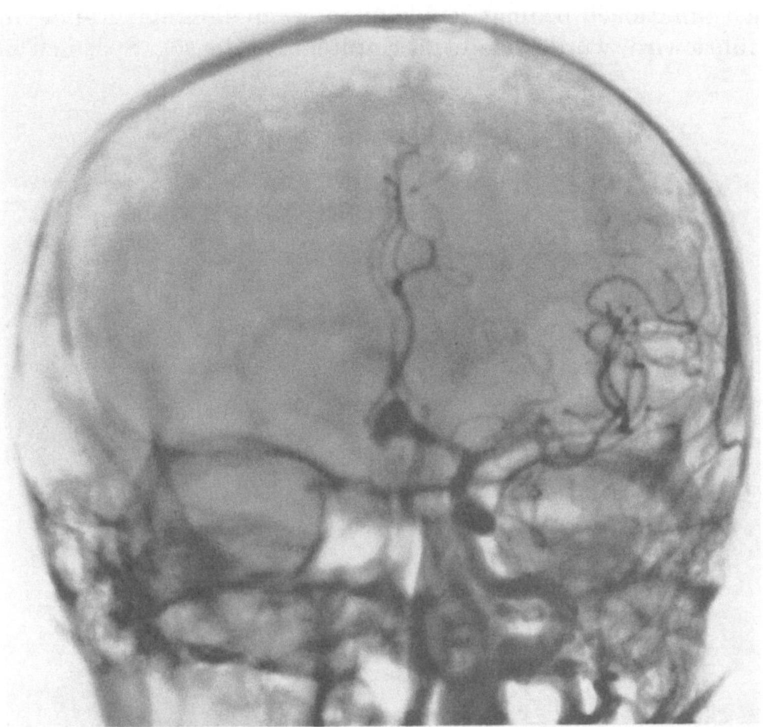

Abb. 65. Ungünstig gelegenes, breitbasig aufsitzendes A. im Winkel der Abgangsstelle der A. com. ant.

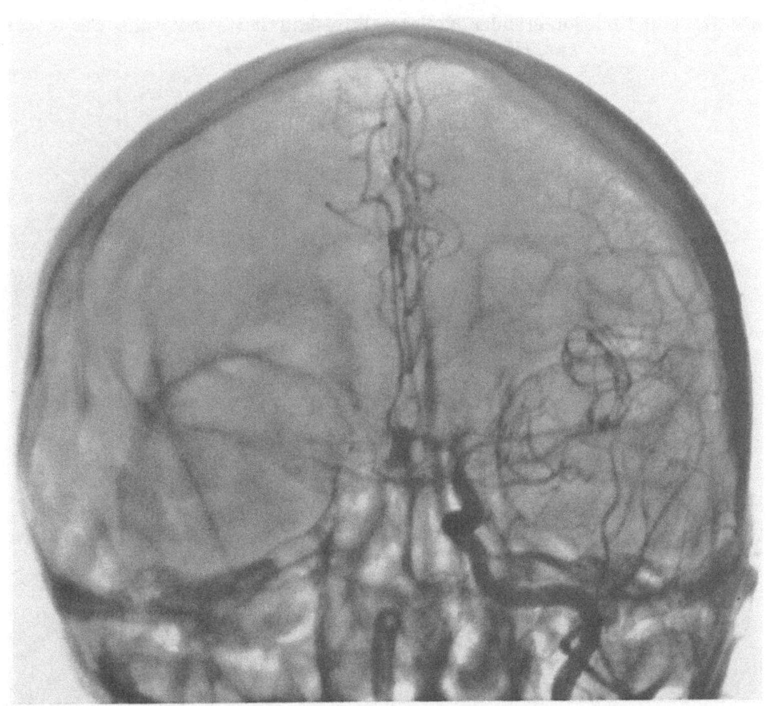

Abb. 66. Aneurysma der A. com. ant. Bei Operation war es möglich, beiderseits die A. com. ant. durch einen Clip auszuschalten.

auch funktionell bedingt sein können, wenn die Angiographie im Blutungsstadium durchgeführt wird, wurde bereits im Kapitel über die sog. Spasmen eingehend berichtet. Abb. 70 weist weiterhin ein Aneurysma der A. com. ant. auf, bei dem zweifelsohne eine Mißbildung der A. com. ant. vorliegt, die aber im einzelnen nicht zu differenzieren ist. Die andere Seite ergab bei Kompression nur die Füllung der einseitigen A. cer. ant. und weist damit auf die fehlende Kollateralfunktion hin.

Am ungünstigsten sind zweifellos diejenigen Fälle, bei denen der horizontale Anteriorast völlig fehlt. Unter dem eigenen Krankengut von 66 Fällen fanden wir diese Situation achtmal (Abb. 72b und c). Angiographiert man bei einer Sub-

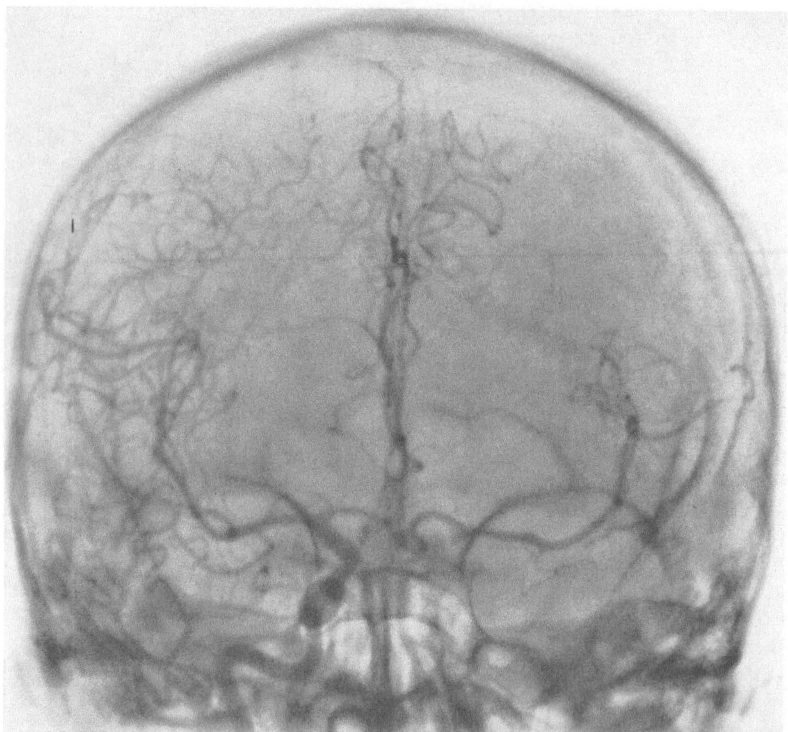

Abb. 67. Gut funktionierender Kollateralkreislauf bei Aneurysma der A. com. ant. (Kompression der anderen Seite).

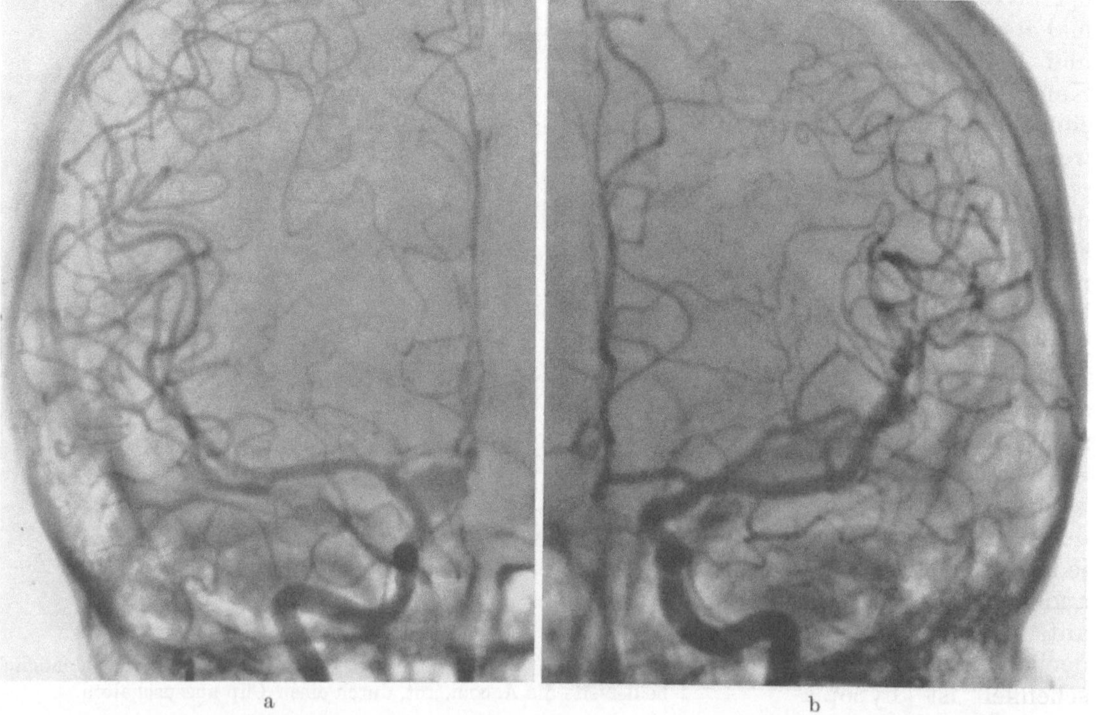

Abb. 68. Gestieltes Aneurysma der A. com. ant. Deutlicher Kaliberunterschied sowohl des horizontalen Anteriorschenkels als auch der A. cer. ant. Unter Kompression jeweils nur Füllung einer A. cer. ant.

arachnoidalblutung und findet die abgebildete Mißbildung, so kann man fast mit Sicherheit sagen, daß sich das Aneurysma im Bereich der A. com. ant. auf der anderen Seite darstellt.

Überblickt man die geschilderten Abweichungen, sei es die funktionelle oder morphologische Situation, so wird einerseits deutlich, wie wichtig die vorherige ausgiebige angiographische Darstellung für die operative Planung ist. Andererseits muß daraus der Schluß gezogen werden, daß die mehr oder weniger stark ausgebildeten Veränderungen der Zirkulation notwendigerweise schon vorher eine gewisse Prognose bezüglich des operativen Erfolges bedingen.

So ist es nicht überraschend, daß diejenigen Aneurysmen, die mit derartigen Dysplasien verbunden sind, allgemein das schlechtere operative Ergebnis sowohl hinsichtlich der Mortalität als auch der Morbidität haben. Ausführliche Studien darüber liegen nur sehr wenige vor.

SEDZIMIR (1959) klassifizierte mit der Methode der doppelseitigen Angiographie unter Kompression der Gegenseite die Zirkulation in Gruppen ein, wie sie die Abb. 73 zeigt (*A* gute bzw. ausreichende Zirkulation; *B* schlechte bzw. beeinträchtigte Zirkulation; *C* fehlende Zirkulation). Seine Beobachtungen an einem großen Krankengut cerebraler Gefäßerkrankungen zeigen, daß die Gruppen *B* und *C* die wesentlich geringere Überlebensaussicht haben. KRAYENBÜHL und YASARGIL weisen in ihrer ausführlichen Arbeit ebenfalls auf die wesentliche Rolle der Aufklärung der Kollateralfunktionen und die daraus resultierenden Bedingungen für den operativen Erfolg hin. Im eigenen Krankengut fand sich die höchste Morbidität und Mortalität — sieht man einmal von den anderen Faktoren der allgemeinen Kondition des Patienten, seines Alters, des Vorliegens eines Hämatoms usw. ab — in der Gruppe, die die am stärksten ausgeprägten Dysplasien der Gefäße bzw. eine fehlende Kollateralfunktion im Angiogramm bereits erkennen läßt.

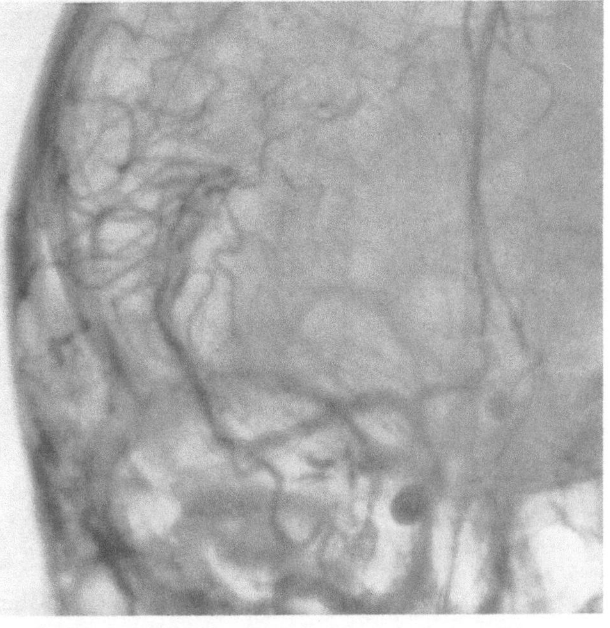
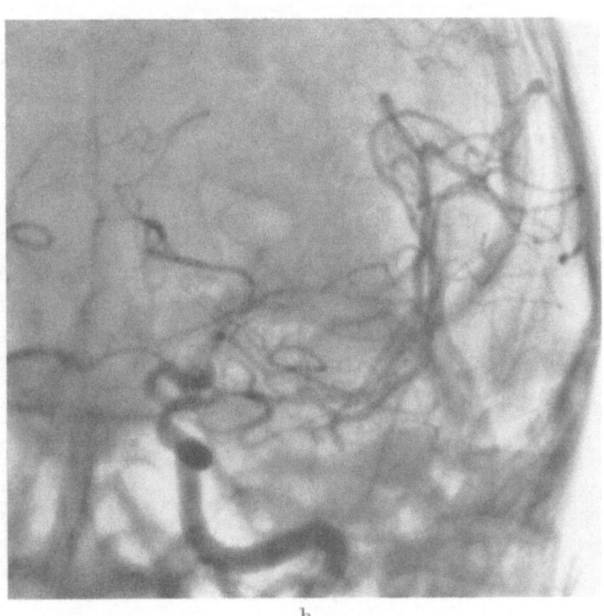

Abb. 69. Doppelfüllung der Anteriores bei kleinem Aneurysma der A. com. ant. in Abbildung links. Auf der anderen Seite Hypoplasie des horizontalen Anteriorschenkels mit nur fadendünner Darstellung der A. cer. ant.

Die sehr unterschiedlichen Erfolge bei Operationen von Aneurysmen der A. com. ant. finden neben den im folgenden noch zu besprechenden besonderen Verhältnissen der

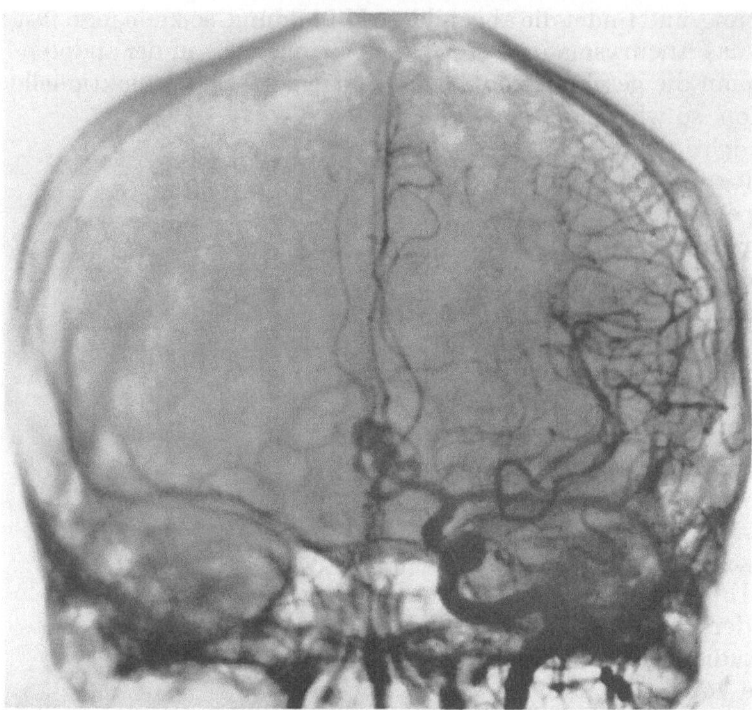

Abb. 70. Variation der A. com. ant. (Doppelbildung ?) bei Aneurysma der A. com. ant.

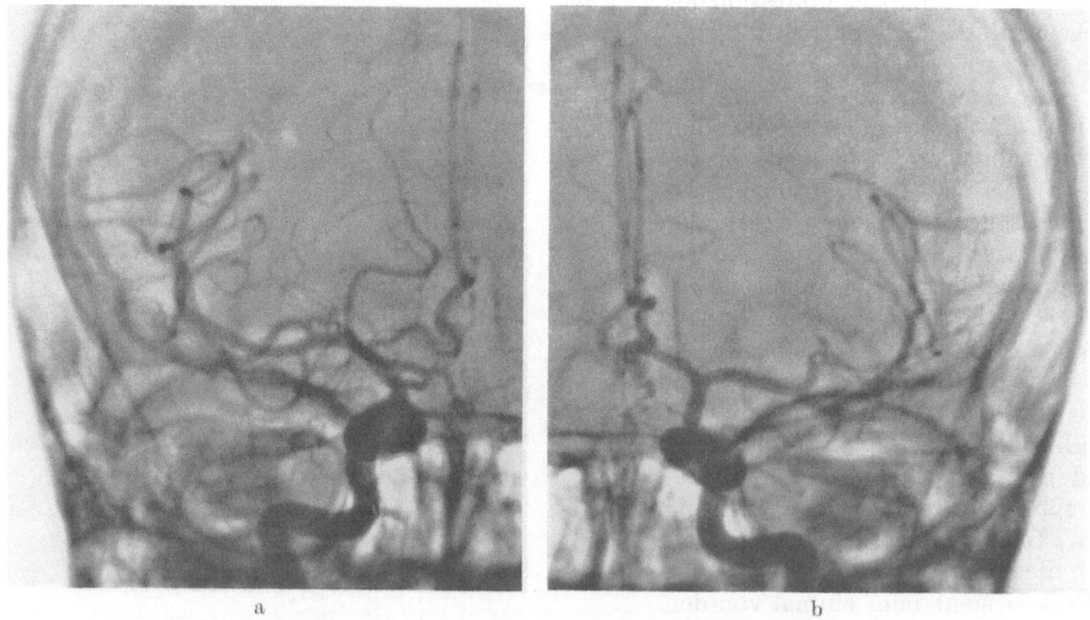

Abb. 71. Deutlich unterschiedliches Kaliber der horizontalen Anteriorschenkel bei A. der A. com. ant. links,
trotz Kompression nur einfache Füllung der A. cer. ant.

Gefäßversorgung in den geschilderten Abweichungen des vorderen Anteils des C. Willisi
ihre Erklärung.

Operative Methoden, Mortalität und Morbidität.

Gerade bei dieser Lokalisation sind einige Vorbemerkungen über die Gefäßanatomie
im Bereich des horizontalen Schenkels der A. cer. ant. und der A. com. ant. notwendig,

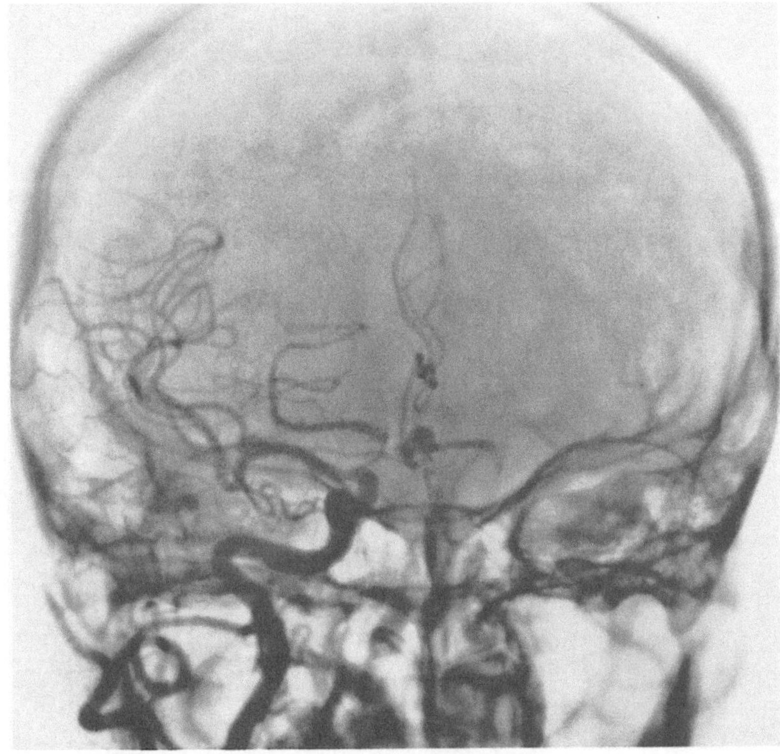

Abb. 72a. Deutliche Hypoplasie des horizontalen Anteriorschenkels bei einem Aneurysma der A. com. ant.
Auf der Gegenseite deutlich kräftigeres Kaliber.

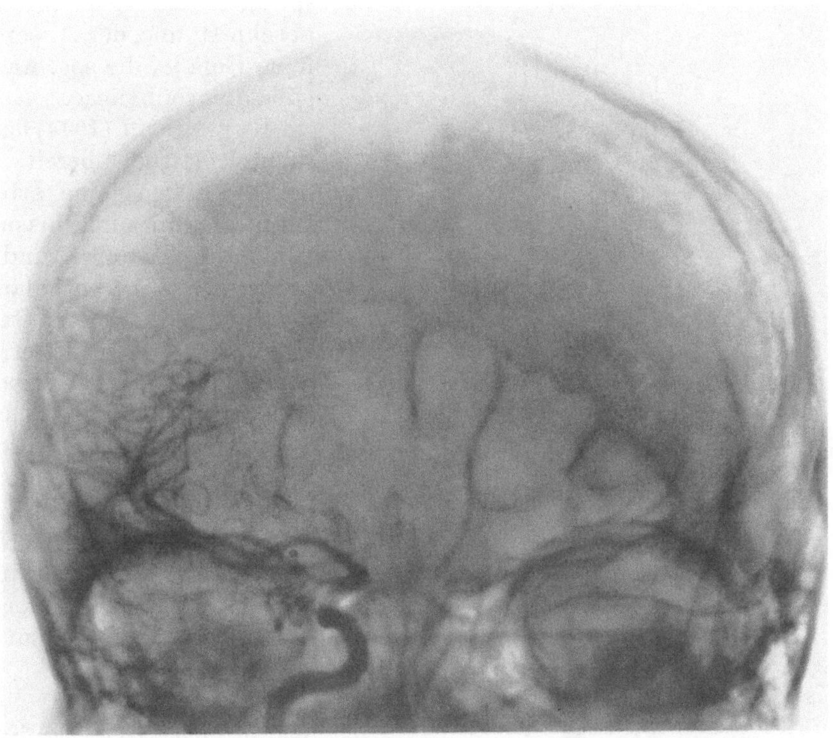

Abb. 72b. Fehlender horizontaler Anteriorschenkel (Angiogr. re.).

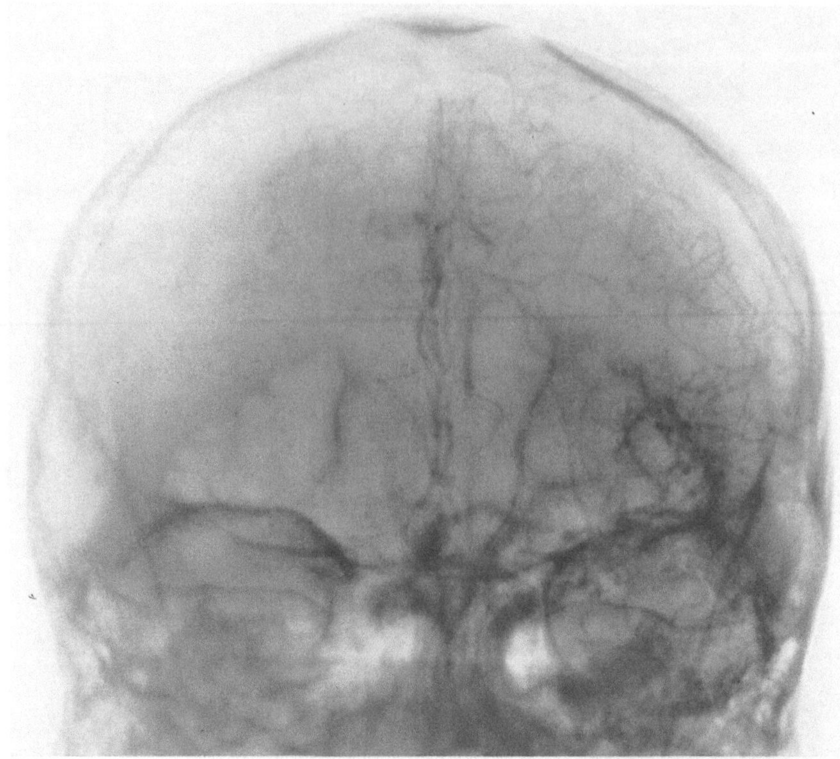

Abb. 72c. Auf der linken Seite findet sich das Aneurysma der A. com. ant.

deren Erforschung die Diskussion über die Ursachen des postoperativen Verlaufs und der recht hohen Mortalität in den letzten Jahren beeinflußt haben. Wie Abb. 75 zeigt, entspringen aus dem proximalen Anteriorabschnitt und der A. com. ant. zahlreiche feine Gefäße, die sog. Aa. centrales breves oder diencephalicae.

RUBINSTEIN (1944) hatte bei 100 untersuchten Hirnen bereits festgestellt, daß bei 47 Fällen feine arterielle Äste zum Infundibulum und Chiasma zogen, dort die Rinde durchbrachen und die Regio praeoptica des Hypothalamus versorgten, wobei dieser Bereich teilweise mit von Ästen der A. cer. ant. ernährt wird. Ähnliche Beobachtungen hatte bereits SENIOR (1923) gemacht. Eine genauere Erforschung dieser Verhältnisse verdanken wir den Studien von LAZORTHES, GAUBERT und POULHES (1956) sowie LAZORTHES (1959).

Hiernach versorgen die Aa. centrales breves Teile des Diencephalon, vornehmlich das Rostrum des Corpus callosum mit der vorderen Commisur und Teile des

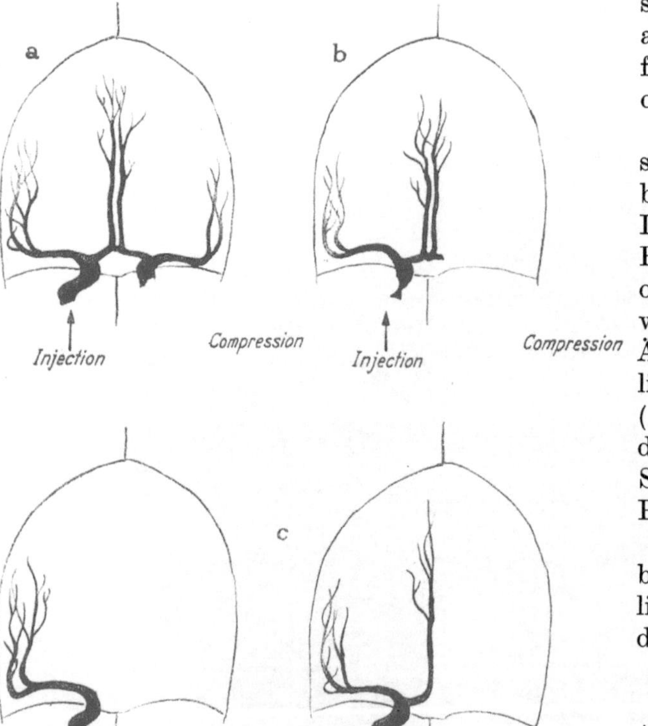

Abb. 73. Darstellung der Kollateralfunktion im vorderen Anteil des C. Willisi. a Gute Funktion. b Eingeschränkte Funktion. c Funktion ausgefallen. (Entnommen der Arbeit von SEGZIMIR 1959.)

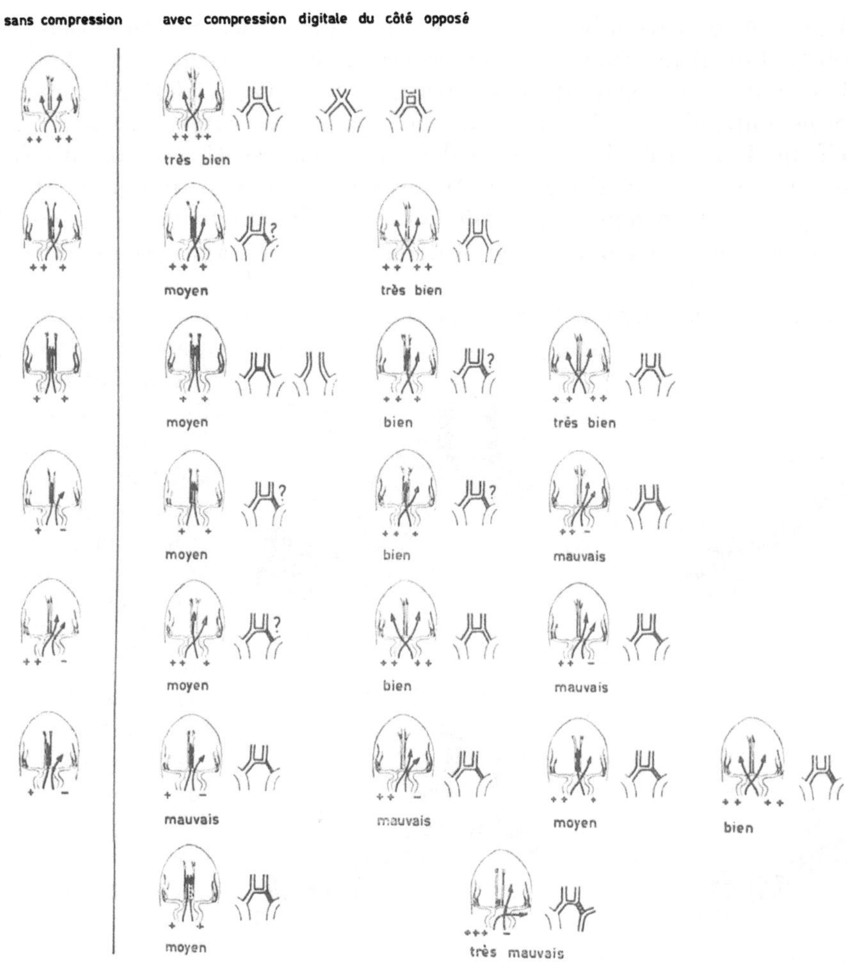

Abb. 74. Darstellung der Zirkulationsverhältnisse in Beziehung zu den Dys- oder Aplasien im Bereich des vorderen Anteils des C. Willisi. (Entnommen der Arbeit von KRAYENBÜHL u. Mitarb. 1959.)

Infundibulums. Beiderseits im Anteriorwinkel, dem Abgang der A. com. ant. gegenüber entspringt ferner eine größere Arterie, die sog. Heubner-Arterie oder auch A. centralis longa genannt, auf deren Bedeutung CHRITCHLEY schon 1930 aufmerksam machte. Sie trägt zur Versorgung der vorderen Anteile des Nucleus caudatus, des Putamens, des Pallidums sowie der inneren Kapsel bei. Sie ist nicht konstant vorhanden (bei CHRITCHLEY in etwa 80% der Fälle, bei LAZORTHES in 40—50%). Die Verletzung bzw. Ausschaltung dieser Arterien bei der Operation, wie Abb. 76 zeigt, ist sicherlich von Bedeutung für den postoperativen Verlauf, insbesondere wenn man überlegt, daß die genannten Versorgungsgebiete schon durch die Blutung bzw. das intracerebrale Hämatom vorgeschädigt sein

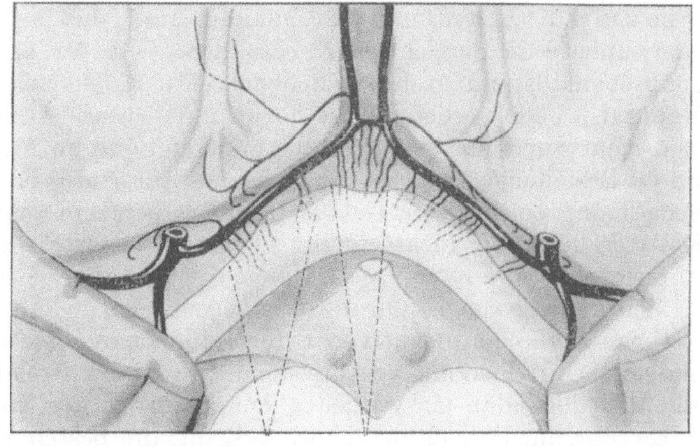

Abb. 75. Topographie der Aa. diencephalicae und der A. centr. long. (Entnommen der Arbeit von LAZORTHES 1959.)

können und andererseits wichtige regulative Funktionen des Stoffwechsels, Kreislaufes usw. beinhalten. Der nicht selten auftretende postoperative Verlauf, bei dem der Patient den Eingriff zunächst gut übersteht, dann aber am 2.—4. Tag nach der Operation langsam zu versanden beginnt, ohne grobe neurologische Ausfälle zu zeigen, ist unseres Erachtens nach wahrscheinlich auf Erweichungen in den Gebieten des Hypothalamus zu beziehen. Die Sektionsergebnisse einiger Hirne bestätigten uns in dieser Auffassung. Die der Arbeit von Lazorthes (1959) entnommene Abb. 76 zeigt die Möglichkeiten einer Erhaltung bzw. Ausschaltung dieser Gefäße, wenn Anteile der A. cer. ant. bei der Operation verschlossen werden müssen.

Für das operative Vorgehen bedeutsam sind weiterhin die im voraus schon erwähnten, bei der Angiographie festzustellenden Veränderungen der Gefäße im vorderen Anteil des C. Willisi. Die Beurteilungen für die operative Prognose aus den vorhandenen Zirkulationsverhältnissen sind verschieden. So ist Poppen (1951) der Meinung, daß bei Darstellung des Aneurysmas nur von einer Seite ein Verschluß der A. cer. ant. proximal und distal des Aneurysmas angezeigt sei, sitzt das Aneurysma gestielt im Anteriorwinkel, so ist natürlich der Clip auf den Stiel die beste Lösung. Poppen vertritt aber die Meinung, daß bei Füllung des Aneurysmas von beiden Seiten die Indikation für das direkte Angehen sehr begrenzt ist, da es dann häufig zu Blutungen komme, die den Verschluß einer oder beider Anteriores notwendig machen würden. Der

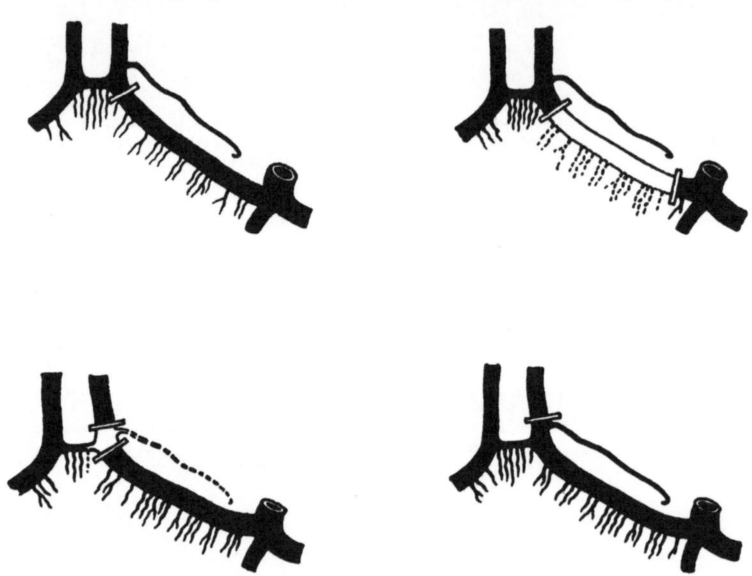

Abb. 76. Ausschaltung bzw. Erhaltung der Aa. diencephalicae und der A. centr. long. bei Unterbindung an verschiedenen Stellen. (Entnommen der Arbeit von Lazorthes 1959.)

gleichen Ansicht waren Steelman, Hayes und Rizzoli (1953), die das operative Risiko bei dieser Situation höher als das der konservativen Behandlung einschätzten. Zweifelsohne hat diese Ansicht eine gewisse Berechtigung, doch zeigen andere Beobachtungen (Sedzimir, Krayenbühl und Yasargil u.a.), daß bei Vorliegen einer Gefäßhypoplasie oder -aplasie im Bereich der A. com. ant. — A. cer. ant. die Gefahr irreparabler Schädigung ebenfalls sehr groß ist. Beobachtet man beispielsweise die Situation — in unserem Material 8 Fälle — bei der der horizontale Anteriorschenkel auf der Gegenseite fehlt und das Aneurysma nicht selten auf der anderen Seite im Anteriorknie sitzt (Abb. 72b und c), wo es Beziehungen zu einer oder beiden Anteriores haben kann, so wird klar, daß die Schädigung eines dieser Gefäße bei der Operation schwere Folgen haben kann, da eine Kollateralfunktion nicht eintritt. Dies gilt ebenso, wenn der gegenseitige horizontale Anteriorabschnitt hypoplastisch angelegt ist (Abb. 68—72).

Aus den eigenen Erfahrungen haben wir den Schluß gezogen, daß bei Vorliegen einer Gefäßanomalie die operativen Erfolge allgemein schlechter waren als bei normal ausgebildetem C. Willisi mit entsprechender normaler Kollateralfunktion. Selbstverständlich gilt auch hier, daß ein gestieltes Aneurysma, ob es von der A. com. ant. oder von der A. cer. ant. im Bereich des Knies ausgeht, die besten Erfolge verspricht, da das Gefäßsystem nicht tangiert wird. Auf den jeweils höheren oder geringeren Anteil dieser günstigen Fälle ist — jetzt einmal von der noch zu besprechenden operativen Methodik abgesehen — auch die sehr differente Mortalität der einzelnen Serien zurückzuführen.

So hatte LAINE (1959) unter 30 operierten Fällen 22mal die Möglichkeit der Stielligatur oder des Clips mit einer verhältnismäßig günstigen Mortalität, wobei die hohe Zahl der intracerebralen Hämatome (13) natürlich den Erfolg beeinträchtigen mußte.

Ebenso überrascht die erstaunlich geringe Mortalität bei NORLEN und BARNUM (1953) bei 24 operierten Patienten, wobei unter 15 geclipten Aneurysmen — bzw. mit einer Drahtligatur versorgten — nur ein Todesfall vorkam. Die hohe Zahl der gestielten Aneurysmen bedingt auch hier die günstige Mortalität. Zu dem Zeitpunkt dieser Veröffentlichung waren bisher nur wenige Aneurysmen direkt angegangen worden (TÖNNIS 1936, RUSSEL 1939, DANDY 1944, ELVIDGE und FEINDEL 1950, FALCONER 1951), die mehr oder weniger eine ungünstige Operabilität erkennen ließen.

Abgesehen von der klassischen Stielligatur bieten sich die Möglichkeiten der Muskelumlagerung, kombiniert eventuell mit der sog. „Reduktion" des Sackes (LAINE, LEPOIRE), die Carotisligatur am Halse und das „Trapping", wobei das Aneurysma distal und proximal durch Clips auf das anliegende Gefäß oder nur Verschluß des zuführenden Gefäßes ausgeschaltet werden soll (LAINE, LEPOIRE, LAZORTHES, LOGUE, KRAYENBÜHL, BONNAL, NAVARRANE und AYMARD, LIST und HODGES, FALCONER, HAMBY, GROS, ELVIDGE und FEINDEL u.a) Diese Methoden, die in diesem Bereich besondere Probleme aufwerfen, werden noch eingehend besprochen

Die wesentlich besseren Operationsresultate bei Vorliegen eines Stiels bedürfen keiner weiteren Besprechung, da sie sich übereinstimmend jeder Statistik entnehmen lassen.

Die Carotisligatur am Halse hat auch heute noch ihre Anhänger, obwohl sie nach der Funktion des C. Willisi eigentlich, wie im Kapitel 12 ausgeführt, keinen Einfluß auf die Thrombosierung des Aneurysmas haben kann. OLIVECRONA sah 2 gute Erfolge bei 9 Fällen, FALCONER hatte 2 Todesfälle bei 3 Unterbindungen, LEY einen Todesfall bei der Unterbindung. Die größere Anzahl von Carotisunterbindungen geben McKISSOCK und WALSH (1956) sowie KRAYENBÜHL und YASARGIL (1958) an. Letztere führten die Unterbindung der A. car. am Halse bei 45 Patienten durch. Dabei starben 16 Patienten, 5 hatten eine vorübergehende, 5 eine bleibende Parese. Bei den Überlebenden bestehen zum Teil lange Überlebenszeiten ohne neue Blutung. 13 Patienten, die einer angiographischen Kontrolle unterzogen wurden, ließen in 6 Fällen das Aneurysma noch erkennen. Trotz dieser verhältnismäßig günstigen Resultate ist diese Behandlungsmethode bei Aneurysmen der A. com. ant. heute weitgehend verlassen und dem direkten Anghene zuliebe aufgegeben worden. Im eigenen Krankengut haben wir keine diesbezüglichen Erfahrungen, da uns aus den besprochenen Gründen die Carotisligatur bei dieser Lokalisation wenig erfolgversprechend erscheint.

Die Tatsache, daß die anatomischen Verhältnisse des Aneurysmas, insbesondere wenn es breitbasig der A. com. ant. bzw. dem Anteriorknie aufsitzt, eine Ausschaltung häufig sehr erschweren, hat auch der altbekannten Muskelumlagerung wieder zu ihrem Recht verholfen. TÖNNIS (1936) brachte die Muskelumlagerung bei einem Aneurysma der A. com. ant. erstmals zur Anwendung. Der Patient lebte noch 12 Jahre arbeitsfähig und starb an einem anderen Leiden. FALCONER (1951) hatte ebenfalls gute Erfolge. Von 6 Patienten bekam allerdings einer eine Nachblutung. NORLEN und BARNUM (1955) hatten ebenfalls bei 4 Muskelumlagerungen eine tödliche Nachblutung, die übrigen zeigten jedoch ein gutes Resultat. KRAYENBÜHL und YASARGIL (1955) berichten ebenfalls über 9 Patienten, die mit der Muskelumlagerung jahrelang ohne Rezidivblutung überlebten. Eigene 8 Fälle haben inzwischen auch jahrelange Überlebenszeiten erreicht. Die Rezidivblutungen scheinen nicht so häufig zu sein, so daß diese Methode unseres Erachtens bei denjenigen Fällen, bei denen die zu erwartende schwierige Präparation des Aneurysmas eine Ruptur befürchten läßt — und dieses Ereignis ist nicht selten — (KRAYENBÜHL und YASARGIL, ELVIDGE und FEINDEL u.a.) sowie die Ausschaltung von Gefäßen das Risiko einer irreparablen Schädigung erwarten läßt, durchaus ihre Berechtigung hat. Einen

Gewinn an Sicherheit bringt sie in Kombination mit der sog. Verkleinerung des Sackes (Laine, Lepoire). Hierbei wird das Vakuum des Aneurysmas durch einen breiten Clip verkleinert, ohne dabei das tragende Gefäß zu verletzen. Hierdurch wird sicherlich eine zumindest teilweise Thrombosierung des Aneurysmas möglich gemacht. Die zusätzliche Muskelumlagerung verringert die Gefahr einer Rezidivblutung. Es ist einleuchtend, daß diese Methode zwar nicht die ideale Lösung der völligen Ausschaltung erbringen kann, andererseits aber das geringere Risiko einer operativen Schädigung bietet. Wir selbst sind in den letzten Jahren teilweise zu dieser Methode, sowohl bei der oben geschilderten anatomischen Situation als auch besonders bei älteren Patienten, die unter dem erhöhten Risiko einer Gefäßausschaltung stehen, übergegangen. Die Erfolge sind ebenso wie bei Laine und Lepoire günstig.

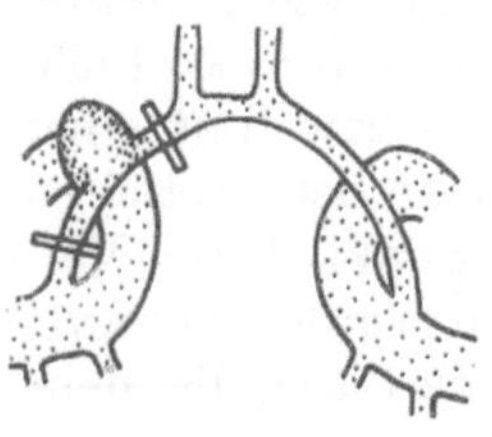

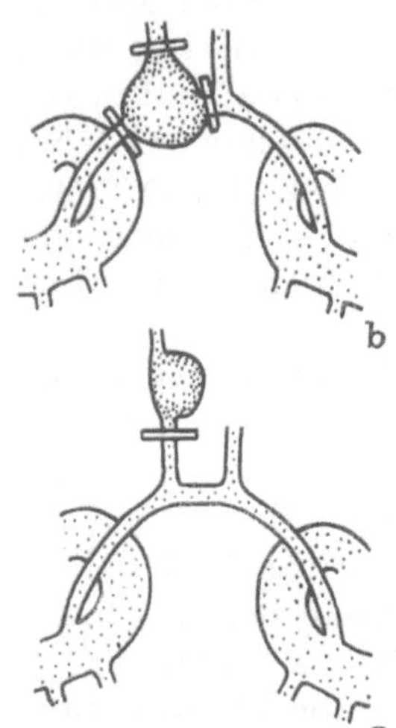

Abb. 77a—c. Möglichkeiten der Ausschaltung eines Aneurysmas im Bereich der A. cer. ant. und der A. com. ant. a Zentrale und periphere Ausschaltung des horizontalen Anteriorastes. b Beiderseits Unterbindung der A. com. ant. bzw. des horizontalen Anteriorschenkels mit zusätzlicher Ligatur der A. cer. ant. c Periphere Ligatur der A. cer. ant. bei einem Aneurysma an der aufsteigenden vorderen Hirnarterie. (Aus der Arbeit von Bonnal, Navarrane u. Aymard 1955.)

Die Tatsache, daß der größere Anteil dieser Aneurysmen einer Stielligatur nicht zugänglich ist und andererseits die Muskelumlagerung ein gewisses Risiko einer erneuten Blutung in sich birgt, führt zu den Methoden der Ausschaltung der das Aneurysma tragenden Gefäße (A. com. ant. oder A. cer. ant.), die zunächst nur sehr vorsichtig und vereinzelt durchgeführt wurden, da man den Ausfall einer A. cer. ant. für zu riskant hielt und aus einzelnen ungünstigen Beobachtungen gewarnt war (Hamby 1952, Dandy 1944, Falconer 1951, Gros 1952, Ethelberg 1951).

Günstig liegen die Fälle, bei denen es möglich ist, das Aneurysma beiderseits durch Clip auf die A. com. ant. auszuschalten. Diese Möglichkeit scheint jedoch nicht häufig vorhanden zu sein, so daß die Berichte darüber spärlich sind (Elvidge und Feindel). Im eigenen Krankengut von 34 operierten Patienten bot sich diese Methode auch nur zweimal an, wobei beide Patienten geheilt und arbeitsfähig waren. Die Seltenheit dieser Situation erklärt sich ohne weiteres, wenn man bedenkt, wie häufig das Aneurysma eine normale Ausbildung der A. com. ant. verhindert bzw. wie selten selbst bei übersichtlichem Operationsfeld die Verhältnisse der A. com. ant. einwandfrei zu beurteilen sind. Für die Problematik der Ausschaltung des Aneurysmas durch „Trapping" erscheint uns die Abb. 77, entnommen der Arbeit von Bonnal, Navarrane und Aymard (1955), besonders demonstrativ. Sie setzt allerdings voraus, daß die Kollateralfunktion im vorderen Anteil des C. Willisi intakt ist und berücksichtigt nicht etwa vorhandene Gefäßmißbildungen mit ihrer entsprechenden Auswirkung auf die Kollateralfunktion.

Bonnal, Navarrane und Aymard diskutieren drei Möglichkeiten. Die Abb. 77a zeigt ein Aneurysma des horizontalen Anteriorschenkels, daß proximal und distal durch einen Clip ausgeschaltet wird, theoretisch ohne Gefahr bei voller Funktion der A. com. ant. Problematisch wird diese Methode schon bei Vorliegen einer Gefäßdysplasie, wie sie beispielsweise die Abb. 72b und c zeigen.

Ebenso ist hierbei zu beachten, daß die A. centrales breves ganz oder teilweise ausfallen. Ihre mögliche Funktion wurde bereits diskutiert (Lazorthes).

Abb. 65b zeigt ein Aneurysma mit Sitz im Winkel zwischen A. com. ant. und A. cer. ant., eine Position, die unseren Erfahrungen nach sehr häufig ist. Zur Ausschaltung eines derartig gelegenen Aneurysmas müssen A. com. ant. und A. cer. ant. unterbunden werden.

Die Erfahrungen sind nicht sehr ermutigend, wobei natürlich die Tatsache eine Rolle spielt, daß eine Anterior völlig ausfällt. Sie ist beispielsweise sicher nicht anwendbar bei denjenigen Fällen, die auf der Seite des Aneurysmas eine Doppelfüllung der Anteriores und auf der Gegenseite eine Aplasie des horizontalen Anteriorschenkels bzw. auch nur eine Hypoplasie dieses Gefäßanteils ergeben. HAMBY (1952) hatte bei allen vier derartigen Unterbindungen keine Überlebenden, bei FALCONER (1951) endete ein Eingriff tödlich, ein zweiter mit einer Hemiplegie. ELVIDGE und FEINDEL beobachteten zwar zwei Überlebende danach, jedoch lagen keine Kontrollangiographien vor. GROS verzeichnete bei einem Fall eine Hemiplegie. BONNAL u. Mitarb. hatten bei einem Patienten ein günstiges Resultat, ein zweiter bekam eine Hemiplegie.

Wenn auch bisher nur relativ wenige Beobachtungen zu dieser Art der Unterbindung vorliegen, so erscheint sie uns doch bei den erwähnten, häufig vorhandenen besonderen Zirkulationsverhältnissen mit einem zu großen Risiko verbunden.

Abb. 77c weist auf die Verhältnisse bei Aneurysmen der A. cer. ant. distal der A. com. ant. hin. Hierauf wird noch im Kapitel über die A. der A. cer. ant. ausführlich eingegangen.

Die Berichte über die Resultate von Unterbindungen der A. cer. ant. klingen zumindest teilweise günstiger als man zunächst bei der Ausschaltung einer Hauptarterie erwarten könnte. Allerdings sind die Resultate doch sehr differierend.

Die Ligatur beider Anteriores ist keine zu erörternde Methode, da sie meistens nicht überlebt wird bzw. schwere psychische Dauerschäden hinterläßt (GURDJIAN u. WEBSTER, GRAF, LAZORTHES, BONNAL, MACCARTHY u. COOPER, ETHELBERG). Die einseitige Anteriorunterbindung wird vor allem von LOGUE (1956, 1959) empfohlen. Er unterbindet den horizontalen Anteriorschenkel etwa 7—10 mm von der Teilungsstelle entfernt, in der Vorstellung, daß das Aneurysma hierdurch allmählich thrombosiert.

Bei funktionierender Kollateralversorgung über die A. com. ant. erscheint diese Methode praktisch ungefährlich, doch wird man dabei fragen müssen, ob wirklich hierdurch eine Thrombose herbeigeführt wird und andererseits bei den hier häufig vorkommenden Gefäßvariationen die Gefahr einer ungenügenden Kollateralversorgung nicht unangenehme Überraschungen bedingen kann. LOGUE gibt bei 37 Fällen eine Mortalität von 13,5% und eine Morbidität von 10% an. Allerdings traten in einigen Fällen Rezidivblutungen auf. Weitere einzelne günstig ausgegangene Fälle wurden von LIST u. HODGES (1946), FALCONER (1951), BONNAL, NAVARRANE u. AYMARD (1955), LAINE (1959), GROS (1952), ELVIDGE und FEINDEL (1952), LEPOIRE (1955), POPPEN (1951) u.a. mitgeteilt. CALVERT (1957) berichtete über 9 Patienten, von denen sich 6 gut erholten, 2 behielten neurologische Schäden, einer überlebte den Eingriff nicht. STEELMANN, HAYES u. RIZZOLI (1953) hatten bei 5 Fällen mit Unterbindung der A. cer. ant. keine wesentlichen Ausfälle, halten jedoch die Unterbindung der A. cer. ant. der dominanten Hemisphäre für nicht ungefährlich. Etwas bedenklicher stimmen allerdings die Erfahrungen anderer Autoren, so z.B. GRAF (1955), FALCONER (1951), BLACK u. GERMAN (1953), KRAYENBÜHL und YASARGIL (1958), HAMBY (1952) sowie die Beobachtungen am eigenen Krankengut.

Unter den 19 gestorbenen Patienten bei KRAYENBÜHL war elfmal einseitig und bei 2 Patienten doppelseitig die A. cer. ant. ligiert. FALCONER hatte bei der Unterbindung einer oder beider Anteriores (in einem Fall) 5 Todesfälle. GRAF wies ebenfalls auf mehrere tödich ausgehende Unterbindungen einer Anterior hin. Im eigenen Krankengut war unter 13 Fällen mit tödlichem Ausgang achtmal die A. cer. ant. geclipt.

Hemiparesen und geistige Defekte nach Unterbindungen sind ebenfalls nicht selten (FALCONER, KRAYENBÜHL, GRAF, GROS, ETHELBERG u.a.). In unserem Krankengut überlebte eine Patientin zwar die Unterbindung einer Anterior und die postoperativ erfolgende Thrombose der zweiten Anterior, jedoch war sie danach nicht mehr resozialisierbar. Aus eigenen Erfahrungen und bei Übersicht über die mitgeteilten Beobachtungen darf man doch den Schluß ziehen, daß trotz einer Reihe von günstigen Ergebnissen die Unterbindung einer A. cer. ant. oder kombiniert mit der Ligatur der A. com. ant. ein nicht unerhebliches Risiko darstellt und als von vornherein geplantes Vorgehen einer sehr strengen Indikation bedarf. Insbesondere sei auf die Mitteilungen verwiesen (LAINE, LEPOIRE, KRAYENBÜHL, McKISSOCK u.a.), daß die präoperative Konditon des Patienten hier wesentlich mitbestimmend ist. Patienten mit langdauernder Bewußtseinstrübung, neurologischen Ausfällen, höherem Lebensalter mit arteriosklerotischem Gefäßprozeß usw. werden die Ausschaltung einer A. cer. ant. naturgemäß wesentlich schlechter vertragen und sind unserer Meinung nach von dieser Methode auszuschließen.

Mit Einführung der kontrollierten Hypothermie hat man neue Wege beschritten. Sie haben zum Ziel, dem Operateur eine blutfreies Operationsfeld zu schaffen, eine Tatsache, die gerade bei den Aneurysmen dieser Lokalisation von wesentlicher Bedeutung ist. Die meistens sehr unübersichtliche anatomische Situation erschwert die Präparation sehr häufig, abgesehen davon, daß dabei jederzeit eine Ruptur des Aneurysmas erwartet werden kann. Zahlreiche entsprechende Beob·achtungen sind bekannt. Um diesem auszuweichen, wird empfohlen, beide Carotiden bzw. beide Anteriores für kurze Zeit auszuschalten (s. unter Kapitel 15.). Laine (s. Abb. 78) war von dieser Methode überzeugt und wies günstige Ergebnisse vor. Besonders Pool (1959) vergleicht in einer ausführlichen Studie die Ergebnisse dieser Methode mit bisher gebräuchlichen. Er stellte dazu die Beobachtungen an 175 operierten Aneurysmen aus der Literatur zusammen.

Die Ergebnisse seien hier kurz referiert:

1. Proximaler Verschluß der A. cer. ant.: Morbidität 9 %; Mortalität 18 %.

2. Muskelumlagerung: Morbidität 12 %; Mortalität 16 %.

3. Multiple Clips auf die A. cer. ant.: Morbidität 32 %; Mortalität 38 %.

Pool weist besonders darauf hin, daß die direkte Ausschaltung des Aneurysmas mit Hilfe der temporären Drosselung beider Anteriores in Hypothermie die geringste Mortalität von nur 3,2 % habe, ein erstaunlicher Prozentsatz, wenn man die übrigen Angaben über die Mortalität vergleicht. Auch aus seiner Zusammenstellung geht hervor, daß zwar die Mortalität bei Patienten über 50 Jahre nicht wesentlich höher ist, jedoch die bleibenden psychischen und neu-

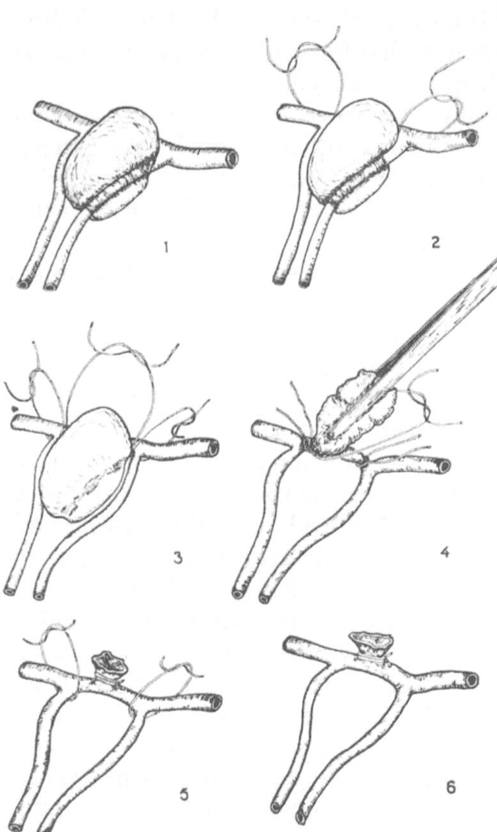

Abb. 78. Technik bei der temporären Ausschaltung beider Anteriores mit Exstirpation des Aneurysmas. (Entnommen der Arbeit von Laine 1959.)

rologischen Ausfälle im höheren Lebensalter häufiger sind. Die nachfolgende Tabelle 13 gibt die im Schrifttum angegebene Gesamtmortalität wieder. Sie zeigt die bereits besprochene Differenz in den prozentualen Werten, läßt jedoch erkennen, daß die Aneurysmen dieser Lokalisation zweifellos die höchste Mortalität besitzen und daher unter den intrakraniellen Aneurysmen dem Operateur die schwierigsten Probleme stellen.

Bei Beurteilung der Mortalität sind gerade bei den Aneurysmen im Bereich der A. com. ant. die Faktoren zu beachten, über die schon verschiedentlich gesprochen wurde: Zeitpunkt der Blutung, Bewußtseinslage, präoperative Schädigung des Hirns durch die Blutung, das Lebensalter, die arteriosklerotische Gefäßerkrankung sowie die pulmonalen und kardialen Verhältnisse. Die Bedeutung der hier besonders oft auftretenden „Spasmen" in ihrer Auswirkung auf die operative Belastung darf ebenfalls nicht unterschätzt werden. Ein im frischen Blutungsstadium befindlicher bewußtloser Patient hat bei dieser Lokalisation unseres Erachtens nach die geringsten Chancen. Es sollte daher, wenn möglich, erst die Besserung der vitalen Funktion abgewartet werden, wobei allerdings zu beachten

Tabelle 13. *Operative Mortalität.*

Autor	Mortalität %	Jahr	Autor	Mortalität %	Jahr
DANDY.	33,3	1944	GUIDETTI	100	1958
FALCONER	55	1951	ALEXANDER, DAVIS u. KESTEN	34	1959
HAMBY	82	1952	HAMILTON u. FALCONER . . .	10,7	1959
NORLEN u. BARNUM	15	1953	KRAYENBÜHL u. YASARGIL . .	35	1959
GRAF	80	1955	ALLEGRE u. VIGOUROUX . . .	50	1959
WILLIAMSON u. BRACKETT .	33,3	1956	LOGUE	20,7	1959
CALVERT	30	1957	LAINE	40	1959
FRUGONI u. RUBERTI . . .	28	1957	McKISSOCK, PAINE u. WALSH	41	1960
BOTTERELL u.a.	45	1958	TÖNNIS u. WALTER	38	1964
BJÖRKESTEN	50	1958			

ist, daß die Aneurysmen der A. com. ant. besonders zu schnell aufeinanderfolgenden Rezidivblutungen neigen (KRAYENBÜHL). Die eigenen Erfahrungen zeigen dies ebenfalls. Von 66 Aneurysmen verstarben 18 vor der Operation infolge einer nach wenigen Tagen erfolgten Rezidivblutung. POOL (1959) sah in seiner großen Statistik die niedrigste Mortalität bei der Operation 3 Wochen nach der Blutung, empfiehlt jedoch, zwischen

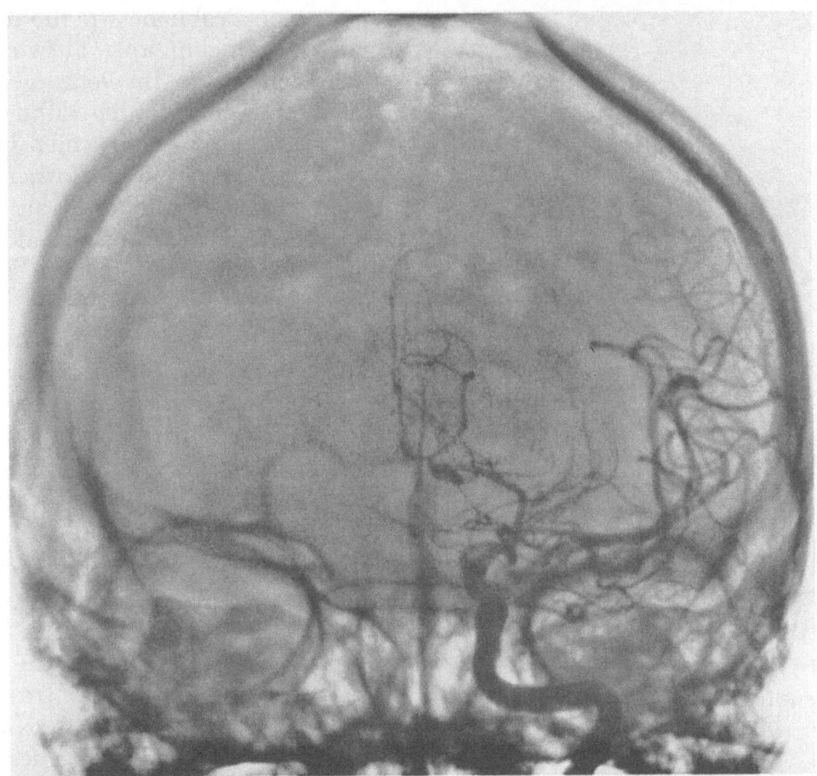

Abb. 79. Anhebung des horizontalen Anteriorschenkels bei einem großen fronto-medialem Hämatom.

dem 7.—9. Tag zu operieren, da die Rezidivblutungen in einem Teil der Fälle den Patienten vorher schon sterben ließen.

Zur Erklärung der relativ hohen operativen Mortalität muß auch das hier anscheinend besonders häufige Vorkommen von intrakraniellen Hämatomen und ihre Lokalisation herangezogen werden (NORLEN u. BARNUM 10% der Fälle, KRAYENBÜHL u. YASARGIL 28%, TÖNNIS 30%, GRAF 66%, FALCONER über 50%, LAINE 37%). Ähnlich hoch liegt der Prozentsatz der vorhandenen Hämatome auch im übrigen Schrifttum. Die Hämatome dehnen sich nach den eigenen Erfahrungen häufig nicht nur in den medialen Anteil der

Frontallappen, sondern auch in die Richtung des Hypothalamus aus, wo sie die regulativen Leistungen dieses Hirnabschnittes schädigen und somit von vornherein die Prognose ungünstig begrenzen. So ist es nicht verwunderlich, daß die Mortalität der Gruppe mit Hämatomen besonders hoch liegt und je nach Frequenz die gesamte Statistik der einzelnen Autoren entscheidend belasten kann. Die angiographische Diagnose eines medial liegenden Hämatoms ist häufig nicht möglich. In einzelnen Fällen ist der horizontale Anteriorschenkel angehoben, wie Abb. 79 zeigt.

c) Aneurysmen des horizontalen Schenkels der A. cer. ant. und der distalen Anteile (A. pericallosa, A. callosomorginalis und A. frontopolaris).

Im Kapitel über die Aneurysmen der A. com. ant. wurde bereits darauf hingewiesen, daß die topographische Abgrenzung derjenigen Aneurysmen, die im Winkel des Abganges von der A. com. ant. sitzen, häufig nicht möglich ist. So ist auch aus manchen Zusammenstellungen, die die Aneurysmen der A. cer. ant. erwähnen, nicht zu ersehen, ob diese wirklich nur der Anterior angehören. Da diese Lokalisation dieselben operativen Probleme wie die der Aneurysmen der A. com. ant. aufwirft, sind sie auch gemeinsam im vorhergehenden Kapitel besprochen worden. Man tut also besser daran, diese Aneurysmen im Anteriorwinkel zur Gruppe der Aneurysmen im Bereich der A. com. ant. zu zählen und von ihnen die des horizontalen Anteriorschenkels bzw. der distalen Anterioräste abzugrenzen.

Bei dieser Abgrenzung wird dann auffällig, daß die Aneurysmen der letztgenannten Lokalisation relativ selten sind. Die Aneurysmen des horizontalen Anteriorschenkels liegen häufig auch nahe der Bifurkation, so daß sie zu dieser Gruppe gezählt werden.

Detaillierte Mitteilungen über diese Lokalisation liegen nur wenige vor (Parker, Chritchley, Hamby, Moore u. Bockman, Tönnis, Schiefer u. Walter, Falconer, McKissock, Paine u. Walsh, Poppen, Logue, Bonnal, Navarane u. Aymard). Die Arbeiten dieser Autoren

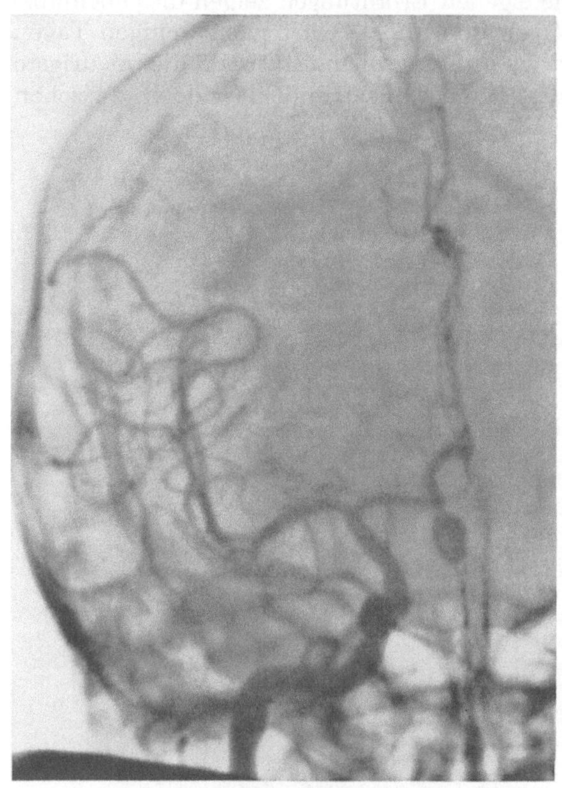

Abb. 80. Gestieltes Aneurysma des horizontalen Anteriorschenkels.

geben auch nur teilweise einen Hinweis auf die Lokalisation des horizontalen Anteriorschenkels. Krayenbühl und Yasargil differenzieren nur die Aneurysmen der peripheren Anterior von denen im Bereich der A. com. ant. Im eigenen Krankengut fanden sich 22 Aneurysmen dieser Lokalisation. Für ihre angiographische Darstellung gilt auch die Forderung der doppelseitigen Angiographie mit Erprobung des Kollateralkreislaufs, da bei der operativen Behandlung möglicherweise der Verschluß des proximalen Anteiles der A. cer. ant., sei es geplant oder durch die operative Situation bedingt, durchgeführt werden muß. Für die gestielten Aneurysmen (Abb. 80) dieses Abschnittes ist das operative Vorgehen klar: Verschluß durch Silberclip oder Ligatur oder die Reduktion des Sackes durch einen breiten Clip mit anschließender Muskelumlagerung. Bei den breitbasig aufsitzenden Aneurysmen (Abb. 81) wird man sich eventuell für die

Muskelumlagerung entscheiden, die zweifellos für den Patienten die ungefährlichste Methode ist, aber die Gefahr der Rezidivblutung birgt. Als weitere Methode wird die Unterbindung der A. cer. ant. proximal des Aneurysmas angewandt, wobei einerseits trotz intakten Kollateralkreislaufes über die A. com. ant. neurologische Ausfälle auftreten können, andererseits nicht die Gewähr gegeben ist, daß das Aneurysma damit wirklich ausgeschaltet wird.

So sahen McKISSOCK u. Mitarb. sechsmal eine Rezidivblutung nach proximaler Anteriorunterbindung auftreten. Der sicherste Weg ist die Ausschaltung des Aneurysmas zwischen einem distalen und proximalen Clip auf die A. cer. ant. Hierbei besteht allerdings wieder die Gefahr, wie früher schon ausgeführt, daß die vom horizontalen Schenkel abgehenden Aa. diencephal breves geschädigt bzw. ausgeschaltet werden. In den eigenen Fällen begnügten wir uns sechsmal mit einer Muskelumlagerung, neunmal konnte das Aneurysma am Stiel geclipt werden, dreimal wurde die A. cer. ant. proximal und distal geclipt, wobei einmal eine Hemiparese resultierte. Bei Patienten im höheren Lebensalter, mit kardiovasculären Erkrankungen oder im schlechten Allgemeinzustand durch die vorhergegangene Blutung sollte man mit der Unterbindung der A. cer. ant. sehr zurückhaltend sein. Hier ist die Muskelumlagerung eventuell kombiniert mit einem breiten Clip auf das Aneurysma ohne Tangierung des Gefäßes am Platze.

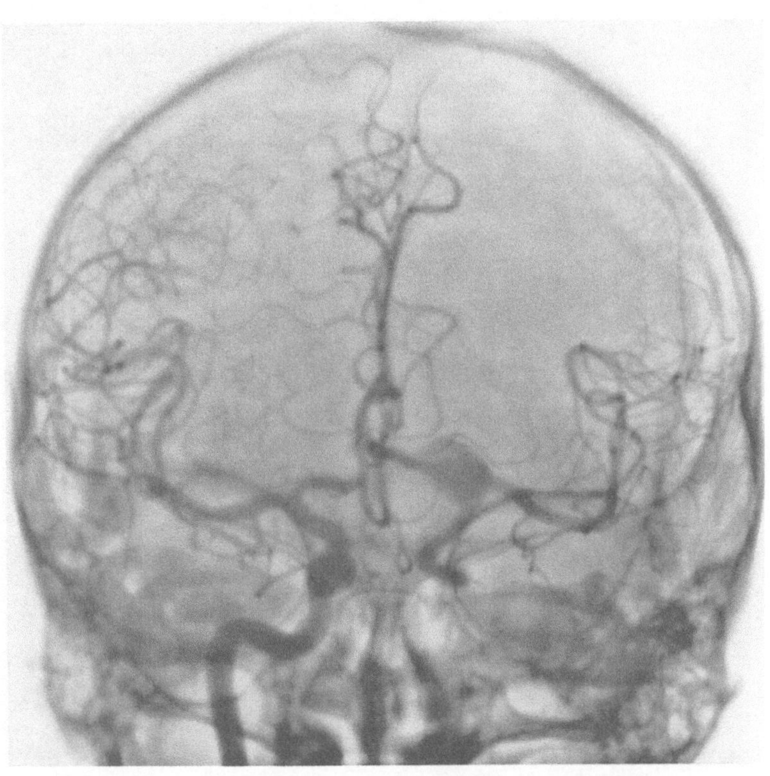

Abb. 81. Breitbasig aufsitzendes Aneurysma des horizontalen Anteriorschenkels nahe der Teilungsstelle. Ausschaltung durch distalen und proximalen Clip bei guter Kollateralfunktion.

Die Aneurysmen der peripheren Äste der A. cer. ant. sind selten. Sie machen in den größeren Statistiken immer nur kleine prozentuale Anteile aus (KRAYENBÜHL u. YASARGIL 6 Fälle, McKISSOCK, PAINE u. WALSH 12 Fälle, FALCONER 4 Fälle, BJÖRKESTEN 10 Fälle).

In den Monographien von DANDY und HAMBY werden sie nicht erwähnt. WILSON, RIGGS und RUPP (1954) fanden bei 143 autoptisch verifizierten Aneurysmen 5 der distalen Anterior.

In der Zusammenstellung von LANGE-COSACK (1442 Aneurysmen) ist der Prozentsatz mit 7,6 % angegeben, wobei aber noch die Aneurysmen des horizontalen Anteriorschenkels mit eingeschlossen sind.

Einzelne Beobachtungen stammen von CASTORINA und CATALANO, ALLEGRE und VIGOROUX, MOUNT und TAVERAS. Die Aneurysmen finden sich meist an der Teilungsstelle der A. pericallosa, der A. frontopolaris und A. callosomorginalis (Abb. 82—85).

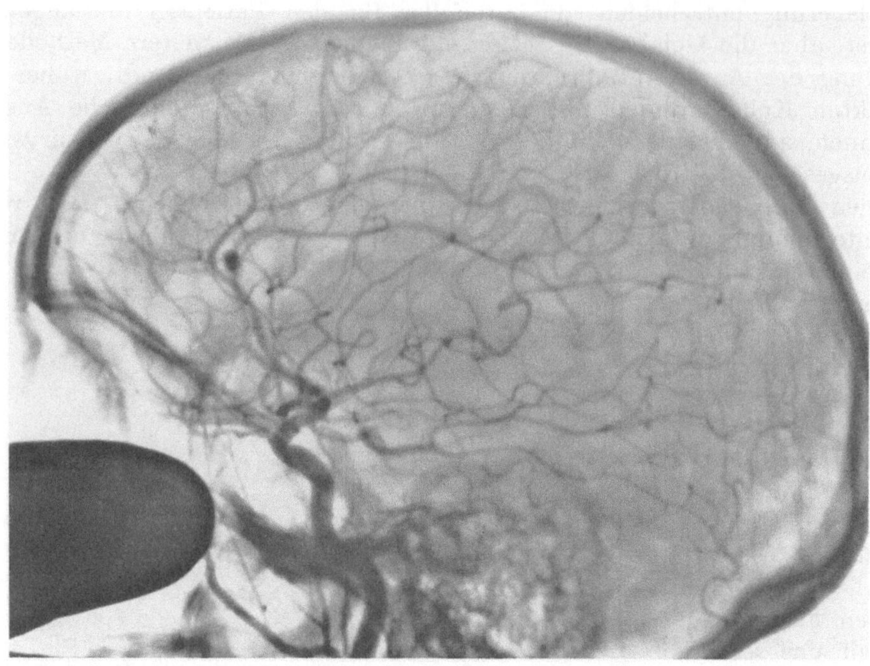

Abb. 82. Aneurysma der A. pericallosa in Höhe des Balkenknies (seitliches Bild).

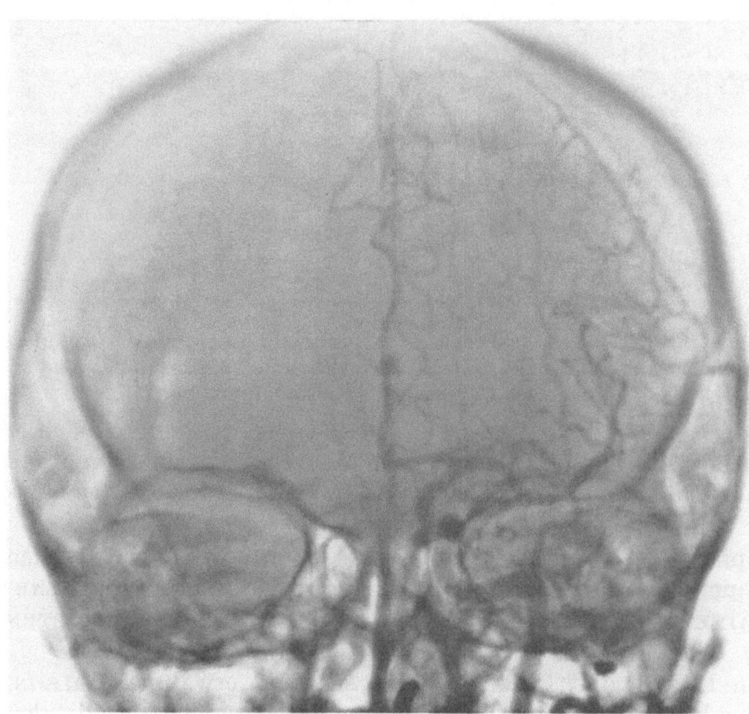

Abb. 83. Aneurysma der A. pericallosa (a. p. Bild).

Wie Krayenbühl und Yasargil angeben, sind diese Aneurysmen vom chirurgischen Standpunkt auf Grund ihrer Lokalisation als günstig anzusehen, haben jedoch bisweilen eine recht ungünstige Prognose, weil wegen der engen Subarachnoidalräume bei der Ruptur das Blut rasch in das Hirngewebe eindringt und dort schwere Schädigungen setzt. So starben bei den Fällen dieser Autoren 2 ante operationem. Bei 3 weiteren Patienten, die in komatösem Zustand operiert wurden, konnte das Aneurysma zwar geclipt werden, die Patienten kamen aber, wie die Sektion bestätigte, durch die bei der Blutung entstandenen Läsionen ad exitum. McKissock, Paine u. Waslh geben eine Mortalität von 16% an. In den eigenen 8 Fällen konnten viermal die Aneurysmen geclipt werden, zweimal wurde das Gefäß vor und hinter dem Aneurysma ausgeschaltet. Zu Paresen kam es dabei nicht, obwohl auch diese beschrieben werden.

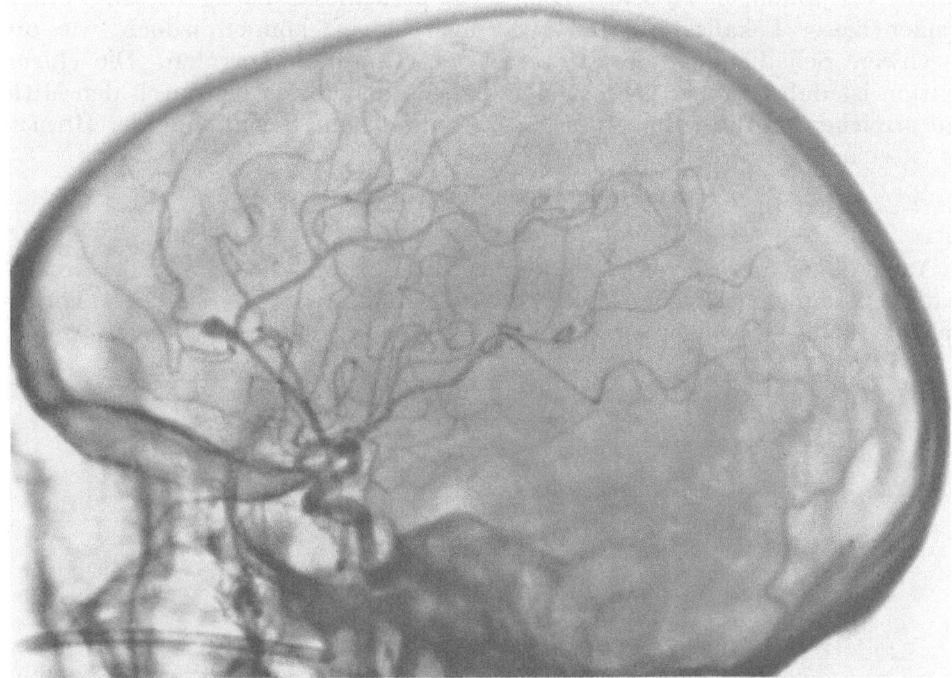

Abb. 84. Aneurysma an der Teilungsstelle von A. pericallosa und A. calloso-marg. (seitliches Bild).

LAITINEN und SNELL-MANN (1960) berichteten über 14 Aneurysmen der A. pericallosa, wobei sie die A. pericallosa als distal von der A. com. ant. beginnend klassifizierten. 4 Patienten wurden nicht chirurgisch behandelt, 2 davon starben an einer Rezidivblutung. 10 Aneurysmen wurden direkt angegangen, und zwar durch den Hemisphärenspalt, 5 Aneurysmen konnten durch eine besonders angegebene Drahtschlinge ligiert werden, 4 geclipt und eines exstirpiert werden. Die Mortalität betrug 10%, in einem Fall trat eine Hemiplegie und Aphasie auf, bei einem zweiten Patienten eine passagere Hemiparese.

LAITINEN und SNELL-MANN weisen auch darauf

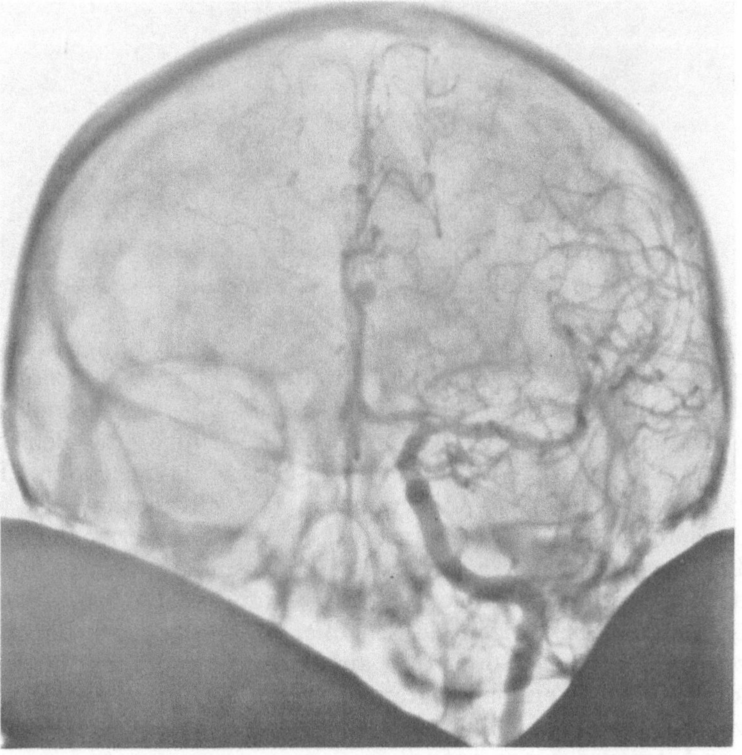

Abb. 85. Aneurysma an der Teilungsstelle von A. pericallosa und A. calloso-marg. (a.p. Bild).

hin, daß die Aneurysmen meistens an der Stelle liegen, wo über das Balkenknie die A. pericallosa nach hinten abbiegt. Hier können zuweilen auch noch persistierende embryonale Verbindungen zwischen beiden Aa. pericallosae nachgewiesen werden. Die Aneurysmen dieser Lokalisation sind zwar meist klein, können jedoch, wie oben erwähnt, schwere Schädigungen des Hirns bei der Ruptur hervorrufen. Die chirurgische Intervention ist daher immer gerechtfertigt, insbesondere, da sie durch den Mittelspalt leicht zu erreichen sind und ihre Ausschaltung meist ohne Schädigung der Hirnsubstanz möglich ist.

d) Aneurysmen der A. cer. med.

Angiographie.

Die Aneurysmen der A. cer. med. können im Bereich dieses Gefäßes verschiedene Lokalisationen einnehmen. Man trifft sie recht häufig im Bereich des horizontalen Mediaschenkels an. Hier können sie nahe der Teilungsstelle sitzen oder weiter distal

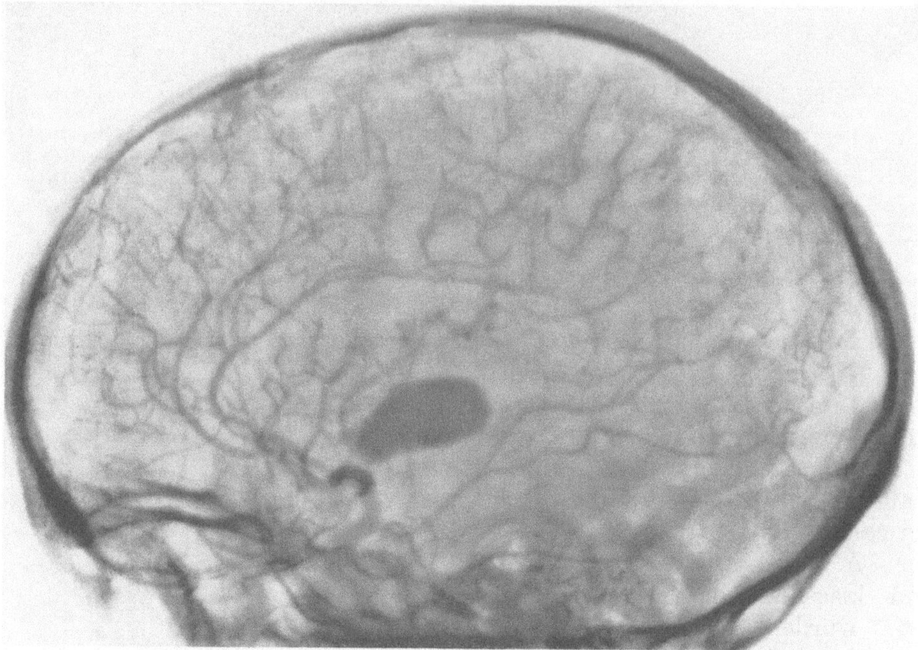

Abb. 86. Großes Aneurysma der A. cer. med. Partieller Ausfall des Mediagebietes.

zur Aufzweigung der Sylvii- oder Gefäßgruppe hin. Häufig sind sie im a.p. Bild nach unten gerichtet (Abb. 15a). Ein weiterer Teil sitzt im Bereich der Gabelung der sich aufteilenden Äste und ist hier meistens nicht gestielt, sondern sitzt breitbasig auf, wobei meist mehrere Arterien der Sylviischen Gruppe eine Beziehung zum Aneurysma haben (Abb. 28). Dabei gilt es zwei Gruppen zu unterscheiden. Bei der ersten Gruppe dieser Lokalisation ist das Aneurysma in der Zirkulation des Mediagebietes nur zwischengeschaltet, d.h. die Mediagruppe kommt im Serienangiogramm voll zur Darstellung. Bei der zweiten Gruppe hat das Aneurysma zu einem teilweisen oder totalen Verschluß der A. cer. med. in Höhe der Aufzweigung in die Sylviische Gefäßgruppe geführt. Hier ist zumeist der horizontale Schenkel der A. cer. med. dargestellt und wird durch das an seinem Ende meist breitbasig aufsitzende Aneurysma blockiert. Bei dieser Lokalisation kann nur das Serienangiogramm Aufschluß über die Gefäßversorgung des Mediagebietes geben. Wie Abb. 86, 87a und b zeigen, erhält dieses Gebiet seine kollaterale Versorgung aus Ästen der A. cer. ant.

Operative Methoden.

Die früher nicht selten durchgeführte Carotisligatur bei Aneurysmen dieser Lokalisation (Falconer 1951, Steelmann et al. 1953, Uihlein und Hughes 1955, Petit Dutaillis und Pittmann 1955, McKissock und Walsh 1956, Höök und Norlen

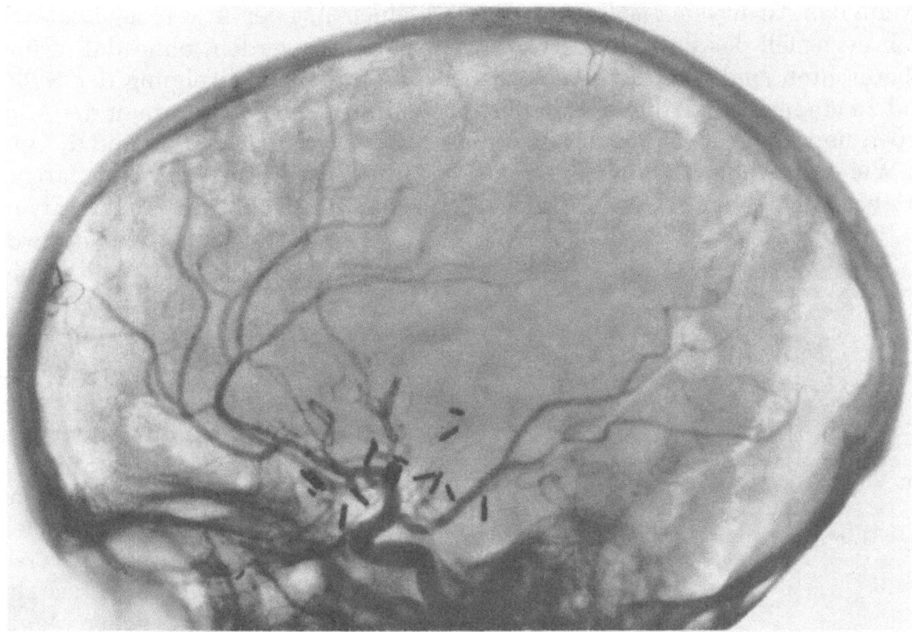

Abb. 87a. Kontrollangiographie nach Exstirpation eines Aneurysmas der A. cer. med. Im früharteriellen Bild fast kompletter Ausfall der A. cer. med.

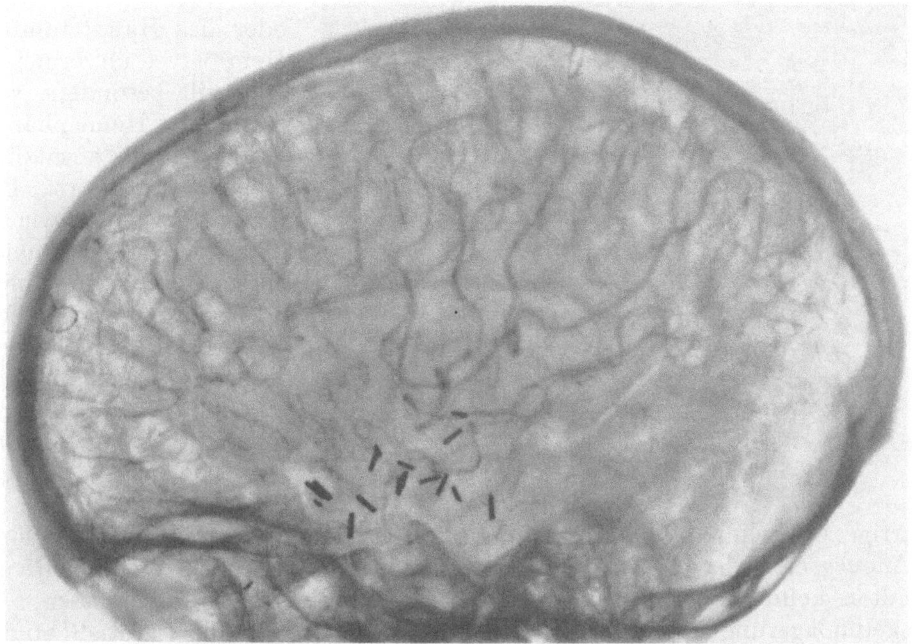

Abb. 87b. Angiographische Kontrolle nach Exstirpation eines großen Media-Aneurysmas. Im spätarteriellen Bild zahlreiche Kollateralen, von der A. cer. ant. kommend.

1958) erscheint uns zwecklos, da auf die Füllung des Aneurysmas kein ausreichender Einfluß dadurch gewonnen werden kann. Der direkte Eingriff ist hier die Methode der Wahl. Den Zugang wählen wir wie geschildert durch eine Incision der ersten Temporalwindung parallel der Fissura Sylvii. Zur Technik der operativen Versorgung bieten sich drei Möglichkeiten an, die jeweils der anatomischen Indikation angepaßt sind. Ideal ist zunächst die Ausschaltung des gestielten Aneurysmas durch einen Clip (Abb. 40), meistens nur bei gestielten Aneurysmen des horizontalen Mediaschenkels möglich oder in seltenen

Fällen, wenn das Aneurysma isoliert an einem kleinen Ast der A. cer. med. sitzt. Hierbei kann auch eventuell das zuführende Gefäß verschlossen werden, ohne daß gröbere Ausfälle zu befürchten sind. Bei den Aneurysmen, die in der Aufzweigung der Sylviigruppe liegen und zu einem Ausfall dieser Gefäßgruppe geführt haben, kann man die A. cer. med. verschließen und bei großen Aneurysmen diese exstirpieren (Abb. 87c und d, Operationsphoto). Wie die Abb. 87a und b zeigen, ist im postoperativen Serienangiogramm, meistens aber auch schon im präoperativen Serienangiogramm die Kollateralversorgung des ganz oder teilweise ausgefallenen Mediagebietes zu erkennen (Abb. 21c). In unserem Krankengut waren 5 derartige Fälle, die postoperativ keine bleibende Parese haben.

Liegt das Aneurysma breitbasig der A. cer. med. an, oder ist es in der Gabelung der Sylviigefäßgruppe gelegen, von zahlreichen Ästen versorgt, die eine saubere Ausschaltung unmöglich machen können, so wird man die Muskelumlagerung vorziehen, da andernfalls bei Verschluß mehrerer Äste oder des Hauptstammes eine Hemiparese unvermeidlich ist. Dies gilt besonders, wenn die dominante Hemisphäre betroffen ist und zusätzlich eine Aphasie resultiert. Bei zwei Fällen, bei denen wir die Ausschaltung dieser Aneurysmen versuchten, kam es einige Tage nach der Operation zu einer kompletten Hemiparese, entstanden durch eine fortschreitende Thrombose mit cystischer Erweichung im Mediagebiet. Im eigenen Krankengut von 51 Patienten wurde in 25%

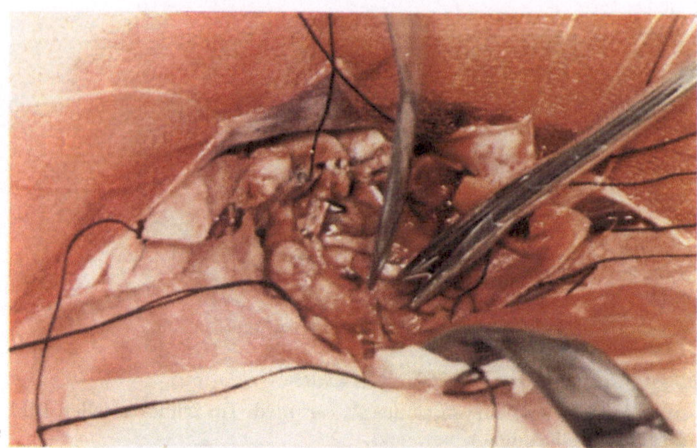

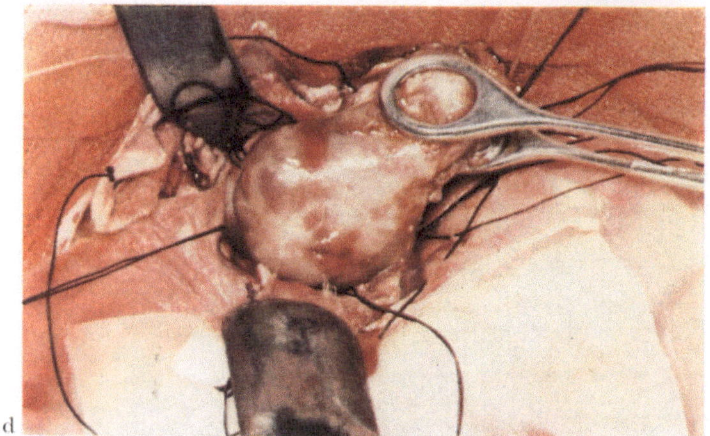

Abb. 87c u. d. Exstirpation des Aneurysmas (zugehörig Angiogr. Abb. 87, 86a und b).

eine derartige Muskelumhüllung vorgenommen. Petit-Dutaillis stellte 1955 eine Serie von 76 Aneurysmen der A. cer. med. zusammen, von denen 29 einen Clip auf den Stiel erhalten konnten, sechsmal wurde die zuführende Arterie verschlossen, zwölfmal eine Muskelumlagerung vorgenommen und in 18 Fällen nur die Carotisligatur durchgeführt. Von weiteren 12 eigenen Fällen konnten die Autoren siebenmal das Aneurysma durch einen Clip verschließen (Tabelle 14).

Falconer (1951) gibt als die beste Methode bei eigenen 10 Fällen die Muskelumlagerung an. Auch er hat die Carotisligatur verschiedentlich noch angewendet.

Steelmann, Hayes und Rizzoli (1953) berichten über 7 Fälle (2 Carotisligaturen, 1 Muskelumlagerung und 4 Clips auf den Stiel).

Graf (1955) konnte bei 2 von 6 Fällen das Aneurysma durch einen Clip ausschalten. Im übrigen wiesen 5 der Aneurysmen große intrakranielle Hämatome auf.

Krayenbühl und Yasargil teilen 1958 16 chirurgisch versorgte Aneurysmen der A. cer. med. mit. 10 Patienten erhielten eine Carotisligatur, 2 davon wurden später

Tabelle 14. *Operative Resultate der verschiedenen Behandlungsmethoden bei Aneurysmen der A. cer. med.*
(entnommen der Arbeit von PETIT-DUTAILLIS u. PITTMANN 1955).

<table>
<thead>
<tr>
<th rowspan="3">Author</th>
<th rowspan="3">No. of Operative Cases</th>
<th colspan="5">Neck of Aneurysm Occluded</th>
<th colspan="4">Aneurysm Wrapped With Muscle</th>
<th colspan="4">Parent Artery Occluded</th>
<th colspan="4">Cervical Carotid Ligation Only</th>
<th colspan="3">Evacuation of Hematoma Only</th>
<th colspan="2">Intracranial Exploration Only</th>
</tr>
<tr>
<th>No. of Patients</th><th>Well or Improved</th><th>Hemi-paretic</th><th>Aphasic</th><th>Dead</th>
<th>No. of Patients</th><th>Well or Improved</th><th>Hemi-plegic</th><th>Dead</th>
<th>No. of Patients</th><th>Well</th><th>Hemi-paretic</th><th>Dead</th>
<th>No. of Patients</th><th>Well or Improved</th><th>Hemi-plegic</th><th>Dead</th>
<th>No. of Patients</th><th>Well</th><th>Dead</th>
<th>No. of Patients</th><th>Dead</th>
</tr>
</thead>
<tbody>
<tr><td>Norlén & Olivecrona</td><td>17</td><td>13</td><td>12</td><td></td><td></td><td>1</td><td>4</td><td>4</td><td></td><td></td><td></td><td></td><td></td><td></td><td></td><td></td><td></td><td></td><td></td><td></td><td></td><td></td><td></td></tr>
<tr><td>Falconer</td><td>10</td><td>1</td><td>1</td><td></td><td></td><td></td><td>3</td><td>2</td><td>1</td><td></td><td></td><td></td><td></td><td></td><td>4</td><td>1</td><td>3</td><td></td><td>2</td><td></td><td>2</td><td></td><td></td></tr>
<tr><td>Laine, Soots & Delandsher</td><td>7</td><td>1</td><td>1</td><td></td><td></td><td></td><td>3</td><td>2</td><td></td><td>1</td><td>1</td><td>1</td><td></td><td></td><td>1</td><td></td><td></td><td>1</td><td></td><td></td><td></td><td>1</td><td>1</td></tr>
<tr><td>Steelman, Hayes & Rizzoli</td><td>7</td><td>4</td><td>4</td><td></td><td></td><td></td><td>1</td><td>1</td><td></td><td></td><td></td><td></td><td></td><td></td><td>2</td><td>2</td><td></td><td></td><td></td><td></td><td></td><td></td><td></td></tr>
<tr><td>Bassett, List & Lemmen</td><td>6</td><td></td><td></td><td></td><td></td><td></td><td></td><td></td><td></td><td></td><td>3</td><td>2</td><td>1</td><td></td><td>2</td><td>2</td><td></td><td></td><td>1</td><td>1</td><td></td><td></td><td></td></tr>
<tr><td>Campbell & Burklund</td><td>6</td><td>5</td><td>2</td><td>1</td><td>1</td><td>1</td><td></td><td></td><td></td><td></td><td>1</td><td>1</td><td></td><td></td><td></td><td></td><td></td><td></td><td></td><td></td><td></td><td></td><td></td></tr>
<tr><td>Wechsler, Gross & Cohen</td><td>6</td><td>1</td><td></td><td></td><td></td><td>1</td><td></td><td></td><td></td><td></td><td></td><td></td><td></td><td></td><td>5</td><td>5</td><td></td><td></td><td></td><td></td><td></td><td></td><td></td></tr>
<tr><td>Dandy</td><td>5</td><td></td><td></td><td></td><td></td><td></td><td></td><td></td><td></td><td></td><td>1</td><td></td><td></td><td>1</td><td>1</td><td></td><td></td><td>1</td><td>2</td><td></td><td>2</td><td>1</td><td>1</td></tr>
<tr><td>Hamby</td><td>3</td><td></td><td></td><td></td><td></td><td></td><td></td><td></td><td></td><td></td><td></td><td></td><td></td><td></td><td></td><td></td><td></td><td></td><td>3</td><td></td><td>3</td><td></td><td></td></tr>
<tr><td>Swain</td><td>3</td><td>3</td><td>3</td><td></td><td></td><td></td><td></td><td></td><td></td><td></td><td></td><td></td><td></td><td></td><td></td><td></td><td></td><td></td><td></td><td></td><td></td><td></td><td></td></tr>
<tr><td>Bassett</td><td>1</td><td>1</td><td>1</td><td></td><td></td><td></td><td></td><td></td><td></td><td></td><td></td><td></td><td></td><td></td><td></td><td></td><td></td><td></td><td></td><td></td><td></td><td></td><td></td></tr>
<tr><td>Black & German</td><td>1</td><td></td><td></td><td></td><td></td><td></td><td></td><td></td><td></td><td></td><td></td><td></td><td></td><td></td><td>1</td><td></td><td></td><td>1</td><td></td><td></td><td></td><td></td><td></td></tr>
<tr><td>Dott</td><td>1</td><td></td><td></td><td></td><td></td><td></td><td>1</td><td>1</td><td></td><td></td><td></td><td></td><td></td><td></td><td></td><td></td><td></td><td></td><td></td><td></td><td></td><td></td><td></td></tr>
<tr><td>Hermann, Obrador & Dott</td><td>1</td><td></td><td></td><td></td><td></td><td></td><td></td><td></td><td></td><td></td><td></td><td></td><td></td><td></td><td>1</td><td></td><td></td><td>1</td><td></td><td></td><td></td><td></td><td></td></tr>
<tr><td>Hyland</td><td>1</td><td></td><td></td><td></td><td></td><td></td><td></td><td></td><td></td><td></td><td></td><td></td><td></td><td></td><td></td><td></td><td></td><td></td><td>1</td><td></td><td>1</td><td></td><td></td></tr>
<tr><td>Thévenard & Guiot</td><td>1</td><td></td><td></td><td></td><td></td><td></td><td></td><td></td><td></td><td></td><td></td><td></td><td></td><td></td><td>1</td><td>1</td><td></td><td></td><td></td><td></td><td></td><td></td><td></td></tr>
<tr><td>Totals</td><td>76</td><td>29</td><td>24</td><td>1</td><td>1</td><td>3</td><td>12</td><td>10</td><td>1</td><td>1</td><td>6</td><td>4</td><td>1</td><td>1</td><td>18</td><td>11</td><td>3</td><td>4</td><td>9</td><td>1</td><td>8</td><td>2</td><td>2</td></tr>
</tbody>
</table>

Summary of all cases:

Well or improved 50
Hemiplegic, hemiparetic, or aphasic 7
Dead 19

noch kraniotomiert. In 3 Fällen konnte das Aneurysma geclipt werden, weitere 3 wurden mit Muskel umlagert.

Weitere Berichte über größere Serien von operierten Aneurysmen der A. cer. med. stammen von Björkesten und Troupp (1958) (36 Fälle), Poppen und Fager (1960), McKissock, Paine und Walsh (1960) (85 Fälle). Im eigenen Material wurde die Operation in 45 Fällen durchgeführt. Dabei war es in etwa 70 % möglich, die Aneurysmen durch einen oder mehrere Clip auszuschalten, einige wurden selbst bei ungünstigem Stiel mit einem Seidenfaden unterbunden.

Mortalität und Morbidität.

Die beigegebene Tabelle 15 über die operative Mortalität der Aneurysmen der A. cer. med. läßt erkennen, daß auch hier die prozentualen Werte differieren. Auf die Gründe (anatomische Situation, Kondition des Patienten usw.) wurde bereits mehrfach hin-

Tabelle 15. *Mortalität bei Behandlung von Aneurysmen der Art. cer. media.*

Autor	Jahr	Fälle	Mor-talität %	Autor	Jahr	Fälle	Mor-talität %
Falconer	1951	10	20	Gass et al.	1958	14	21
Steelman et al. . . .	1953	7	—	Gillingham	1958	26	4
Norlen u. Olivecrona	1953	17	6	Höök u. Norlen . . .	1958	64	9
Uihlein u. Hughes . .	1955	15	40	Björkesten u. Troupp	1958	36	11
Botterell et al. . . .	1956	5	20	Petit-Dutaillis u.			
McKissock u. Walsh	1956	23	30	Pittmann *	1955	76	25
Laine et al.	1957	18	6	Tönnis u. Walter . .	1964	45	11

* Zusammenstellung aus dem Schrifttum.

gewiesen. In ihren neueren großen Zusammenstellungen geben McKissock, Paine und Walsh (1960) eine operative Mortalität bei 85 Patienten von 32 % an. 66 % der Patienten waren nach der Operation voll arbeitsfähig, etwa 10 % teilweise arbeitsfähig. Krayen-bühl und Yasargil (1958) berichten über 36 Fälle mit Aneurysmen dieser Lokalisation. 14 davon starben bereits vor der Operation. Bei 10 Patienten wurde die Ligatur am Halse vorgenommen, 2 zeigten eine Zunahme der Hemiparese, 2 eine vorübergehende Hemiparese. Die Fälle, in denen eine Stielausschaltung möglich war, sind alle arbeitsfähig. In der Zusammenstellung von 76 Fällen der Literatur von Petit Dutaillis und Pittmann (1955) bestand eine Mortalität von 25 %. Bei der Möglichkeit der Ausschaltung durch einen Clip waren 83 % der Fälle gebessert bzw. bei gutem Befinden, 10 % gingen tödlich aus, 7 % behielten schwere neurologische Ausfälle. Die übrigen Angaben über die Aneurysmen der A. cer. med. schwanken ebenfalls teilweise sehr, was Morbidität und Mortalität betrifft (Tabelle 14). Wenn wie bei Graf (1955) 5 von 6 Patienten mit einem akuten Hämatom operiert werden mußten, so ist die angegebene Mortalität von 66 % zu verstehen. Bei Beurteilung der Morbidität wird man gerade bei Aneurysmen dieser Lokalisation berücksichtigen müssen, daß bei der Blutung hier sehr häufig Hemiparesen entstehen, die eine völlige Wiederherstellung durch die Operation unmöglich machen können.

Im eigenen Krankengut bestand eine chirurgische Mortalität von 11 %. Die Carotisligatur am Halse haben wir völlig verlassen, da sie unseres Erachtens nach wirkungslos ist. 22 Patienten hatten vor der Operation deutliche neurologische Ausfälle, 12 Halbseitenzeichen bzw. leichte Sprachstörungen und 6 waren neurologisch unauffällig. 5 Patienten kamen ad exitum, davon die 2 oben geschilderten Fälle mit späterer Thrombose der A. cer. med. Nach der Operation bzw. längerer Beobachtungsdauer waren 26 Patienten neurologisch unauffällig, 9 hatten ihre vorherigen Ausfälle behalten und 8 leichte Halbseitenzeichen, die aber die Arbeitsfähigkeit nicht oder nur gering beeinträchtigten. Bei 2 Patienten mit Muskelumlagerung kam es zu einer tödlichen Rezidivblutung. Nur 3 Patienten hatten nach der Operation verstärkte neurologische Ausfälle.

Es zeigt sich, daß die Ausschaltung des Aneurysmas durch einen Clip die erfolgreichste und ungefährlichste Methode darstellt.

e) Aneurysmen der Teilungsstelle (Carotisgabel).

Die Aneurysmen dieser Lokalisation machen zwar nur einen kleinen Prozentsatz aller Aneurysmen aus, bieten jedoch operativ häufig schwierige Probleme. Neben den Aneurysmen der A. com. ant. besitzen sie auf Grund ihrer Lokalisation die ungünstigste ope-

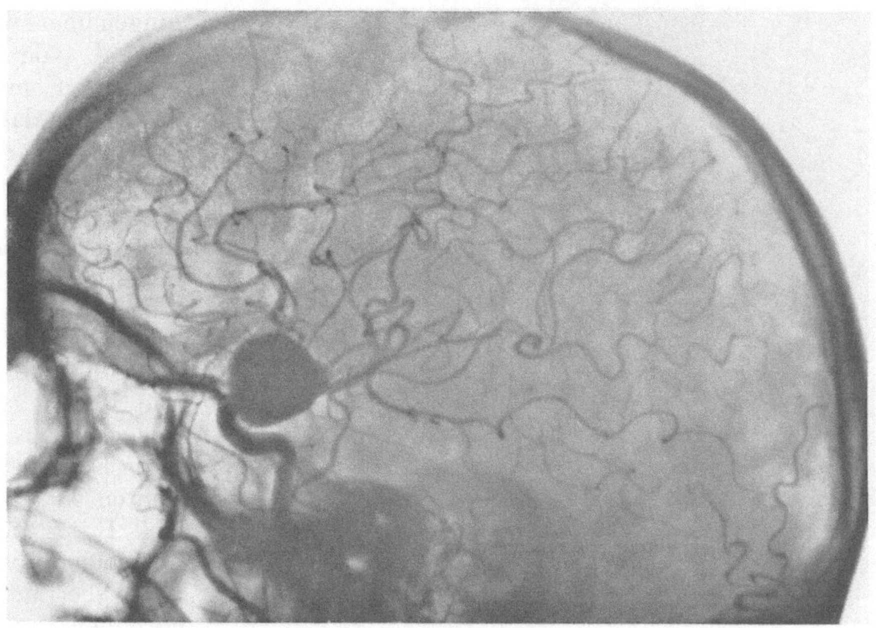

Abb. 88. Großes Aneurysma der Carotisgabel, nicht gestielt (seitliches Bild).

rative Prognose. Sie sitzen relativ selten der Carotisgabel gestielt auf (Abb. 40c), so daß sie ohne Verletzung der beiden Hauptarterien (A. cer. media und A. cer. ant.) durch einen Clip oder eine Ligatur ausgeschaltet werden können. Bei breitbasig angelegten Aneurysmen dieser Lokalisation (Abb. 88—90) ist es praktisch nicht möglich, sie auszuschalten, ohne Gefahr zu laufen, eine oder beide der großen Arterien zu verschließen, was zu schweren neurologischen Ausfällen führt und den Erfolg der Operation illusorisch macht. Dandy (1944) wies bereits auf die Gefahren dieser Lokalisation hin. Sein Versuch, hier die Aneurysmen mit Hilfe eines Metallsaugers zu verkochen, hat keine Nachahmung gefunden. So ist es auch erklärlich, daß bei diesen Aneurysmen häufig die Carotisligatur

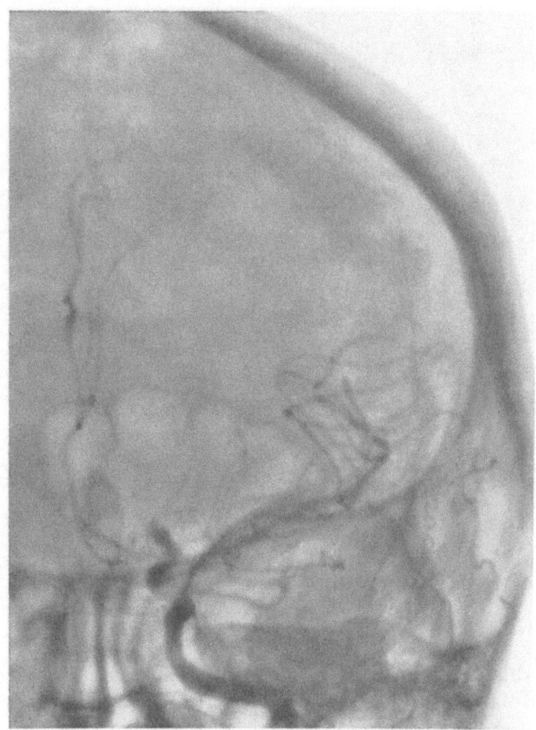

Abb. 89. Aneurysma der Carotisgabel. Bei Operation Reduktion des Sackes durch breiten Clip und Muskelumlagerung.

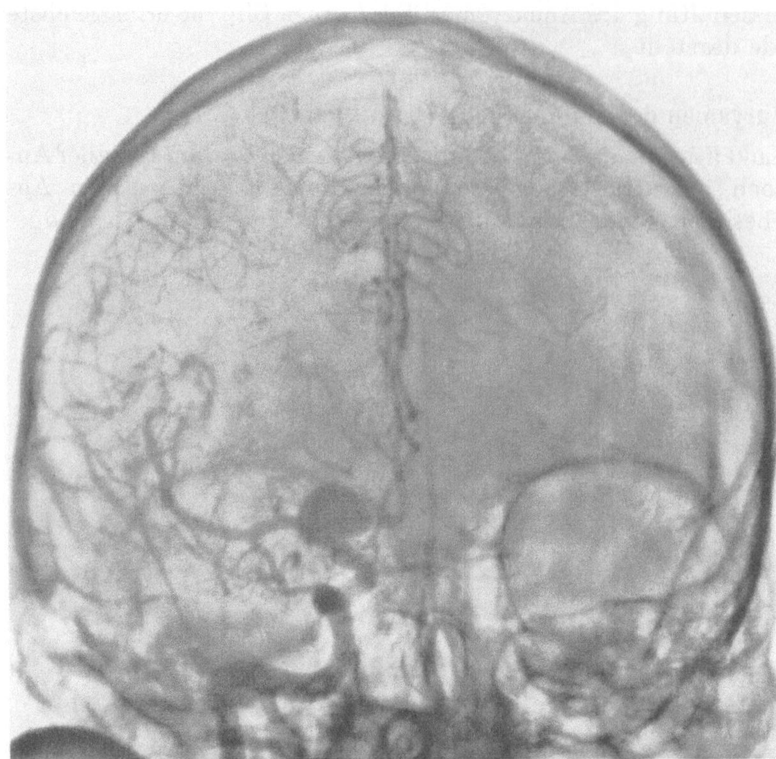

Abb. 90. Breitbasig aufsitzendes Aneurysma der Carotisgabel.

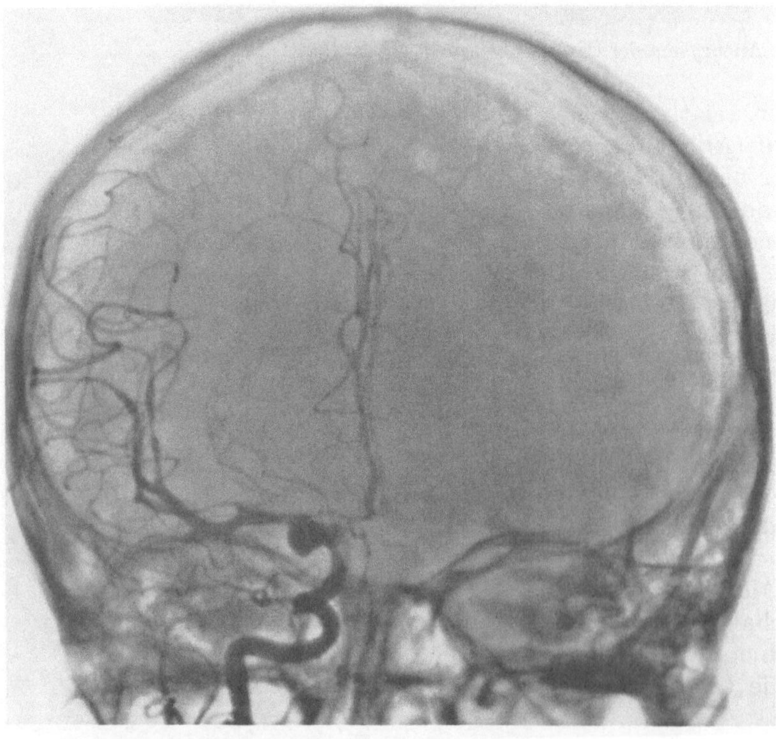

Abb. 91. Breitbasig aufsitzendes Aneurysma der Carotisgabel. Sehr dünnes Kaliber des horizontalen Anteriorschenkels (im blutungsfreien Intervall angiographiert).

am Halse angewandt wurde, wobei die Erfolge zweifelhaft sein müssen, da sich das Aneurysma der Carotisgabel im Kollateralkreislauf des C. Willisi befindet. Detaillierte Mitteilungen über eine größere Anzahl von direkten Eingriffen mit gutem Erfolg sind dabei selten.

Harris und Udvarhelyi (1957) fanden im Krankengut von Dott 21 Aneurysmen der Bifurkation, die größtenteils mit der Carotisligatur behandelt wurden.

McKissock, Paine und Walsh (1960) unterzogen bei 429 chirurgisch behandelten Patienten 44 Aneurysmen der Bifurkation einer operativen Behandlung, ohne die Methode im einzelnen anzugeben. Die Mortalität war mit 41% die höchste neben den Aneurysmen der A com. ant.

Aus den sonstigen Mitteilungen ist zu ersehen, daß bei direktem Angehen das Anbringen eines Clips nur in wenigen Fällen gelingt. Falconer (1951) nahm bei seinen 4 Patienten erst die Carotisunterbindung am Halse vor, weist jedoch darauf hin, daß diese wegen der Gefahr einer neuen Blutung nicht ausreiche. Er schließt deshalb den intrakraniellen Eingriff an, wobei es einmal möglich war, einen Clip auf den Stiel zu bringen. Bei den anderen 3 Fällen blieb nur die

Muskelumlagerung übrig. GRAF (1955) konnte ebenfalls ein Aneurysma clipen, bei einem zweiten konnte zunächst der Clip angebracht werden, kombiniert mit einer Muskelumlagerung. Der Patient verstarb aber durch eine Rezidivblutung. Letzter Autor weist darauf hin, daß bei einer Schädigung der A. cer. media im Gebiet der Teilungsstelle die wichtigen von der A. cer. media abgehenden Äste zum Thalamus ausfielen. Die Sektion eines Patienten bestätigte die Erweichung in diesem Gebiet.

BJÖRKESTEN (1958) sah bei einer Serie von 94 Aneurysmen 9 der Bifurkation. 3 davon konnte er durch eine besonders konstruierte Drahtschlinge ausschalten, eines durch einen Clip, bei den übrigen war nur die Muskelumlagerung möglich. BJÖRKESTEN hält die Carotisunterbindung bei dieser Lokalisation ebenfalls für wenig sinnvoll und weist auf die mitgeteilten tödlichen Rezidivblutungen hin (BLACK u. GERMAN 1953, HAMBY 1956, NORLEN und OLIVECRONA 1953, POPPEN 1951).

In einigen größeren Statistiken wie bei KRAYENBÜHL und YASARGIL, WEICKMANN u. a. sind die Aneurysmen der Bifurkation nicht gesondert aufgeführt. Wir glauben aber doch, daß sie wegen ihrer besonders gefährdenden Lage eine Abgrenzung verdienen. Auch bei ihnen ist die doppelseitige Angiographie zur Klärung des Kollateralkreislaufes unbedingt erforderlich. In einigen unserer Fälle zeigte sich, daß in Verbindung mit ihnen Dysplasien beispielsweise des horizontalen Anteriorschenkels vorkommen (Abb. 91).

Betrachtet man die Abb. 88—90, so ist von vornherein klar, daß bei diesen breitbasig aufsitzenden Aneurysmen eine Ausschaltung durch Ligatur oder Clip kaum möglich sein dürfte. Man muß sich hier entweder nur mit der Muskelumlagerung begnügen oder versuchen, durch einen breiten Clip auf die Mitte des Aneurysmas eine Thrombosierung zu erreichen, kombiniert mit einer zusätzlichen Muskelumlagerung. Die Reduktion des Sackes in der erwähnten Weise ist jedoch nicht immer ungefährlich. Im eigenen Krankengut von 22 operierten Fällen kam es zweimal bei Anwendung dieser Methode zu einer Spätthrombose der A. cer. media bzw. A. cer. ant. mit den entsprechenden neurologischen Ausfällen. Die Mortalität lag in unserem Krankengut ebenfalls hoch mit 32%, wobei der Versuch, einen Clip anzubringen, ein deutlich größeres Risiko aufwies. Von 4 nicht operierten Patienten starben allerdings 3 durch eine Rezidivblutung. Da die Präparation des Aneurysmas an der Carotisgabel häufig recht schwierig ist, sind Rupturen intra operationem dabei nicht selten. Es empfiehlt sich daher, vorher die entsprechende A. carotis am Halse freizulegen, um bei Blutung temporär abdrosseln zu können. Der Zugang wird im allgemeinen, wie im Kapitel 15 beschrieben, durch die erste Temporalwindung gewählt.

f) Aneurysmen der A. com. post.

Wie schon im Kapitel über die Aneurysmen der A. car. int. erwähnt, entspringen die Aneurysmen an der Abgangsstelle der A. com. post. in den meisten Fällen von der A. car. int. Im Schrifttum werden sie deshalb auch meist in einer Gruppe aufgeführt (KRAYENBÜHL u. YASARGIL, McKISSOCK, PAINE u. WALSH). Die nur der A. com. post. angehörenden Aneurysmen sind dagegen selten, bedingen aber wegen ihrer guten Operabilität eine Abgrenzung gegenüber der eben genannten Gruppe, obwohl auch diese gute operative Ergebnisse bringt (BJÖRKESTEN 1958). Die gute Operabilität findet ihre Ursache darin, daß diese Aneurysmen meist durch einen Clip (Trapping) vor und hinter dem Aneurysma auf die A. com. post. ausgeschaltet werden können. Ihr Vorkommen erreicht nur kleine prozentuale Werte der gesamten Aneurysmen. In der großen Zusammenstellung von LANGE-COSACK (1442 Fälle) sind sie mit 2,6% angegeben. POPPEN fand sie mit 1,4%, McDONALD und KORB mit 3,7%, HAMBY mit 6,4% des jeweiligen Krankengutes. KRAYENBÜHL und YASARGIL berichten über 38 Patienten, jedoch handelt es sich nach der Beschreibung der Autoren um Aneurysmen, „die häufig breitbasig an der Abgangsstelle der A. com. post. von der A. car. int. sitzen", also nicht zu der hier zu besprechenden Gruppe gehören. Ebenso geben McKISSOCK u. Mitarb. zusammengefaßt 134 Aneurysmen der A. car. int. und A. com. post. an.

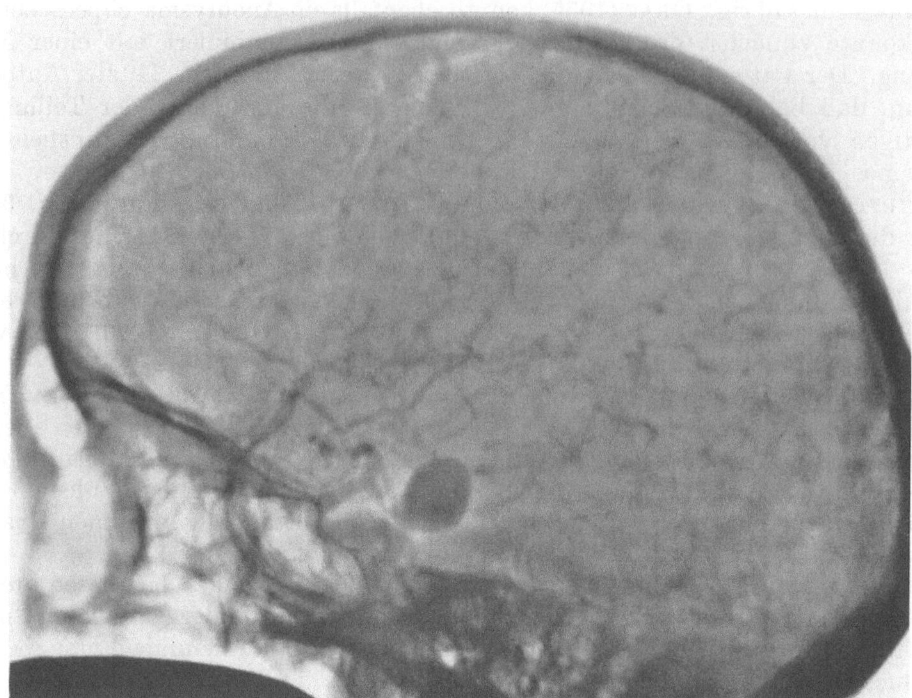

Abb. 92. Aneurysma der A. com. post. durch proximalen und distalen Clip (Trapping) ausgeschaltet.

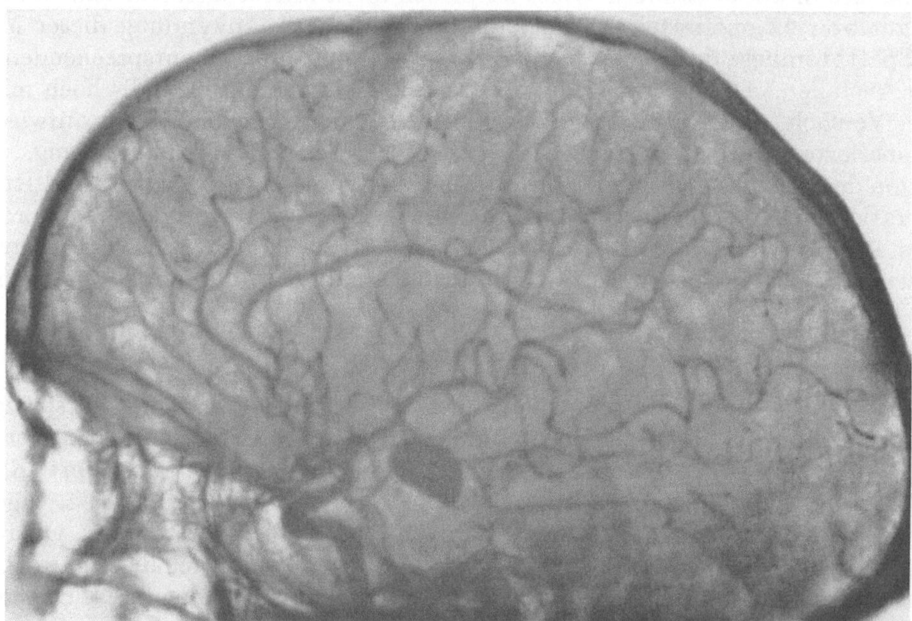

Abb. 93. Aneurysma der A. com. post. durch „trapping" ausgeschaltet.

JAEGER (1949) teilte 5 Fälle von operierten Aneurysmen dieser Lokalisation mit, wobei er viermal das Gefäß ausschalten konnte. Die Mortalität betrug 20%. MADOW und ALPERS (1953) veröffentlichten ebenfalls 5 Fälle, von denen 2 nicht operiert wurden und ein Aneurysma bei der Sektion gefunden wurde. In den älteren Statistiken (DANDY) sind sie nicht als gesonderte Gruppe erwähnt. POPPEN (1951) konnte ebenfalls ein Aneurysma der A. com. post. exstirpieren. Im eigenen Krankengut fanden sich 13 derartige Aneurysmen, von denen 12 nach Verschluß der A. com. post. exstirpiert werden konnten. Die Patienten sind alle arbeitsfähig.

Aus der angiographischen Darstellung (Abb. 92, 93) geht einwandfrei hervor, daß diese Aneurysmen nur der A. com. post. angehören und im Vergleich zu Abb. 62 und 63 keine Beziehung zur A. car. int. haben. In unseren Fällen wurden alle Aneurysmen bei der Carotisangiographie dargestellt, obwohl bei der Lage der Aneurysmen es möglich erscheint, daß einige nur von der A. vertebralis gefüllt werden können. Da sich diese Lokalisation sehr häufig durch eine Ophthalmoplegie im Zusammenhang mit der Blutung bemerkbar macht, sollte man auf jeden Fall bei negativem Carotisangiogramm die Vertebralisangiographie anschließen, falls ein derartiges Syndrom vorhanden ist (GROH). Daneben erscheint es auch wesentlich, die Funktion des C. Willisi zu überprüfen. Aus zahlreichen Untersuchungen ist bekannt, daß der C. Willisi auch im hinteren Anteil zahlreiche Dysplasien aufweisen kann.

Die von TÖNNIS und SCHIEFER getroffene Feststellung, daß der Wert der doppelseitigen Anastomose zwischen Vertebralis- und Carotiskreislauf mehr im Potentiellen als im Aktuellen liege, trifft für die Ausschaltung einer A. com. post. also zu.

Wie PADGET (1945) mitteilte, kommen Anomalien im hinteren Abschnitt des C. Willisi häufiger vor als im vorderen. DE VRIESE (1905) fand eine A. com. post. in 6% fehlend. Wie die Untersuchungen von PADGET (1945), SLANY (1938), BUSSE (1921), FORBUS (1930) sowie MANGHI u. Mitarb. (1957) zeigen, finden sich die Variationen im C. Willisi bei Vorliegen eines Aneurysmas wesentlich häufiger.

Eine völlig symmetrische Anlage des C. Willisi ist prozentual gesehen gar nicht so häufig (GODINOV 1929, RIGGS 1937, KLEISS 1941).

HODES u. Mitarb. (1953) fand eine Hypoplasie beider Aa. com. post. in 6%. DECKER und HIPP (1958) zeigten bei ihren angiographischen Untersuchungen in 15% eine einseitige Aplasie oder Hypoplasie der A. com. post.

Nach diesen Befunden ist es also notwendig, bei der Operation der A. der A. com. post., wenn eben möglich, den C. Willisi angiographisch darzustellen. Andererseits haben wir den Eindruck, daß die Ausschaltung einer A. com. post. keinerlei Folgen nach sich zieht, selbst wenn im Angiogramm der anderen Seite auch unter Kompression die A. com. post. nicht oder hypoplastisch dargestellt ist. Die Operation der Aneurysmen dieser Lokalisation ist zweifellos dankbar und erbringt gute Resultate. Die Carotisligatur am Halse erscheint zwecklos, da das Aneurysma sowohl im Strömungsgebiet der A. car. int. als auch der A. vertebralis bzw. A. basialis liegt. Der operative Zugang wird, wie früher geschildert, durch die erste Temporalwindung gewählt. Bei großen Aneurysmen ist es manchmal notwendig, eine Teilresektion des Schläfenlappens vorzunehmen.

g) Aneurysmen der A. vertebralis und A. basialis

Die Aneurysmen dieser Lokalisation begegnen dem Kliniker seit der zunehmenden Verbreitung der Vertebralisangiographie häufiger, während früher praktisch nur der Pathologe die Diagnose stellte (KRAYENBÜHL u. YASARGIL 1957). Aus den größeren Statistiken (MCDONALD u. KORB, POPPEN, DANDY, VORIS, KRAYENBÜHL u. YASARGIL, LANGE-COSACK) geht hervor, daß sie etwa 15—20% der intrakraniellen Aneurysmen ausmachen.

DANDY teilte 1944 diese Aneurysmen zunächst nach ihrer Morphologie ein und zwar in die kleinen sackförmigen Aneurysmen, die großen sackförmigen Aneurysmen sowie die hier häufig zu beobachtenden S-förmigen, geschlängelten oder fusiformen Aneurysmen, wobei es sich bei letzteren um aneurysmatische Ausbuchtungen über eine längere oder kürzere Strecke des Gefäßes handelt. KRAYENBÜHL und YASARGIL (1957) behielten diese Einteilung ebenfalls bei.

Dem Pathologen waren die Aneurysmen dieser Lokalisation schon lange bekannt. GRIESINGER stellte 1862 21 Fälle von Aneurysmen der A. basialis zusammen. Ältere Beobachtungen stammen von BLACKALL (1814), HODGSON (1815), FARNE (1829) und CRUVEILLIER (1835) (zit. bei KRAYENBÜHL und YASARGIL 1957).

Auf die vielfältige neurologische Symptomatik (ausführlich dargestellt bei Krayen-bühl und Yasargil 1957) soll hier nicht eingegangen werden. Für den Neurochirurgen ist es bemerkenswert, daß diese Aneurysmen einen Kleinhirnbrückenwinkeltumor vortäuschen können (Bassoe 1939, Tönnis 1938, Schwartz 1948, Guthkelch 1949, J. d. Busscher 1952 u.a.). Große Aneurysmen im Kindesalter können einen Hydrocephalus auslösen (Feld u. Pluvinage 1954, Rowbotham 1938, David, Moris u. Adam 1952). In einzelnen Fällen bei Aneurysmen der A. cerebell. ant. inf. wurde auch ein Menière-Syndrom beobachtet (Dandy 1944, Molina 1951).

In der ausführlichen Studie von Krayenbühl und Yasargil (1957) über die vasculären Erkrankungen im Gebiet des Vertebraliskreislaufes sind insgesamt 626 Fälle der Weltliteratur gesammelt. 125 lagen davon extrakraniell. Der Großteil davon wurde autoptisch festgestellt. Weitere größere Zusammenstellungen finden sich bei McDonald und Korb (1938), Killian (1950), Alpers und Yaskin (1944) und Dandy (1944). Ein recht hoher Prozentsatz dieser Aneurysmen sitzt im Bereich der A. basialis, welches für die operative Indikation von Bedeutung ist (Harris u. Udvarhelyi 1956).

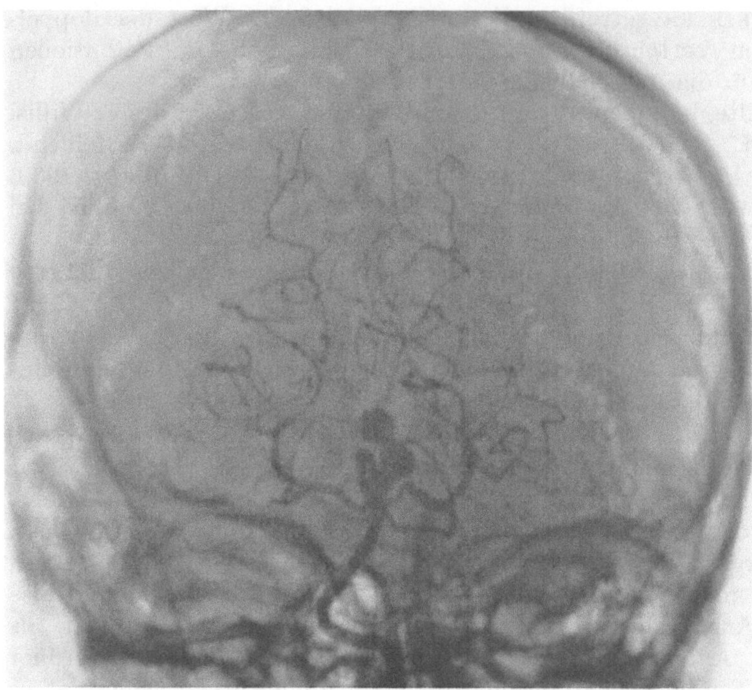

Abb. 94. Aneurysma der Basialisbifurkation (a.p. Aufnahme).

Angiographie.

Die Technik der Vertebralisangiographie wird verschieden gehandhabt. Die gebräuchlichste Methode ist die Punktion der A. vertebralis im 3. oder 4. Intravertebralloch, wobei medial des M. sternocleidomastoideus die Nadel eingeführt wird. Diesen Zugang wählen wir im allgemeinen. Daneben kann die Arterie aber auch von hinten zwischen Atlas und Schädelbasis punktiert werden. Versuche mit Kathetern, die über große Körperarterien (A. femoralis, A. subclavia) eingeführt werden, können ebenfalls verwertbare Bilder erbringen, erfordern jedoch zu großen Aufwand und sind vielleicht auch mit mehr Komplikationen behaftet. Aus der Zusammenstellung von Krayenbühl und Yasargil geht hervor, daß 27 Fälle von Aneurysmen der A. vertebralis, ihrer Äste und der A. basialis bisher angiographisch diagnostiziert wurden. Hierbei saß der Großteil an der Basialisbifurkation. Krayenbühl (1941) konnte erstmals ein Aneurysma dieser Lokalisation angiographisch darstellen. Die übrigen Lokalisationen sind recht selten. So finden sich noch einzelne Fälle von Aneurysmen der A. cer. post. (Radner, Tiwisina, Petit Dutaillis, Pertuiset u. Rongerie, Namin, Meadows, Lenzi, Schaerer) sowie der A. cerebellaris superior (Bassett-Lemmen) und der A. cerebellaris inf. anterior (Krayenbühl und Yasargil). Bei den eigenen 6 Fällen lagen die Aneurysmen einmal an der Vertebralis, 4 an der Basialisbifurkation und einmal gestielt an der A. cerebellaris sup. post.

Wie Krayenbühl und Yasargil schreiben, ist ihres Wissens ein Aneurysma der A. vertebralis und der A. cerebellaris inf. post. bisher angiographisch nicht dargestellt worden. Die Abb. 94, 95 zeigen zwei Aneurysmen der Basialisbifurkation.

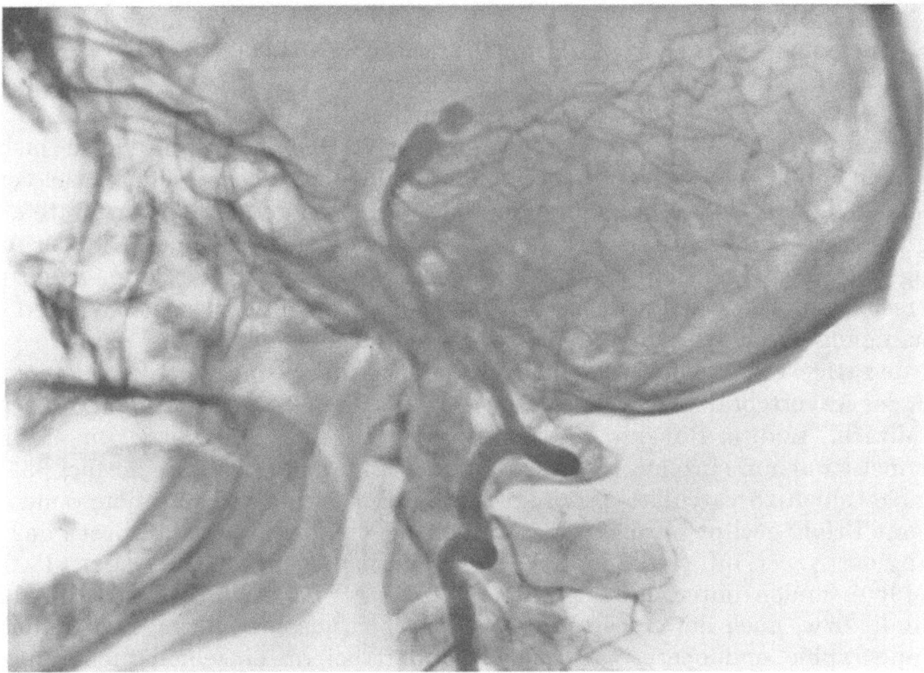

Abb. 95. Aneurysma der Basialisbifurkation (seitliche Aufnahme).

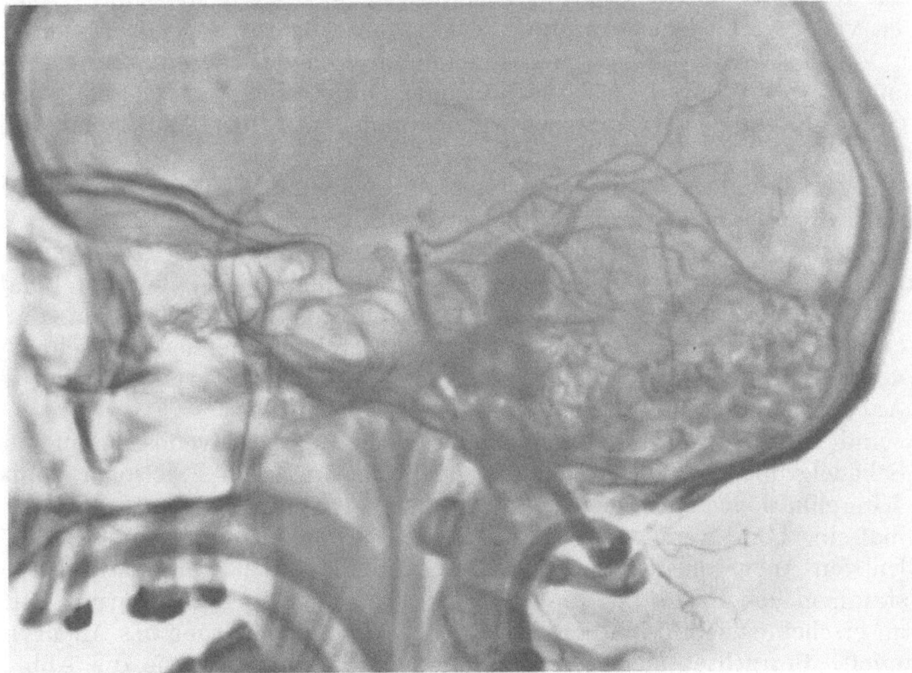

Abb. 96. Großes Aneurysma, nicht sicher bestimmbar, ob von der A. cer. post. oder A. cereb. sup. post. ausgehend. Daneben noch ein arteriovenöses Angiom des Kleinhirns.

Abb. 96 bringt ein großes Aneurysma, wahrscheinlich von der A. cerebell. sup. post. ausgehend, zur Darstellung. Gleichzeitig zeigt sich noch ein großes arteriovenöses Angiom der Kleinhirnhemisphäre. Wie im Kapitel VII bereits ausgeführt, sollte bei negativem Befund der beidseitigen Carotisangiographie immer die Vertebralisangiographie durchgeführt werden, da, wenn auch in geringer Prozentzahl, sich hier noch das Aneurysma als

Ursache der Blutung auffinden läßt. Diese Tatsache bestätigen auch die Befunde bei der Autopsie (Jefferson 1937, Krayenbühl 1941, Magee 1943, Richardson und Hyland 1941).

Operative Behandlung.

Nur wenige Berichte über erfolgreiche operative Behandlungen liegen bisher vor (Tönnis 1938). Auch hier wird deutlich, daß die Möglichkeit, das mit einem Stiel versehene Aneurysma zu ligieren oder durch einen Clip auszuschalten, die besten Resultate erbringt. Ebenso günstig ist die Situation, wenn das Aneurysma einem der kleinen Äste der A. vertebralis angehört (Aa. cerebellares ant. sup. — inf. ant. usw.). Hier kann eventuell das Gefäß verschlossen werden, ohne eine Kollateralfüllung des Aneurysmas oder eine wesentliche Schädigung des Versorgungsgebietes fürchten zu müssen.

Über derartige erfolgreiche Ausschaltungen der Aneurysmen an den kleinen Ästen, aber auch der A. vertebralis berichteten Steelmann, Hayes und Rizzoli (1953), de Saussure u. Mitarb., Logue, Poppen, Kirkstein und Hughes, Schwartz u.a. Es handelt sich aber meist nur um einzelne Fälle. Norlen und Palsy (1960) fanden bei 335 Vertebralisangiographien 25 vasculäre Erkrankungen, darunter aber nur 2 Aneurysmen. Beide konnten mit Erfolg geclipt werden (eines ausgehend von der A. cer. inf. post., das andere am Abgang der A. cer. inf. post. von der A. vertebralis liegend). McKissock, Paine und Walsh (1960) fanden unter ihrem großen Krankengut 19 Aneurysmen im Gebiet der A. vertebralis bzw. auch der A. cer. post. Von 8 chirurgisch angegangenen Fällen starb einer. Topographie und operative Methode sind dabei im einzelnen nicht angegeben. Ein erfolgreich operierter Fall der A. cer. post. wurde bereits 1938 von German mitgeteilt. Bietet sich keine Möglichkeit der Stielausschaltung, so kann noch die Muskelumlagerung versucht werden (Logue, Steelmann, Hayes u. Rizzoli). Als weitere Methode ist von verschiedenen Autoren die Vertebralisligatur angegeben worden. Daß die Ligatur einer, ja beider Aa. vertebralis möglich ist, zeigen schon die Berichte aus dem 19. Jahrhundert (bei Walton 1956 zusammengestellt). Nach Matas (1938) sollen Maisonneure und Favrot (1852) die erste Vertebralisligatur bei einer Schußverletzung durchgeführt haben.

Dandy (1944) kannte noch keinen erfolgreich operierten Fall eines Aneurysmas der A. vertebralis. Er erlebte selbst den tödlichen Ausgang nach der Ligatur einer A. vertebralis und der nur kurzen Probekompression der anderen Arterie. Guthkelch (1949) sowie French u. Haynes (1950) berichten ebenfalls über Todesfälle nach Ligatur der A. vertebralis. French und Haines (1950) ligierten die Arterie bei einem sehr gefäßreichen Tentoriummeningiom. Der Patient kam unter zunehmender Halbseitensymptomatik ad exitum. Die Autopsie deckte eine Thrombose der A. vertebralis und teilweise auch der A. basialis mit einer Erweichung in der Brücke auf.

Elkin und Harris (1946) dagegen führten bei 10 arteriovenösen Angiomen der hinteren Schädelgrube die Ligatur der A. vertebralis, in einem Fall sogar doppelseitig aus, ohne Komplikationen zu erleben. Shumacker (1947) sah bei 4 Ligaturen der A. vertebralis einmal eine homolaterale cerebelläre Nekrose. Poppen und Fager (1960) hatten bei 4 Fällen von Aneurysmen bei der Ligatur ebenfalls keine Komplikationen (weitere Berichte stammen von Falconer 1951 und Graf 1955). Die Durchführung der Vertebralisligatur erscheint uns hinsichtlich des Zieles — der Ausschaltung des Aneurysmas — wenig sinnvoll. Betrachtet man die Zirkulationsverhältnisse, wie sie die Abb. 11 von Weickmann nach Durchführung der Ligatur demonstriert, so kann die Möglichkeit einer Thrombose des Aneurysmas nach der Ligatur wenig glaubhaft erscheinen, da gerade im hinteren Anteil des C. Willisi relativ viele Kollateralversorgungen bestehen. Daneben muß berücksichtigt werden, daß der hintere Anteil des C. Willisi häufig Variationen und Dysplasien erkennen läßt, die für die Zirkulation nach durchgeführter Ligatur von großer Bedeutung sein können. Allein die Aa. vertebralis können in ihrer Kaliberstärke stark differieren (Blackburn 1907, Duret 1874, Stopford 1925, Adachi, Morel u. Wildi 1953, v. Mittelwallner 1955).

Neimanis (1956) zeigte, daß bei 418 untersuchten Hirnen in 30% eine A. vertebralis kaliberschwächer war. Dieses kann so weit gehen, daß die A. basialis praktisch nur noch von einer Seite versorgt wird (Adachi 1928). Weitere Beobachtungen stammen von Hirko (1919), Lindgren (1950) u.a. Krayenbühl und Yasargil (1957) haben die Hypo- und Dysplasien dieses Gefäßabschnittes noch einmal ausführlich zusammengestellt. Berücksichtigt man diese Tatsachen, so erscheinen einstweilen die Berichte über fatale und günstige Ausgänge nach der Vertebralisligatur verständlich, andererseits aber lassen sie die Ligatur bei ihrer fragwürdigen Wirkung auf eine Ausschaltung des Aneurysmas in Verbindung mit ihrem zweifelsohne vorhandenen Risiko wenig empfehlenswert erscheinen. Dies gilt insbesondere für die häufig vorkommenden Aneurysmen an der Bifurkation der A. basialis, die wir in Übereinstimmung mit Krayenbühl, Weickmann u.a. für inoperabel halten. Im eigenen Krankengut konnten wir einmal ein Aneurysma der A. cerebellaris sup. clippen sowie ein zweites, welches gestielt an der A. vertebralis saß.

h) Multiple Aneurysmen.

Aus frühen Untersuchungen, insbesondere der Pathologen, ist bekannt, daß die sackförmigen Aneurysmen auch multipel auftreten können. Mit der Entwicklung der angiographischen Diagnostik zeigte sich, daß sie nicht so selten angetroffen werden.

Überraschende „Rezidivblutungen", die, wie die Obduktion dann offenbarte, von einem zweiten Aneurysma ausgingen, sind beschrieben. Im eigenen Krankengut erlebten wir diese Situation bei 2 Patienten, deren Aneurysma ausgeschaltet war und die durch die Blutung eines zweiten Aneurysmas ad exitum kamen. In einem Falle war das zweite Aneurysma bekannt. Da es auf der Gegenseite lag, sollte es in einer zweiten Sitzung operiert werden, dem jedoch die Blutung zuvor kam. Es empfiehlt sich daher, bei der Angiographie beide Seiten darzustellen.

Aus der Zusammenstellung von Krayenbühl und Yasargil (1958) entnehmen wir die folgenden Zahlen:

Autor	Patienten	Aneurysmen
Dandy	108	133
Richardson u. Hyland	40	53
Pluvinage	60	71
Hamby	86	94
Krayenbühl u. Yasargil	276	290

McKissock, Paine und Walsh (1960), die über das größte Krankengut verfügen, fanden bei 772 Patienten 74 multiple Aneurysmen.

Poppen und Fager beobachteten dagegen unter 277 Patienten nur 2 multiple Aneurysmen. Harris und Udvarhelyi (1957) berichteten über 10 multiple Aneurysmen unter einer Gruppe von 90 der Abgangsstelle der A. com. post., 4 davon hatten ein zweites Aneurysma an der Bifurkation, 2 waren bilateral vorhanden, die übrigen verteilten sich auf die A. cer. med., A. chorioidalis ant. und A. ophthalmica. Häufig findet sich die Verbindung von Aneurysmen der A. com. ant. und der A. cer. med. (Krayenbühl und Yasargil), die auch in unseren 15 eigenen Fällen am häufigsten vorkam.

Die Angaben anderer Autoren schwanken zwischen 10 und 20% (Bigelow, Wilson, McCaughey). Stehbens beobachtete sogar 25,5% multiple Aneurysmen in seinem Material.

Über die chirurgische Behandlung multipler Aneurysmen liegen nur wenige Berichte vor. Bassett (1951) teilte die erfolgreiche Behandlung eines Patienten mit, der zwei Aneurysmen an der A. car. int. aufwies. Während bei einem der Stiel geclipt werden konnte, wurde das zweite durch einen proximalen und distalen Clip auf die A. car. int. ausgeschaltet. Der Patient bekam zwar eine Hemiparese, die sich jedoch gut zurückbildete.

Krayenbühl und Yasargil führen in 3 Fällen von multiplen Aneurysmen die Carotisligatur am Halse durch. Harris und Udvarhelyi (1957) geben als Indikation für die multiplen Aneurysmen den direkten Eingriff an, während sie sonst bei der Gruppe der Aneurysmen an der Abgangsstelle der A. com. post. die Ligatur am Halse bevorzugen. Einzelne Beobachtungen über die direkte Ausschaltung zweier Aneurysmen an verschiedenen Hauptarterien konnten wir im Schrifttum nicht finden, obwohl sie in den summarischen Mitteilungen über größere Serien wahrscheinlich enthalten sind (McKissock, Paine und Walsh u.a.). Es sei deshalb gestattet, einen Fall des eigenen Krankengutes darzustellen.

Bei einem 23jährigen Patienten war es 7 Wochen vor der Aufnahme erstmals zu einer leichter verlaufenden Subarachnoidalblutung gekommen, die sich einige Tage später wiederholte und zu einer Bewußtseinstrübung für mehrere Tage führte. Bei der Aufnahme waren außer einer Nackensteife keine pathologischen Befunde nachweisbar. Der neurologische Status war unauffällig. Psychisch machte der Patient einen ausgesprochenen labilen Eindruck. Eine Bewußtseinsstörung lag nicht vor. Das EEG bot keinerlei Hinweise. Die Carotisangiographie links zeigte dann zwei erbsgroße Aneurysmen in der Teilungsstelle der A. cer. med. und im Bereich der A. com. ant. (Abb. 97).

Bei der Operation wurde ein großer frontotemporaler Lappen gebildet, so daß man sowohl an der Basis als auch durch den Mittelspalt vorgehen konnte. Das Aneurysma der A. cer. med. wurde dann nach typischer Incision der ersten Temporalwindung durch Clip ausgeschaltet, anschließend konnte dann das Aneurysma der A. com. ant. durch den Mittelspalt aufgesucht und geclipt werden. Postoperativ bestanden eine leichte

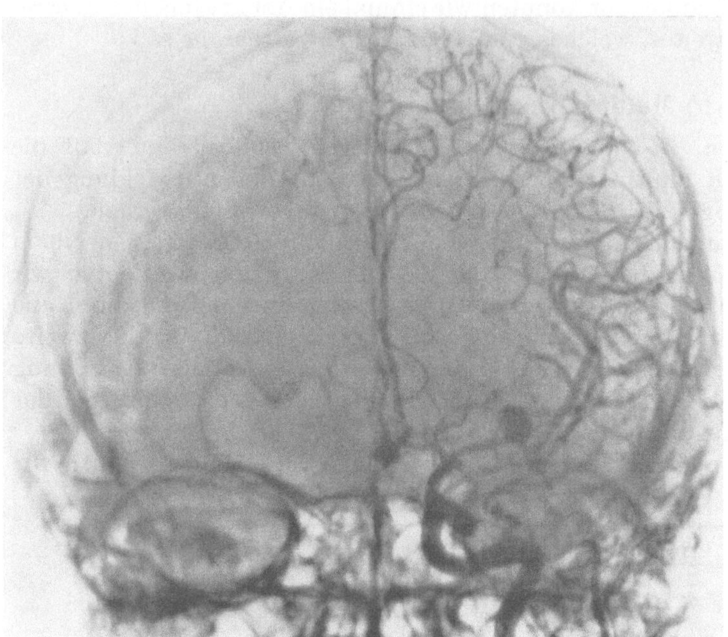

Abb. 97. Multiple Aneurysmen. Aneurysma der A. com. ant. Aneurysma an der Aufteilungsstelle der A. cer. med. Beide Aneurysmen in einer Sitzung ausgeschaltet.

Hemiparese der rechten Seite sowie für einige Tage Paraphasien. Bei der letzten Nachuntersuchung (2 Jahre nach der Operation) waren keine sicheren neurologischen Veränderungen mehr nachweisbar. Der Patient klagte noch über eine mäßige Konzentrationsschwäche, kommt aber im übrigen mit seinem Studium an der technischen Hochschule zurecht.

Bei einem zweiten Patienten konnten wir ebenfalls zwei Aneurysmen derselben Lokalisation mit ähnlich gutem Erfolg ausschalten, obwohl es sich in beiden Fällen um die linke dominante Hemisphäre handelte. Zweifellos bedürfen derartige Eingriffe einer sehr strengen Indikation. Die Patienten müssen dazu in guter Kondition sowohl von interner als auch neurologischer Seite sein. Das höhere Lebensalter stellt in diesen Fällen eine Gegenindikation dar. Die Beispiele zeigen aber, daß die Patienten mit multiplen Aneurysmen nicht ohne weiteres nach der festgestellten angiographischen Diagnose von jeder operativen Behandlung auszuschließen sind.

i) Aneurysmen der A. ophthalmica.

Über die Aneurysmen dieser Arterie liegen nur sehr wenige Mitteilungen vor. In den großen Statistiken (McKissock u.a., Krayenbühl und Yasargil, Björkesten, Norlen und Olivecrona, Poppen und Fager) werden sie meist nicht erwähnt. Sie kommen innerhalb der Orbita auch wesentlich seltener vor als die arteriovenösen Angiome.

Im eigenen Krankengut fand sich ein Aneurysma dieser Lokalisation. Der Patient hatte seit Jahren unter attackenartigen Schmerzen hinter dem betreffenden Auge mit gelegentlicher Schwellung um das Auge herum gelitten.

Ältere Berichte von autoptisch gefundenen Aneurysmen der A. ophthalmica stammen von GUTHRIE (1823), DEMPSEY (1886), PFINGST (1936), WALSH (zit. bei LANGE-COSACK), KETELAER (1951). OFFRET und MASSIN (1954) beschrieben 2 derartige Aneurysmen. Erstaunlich ist die hohe Zahl von HARRIS und UDVARHELYI (1957) von 14 Aneurysmen dieser Lokalisation im Krankengut von DOTT. Die angiographische Darstellung ist nicht immer leicht, da sich die A. ophthalmica nicht immer darstellen läßt. Die Aufnahmen werden am besten in der Orbitaeinstellung ausgeführt. Der operative Zugang ergibt sich wie bei den intraorbitalen Tumoren. Dabei wird frontal freigelegt und das Orbitadach fortgenommen, welches nach Schluß der Operation wieder eingefügt wird. Der Zugang von temporal nach KRÖNLEIN bietet unseres Erachtens nach nicht die notwendige Übersicht zur einwandfreien Darstellung des Aneurysmas. Ist die Präparation sehr schwierig, so sollte überlegt werden, ob die A. ophthalmica nicht zu ligieren ist. Die Ligatur dieser Arterie läßt, wie die Befunde bei dem Sinus-Cavernosus-Aneurysma zeigen (TÖNNIS, WALTER), keine gröberen Visusstörungen befürchten.

k) Seltene Formen von Aneurysmen.

Die Aneurysmen werden im allgemeinen nach ihrer Morphologie in die sackförmigen Aneurysmen (berry aneurysms) und in die spindelförmigen Aneurysmen (fusiforme aneurysms) eingeteilt. KRAYENBÜHL und YASARGIL unterscheiden das Aneurysma verum, spurium und dissecans. Letztere kommen nur an der A. car. int., der A. vertebralis und A. basialis vor. Die von dem Bild des normalen sackförmigen Aneurysmas abweichenden Formen sind deshalb zu erwähnen, weil sie die operative Indikation beeinflussen und gewisse Hinweise für die Genese der Aneurysmen geben können. Auf die pathologisch-anatomische Diskussion der arteriellen Aneurysmen soll hier nicht näher eingegangen werden. Zusammenfassende Darstellungen finden sich bei ZÜLCH (1956), CHRISTENSEN (1956), LANGE-COSACK (1964). Die früher bestehenden Vorstellungen, daß die Arteriosklerose ein entscheidender Faktor bei der Entstehung sei, haben sich inzwischen gewandelt. So war SLANY (1938) noch der Meinung, daß sie zu 65 % auf arteriosklerotischer Grundlage, zu 10 % durch Embolien, zu 10 % durch Hypoplasien und zu weiteren 10 % durch luische Gefäßveränderungen bedingt seien.

McDONALD und KORB (1939) bezifferten den Anteil der arteriosklerotischen Aneurysmen auf 49,5 %, der kongenital angelegten auf 32,7 %.

BERGER (1923) betonte ebenfalls die seiner Meinung nach wesentliche Rolle der Arteriosklerose (65 %). 10 % seien embolischer, 10 % hypoplastischer und 10 % luischer Genese. STRAUSS (1931) und KETELAER (1951) betonen ebenfalls noch die Rolle der Lues bzw. der Arteriosklerose. FINKEMEYER (1954) wies auf die sehr selten vorkommenden Aneurysmen auf embolisch mykotischer Grundlage hin.

DANDY (1928, 1938) war dagegen der Meinung, daß nur 15—16 % mit der Arteriosklerose in Verbindung gebracht werden könnten.

Die neueren Untersuchungen, insbesondere von EPPINGER, BREMER, SCHMIDT, GLYNN, FORSTER und ALPERS, besonders auch die Arbeiten von FORBUS, CARMICHAEL und KRAULAND lassen aber an der kongenitalen Entstehung durch angeborene Wanddefekte der Arterien bei den meisten Arterien keinen Zweifel. Auch die häufig begleitenden Dys- und Hypoplasien des C. Willisi sprechen für die kongenitale Ursache, abgesehen davon, daß bei Vorliegen eines Aneurysmas nicht selten kongenitale Mißbildungen gefunden wurden (SUTER 1949, BROWN 1951, PARKER 1926, WEBER 1927, FORSTER 1949 und KOTETZKY 1942). Wie LANGE-COSACK betont, neigen die spindelförmigen Aneurysmen weniger zur Ruptur und lassen eher an eine arteriosklerotische Genese denken (DANDY, RICHARDSON und Hyland, Ectors) (Abb. 98 und 99). Bei ihnen wurden in Einzelfällen auch luische Veränderungen in der Gefäßwand gefunden (Matinoff, Jakob, Krauland). Dandy teilte die Beobachtung von 3 spindelförmigen Aneurysmen mit, welche mykotisch entstanden waren. Er weist besonders darauf hin, daß die S-förmigen Aneurysmen in Form von längeren oder kürzeren Ausweitungen der Gefäße besonders an der A. vertebralis vorkommen.

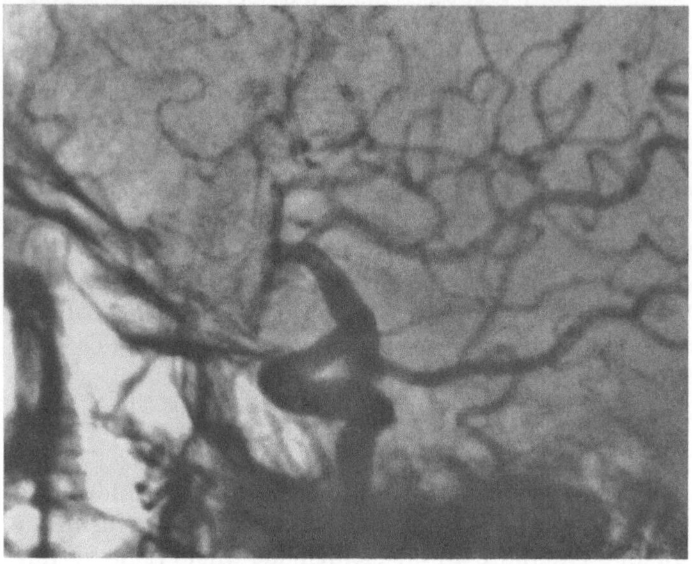

Bei der angiographischen Untersuchung kommen in seltenen Fällen derartig abweichende Formen zur Darstellung. Schiefer und Struck (1957) veröffentlichten ein Angiogramm mit multiplen fusiformen Aneurysmen an den peripheren Abschnitten der Hirnarterien.

Die Abb. 98 zeigt eine spindelförmige Ausbuchtung einer längeren Gefäßstrecke des supraklinoidalen Anteils. Bei dem 65jährigen Patienten bestanden ausgeprägte klinische und röntgenologische Zeichen einer allgemeinen Arteriosklerose. Die Abb. 100 weist eine kleine unregelmäßig konturierte Ausbuchtung der A. car. int. auf. Auch hier waren bei dem 62jährigen Patienten die Zeichen der allgemeinen Arteriosklerose vorhanden. Ein ähnlicher klinischer Befund bestand ebenfalls bei den Patienten, dessen Angiogramm (Abb. 101) nur eine knopfförmige Ausbuchtung der A. car. int. zeigt. Alle 3 Patienten waren nicht durch Blutungen auffällig geworden. Abb. 102a und b zeigt weiterhin eine seltene monströse Ausbildung eines Aneurysmas, welches bei der histologischen Untersuchung aber keine Abweichungen gegenüber den sonstigen Befunden bei sackförmigen Aneurysmen erkennen

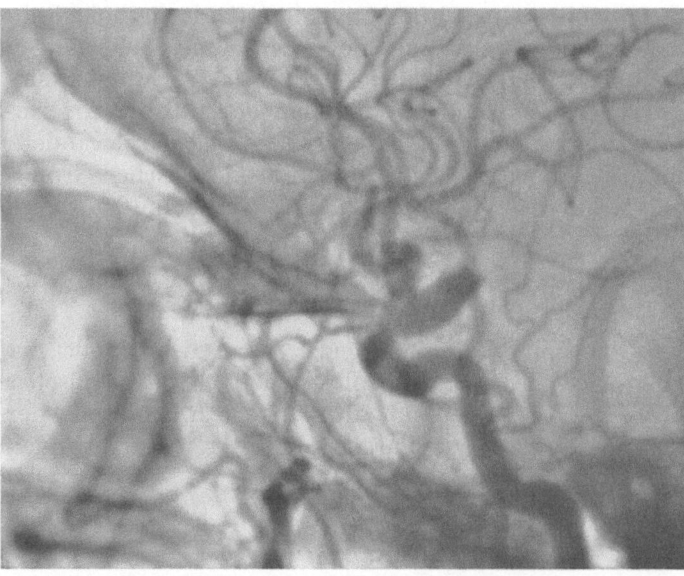

Abb. 98. Spindelförmige Erweiterung des supraclinoidalen Teils der A. car. int. (Pat. mit allgemeiner Arteriosklerose).

Abb. 99. Spindelförmiges Aneurysma (bei der Operation wesentlich länger) an der Abgangsstelle der A. com. post. (Pat. mit klinischen Zeichen der Arteriosklerose). Histologisch üblicher Wandaufbau eines sackförmigen Aneurysmas.

ließ. Die operative Indikation bei Patienten, deren Angiogramm und Klinik auf eine arteriosklerotische Entstehung deuten, sollte sehr streng gestellt werden, da einerseits bei Vorliegen einer allgemeinen Arteriosklerose Eingriffe am cerebralen Gefäßsystem ein erhöhtes Risiko mit sich bringen, andererseits in mehreren Fällen die Erfahrung gemacht wurde, daß das Anbringen eines Clip wegen der Brüchigkeit der Gefäßwand sehr schwierig sein kann und es häufig zu Rupturen unter der Präparation kommt.

Die im Schrifttum niedergelegten Erfahrungen über die Prognose des sackförmigen intrakraniellen Aneurysmas bei der konservativen und operativen Behandlung müssen unserer Meinung nach dem operativen Vorgehen den Vorzug geben. Diese Tatsache wird auch dadurch nicht eingeschränkt, daß in einzelnen Fällen bzw. kleinen Beobachtungsserien ein günstiger Verlauf bei konservativer Behandlung festgestellt wurde. Die Problematik, das Risiko des operativen Eingriffes gegenüber dem der konservativen Behandlung, abzuwägen war den Begründern der Chirurgie der cerebralen Gefäßanomalien (CUSHING, DANDY, JEFFERSON, DOTT, TÖNNIS, OLIVECRONA) schon bei ihren ersten Versuchen durchaus bewußt. Mit der schnellen Entwicklung der Diagnostik und der operativen Methodik sowie auch der postoperativen Nachbehandlung in der Neurochirurgie als selbständigem Fachgebiet hat die operative Behandlung der sackförmigen Aneurysmen heute ihren durchaus festen und begründeten Standort erreicht. Unterstützt wird dieser durch die Entwicklung der Anaesthesiologie, die dem Operateur die Möglichkeit des übersichtlichen Operierens im blutfreien Operationsbereich gegeben hat, verbunden mit dem erhöhten Schutz vor operationsbedingten Schädigungen der Hirnzirkulation.

Die vorliegende Darstellung soll dazu beitragen, einen Überblick über die bisher erzielten Erfolge, über Art und Anzahl der verwandten Methoden sowie auch der beobachteten bzw. zu befürchtenden Komplikationen in der Behandlung der sackförmigen intrakraniellen Aneurysmen zu vermitteln. Ziel der neurochirurgischen Behandlung muß es vor allen Dingen sein, die operativen Methoden noch weiter im Hinblick auf eine möglichst sichere Verhütung von zirkulationsbedingten Schädigungen zu verfeinern sowie eine allgemein anwendbare Indikationsstellung für die einzelnen Lokalisationen als auch für die Operabilität des einzelnen Patienten überhaupt zu erarbeiten.

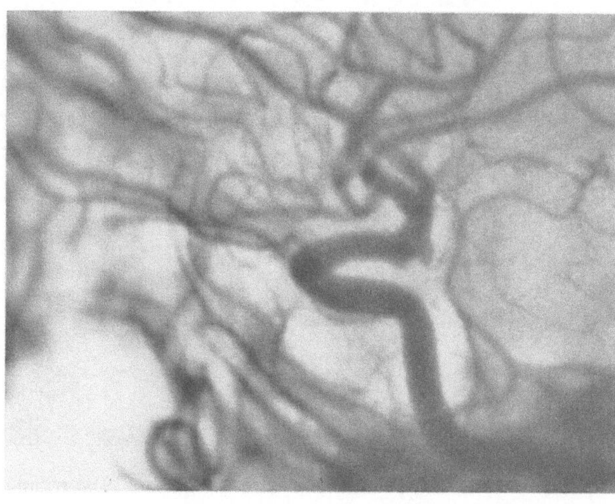

Abb. 100. Unregelmäßig begrenzte Ausbuchtungen an der A. car. int. (65jähriger Patient mit allgemeiner Arteriosklerose).

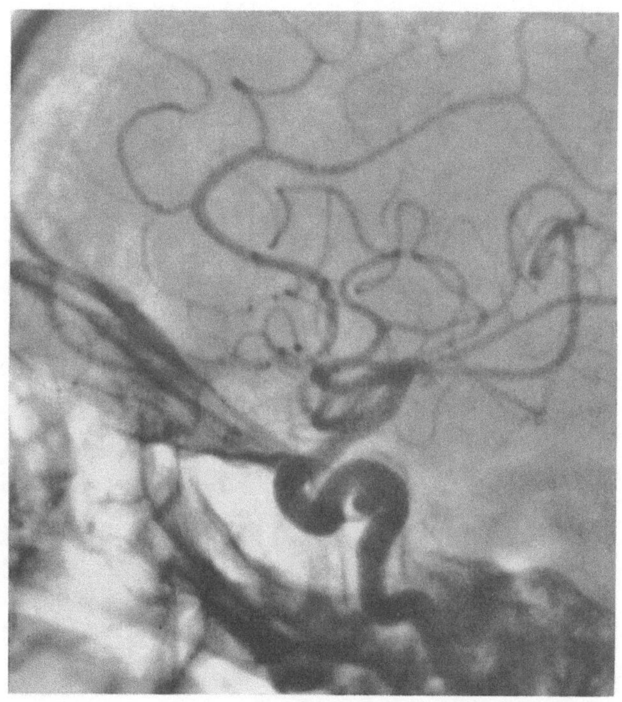

Abb. 101. Knopfförmig aneurysmatische Ausbuchtung an der A. car. int. (Pat. mit allgemeiner Arteriosklerose).

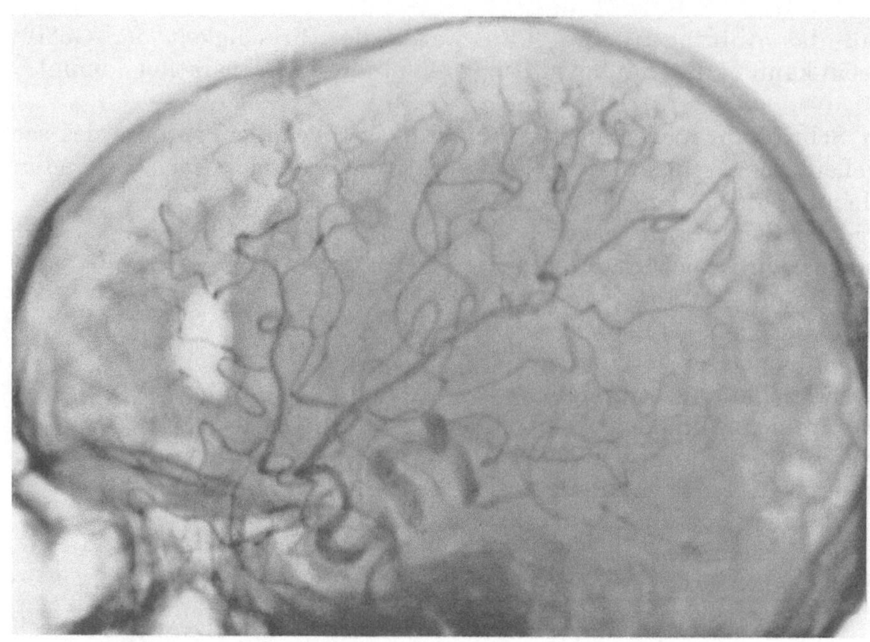

Abb. 102a. Monströse fusiforme Ausbildung eines Aneurysmas im Bereich der A. com. post. (seitliches Bild).

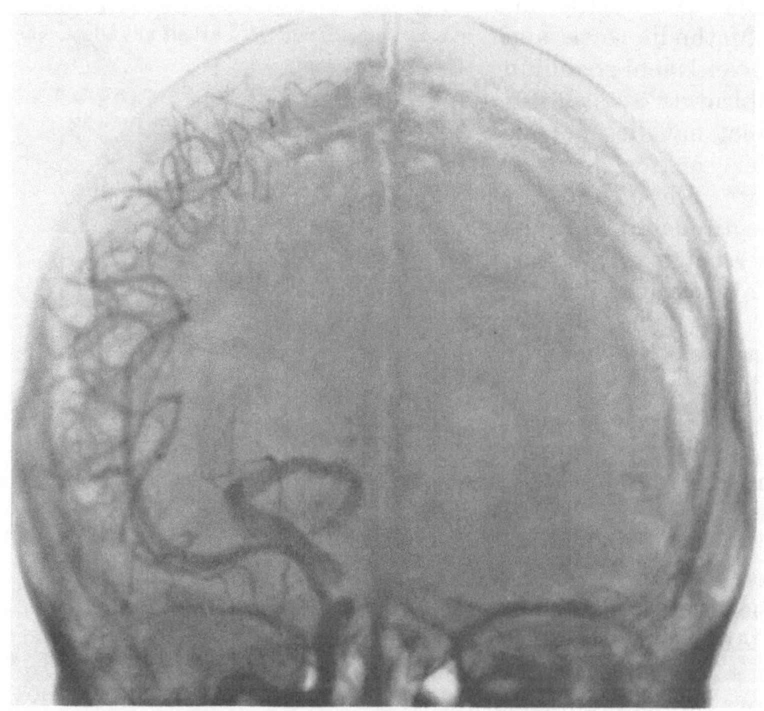

Abb. 102b. A.p. Bild.

Literatur.

Abbott, K. H., J. R. Gay, and R. J. Goodall: Clinical complications of cerebral angiography. J. Neurosurg 9, 258 (1952).

Adachi, B.: Das Arteriensystem der Japaner, Bd. I. Kyoto 1928.

Adams, J. E., and E. J. Wylie: Value of hypothermia and arterial occlusion in the treatment of intracranial aneurysms. Surg. Gynec. Obstet. 4, 631 (1959).

Adams, R. D., and H. Vander Eecken: Vascular diseases of the brain. Ann. Rev. Med. 4, 213 (1953).

Adie, W. J.: Permanent hemianopia in migraine and subarachnoid hemorrhage. Lancet **1930 II**, 237.

Alajouanine, Th. J. le Beau R. Houdart: La symptomatologie tumorale des volumineux anéurysms des artéres cérébrales et basilaires. Rev. neurol. **80**, 321 (1948).

Albl, H.: Aneurysma der Carotis interna, einen Hypophysentumor vortäuschend ein Beitrag zur Diagnose intrakranieller Aneurysma. Fortschr. Röntgenstr. **39**, 890 (1929).

Albright, F.: The syndrome produced by aneurysms at or near junction of internal artery and circle of Willis. Bull. Johns Hopk. Hosp. **44**, 215 (1929).

Allègre, C., et R. Vigouroux: Traitement chirurgical des anéurysmes intracraniens du système carotidien. Aneurysmes supraclinoidieus. Paris: Masson & Cie. 1957.

— — Le traitement chirurgical des aneurysms supraclinoideus. Neurochirurgia **1**, 215 (1959).

Almeida, F. de: Note sur les collatérales de l'artère communicante cérébrale antérieure. Arch. Anat. Antrop. (Lisboa) **13**, 551 (1931).

Alpers, B. J.: The diagnosis of cerebral aneurysms. Amer. Practit. **1**, 146 (1946).

—, and J. Ryan: Verified cerebral aneurysm with negativ arteriogram. J. nerv. ment. Dis. **109**, 220 (1949).

—, and N. S. Schlezinger: Aneurysm of the posterior communicating artery. Arch. Ophthal. **42**, 353 (1949).

— I. M. Jassmann, and N. S. Schlezinger: Bilateral internal carotid aneurysm involving cavernous sinus right carotid artery-cavernous sinus fistula and left saccular aneurysm. Arch. Ophthal. **46**, 403 (1951).

Altshuler, S. S., and S. E. Gould: Diabetes refractory to insulin, with report of a case. Ann. intern. Med. **9**, 1595 (1936).

Angrist: Discussion of anatomical defects and psychological changes in congenital cerebral aneurysms. Zit. by F. M. Forster, and B. J. Alpers, J. Neuropath. exp. Neurol. **4**, 146 (1945).

Ask-Upmark, E., and D. Ingvar: A follow — up examination of 138 cases of subarachnoidal hemorrhage. Acta med. scand. **15**, 138 (1950).

Ayer, W. D.: So-called spontaneous subarachnoid hemorrhage. Amer. J. Surg. **26**, 143 (1934).

Bailey, P.: Lehrbuch: Die Hirngeschwülste. Stuttgart: Ferdinand Enke 1935.

Bakay, L., and W. H. Sweet: Cervical and intracranial intra-arterial pressures with and without vascular occlusion. Surg. Gynec. Obstet. **95**, 67 (1952).

— — Intra-arterial pressures in the neck and brain. J. Neurosurg. **10**, 353 (1953).

Bancroft, F. W., and C. Pilcher: Surgical treatment of the nervous system. Philadelphia: J. B. Lippincott 1946.

Barraud: Sur un cas d'aneurisme de l'artere vertebrale gauche dans son parcours intrarachidien. Zbl. Hals-, Nas.- u. Ohrenheilk. **27**, 10 (1936).

Barrows, L. J., C. S. Kubik, and E. P. Richardson: Aneurysms of the basilar and vertebral arteries, a clinico-pathologic study. Trans. Amer. neur. Ass., 81st Meeting 1956.

Bassett, R. C.: Intracranial aneurysms I. Some clinical observations concerning their development. J. Neurosurg. **6**, 216 (1949).

— Intracranial aneurysm. J. Neurosurg. **8**, 132 (1951).

— and H. H. Gass: Ligation of internal carotid artery for aneurysmal lesions of circle of Willis. J. Amer. med. Ass. **177**, 842 (1951).

— and L. J. Lemmen: Subdural hematoma associated with bleeding intracranial aneurysm. J. Neurosurg. **9**, 443 (1952).

— C. F. List, and L. J. Lemmen: Surgical treatment of intracranial aneurysm. Surg. Gynec. Obstet. **95**, 701 (1952).

Bassoe, P.: Aneurysm of the vertebral artery. Arch. Neurol. Psychiatr. (Chic.) **42**, 127 (1939).

Baumann, C. H., and P. C. Bucy: Aneurysms of the anterior cerebral artery, evaluation of surgical and "conservative" treatments. J. Amer. med. Ass. **163**, 1448 (1957).

Baumoel, S.: Discussion following paper by sands (1941) on diagnosis and management of subarachnoidal haemorrhage. Arch. Neurol. Psychiat. (Chic.) **46**, 1004 (1941).

Beadles, C. F.: Aneurysms of the larger cerebral arteries. Brain **30**, 285 (1907).

Benson, F. D.: Conservative VS. surgical treatment of cerebral aneurysms. Neurology (Minneap.) **8**, 852 (1958).

Berger, W.: Über Aneurysmen der Hirngefäße unter besonderer Berücksichtigung der Ätiologie. Virchows Arch. path. Anat. **245**, 138 (1923).

Bergstrand, H., H. Olivecrona u. W. Tönnis: Gefäßmißbildungen u. Gefäßgeschwülste des Gehirns. Leipzig 1936.

Biemond, A.: Therapy of acute arachnoidal hemorrhages. Ned. T. Geneesk. **94**, 1948 (1950).

Bigelow, N. H.: Multiple intracranial arterial aneurysms: an analysis of their significance. Arch. Neurol. Psychiat. (Chic.) **73**, 76 (1955).

Birse, S. H., and M. I. Tom: Incidence of cerebral infarction associated with ruptured intracranial aneurysms. Neurology (Minneap.) **10**, 101 (1960).

Biumi, F.: Observationes anatomicae in sandifort Thesaurus Wiss. **3**, 373 (1778).

Björkesten, G. A. F.: Arterial aneurysms of the internal carotid artery and its bifurcation. J. Neurosurg. **15**, 400 (1958).

—, and H. Troupp: Aneurysms of the middle cerebral artery. A report of 52 cases. Acta chir. scand. **115**, 153 (1958).

— — Multiple intracranial arterial aneurysms. Acta chir. scand. **118**, 387 (1960).

— — Changes in the size of intracranial arterial aneurysms. J. Neurosurg. **19**, 583 (1962).

— — Prognosis of subarachnoid hemorrhage; a comparison between patients with verified aneurysms and patients and patients with normal angiograms. J. Neurosurg. **14**, 434 (1957).

Black, S. P. W., and W. J. German: The treatment of internal carotid artery aneurysms by proximal arterial ligation. J. Neurosurg. **10**, 590 (1953).

Blackburn, J. W.: Anomalies of the encephalic arteries among the insane. J. comp. Neurol. Psychol. **14**, 473 (1907).

Bonnal, J., R. Navarrane, et J. Aymard: Peu-ton lier l'artère cérébrale antérieure au cours de la cure chirurgicale des aneurymes situés àla jonction de l'artère cérébrale antérieure et de la communicante antèrieure? Neuro-chirurgie **1**, 162 (1955).

Bonnet, I.: Les anéurysmes artériels intra-crâniens et leur signes ophthalmologiques. Iormes anatomo cliniques. Ann. Oculist. (Paris) **187**, 420 (1954).

Borchardt, M.: Die chirurgische Bedeutung der Gehirnaneurysmen. Bruns' Beitr. klin. Chir. **133**, 429 (1925).

Botterell, E. H., W. M. Lougheed, I. W. Scott, and S. L. Vaudewater: Hypothermia and interruption of carotid or carotid and vertebral circulation in the surgical management of intracranial aneurysms. J. Neurosurg. **13**, 1 (1956).

— — T. P. Worley, and S. L. Vaudewater: Hypothermia in the surgical treatment of ruptured intracranial aneurysms. J. Neurosurg. **15**, 4 (1958).

Boyd, W.: Textbook of Pathology, 3. Aufl. Philadelphia 1940.

Brackett, Ch.: The complications of carotid artery ligation in the neck. J. Neurosurg. **10**, 91 (1953).

Brackett, C. E., and L. A. Mount: Some observations on intracarotid blood pressure made during carotid ligation for intracranial aneurysms. Surg. Forum **1951**, 344—350.

Braden, S.: Carotid pressure studies in relation to the management of intracranial aneurysms. A preliminary report. Presented at meeting of the H. Cushing Society, Victoria B. C., June 5, 1952.

Bramwell, B.: Clinical and pathological memoranda Kap. 4: Case of aneurism of the right internal carotid artery. Edinb. med. J. **32**, 97 (1886).

Bramwell, E.: The etiology of recurrent ocular paralysis. Med.-chir. Soc. Edinb. **40**, 209 (1933).

Bremer, J. L.: Congenital aneurysms of the cerebral arteries. An embryologic study. Arch. Path. **35**, 819 (1943).

Brobeil, A., u. H. A. Lowes: Die Hemiparese als Gefäßsyndrom und ihre arteriographische Diagnose. Dtsch. Z. Nervenheilk. **159**, 448 (1948).

Broman, T., B. Forssmann, and O. Olsson: Further experimental investigations of injuries from contrast media in cerebral angiography. Acta radiol. (Stockh.) **34**, 135 (1950).

—, and O. Olsson: The tolerance of cerebral blood-vessels to a contrast medium of the diodrast-group. Acta radiol. (Stockh.) **30**, 326 (1948).

— — Experimental study of contrast media for cerebral angiography with reference to possible injurious effects on the cerebral blood vessels. Acta radiol. (Stockh.) **31**, 321 (1949).

— — Technique for the pharmaco-dynamic investigation of contrast media for cerebral angiography. Effect on the blood-brain barrier in animal experiments. Acta radiol. (Stockh.) **45**, 96 (1956).

— — Experimental comparison of diodonum with sodium acetrizoate with reference to possible injurious effects on the blood-brain barrier. Acta radiol. (Stockh.) **46**, 346 (1956).

Brown, R. A. P.: Cerebral aneurysms. Glasg. med. J. **32**, 333 (1951).

Browne, K. M., and W. E. Stern: Experimental observations concerning cerebral angiography. Arch. Neurol. Psychiat. (Chic.) **71**, 477 (1954).

Brüning, E.: Zur Chirurgie der A. carotis. Dtsch. med. Wschr. **52**, 145 (1926).

Bull, J. W. D.: Cerebral angiography. Postgrad. med. J. **26**, 157 (1950).

Busscher, J. de: Aneurysme de l'artère vertébrale gauche chez un homme. Acta neurol. belg. **53**, 1 (1952).

Busse, O.: Aneurysmen und Bildungsfehler der A. communicans ant. Virchows Arch. path. Anat. **229**, 178 (1921).

Cairns, H.: Peripheral ocular palsies from the neuro-surgical point of view. Trans. ophthal. Soc. U. K. **58**, pt. 2, 464 (1938).

Calvert, C. A.: Experiences in the treatment of ruptured intracranial aneurysms. J. Neurol. Neurosurg. Psychiat. **20**, 159 (1957).

Campbell, E., and C. W. Burklund: Ocular manifestations of aneurysms of the circle of Willis. N.Y. St. J. Med. **50**, 2427 (1950).

— — Aneurysms of the middle cerebral artery. Ann. Surg. **137**, 18 (1953).

CAMPBELL, E., D. PERESE, and N. H. BIGELOW: Excision of multisaccular supratentorial aneurysm of infratentorial origin. J. Neurosurg. **11**, 422 (1954).

CARMICHAEL, R.: Gross defects in the muscular and elastic coats of the larger cerebral arteries. J. Path. Bact. **57**, 345 (1945).

CASTORINA, G., u. L. CATALANO: Zit. bei ALLEGRE et VIGOROUX 1957.

CAVATORTI, P.: Di una para variazioni delle arterie della base dell'encefalo nell'uomo. Monit. zool. ital. **18**, 294 (1907).

— Il tipo normale e le variazioni delle arterie della base dell'encefalo nell'uomo. Monit. zool. ital. **19**, N. 10, 248 (1908).

CHIASSERINI jr., A.: Clinical radiological anatomo pathological concerning some casses of intracranial aneurysms. Zbl. Neurochir. **14**, 73 (1954).

CHRISTENSEN, E.: Pathologie der intrakraniellen Blutungen. In: Handbuch der Neurochirurgie, Bd. 3. Berlin-Göttingen-Heidelberg: Springer 1956.

COLLIER, J.: Cerebral haemorrhage due to other causes than arterio sclerosis. Brit. med. **1931 II**, 519.

COLUMELLA, F., G. C. NICOLA et C. B. DELZANNO: Considérations sur une série de 103 cas d'anéurysmes artériels intracrániens. Neuro-chirurgie **3**, 259 (1957).

CONWAY, J. A.: Two cases of cerebral aneurysm causing ocular symptoms with notes of other cases. Brit. J. Ophthal. **10**, 78 (1926).

COURVILLE, C. B.: Pathology of the central nervous system, 2. Aufl. Mt. Kiew, Calif.: Pacific press Pub. Assn. 1945.

—, and C. W. OLSEN: Miliary aneurysm of the anterior communicating artery. A clinical and pathologic report of nineteen cases, eighteen with fatal hemorrhage. Bull. Los Angeles neurol. Soc. **3**, 1 (1938).

COXON, R. V.: A case of haemorrhage into a pituitary tumour simulating rupture of an intracranial aneurysm. Guy's Hosp. Rep. **92**, 89 (1943).

CRAIG, W. M. K., and A. W. ADSON: Spontaneous intracerebral hemorrhage. Etiology and surgical treatment with a report of a cases. Arch. Neurol. Psychiat. (Chic.) **35**, 701 (1936).

CRAWFORD, J. V., and D. S. RUSSEL: Cryptic arterio venous and venous hamartomas of the brain. J. Neurol. Neurosurg. Psychiat. **19**, 1 (1956).

CRILE, C. W.: Effect of temporary closure of the carotid arteries, p. 163. Philadelphia: J. B. Lippincott Co. 1901.

CRITCHLEY, M.: The anterior cerebral artery and its syndrom. Brain **53**, 120 (1930).

CROMPTON, M. R.: Intracerebral hematoma complicating ruptured cerebral berry aneurysm. J. Neurol. Neurosurg. Psychiat. **25**, 378 (1962).

CUSHING, H.: Contributions to the study of intracranial aneurysms. Guy's Hosp. Rep. **73**, 159 (1923).

—, and P. BAILEY: Tumors arising from the blood vessels of the brain. Baltimore: Ch. C. Thomas 1928.

DANDY, W. E.: Carotid-cavernosus aneurysms (Pulsating Exophthalmus). Zbl. Neurochir. **2**, 77 (1937).

— Intracranial aneurysm of internal carotid artery, cured by operation. Ann. Surg. **107**, 654 (1938).

— Aneurysm of the anterior cerebral artery. J. Amer. med. Ass. **119**, 1253 (1942).

— Intracranial arterial aneurysms. Ithaka N.Y.: Comstock Publishing Co. Inc. 1944.

— Results following bands and ligatures on the human internal carotid artery. Ann. Surg. **123**, 384 (1946).

— Intracranial arterial aneurysms. New York 1947.

DAVID, M., R. ANGELERQUES et H. HÉCAEN: Un cas de migraine proso plégique par anéurysme artériel de la fosse cérébrale postérieure. Rev. neurol. **94**, 716 (1956).

— J. MORICE et J. ADAM: Sténose de l'aqueduc de sylvius par anéurysme des artères cérébelleuses supérieures. Rev. Neurol. **84**, 313 (1951).

DAVIS, C. H., and E. ALEXANDER: Intracranial aneurysms, an evaluation of methods of treatment. Sth. med. J. (Bgham, Ala.) **52**, 357 (1959).

DEBORSU, F. L.: Ruand faut-il opérer un aneurysme supraclinoidien rompu? Neuro-chirurgie **4**, 95 (1958).

DECKER, K.: Zur Klinik und Röntgendiagnostik basaler Aneurysmen. Dtsch. 2. Nervenheilk. **165**, 1 (1951).

—, u. E. HIPP: Der basale Gefäßkranz. Morphologie und Angiographie. Anat. Anz. **105**, 100 (1958).

DEKABAN, A., and D. MCEACHERN: Subarachnoid hemorrhage, intracerebral hemorrhage and intracranial aneurysms. Arch. Neurol. Psychiat. (Chic.) **67**, 641 (1952).

DEMPSEY, A.: A case of orbital aneurysm. Brit. med. J. **1886 II**, 541.

DENNY-BROWN, D.: Symposium of specific methods of treatment: treatment of recurrent cerebrovascular symptoms and the question of "vasospasm". Med. Clin. N. Amer. **35**, 1457 (1951).

DEVIC, M.: Etude clinique des aneurysmes sacciformes intracraniens. Diss. Lyon 1948/49.

DIAL, D. L., and G. B. MAURER: Intracranial aneurysms report of 13 cases. Amer. J. Surg. **35**, 2 (1937).

Dinning, T. A. R.: Sudden or unexpected natural death due to ruptured intracranial aneurysm, survey of 250 forensic cases. Lancet **1953 II**, 799.

—, and M. A. Falconer: Sudden or unexpected natural death due to ruptured intracranial aneurysm. Lancet **1953 II**, 799.

Dorrance, G. M.: Ligation of the great vessels of the neck. Ann. Surg. **99**, 721 (1934).

Dott, N. M.: Intracranial aneurysms. Edinb. med. J. **40**, 219 (1933).

— Cephalic aneurysmal formations. J. Neurol. Neurosurg. Psychiat. **6**, 158 (1943).

— Therapeutics of the saccular intracranial aneurysms. Ve Congr. Neurologique Internat., Bd. 1, Lissabon 1953.

Drake, C. C., and T. A. Jory: Spontaneous intracranial haemorrhage: Subarachnoid haemorrhage a review of investigation an treatmen in 189 cases. Canad. J. Surg. **4**, 4 (1960).

Dressler, W.: Zur Operation des intrakraniellen Aneurysmas der Carotis interna. Zbl. Chir. **73**, 347 (1948).

Dueker, H. W.: Surgical treatment of intracranial aneurysms. Bull. Los Angeles neurol. Soc. **16**, 150 (1951).

Duguid, J. B.: A ruptured ancurysm of the basilar artery at the age of 17. J. path. Bact. **28**, 389 (1925).

Dunsmore, R. H., and J. L. Polcyn: Subarachnoid hemorrhage; prognostic factors. J. Neurosurg. **13**, 165 (1956).

— W. Scoville, and B. B. Whitcomb: Symposium on intracranial vascular abnormalities, complications of angiography. J. Neurosurg. **13**, 165 (1956).

Duplay, J., R. Coromine et P. Cossa: Anéurysmes multiples de la carotide interne dans son segment exocranien et dans son segment endocranien. Rev. Neurol. **95**, 400 (1956).

Duret, H.: Recherches antomiques sur la circulation de l'encephale. Arch. de Physiol. **1**, 316 (1874).

Dutton, J.: Intracranial aneurysm, a new method of surgical treatment. Brit. med. J. **1956**, No 4992, 585.

— Acrylic investment of intracranial aneurysms. Brit. med. J. **1959**, No 5152, 597.

Echols, D. H., and F. C. Rehfeldt: Diagnosis and treatment of intracranial aneurysms. Sth. Surg. **15**, 782 (1949).

Ecker, A., and P. A. Riemenschneider: Deliberate thrombosis of intracranial arterial aneurism by partial occlusion of carotid artery with arteriographic control. J. Neurosurg. **8**, 348 (1951).

— — Arteriographie demonstration of spasm of the intracranial arteries with special reference to saccular arterial aneurysms. J. Neurosurg. **8**, 660 (1951).

Ectors, L.: La ligature de la carotide commune. Neuro-chirurgie **3**, 262 (1957).

Elkin, D. C., and M. H. Harris: Arteriovenous aneurysm of the vertebral vessels. Report of ten cases. Ann. Surg. **124**, 934 (1946).

Elsberg, C. A.: Zit. nach Krayenbühl 1941.

Elvidge, A. R., and W. H. Feindel: Surgical treatment of aneurysm of the anterior cerebral and of the anterior communicating arteries diagnosed by angiography and electroencephalography. J. Neurosurg. **7**, 13—32 (1950).

Engeset, A.: Cerebral angiography with perabrodil (carotid angiography). Acta radiol. (Stockh.), Suppl. 56 (1944).

Enzer, N., and E. D. Schwade: Intracranial arterial aneurysms. Amer. J. clin. Path. **7**, 418 (1937).

Eppinger, H.: Pathogenesis (Histogenetis u. Aetiologie) der Aneurysmen einschließlich des Aneurysma Equi verminosum. Langenbecks Arch. klin. Chirur. **35**, Suppl. 1 (1887).

Ernstbrunner, E.: Blutung aus einem mykotischem Aneurysma der A. bas. bei einer Pneumokokken-Meningitis. Öst. Z. Kinderheilk. **2**, 280 (1949).

Esser, A.: Perforiertes Aneurysma der A. vertebralis sin. auf dem Boden gummöser Gefäßwanderkrankung. Zbl. ges. Neurol. Psychiat. **66**, 118 (1933).

Ethelberg, S.: On changes in circulation through the anterior cerebral artery. Acta psychiat. (Kbh.) Suppl. 75 (1951).

Falconer, M. A.: Zit. bei Norlen, Proc. roy. Soc. Med. **45**, 291 (1952).

— Surgical treatment of spontaneous subarachnoid haemorrhage, preliminary report. Brit. med. J. **1950 I**, 809.

— The surgical treatment of bleeding intracranial aneurysms. J. Neurochirurg., N. S. **14**, 153 (1951).

— The future of surgery in the treatment of spontaneous cerebral haemorrhage. Lancet **1932 II**, 945.

— Surgical pathology of spontaneous intracranial haemorrhage due to aneurysms and arteriovenous malformations. Proc. roy. Soc. Med. **47**, 693 (1954).

Fawcett, E., and J. V. Blachford: The circle of Willis: an examination of 700 specimes. J. Anat. Physiol. **40**, 63 (1906).

Fearnsides, E. G.: Intracranial aneurysms. Brain **39**, 224 (1916).

Feldman, R. L., S. W. Gross, and S. Wimpfheimer: Ruptured intracranial aneurysm during pregnancy: diagnosis and treatment. Amer. J. Obstet. Gynec. **70**, 289 (1955).

Fernström, U.: Intrakraniella arteriella aneurysm. Nord. Med. **41**, 799 (1949).

FETISOVA, E. v.: Über ein Aneurysma der Art. vert., das mit dem Syndrom eines Acusticustumors verlief. Zbl. ges. Neurol. 115, 225 (1951).

FETTER, W. J.: Subarachnoid hemorrhage. Penn. med. J. 49, 949 (1943).

FETTERMAN, G. H., and T. J. MORAN: Anomalies of the circle of Willis in relation to cerebral softening. Arch. Path. Lab. Med. 32, 251 (1941).

FETTERMAN, J. L., and W. H. PRITCHARD: Cerebral complications following ligation of the carotid artery. J. Amer. med. Ass. 112, 1317 (1939).

FIERRO, J., u. O. MARIN: Hibernation en neurochirurgie. Arch. Soc. Civ. Ch. 5, 635 (1953).

FINCHER, W. J.: An aneurysm of internal carotid artery treated surgically. Yale J. Biol. Med. 11, 423 (1939).

FINKEMEYER, H.: Ein säckchenförmiges Aneurysma der A. cer. media als postoperative Komplikation. Zbl. Neurochir. 15, 302 (1955).

FISHER, M., u. R. D. ADAMS: 1951: Zit. bei ADAMS u. VAN DER ELCKEN 1953.

FLETCHER, T. M., J. M. TAVERAS, and J. L. POOL: Cerebral vasospasm in angiography for intracranial aneurysms. Amer. med. Ass. Arch. Neurol. 1, 38 (1959).

FOERSTER, O.: Aneurysma der A. car. int. Berl. klin. Wschr. 58, 1057 (1921).

FOIX, CH.: Syndrome de la parvi externe sinus caverneux. Bull. Soc. méd. Hôp. Paris 34, 1355 (1920).

FORBUS, W. D.: Über den Ursprung gewisser Aneurysmen der basalen Hirnarterien. Zbl. allg. Path. path. Anat. 44, 243 (1928/29).
— On the origin of miliary aneurysms of the superficial cerebral arteries. Bull. Johns Hopk. Hosp. 47, 239 (1930).

FORSTER, F. M., and B. J. ALPERS: Aneurysms of the circle of Willis associated with congenital polycystic discase of kidneys. Arch. Neurol. Psychiat. (Chic.) 50, 669 (1943).

FRANKEL, K.: Relation of migraine to cerebral aneurysm. Arch. Neurol. Psychiat. (Chic.) 63, 195 (1950).
—, and B. J. ALPERS: The clinical syndrome of aneurysms of the middle cerebral artery. Arch. Neurol. (Chic.) 74, 46 (1955).

FRANTZENS, E., and N. J. KRENCKEL: The prognosis of intra cranial sacculated aneurysms. A follow-up investigation. Nord. Med. 51, 130 (1954).

FRENCH, L. A., and P. S. BLAKE: Subarachnoid hemorrhages and intracranial aneurysms. Staff. Meet. Bull. Hosp. Univ. Minn. 21, 279 (1950).
— — Subarachnoid haemorrhages and intracranial aneurysms. Lancet 1950, 70, 459.
—, and G. L. HAINES: Unilateral vertebral-artery ligation. J. Neurosurg. 7, 156 (1950).

FROWEIN, R.: Zentrale Atemstörungen bei Schädel-Hirn-Verletzungen und Hirntumoren. Berlin-Göttingen-Heidelberg: Springer 1963.

FRUGONI, P., et R. RUBERTI: Considerations sur le traitement chirurgical des anéurysmes sacculaires intracrâniens de la carotide interne et de ses branches. Neuro-chirurgie 3, 241—252 (1957).

FURTADO, D.: Anéurysme de la carotide interne. Rev. neurol. 69, 523 (1938).

GALBRAITH, J. G.: Intracranial aneurysm considerations in surgical management. Sth. Surg. 13, 139 (1947).

GALLAGHER, J. P.: Obliteration of intracranial aneurysms by pilojection. J. Amer. med. Ass. 183, 231 (1963).
—, and Y. L. YAMAMOTO: Rupture of an intracranial aneurysm following arteriography: case report. Bull. Georgetown Univ. med. Cent. 9, 97 (1956).
— et al.: Large intracranial aneurysm producing panhypopituitarism and frontal lobe syndrome. Neurology (Minneap.) 6, 829 (1956).

GARDNER, E., and S. W. HARDWICK: Dissecting aneurysms of aorta associated with intracranial aneurysm and cerebral haemorrhage. J. Path. Bact. 58, 289 (1946).

GARDNER, W. J.: Cerebral angiomas and aneurysms. Surg. Clin. N. Amer. 16, 1019 (1936).
— The control of bleeding during operation by induced hypotension. J. Amer. med. Ass. 132, 572 (1946).

GEHUCHTEN, P. VAN, J. MORELLE et A. DEREYMAEKER: A propos du traitement des aneurysmes intracrâniens. Acta neurol. belg. 51, 357 (1951).

GERMAN, W. J.: Intracranial aneurysm: a surgical problem. Zbl. Neurochir. 3, 352—354 (1338).

GIBBS, J. R.: On the advantages of opening certain intracranial aneurysms. J. Nenrol. Neurosurg. Psychiat. 20, 165 (1957).

GILLINGHAM, F. J.: The management of ruptured intracranial aneurysms. Ann. Coll. Surg. 23, 89 (1958).

GLOBUS, J. H., and J. M. SCHWAB: Intracranial aneurysms, their origin and clinical behavior in series of verified cases. J. Mt Sinai Hosp. 8, 547 (1942).

GLYNN, L. E.: Medial defects in the circle of Willis and their relation to aneurysm formation. J. Path. Bact. 51, 213 (1940).

GODDÉ-JOLLY, D.: A propos des aneurismes arteriels intracraniens de la carotide interne et de ses branches. Ann. ocul. 188, 27 (1955).

GOLDEN, J., G. L. ODOM, and B. WOODHALL: Subdural hematoma following subarachnoid hemorrhage. Arch. Neurol. Psychiat. (Chic.) 69, 486 (1953).

GOWERS, W. R.: A manual of diseases of the nervous system, vol. 2. London: Churchill.

Graf, C. J.: Results of direct attack on nonfistolous intracranial aneurysm with remarks on statistics. J. Neurosurg. **12**, 146 (1955).
— The modern treatment of ruptured nonfistulous intracranial aneurysm. N. Y. St. J. Med. **56**, 3132 (1956).
— Surgical treatment of angiographically localized intracranial aneurysms, a follow-up report. Neurology (Minneap.) **6**, 686 (1956).
Griesinger, F.: Das Aneurysma der Art. basilaris. Arch. Heilkd. **3**, 554 (1862).
Griffiths, C. A.: Haemorrhage from a large vessel in or about the base of the skull: Interval ligature of both carotids. Brit. J. Surg. **3**, 134 (1948).
Groch, S. N., G. P. Sayre, and F. J. Heck: Cerebral hemorrhage in leukemia. Arch. Neurol. (Chic.) **2**, 439 (1960).
Groff, R. A.: Experiences with direct surgical treatment of intracranial aneurysms. Arch. Neurol. Psychiat. (Chic.) **72**, 782 (1954).
Gros, C., B. Vlahovitch et B. Anteroche: Reflexions sur une série de 46 anéurysmes supra-clinoidieus rompus. Evacuation du traitment chirurgical. Neuro-chirurgie **3**, 253 (1957).
— Anéurysmes de l'artère cérébrale antérieure, problèmes thérapeutiques. Rev. neurol. **87**, 624 (1952).
—, et B. Vlahovitch: Hypothermie et ischémie encéphalique dans la chirurgie des anéurysmes. Intern. Congr. of Neurosurg., Brüssel 1957.
Gross, S. W., and A. Holzman: Aneurysm of common carotid artery in the neck following partial ligation for an intracranial aneurysm. J. Neurosurg. **11**, 209 (1954).
Grote, W., u. W. Bettag: Multiple Hirnaneurysmen. Zbl. Neurochir. **17**, 151 (1957).
Guidetti, B.: 16 trattamento chirurgico degli aneurisimi della communicante anteriore. Minerva neurochir. **2**, 4 (1958).
Guillain, G., P. Schmite et I. Bertrand: Aneurysme du trone basillaire ayant determine la symptomatologie d'une tumeur de l'angle ponto-cérébelleux. Rev. neurol. **1**, 795 (1930).
Gull, W.: Cases of aneurysms of the cerebral vessels. Guy's Hosp. Rep. III, **55**, 281 (1859).
Gurdjian, E. S., and J. E. Webster: Blood chemistry studies in bilateral ligation of anterior cerebral arteries. Arch. Neurol. Psychiat. (Chic.) **73**, 309 (1955).
Guthkelch, A. N.: Large saccular aneurysm of the intracranial parth of the vertebral artery. Brit. J. Surg. **37**, 107 (1949).
Haike, H., u. F. H. Lewy: Aneurysma der Art. cerebelli inf. post. Mschr. Psychiat. Neurol. **35**, 26 (1914).
Hamby, W. B.: Intracranial aneurysms of the internal carotid artery and its branches. J. int. Coll. Surg. **5**, 216 (1942).
— Gross intracerebral hematomas report of 16 surgically treated cases. N. Y. St. J. Med. **45**, 866 (1945).
— Spontaneous subarachnoid hemorrhage of aneurysmal origin factors influencing prognosis. J. Amer. med. Ass. Bull. **136**, 522 (1948).
— Intracranial aneurysms — a general survey. Practitioner **162**, 313 (1949).
— The modern treatment of intracranial aneurysms. N. Y. St. J. Med. **52**, 2497 (1952).
— Intracranial aneurysms, Thomas. Springfield, Illinois 1952.
— The aneurysmal origin of non fatal subarachnoid hemorrhage. J. Neurosurg. **10**, 35 (1953).
— The treatment of ruptured intracranial aneurysms. Surg. Clin. N. Amer. **34**, 1063 (1954).
— The surgical management of intracranial aneurysms. Acta neurol. (Napoli) **2**, 341 (1956).
Hamilton, J. G., and M. A. Falconer: Immediate and late results of surgery in cases of saccular intracranial aneurysms. J. Neurosurg. **16**, 514 (1959).
Hardy, W. G., L. M. Thomas, J. E. Webster, and E. S. Gurdjian: Carotid ligation for intracranial aneurysm. J. Neurosurg. **15**, 281 (1958).
Harris, P., and G. Udvarhelyi: Aneurysms arising at the internal carotid-posterior communicating artery junction. J. Neurosurg. **14**, 180 (1957).
Hassler, O.: Morphologicall studies on the large cerebral arteries with reference to the aetiology of subarachnoid haemorrhage. Acta psychiat. scand. **36**, Suppl. 154 (1961).
Heer, S. T. P.: Aneurysms of cerebral arteries. Ned. T. Geneesk. **92**, 3699 (1948).
Heiskanen, O., and P. Nikki: Large intracranial aneurysms. Acta neurol. scand. **38**, 195 (1962).
Helpern, M., and S. M. Rabson: Sudden and unexpected natural death in spontaneous subarachnoid hemorrhage. Amer. J. med. Sci. **220**, 262 (1950).
Henderson, J. W.: Aneurysm and ocular findings. Trans. Amer. ophthal. Soc. **53**, 349 (1955).
Henschen, F.: Tumoren des Zentralnervensystems und seiner Hüllen. In: O. Lubarsch, et al. (Hrsg.), Handbuch der speziellen pathologischen Anatomie und Histologie, Bd. 13, Teil 3, S. 524. Berlin-Göttingen-Heidelberg: Springer 1955.
Heppner, F.: Über Gefahren und Komplikationen der cerebralen Angiographie. Zbl. Neurochir. **11**, 89 (1951).
Hermann, K., and A. R. MacGregor: Cerebral hemorrhage from rupture of a congenital intracerebral aneurysm in a child. Brit. med. J. **1940I**, 523.

HERMAN, K., S. OBRADOR, and N. M. DOTT: Intracranial aneurysms and allied clinical syndromes. Lisboa méd. **14**, 782 (1937).

HEYMAN, A., G. T. TINDALL, W. FINNEY, and B. WOODHALL: Measurement of retinal artery and intracarotid pressures, following carotid artery occlusion with the Crutchfield clamp. J. Neurosurg. **17**, 297 (1960).

HILL, F. R.: Two cases of leaking congenital intracranial aneurisms, ligatur of internal carotid artery. Proc. roy. Soc. Med. **31**, 215 (1938).

HILLER, F.: Das Aneurysma der Hirnarterien unter Berücksichtigung der arteriovenösen Aneurysmen und venösen Anomalien. In: Handbuch der Neurologie v. BUMKE u. FOERSTER, Bd. 11, S. 431. Die Zirkulationsstörungen des Rückenmarks und Gehirns. Berlin-Göttingen-Heidelberg: Springer 1936.

HIRKÔ, G.: Zwei Fälle der Arterienvarietäten. [Japanisch.] Tokyo-Igakkwai-Zasski **23**, 280 (1919).

HODES, P. J., C. R. PERRYMAN, and R. H. CHAMBERLAIN: Cerebral angiography. Amer. J. Roentgenol. **58**, 153 (1931).

— F. CAMPOY, H. E. RIGGS, and P. BLY: Cerebral angiography. Amer. J. Roentgenol. **70**, 61 (1953).

HÖÖK, O.: The prognosis in subarachnoid hemorrhage from intracranial arteriovenous aneurysms compared with that in subarachnoidal hemorrhage of other origin. Intern. Congr. of Neurosurg, Brüssel 1957.

— Subarachnoid haemorrhage prognosis, when angiography reveals no aneurysm a report of 138 cases. Acta med. scand. **162**, 493 (1958).

— Prognosis in subarachnoid haemorrhage. A report of 152 acute cases. Acta med. scand. **162**, 493 (1958).

—, and G. NORLEN: Aneurysms of the middle cerebral artery, a report of 80 cases. Acta chir. scand. Suppl., 235 (1958).

HUGHES, B.: The treatment of intracranial arterial aneurysm. Med. Press **231**, 181 (1954).

HUNTER, C. R., and F. H. MAYFIELD: The oblique view in cerebral angiography. J. Neurosurg. **12**, 79 (1955).

HYLAND, H. H.: Prognosis in spontaneous subarachnoid hemorrhage. Arch. Neurol. (chic.) **63**, 61 (1950).

—, and H. J. M. BARNETT: The pathogenesis of cranial nerves palsies associated with intracranial aneurysms. Proc. roy. Soc. Med. **47**, 141 (1954).

INGRAHAM, F. D., and C. A. COBB jr.: Cerebral angiography: A technic using dilute diodrast. J. Neurosurg. **4**, 422 (1947).

IRISH, C. W.: Aneurysms of the cerebral vessels with a study of 32 cases found at 12503 consecutive necropsies. Ann. Arbor 1940.

JACKSON, J. R., G. T. TINDALL, and B. S. NASHOLD jr.: Rupture of an intracranial aneurysm during carotid angiography. A case report. J. Neurosurg. **17**, 333—337 (1960).

JACOBSON, S. A.: Analysis of some factors in spontaneous subarachnoid hemorrhage. J. Neurosurg. **72**, 712 (1954).

JACQUES, L.: Aneurysm and anomaly of the circle of Willis. Arch. Path. Lab. Med. **1**, 213 (1926).

JAEGER, R.: Aneurysms of the post. communicating artery: report of five cases with operation. Arch. Neurol. (Chic.) **62**, 368 (1949).

— Aneurysm of the interval carotid artery. Syndrome of frontal headache with oculomotor nerve paralysis. J. Amer. med. Ass. **142**, 304 (1950).

JAKOBI, J.: Zur Diagnose perforierter Gehirnaneurysmen. Med. Klin. **1930**, 1130.

JAMIESON, K. G.: Rupture of an intracranial aneurysm during cerebral angiography. J. Neurosurg. **11**, 625 (1954).

JEFFERSON: Cit. by NORLEN. Proc. roy. Soc. Med. **45**, 300 (1952).

JEFFERSON, G.: Compression of the chiasm, optic nerves and optic tracts by intracranial aneurysms. Brain **60**, 444 (1937).

— On the saccular aneurysms of the internal carotid artery in the cavernosus sinus. Brit. J. Surg. **26**, 267 (1938/39).

— Isolated oculomotor palsy caused by intracranial aneurysm. Proc. roy. Soc. Med. **40**, 419 (1947).

— Les hémorragies sous-arachnoidiennes par angiomes et aneurysmes chez le jeune. Rev. neurol. **80**, 413 (1948).

— Further concerning compression of the optic pathways by intracranial aneurysms in clinical neurosurgery. Proceedings of the Congr. of Neurol. Surgeons, Bd. 1. Baltimore 1955.

JENKINSON, E. L., O. SUGAR, and H. LOVE: Rupture of an aneurysm of the internal carotid artery during cerebral angiography. Amer. J. Roentgenol. **71**, 958 (1954).

JOHNSON, H. C.: Cervical intracarotid pressure studies; their significance in the management of intracranial aneurysms. Surgery **33**, 537 (1953).

JOHNSON, R.: Zit. bei NORLEN, Proc. roy. Soc. Med. **45**, 291 (1952).

JOHNSON, R. T., J. M. POTTER, and R. G. REID: Arterial spasm in subarachnoid hemorrhage mechanical considerations. J. Neurol. London **21**, 68 (1958).

Kahlau, G.: Über die traumatische Entstehung von Aneurysmen der Hirnbasisarterien. Frankfurt. Z. Path. **51**, 319 (1938).

Kaplan, A. D., and A. E. Walker: Complications of cerebral angiography. Neurology (Minneap.) **4**, 643 (1954).

Kautzky, R., u. K. J. Zülch: Röntgendiagnostik intrakranieller Erkrankungen. Berlin-Göttingen-Heidelberg: Springer 1955.

Keen, W.: Intracranial lesions. Med. News (N. Y.) **57**, 443 (1890).

Ketelaer, C. J.: Sur la semiologie et l'evolution d'aneurysmes intracraniens chez des syphilitiques. Acta neurol. belg. **51**, 362 (1951).

Killian, H.: Das extracranielle Vertebralisaneurysma. Langenbecks Arch. klin. Chir. **263**, 437 (1950).

Kimbell, F. D., R. L. Llewellyn, and H. D. Kirgis: Surgical treatment of ruptured aneurysm with intracerebral and subarachnoid hemorrhage in a 16 month old infance. J. Neurosurg. **17**, 331 (1960).

King, A. B.: Succesful surgical treatment of an intracranial mycotic aneurysm complicated by a subdural hematoma. J. Neurosurg. **17**, 788 (1960).

King, G., H. W. Slade, and F. Campoy: Bilateral intracranial aneurysms. Arch. Neurol. Psychiat. (Chic.) **71**, 326 (1954).

Kirby, D. B.: Aneurysm of the intracranial portion of the internal carotid artery. Amer. J. Ophthal. **7**, 557 (1924).

Kirgis, H. D., and D. H. Echols: Management of intracranial arterial aneurysms. Surg. Clin. N. Amer. 1003 (1953).

Klemme, R. M., and D. D. Woolsey: Suprasellar aneurysm. Arch. Neurol. (Chic.) **47**, 632 (1942).

Klingler, M., E. Stricker u. W. Hunzinger: Kreislaufwirkungen angiographischer Kontrastmittel am Tier und Menschen. Zbl. Neurochir. **16**, 57 (1956).

Koch, V. W., and T. O. Nuzum: Mycotic aneurysm; report of one case. Ann. intern. Med. **14**, 522 (1940).

Köhler, W.: Die Ursache und Prognose der spontanen Subarachnoidalblutungen. Inaug.-Diss. Köln 1953.

Krauland, W.: Verletzungen der A. car. int. im Sinus cavernosus und Verletzungen der großen Hirnschlagadern mit Berücksichtigung der Aneurysmenbildung. In: Handbuch der speziellen pathologischen Anatomie und Histologie, Bd. 13, Teil 3. Berlin-Göttingen-Heidelberg: Springer 1955.

Kraus, H.: Gefäßmißbildungen und Gefäßgeschwülste des Gehirnes und ihre operative Behandlung. Wien. Arch. Psychol. Psychiat. Neurol. **1**, 175 (1951).

— Ein besonders großes intrakr. Aneurysma der A. car. int. Wien. Z. Nervenheilk. **5**, 23 (1952).

Krayenbühl, H.: Das Hirnaneurysma. Schweiz. Arch. Neurol. Psychiat. **47**, 155 (1941).

— Gefäßgeschwülste und Gefäßmißbildungen des Gehirns. Schweiz. med. Wschr. **71**, 1567 (1941).

— Spätresultate der Carotisligatur bei intrakraniellen Aneurysmen. Schweiz. med. Wschr. **76**, 908 (1946).

— Neurochirurgische Diagnostik und Therapie der Hemiplegie, ein Beitrag zur Indikationsstellung der cerebralen Angiographie. Dtsch. med. Wschr. **75**, 1177 (1950).

— L'anéurysme de l'àrtere communicante antérieure. Paris: Masson & Cie. 1959.

— u. F. Lüthy: Hydrocephalus als Spätfolge geplatzter basaler Hirnaneurysmen. Schweiz. Arch. Neurol. Psychiat. **61**, 7 (1948).

—, u. H. Richter: Die zerebrale Angiographie. Stuttgart 1952.

—, u. M. G. Yasargil: Die vasculären Erkrankungen im Gebiet der A. vertebralis und A. basialis. Stuttgart: Georg Thieme 1957.

— — Das Hirnaneurysma. Documenta Geigy, Basel, Series chir. 4 (1958).

Krieger, F. H.: Das Schicksal der spontanen subarachnoidalen Blutungen. Inaug.-Diss. Heidelberg 1939.

Ladam, P., et C. Monakow: Anéurysme de l'artère vertébrale gauche. Nouv. iconogr. Salpetrière **13**, 1 (1900).

Laine, E., D. Soots et M. Delandtsheer: Chirurgie des anéurysmes intracrâniens, à propos d'une série de dix-huit observations. Lille chir. **6**, 101 (1951).

— Traitement chirurgical des anéurysmes de l'artère communicante anteriéure. In: Krayenbühl 1959.

— P. Galibert, J. M. Delandtsheer et P. Pruvot: Neuro-chirurgie **3**, 315 (1957).

Laitinen, L., and A. Snellman: Aneurysms of the pericallosal artery, a study of 14 cases verified angiographically and treated mainly by direct surgical attack. J. Neurosurg. **17**, 447 (1960).

Lazorthes, G.: Les hemorragies intracraniennes, traumatiques spontaneés et du premier âge. Paris 1952.

— L'hémorragie cérébrale vue par le neurochirurgien. Paris: Masson & Cie. 1956.

— Étude anatomo-topographique de l'artère cerebrale antérieure et de l'artère communicante antérieure. In: Krayenbühl 1959.

Lazorthes, G., J. Gaubert et J. Poulhes: La distribution centrale et corticale de l'artère cérébrale antérieure; étude anatomique et incidences neurochirurgicales. Neuro-chirurgie 2, 237 (1956).

Lefort, C.: Carotide. Dict. encyclop. des scien. med. Paris 12, 621 (1871).

Lemmen, L. J., and R. G. Schneider: A neurysm in the third ventricle. Neurology 3, 474 (1953).

Lende, R. A.: Local spasm in cerebral arteries. J. Neurosurg. 17, 90 (1960).

Lepoire, J., et B. Coxam: Les aneurysmes de la communicante antérieure. Aspects anatomiques. Modalités opératoires Soc. Neuro-Chirurgie de Langue française. 1958.

Levin, P. M.: Intracranial aneurysms. Arch. Neurol. Psychiat. (Chic.) 67, 771 (1952).

Levy, L. F.: Subarachnoid haemorrhage without arteriographie vascular abnormality. J. Neurosurg. 17, 252 (1960).

Ley, E.: Successful treatment of an aneurysm of the anterior communicating artery. J. Neurosurg. 13, 294 (1956).

Lindgren, E.: Some aspects on the technique of tumors in the posterior fossa. Acta radiol. (Stockh.) 34, 331 (1950).

— Percutaneous angiography of the vertebral artery. Acta radiol. (Stockh.) 33, 389 (1950).

List, C. F.: Diagnosis and treatment of intracranial aneurysms. Chicago Neurolog. Soc. Arch. Neurol. Psychiat. (Chic.) 68, 842 (1952).

—, and F. J. Hodges: Intracranial angiography I. The diagnosis of vascular lesions. J. Neurosurg. 3, 25 (1946).

Locke jr., C. E.: Internal carotid arteriovenous aneurysms, or pulsating exophthalmus. Ann. Surg. 80, 1 (1924).

Lodge, S. D., G. F. Walker, and M. J. Stewart: Aneurysm of left internal carotid artery simulating pituitary tumor. Brit. med. J. 1927 II, 1179.

Löfstedt, S.: Intracranial arterial aneurysms; preliminary report. Acta radiol. (Stockh.) 34, 339 (1950).

— Subarachnoidal blödningarnas etiologi. Nord. Med. 47, 327 (1952).

Logue, V.: Saccular aneurysms of the internal carotid artery in the cavernosus sinus occuring bilaterally. Brit. J. Surg. 39, 181 (1951).

— Surgery in spontaneous subarachnoid haemorrhage. Brit. med. J. 1956 1, 473.

— The surgical treatment of aneurysms in the posterior fossa. J. Neurol. Neurosurg. Psychiat. 21, 66 (1958).

— Traitement chirurgical des anéurysmes des artères communicante et cérébrale antérireures pendant la phase aiguë. In: Krayenbühl 1959.

—, and G. Monckton: Posterior fossa angiomas, a clinical presentation of nine cases. Brain 77, 252 (1954).

Lougheed, W. M., H. W. Sweet, J. C. White and W. R. Brewster: The use of hypothermia in surgical treatment of cerebral vascular lesions. J. Neurosurg. 12, 240 (1955).

Lundberg, N., K. Nielsen, and E. Nilsson: Deep hypothermia intracranial surgery. J. Neurosurg. 12, 235 (1956).

Lyall, A.: Large aneurysm of circle of Willis with spontaneous cure by thrombosis. Brit. med. J. 1936 II, 282.

Lyons, I. P.: Adiposity and lipomatosis considered in reference to their constitutional relations and symptomatologie. Arch. intern. Med. 6, 28 (1910).

Maass, U.: Die Syphilis als häufigste Ursache der Aneurysmen an der Gehirnbasis. Beitr. path. Anat. 98, 307 (1937).

MacCarthy, C. S., and T. S. Cooper: Neurologic and metabolic effects of bilateral ligation of the anterior cerebral arteries in man. Proc. Mayo Clin. 26, 185 (1951).

Maccas, M.: Un procédé opératoire simple pour le traitement de l'anéurysme de l'artère vertébrale. Presse méd. 59, 314 (1951).

Madow, L., and B. J. Alpers: Aneurysms of the posterior communicating artery. Arch. Neurol. (Chic.) 70, 722 (1953).

Magee, C. G.: Spontaneous subarachnoid haemorrhage. A review of 150 cases. Lancet 1943 2, 497.

Magladery, J. W.: On subarachnoid bleeding in an appraisal of treatment. J. Neurosurg. 12, 437 (1955).

Magnus, V.: Aneurysm of the internal carotid artery. J. Amer. med. Ass. 88, 1712 (1927).

Majersky-Santa, K., u. I. Kiss: Beiträge zur Klinik und pathologischen Anatomie der Aneurysmen der basalen Gehirnarterien. Z. ges. Neurol. Psychiat. 176, 51 (1943).

Manghi, E., M. Sanginario, R. Rosselli e F. Boeri: Variazioni anatomiche ed emodynamiche nella porzione anteriore del poligono di Willis. Studio angiografica in diverse condizioni cliniche. Riv. Neuropsichiat. 3, 356 (1957).

Margolis, G., G. L. Odom, B. Woodhall, and B. M. Bloor: The role of small angiomatous malformations in the production of intracerebral hematomas. J. Neurosurg. 8, 564 (1951).

Marguth, F., u. W. Schiefer: Spontanteilung eines intracraniellen Aneurysmas angiographisch nachgewiesen. Acta neurochir. (Wien) 5, 38 (1956).

Markwalder, H.: Die sackförmigen Aneurysmen der basalen Hirnarterien. Ther. Umsch. 69 (1957).

Martland, H. S.: Spontaneous subarachnoid hemorrhage and congenital "Berry" aneurysms of the circle Willis. J. Surg. **43**, 10 (1939).

Maspes, P. E., e G. Kluzer: Cinque casi di aneurismi arteriovenosi cerebrali trattati con legatura della carotide. Minerva chir. **6**, 311 (1951).

—, and G. Marini: Intracranial arterial spasm related to supraclinoid ruptured aneurysms. Acta neurochir. (Wien) **10**, 630 (1962).

Matas, R.: Aneurysms of the Circle Willisi. Ann. Surg. **107**, 660 (1938).

Matson, D. D., and B. Woodhall: Intracranial and cervical trap ligation of the carotid artery complicated by blindness of the homolateral eye. J. Neurosurg. **5**, 567 (1948).

Maus, H., u. S. J. Loennecken: Cerebrale Angiographie und Narkose. Fortschr. Neurol. Psychiat. **30**, 155 (1962)-

McCaughey, W. T. E.: Ruptured intracranial aneurysms. Ulster med. J. **25**, 111 (1956).

McConnell, A. A.: Subchiasmal aneurysm treated by implantation of muscle. Zbl. Neurochir. **2**, 298 (1937).

McDonald, C. A., and M. Korb: Intracranial aneurysms. Arch. Neurol. Psychiat. (Lond.) **42**, 298 (1939).

McKendree, C. A., and L. J. Doskay: Visual disturbances of obscure etiology produced by focal intracranial lesions. Implicating the optic nerve. Bull. neurol. Inst. N. Y. **5**, 223 (1936).

McKissock, W., K. W. E. Paine, and L. S. Walsh: The value of hypothermia in the surgical treatment of ruptured intracranial aneurysms. J. Neurosurg. **17**, 700 (1960).

—, K. W. E. Paine, and L. S. Walsh: An analysis of the results of treatment of ruptured intracranial aneurysms, report of 772 consecutive cases. J. Neurosurg. **17**, 762 (1960).

—, A. Richardson, and L. S. Walsh: Posterior communicating aneurysms. A controlled trial of the conservative and surgical treatment of ruptured aneurysms of the internal carotid artery at or near the point of origin of the posterior communicating artery. Lancet **1960 I**, 1203.

—, and L. S. Walsh: Subarachnoid haemorrhage due to intracranial aneurysms. Brit. med. J. **1956 II**, 559.

Meadows, S. P.: Calcified aneurysm of left internal carotid artery with proptosis and optic atrophy. Proc. roy. Soc. Med. **41**, 95 (1948).

— Aneurysms of internal carotid artery. Trans. ophtal. Soc. U. K. **69**, 137 (1950).

Melot, G. J., R. Potvliege, J. Brihaye et P. Martin: Les anéurysmes intracraniens. J. belge Radiol. **42**, 135 (1959).

Merritt, H. H.: Diagnosis and treatment of vascular lesions in brain. Med. Clin. N. Amer. **22**, 577 (1938).

— Textbook of neurology. London: Kimpton 1955.

Mifka, P., u. H. Reisner: Ein Fall mit drei intracraniellen Aneurysmen. Wien. med. Wschr. **103**, 151 (1953).

Milletti, M.: Contributo alla conoscenza degli aneurismi multipli dei vasi cerebrali. Riv. oto-neuro-oftal. **21**, 141 (1946).

— Gli aneurismi dei vasi cerebrali. Diagnostica clinica e therapia chirurgica. Arch. Neurochir. (Firenze) **1**, 433 (1953).

Mitchell, N., and A. Angrist: Intracranial aneurysms: a report of 36 cases. Ann. intern. Med. **19**, 909 (1943).

Mitterwallner, F. v.: Variationsstatistische Untersuchungen an den basalen Hirngefäßen. Acta anat. (Basel) **24**, 51 (1955).

Molina, G.: Aneurisme de la ant. cerebellosa antero inferior. Rev. Neurol. Psiquiat. **14**, 528 (1951).

Moniz, E.: Die cerebrale Arteriographie und Phlebographie. Ergänzungsserie II. In: Handbuch der Neurologie (Bumke-Foerster) 1940.

Moore, M. T., and A. A. Bockman: Ruptured aneurysm of left anterior cerebral artery with production of ipsilateral cerebral signs. Arch. Neurol. Psychiat. (Chic.) **46**, 1057 (1941).

Morel, F., et E. Wildi: Examen anatomique du polygone de Willis et de ses anomalies. Etude statistique, Bd. 2. Ve Congr. Neurologique Internat. Lissabon 1953.

Moritz, A. R., and N. Zamcheck: Sudden and unexpected deaths of young soldiers: diseases responsible for such death in World War II. Arch. Path. Lab. Med. **42**, 459 (1946).

Mount, L. A.: Treatment of spontaneous subarachnoid hemorrhage. J. Amer. med. Ass. **146**, 693 (1951).

—, and J. M. Taveras: The results of surgical treatment of intracranial aneurysms as demonstrated by progress arteriography. J. Neurosurg. **13**, 618 (1956).

Mourgues, G.: Aneurysmen der A. basialis als extracerebrale Pseudotumoren. Ärztl. Wschr. **9**, 417 (1954).

Murphy, F.: The results of simple ligation of the carotid artery in the neck for intracranial aneurysms of the internal carotid circulation. Amer. Acad. Neurol. Surg. Rochester 1950.

— The results of simple ligation of the carotid artery in the neck for intracranial aneurysms of the internal carotid circulation. Zit. bei Hamby 1952

Murphy, J. P.: Cerebro-vascular disease. Chicago 1955.

Namin, P.: L'angiographie vertébrale. Paris 1956.

Nevin, S., and D. Williams: The pathogenesis of multiple aneurysms. Lancet 1937 II, 955.

Niedermeyer, E.: Zur Klinik und Pathogenese der Subarachnoidalblutungen. Nervenarzt 21, 151 (1950).

Nonne, M.: Präparat eines walnußgroßen Aneurysma der A. basilaris. Dtsch. med. Wschr. 1927 I, 132.

Norlen, G.: The pathology, diagnosis and treatment of intracranial saccular aneurysms. Proc. roy. Soc. Med. 45, 291 (1952).

— Klinik und chirurgische Behandlung der sackförmigen Hirnaneurysmen. Dtsch. Z. Nervenheilk. 170, 495 (1953).

—, u. A. Barnum: Surgical treatment of aneurysms of the anterior communicating artery. J. Neurosurg. 10, 634 (1953).

—, u. H. Olivecrona: The treatment of aneurysms of the circle of Willis. J. Neurosurg. 10, 404 (1953).

—, and S. N. Palsy: Aneurysms of the vertebral artery. J. Neurosurg. (Springfield) 17, 830 (1960).

Odessky, L., and D. E. Fader: Large aneurysm in the anterior cranial fossa: successful removal with recovery. Ann. intern. Med. 38, 1048 (1953).

Odom, G. L., B. M. Bloor, J. B. Golden, and B. Woodhall: Acute subarachnoid hemorrhage (etiology and mortality). N. C. med. J. 13, 624 (1952).

— — and B. Woodhall: Intracerebral hematomas: a survey of 106 verified cases. Sth. med. J. (Nashville) 45, 936 (1952).

Offret, G., et M. Massin: Réflexions sur évolutions des anéurysmes intracrâniennes ayant des relations avec l'appareil visuel. Soc. trans. Ophthal. 67, 241 (1954).

Ohler, W. R., and D. Hurwitz: Spontaneous subarachnoid hemorrhage. J. Amer. med. Ass. 98, 1856 (1932).

Olivecrona, H.: Ligature of the carotid artery in intracranial aneurysms. Acta chir. scand. 91, 353 (1944).

Ortmann, K. K.: Intrakranielles Aneurysma bei einem 6jährigen Mädchen. Dtsch. Z. ges. gerichtl. Med. 18, 604 (1931).

Oscherwitz, D., and L. M. Davidoff: Midline calcified intracranial aneurysm between occipital lobes, report of case. J. Neurosurg. 4, 539 (1947).

Osler, W.: The principles and practice of medicine, 7th ed., p. 982. London: Appleton 1909.

Ostow, M., and S. Bermann: Aneurysms of anterior portion of circle of Willis causing cerebral hemorrhage. J. Mt Sinai Hosp. 14, 918 (1948).

Packer, H. L.: Aneurysms of cerebral vessels. Arch. Neurol. (Chic.) 16, 728 (1926).

Packinson, D.: The problem of spontaneous subarachnoid hemorrhage with proven aneurysms. J. Neurosurg. 12, 565—569 (1955).

Padget, D. H.: The circle of Willis its embryology an anatomy. In: Daudy, Intracranial arterial aneurysms. Ithaca (N. Y.): Comstock Publ. Co. 1944.

Paillas, J. E., et al.: Les anéurysmes intracraniens multiples. Neuro-chirurgie 2, 271 (1956).

Pampiglione, G.: Aneurismi intracranii multipli. Riv. Neurol. 19, 42 (1949).

Peet, M., M. Isberg, and R. C. Bassett: Hypertension complicated by spontaneous subarachnoid hemorrhage. Amer. J. Surg. 78, 912 (1949).

Penzholz, H.: Zur Frage der doppelseitigen Unterbindung der A. carotis bei doppelseitigen intracraniellen Aneurysmen. Acta neurochir. (Wien) 3, 306 (1954).

Perese, D. M., W. C. Kite, A. J. Bedell, and E. Campbell: Complications following cerebral angiography. Arch. Neurol. Psychiat. (Chic.) 71, 105 (1954).

Perret, L. V., and J. W. Bull: Some aspects of subarachnoid haemorrhage. Brit. J. Radiol. 32, 85 (1959).

Perthes, G.: Über die Ursache der Hirnstörungen nach Karotisunterbindung und über Arterienunterbindung ohne Schädigung der Intima. Langenbecks Arch. klin. Chir. 114, 403 (1920).

Pertuiset, B.: Indications thérapeutiques dans les hémorragies cérébrales spontanées. Hôpital (Paris) 41, 161 (1953).

Peter, S., and M. Sercl: Surgical treatment of intracranial aneurysms. Rozhl. Chir. 32, 126 (1953).

Peters, C.: Spezielle Pathologie der Krankheiten des zentralen und peripheren Nervensystems. Stuttgart 1951.

Petit-Dutaillis, D.: L'hypotension contrôlée dans l'opération des angiomes sus-tentoriels. Ier Congrès Internat. de Neurochirurgie Brüssel 1957.

— E. Boltanski et F. Thiébaut: Hémorragie méningée et troubles bulbo tubérantielliés à une malform de l'artère vertébrale G. attestée par une arteriogr. vertebrale. Rev. neurol. 81, 128 (1949).

— L. Guillaumat et J. Rougerie: Syndrome de compression du nerf optique droit; dé couverte operatoire d'un aneurisme de l'artere ophthalmique, traitement par la methode du trapping. Neuro-chirurgie 3, 22 (1957).

—, et G. Guiot: Indications et résultats du traitement chirurgical des anéurismes circoides et des anéurismes artério-veineux carotidiens intracraniens. Presse méd. 61, 1719 (1953).

Petit-Dutaillis, D., and H. W. Pittmann: Aneurysms of the middle cerebral artery report of seven operated cases, review of literature, evaluation of surgical therapy. J. Neurosurg. **12**, 1 (1955).

Pia, H. W.: Die Diagnose und Therapie der angeborenen und erworbenen Erkrankungen der Hirngefäße. Dtsch. med. Wschr. **1956**, 1405.

— Neue Wege in der Behandlung der cerebralen Aneurysmen. Dtsch. Z. Nervenheilk. **184**, 459 (1963).

Pickering, G. W.: Vascular spasm. Lancet **1951 II**, 845.

Pilcher, C.: Vascular anomalies of brain. In surgical treatment of the nervous system. Bancroft and Pilcher. Philadelphia: J. B. Lippincott Co. 1946.

—, and C. Thuss: Cerebral blood flow III. Cerebral reflects of occlusion of the common or internal carotid arteries. Arch. Surg. **29**, 1024 (1934).

Pilz, C.: Zur Ligatur der A. carotis com. nebst einer Statistik dieser Operation. Langenbecks Arch. klin. Chir. **9**, 257 (1868).

Pitt, G. N.: Some cerebral lesions. Brit. med. J. **1890 I**, 827.

Pluvinage, R.: Malformations et tumeurs vasculaires cérébrales. Thèse Paris 1945.

— Étude anatomique des anéurysmes cerebraux. Sem. Hôp. Paris **25**, 2671 (1949).

Pompeu, F.: Angiographie des Gehirns und spontane subarachnoidale Blutung. Rev. bras. Cirurg. **18**, 1017 (1949).

Pool, J. L.: Cerebral vasospasm. New. Engl. J. Med. **259**, 1259 (1958).

— Early treatment of ruptured intracranial aneurysms of the circle of Willis with special clip technique. Bull. N. Y. Acad. Med. **35**, 357 (1959).

— Tinning and technique in the intracranial surgery of ruptured aneurysm of the anterior communicating artery. J. Neurosurg. **19**, 378 (1962).

— S. Jacobson, and T. M. Fletcher: Cerebral vasospasm clinical and experimental evidence. J. Amer. med. Ass. **167**, 1599 (1958).

Poppen, J. L.: Experiences with ligation of the left anterior cerebral artery. Zbl. Neurochir. **3**, 355 (1938).

— Ligation of the left ant. cerebral-artery, its hazard an means of avoidance of its complications. Arch. Neurol. Psychiat. (Chic.) **41**, 495 (1939).

— Über die Verhütung dauernden postoperativen Komas bei Ligatur der linken A. cerebri ant. Nervenarzt **12**, 126 (1939).

— Intracranial aneurysm in fifty-one proved cases. Arch. Neurol. Psychiat. (Chic.) **55**, 293 (1946).

— Diagnosis of intracranial aneurysms. Amer. J. Surg. **75**, 178 (1948).

— Aid of arteriogramm in diagnosis and treatment of intracranial aneurysms. Radiology **52**, 347 (1949).

— Intracranial aneurysms. Bull. Chicago med. Soc. **52**, 417 (1949).

— Ligation of the internal carotid artery in the neck, prevention of certain complications. J. Neurosurg. **7**, 532 (1950).

— Specific treatment of intracranial aneurysms. Experiences with 143 surgically treated patients. J. Neurosurg. **8**, 75 (1951).

—, and Ch. A. Fager: Intracranial aneurysms results of surgical treatment. J. Neurosurg. **17**, 283 (1960).

— H. F. Hare, and D. Weller: Intracranial aneurysm; diagnosis and treatment of aneurysm of internal carotid artery. Surg. Clin. N. Amer. **24**, 700 (1944).

Potter, J. M.: Cerebral arterial spasm. Wld Neurol. **2**, 576 (1961).

Pratt, G. H.: Surgical treatment of aneurysms. Amer. Heart J. **38**, 43 (1949).

Radner, S.: Intracranial angiography via vertebral artery. Acta radiol. (Stockh.) **28**, 838 (1947).

Ralston, B., Th. Rasmussen, and Th. Kennedy: Occlusion of the middle cerebral artery under normotension and anemically induced and chemically induced hypotension. J. Neurosurg. **12**, 26 (1955).

Ray, B. S.: Cerebral arteriovenous aneurysms. Surg. Gynec. Obstet. **73**, 615 (1941).

Raynor, R. B., and G. Ross: Arteriography and vasospasm. The effects of intracarotid contrast-media on vasospasm. J. Neurosurg. **17**, 1055 (1960).

Reid, R. G., and R. T. Johnson: Proc. of the sixt Internat. Congr. of Radiology in London 1950.

Richards, R. L.: Cerebral aneurysms. Med. Press **235**, 291 (1956).

Richardson, J. C., and H. Hyland: Intracranial aneurysms. A clinical and pathological study of subarachnoid and intracerebral hemorrhage caused by berry aneuryms. Medicine (Baltimore) **1**, 20 (1941).

Riechert, T.: Über Hirnaneurysmen. Zbl. Neurochir. **4**, 111 (1939).

Rigdon, R. H., and C. Allen: Aneurysms of vertebral arteries: consideration of their etiology. J. Lab. Clin. Med. **29**, 28 (1944).

Riggs, H. E., and C. Rupp: Milary aneurysms: relation of anomalies of circle of Willis to the formation of aneurysms. Arch. Neurol. (Chir.) **49**, 615 (1943).

Rijssel, E. C. van: Het aneurysma der basalen Hersenarteriae. Ned. T. Geneesk **78**, 3840 (1934).

Ritchie, W. P., and G. Haines: Spontaneous intracranial hemorrhage in children, report of eight cases in children fifteen years of age or younger. Arch. Surg. **66**, 452 (1953).

Rizzoli, H., and G. Hayes: Congenital berry aneurysm of the posterior fossa. J. Neurosurg. **10**, 550 (1953).

Robbins, S.: The association of berry aneurysms of the circle of Willis with congenital polycystic kidney disease. Boston med. Quart. **3**, 7 (1952).

Roberts, A.: Intracranial aneurysms with minimal signs. J. ment. Sci. **92**, 570 (1946).

Roberts, J. G.: Surgery of intracranial aneurysms. Brit. med. J. **1956** I, 1107.

Robertson, E. G.: Intracranial aneurysms. Med. J. Aust. **1936** II, 381.

Rogers, L.: Carotid ligation for intracranial aneurysm, report of a case studied by electro-encephalography. Brit. J. Surg. **32**, 309 (1944).

— Ligature of arteries, with particular reference to carotid occlusion and the circle of Willis. Brit. J. Surg. **35**, 43 (1947).

— Ligation of the common carotid artery: report of 19 personal cases. Lancet **1949** I, 949.

Rosen, S. R., and W. Kaufmann: Aneurysm of the circle Willis, with symptom-free interval of twenty-seven years between initial and final rupture. Arch. Neurol. Psychiat. (Chic.) **50**, 350 (1943).

Rothmann, M.: Über das Verhalten der A. cer. ant. beim Affen, Anthropoiden und Menschen. Arch. Psychiat. Nervenkr. **38**, 278 (1904).

Rousseaux, R., J. Lepoire et J. Midon: Anéurysme de la portion sous-arachnoïdienne de la carotide interne traité par exclusion entre deux ligatures. Rev. Neurol. **95**, 182 (1956).

Rowbotham, G. F.: Small aneurysm completely obstructing lower end of aquaeduct of Sylvius. Arch. Neurol. Psychiat. (Chic.) **40**, 1241 (1938).

— Small aneurysm completely obstructing lower end of aquaedukt of Sylvius. Arch. Neurol. Psychiat. (Chic.) **50**, 350 (1943).

Rowe, S. N., J. F. Grunagle, A. F. Susen, and J. S. Davis: Results of direct attack on intracranial aneurysms. J. Neurosurg. **12**, 475 (1955).

Rowley, J. F., J. F. Sullivan, and L. Turner: Spontaneous subarachnoid hemorrhage, clinical and therapeutic factors affecting prognosis. Neurology **7**, 86 (1957).

Rubinstein, H. S.: The anterior communicating in man. J. Neuropath. exp. Neurol. **3**, 196 (1944).

Russel, C. K.: Spontaneous subarachnoid haemorrhage following rupture of a congenital aneurysm of the anterior communicating artery of the circle of Willis. Report of case in which the aneurysm was excised. Trans. Amer. neurol. Ass. **65**, 130 (1939).

Russell, D. S.: The pathology of spontaneous intracranial haemorrhage. Proc. roy. Soc. Med. **47**, 689 (1954).

Saathoff, K.: Beitrag zur Pathologie der A. basilaris. Dtsch. Arch. klin. Med. **84**, 384 (1905).

Sahs, A. L., and P. G. Keil: Subarachnoid hemorrhage cansed by ruptured intracranial aneurysms. Amer. Heart J. **26**, 645 (1943).

Sands, S. J.: Aneurysms of cerebral vessels. Arch. Neurol. Psychiat. (Chic.) **21**, 37 (1929).

Saussure, R. L. de, S. E. Hunter, and J. T. Robertson: Sacculer aneurysms of the posterior fossa. J. Neurosurg. **15**, 385 (1958).

Scheid, W.: Die Zirkulationsstörungen des Gehirns und seiner Häute. In: Handbuch der inneren Medizin, IV. Aufl., Bd. III. 1953.

— Zirkulationsstörungen des Gehirns und seiner Häute und senile Hirnerkrankungen. In: Klinik der Gegenwart, Bd. IV. München-Berlin: Urban & Schwarzenberg 1956.

— Lehrbuch der Neurologie. Stuttgart: Georg Thieme 1963.

Schiefer, W., u. F. Marguth: Intraselläre Aneurysmen. Acta neurochir. (Wien) **4**, 344 (1956).

—, u. G. Struck: Serienangiographische Untersuchungen bei diffusen cerebralen Gefäßerkrankungen. Dtsch. Z. Nervenheilk. **176**, 595 (1957).

—, u. W. Walter: Die Persistenz embryonaler Gefäße als Ursache von Blutungen des Hirns und seiner Häute. Acta neurochir. (Wien) **7**, 53 (1958).

Schieferstein, W.: Symptomatologie und Therapie der intracraniellen Aneurysmen. Inaug.-Diss. Köln 1952.

Schmidt, C. F.: Der Kreislauf des Gehirnes. Pflügers Arch. ges. Physiol. **251**, 571 (1949).

Schmidt, M.: Intracranial aneurysms. Brain **53**, 489 (1930).

Schneider, M.: Die Physiologie der Gehirndurchblutung. Regensburg. Jb. ärztl. Fortbild. **5**, 1 (1956).

— Zur Pathophysiologie des Gehirnkreislaufes. In: Kreislaufstörungen des Zentralnervensystems. Acta neurochir. (Wien), Suppl. **7** (1961).

Schnellbächer, F.: Zur Pharmakologie der Gehirndurchblutung. Dt. med. Wschr. **80**, 1646 (1955).

Schorstein, J.: Carotid ligation in saccular intracranial aneurysms. Brit. J. Surg. **28**, 50 (1940).

— Carotid ligation in saccular intracranial aneurysms. Arch. Neurol. u. Psychiat. (Chic.) **45**, 711 (1941).

Schwartz, H. G.: Arterial aneurysm of the posterior fossa. J. Neurosurg. **5**, 312 (1948).

Sedzimir, C. B.: An angiographie test of collateral circulation through the anterior segment of the circle of Willis. J. Neurol. Neurosurg. Psychiat. **22**, 64 (1959).

Selverstone, B., and J. C. White: Gradual carotid occlusion in the treatment of cerebral aneurysms and vascular malformations, Bd. 2. Ve Congr. Neurol. Internat. 1953.
Senior, H. D.: The blood vascular system. In: Morris Human Anatomy. Philadelphia: Blakiston 1923.
Séze, S. de, M. Feld et G. Guiot: Traitement d'un anéurysme congénital de la sylvienne droite par la fermeture du collet. Rev. neurol. 79, 131 (1947).
Shelden, C. H., R. H. Pudenz, and L. E. Brannon: Intracranial aneurysms. Arch. Surg. 61, 294 (1950).
Shenkin, H. A., F. Cabieses, G. van den Noordt, P. Sayers and R. Coppermann: Symposium on intracranial vascular abnormalities, hemodynamic effect of unilateral carotid ligation on cerebral circulation of man. J. Neurosurg. 8, 38 (1951).
Shlossberg, F. R.: Aneurysm of the anterior cerebral artery: perimetric findings. Arch. Ophthal. 62, 894 (1952).
Shumacker, H. B.: Arteriovenous fistulae of the cervical portion of the vertebral vessels. Bull. N. S. Army med. Dep. 7, 108 (1947).
—, and E. E. Wayson: Spontaneous cure of aneurysms and arteriovenous fistulas, with some notes on intrasaccular thrombosis. Amer. J. Surg. 79, 532 (1950).
Siegrist, A.: Die Gefahren der Ligatur der großen Halsschlagader für das Auge etc. Albrecht v. Graefes Arch. Ophthal. 50, 511 (1900).
Silverstein, A.: Intracranial hemorrhage in patients with bleeding tendencies. Neurology (Minneap.) 11, 310 (1961).
Sjöquist, O.: Über intracranielle Aneurysmen der A. carotis und deren Beziehung zur ophthalmoplegischen Migräne. Nervenarzt 9, 233 (1936).
Slany, A.: Anomalien d. Circulus arteriosus Willisii in ihrer Beziehung zur Aneurysmenbildung an der Hirnbasis. Virchows Arch. path. Anat. 301, 62 (1938).
Small, J., J. Holmes, and K. Conolly: The prognosis and role of surgery in spontaneous intracranial haemorrhage. Brit. med. J. 1953 2, 1072.
Snellman, A., T. Makela, et S. Nyström: Considérations sur les anéurysmes de la region située entre les artères cérébrales antérieurs. Neuro-chirurgie 5, 148 (1959).
Solon, D.: Spontaneous subarachnoid hemorrhage. Arch. Neurol. Psychiat. (Chic.) 44, 919 (1940).
Sorgo, W.: Weitere Mitteilungen über Klinik und Histologie des kongenitalen arteriovenösen Aneurysmas des Gehirns. Zbl. Neurochir. 3, 64 (1938).
— Die Erkennung und operative Indikationsstellung bei den intrakraniellen Blutungen. Wien. klin. Wschr. 1940, 105.
Sosman, Mc, and E. C. Vogt: Aneurysms of the interval carotid artery and the circle of Willis from a roentgenological viewpoint. Amer. J. Roentgenol. 15, 122 (1926).
Spatz, E. L., and J. W. Bull: Vertebral arteriographie in the study of subarachnoid hemorrhage. J. Neurosurg. 14, 543 (1957).
Steelman, H. F., G. J. Hayes, and H. V. Rizzoli: Surgical treatment of certain intracranial aneurysms. A report of 56 consecutively treated patients. J. Neurosurg. 10, 564 (1953).
Steinbrecher, W.: Klinik, Ätiologie und Prognose „spontaner" Subarachnoidalblutungen. Nervenarzt 27, 251 (1956).
Stenuit, J.: Analyse de 195 cas d'hemorragie sous-arachnoïdienne. Acta neurol. belg. 62, 900 (1962).
Stern, E.: Studies of pressures in the carotid artery of patients undergoing cerebral angiography. J. Neurosurg. 10, 577 (1953).
Stern, W. E.: Mechanism in the production of hemiparesis associated with intracranial aneurysms. Brain 78, 503 (1955).
Sthebens, W. F.: Intracranial arterial aneurysms. Aust. Ann. Med. 31, 139 (1954).
Stierlin, F., u. V. Meyenburg: Die fortschreitende Thrombose und Embolie im Gebiet der A. car. int. nach Contusion und Unterbindung. Dtsch. Z. Chir. 152, 1 (1920).
Stopford, J. S. B.: The arteries of the pons and medulla oblongata. J. Anat. Physiol. 50, 131 (1916).
Strauss, I., J. H. Globus, and S. W. Ginsburg: Spontaneous subarachnoid hemorrhage, its relation to aneurysm of cerebral blood vessels. Arch. Neurol. Psychiat. (Chic.) 27, 1080 (1932).
—, and S. Tarachow: Prognostic factors in spontaneous subarachnoid hemorrhage. Arch. Neurol. Psychiat. (Chic.) 38, 239 (1937).
Strobos, R. R. J., and L. A. Mount: Problems related to treatment of intracranial aneurysms by carotid ligation. Arch. Neurol. Psychiat. (Chic.) 69, 118 (1953).
Strully, K. J.: Successful removal of intraventricular aneurysm of the choroidal artery. J. Neurosurg. 12, 317 (1955).
Sugar, O., and M. Tinsley: Aneurysm of terminal portion of anterior cerebral artery. Arch. Neurol. Psychiat. (Chic.) 60, 81 (1948).
Suter, W.: Das kongenitale Aneurysma der basalen Gehirnarterien und Cystennieren. Schweiz. med. Wschr. 1949, 471.
— Das kongenitale Aneurysma der basalen Gehirnarterien und Cystennieren. Schweiz. med. Wschr. 471, 79 (1949).

Swain, R. D.: The surgical treatment of certain intracranial arterial aneurysms. Surg. Clin. N. Amer. 28, 396 (1948).

Sweet, W. H., and H. S. Bennett: Changes in internal carotid pressure during carotid and jugular occlusion and their clinical significance. J. Neurosurg. 5, 178 (1948).

— S. J. Sarnoff, and L. Bakay: A clinical method for recording interval carotid pressure. Surg. Gynec. Obstet. 90, 327 (1950).

Tappura, M.: Prognosis of subarachnoid haemorrhage. Academ. Dissert. Helsinki 1962.

Tardini, A.: Anomalie anatomiche, variazioni metriche e strutturali delle arterie del C.Willis anterior in rapporto alla pathogenesi degli aneurismi. Riv. Anat. pat. Oncol. Parma 8, 521 (1954).

Taylor, A. B., and A. G. Whitfield: Subarachnoid haemorrhage: based on observations of eighty-one cases. Quart. J. Med., N. S. 5, 461 (1936).

Thevenard, A., et G. Guiot: Volumineux aneurysme sylvien. Rev. neurol. 82, 214—217 (1950).

Thiel, H. L.: Folgen intrakranieller Aneurysmen für das Sehorgan. Albrecht v. Graefes Arch. Ophthal. 159, 569 (1958).

Timberlake, W. H., and C. S. Kubik: Follow-up report with clinical and anatomical notes on 280 patients with subarachnoid hemorrhage. Trans. Amer. neurol. Ass. 1952, 26.

Tiwisina, Th.: Die Vertebralis-Angiographie und ihre diagnostische Bedeutung. Fortschr. Röntgenstr. 77, 662 (1952).

— Indikation, Fehler und Gefahren der Vertebralisangiographie. Langenbecks Arch. klin. Chir. 282, 459 (1955).

— Junctionale und organische Durchblutungsschäden der Vertebralis-Basilarisstrombahn. Hippokrates (Stuttg.) 28, 202 (1957).

Tönnis, W.: Die Erkennung und Behandlung der intracraniellen Gefäßgeschwülste und Gefäßmißbildungen. Arch. klin. Chir. 180, 424 (1934).

— Erfolgreiche Behandlung eines Aneurysmas der A. comm. ant. Zbl. Neurochir. 1, 39 (1936).

— Zur Behandlung intracranieller Aneurysmen. Langenbecks Arch. klin. Chir. 189, 474 (1937).

— Kreislaufstörungen bei Hirnoperationen. Langenbecks Arch. klin. Chir. 200, 174 (1940).

— Zur Unterbindung der A. carotis interna und zur Verhütung und Behandlung cerebraler Ausfallserscheinungen. Zbl. Chir. 72, 690 (1947).

— Die Chirurgie des Gehirns und seiner Häute. In: Die Chirurgie von Kirschner-Nordmann, Bd. III. Wien: Urban & Schwarzenberg 1948.

— Gefäßerkrankungen als neurochirurgisches Problem. Regensburg. Jb. ärztl. Fortbild. 2, 1 (1951).

— Die Behandlung der intracraniellen Aneurysmen. Dtsch. Z. Chir. 2, 1 (1951).

— Die Behandlung der intracraniellen Aneurysmen. Dtsch. med. J. 3, 1 (1952).

— Neurochirurgische Erfahrungen bei cerebralen Durchblutungsstörungen. Regensburg. Jb. ärztl. Fortbild. 5, 35 (1956).

—, u. W. Schiefer: Die chirurgische Behandlung der Subarachnoidalblutung. Landarzt 32, 217 (1956).

— — Konservative oder operative Behandlung der Subarachnoidalblutung. Medizinische 35, 1145 (1956).

— — Die Komplikationen bei Angiographie der Hirngefäße. Fortschr. Neurol. Psychiat. 26, 265 (1958).

— — Zirkulationsstörungen im Serienangiogramm. Berlin-Göttingen-Heidelberg: Springer 1959.

— — u. W. Walter: Zur Differentialdiagnose intracranieller Blutungen. Dtsch. Z. Nervenheilk. 176, 666 (1957).

—, u. K. Schürmann: Die sog. spontane (nicht traumatische) Subarachnoidalblutung. In: Lehrbuch der Chirurgie (Gohrbrandt u. Redwitz), Bd. I. Jena: Gustav Fischer 1956.

—, u. W. Walter: Ein neuer operativer Zugang zu den sackförmigen Aneurysmen der basalen Hirngefäße. Wien. med. Wschr. 110, 145 (1960).

Tomlinson, B. E.: Brain changes in ruptured intracranial aneurysms. J. clin. Path. 12, 391 (1959).

Trevani, E.: Ein als parasellärer Tumor operiertes Aneurysma der A. carotis interna. Dtsch. Z. Chir. 237, 534 (1932).

Trupp, M., and E. Sachs: Vascular tumors of the brain and spinal cord and their treatment. J. Neurosurg. 5, 354 (1948).

Turnbull, H. M.: Intracranial aneurysms. Brain 41, 50 (1918).

Turner, W. J.: A note on a mechanism of arterial rupture in cerebral arteriosclerosis. J. Neuropath. exp. Neurol. 5, 168 (1946).

Uihlein, A., and R. A. Hughes: The surgical treatment of intracranial vestigial aneurysms. Surg. clin. N. Amer. Mayo Clinic, 1071—1083 (1955).

— H. R. Terry, W. S. Payne, and J. W. Kirklin: Operations on intracranial aneurysms with induced hypothermia below 15° C and total circulating arrest. J. Neurosurg. 19, 237 (1962).

Usbeck, W.: Über ein als Tumor imponierendes großes Aneurysma der A. basilaris. Zbl. Neurochir. 4, 205 (1955).

Valladares, H., and C. Arriagada: The surgical treatment of cerebral hemorrhage. Internat. Congr. of Neurosurgery, Brüssel 1957.

Vet, A. C. de, u. A. Zeckel: Aneurysma van de A. carotis interna. Ned. T. Geneesk. 81, 4145 (1937).

Vincent, C., E. Thebaut, J. Lemoyne et L. Guillaumat: Deux cas d'anéurisme artériel intracranien traite par ligature de la carotide primitive. Rev. neurol. 67, 361 (1937).

Voris, H. C.: Complications of ligation of the internal carotid artery. J. Neurosurg. 8, 119 (1951).

Vriese, B. de: Sur la signification morphologique des artères cérébrales. Arch. Biol. (Paris) 21, 357 (1905).

Walkenhorst, A.: Gefäßabhängige Prozesse hinsichtlich ihrer Seitenlokalisation im Hirnstrombild. Nervenarzt 27, 180 (1956).

Walker, A. E.: Clinical localization of intracranial aneurysms and vascular anomalies. Neurology (Minneap.) 2, 79 (1956).

—, and G. Allègre: The pathology and pathogenesis of cerebral aneurysms. J. Neuropath. exp. Neurol. 13, 248 (1954).

Walsh, F. B., and A. B. King: Ocular signs of intracranial saccular aneurysms. Experimental work on collateral circulation through ophthalmic artery. Arch. Ophthal. 27, 1 (1942).

Walsh, M. N., and J. G. Love: Diagnosis and surgical treatment of intracranial carotid aneurysms. Proc. Mayo Clin. 14, 122 (1939).

Walter, W.: Über das Carotiscavernosus-Aneurysma. Zbl. Chir. 86, 1648 (1961).

—, u. W. Schütte: Zur Ursache der sog. spontanen intracerebralen Hämatome. Z. Nervenheilk. (1964) (im Druck).

— — Über die Gefäßspasmen bei frisch rupturierten sackförmigen Aneurysmen der Hirnarterien. Acta neurochir. (Wien) XI/5, 631 (1964).

Walton, J. N.: The late prognosis of subarachnoid hemorrhage. Brit. med. J. 1932 II, 802.

— The prognosis and management of subarachnoid haemorrhage. Canad. med. Ass. J. 72, 165 (1955).

— Subarachnoid haemorrhage. Edinburgh and London: Livingstone 1956.

Weaver, E. N.: Intracranial aneurysms, congenital and acquired. J. int. Coll. Surg. 27, 576 (1957).

Weber, F. P.: Stenosis (coarctation) of aortic isthmus, with sudden death from rupture of cerebral aneurysm. Proc. roy. Soc. Med. 20, 29 (1927).

Weber, G.: Über intracranielle Aneurysmen. Dtsch. med. Wschr. 1948, 256.

Wechsler, I. S., S. W. Gross, and I. Cohen: Arteriography and carotid artery ligation in intracranial aneurysm and vascular malformation. J. Neurol. Neurosurg. Psychiat. 14, 25—34 (1951).

Wechsler, J. S., and S. W. Gross: Cerebral arteriography in subarachnoid hemorrhage. J. Amer. med. Ass. 136, 517 (1948).

Weickmann, F.: In: Die zerebralen Durchblutungsstörungen des Erwachsenenalters. Berlin: VEB Verlag Volk u. Gesundheit 1959.

Weinberg, M. H.: Intracranial aneurysms. J. nerv. ment. Dis. 97, 666 (1943).

Wertheimer, P., et L. Mansuy: Anéurysmes artériels intracraniens. Lyon chir. 43, 606 (1948).

Wetzel, N., and R. A. Davis: An analysis of the results of treatment of intracranial aneurysms by common carotid artery ligation. Surg. Forum 6, 510 (1956).

Whalley, N.: Ruptured congenital aneurysm of anterior cerebral artery, report of case with successful removal. J. Neurol. Neurosurg. Psychiat. 12, 322 (1949).

White, J. C., and R. D. Adams: Combined supra- and infraclinoid aneurysms of internal carotid artery. J. Neurosurg. 12, 450 (1955).

—, and H. Ballantine: Intrasellar aneurysms simulating hypophyseal tumors. J. Neurosurg. 18, 35 (1961).

Wicks, S.: Sanguineous meningeal effusion (apoplexy), spontaneous and from injury. Guy's Hosp. Rep., III. s. 5, 119 (1859).

Williams, R. R., R. C. Bahn, and G. P. Sayre: Congenital cerebral aneurysms. Proc. Mayo Clin. 30, 161 (1955).

Williamsson, W., and L. Brackett: Management of intracranial aneurysms of the anterior communicating artery. Amer. Surg. 22, 100 (1956).

Wilson, G., H. E. Riggs, and C. Rupp: The pathologic anatomy of ruptured cerebral aneurysms. J. Neurosurg. 11, 128 (1954).

Wilson, S. A. K.: Neurology, ed. by Bruce. London: Edward Arnold 1940.

Windle, B. C. A.: On the arteries forming the circle of Willis. J. Anat. Physiol. 22, 289 (1888).

Wolf, G. A., H. Goodell, and H. G. Wolff: Prognosis of subarachnoid hemorrhage and its relation to long term management. J. Amer. med. Ass. 129, 715—718 (1945).

Wolfe, H. R.: Spontaneous subarachnoid haemorrhage. Med. Ill. 9, 102 (1955).

— Spontaneous subarachnoid haemorrhage a surgical challenge. Brit. J. Surg. 40, 319 (1953).

Woodhall, B., G. L. Odom, B. M. Bloor, and J. Golden: Direct measurement of intravascular pressure in components of the circle of Willis. Ann. Surg. 135, 911 (1952).

Wright, C. J. E.: Coarctation of the aorta with death from rupture of a cerebral aneurysm. Arch. Path. 48, 382 (1949).

Wüstefeld, M.: 23jährige Beobachtung einer Kranken unter dem Erscheinungsbild der pluriglandulären Störung bei Aneurysma im Hypophysengebiet. Med. Mschr. 8, 322 (1954).

Wyeth, J. A.: Essays in surgical anatomy and surgery of the great vessels of the neck. 1879. Zit. bei Hamby 1952.

Yaskin, H. E., and B. Alpers: Aneurysm of the vertebral artery. Arch. Neurol. Psychiat. (Chic.) 51, 271 (1944).

Zimmermann, W.: Über die Gehirnerweichung nach Unterbindung der A. car. com. Beitrg. klin. Chir. 8, 364 (1891).

Zollinger, R., and E. C. Cutler: Aneurysm of the internal carotid artery, report of a case simulating a tumor of the pituitary. Arch. Neurol. Psychiat. (Chic.) 30, 607 (1933).

Zülch, K. J.: Biologie und Pathologie der Hirngeschwülste. In: Handbuch der Neurochirurgie, Bd. 3. Berlin 1956.

— Gibt es Spasmen der Hirngefäße? Medizinische 14, 622 (1959).

Nachtrag zum Beitrag

Anatomie und Klinik der Gefäßmißbildungen des Gehirns und seiner Häute.

Von

H. Lange-Cosack.

Mit 5 Abbildungen.

Der Handbuchbeitrag wurde 1959 abgeschlossen, Anfang 1960 nochmals überarbeitet und am 14. 4. 60 zum Druck gegeben. Da sich das Erscheinen des Bandes bis 1965 hinausgezögert hat, sind Ergänzungen zu dem vor 5 Jahren bearbeiteten Kapitel, die die neuere Literatur berücksichtigen, notwendig. Diese können leider aus verlagstechnischen Gründen nur in Form eines kurzen Nachtrages gebracht werden. Außerdem wurden in einem Anhang zum Literatur-Verzeichnis die wichtigsten Publikationen seit 1959 für die einzelnen Teilgebiete nachgetragen.

Anomalien des Circulus Willisi und anderer intrakranieller Arterien.
(S. 15—21)

Daß Abweichungen im Bau des Circulus Willisi bei Patienten mit sackförmigen Aneurysmen etwa doppelt so häufig vorkommen als bei anderen Personen, wurde neuerdings auch von BURMESTER u. STENDER (1961) sowie von PEISKER (1964) bestätigt.

Zur Frage der *Häufigkeit der persistierenden Trigeminusarterie* oder Carotis-Basilaris-Anastomose sind inzwischen weitere Arbeiten erschienen. PEISKER (1962) fand bei 1100 Sektionen 1 Carotis-Basilaris-Anastomose. In dem klinischen Krankengut von TÖNNIS wurde nach der 1959 veröffentlichten Zusammenstellung von SCHIEFER u. WALTER bei 8 von 1657 angiographierten Patienten eine Carotis-Basilaris-Anastomose festgestellt. 3 der 8 Patienten hatten eine Subarachnoidalblutung, einer eine Hirnblutung. Bei zwei weiteren Kranken bestand neben der persistierenden Trigeminusarterie ein arteriovenöses Angiom. Dieselbe Kombination von Carotis-Basilaris-Anastomose und arteriovenösem Angiom wurde von FRUGONI et al. (1963) beobachtet. TOMMASI et al. (1963) beschrieben das Zusammentreffen einer Carotis-Basilaris-Anastomose mit einem Lipom in der lateralen Brückenregion, das ebenso wie die anderen begleitenden Mißbildungen einen dysontogenetischen Charakter hat.

Die sehr viel seltenere persistierende Arteria hypoglossica konnte von GERLACH et al. (1962) und von BRUETMAN u. FIELDS (1963) als starker Carotisast, der durch den erweiterten Canalis hypogloss. in die hintere Schädelgrube eintritt, angiographisch dargestellt werden; GERLACH gelang auch der bioptische Nachweis der Anomalie.

Gefäßmißbildungen (Hämangiome).

I. Angioma cavernosum.
(S. 21—22)

Die klinische Diagnose der Cavernome des Gehirns ist schwierig, da die Symptome je nach dem Sitz sehr verschieden sein können. SCHNEIDER u. LISS (1958) gelang bei 3 Kranken die klinische Diagnose und die erfolgreiche Operation (ein $2^1/_2$jähriges Mädchen, zwei Frauen im Alter von 33 Jahren). Bei den Frauen manifestierten sich die neurologischen Störungen (Hemiparese, Gesichtsfeldausfall) im Anschluß an eine Schwangerschaft. Eine Kranke hatte neben dem cerebralen Cavernom ein Fibrohämangiom der Tibia.

Daß das intracerebrale Angioma cavernosum auch beim Affen (Macacus rhesus) vorkommen kann, geht aus einer 1964 erschienenen Publikation von UNTERHARNSCHEIDT hervor.

II. Angioma racemosum.

1. Teleangiektasien.
(S. 23—24)

Unter den Teleangiektasien soll die chronische progressive cerebelläre Ataxie mit Teleangiektasien der Haut und der Conjunctiva kurz erwähnt werden. Das Krankheitsbild wurde 1941 erstmals von LOUIS-BAR beschrieben und später von BODER u. SEDGEWICK (1961) und von JUNGO, GLAUSER u. KÖNG (1963) ausführlich dargestellt. Neben der etwa im 2. Lebensjahr beginnenden langsam fortschreitenden Ataxie mit oculocutanen Teleangiektasien bestehen oft chronische Infektionen der oberen Luftwege. In den wenigen autoptisch untersuchten Fällen wurde eine Kleinhirnatrophie, gelegentlich in Verbindung mit Dilatation und Dünnwandigkeit der Venen der Leptomeninx über dem Cerebellum und mit Veränderungen am Nucleus niger gefunden. Allgemein wird ein recessiver Erbgang angenommen.

2. Sturge-Webersche Krankheit.
(S. 24—42)

Histochemische Untersuchungen exzidierter Rindenteile durch MÜLLER (1961) ergaben, daß die basophilen, häufig als Pseudokalk bezeichneten Strukturen aus sauren Mucopolysacchariden zusammengesetzt sind. MÜLLER führte ihre Entstehung auf die infolge der Angiomatose verminderte Sauerstoffzufuhr zurück.

Die 1960 erschienene Monographie über die Sturge-Webersche Krankheit von ALEXANDER u. NORMAN basiert auf sieben eigenen Beobachtungen und 257 aus der Literatur gesammelten Krankheitsfällen; sie enthält ein umfangreiches Literaturverzeichnis.

3. und 4. Venöse und arteriovenöse Angiome.
(S. 42—78)

Das *gemeinsame Vorkommen verschiedener cerebraler Gefäßmißbildungen*, insbesondere von arteriovenösen Angiomen und sackförmigen Aneurysmen, wurde in den letzten Jahren in mehreren Veröffentlichungen beschrieben [GROTE u. BETTAG (1958), CARAM (1959), ANDERSON u. BLACKWOOD (1959), BOYD-WILSON (1959), DAVID u. DILENGE (1961)]. Besonders interessant ist die Mitteilung von ROSS (1959) über das familiäre Auftreten von Gefäßmißbildungen: bei einer 33jährigen Frau wurden zwei cerebrale Angiome und ein sackförmiges Aneurysma festgestellt; deren Mutter hatte ebenfalls ein sackförmiges Aneurysma, das von der A. communicans posterior ausging und zu einer Subarachnoidalblutung geführt hatte.

Die Ansichten über die *Auswirkung intrakranieller arteriovenöser Gefäßmißbildungen auf den Gesamtkreislauf* sind immer noch umstritten. Im Gegensatz zu anderen Untersuchern kamen HÖÖK, WERKÖ u. ÖHRBERG (1956) bei sehr eingehenden Herz- und Kreislaufprüfungen von 14 Patienten mit arteriovenösen Angiomen und Carotis-Cavernosus-Fisteln zu dem Ergebnis, daß bei Gefäßanomalien im Kopfbereich keine zusätzliche Belastung von Herz- und Kreislauf nachweisbar sei. Sie waren der Meinung, daß pathologische Herz- und Kreislaufsymptome immer andere Ursachen hätten und nicht im unmittelbaren Zusammenhang mit der Gefäßmißbildung stünden.

Der Frage der *Größenzunahme der arteriovenösen Angiome* sind Höök u. Johanson (1958) durch Kontrolluntersuchungen von 12 Patienten nach einem Zeitraum von 3,5 bis zu 21 Jahren nachgegangen. Bei 8 Kranken fanden sie eine Größenzunahme, insbesondere bei Lokalisation in der Sylvischen Furche, während das Angiom bei 5 Kranken unverändert blieb. Von Svien u. Peserico (1960) wurde innerhalb von 4 Jahren nach rezidivierenden Blutungen und viermaliger Röntgenbestrahlung die fast völlige Rückbildung eines faustgroßen fronto-temporalen arteriovenösen Angioms beobachtet.

Daß die cerebralen *arteriovenösen Angiome* nicht ganz selten bereits *im Kindesalter Symptome verursachen* und infolge der verbesserten Untersuchungsmethoden auch schon im Kindesalter diagnostiziert werden, geht aus einer Reihe neuer Publikationen hervor [Laine, Galibert, Delandtsheer-Arnott u. J. M. Delandtsheer (1958), Paillas, Bonnal, Serratrice, Bérard-Badier u. Winninger (1959), Huber (1959), Hailwax (1960), Papatheodorou, Gross u. Hollin (1961), Isfort u. Küper (1963), Lazorthes, Espagno u. van Hong (1963)].

Mehrere Veröffentlichungen aus den letzten Jahren befassen sich mit der Herausarbeitung der *Symptomatologie der arteriovenösen Angiome bei bestimmter Lokalisation.*

Das Syndrom der *arteriovenösen Mißbildungen des Gyrus fusiformis* wurde von Hayes (1964) beschrieben. In allen vier von ihm beobachteten Fällen traten zu Beginn eine oder mehrere Subarachnoidalblutungen auf. Der neurologische Befund war durch eine contralaterale obere Quadrantenhemianopsie und durch homolaterale Symptome der langen Bahnen (Hemiparesen, Hemihypästhesien) charakterisiert. Als inkonstante Symptome kamen Nystagmus, Hypästhesie im gleichseitigen Trigeminusgebiet und vorübergehende gleichseitige Pupillenerweiterung vor. Alle Fälle wurden nach Sicherung der Diagnose durch die Vertebralis- oder Carotisangiographie erfolgreich operiert. Der Gesichtsfeldausfall wird durch Druckwirkung oder Minderdurchblutung der Sehstrahlung im Bereich des Gyrus fusiformis und die Schädigung der gleichseitigen langen Bahnen durch Anpressung des gegenseitigen Pedunculus gegen den Tentoriumrand als Folge der durch die Blutung verursachten Hirnschwellung und Massenverschiebung erklärt.

Lazorthes, Espagno u. van Hong (1964) beschrieben *eine bestimmte Gruppe kleiner,* frontal, parieto-occipital oder temporal *in der Tiefe gelegener Angiome* bei 9 Patienten unter 20 Jahren. Diese Angiome manifestierten sich im Gegensatz zu den größeren, oberflächlich gelegenen Angiomen, die häufiger zu epileptischen Anfällen führen, stets zu Beginn durch eine mit Bewußtlosigkeit einhergehende intracerebrale Blutung, die meist neurologische Ausfälle (Hemiplegie, Aphasie, Hemianopsie) zur Folge hatte. Auch in diesen Fällen war die Prognose der operativen Behandlung günstig.

Über zwei Fälle der verhältnismäßig seltenen *arteriovenösen Angiome der Orbita* berichteten Isfort u. Küper (1963). In einem Falle handelte es sich um einen einjährigen Knaben, bei dem sich eine einseitige Protrusio bulbi infolge eines von der A. ophthalmica ausgehenden arteriovenösen Angioms entwickelte. Im anderen Falle handelte es sich um eine 49jährige Frau mit einer geschwulstartigen Verdickung am inneren Augenwinkel. Die beiden Kranken konnten unter Erhaltung des Sehnerven erfolgreich operiert werden.

Seit die Vertebralisangiographie zu den Routineuntersuchungen gehört, werden immer häufiger *arteriovenöse Angiome der hinteren Schädelgrube* beschrieben [Dereux et al. (1959, 1960), Teasdall (1958), Petit-Dutaillis et al. (1960), Verbiest (1961), Morello et Borghi (1963), Laine et al. (1963)]. Je nach dem Sitz im Kleinhirn (in drei Fällen von Verbiest doppelseitig), im Hirnstamm oder im Brückenwinkel, kommt es zu entsprechenden Lokalsymptomen. Mitunter setzt der akute Krankheitsbeginn mit einer Subarachnoidalblutung ein. Mitunter kommt es zu wechselnden Hirndruckerscheinungen. Es werden sowohl remittierende Verläufe als auch langsam fortschreitende neurologische Ausfallserscheinungen beobachtet. Laine u. Mitarb. beschrieben zwei Fälle basaler, z.T. innerhalb der Dura gelegener arteriovenöser Angiome, im 1. Fall an der Stelle der Vereinigung des Sinus cavernosus und des Sinus petrosus sup., im 2. Falle auf der linken

Seite des Tentoriums. Beide Patienten hatten Halbseitensymptome, der zweite auch wechselnde Sprachstörungen.

In den letzten Jahren hat man der klinischen Diagnostik und der Pathophysiologie der *Aneurysmen der Vena Galeni* zunehmende Beachtung geschenkt. Während die Prognose früher als infaust galt, sind in letzter Zeit mehrfach erfolgreich operative Eingriffe (Unterbindung der zuführenden Gefäße mit oder ohne Exstirpation des Aneurysmas, Torkildsen-Drainage) gelungen [POPPEN u. AVMAN (1960), GOLD, RANSOHOFF u. CARTER (1964)].

Wie die pathologisch-anatomischen Untersuchungen und die Angiogramme gezeigt haben, gehören die Aneurysmen der Vena Galeni nicht zu den rein venösen Fehlbildungen. Es handelt sich vielmehr um arteriovenöse Gefäßmißbildungen mit klinischen und morphologischen Besonderheiten. Die Ausweitung der Vena Galeni entsteht durch einen arteriovenösen Kurzschluß, der entweder durch direkte Einmündung arterieller Gefäße in die Vene oder durch ein vorgeschaltetes netzartiges arteriovenöses Angiom zustandekommt (Abb. 1). Zu den zuführenden Gefäßen gehören immer ein- oder doppelseitig die A. cerebri posterior, mitunter auch die A. cerebell. sup. und die A. cerebri anterior durch die Endäste der A. pericallosa, während die A. cerebri media nur selten beteiligt ist (z. B. bei Fall 3 von GOLD et al.). Der Abfluß aus der Vena Galeni erfolgt meist über den ebenfalls erweiterten Sinus rectus und den Sinus transversus (Abb. 3b). Oft findet man noch Fehlbildungen an anderen Gefäßen (z. B. mehrfache Anlage der A. cerebri post., Persistenz embryonaler Gefäße, angiomatöse Gefäßkonvolute an anderen Stellen des Gehirns und in den weichen Häuten, Fehlanlage von Venen und Hirnsinus).

Die Häufigkeit der arteriovenösen Kurzschlüsse mit Abfluß in die Vena Galeni läßt sich nicht sicher bestimmen, da sie vor Einführung der Vertebralisangiographie nur selten diagnostiziert wurden. GOLD, RANSOHOFF u. CARTER stellten 1964 35 Fälle aus der Literatur zusammen und ergänzten sie durch acht eigene Beobachtungen. Nach den bisher mitgeteilten Beobachtungen scheinen Knaben häufiger betroffen zu sein als Mädchen.

Klinisch ist das frühzeitige Manifestationsalter bemerkenswert. Meistens treten die ersten Krankheitserscheinungen im Säuglings- und Kleinkindalter, mitunter schon unmittelbar nach der Geburt auf. Seltener stellen sich die Initialsymptome im Adolescenten- und Erwachsenenalter (2.—4. Jahrzehnt) ein.

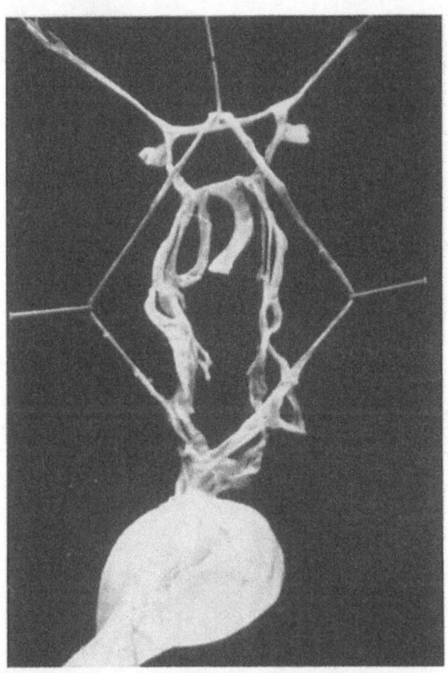

Abb. 1*. Gefäßpräparat. Aneurysma der Vena Galeni, starke Erweiterung des Sinus rectus und des Confluens sinuum, angiomatöse Mißbildung vor dem Aneurysma, multiple Ausbildung der A. cerebri post. beiderseits, akzessorische Balkenarterie aus der A. commun. ant.

Wenn die ersten Symptome bereits beim Neugeborenen auftreten, ist dies ein Zeichen dafür, daß ein großer arteriovenöser Shunt und oft noch andere Fehlbildungen vorliegen. In der Neugeborenenperiode stehen die kardiovasculären Störungen im Vordergrund und führen in der Regel auch zum Tode. Durch die vermehrte Auswurfmenge des Herzens kommt es zur Hypertrophie und schließlich zur kardialen Dekompensation, die medikamentös nicht zu beeinflussen ist.

Bei Säuglingen und Kleinkindern entsteht infolge der Kompression des Aquäductes durch die erweiterte Vena Galeni ein intermittierender oder ein vollständiger Verschluß-Hydrocephalus, der eine zunehmende Schädelvergrößerung zur Folge hat. Besonders

---

* Die Abb. 1—4 sind der Arbeit von PAMPUS, GÖTT u. KERSTING (1960) entnommen.

auffallend sind bei diesen Kindern die stark erweiterten und gestauten Stirnvenen, die viel ausgeprägter sind als bei anderen Formen des kindlichen Hydrocephalus (Abb. 2).

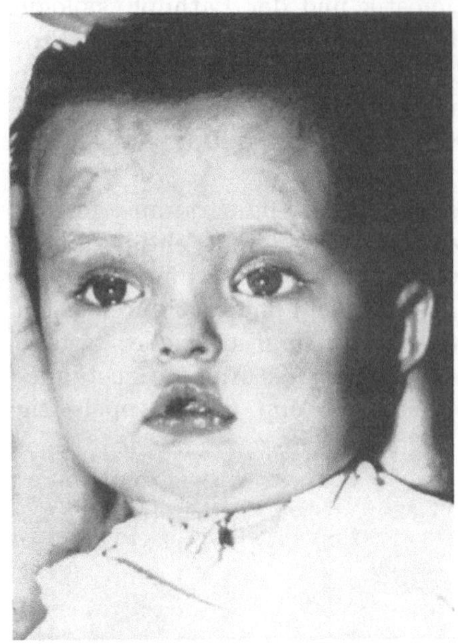

Abb. 2. Hydrocephale Konfiguration des Schädels mit Stauung und Erweiterung der Venen im Bereiche der Stirn beiderseits und der rechten Orbita (Teleangiektasien, Storchenbiß).

Neben den Zeichen der intrakraniellen Druckerhöhung und der Mittelhirneinklemmung (wechselnde Bewußtseinslage, Opisthotonus, Augenmuskel- und Pupillenstörungen, Blickkrämpfe, paroxysmale Atemstörungen u.a.m.) kommen auch fokale Krampfanfälle vor. Häufig ist ein lautes pulssynchrones Gefäßgeräusch über dem Schädel zu hören. Die Kinder bleiben in ihrer psychischen und motorischen Entwicklung zurück.

Bei älteren Kindern und Erwachsenen manifestiert sich die Gefäßmißbildung häufiger durch Kopfschmerzen und rezidivierende Subarachnoidalblutungen. Ferner können sich intermittierende Gleichgewichtsstörungen, Nystagmus, Krampfanfälle, Hirnnervenstörungen und wechselnde Lähmungen einstellen. Ein Gefäßgeräusch ist bei dieser Altersgruppe seltener nachzuweisen als bei den Säuglingen und Kleinkindern. Die geschilderten klinischen Bilder sind nicht immer streng auf die jeweilige Altersstufe beschränkt. Vielmehr können Überschneidungen zwischen den verschiedenen Symptomengruppen vorkommen.

Die Diagnose wird durch das Angiogramm gesichert. Häufig läßt sich die Gefäßmißbildung sowohl durch die Vertebralisangiographie als auch über die erweiterten Aa. commun. post. durch die Carotisangiographie zur Darstellung bringen (Abb. 3a und b und 4). Mitunter gelingt bei der Ventriculographie der Nachweis

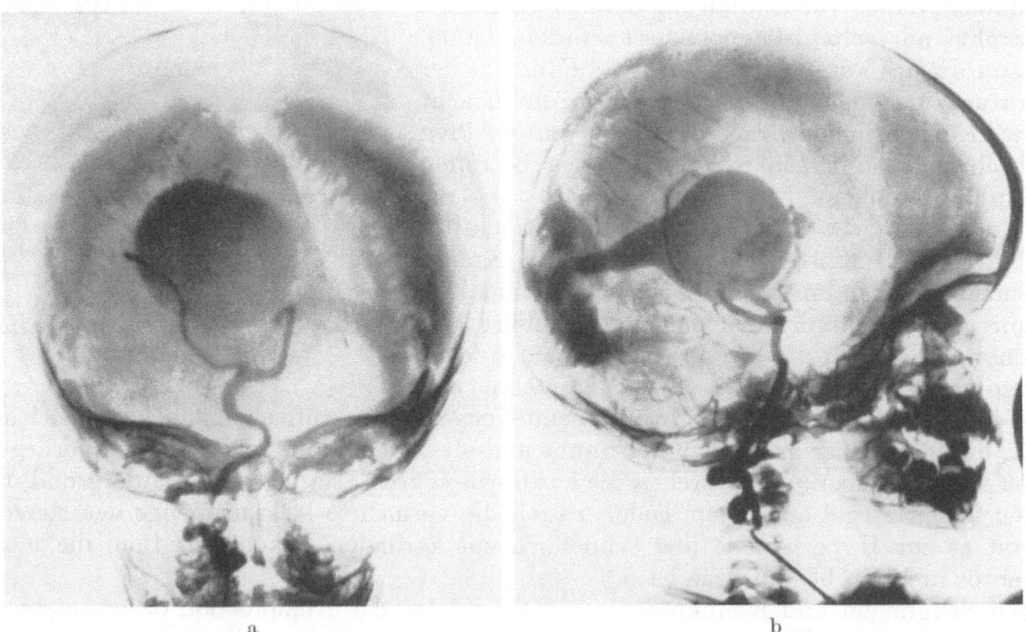

a   b

Abb. 3a u. b. Rechtsseitige Vertebralisfüllung: Die Zuflüsse zu dem Aneurysma der Vena Galeni stammen aus den beiden Aa. cer. post. und einem kleinen akzessorischen Ast direkt aus dem Circulus Willisi. Abfluß über den stark erweiterten Sinus rectus und Sinus transversus sinister.

der runden Kontur des Aneurysmensackes als Aussparung im hinteren Teil des III. Ventrikels. Die Leeraufnahmen des Schädels lassen Zeichen intrakranieller Drucksteigerung (Nahtsprengung, Wolkenzeichnung, Druckschädigung der Sella) und bei älteren Patienten mitunter auch eine ausgedehnte Verkalkung des Aneurysmas in der Mittellinie erkennen.

Die Prognose ist bei den Jugendlichen und Erwachsenen günstiger als bei den Kindern, die schon früh die ersten Krankheitsmanifestationen zeigen. Es ist bisher nicht gelungen, neugeborene Kinder mit Symptomen einer arteriovenösen Fehlbildung unter Beteiligung der Vena Galeni am Leben zu erhalten. Dagegen wurde unter anderem von GOLD, RANSOHOFF u. CARTER über erfolgreiche Operationen bei Säuglingen berichtet. Sie konnten zeigen, daß sich die präoperativ festgestellte Vergrößerung des Herzens postoperativ wieder zurückbildete. In anderen Fällen, z.B. in dem von HERNANDEZ, SCHWARTZ u. GOLDRING beschriebenen Krankheitsfall, blieben postoperativ schwere kardiovasculäre Störungen bestehen, weil assoziierte Fehlbildungen am Herzen vorlagen. POPPEN u. AVMAN (1960) gelang nach Unterbindung der Zuflüsse bei einem 16jährigen Jungen die Totalexstirpation der Gefäßmißbildung.

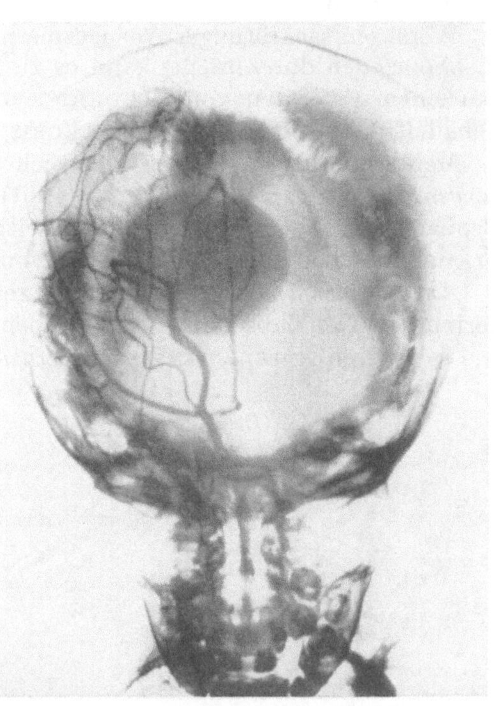

Abb. 4. Das Aneurysma der Vena Galeni mit der vorgeschalteten Gefäßmißbildung läßt sich auch durch die Carotisangiographie zur Darstellung bringen, da die beiden vorderen Hirnarterien ebenfalls in das Angiom einmünden.

Das sackförmige Aneurysma der Hirnarterien.
(S. 78—110)

Häufigkeit. Größere klinische Statistiken liegen bisher noch nicht vor. Von PEISKER (1962) wurde die Häufigkeit der sackförmigen Aneurysmen der Hirnarterien in einem Obduktionsmaterial von 1100 Fällen übereinstimmend mit anderen Statistiken mit 1% angegeben.

Manifestationsalter. Daß intrakranielle Aneurysmen vereinzelt schon im 1. Lebensjahr vorkommen können, zeigt die Publikation von JONES u. SHEARBURN (1961), die ein 4 Wochen altes Kind mit einem rupturierten Aneurysma der A. cerebri media erfolgreich operierten. JANE (1961) berichtete über ein einjähriges Kind, das nach der Operation eines großen blutenden Aneurysma der blind endenden A. cerebelli post. inf. verstarb.

Da in dem Beitrag von TÖNNIS und WALTER (dieser Band S. 212ff.) auf die Krankheitsverläufe bei konservativer und chirurgischer Behandlung unter Berücksichtigung der Literatur bis 1964 ausführlich eingegangen wird, ist zu diesem Kapitel nur ein kurzer Nachtrag erforderlich. Hier sollen die Arbeiten der letzten Jahre berücksichtigt werden, die sich mit der *klinischen Symptomatologie der Aneurysmen verschiedener Lokalisation* beschäftigen.

Sackförmige Aneurysmen der A. carotis interna im Canalis caroticus kommen selten vor. Sie können durch die Nachbarschaft zum Ganglion Gasseri zu heftigen Trigeminusschmerzen und sensiblen Ausfällen [HARRISON et al. (1963)], außerdem auch zu anderen homolateralen Hirnnervenstörungen (VI, VII, VIII, IX, XII), sowie zu einer röntgenologisch erkennbaren Arrosion der Pyramidenspitze führen [GUIRGUIS u. TADROS (1962), KIA-NOURY u. WEBER (1963)].

Weitere Beobachtungen der ebenfalls nicht sehr häufigen *bilateralen Aneurysmen im Sinus cavernosus* sind von Weickmann (1959) sowie von Wilson u. Myers (1963) mitgeteilt worden.

Wenn ein sackförmiges Aneurysma im Cavernosusabschnitt der Carotis interna in die Siebbeinzellen durchbricht, kann es zu schwerem rezidivierenden Nasenbluten kommen. Bei einem Patienten von McCormick u. Beals (1964), der einer Blutung erlag, war ein Schädeltrauma vorausgegangen. Voris u. Basile (1961) gelang die operative Heilung.

Mehrere Arbeiten beschäftigen sich mit der Symptomatologie der *intrasellären Aneurysmen* [White u. Ballantine (1961), Hancock (1963) u.a.]. Bemerkenswert ist die Beobachtung einer totalen doppelseitigen Ophthalmoplegie neben einer einseitigen Trigeminusschädigung in dem Falle von Hancock.

Aneurysmen der A. cerebri anterior gehen häufiger vom horizontalen Schenkel als vom peripheren Gefäßabschnitt aus. Jedoch ist die Kenntnis der klinischen Syndrome bei den selteneren *Aneurysmen der A. pericallosa* deshalb wichtig, weil diese bei rechtzeitiger Erkennung eine günstigere operative Prognose haben. Laitinen u. Snellman (1960) berichten über 14 Fälle und Pertuiset, Lepoire, Boudin u. Cabezas (1961) unter kritischer Würdigung der gesamten Literatur über fünf eigene Beobachtungen. Die aus dieser Arbeit stammende schematische Darstellung (Abb. 5) zeigt die verschiedenen Möglichkeiten der Lokalisation der Aneurysmen der A. pericallosa, deren Beginn vom Abgang der A. communicans anterior gerechnet wird. Pertuiset u. Mitarb. fanden in einem Falle ein fusiformes Aneurysma zwischen dem Abgang der A. fronto-polaris und der A. calloso-marginalis, in den anderen Fällen sackförmige Aneurysmen. Da nicht selten Varianten im Gefäßverlauf vorkommen, z.B. Anastomosen der beiden Aa. pericallosae in Höhe des Balkenknies, ist für die genaue Beurteilung stets die doppelseitige Carotisangiographie erforderlich. Die Luftfüllung dagegen kann zu einer Verkennung des Krankheitsbildes führen, z.B. zu der Annahme eines Balkentumors oder, da häufig eine Ventrikelerweiterung besteht, zur Annahme einer Hirnatrophie.

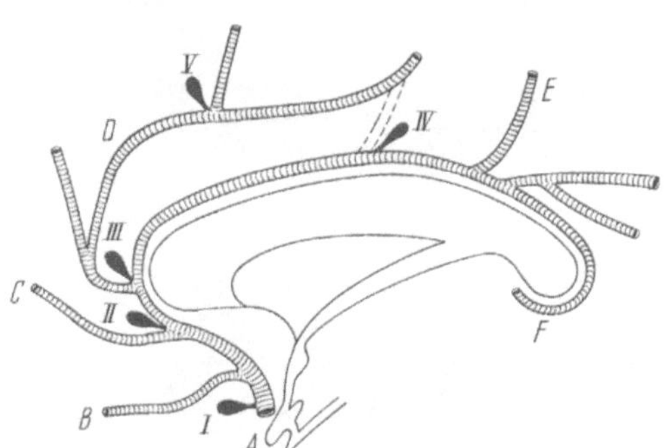

Abb. 5. Schema der verschiedenen Lokalisation der Aneurysmen der A. pericallosa und ihrer Kollateralen (entnommen der Arbeit von Pertuiset u. Mitarb., 1961). *A* A. commun. ant.; *B* A. fronto-orbitalis; *C* A. fronto-polaris; *D* A. callosomarginalis; *E* A. parieto-occipitalis; *F* A. pericallosa post.

Die Ruptur der Aneurysmen der A. pericallosa kann zu verschiedenen klinischen Bildern führen:

1. zu einer Subarachnoidalblutung ohne neurologische Lokalsymptome,

2. zu einer Subarachnoidalblutung mit nachfolgender Hemiparese und Hemihypästhesie oder einer isolierten Beinparese, die homolateral sein kann. Ferner können psychische Veränderungen im Sinne eines Stirnhirnsyndroms, eine einseitige Geruchsstörung und Schwindelgefühl ohne Nystagmus auftreten.

3. Zu den Zeichen eines Frontalhirntumors mit Störung der mnestischen Funktionen und des Antriebs, doppelseitiger Stauungspapille mit Blutungen, doppelseitigem Greifreflex und doppelseitigen frontalen Veränderungen im EEG.

Nach Laitinen u. Snellman sowie Pertuiset u. Mitarb. sind die Aneurysmen der A. pericallosa am häufigsten am Abgang der A. calloso-marginalis lokalisiert. Laitinen u. Snellman fanden außerdem in mehreren Fällen multiple Aneurysmen.

Nachdem die Vertebralisangiographie mehr und mehr routinemäßig durchgeführt wird, werden häufiger sowohl sackförmige als auch fusiforme *Aneurysmen des Vertebraliskreislaufs* beobachtet [de Saussure, Hunter u. Robertson (1958), Rosselet, Zander u. Secrétan (1961), Wolter u. Penzholz (1962), Thiébaut, Wackenheim u. Vrousos

(1962), ALAJOUANINE, CASTAIGNE, GOULON, CATHALA, ESCOUROLLE u. PRADAT (1962), JAMIESON (1964), GÉRAUD, RASCOL, BÊS, ARBUS u. BÉNAZET (1964)]. Neue klinische Gesichtspunkte ergeben sich dabei nicht.

Symptomatologie und Differentialdiagnose der spontanen Subarachnoidalblutungen.
(S. 110—118)

Da in dem Beitrag von TÖNNIS und WALTER (dieser Band S. 212ff.) die Prognose der Subarachnoidalblutungen mit und ohne Nachweis einer Gefäßmißbildung unter Berücksichtigung der Literatur bis 1964 eingehend behandelt wird, wird auf die dortigen Ausführungen und auf unseren Nachtrag zum Literaturverzeichnis verwiesen.

Literatur.

Einzelarbeiten

Zusammenfassende Arbeiten.

GRIESE, B.: Zur EEG-Diagnostik der intracerebralen Gefäßmißbildungen. Diss. FU Berlin 1960.

TÖNNIS, W., u. F. MARGUTH: Kreislaufstörungen des Zentralnervensystems. (Bericht üb. d. Kongr. d. Gesamtverbandes Dtsch. Nervenärzte, Köln, 14.—16. 9. 1959.) Acta neurochir. (Wien), Suppl. 7 (1961).

— u. W. SCHIEFER: Zirkulationsstörungen des Gehirns im Serienangiogramm. Berlin-Göttingen-Heidelberg: Springer 1959.

WOLF, G.: Das Syndrom der Subarachnoidalblutung, die intrakraniellen Aneurysmen und Angiome, sowie die Hämatome und Gefäßerkrankungen im Bereich der harten Hirnhaut. Fortschr. Neurol. Psychiat. **28**, 363 (1960).

Anomalien der Hirngefäße.

BABALA, J.: A case of unusual anomaly of brain arteries. Čsl. Neurol. **22**, 120 (1959).

BRENNER, H.: Ein Fall von kombinierter intrakranieller Gefäßmißbildung. Zbl. Neurochir. **20**, 244 (1960).

BRUETMAN, M. E., and W. S. FIELDS: Persistent hypoglossal artery. Arteria hypoglossica primitiva. Arch. Neurol. (Chic.) **8**, 369 (1963).

BURMESTER, K., u. A. STENDER: Zwei Fälle von einseitiger Aplasie der Arteria carotis interna bei gleichzeitiger Aneurysmabildung im vorderen Anteil des Circulus arteriosus Willisi. Zur Frage der Kombination von sackförmigen Aneurysmen der Hirnarterien mit anderen Fehlbildungen. Acta neurochir. (Wien) **9**, 367 (1961).

CAMPICHE, R., et E. ZANDER: Arteria primitiva trigemina. A propos d'un cas avec complications traumatiques et artériographiques. Confin. neurol. (Basel) **21**, 203 (1961).

EADIE, M. J., K. G. JAMIESON, and E. A. LENNON: Persisting carotid-basilar anastomosis. J. neurol. Sci. **1**, 501 (1964).

FISHER, M.: Early life carotid-artery occlusion association with late intracranial hemorrhage. Lab. Invest. **8**, 680 (1960).

FRUGONI, P., S. MINGRINO, and V. GIAMMUSSO: Association of cerebral vascular malformations. Coexistence of arteriovenous angioma and persistent carotid-basilar anastomosis (primitive trigeminal artery). Neurochirurgia (Stuttg.) **6**, 74 (1963).

GERLACH, J., H.-P. JENSEN, H. SPULER u. G. VIEHWEGER: Die Persistenz der Arteria primitiva hypoglossica. Arch. Psychiat. Nervenkr. **203**, 164 (1962).

KEPES, J., and W. KERNOHAN: Persistent carotid-basilar anastomosis. J. Neuropath. exp. Neurol. **17**, 631 (1958).

KIRGIS, H. D., C. LLEWELLYN, and E. McC. PEEBLES: Functional trifurcation of the internal carotid artery and its potential clinical significance. J. Neurosurg. **17**, 1062 (1960).

MURTAGH, F., H. STAUFFER, and R. D. HARLEY: A case of persistent carotid-basilar anastomosis associated with aneurysm of the homolateral middle cerebral artery manifested by oculomotor palsy. J. Neurosurg. **12**, 46 (1955).

PEISKER, R.: Die Anomalien des Circulus arteriosus Willisi und ihre Beziehungen zu den angeborenen Aneurysmen, zur Arteriosklerose und den makroskopisch wahrnehmbaren Kreislaufstörungen des Gehirns. Inaug.-Diss. FU Berlin 1962.

— Über das gemeinsame Vorkommen von angeborenen (Forbusschen) Aneurysmen und Anomalien im Bereich des basalen Gefäßringes. Acta neurochir. (Wien) **12**, 69 (1964).

PETRESCU, A., C. TAUTU u. C. PETRESCU: Beziehungen zwischen einer Anomalie des Circulus arteriosus Willisi und der Verlegung der großen Hirnarterien. Neurol. Psihiat. Neurochir. (Buc.) **5**, 531 (1960).

Preman, J., and D. Christie: Case of abnormal internal carotid artery and associated vascular anomalies. Anat. Rec. **134**, 87 (1959).

Saltzman, G.-Fr.: Patent primitive trigeminal artery studied by cerebral angiography. Acta radiol. (Stockh.) **51**, 329 (1959).

Scheffner, D.: Kombination einer Karotis-Basilaris-Anastomose mit weiteren Abartungen. Fortschr. Röntgenstr. **97**, 810 (1962).

Schiefer, W., u. W. Walter: Die Persistenz embryonaler Gefäße als Ursache von Blutungen des Hirns und seiner Häute. Acta neurochir. (Wien) **7**, 53 (1959).

Sofletea, A., I. Schneider, E. Ionescu, and C. Pitzingher: Variations and anomalies of the cerebral arteries. Neurol. Psihiat. Neurochir. (Buc.) **7**, 7 (1962).

Tharp, B., A. Heyman, J. B. Pfeiffer, and W. G. Young jr.: Cerebral ischemia. Result of hypoplasia of internal carotid artery. Arch. Neurol. (Chicago) **12**, 160 (1965).

Tittel, K.: Die Anomalien im Bereich der Sinus transversi und sigmoidei, des Confluens sinuum sowie des Sinus occipitalis und deren klinische Bedeutung. Zbl. Neurochir. **22**, 269 (1962).

Tommasi, M., P. F. Girard et J. L. Vauzelle: Malformation vasculaire et lipome latéro-pontin. Neuro-chirurgie **9**, 4, 440 (1963).

Angioma cavernosum.

Schneider, R. C., and L. Liss: Cavernous hemangiomas of the cerebral hemispheres. J. Neurosurg. **15**, 392 (1958).

Unterharnscheidt, F.: Intracerebrales Angioma cavernosum bei einem Affen (Macacus rhesus). Acta neuropath. (Berl.) **3**, 295 (1964).

Teleangiektasien.

Boder, E., and R. P. Sedgewick: Ataxia-teleangiectasia: a new syndrome in the progressive ataxias of childhood and in the phakomatoses. Amer. Pediatric Soc. 71th. Annual Meeting, Denver 1961.

Jungo, O., P. Glauser u. E. König: Die chronische progressive cerebelläre Ataxie mit Teleangiektasien (Syndrom von Louis-Bar). Helv. paediat. Acta **18**, 280 (1963).

Louis-Bar, D.: Sur un syndrome progressif comprenant des téleangectasies capillaires cutanées et conjonctivales symétriques à disposition naevoide et des troubles cérébelleux. Confin. neurol. (Basel) **4**, 32 (1941).

Szulc-Kuberska, J.: Syndrome d'Ataxia-Telangiectasia. Neurol. Neurochir. Psychiat. pol. **12**, 359 (1962).

Sturge-Weber.

Alexander, G. L., and R. M. Norman: The Sturge-Weber syndrome. Bristol: John Wright & Sons 1960. VII.

Baro, F.: Angiomatose méningée non calcifiante, état granulaire de l'écorce, sclérose diffuse axiale et cutis marmorata congenita. Nouvelle observation clinique sporadique du syndrome décrit par Divry et van Bogaert, 1946. Acta neurol. belg. **64**, 1042 (1964).

Bergh, R. van den: Angiomatose encéphaloméningée avec évolution pseudotumorale. Neuro-chirurgie **10**, 69 (1964).

Falconer, M. A., and R. G. Rusworth: Treatment of encephalotrigeminal angiomatosis (Sturge-Weber disease) by hemispherectomy. Arch. Dis. Childh. **35**, 183 (1960).

Koch, G.: Neuere Betrachtungen über die Erblichkeit der Sturge-Weberschen und von Hippel-Lindauschen Krankheit. Med. Welt **1960**, 1955.

Luc, J.: Sturge-Weber's syndrome. Report of an unusual case. Brit. J. Ophthal. **42**, 296 (1958).

Markiewicz, M., and K. Rudnicka: Follow-up of patients who had subarachnoidal haemorrhage. Pol. Tyg. lek. **16**, 2013, mit engl. Zus.fass. (1961) [Polnisch].

Müller, W.: Zur Frage der Verkalkung bei der Sturge-Weberschen Krankheit. Zbl. Neurochir. **21**, 67 (1961).

Schéda, W.: Die asymptomatische Form der Sturge-Weberschen Krankheit. Psychiat. Neurol. med. Psychol. (Lpz.) **14**, 266 (1962).

Strazzi, A.: Das Sturge-Webersche Syndrom. Betrachtungen über 14 Fälle. Riv. oto-neuro-oftal. **35**, 621 (1960) [Italienisch].

Venöse und arteriovenöse Angiome.

Anderson, R. McD., and W. Blackwood: The association of arteriovenous angioma and saccular aneurysm of the arteries of the brain. J. Path. Bact. **77**, 101 (1959).

Bonnal, J., M. Bérard-Badier, J. Winninger et J. E. Paillas: L'épilepsie dans les angiomes artérioveineux (A.A.V.) sustentoriels. Corrélations anatomo électro radiocliniques. Neuro-chirurgie **9**, 4, 427 (1963).

Boyd-Wilson, J. S.: The association of cerebral angiomas with intracranial aneurysms. J. Neurol. Neurosurg. Psychiat., N.S., **22**, 218 (1959).

CARAM, P. C.: Simultaneous occurrence of intracranial aneurysms and angioma. Case report. J. Neurosurg. **16**, 230 (1959).

CARROLL, R. E., and W. HADDON jr.: Birth characteristics of persons dying of cerebral aneurysms. J. chron. Dis. **17**, 705 (1964).

CASTELLANO, F., A. AMBROSIO et F. TROISI: Anévrysmes artério-veineux de la fosse postérieure nourris par les artères cérébelleuses. Présentation de cinq cas. Neuro-Chirurgie (Paris) **10**, 321 (1964).

CLAIREAUX, A. E., and C. G. H. NEWMAN: Arteriovenous aneurysm of the great vein of Galen with heart failure in the neonatal period. Arch. Dis. Childh. **35**, 605 (1960).

CROMPTON, M. R.: The pathogenesis of cerebral infarction following the rupture of cerebral berry aneurysms. Brain **87**, 491 (1964).

DAVID, M., et D. DILENGE: L'association de malformations vasculaires intracraniennes de types différents chez le même sujet. Presse méd. **69**, 2256 (1961).

DEREUX, J., et R. DEBERDT: Syndromes de l'angle ponto-cérébelleux par lésions et malformations vasculaires. Sem. Hôp. Paris **36**, 1849 (1960).

— A. DEREYMAEKER, P. DELBERGHE et R. DEBERDT: Anévrysme artério-veineux de la fosse postérieure (angle ponte-cérébelleux). Rev. neurol. **100**, 56 (1959).

DYMECKI, J., and P. KOZLOWSKI: Heterolateral intracranial murmur in haemangioma cerebri. Case report. Pol. Tyg. lek. **15**, 1037 (1960).

EDGAR, R., and M. BALDWIN: Vascular malformations associated with temporal lobe epilepsy. J. Neurosurg. **17**, 638 (1960).

FOLKERTS, J. F.: Angioma arteriovenosum cerebri bei einer schwangeren Frau. Ned. T. Geneesk. **105**, 309 (1961).

GAGNON, J., and G. BOILEAU: Anatomical study of an arteriovenous malformation drained by the system of Galen. J. Neurosurg. **17**, 75 (1960).

GÉRAUD, J., A. RASCOL, A. BÊS, L. ARBUS et A. M. BÉNAZET: Anévrysme fusiforme vertébro-basilaire à symptomatologie pseudo-tumorale. Etude clinique et radiologique. Rev. neurol. **110**, 66 (1964).

GIBSON, J. B., A. R. TAYLOR, and A. E. RICHARDSON: Congenital arteriovenous fistula with an aneurysm of the great cerebral vein and hydrocephalus treated surgically. J. Neurol. Neurosurg. Psychiat., N.S. **22**, 224 (1959).

GILBERT, I.: Angioma racemosum venosum with angiomatous lesions of skin and omentum. Brit. med. J. **1962 I**, 468.

GIRARD, P. F., et M. TOMMASI: Réflexions concernant la pathologie générale des angiomes artério-veineux. Neuro-chirurgie **9**, 4, 423 (1963).

GLATT, B. S., and R. D. ROWE: Cerebral arteriovenous fistula associated with congestive heart failure in the newborn. Report of two cases. Pediatrics **26**, 596 (1960).

GOLD, A. P., J. RANSOHOFF, and S. CARTER: Vein of Galen malformation. Acta neurol. scand., Suppl. 11, Vol. 40 (1964).

GOREE, J. A., and H. T. DUKES: The angiographic differential diagnosis between the vascularized malignant glioma and the intracranial arteriovenous malformation. Amer. J. Roentgenol. **90**, 512 (1963).

GROTE, W., u. W. BETTAG: Zur Diagnostik und Behandlung multipler Gefäßmißbildungen des Hirns. Zbl. Neurochir. **18**, 11 (1958).

GUILLAUME, J., A. PANSINI et R. DJINDJIAN: Les angiomes craniocérébraux sus-tentoriels. Turin Panminerva Medica 1961.

HAYES, G. J.: The syndrome of arteriovenous anomalies of the fusiform gyrus with report of four cases. Med. Ann. D.C. **33**, 267 (1964).

HERNANDEZ jr., A., H. G. SCHWARTZ, and D. GOLDRING: Cerebral arteriovenous fistulas and congenital heart disease. Case report. J. Pediat. **66**, 722 (1965).

HEYCK, H.: Beitrag zur Hämodynamik der cerebralen arteriovenösen Aneurysmen und Fisteln des Sinus cavernosus. Ergebnisse der Messung des Hirndurchblutungsvolumens und der cerebralen arteriovenösen Sauerstoffdifferenz bei 15 Fällen. Dtsch. Z. Nervenheilk. **177**, 327 (1958).

HIRANO, A., and S. SOLOMON: Arteriovenous aneurysm of the vein of Galen. Arch. Neurol. (Chic.) **3**, 589 (1960).

—, and R. D. TERRY: Aneurysm of the vein of Galen. J. Neuropath. **17**, 424 (1958).

HÖÖK, O., and C. JOHANSON: Intracranial arteriovenous aneurysms. A follow-up study with particular attention to their growth. Arch. Neurol. Psychiat. (Chic.) **80**, 39 (1958).

— L. WERKÖ, and G. ÖHRBERG: Intracranial arteriovenous aneurysms. A study of their effect on the cardiovascular system. Arch. Neurol. Psychiat. (Chic.) **79**, 622 (1956).

HUBER, P.: Ein Beitrag zur Problematik des cerebralen arteriovenösen Aneurysmas beim Kind. Dtsch. Z. Nervenheilk. **179**, 510 (1959).

ISFORT, A., u. J. KÜPER: Zur Diagnose und Therapie der Orbitaangiome. Arch. Psychiat. Nervenkr. **204**, 317 (1963).

Laine, E., P. Galibert, G. Delandtsheer-Arnott et J.-M. Delandtsheer: Les manifestations cliniques des malformations vasculaires du cerveau chez l'enfant. Pédiatrie 13, 143 (1958).

— — C. Lopez, J. Delahousse, J.-M. Delandtsheer et J. L. Christiaens: Anévrysmes artério-veineux intra-duraux (développés dans l'épaisseur de la dure-mère) de la fosse postérieure. Neurochirurgie 9, 147 (1963).

Lazorthes, G., J. Espagno et N. Hong van: L'hémorragie cérébrale, première manifestation d'un petit angiome profond, chez les moins de 20 ans (9 observations). Neuro-chirurgie 9, 4, 421 (1963).

Lekas, L., F. Gerstenbrand u. E. M. Klausberger: Arteriovenöses Aneurysma mit Hirnatrophie. Neue Gesichtspunkte bei Verwendung des Bewegungsfilms. Wien. med. Wschr. 71, 61 (1959).

Levine, O. R., A. G. Jameson, G. Nellhaus, and A. P. Gold: Cardiac complications of cerebral arteriovenous fistulas in infancy. Pediatrics 30, 563 (1962).

Litvak, J., M. D. Yahr, and J. Ransohoff: Aneurysms of the great vein of Galen and midline cerebral arteriovenous anomalies. J. Neurosurg. 17, 945 (1960).

McCormick, W. F., and J. D. Beals: Severe epistaxis caused by ruptured aneurysm of the internal carotid artery. J. Neurosurg. 21, 678 (1964).

Morello, G., et G. P. Borghi: Les angiomes sous-tentoriels: contribution clinique. Neuro-chirurgie 9, 4, 446 (1963).

Mortillaro, F., u. C. Okely: Die intrakraniellen Aneurysmen. Beitrag zu Morphologie und zur Ätiopathogenese. Folia hered. path. (Milano) 13, 311 (1964).

Paillas, J. E., J. Bonnal, M. Bérard-Badier et G. Serratrice: Les angiomes artérioveineux du cerveau chez l'enfant. Presse méd. 1958, 525.

— — G. Serratrice, M. Bérard-Badier et J. Winninger: Les angiomes artério-veineux du cerveau. Étude de 70 observations d'angiomes sus-tentoriels. Presse méd. 67, 2215 (1959).

Pampus, F., H. Gött u. G. Kersting: Das Aneurysma der Vena Galeni als Ursache des Hydrocephalus occlusus internus und apoplektischer Blutungen im Säuglings-, Kindes- und Jugendalter. Neurochirurgia (Stuttg.) 3, 203 (1960).

Papatheodorou, C. A., S. W. Gross, and S. Hollin: Small arteriovenous malformations of the brain. Arch. Neurol. (Chic.) 5, 666 (1961).

Petit-Dutaillis, D., R. Messimy, H. Berdet et A. Mazalton: Sur un cas d'hémangiome du tronc cérébral. Rev. neurol. 102, 92 (1960).

Poppen, J. L., and N. Avman: Aneurysms of the great vein of Galen. J. Neurosurg. 17, 238 (1960).

Reichel, J., W. Jaenisch u. K. Otto: Ein Beitrag zum Krankheitsverlauf des Aneurysmas der Vena magna Galeni. Psychiat. Neurol. med. Psychol. (Lpz.) 13, 463 (1961).

Ross, R. T.: Multiple and familial intracranial vascular lesions. Canad. med. Ass. J. 81, 477 (1959).

Schultz, E. C., and W. A. Huston: Arteriovenous aneurysm of the posterior fossa in an infant. Report of a case. J. Neurosurg. 13, 211 (1956).

Svien, H. J., and L. Peserico: Regression in size of arteriovenous anomaly. J. Neurosurg. 17, 493 (1960).

Teasdall, R. D.: Posterior fossa arteriovenous aneurysm with occlusion of a vertebral artery. Neurology (Minneap.) 8, 571 (1958).

Tönnis, W., W. Schiefer, and W. Walter: Signs and symptoms of supratentorial arteriovenous aneurysms. J. Neurosurg. 15, 471 (1958).

— W. Walter u. G. Friedmann: Störungen der Hirndurchblutung bei arteriovenösen Angiomen des Gehirns. Befunde an prä- und postoperativen Serienangiogrammen. Arch. Kreisl.-Forsch. 31, 135 (1959).

Verbiest, H.: Arterio-venous aneurysms of the posterior fossa, analysis of six cases. Acta neurochir. (Wien) 9, 171 (1961).

Vigouroux, R., H. Serment, C. Baurand, M. Choux, M. Combalbert et J.-E. Paillas: Angiomes cérébraux et grossesses. Neuro-chirurgie 9, 4, 434 (1963).

Vogelsang, H.: Die arteriovenösen Angiome im extrakraniellen Carotis- und Vertebralisbereich. Dtsch. Z. Nervenheilk. 184, 83 (1962).

Sackförmige Aneurysmen.

Alajouanine, Th., P. Castaigne, M. Goulon, H. P. Cathala, R. Escourolle et Pradat: Anévrysme de l'artère vertébrale gauche; étude anatomo-clinique. Rev. neurol. 107, 305 (1962).

Ask-Upmark, Erik: Warum sind die Aneurysmen der Arteria communicans anterior so gefährlich? Neuro-chirurgie 6, 50 (1960).

Björkesten, G., and H. Troupp: Changes in the size of intracranial arterial aneurysms. J. Neurosurg. 19, 583 (1962).

Birse, S. H., and M. I. Tom: Incidence of cerebral infarction associated with ruptured intracranial aneurysms. A study of 8 unoperated cases of anterior cerebral aneurysm. Neurology (Minneap.) 10, 101 (1960).

Boop jr., W. C., S. N. Chou, and L. A. French: Ruptured intracranial aneurysm complicated by subdural hematoma. J. Neurosurg. 18, 834 (1961).

Carroll, R. E., and W. Haddon jr.: Birth characteristics of persons dying of cerebral aneurysms. J. chron. Dis. 17, 705 (1964).

Corradi, M., B. Guidetti u. A. Riccio: Augenstörungen bei intra- und suprasellären Aneurysmen der Arteria carotis interna. Riv. Neuropsichiat. 5, 345 (1959) [Italienisch].

Crawford, T.: Some observations on the pathogenesis and natural history of intracranial aneurysms. J. Neurol. Neurosurg. Psychiat., N.S. 22, 259 (1959).

Crompton, M. R.: Intracerebral haematoma complicating ruptured cerebral berry aneurysm. J. Neurol., Neurosurg. Psychiat. 25, 378 (1962).

— Hypothalamic lesions following the rupture of cerebral berry aneurysms. Brain 86, 301 (1963).

— The pathogenesis of cerebral infarction following the rupture of cerebral berry aneurysms. Brain 87, 491 (1964).

DeSaussure, R. L., S. E. Hunter, and J. T. Robertson: Saccular aneurysms of the posterior fossa. J. Neurosurg. 15, 385 (1958).

Géraud, J., A. Rascol, A. B. s, L. Arbus et A. M. Bénazet: Anévrysme fusiforme vertébro-basilaire à symptomatologie pseudo-tumorale. Etude clinique et radiologique. Rev. neurol. 110, 66 (1964).

Gerlach, J., u. R. Kautzky: Aneurysmablutung in ein Cavum septi pellucidi. Zbl. Neurochir. 20, 127 (1960).

Grote, W., P. Röttgen et J. Wappenschmidt: Erfahrungen mit Aneurysmen der Arteria communicans anterior. Neuro-chirurgie 6, 63—71 (1960).

Guirguis, S., and F. W. Tadros: An internal carotid aneurysm in the petrous temporal bone. J. Neurol. Neurosurg. Psychiat., N.S. 24, 84 (1961).

Hamby, W. B.: Multiple intracranial aneurysms. J. Neurosurg. 16, 558 (1959).

Hancock, D. O.: A case of complete bilateral ophthalmoplegia due to an intrasellar aneurysm. J. Neurol. Neurosurg. Psychiat., N.S. 26, 81 (1963).

Harrison, T. H., G. L. Odom, and E. C. Kunkle: Internal carotid aneurysm arising in carotid canal. Report of a case with extension to the Gasserian ganglion. Arch. Neurol. (Chic.) 8, 328 (1963).

Hemmer, R., u. W. Umbach: Verlaufsformen intrakranieller sackförmiger Aneurysmen. Arch. Psychiat. Nervenkr. 200, 612 (1960).

Hirano, A., R. D. Terry, and H. M. Zimmerman: Ruptured aneurysm of the anterior communicating artery. J. nerv. ment. Dis. 128, 309 (1959).

Housepian, E. M., and J. L. Pool: A systematic analysis of intracranial aneurysms from the autopsy file of the Presbyterian Hospital 1914 to 1956. J. Neuropath. exp. Neurol. 17, 409 (1958).

Jamieson, K. G.: Aneurysms of the vertebrobasilar system. Surgical intervention in 19 cases. J. Neurosurg. 21, 781 (1964).

Jane, J. A.: A large aneurysm of the posterior inferior cerebellar artery in a 1-yearold child. J. Neurosurg. 18, 245 (1961).

Jellinger, K., K. Huber u. G. Zervopoulos: Zur Pathologie und Klinik basaler Hirnschlagader-aneurysmen. Bericht über 15 verifizierte Fälle unter Berücksichtigung der Literatur. Wien. Z. Nervenheilk. 16, 35 (1959).

Jones, R. K., and E. W. Shearburn: Intracranial aneurysm in a four-week-old infant. Diagnosis by angiography and succesful operation. J. Neurosurg. 18, 122 (1961).

Katf, N.-Y., and W. F. Tissington Tatlow: Two cases of vertebral-basilar aneurysm. Canad. med. Ass. 92, 471 (1965).

Kia-Noury, M., and E. Weber: Atypische intrakranielle Aneurysmen. Langenbecks Arch. klin. Chir. 302, 268 (1963).

Laitinen, L., and A. Snellman: Aneurysms of the pericallosal artery. A study of 14 cases verified angiographically and treated mainly by direct surgical attack. J. Neurosurg. 17, 447 (1960).

Lewitan, A.: Destruction of the cranial base by an aneurysm of the internal carotid artery. Med. Radiogr. Photogr. 34, 50 (1958).

Locksley, H.: Cooperative clinical study of intracranial aneurysms and subarachnoid hemorrhage. Neurology (Minneap.) 11, 162 (1961).

Maspes, P. E., and G. Marini: Intracranial aneurysms. Results of direct surgical treatment with special reference to the use of moderate hypothermia and circulatory arrest. J. Neurosurg. 21, 284 (1964).

McCormick, W. F., and J. D. Beals: Severe epistaxis caused by ruptured aneurysm of the internal carotid artery. J. Neurosurg. 21, 678 (1964).

McKissock, W., A. Richardson, and L. Walsh: "Posterior-communicating" aneurysma. A controlled trial of the conservative and surgical treatment of ruptured aneurysms of the internal carotid artery at or near the point of origin of the posterior communicating artery. Lancet 1960 I, 1203.

— — — Middle-cerebral aneurysms. Further results in the controlled trial of conservative and surgical treatment of ruptured intracranial aneurysms. Lancet 1962 II, 417.

Mortillaro, F., e C. Okely: Die intrakraniellen Aneurysmen. Beitrag zu Morphologie und zur Ätiopathogenese. [Italienisch.] Folia hered. path. (Milano) 13, 311 (1964).

Newbarr, F. D., and C. B. Courville: Trauma as the possible significant factor in the rupture of congenital intracranial aneurysms. J. forens. Sci. 3, 174 (1958).

Nyström, S., A. Snellman et T. Mäkelä: Sur le traitement des anévrysmes de la "communicante antérieure". A propos d'une série de cent quarante-sept cas opérés. Neuro-chirurgie 8, 414 (1962).

Pertuiset, B., J. Lepoire, G. Boudin et C. Cabezas: Les anévrysmes d l'artère péricalleuse. (Étude anatomo-clinique et thérapeutique à propos de 5 observations.) Neuro-chirurgie 7, 321 (1961).

Petit-Dutaillis, D., M. Cirilli, R. Messimy et Y. Le Besnerais: A propos de deux cas d'anévrisme de la péri-calleuse. Neuro-chirurgie 5, 137 (1959).

Phillips, R. L.: Familial cerebral aneurysms. Case reports. J. Neurosurg. 20, 701 (1963).

Pool, J. L.: Aneurysms of the anterior communicating artery. J. Neurosurg. 18, 98 (1961).

Poppen, J. L., and Ch. A. Fager: Multiple intracranial aneurysms. J. Neurosurg. 16, 581 (1959).

Rosselet, E., E. Zander et P. Secrétan: Migraine hémianopsique symptomatique d'un anévrysme occipital. Confin. neurol. (Basel) 21, 197 (1961).

Russell, R. W. Ross: Observations on intracerebral aneurysms. Brain 86, 425 (1963).

Thiébaut, F., A. Wackenheim et C. Vrousos: Le syndrome pneumographique de l'anévrysme basilaire. Rev. Oto-Rh.-Ophtal. 34, 1, 42 (1962).

Voris, H. C., and J. X. R. Basile: Recurrent epistaxis from aneurysm of the internal carotid artery. Case report with cure by operation. J. Neurosurg. 18, 841 (1961).

Wappenschmidt, J., u. W. Bettag: Ein als suprasellär raumfordernder Prozeß imponierendes Aneurysma und seine Behandlung. Neurochirurgia 3, 193 (1960).

Weickmann, F.: Bilaterale Aneurysmen des Karotis-Siphons. Zbl. Neurochir. 19, 186 (1959).

White, J. C., and H. Th. Ballantine: Intrasellar aneurysms simulating hypophyseal tumours. J. Neurosurg. 18, 34 (1961).

Wilson, Ch. B., and F. K. Myers: Bilateral saccular aneurysms of the internal carotid artery in the cavernous sinus. J. Neurol. Neurosurg. Psychiat. 26, 174 (1963).

Wolter, M., u. H. Penzholz: Angiographischer Nachweis eines Aneurysmas im oberen Drittel der Arteria basialis. Fortschr. Röntgenstr. 97, 808 (1962).

Symptomatologie und Differentialdiagnose der Subarachnoidalblutungen

Balck, C. A.: A case of angioma of the spinal cord, with recurrent haemorrhages. Brit. med. J. 1900 II, 1707.

Ballantine jr., H. T., and D. M. Klein: Management of spontaneous intracranial subarachnoid hemorrhage. Circulation 17, 1123 (1958).

Bergstrand, A., O. Höök, and H. Lidvall: Vascular malformations of the spinal cord. Acta neurol. scand. 40, 2, 169—183 (1963).

Bevan, B., F. I. Caird, and I. E. Hughes: Subarachnoid haemorrhage in the army 1950—1956. Lancet 1960 I, 133.

Djindjian, R., M. Dumesnil, C. Faure, J. Lefèbvre et B. Levèpue: Etude angiographique d'un angiome intrarachidien. Rev. neurol. 106, 278 (1962).

Fincher, E. F.: Spontaneous subarachnoid hemorrhage in intradural tumours of the lumbar sac. J. Neurosurg. 8, 576 (1951).

Haft, H., B. E. Finneson, H. Cramer, and R. Fiol: Periarteritis nodosa as a source of subarachnoid hemorrhage and spinal cord compression. Report of a case and review of the literature J. Neurosurg. 14, 608 (1957).

Hailwax, A.: Demonstrationen einer kindlichen Subarachnoidealblutung. Wien. Z. Nervenheilk. 17, 410 (1960).

Heck, A. F.: Manifestations of spontaneous subarachnoid hemorrhage in the orbit and bulbus oculi. Report of previously undescribed hemorrhagic phenomena in the conjunctivae. Neurology (Minneap.) 11, 701 (1961).

Heiskanen, O., and P. Nikki: Rupture of intracranial arterial aneurysm during pregnancy. Acta neurol. scand. 39, 202 (1963).

Höök, O.: Prognosis in subarachnoid haemorrhage. A report of 152 acute cases. Acta med. scand. 162, 475 (1958).

— Subarachnoid haemorrhage. Prognosis when angiography reveals no aneurysm. A report of 138 cases. Acta med. scand. 162, 493 (1958).

Langmaid, C.: Intracranial aneurysms and subarachnoid haemorrhage. Neurochirurgia (Stuttg.) 1, 73 (1958).

Lutterotti, A. de: Studio clinico-statistico su 67 casi di emorragia subaracnoidea. G. Psichiat. Neuropat. 88, 221 (1960).

Margolis, G., G. L. Odom, and B. Woodhall: Further experiences with small vascular malformations as a cause of massive intracerebral bleeding. J. Neuropath. exp. Neurol. 20, 161 (1961).

McKissock, W., and K. W. E. Paine: Subarachnoid haemorrhage. Brain 82, 356 (1959).
— —, and L. Walsh: Further observations on subarachnoid haemorrhage. J. Neurol. Neurosurg. Psychiat., N.S. 21, 239 (1958).
— — — An analysis of the results of treatment of ruptured intracranial aneurysms. J. Neurosurg. 17, 762 (1960).
— A. Richardson, and J. Taylor: Primary intracerebral haemorrhage. A controlled trial of surgical and conservative treatment in 180 unselected cases. Lancet 1961 II, 221.
Newman, M. J.: Spinal angioma with symptoms in pregnancy. J. Neurol. (Lond.) 21, 38 (1958).
Noetzel, H., u. F. Jerusalem: Die Hirnvenen- und Sinusthrombosen. Monogr. Neurol. Psychiat. 106 (1965).
Paulson, G.: Subarachnoid hemorrhage associated with paraplegia. Dis. nerv. Syst. 24, 419 (1963).
Pecker, J., et A. Javalet: Le problème étiologique et chirurgical des hémorragies méningées spontanées de l'adulte. (Étude statistique.) Neurochirurgia (Stuttg.) 5, 74 (1962).
Pernambucano, J., J. A. Maia u. M. Caetano de Barros: Rezidivierende subarachnoidale Hämorrhagie durch Ependymom des terminalen Teils der Medulla spinalis (über das Syndrom von Fincher). Neurobiologia 20, 35 (1957).
Schiefer, W., u. D. Tönnis: Subdurale Hämatome bei Blutungen aus Aneurysmen und Angiomen. Zbl. Neurochir. 19, 329 (1959).
Secher-Hansen, E.: Subarachnoidal haemorrhage and sudden unexpected death. A medico-legal material. Acta neurol. scand. 40, 115 (1964).
Sirois, J., G. Reinhardt, M. Heon, and C. L. Belanger: Subarachnoid haemorrhage, 1951—1958: 108 cases. Canad. med. Ass. J. 79, 532 (1958).
Slemmer, R. E.: Paraplegia of sudden onset due to a cirsoid angioma (arteriovenous aneurysm) of the spinal cord. Dis. nerv. Syst. 21, 200 (1960).
Smith, Barbara: Cerebral pathology in subarachnoid haemorrhage. J. Neurol. Neurosurg. Psychiat. 26, 535 (1963).
Stenuit, J.: Analyse de 195 cas d'hémorragie sousarachnoidienne. Acta neurol. belg. 62, 900 (1962).
Tappura, M.: Prognosis of subarachnoid haemorrhage. A study of 120 patients with unoperated intracranial arterial aneurysms and 267 patients without vascular lesions demonstrable in bilateral carotid angiograms. (Acta med. scand., Suppl. 392 ad Vol. 173.) Helsinki 1962.
Tourtellotte, W. W., L. N. Metz, E. R. Bryan, and R. N. DeJong: Spontaneous subarachnoid hemorrhage. Factors affecting the rate of clearing of the cerebrospinal fluid. Neurology (Minneap.) 14, 301 (1964).
Voiculescu, V., E. Stoica et E. Lazar-Bicescu: Contribution à l'étude clinique des hémorragies, sous-arachnoidiennes. Stud. Cercet. Neurol. 7, 501 (1962).
Wagenvoort, C. A., A. H. Baggenstoss, and J. G. Love: Subarachnoid hemorrhage due to cerebellar hemangioma associated with congenital hepatic fibrosis and polycistic kidneys. Report of case. Proc. Mayo Clin. 37, 301 (1962).
Walton, J. N.: Subarachnoid hemorrhage. London 1956.
Wolf, G.: Das Syndrom der Subarachnoidalblutung, die intrakraniellen Aneurysmen und Angiome sowie die Hämatome und Gefäßerkrankungen im Bereich der harten Hirnhaut. Fortschr. Neurol. Psychiat. 28, 363 (1960).
— Langfristige Beobachtungen bei Kranken mit Subarachnoidealblutungen. Vorl. Mitt. Nervenarzt 34, 73 (1963).
Wood, M. W., and H. J. Svien: Intracranial hemorrhage in cerebral arteriovenous anomalies. Arch. Neurol. Psychiat. (Chic.) 80, 170 (1958).

Namenverzeichnis.

Die *kursiv* gedruckten Seitenzahlen beziehen sich auf die Literatur.

Sachverzeichnis.

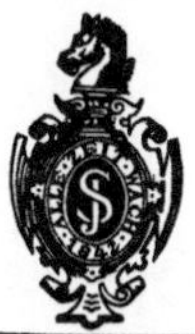

SPRINGER-VERLAG
BERLIN · HEIDELBERG · NEW YORK

Handbuch der medizinischen Radiologie
Encyclopedia of Medical Radiology

Hrsg. von **O. Olsson**, Lund; **F. Strnad**, Frankfurt/M.; **H. Vieten**, Düsseldorf; **A. Zuppinger**, Bern

Band VII in zwei Teilen

In 19 Bänden mit Beiträgen in deutscher und englischer Sprache

Röntgendiagnostik des Schädels
Roentgen Diagnosis of the Skull

Band VII / Teil 1

Von W. Bergerhoff, H. Ellegast, G. Friedmann, R. Lorenz, E. Muntean, H. J. Süsse, K. Theiler

Redigiert von **L. Diethelm**, Mainz, und **F. Strnad**, Frankfurt/M.

Mit 452 Abbildungen
XVI, 543 Seiten 4⁰. 1963
Halbfranz DM 220,—
Subskriptionspreis Halbfranz DM 176,—

Inhaltsübersicht

Untersuchungsmethoden und Aufnahmetechnik des knöchernen Schädels. — Entwicklung und normale Röntgenanatomie des Schädels: Embryonale und postnatale Entwicklung des Schädels. Normale Röntgenanatomie des Schädels. Röntgenologische Schädelmessung. — Allgemeine Röntgensymptomatologie: Die Schädelnähte und ihre Pathologie. Die Gefäßstrukturen der Schädelknochen, ihre Anomalien und ihre Röntgenpathologie. Intrakranielle Verkalkungen. Allgemeine intrakranielle Drucksteigerung. Lokale Druckveränderungen (außer Felsenbein und Orbita). — Osteopathien (sekundäre, systemisierte Osteopathien bei endokrinen und metabolischen Störungen). — Röntgendiagnostik des Schädeldaches. — Die Röntgendiagnostik der Schädelbasis. — Literatur zu jedem Kapitel. — Namen- und Sachverzeichnis. — Subject Index.

Band VII / Teil 2

Von A. Beutel, F. Clementschitsch, K. Hollmann, E. Kotscher, L. Psenner, A. Sonesson, G. Steinhardt, A. Tänzer

Redigiert von **L. Diethelm**, Mainz, und **F. Strnad**, Frankfurt/M.

Mit 966 Abbildungen
XX, 1050 Seiten 4⁰. 1963
Halbfranz DM 296,—
Subskriptionspreis Halbfranz DM 236,80

Inhaltsübersicht

Die Röntgendiagnostik der Schädeltraumen: Traumatische Veränderungen. Folgezustände nach traumatischen Veränderungen. Traumatische Veränderungen der Kiefer und Zähne. — Die Röntgendiagnostik der Nase, der Nasennebenhöhlen und des Epipharynx. — Die Röntgendiagnostik des Schläfenbeines. — Röntgendiagnostik der Orbitae, der Augen und der Tränenwege. — Die Röntgendiagnostik des Kiefers: Die Röntgendarstellung der Kiefergelenke. Pathologische Veränderungen der Kiefergelenke. Die Röntgendiagnostik der Kiefer und Zähne. — Literatur zu jedem Kapitel. — Namenverzeichnis/Author Index. — Sachverzeichnis. — Subject Index.

Subskriptionspreise werden gewährt bei Verpflichtung zur Abnahme des gesamten Handbuches

■ **Bitte Prospekt anfordern!**

SONDERDRUCK AUS

HANDBUCH DER NEUROCHIRURGIE

HERAUSGEGEBEN VON
H. OLIVECRONA-STOCKHOLM · W. TÖNNIS-KÖLN
VIERTER BAND / ZWEITER TEIL
SPRINGER-VERLAG / BERLIN · HEIDELBERG · NEW YORK 1966
(PRINTED IN GERMANY)

DIE BEHANDLUNG DER SACKFÖRMIGEN INTRAKRANIELLEN ANEURYSMEN

VON

W. TÖNNIS UND W. WALTER

MIT 102 ABBILDUNGEN

SONDERDRUCK AUS

HANDBUCH DER NEUROCHIRURGIE

HERAUSGEGEBEN VON

H. OLIVECRONA-STOCKHOLM · W. TÖNNIS-KÖLN

VIERTER BAND / ZWEITER TEIL

SPRINGER-VERLAG / BERLIN · HEIDELBERG · NEW YORK 1966

(PRINTED IN GERMANY)

DIE CHIRURGISCHE BEHANDLUNG INTRAKRANIELLER GEFÄSSMISSBILDUNGEN ANGIOME

VON

G. NORLÉN

MIT 72 ABBILDUNGEN

SONDERDRUCK AUS
HANDBUCH DER NEUROCHIRURGIE
HERAUSGEGEBEN VON
H. OLIVECRONA-STOCKHOLM · W. TÖNNIS-KÖLN
VIERTER BAND / ZWEITER TEIL
SPRINGER-VERLAG / BERLIN · HEIDELBERG · NEW YORK 1966
(PRINTED IN GERMANY)

ANATOMIE UND KLINIK DER GEFÄSSMISSBILDUNGEN DES GEHIRNS UND SEINER HÄUTE
(MIT EINEM NACHTRAG)

VON

H. LANGE-COSACK

MIT 91 ABBILDUNGEN